약초 비방, 만병萬病, 민약民藥 건강법
산야초 한방대백과

약초 비방, 만병萬病, 민약民藥 건강법

산야초 한방 대백과

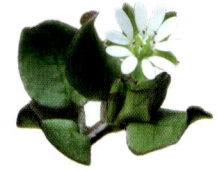

한국익생양술연구회 엮음

아이템북스

• 책 머리에…

우리의 옛 선조들은 온갖 식품의 약효를 찾아서 나름대로의 건강 비법을 지혜롭게 만들고 그 건강법을 활용했던 것 같다. 이러한 건강법은 대개 우리의 생활 주변에서 쉽게 구할 수 있고 우리들이 늘 식생활을 통하여 주식으로 먹는 것들을 이용하여 찾아낸 것이다.

『산야초 한방 대백과』는 컬러 사진과 함께 실어 누구나 쉽게 이해할 수 있고 찾아 쓸 수 있도록 꾸몄다.

콩이나 참깨 중에도 어느 색깔의 콩과 깨가 몸에 유익한지 그리고 무도 어떻게 먹으면 건강에 도움을 주는지 등의 간단한 생활 의학을 제시하였다. 시장에 흔하게 쌓여 있는 부추나 미나리, 마늘 한 쪽이라도 제대로 먹으면 더위나 감기 따위를 예방할 수 있다. 이런 간단한 건강법은 생활에 커다란 지혜가 될 것이다.

이 책은 한 권씩 가정에 비치해 놓고 응급 시에나 만성적인 질병, 또 현대의학으로는 특별한 처방이 없는 다양한 질병을 예방하고 치료하는 데 많은 도움을 줄 것이라 믿는다.

• 차례

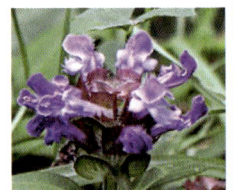 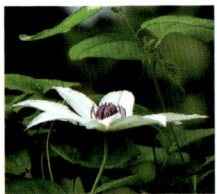

책머리에 | 7

Ⅰ. 약초와 효능

봄의 약초, 효능과 사용 방법 | 21 · 225

쥐오줌풀	22 · 226	냉이	22 · 227	수국	23 · 228
꿀풀	23 · 228	족도리	24 · 229	큰꽃으아리	24 · 230
금작화	25 · 231	별꽃	25 · 232	애기똥풀	26 · 233
고삼	26 · 234	머위	27 · 235	약난초	27 · 236
떡쑥	28 · 237	띠	28 · 237	왜현호색	29 · 238
얼레지	29 · 239	금창초	30 · 240	으름덩굴	30 · 241
고사리	31 · 242	물레나물	31 · 243	고추냉이	32 · 244
창포	32 · 245	쇠뜨기	33 · 246	컴프리	33 · 247
씀바귀	34 · 248	피막이풀	34 · 249	매자	35 · 250
조름나물	35 · 250	카밀레	36 · 251	둥굴레	36 · 252

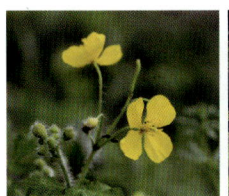
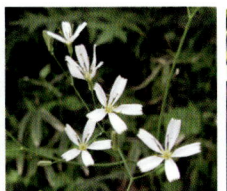
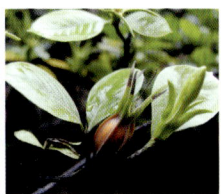

제비꽃 ǀ 37 · 253	황새냉이 ǀ 37 · 254	미나리냉이 ǀ 38 · 255
진황정 ǀ 38 · 256	가락지나물 ǀ 39 · 257	하얀꽃 연령초 ǀ 39 · 258
능소화 ǀ 40 · 259	자운영 ǀ 40 · 260	산마늘 ǀ 41 · 261
선밀나물 ǀ 41 · 262	산자고 ǀ 42 · 263	쥐엄나무 ǀ 42 · 264
수영 ǀ 43 · 265	무청 ǀ 43 · 265	두루미 냉이 ǀ 44 · 266
매화 ǀ 45 · 267	산수유나무 ǀ 46 · 268	산뽕나무 ǀ 46 · 269
살구 ǀ 47 · 270	치자나무 ǀ 47 · 271	굴거리나무 ǀ 48 · 272
자두나무 ǀ 48 · 273	종려나무 ǀ 49 · 274	아몬드 ǀ 49 · 274
작약 ǀ 50 · 275	모란 ǀ 51 · 276	애기닥나무 ǀ 52 · 277
무 ǀ 52 · 278	석곡 ǀ 53 · 279	마취목 ǀ 53 · 280
명자나무 ǀ 54 · 281	두릅나무 ǀ 54 · 282	풀명자나무 ǀ 55 · 283
산사나무 ǀ 55 · 284	목련 ǀ 56 · 285	상산 ǀ 56 · 286
월계수 ǀ 57 · 287	병꽃나무 ǀ 57 · 287	후박나무 ǀ 58 · 288
납매 ǀ 58 · 289	왜젓가락나물 ǀ 59 · 290	왕귤나무 ǀ 59 · 291
대황 ǀ 60 · 292	개나리 ǀ 60 · 293	석남 ǀ 61 · 294
앵두나무 ǀ 62 · 294	사과 ǀ 62 · 295	마르멜로 ǀ 63 · 296

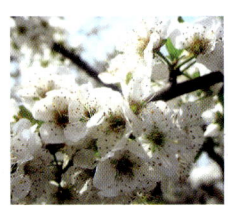
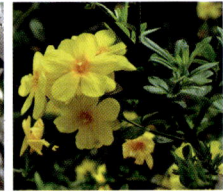

산앵두나무 | 63 · 297	오동나무 | 64 · 298	후피향나무 | 64 · 299
은행나무 | 65 · 300	쥐똥나무 | 65 · 301	석창포 | 66 · 302
민들레 | 66 · 303	등나무 | 67 · 304	붓꽃 | 67 · 305
칠엽수 | 68 · 306	백목련 | 68 · 307	아카시아 | 69 · 308
상수리나무 | 69 · 309	고추나무 | 70 · 310	기린초 | 70 · 311
소엽맥문동 | 71 · 311	황매화나무 | 71 · 312	백작약 | 72 · 313
좀현호색 | 72 · 314	벚나무 | 73 · 315	동백나무 | 73 · 316
뱀딸기 | 74 · 317	연령초 | 74 · 318	복숭아 | 75 · 319
녹나무 | 75 · 320	소태나무 | 76 · 321	자목련 | 76 · 322
괭이밥 | 77 · 323	찔레나무 | 77 · 324	

여름의 약초 효능과 사용 방법 | 79 · 325

양모밀 | 80 · 326	해바라기 | 80 · 326	수세미오이 | 81 · 327
거지덩굴 | 81 · 328	천마 | 82 · 329	범의귀 | 82 · 330
참깨 | 83 · 331	박하 | 83 · 332	향부자 | 84 · 333
술패랭이꽃 | 84 · 334	질경이 | 85 · 335	반하 | 85 · 337

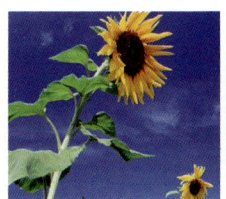
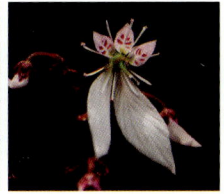
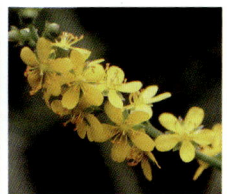

댕댕이 덩굴	86 · 338	방기	86 · 339	인동덩굴	87 · 340
짚신나물	87 · 341	도꼬마리	88 · 342	나팔꽃	88 · 343
이질풀	89 · 344	도라지	90 · 345	털여뀌	91 · 346
쇠비름	91 · 347	잔대	92 · 348	해당화	92 · 349
쑥	93 · 350	연꽃	93 · 352	순비기나무	94 · 353
참으아리	94 · 354	닭의장풀	95 · 355	꼭두서니	95 · 356
쪽	96 · 357	부처꽃	96 · 358	파리풀	97 · 359
파	97 · 360	참외	98 · 361	염주	98 · 361
호프	99 · 362	오리나무 더부살이	99 · 363	가회톱	100 · 364
오이	100 · 365	쥐방울 덩굴	101 · 366	호박	101 · 367
메밀	102 · 368	수송나물	102 · 369	달래	103 · 370
사철나무	103 · 371	노루발풀	104 · 372	꽈리	104 · 373
청사조	105 · 374	미나리	105 · 375	수박	106 · 376
파초	106 · 377	초종용	107 · 378	절국대	107 · 379
지치	108 · 380	황금	109 · 381	만년콩	110 · 382
흰털냉초	111 · 383	동아	112 · 384	명아주	113 · 385

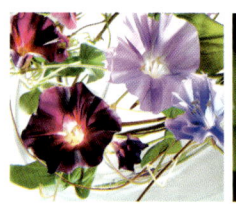
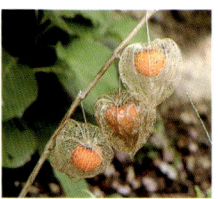

꿩의 비름 | 113 · 386	마늘 | 114 · 387	봉선화 | 114 · 388
개꽈리 | 115 · 389	순채 · 순나물 | 115 · 390	고추나물 | 116 · 391
마디풀 | 116 · 391	귀룽나무 | 117 · 392	돌가시나무 | 117 · 393
개양귀비 | 118 · 394	새삼 · 토사 | 118 · 394	미역취 | 119 · 395
꽹알 | 119 · 396	왕원추리 | 120 · 397	뱀무 | 120 · 398
오수유 | 121 · 399	삼백초 | 121 · 399	접시꽃 | 122 · 400
번행초 | 122 · 401	범부채 | 123 · 402	더덕 | 123 · 403
골풀 | 124 · 404	상사화 | 124 · 405	자리공 | 125 · 406
으름난초 | 125 · 407	아주까리 | 126 · 408	일일초 | 126 · 408
작두콩 | 127 · 409	목향 | 127 · 410	납가새 | 128 · 410
한련초 | 128 · 411	나팔나리 | 129 · 412	전동싸리 | 129 · 413
맥문동 | 130 · 414	다알리아 | 130 · 415	콩(대두콩) | 131 · 416
큰달맞이꽃 | 131 · 417	개맨드라미 | 132 · 417	왕머루 | 132 · 418
산나리 | 133 · 419	개머루 | 133 · 420	바늘꽃 | 134 · 421
익모초 | 134 · 422	소철 | 135 · 423	까마귀머루 | 135 · 424
뱀도랏 | 136 · 425	예덕나무 | 136 · 426	갯기름나물 | 137 · 427

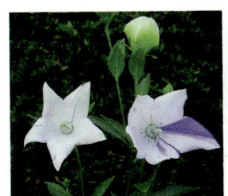
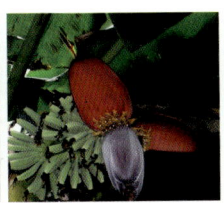
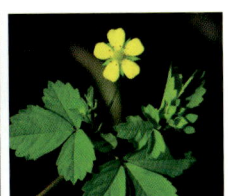

소나무 | 137 · 428	지모 | 138 · 429	여름밀감 | 138 · 430
후박나무 | 139 · 431	비파나무 | 139 · 432	긴강남차 | 140 · 433
소귀나무 | 140 · 434	돌외 | 141 · 435	가시오갈피 | 142 · 436
우뭇가사리 | 143 · 437	차풀 | 144 · 438	무궁화 | 145 · 439
딱총나무 | 145 · 440	수염가래꽃 | 146 · 441	당아욱 | 146 · 442
석결명 | 147 · 443	마름 | 147 · 444	회화나무 | 148 · 445
화살나무 | 148 · 446	율무 | 149 · 447	사철쑥 | 149 · 448
가지 | 150 · 449	들쭉나무 | 150 · 450	황벽나무 | 151 · 451
석류나무 | 151 · 452	창질경이 | 152 · 453	얼룩조릿대 | 152 · 454
울금 | 153 · 455	목형 | 154 · 456	누리장나무 | 154 · 457
개다래나무 | 155 · 458	참가시나무 | 155 · 459	매자기 | 156 · 460
계수나무 | 156 · 461	계뇨등 | 157 · 462	개비름 | 157 · 462
갈대 | 158 · 463	쉽사리 | 158 · 464	쥐꼬리망초 | 159 · 465
털연리초 | 159 · 466	여주 | 160 · 467	개연꽃 | 160 · 468
개구리밥 | 161 · 469	원추리 | 161 · 470	뚱딴지 | 162 · 471
중대가리풀 | 162 · 471	가래 | 163 · 472	노간주나무 | 163 · 473

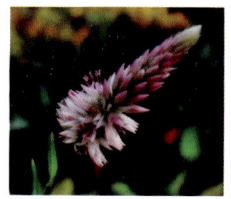
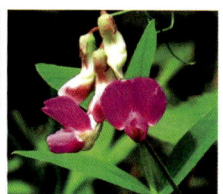

참나리 | 164 · 474   천궁이 | 164 · 475

가을·겨울의 약초 효능과 사용 방법 | 165 · 477

쓴풀 | 166 · 478	삽주 | 167 · 479	칡 | 168 · 480
여랑화 | 168 · 481	천문동 | 169 · 482	땅두릅 | 169 · 483
털머위 | 170 · 483	오이풀 | 170 · 484	부추 | 171 · 485
방아풀 | 171 · 486	자소·차조기 | 172 · 487	추해당 | 172 · 488
생강 | 173 · 489	식용국화 | 173 · 490	우엉 | 174 · 491
석산 | 174 · 492	시호 | 175 · 493	등골나무 | 175 · 494
쥐참외 | 176 · 495	노랑하늘타리 | 176 · 496	오미자 | 177 · 497
월귤나무 | 177 · 498	배초향 | 178 · 499	바위떡풀 | 178 · 500
쇠기풀 | 179 · 501	황촉규 | 179 · 502	잡싸리 | 180 · 503
담배풀 | 180 · 504	향유 | 181 · 505	팔손이나무 | 181 · 506
며느리배꼽 | 182 · 507	수선 | 182 · 508	남오미자 | 183 · 509
바다나물 | 183 · 510	고추 | 184 · 511	염교 | 184 · 512
관중 | 185 · 512	다시마 일엽초 | 185 · 513	산초나물 | 186 · 514

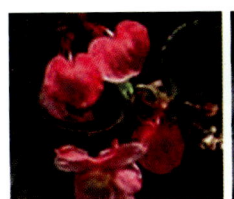
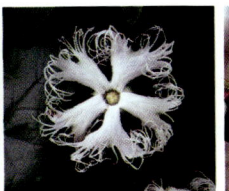
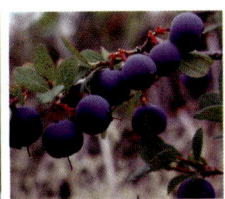

팥 ǀ 186 · 515	배풍등 ǀ 187 · 517	석위 ǀ 188 · 517
개산초 ǀ 188 · 518	속새 ǀ 189 · 519	산들깨 ǀ 189 · 520
맨드라미 ǀ 190 · 521	된장풀 ǀ 190 · 522	흑오미자 ǀ 191 · 523
풀고사리 ǀ 191 · 524	광나무 ǀ 192 · 525	밤나무 ǀ 192 · 526
영지 ǀ 193 · 527	산토끼꽃 ǀ 193 · 528	표고버섯 ǀ 194 · 529
먹구슬나무 ǀ 194 · 530	대싸리 ǀ 195 · 531	산초나무 ǀ 195 · 531
들깨 ǀ 196 · 532	야고 ǀ 196 · 533	옥수수 ǀ 197 · 534
무화과나무 ǀ 197 · 535	남천 ǀ 198 · 536	후추등 ǀ 198 · 537
여뀌 ǀ 199 · 538	개오동나무 ǀ 200 · 539	귤 ǀ 200 · 540
하수오 ǀ 201 · 541	주목 ǀ 201 · 542	측백나무 ǀ 202 · 543
가막살나무 ǀ 202 · 544	대추나무 ǀ 203 · 545	귤나무 ǀ 203 · 546
굴참나무 ǀ 204 · 547	고욤나무 ǀ 204 · 548	보리수나무 ǀ 205 · 549
감탕나무 ǀ 205 · 550	왕가래나무 ǀ 206 · 551	무환자나무 ǀ 206 · 552
차나무 ǀ 207 · 553	구기자나무 ǀ 208 · 554	좀꿩의 다리 ǀ 208 · 555
용담 ǀ 209 · 556	참마 ǀ 209 · 557	목화 ǀ 210 · 558
알꽈리 ǀ 210 · 559	들깨풀 ǀ 211 · 560	질경이택사 ǀ 211 · 561

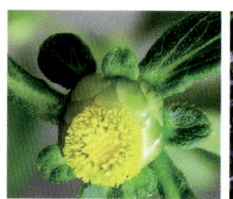
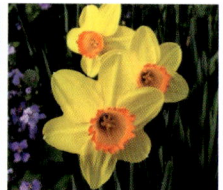

고란초 ㅣ 212 · 562	이고들빼기 ㅣ 212 · 563	감나무 ㅣ 213 · 564
개사철쑥 ㅣ 213 · 565	고비 ㅣ 214 · 566	고사리삼 ㅣ 214 · 567
유자나무 ㅣ 215 · 568	섬공작고사리 ㅣ 215 · 569	줄 ㅣ 216 · 570
비자나무 ㅣ 216 · 571	만년석송 ㅣ 217 · 572	식나무 ㅣ 217 · 573
털진득찰 ㅣ 218 · 574	조릿대풀 ㅣ 218 · 575	실고사리 ㅣ 219 · 576
청미래 덩굴 ㅣ 219 · 577	탱자나무 ㅣ 220 · 578	목서(금목서) ㅣ 220 · 579
모과나무 ㅣ 221 · 580	레몬 ㅣ 221 · 581	물대 ㅣ 222 · 582
고마리 ㅣ 222 · 583	마가목 ㅣ 223 · 584	묏대추 ㅣ 223 · 585
뚜깔 ㅣ 224 · 586		

II. 그림으로 보는 증상별 자가진단 및 처방 조건표

만성간염 ㅣ 592	갱년기 장애 · 혈도증 ㅣ 596	자율신경실조증 ㅣ 600
기관지천식 ㅣ 604	감기증후군 ㅣ 608	급성 · 만성위염 ㅣ 612
알레르기성 피부염 ㅣ 616	냉증 ㅣ 620	알레르기성 비염 ㅣ 624
위 · 십이지장궤양 ㅣ 627	위하수 · 위무력증 ㅣ 629	식욕부진 ㅣ 631

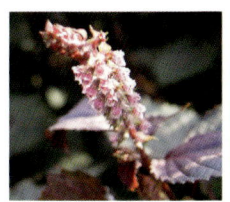
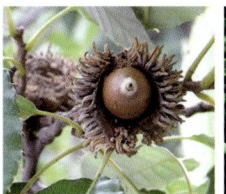
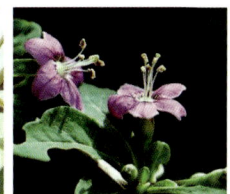

구역질 · 구토 | 633
설사 · 소화불량 | 635
과민성 대장 증후군 | 637

급성 · 만성장염 | 639
변비 | 641
담석증 · 담낭염 | 643

심장이 울렁거림 · 숨이 참 | 645
고혈압 | 647
저혈압 | 649

빈혈 | 651
동맥경화 | 653
협심증 · 심근경색 | 655

심장신경증 | 657
뇌졸중의 후유증 | 659
기관지염 | 661

기침 · 가래 | 663
두통 | 665
불면증 | 667

부정수소 · 억울증 | 669
신경증 · 히스테리 | 671
방광염 · 요도염 | 673

만성신염 · 네프로제 증후군 | 675
부종 | 677
빈뇨 | 679

치질 | 681
요통 | 683
신경통 | 685

관절류머티즘 | 687
어깨 결림 · 견비통 | 689
타박, 편타성 장애 | 691

약초 색인표 | 693

Ⅰ. 약초와 효능

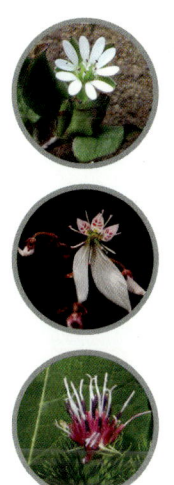

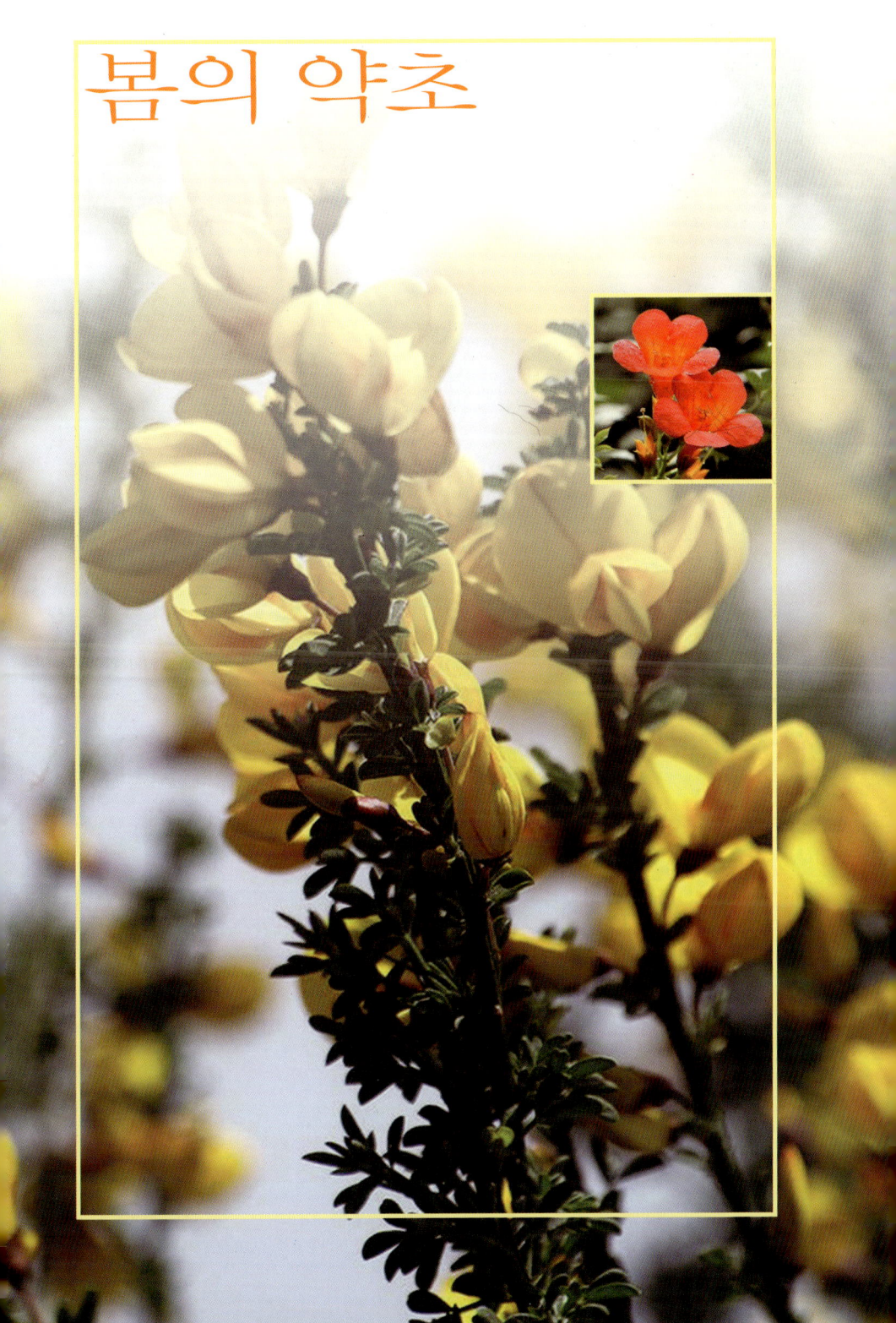

봄의 약초

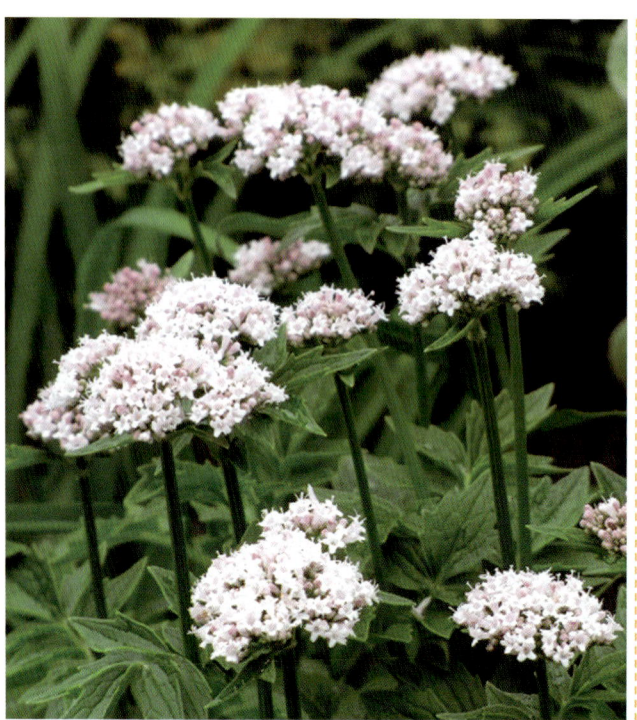

쥐오줌풀
마타리과

【효능】 히스테리·신경과민증·심계항진(心悸亢進) 【약용 부분】 뿌리·뿌리 줄기 【채취 시기】 가을
• p. 226 참조

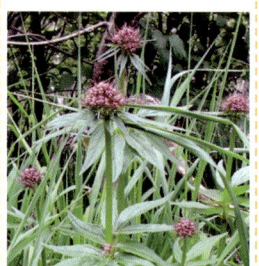

냉이
유채과

【효능】 눈의 충혈 【약용 부분】 전부 【채취 시기】 봄~여름
• p. 227 참조

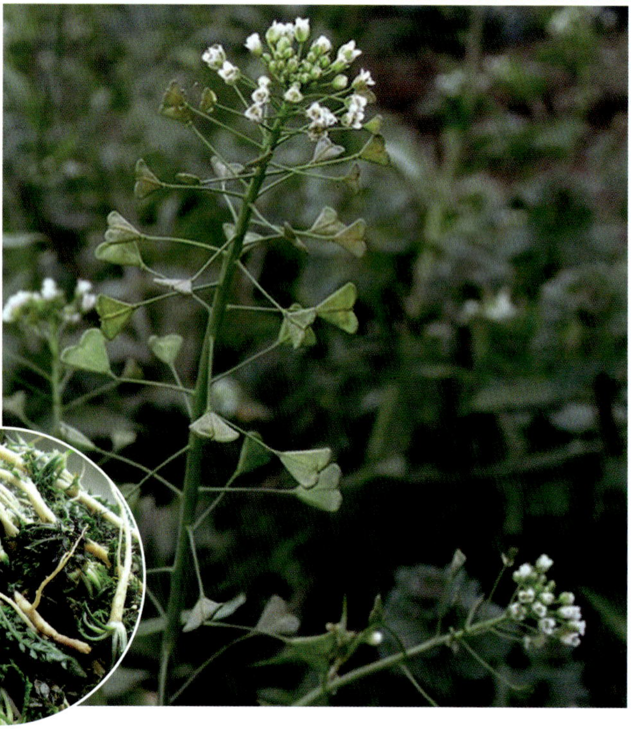

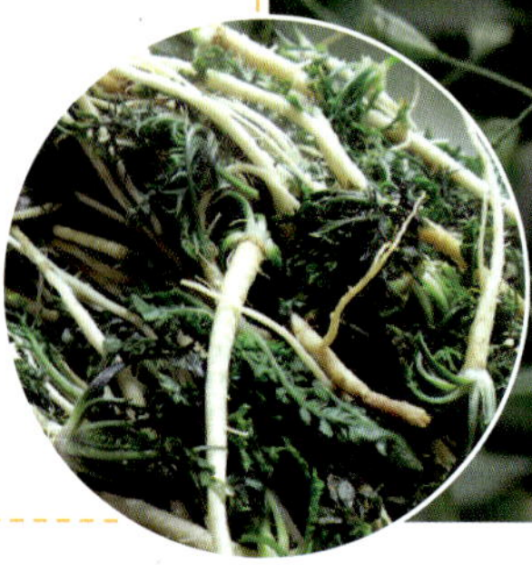

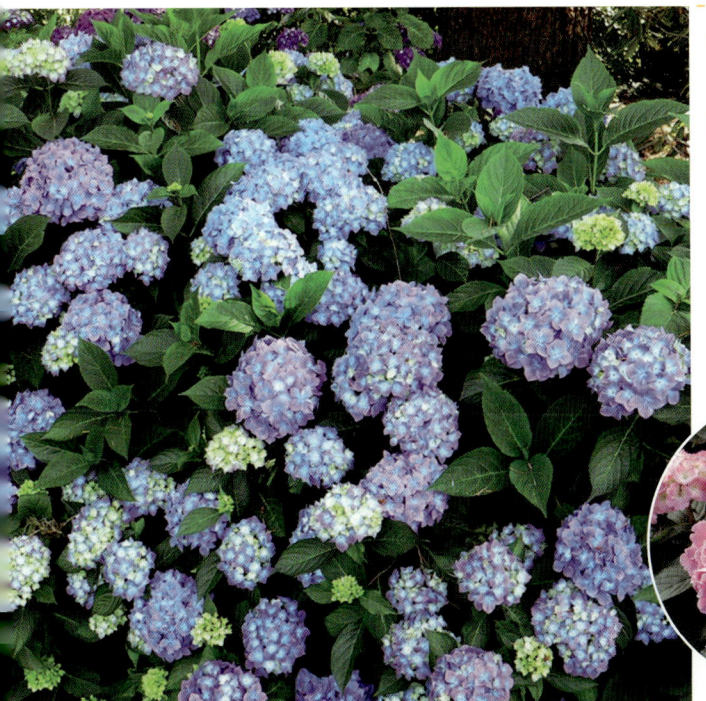

수국
바위취과

【효능】해열 【약용 부분】 꽃 【채취 시기】 6월경
- p. 228 참조

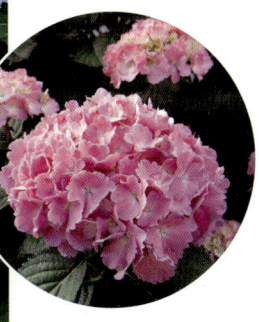

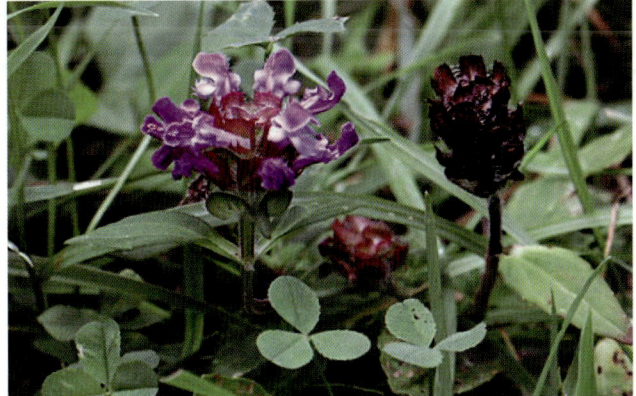

꿀풀
소엽, 차조기과

【효능】이뇨·구내염·편도염·피서·결막염 【약용 부분】전부 【채취 시기】 6월경 봄~여름
- p. 228 참조

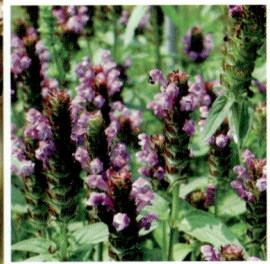

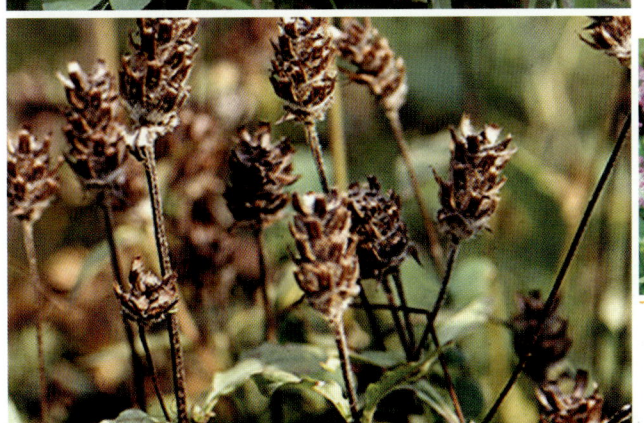

족도리
쥐방울 덩굴과

【효능】 구내염 【약용 부분】 뿌리 줄기와 뿌리 【채취 시기】 여름
- p. 229 참조

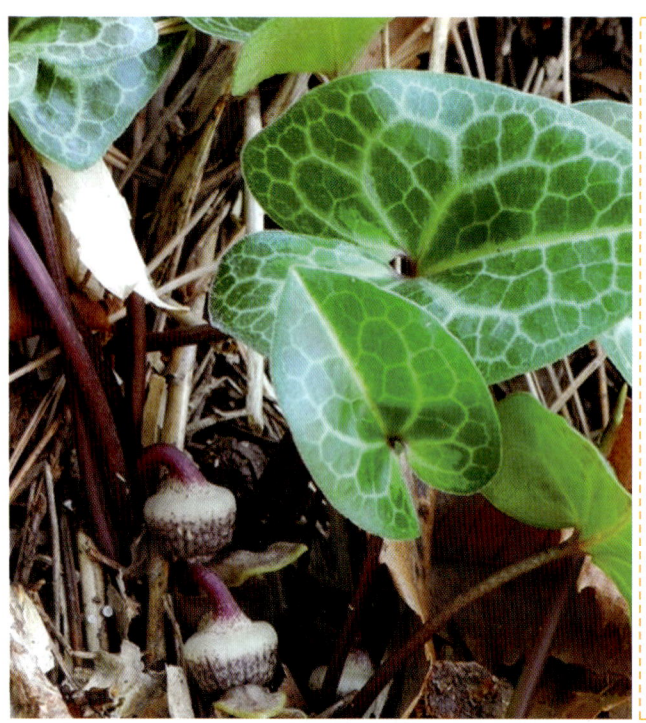

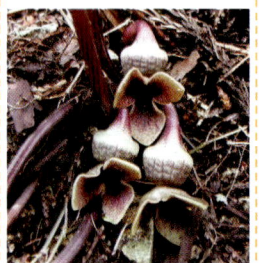

큰꽃으아리
미나리아재비과

【효능】 통풍 【약용 부분】 뿌리 【채취 시기】 가을
- p. 230 참조

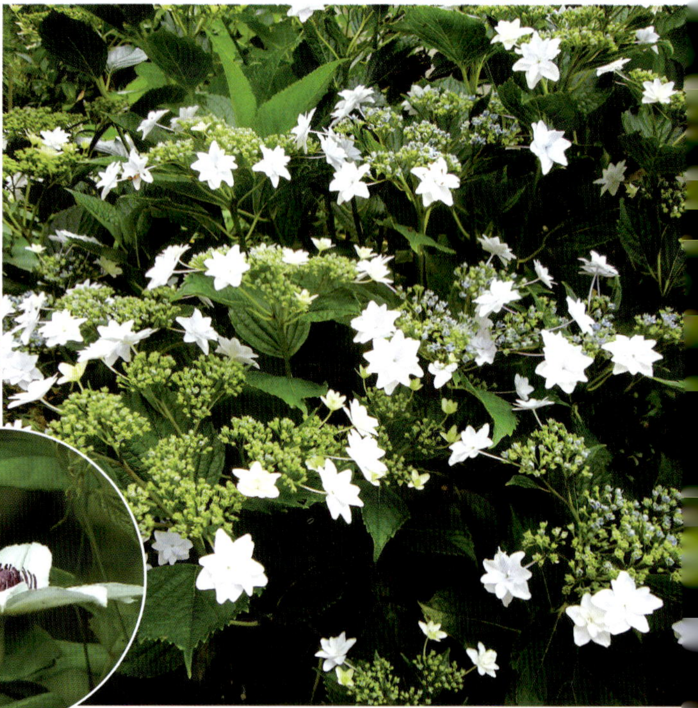

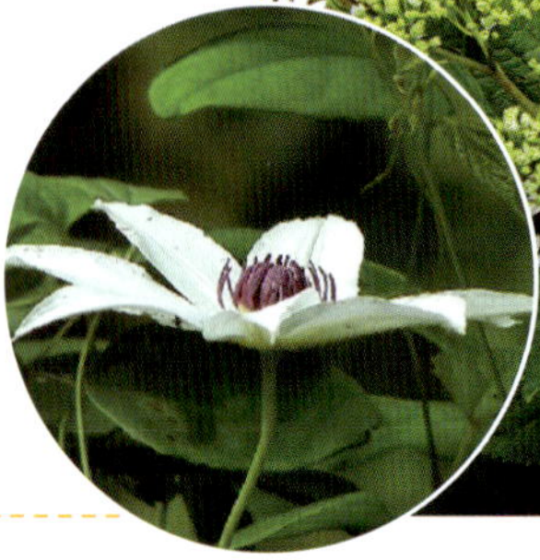

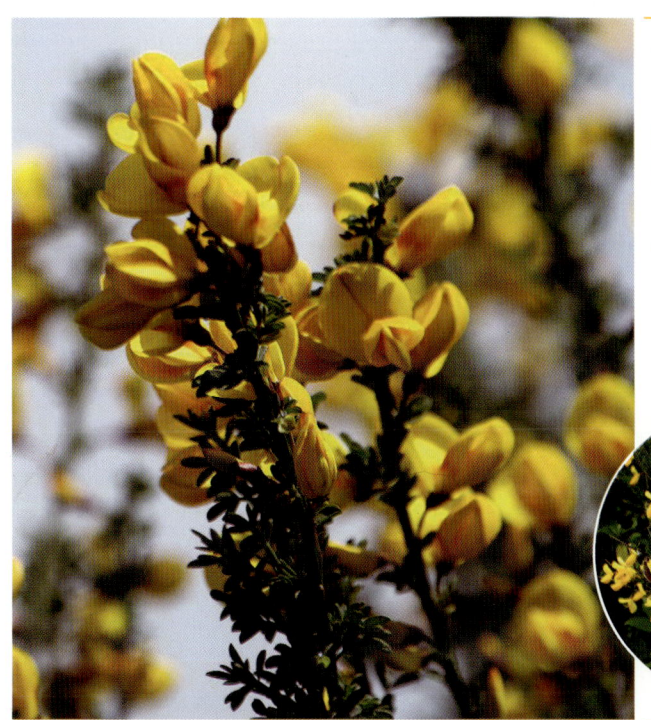

금작화
콩과

【효능】 강심 · 이뇨 · 진통미약(鎭痛微弱)

***전문의에게 적합한 약용 식물**
- p. 231 참조

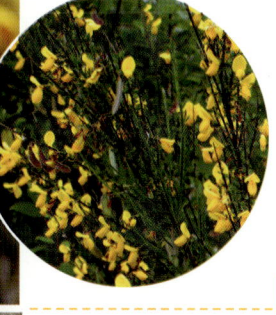

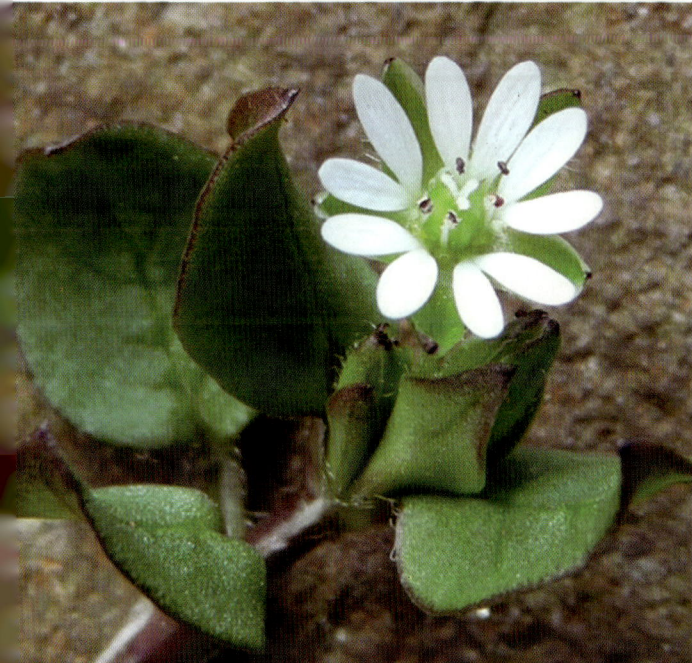

별꽃
패랭이꽃과

【효능】 잇몸 출혈 · 치조농루(이가 흔들리고 잇몸이 검붉어지며 치조에서 고름이 나는 병)의 예방 **【약용 부분】** 전부 **【채취 시기】** 언제라도 좋다
- p. 232 참조

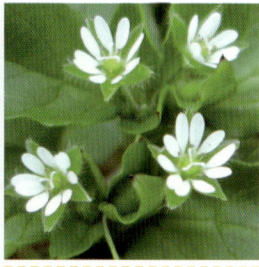

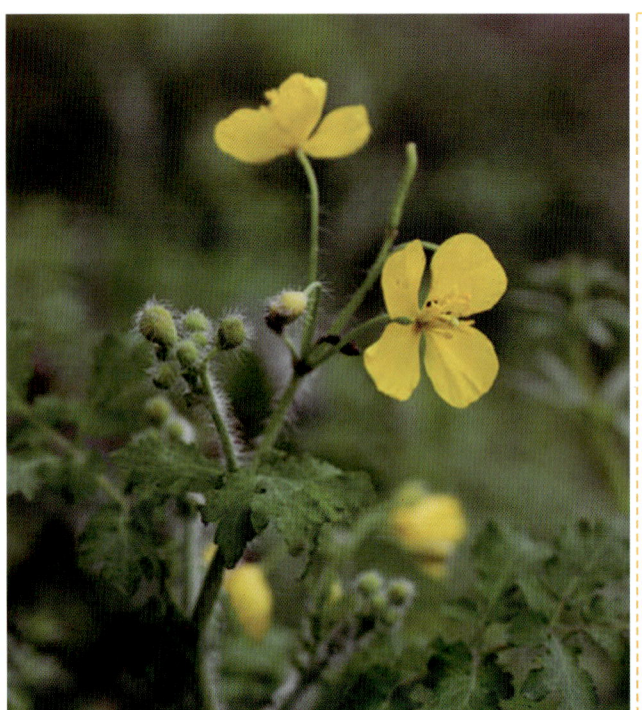

애기똥풀
양귀비과

【효능】 습진·사마귀·백선 **【약용 부분】** 전부 **【채취 시기】** 봄~여름
- p. 233 참조

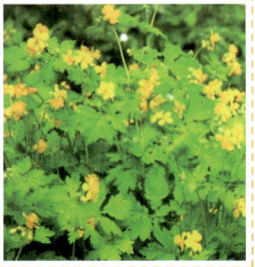

고삼
콩과

【효능】 팔다리가 화끈화끈거려 잠 못 이룰 때, 개선(疥癬) **【약용 부분】** 뿌리·뿌리 줄기 **【채취 시기】** 여름
- p. 234 참조

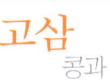

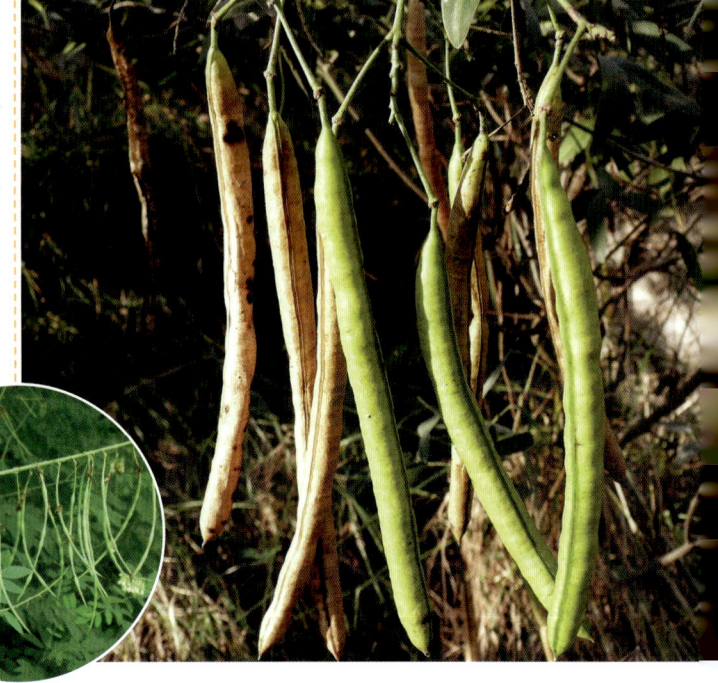

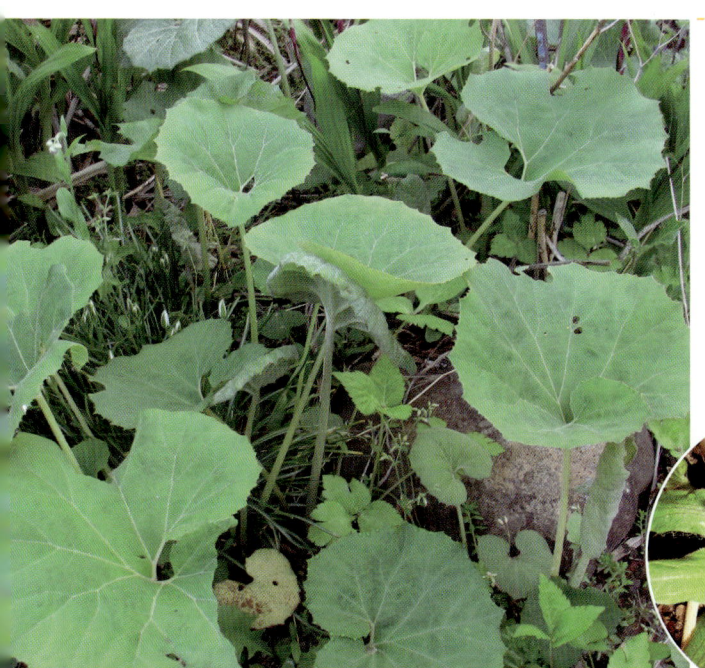

머위
국화과

【효능】 기침을 멈추게 한다 **【약용 부분】** 꽃줄기 **【채취 시기】** 꽃망울, 꽃봉오리일 때

• p. 235 참조

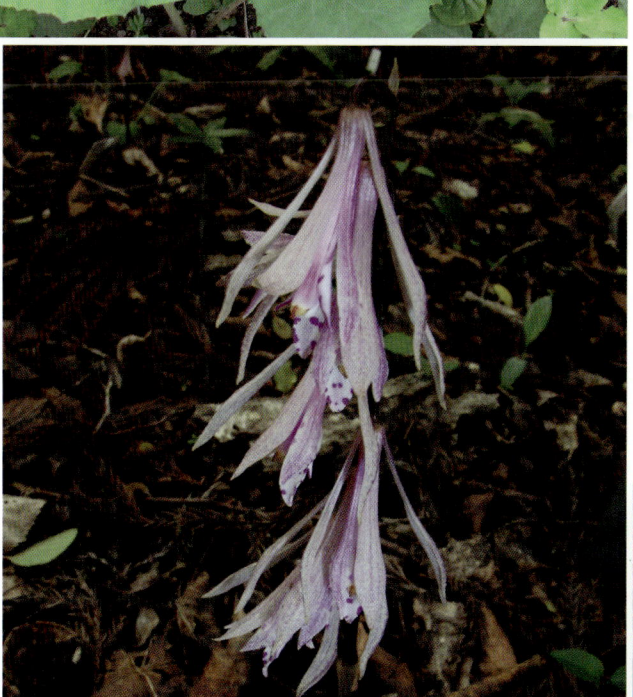

약난초
난초과

【효능】 가슴이 쓰릴 때·위장 카타르·살갗 등이 튼 데 **【약용 부분】** 뿌리줄기 **【채취 시기】** 꽃이 시들 무렵

• p. 236 참조

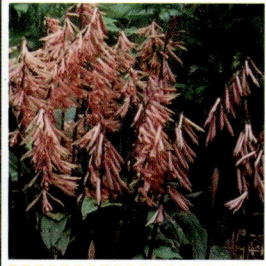

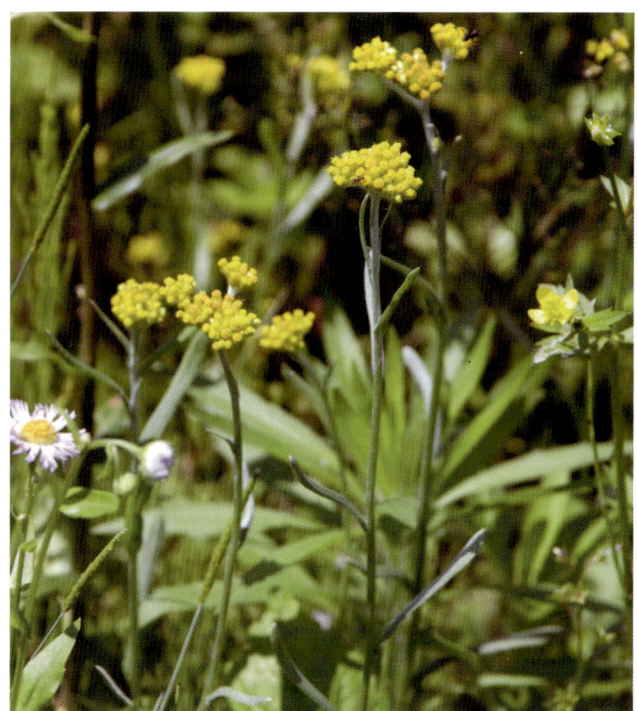

떡쑥
국화과

【효능】 가래·기침에 좋다 **【약용 부분】** 전부 **【채취 시기】** 개화할 때
- p. 237 참조

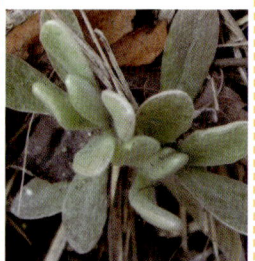

띠
벼과

【효능】 부종 **【약용 부분】** 뿌리 줄기 **【채취 시기】** 6월경
- p. 237 참조

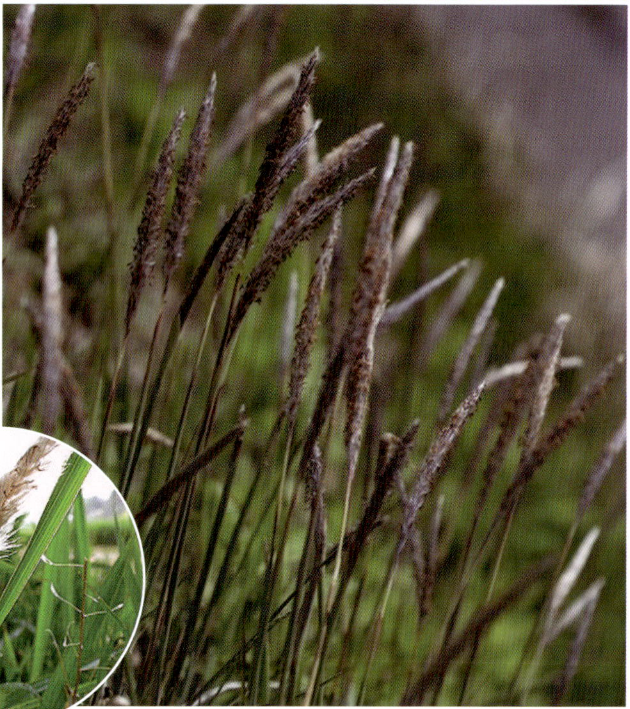

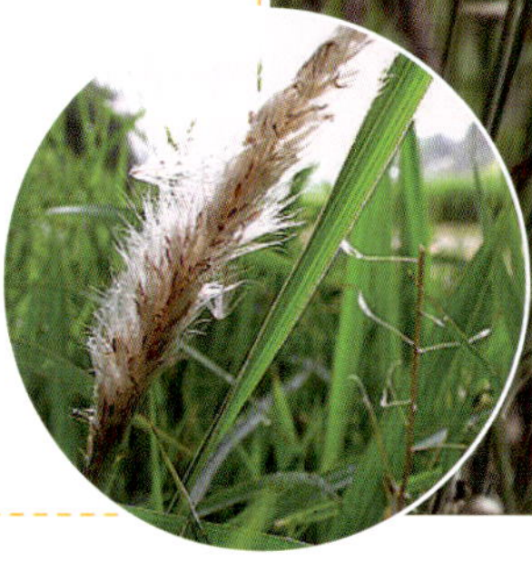

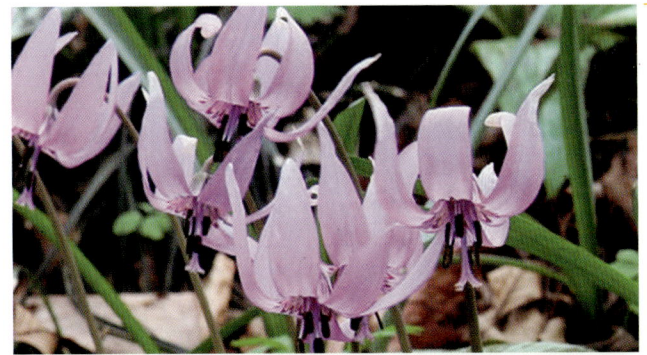

얼레지
백합과

【효능】찰과상·종기·습진·자양(영양) 【약용 부분】비늘 줄기 【채취 시기】5~6월
- p. 239 참조

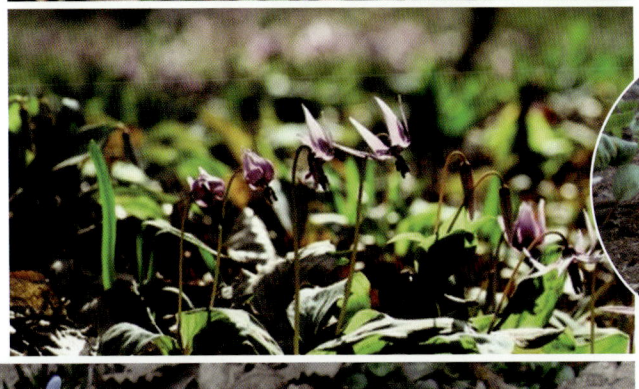
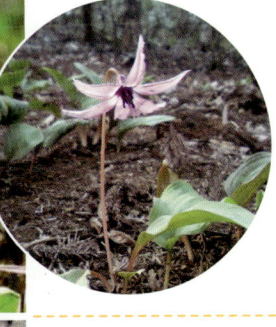

왜현호색
양귀비과

【효능】복통, 월경통 【약용 부분】덩이 줄기 【채취 시기】4~5월
- p. 238참조

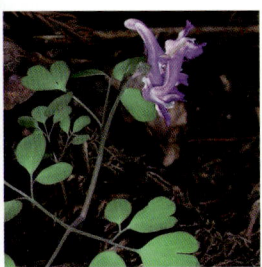

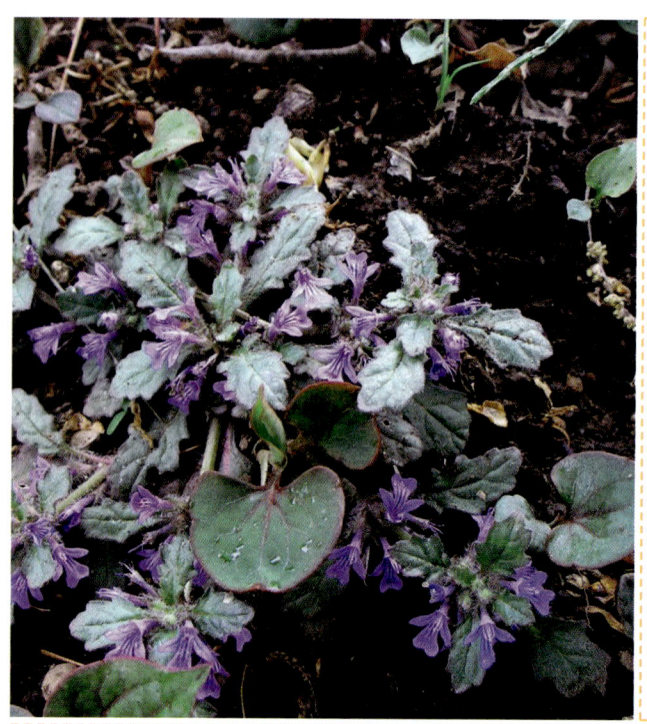

금창초
소엽, 차조기과

【효능】 기침을 멈추게 한다 · 거담(목에 달라붙은 담을 없앤다) · 해열 · 해독 【약용 부분】 전부 【채취 시기】 개화 시기
• p. 240 참조

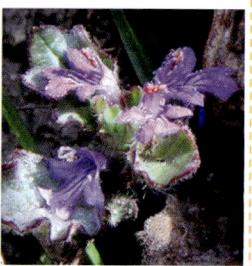

으름덩굴
으름과

【효능】 부종 · 종기 【약용 부분】 덩굴성의 줄기 【채취 시기】 꽃이 피어 있을 때
• p. 241 참조

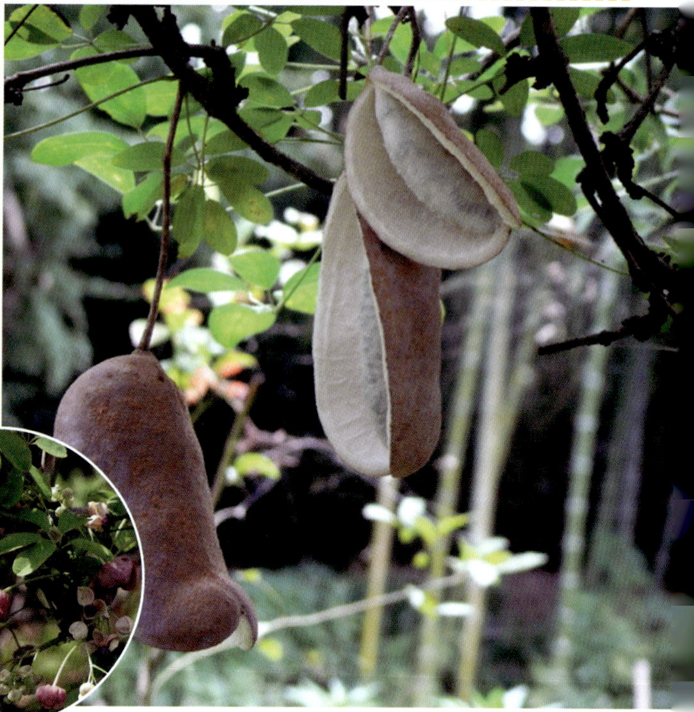

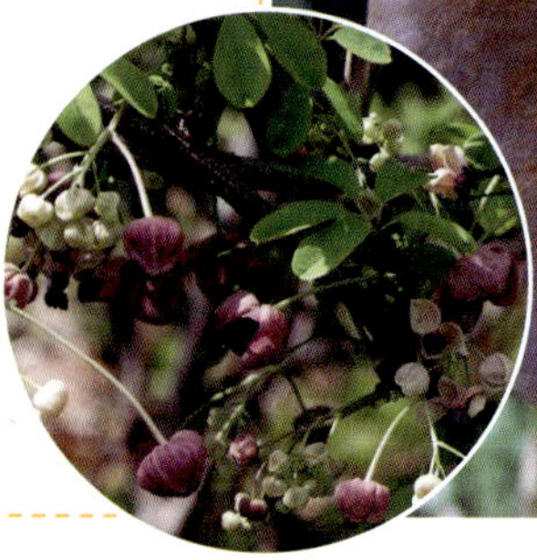

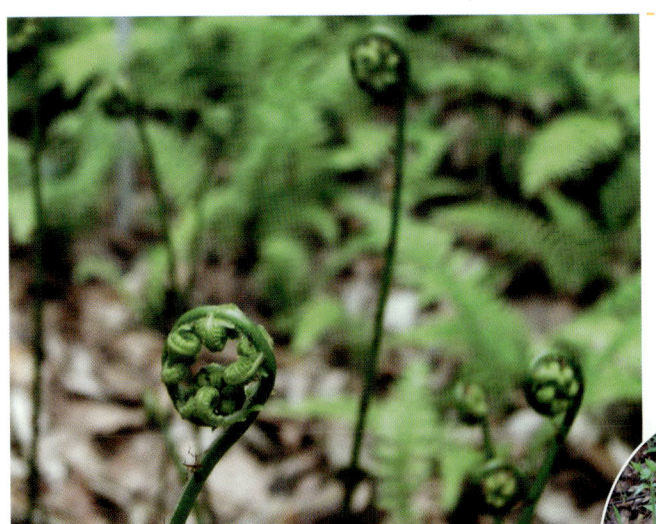

고사리
고사리과

【효능】 이뇨, 종기·부스럼 【약용 부분】 풀의 지상부(땅 위로 올라온 것), 뿌리 줄기 【채취 시기】 봄, 가을
- p. 242 참조

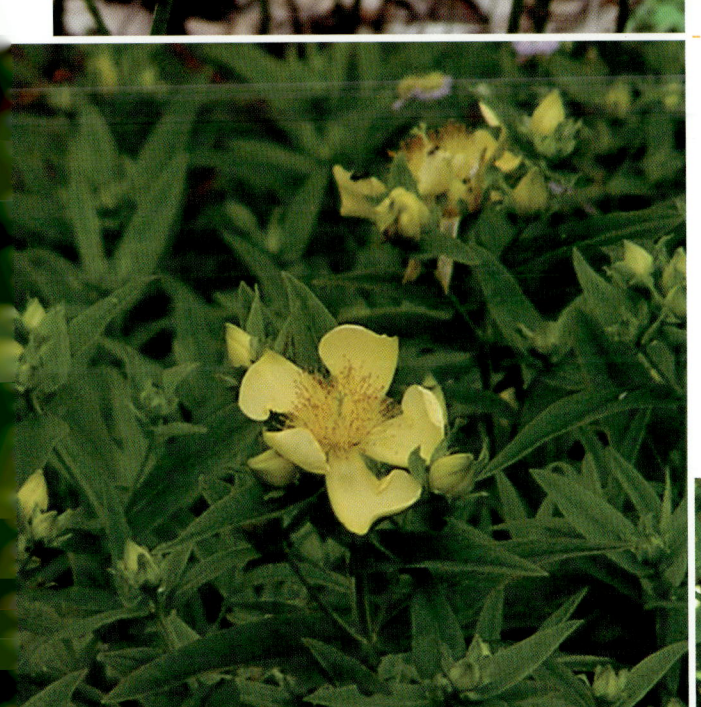

물레나물
고추나물과

【효능】 종기·부스럼·지혈 【약용 부분】 전부 【채취 시기】 7~8월, 열매가 있을 때
- p. 243 참조

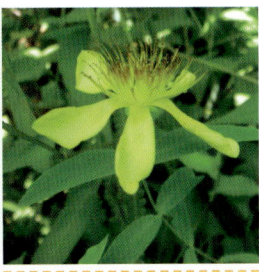

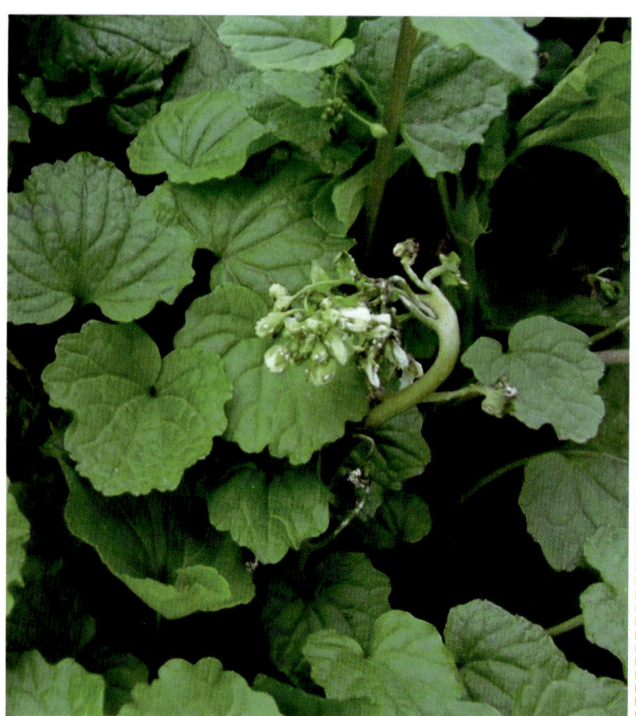

고추냉이
유채과

【효능】식욕 증진·류머티즘·신경통 【약용 부분】뿌리 줄기 【채취 시기】여름
• p. 244 참조

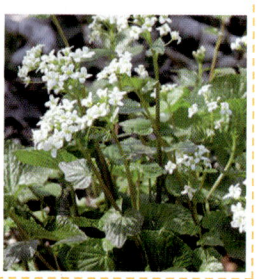

창포
토란과

【효능】신경통, 류머티즘의 탕약 재료 【약용 부분】뿌리 줄기 【채취 시기】11월경~3월경
• p. 245 참조

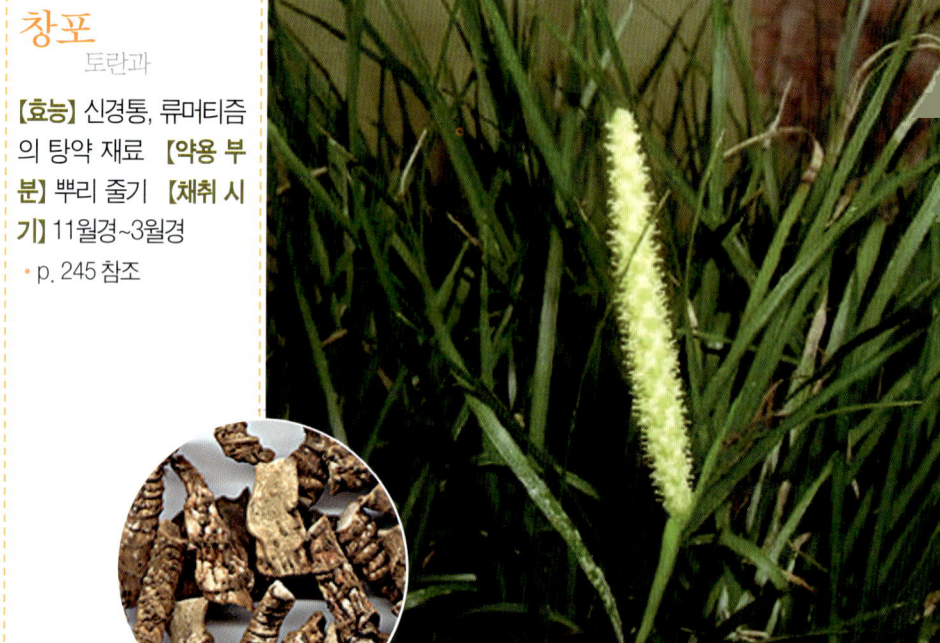

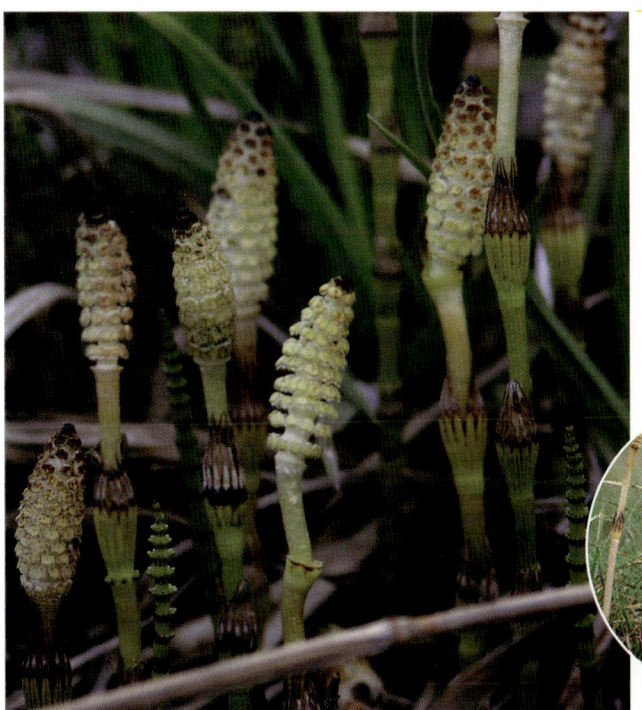

쇠뜨기
속새과

【효능】이뇨 · 해열 · 기침을 멈추게 한다 【약용 부분】전부 【채취 시기】 5~7월
- p. 246 참조

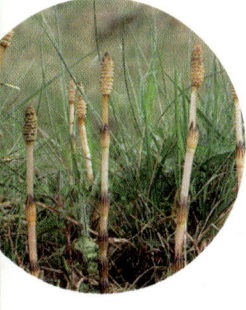

컴프리
지치과

【효능】하리를 멈추게 한다 【약용 부분】뿌리 【채취 시기】꽃이 있을 때
- p. 247 참조

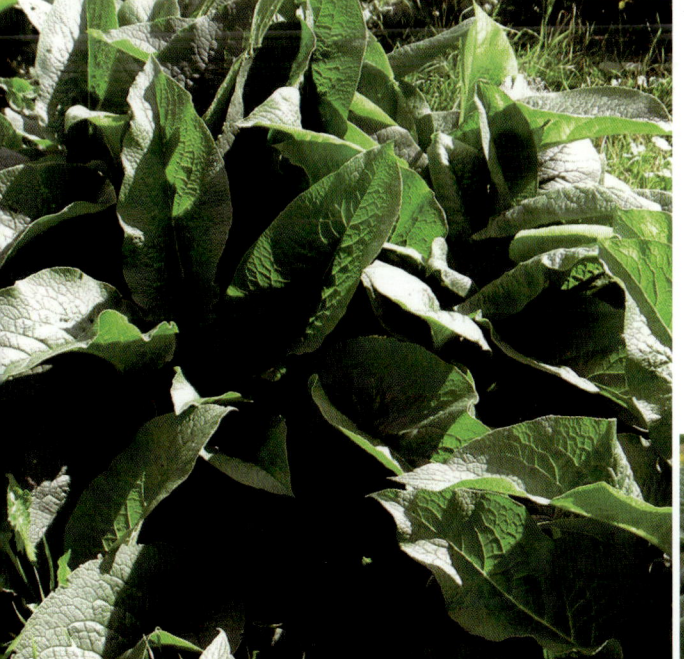

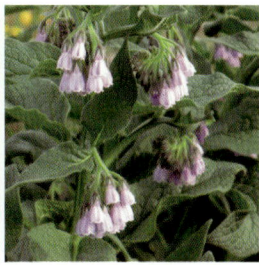

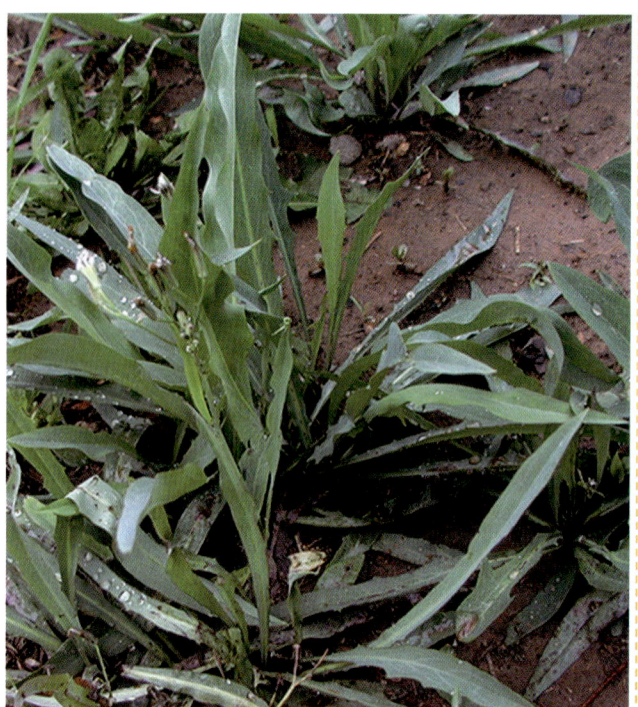

씀바귀
국화과

【효능】 부비강염(副鼻腔炎)·코가 막혔을 때·위를 튼튼하게 함 【약용 부분】 전부 【채취 시기】 봄
• p. 248 참조

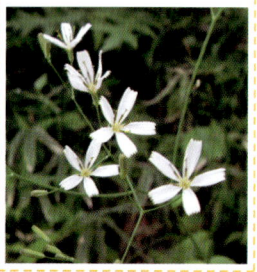

피막이풀
미나리과

【효능】 지혈·해열·이뇨·삼눈(눈망울이 삼이 생겨 몹시 쑤시고 눈알이 붉어지는 병) 【약용 부분】 전부 【채취 시기】 여름부터 가을
• p. 249 참조

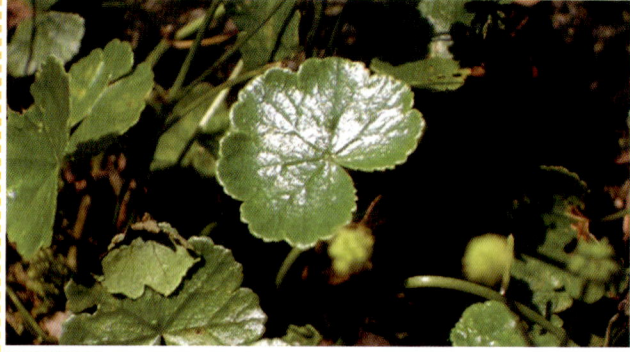

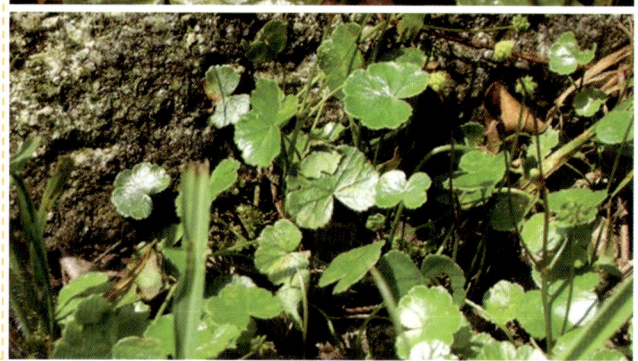

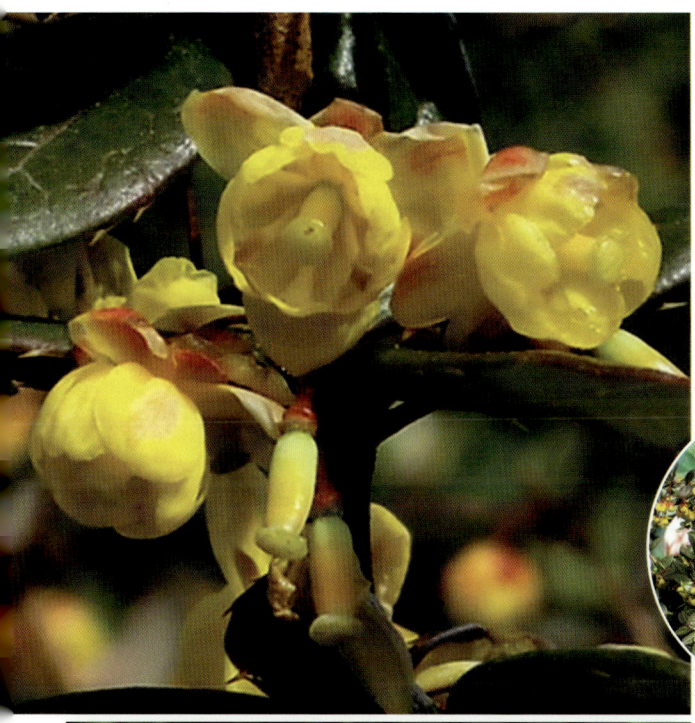

매자
매자과

【효능】 세안(洗眼)·결막염·건위(健胃)·정장(整腸) 【약용 부분】 가지 【채취 시기】 언제라도

• p. 250 참조

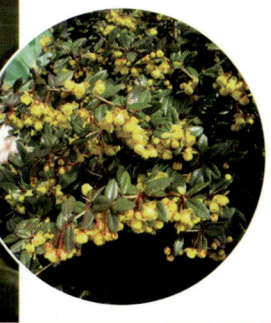

조름나물
조름나물과

【효능】 체한 듯한 복통에 【약용 부분】 잎 【채취 시기】 여름

• p. 250 참조

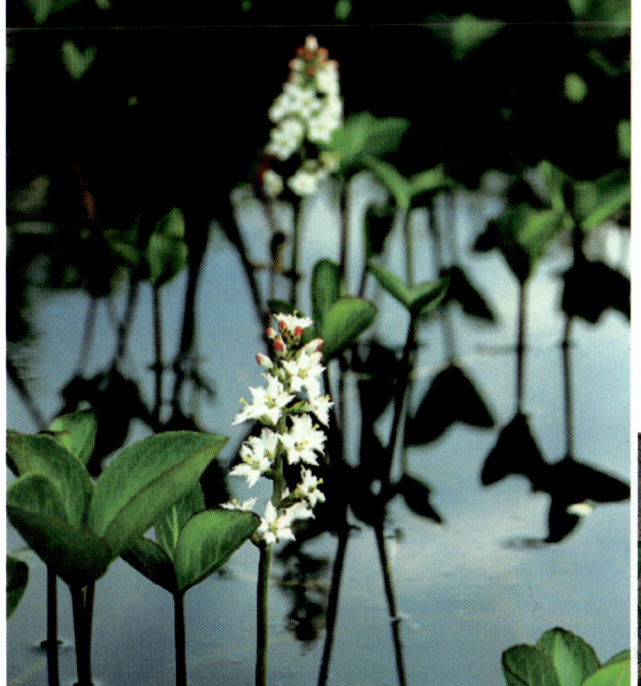

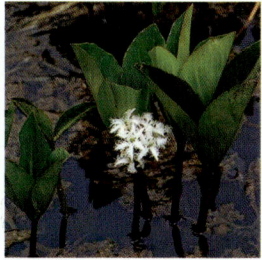

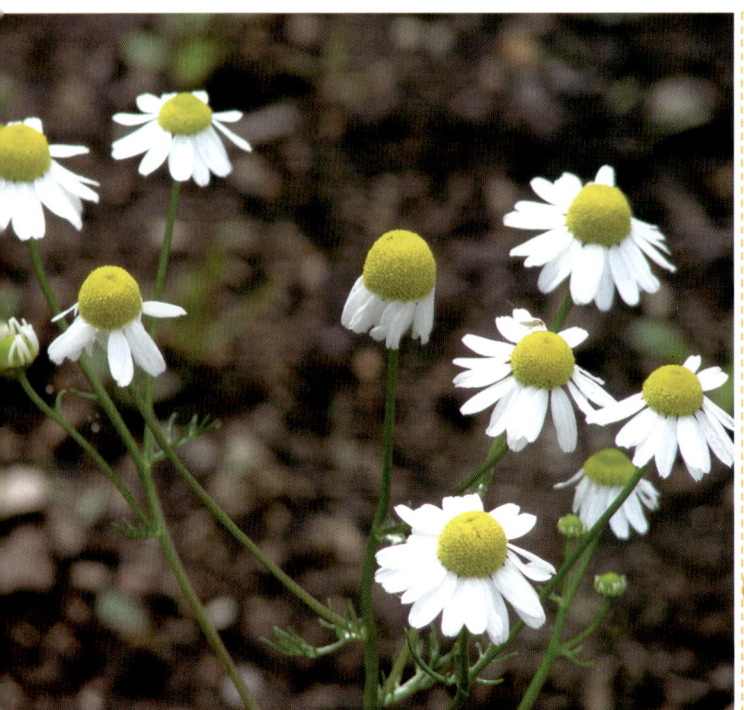

카밀레
국화과

【효능】 감기 · 류머티즘
【약용 부분】 꽃 【채취 시기】 5~6월

• p. 251 참조

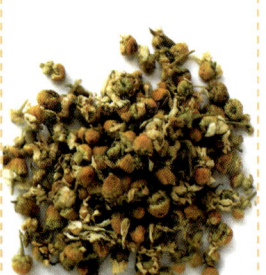

둥글레
백합과

【효능】 자양(영양) · 강장 · 타박상 【약용 부분】 뿌리 줄기 【채취 시기】 여름~가을

• p. 252 참조

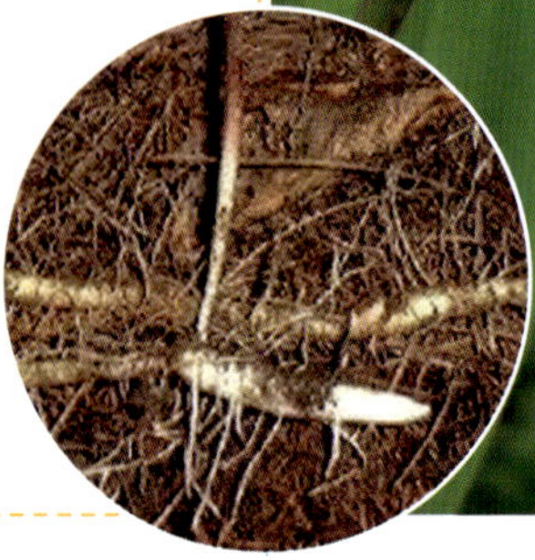

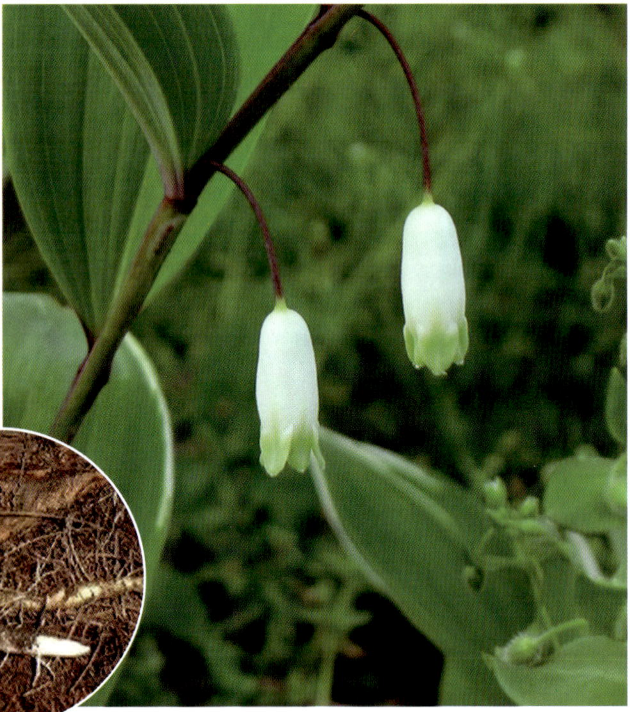

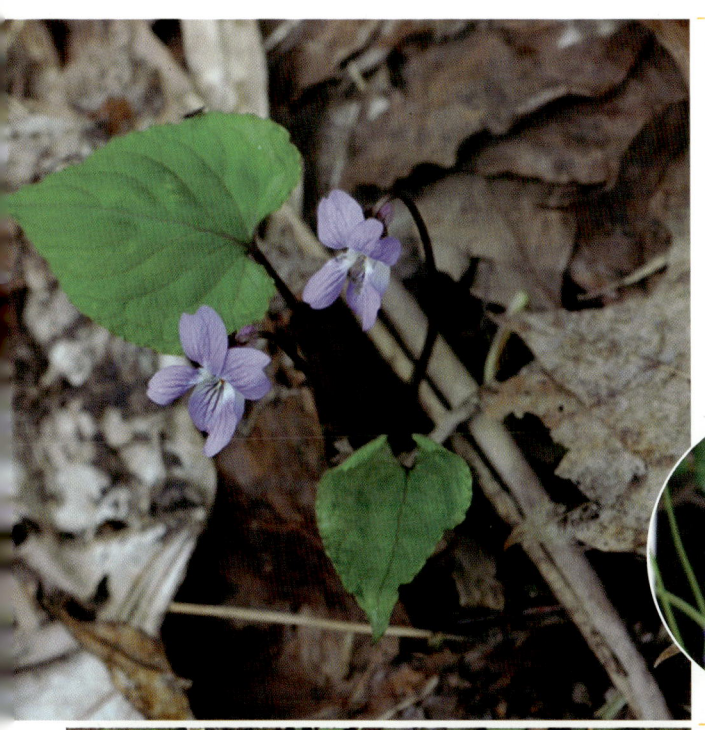

제비꽃
제비꽃과
【효능】 종기 · 부스럼
【약용 부분】 뿌리를 포함한 전부 【채취 시기】 봄
• p. 253 참조

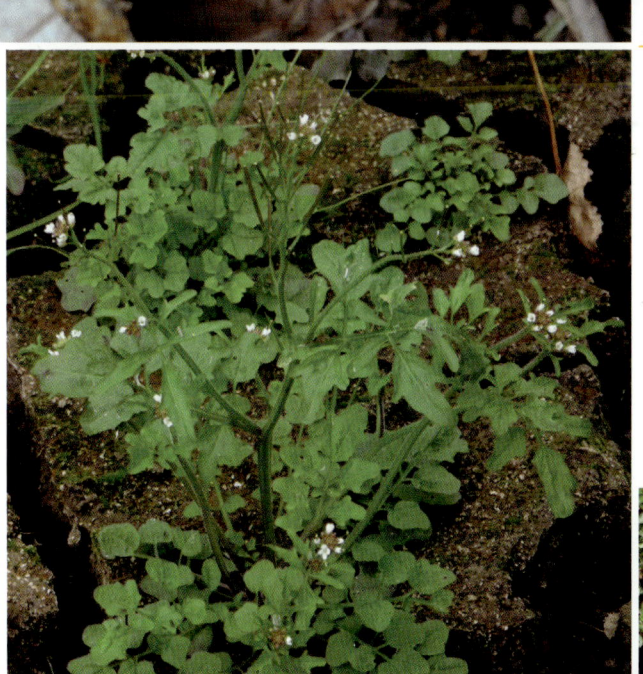

황새냉이
유채과
【효능】 이뇨 · 정장(整腸)
【약용 부분】 전부 【채취 시기】 봄의 개화기
• p. 254 참조

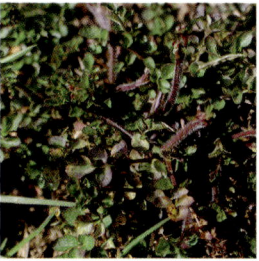

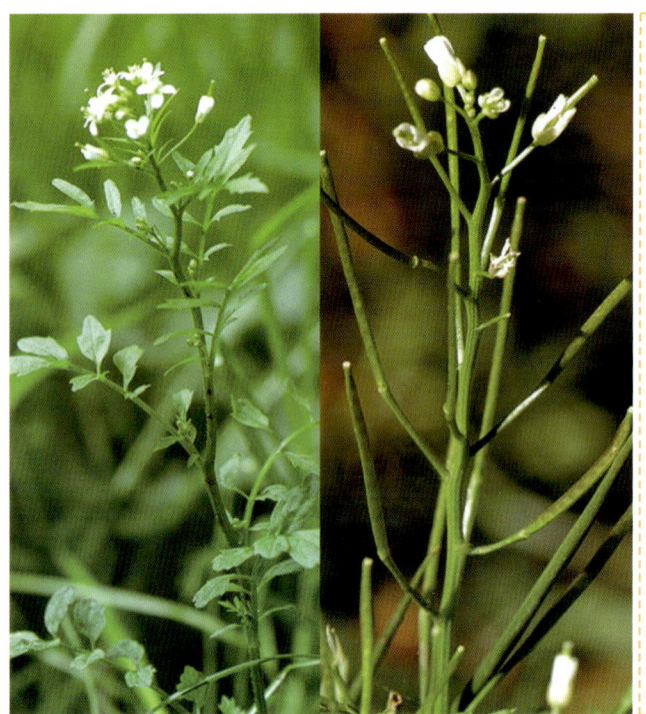

미나리냉이
유채과

【효능】 기침을 멈추게 한다 · 식용 【약용 부분】 뿌리, 전부 【채취 시기】 봄의 개화기
- p. 255 참조

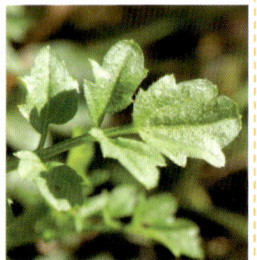

진황정
백합과

【효능】 자양, 강장 【약용 부분】 뿌리 줄기 【채취 시기】 5~6월이나 10월
- p. 256 참조

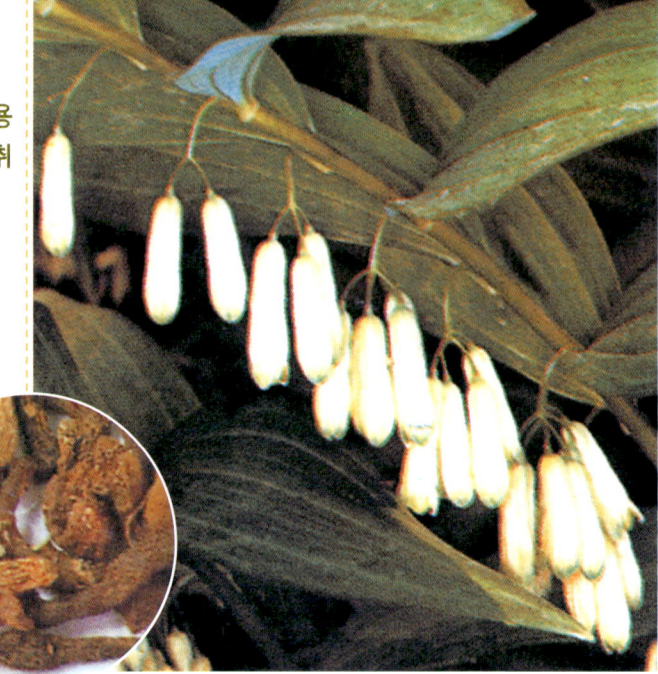
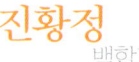

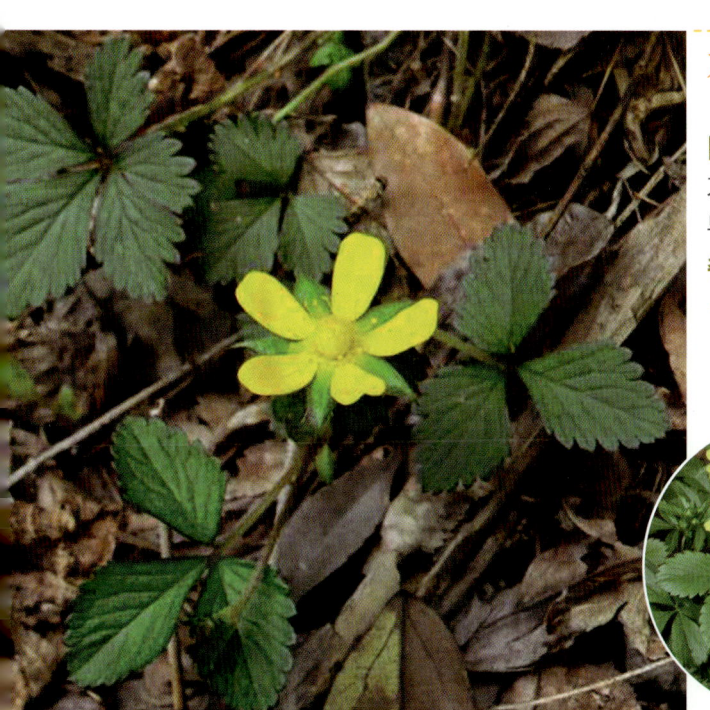

가락지나물
장미과

【효능】 머리 부분의 종기·부스럼 【약용 부분】 뿌리를 포함한 전부 【채취 시기】 6월경봄
- p. 257 참조

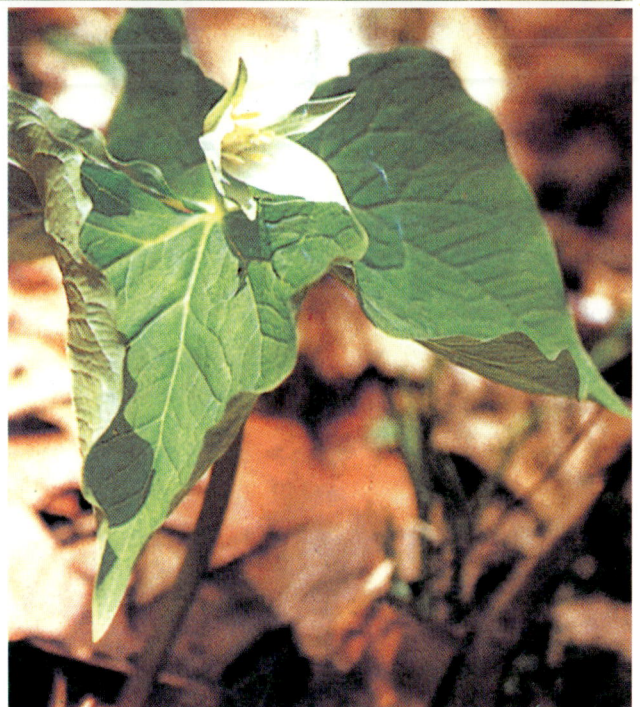

하얀꽃 연령초
백합과

【효능】 자양 【약용 부분】 열매 【채취 시기】 여름
- p. 258 참조

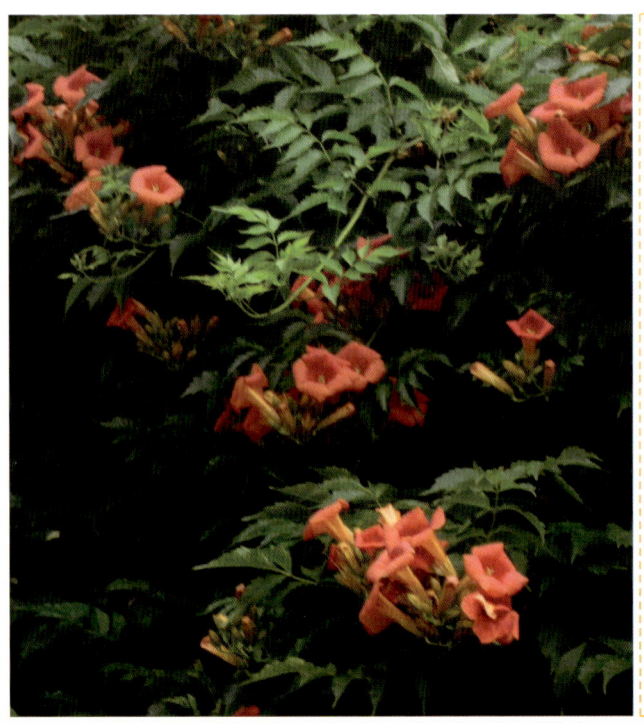

능소화
능소화과

【효능】 이뇨·통경(通經)
【약용 부분】 꽃 【채취 시기】 여름

- p. 259 참조

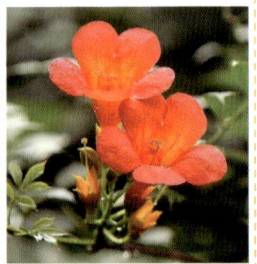

자운영
콩과

【효능】 이뇨·해열·화상 【약용 부분】 전부
【채취 시기】 봄의 개화기

- p. 260 참조

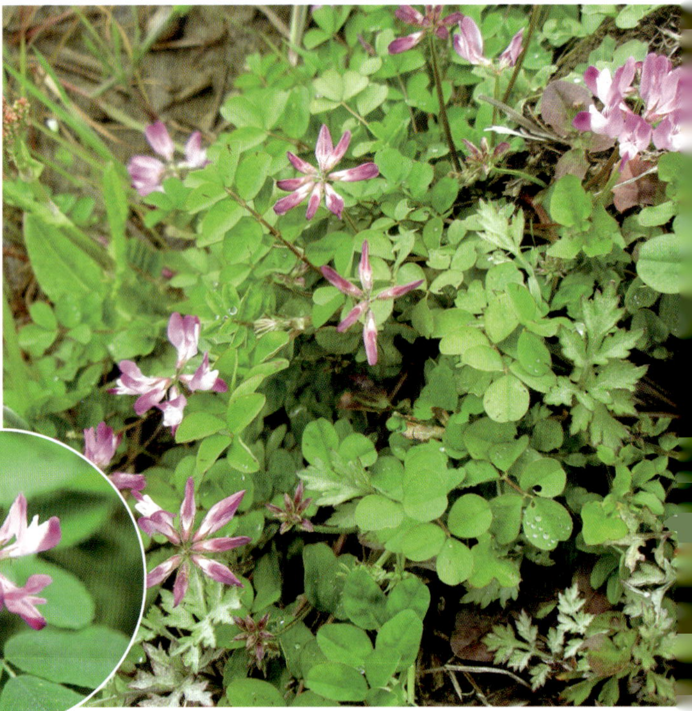

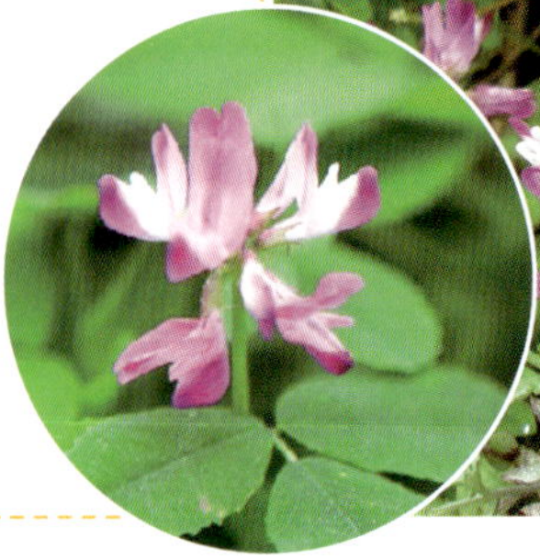

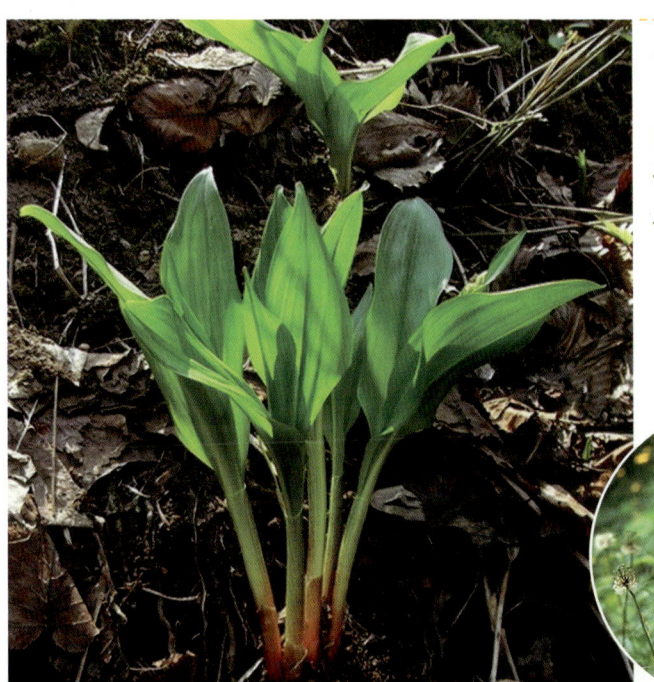

산마늘
백합과

【효능】 자양 · 강장 【약용 부분】 알줄기 【채취 시기】 봄~여름
- p. 261 참조

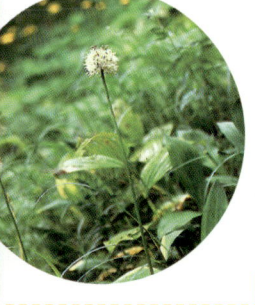

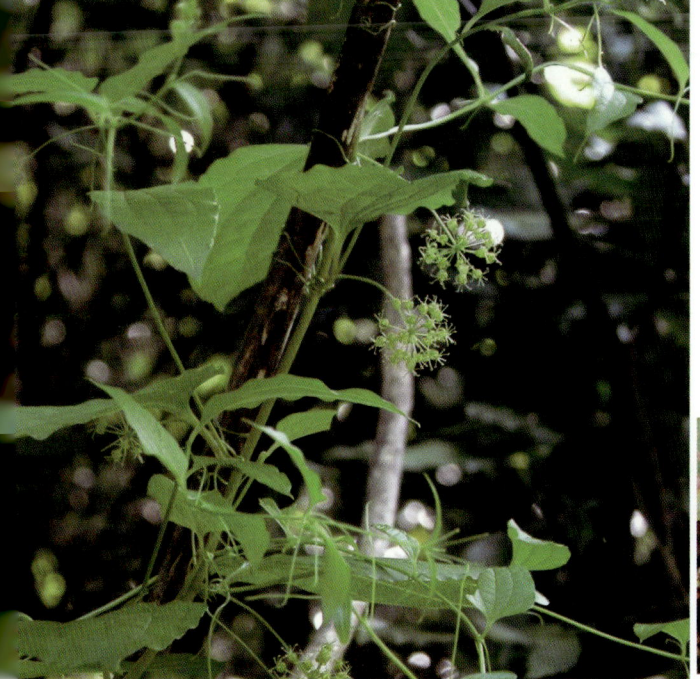

선밀나물
백합과

【효능】 통경(通經) · 혈액 순환 촉진 · 관절 류머티즘 【약용 부분】 뿌리를 포함한 뿌리 줄기 【채취 시기】 여름
- p. 262 참조

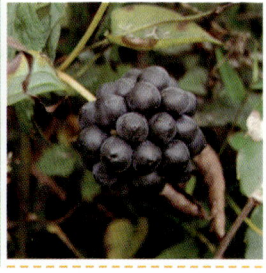

산자고
백합과

【효능】 자양·강장·목이 아플 때 【약용 부분】 비늘 줄기 【채취 시기】 봄, 꽃이 있을 때
• p. 263 참조

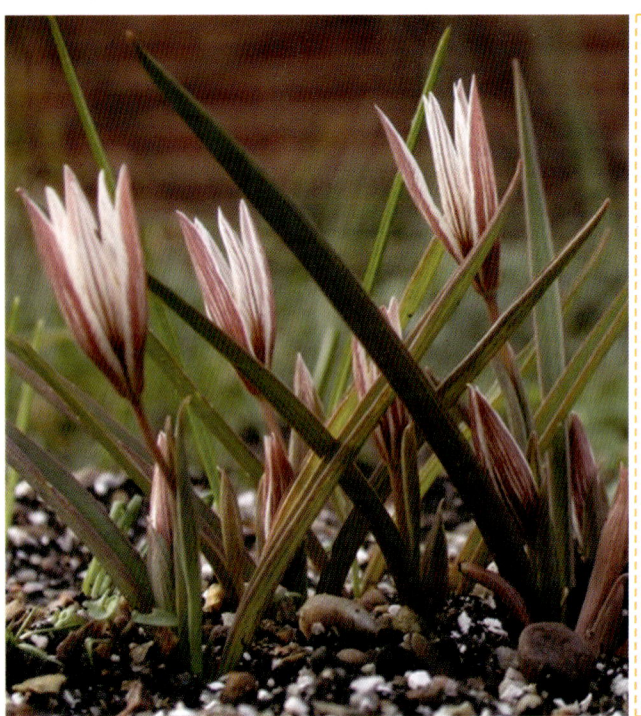
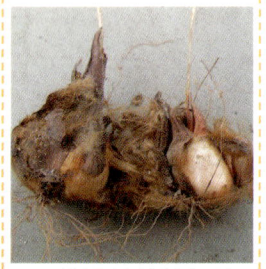

쥐엄나무
콩과

【효능】 거담·종기·부스럼 【약용 부분】 콩열매 【채취 시기】 10월
• p. 264 참조

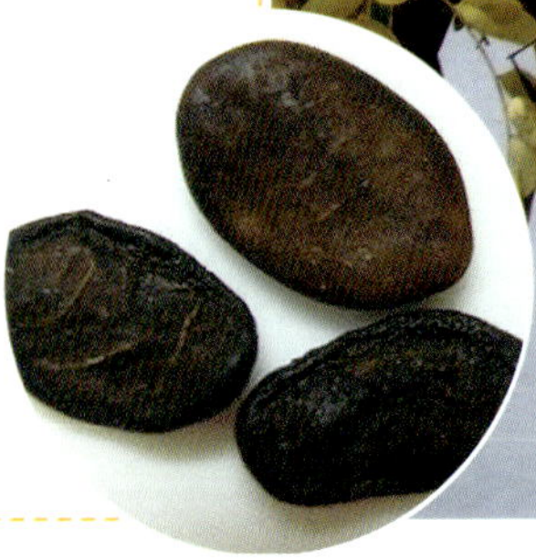

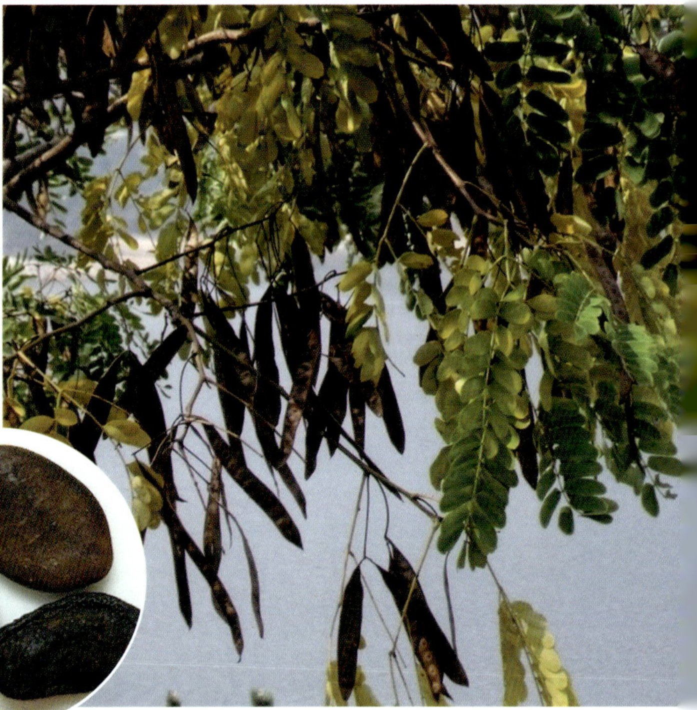

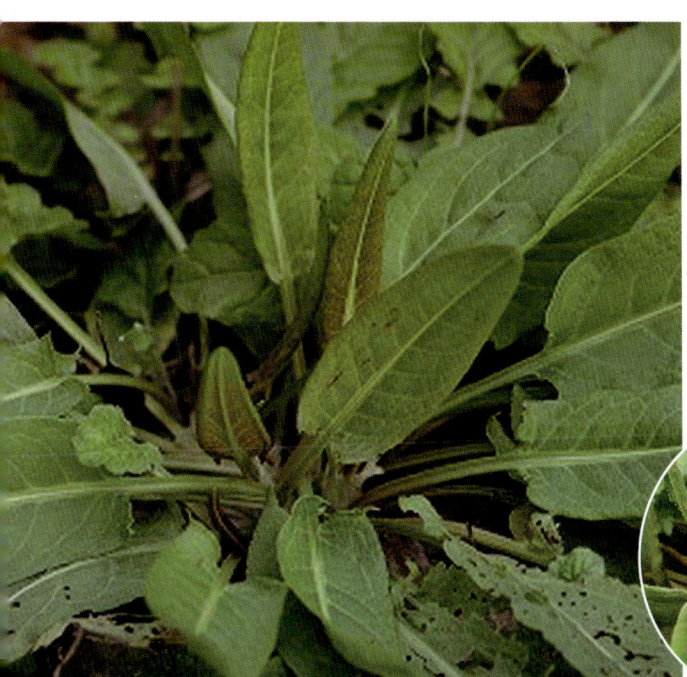

수영
여뀌과

【효능】 백선 등의 기생성 피부병 【약용 부분】 뿌리 줄기 【채취 시기】 꽃이 있을 때

- p. 265 참조

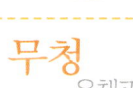

무청
유채과

【효능】 동상 · 주근깨 【약용 부분】 뿌리 · 종자 【채취 시기】 언제라도 좋다

- p. 265 참조

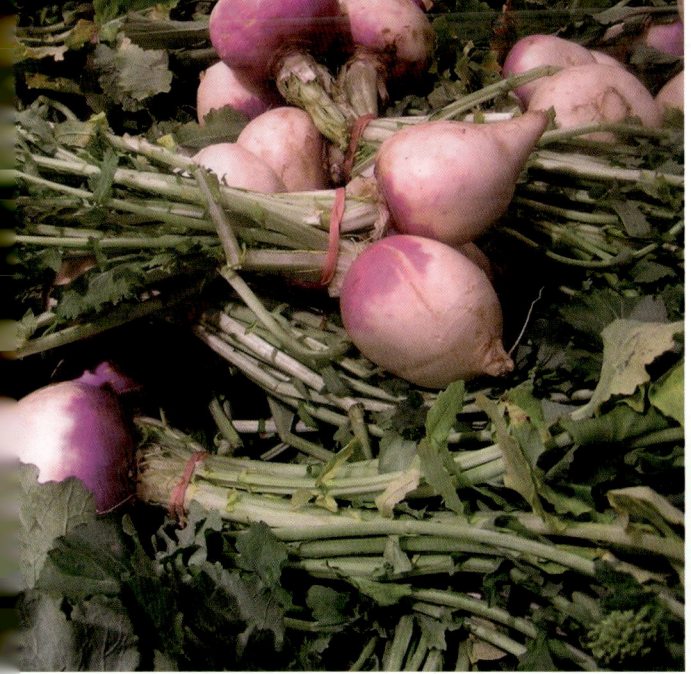

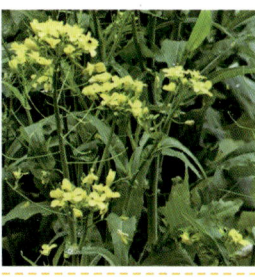

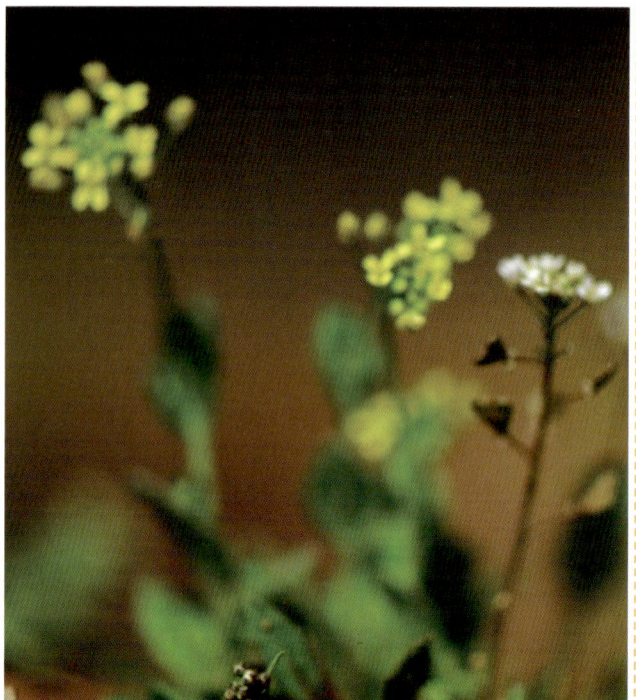

두루미냉이
소엽, 자조기과

【효능】 타박 **【약용 부분】** 덩이 줄기 **【채취 시기】** 여름~가을

• p. 266 참조

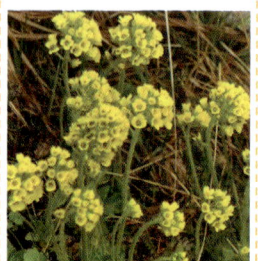

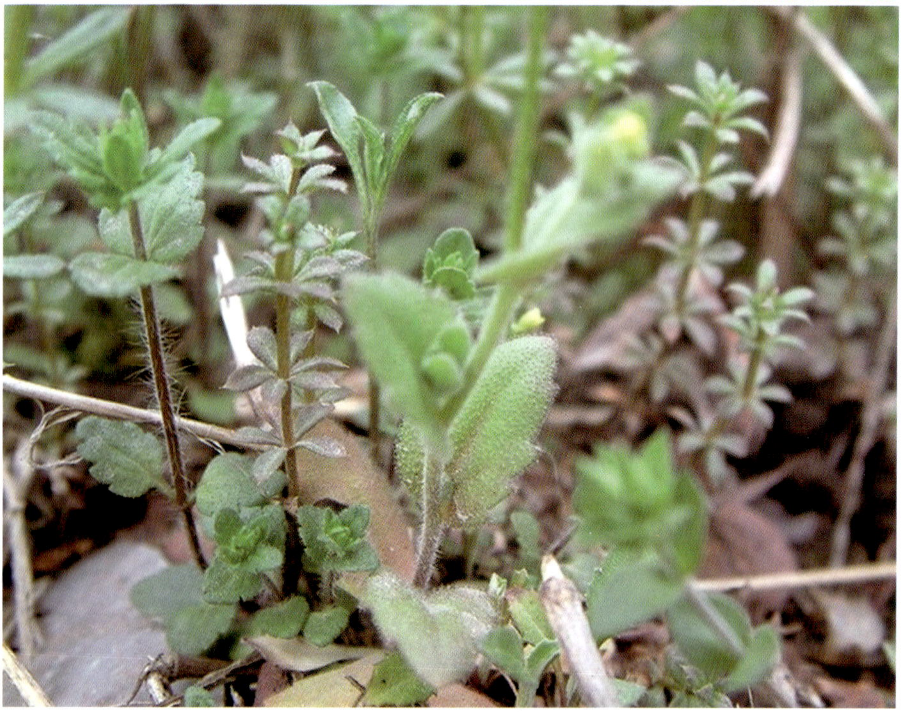

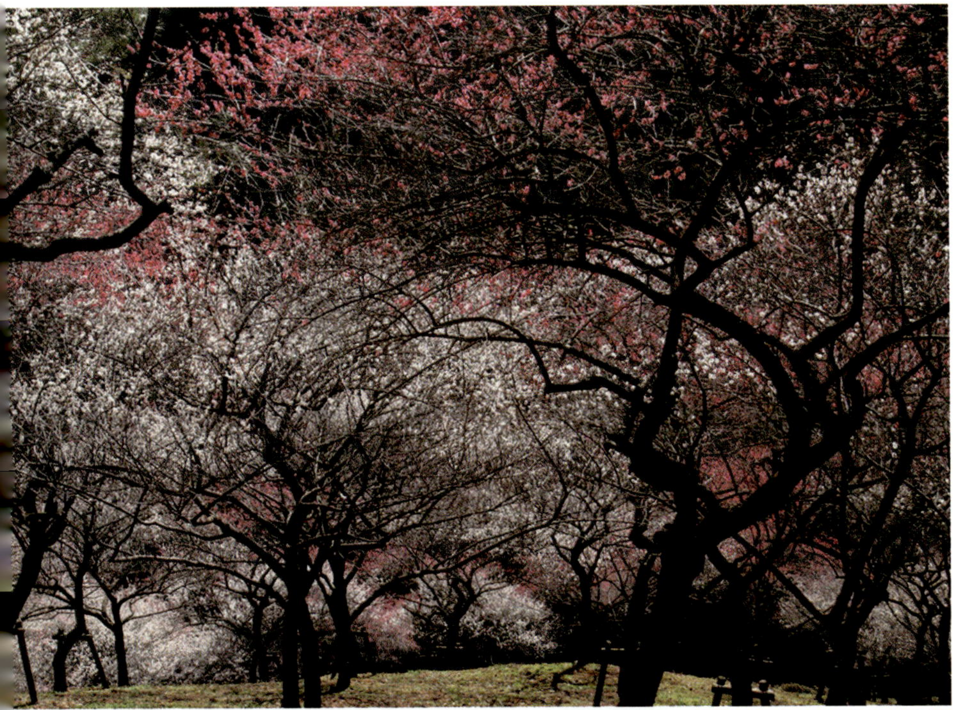

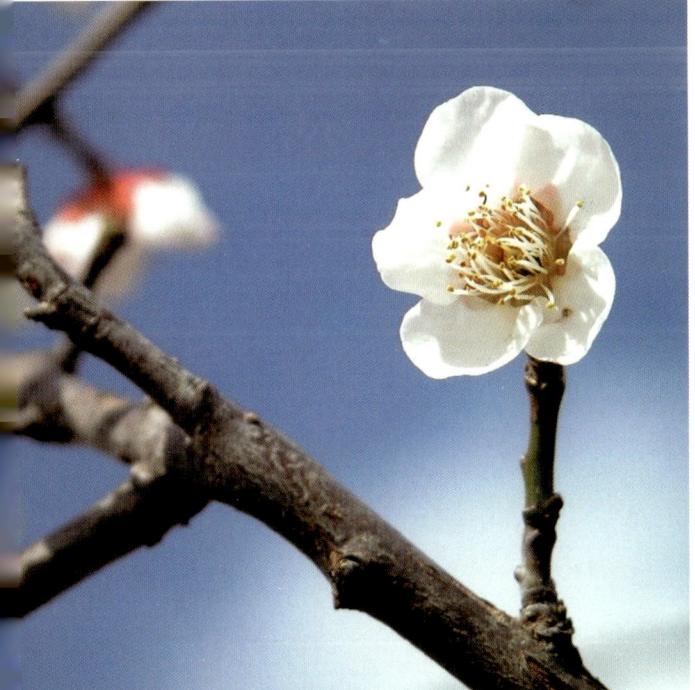

매화
장미과

【효능】 감기·피로회복·건강 보완 **【약용 부분】** 열매 **【채취 시기】** 장마기, 6월

• p. 267 참조

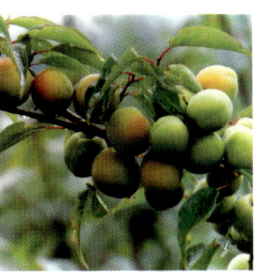

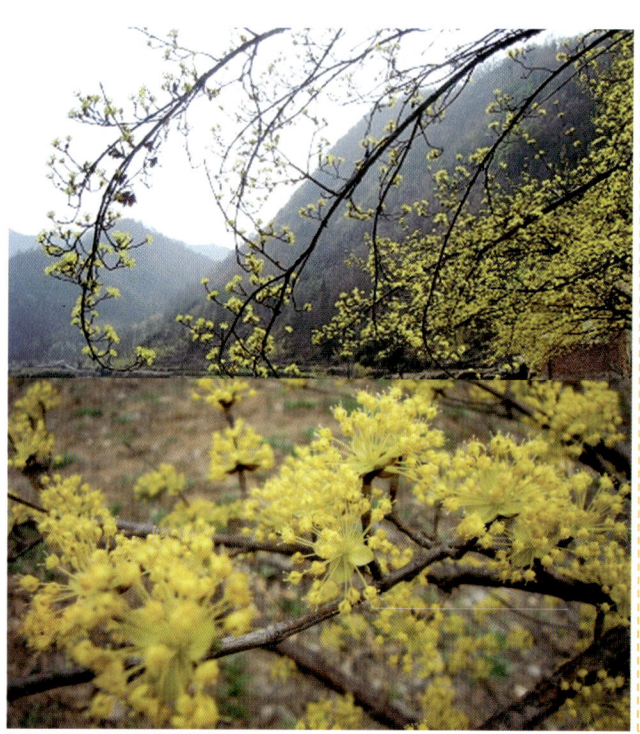

산수유나무
층층나무과

【효능】 피로회복 · 강장
【약용 부분】 열매 【채취 시기】 가을
• p. 268 참조

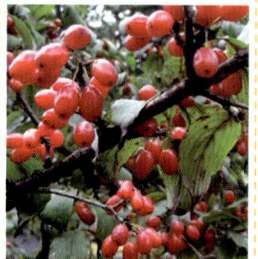

산뽕나무
뽕나무과

【효능】 고혈압 예방 · 변비 · 화상 · 피로회복 · 강장 【약용 부분】 뿌리의 껍질, 잎, 열매 【채취 시기】 뿌리는 5월, 입은 4월, 열매는 6~7월
• p. 269 참조

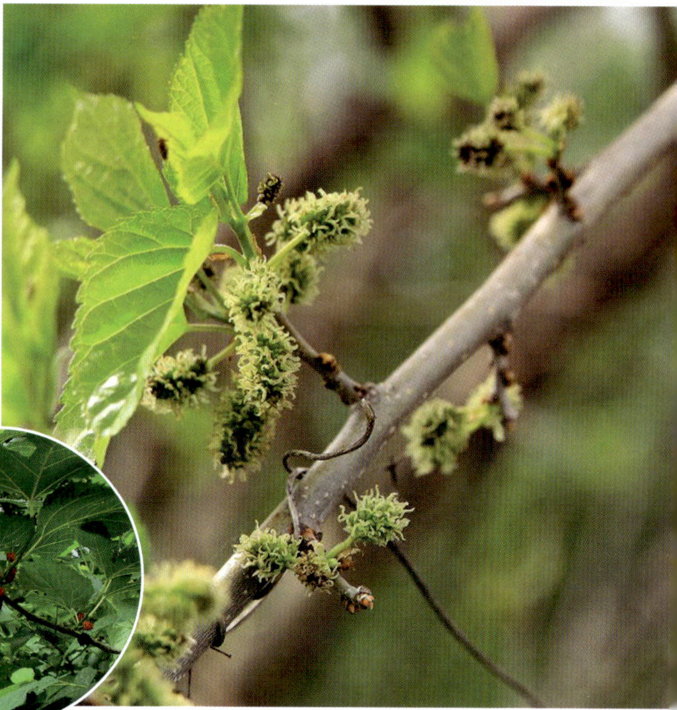

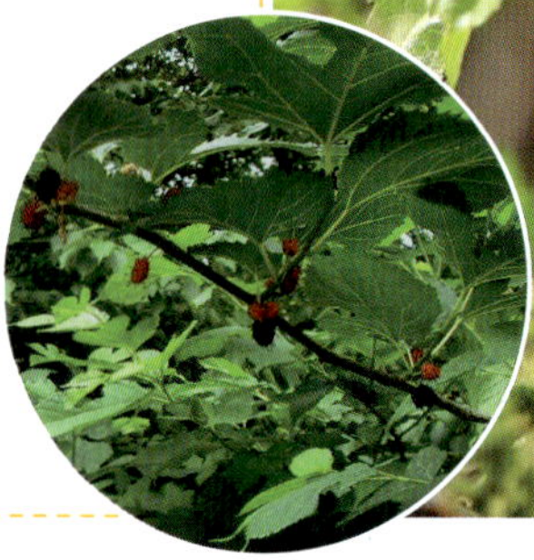

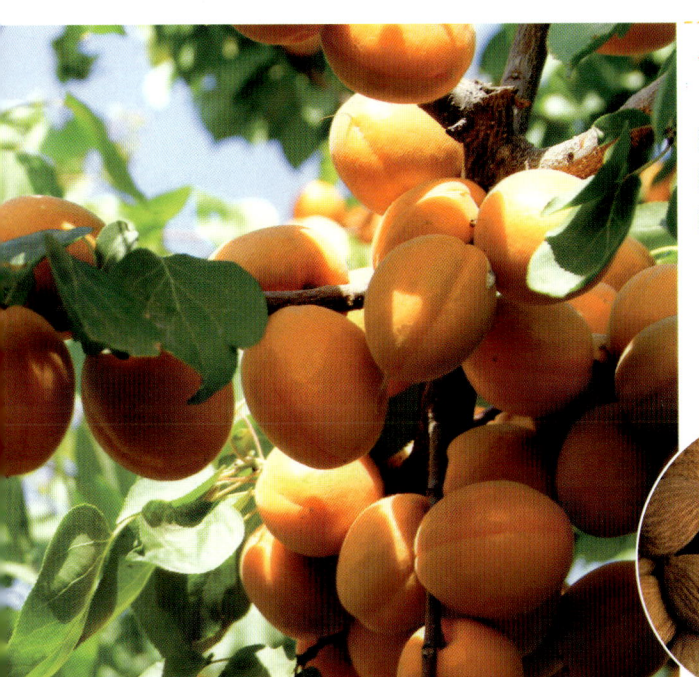

살구
장미과

【효능】 기침 · 피로회복
【약용 부분】 종자, 열매
【채취 시기】 6월
- p. 270 참조

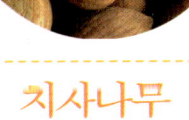

치자나무
꼭두서니과

【효능】 종기 · 부스럼 · 타박상 · 허리의 통증
【약용 부분】 열매 【채취 시기】 가을
- p. 271 참조

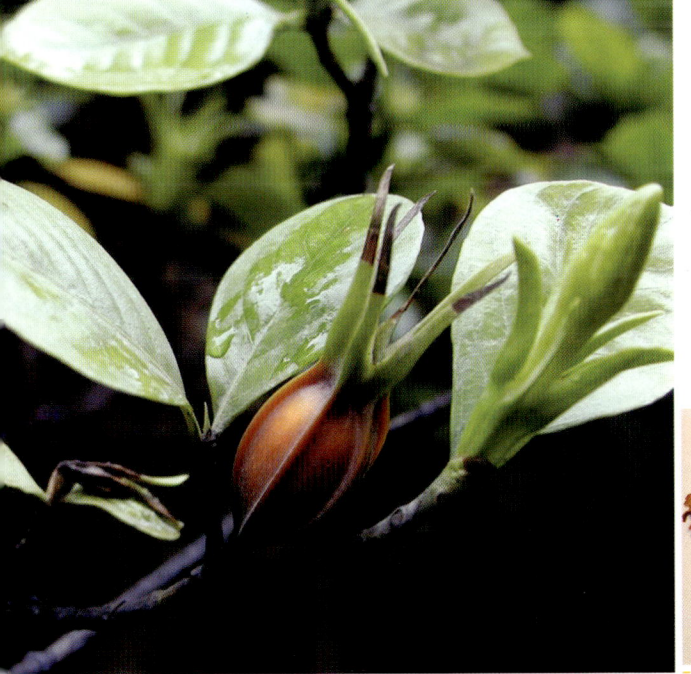

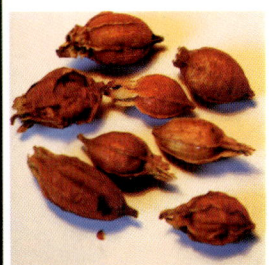

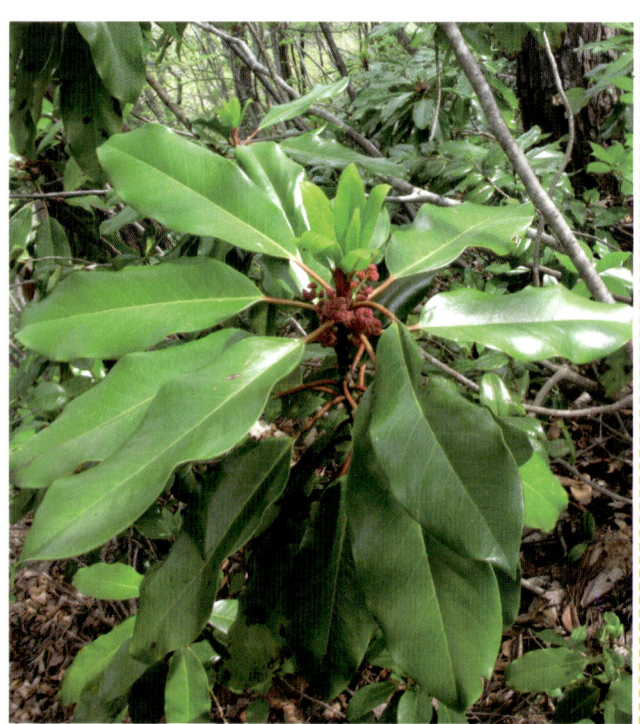

굴거리나무
굴거리나무과

【효능】 구충 · 종기 · 부스럼 **【약용 부분】** 나무껍질 **【채취 시기】** 필요한 때

• p. 272 참조

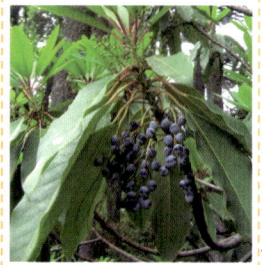

자두나무
장미과

【효능】 땀띠 치료의 재료
【약용 부분】 신선한 잎
【채취 시기】 봄~여름

• p. 273 참조

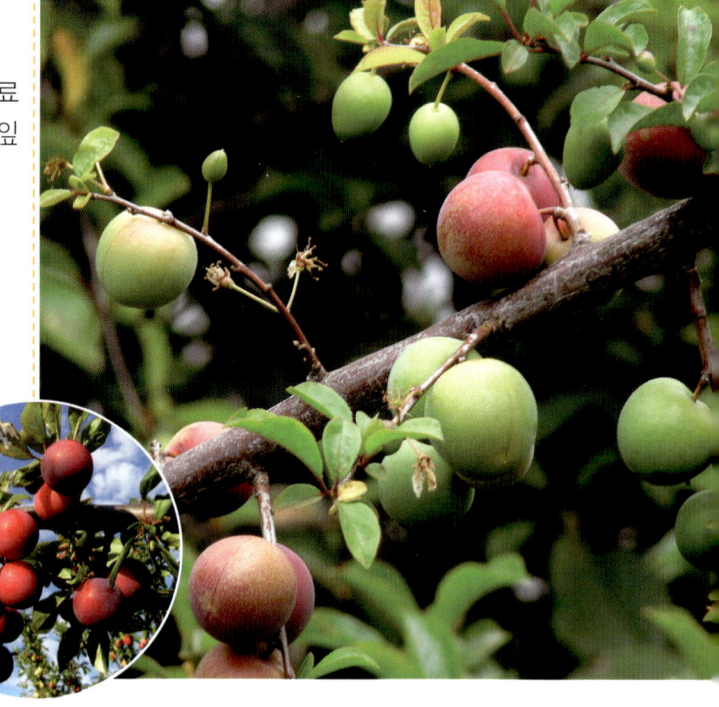

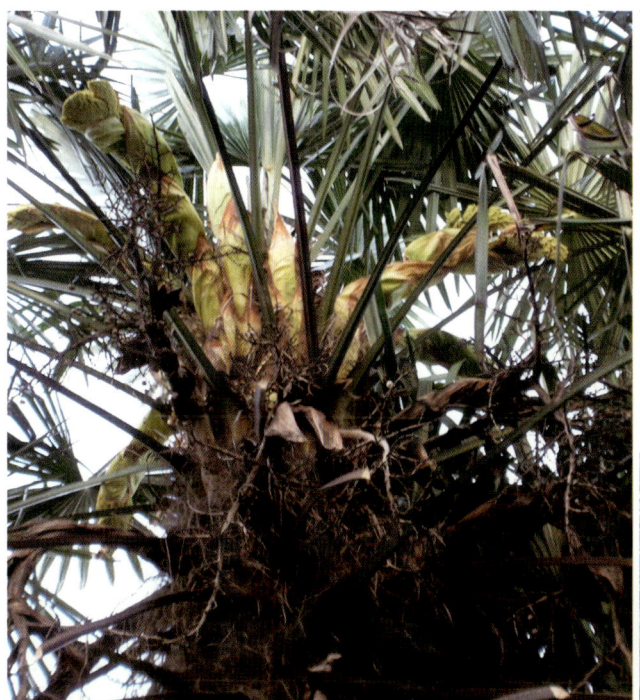

종려나무
야자나무과

【효능】고혈압・지혈
【약용 부분】봄에 먼저 나오는 화수(이삭으로 된 꽃)의 새싹, 나무 줄기의 껍질 【채취 시기】새싹은 4~5월, 껍질은 필요한 때
• p. 274 참조

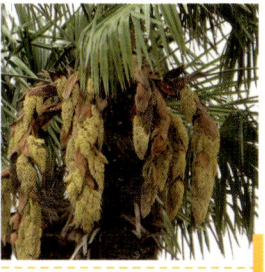

아몬드
장미과

【효능】자양 【약용 부분】종자 【채취 시기】9월
• p. 274 참조

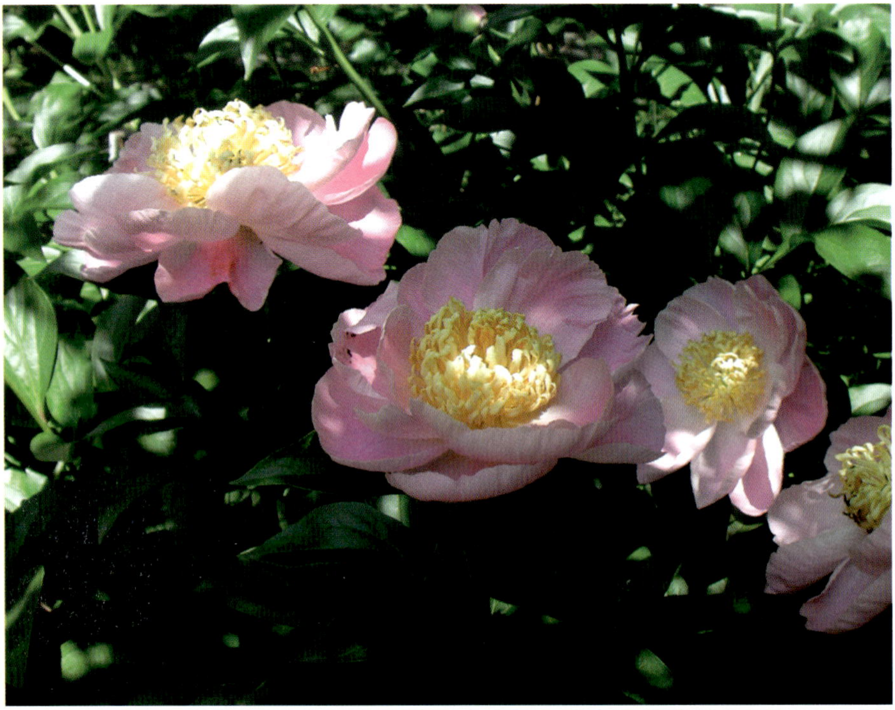

작약
모란과

【효능】 월경 불순·냉증 등의 부인병·근육 경련에서 오는 복통 **【약용 부분】** 뿌리 **【채취 시기】** 가을

• p. 275 참조

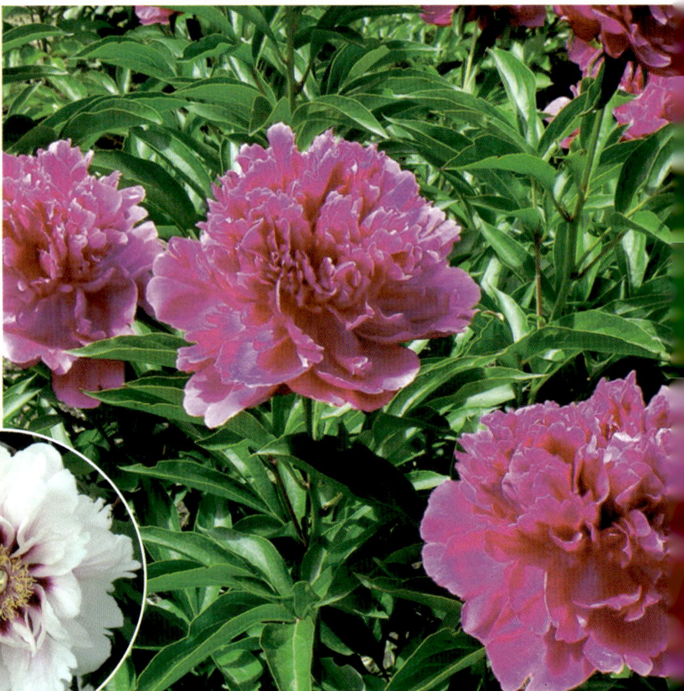

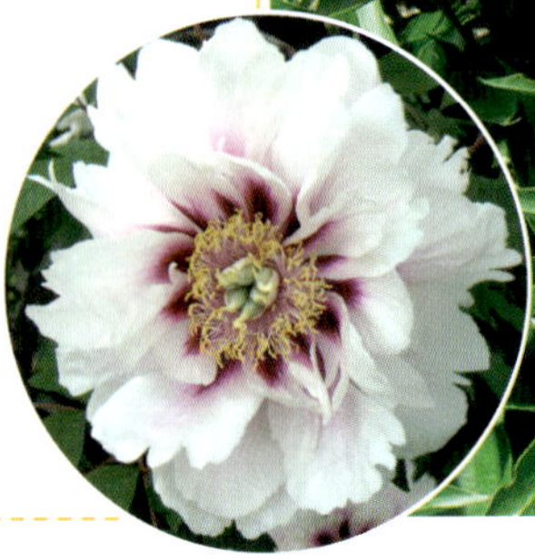

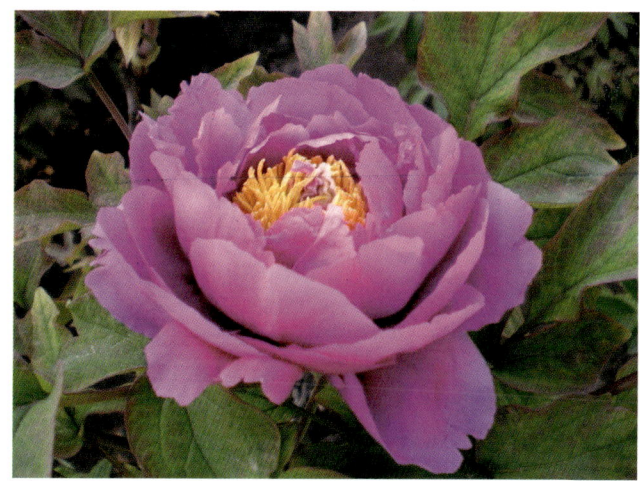

모란
모란과

【효능】 월경 불순·월경 곤란·변비·치질
【약용 부분】 뿌리 껍질
【채취 시기】 가을

• p. 276 참조

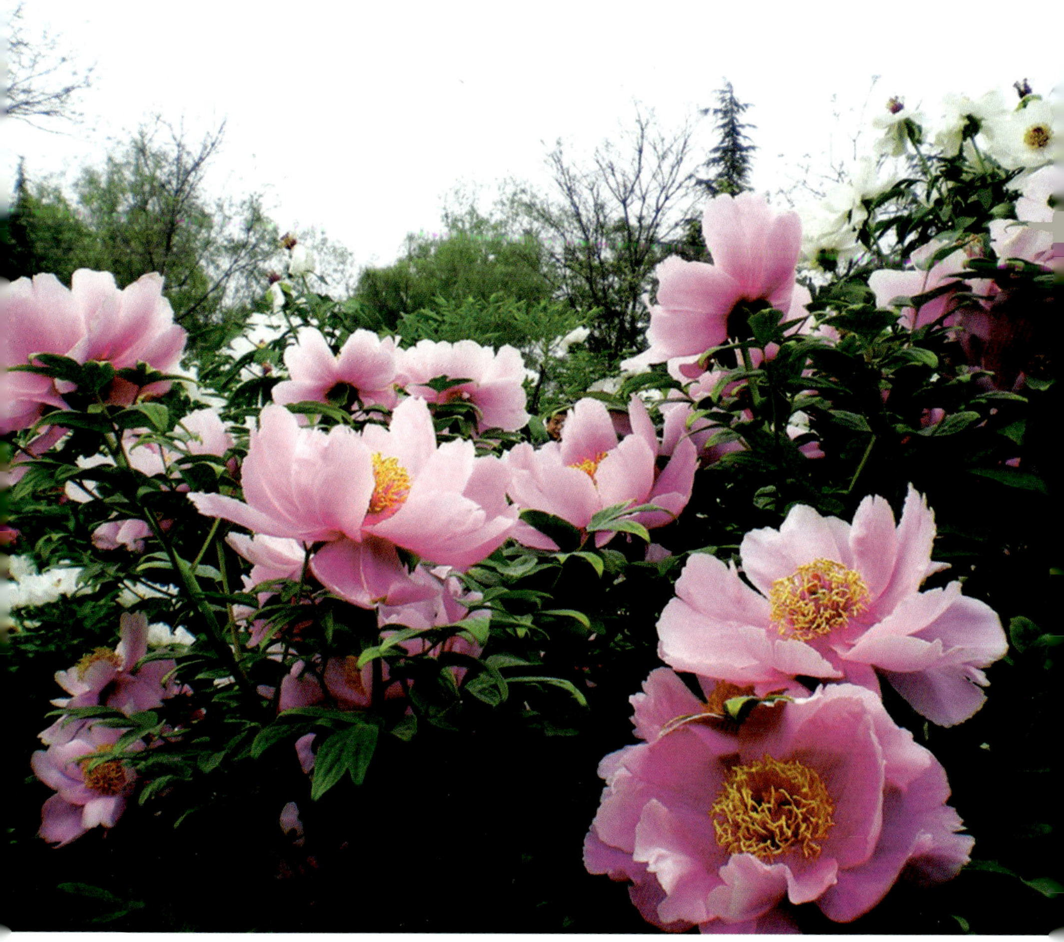

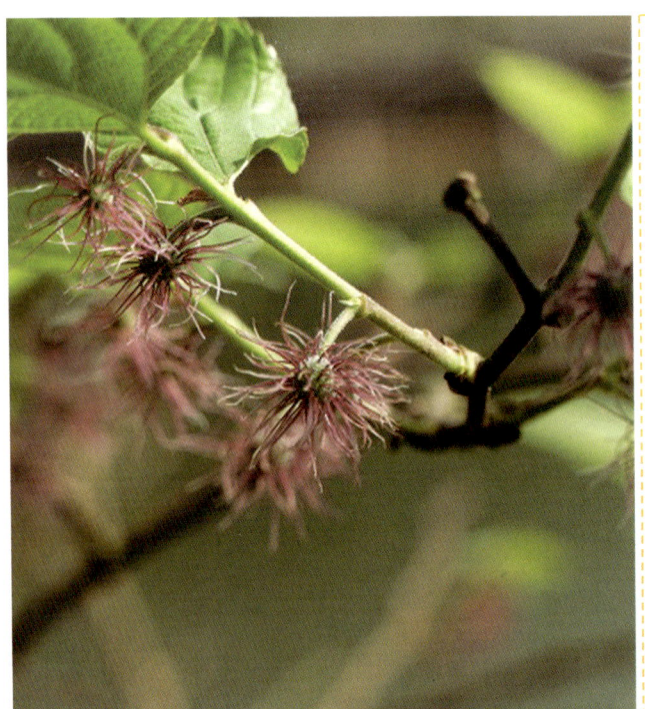

애기닥나무
뽕나무과

【효능】 자양·이뇨 **【약용 부분】** 열매, 가지 잎 **【채취 시기】** 열매는 6월, 가지 잎은 6~10월

• p. 277 참조

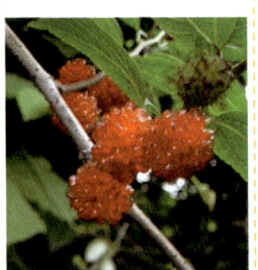

무
유채과

【효능】 위를 튼튼하게 해 줌·식중독의 복통·감기를 멈추게 한다·냉증·신경통 **【약용 부분】** 종자 **【채취 시기】** 가을~겨울

• p. 278 참조

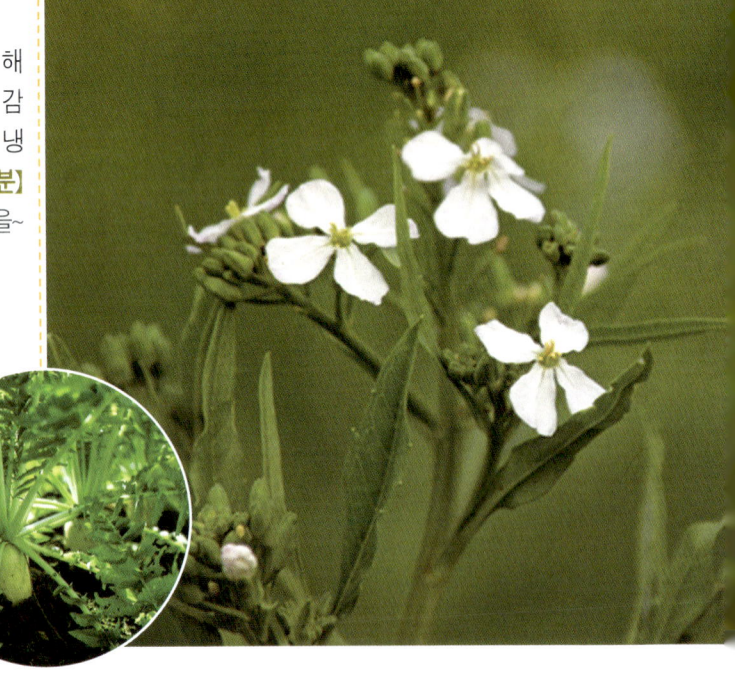

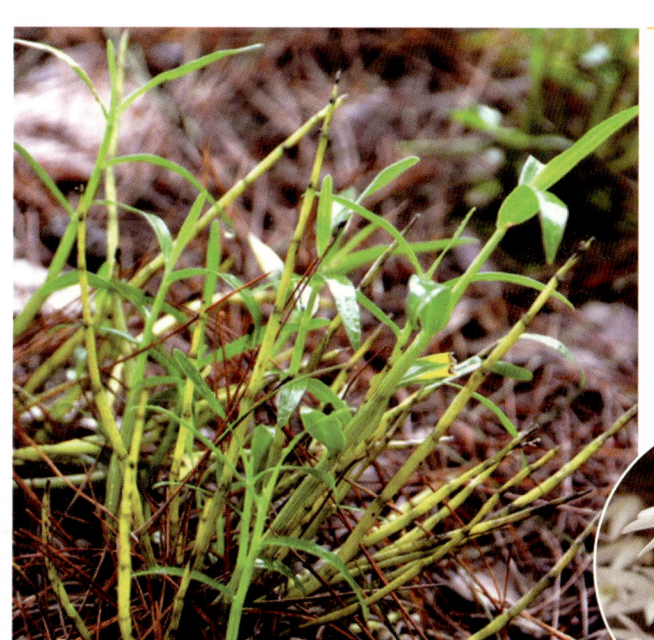

석곡
난초과

【효능】 위를 튼튼하게 함·강장 【약용 부분】 전부 【채취 시기】 꽃망울, 꽃봉오리일 때
- p. 279 참조

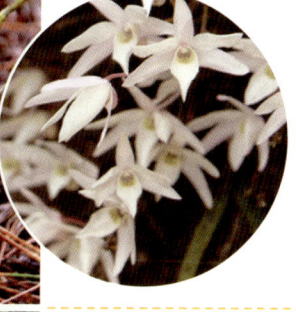

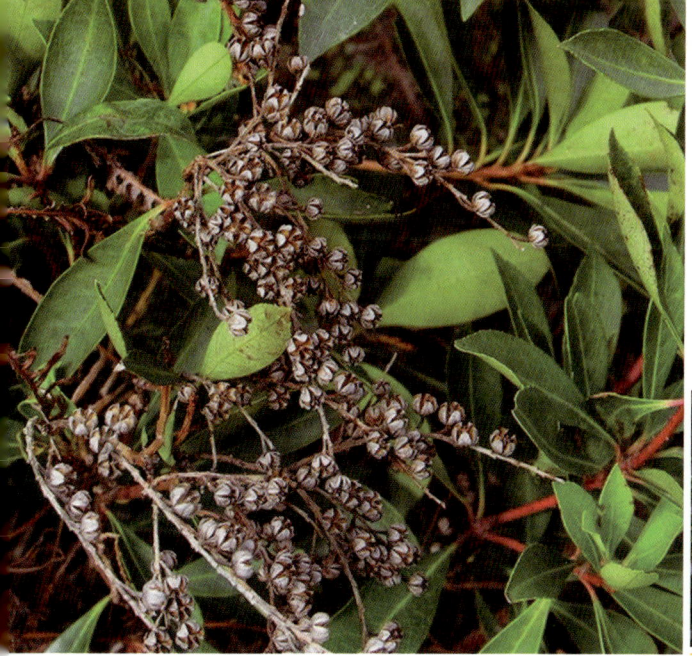

마취목
철쭉과

【효능】 살충제 【약용 부분】 잎, 가지 【채취 시기】 필요한 때
- p. 280 참조

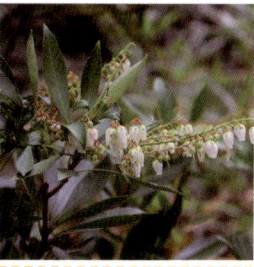

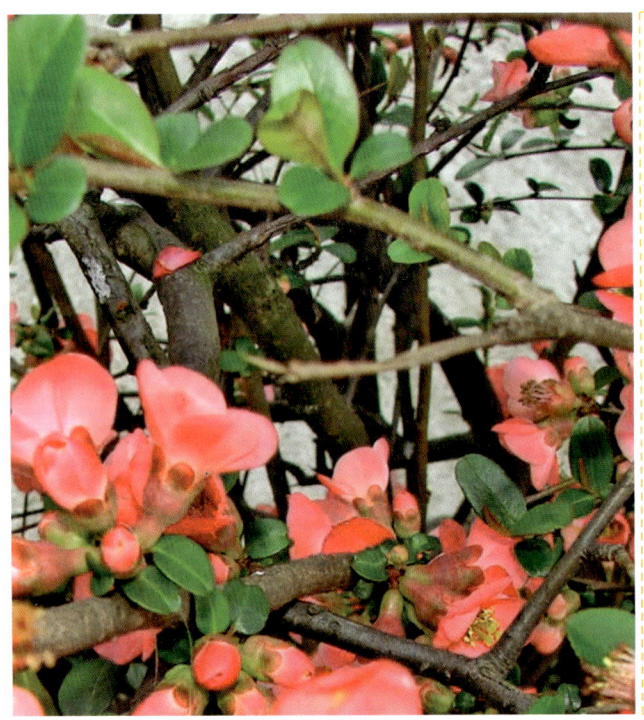

명자나무
장미과

【효능】 피로회복·더위 먹은 데에 따른 근육 경련 등 【약용 부분】 열매 【채취 시기】 초가을~가을

• p. 281 참조

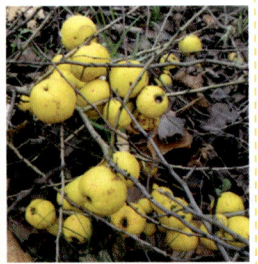

두릅나무
오갈피나무과

【효능】 당뇨병 【약용 부분】 뿌리의 껍질, 나무 줄기의 껍질 【채취 시기】 가을름

• p. 282 참조

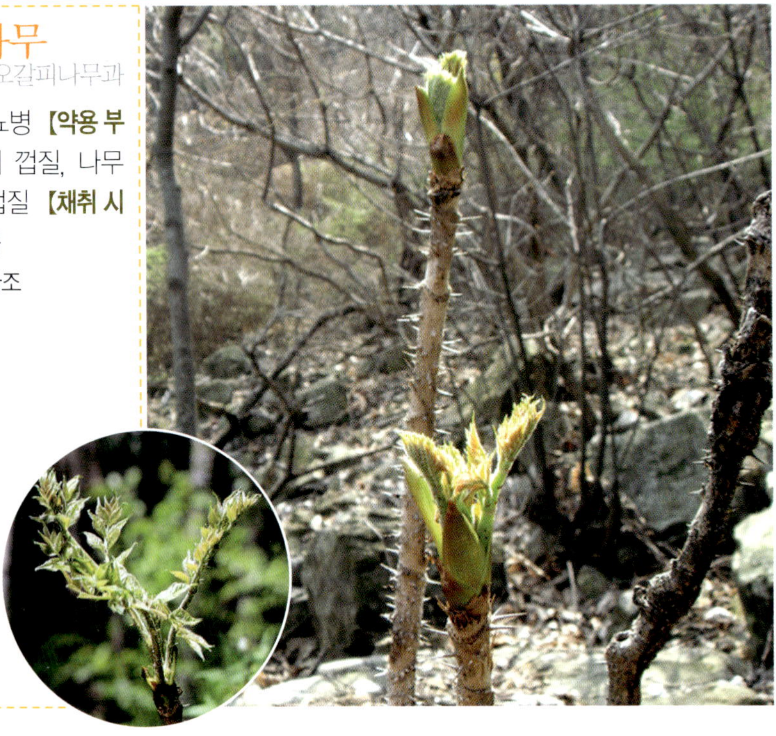

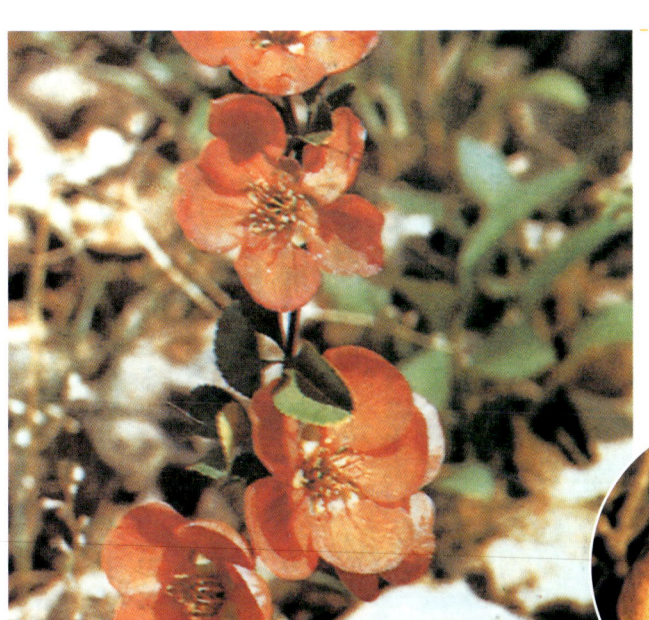

풀명자나무
장미과

【효능】 피로회복 【약용 부분】 열매 【채취 시기】 여름

• p. 283 참조

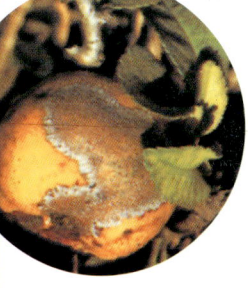

산사나무
장미과

【효능】 건위(健胃)·정장(整腸)·숙취·식중독 【약용 부분】 햇열매 【채취 시기】 10월

• p. 284참조

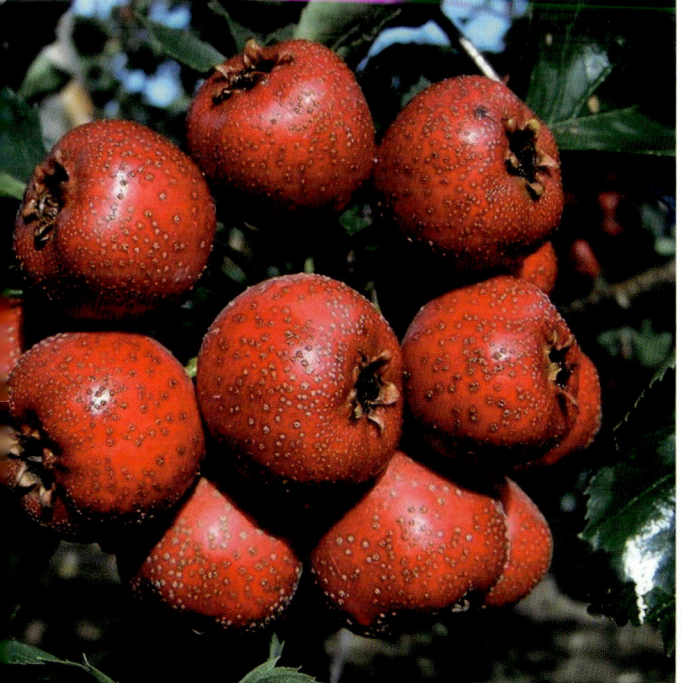

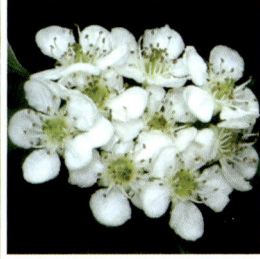

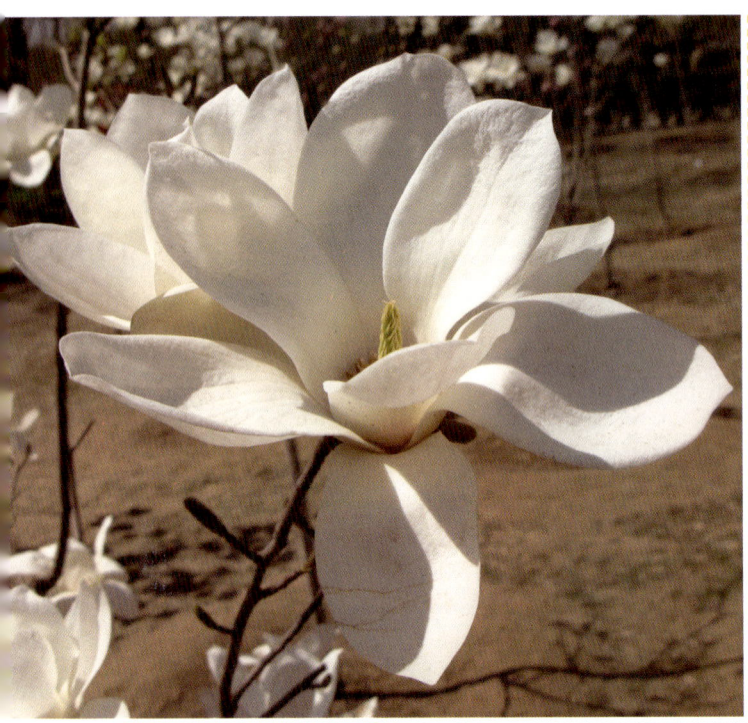

목련
목련과

【효능】 축농증 · 비염
【약용 부분】 꽃봉오리
【채취 시기】 개화 전의 꽃봉오리일 때
- p. 285참조

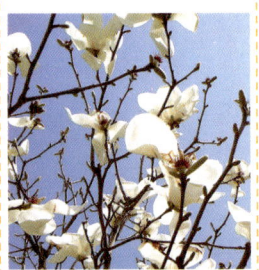

상산
귤나무과

【효능】 종기 · 부스럼 · 살충제 【약용 부분】 잎, 가지 【채취 시기】 여름
- p. 286참조

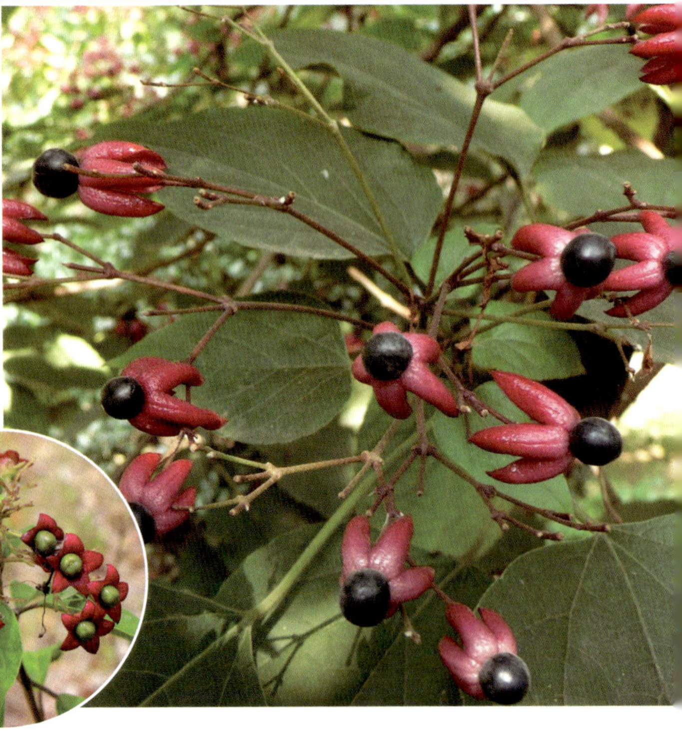

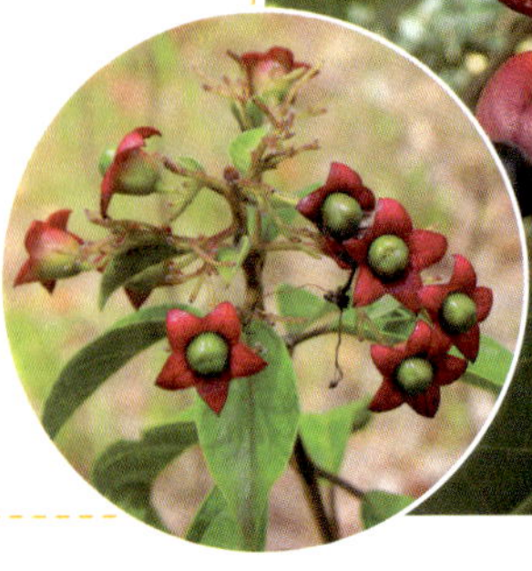

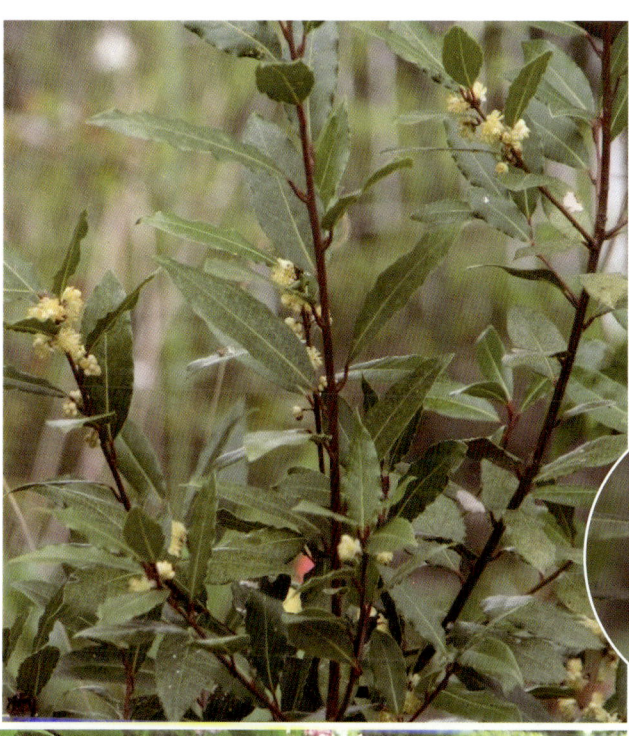

월계수
녹나무과

【효능】 류머티즘·신경통 【약용 부분】 잎 【채취 시기】 9월경
- p. 287 참조

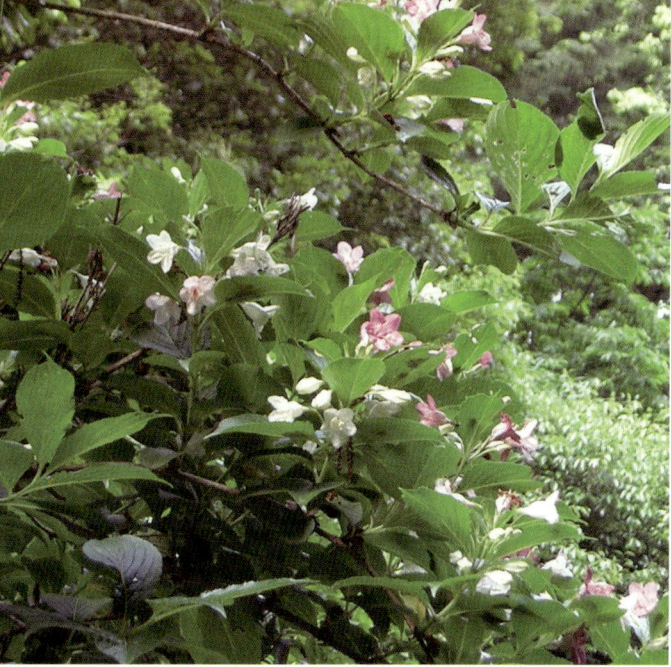

병꽃나무
바위취과

【효능】 이뇨 【약용 부분】 잎, 열매 【채취 시기】 잎은 개화 중, 열매는 9~10월
- p. 287 참조

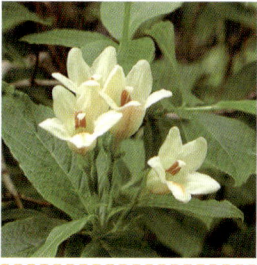

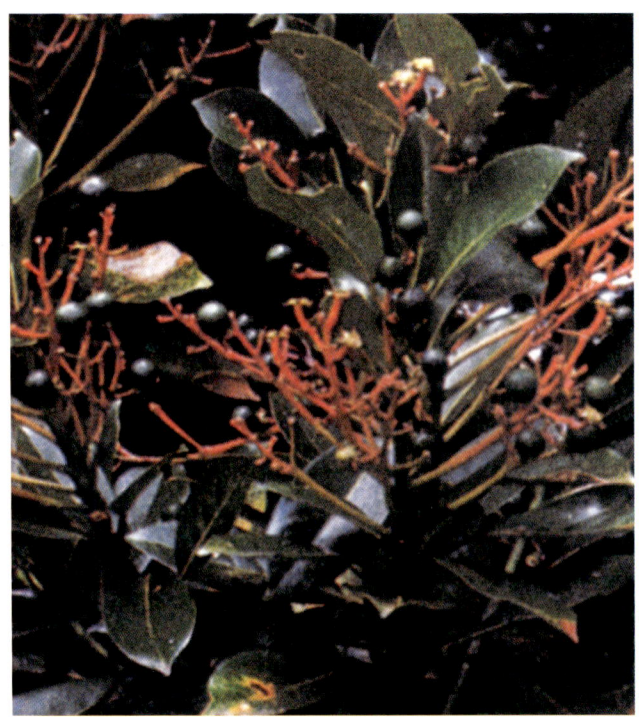

후박나무
녹나무과

【효능】 다리 근육 경련
【약용 부분】 나무 껍질
【채취 시기】 필요한 때
- p. 288 참조

납매
납매과

【효능】 기침을 멎게 한다
【약용 부분】 꽃의 망울(봉오리) **【채취 시기】** 1월 중·하순
- p. 289 참조

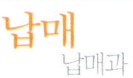

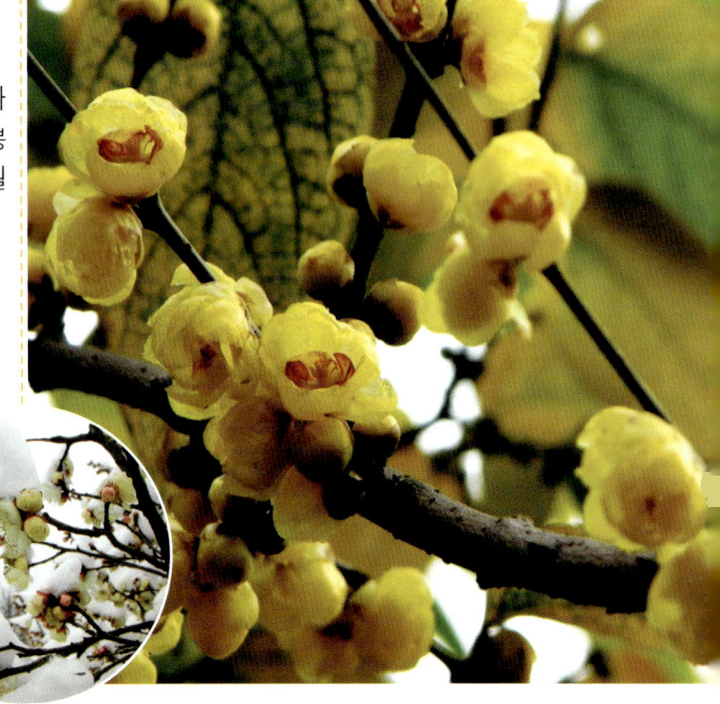

왜젓가락나물
미나리아재비과

【효능】 편도염 【약용 부분】 잎 【채취 시기】 개화기의 4~7월
- p. 290 참조

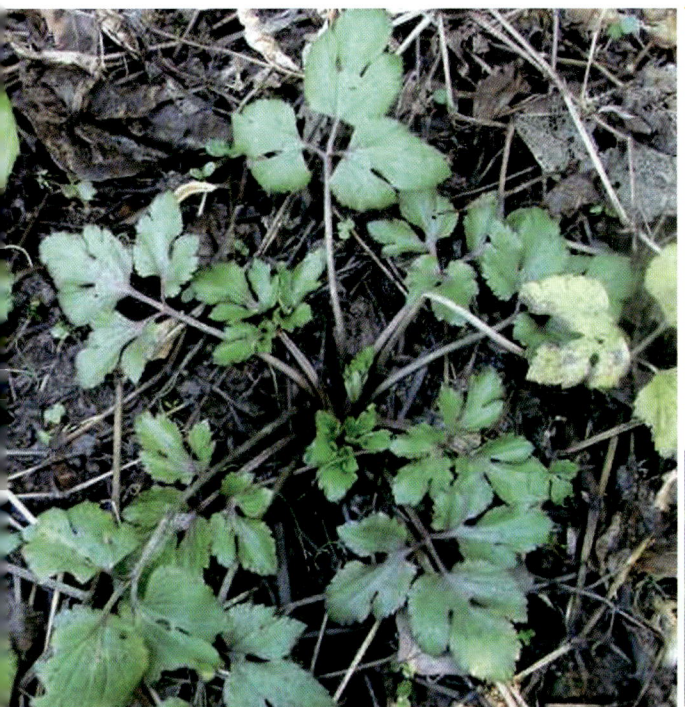

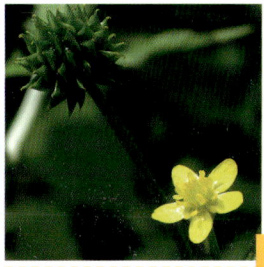

왕귤나무
패랭이꽃과

【효능】 목에 달라붙은 담을 없애게 함·만성 피부염의 체질 개선 【약용 부분】 뿌리 줄기 【채취 시기】 여름
- p. 291 참조

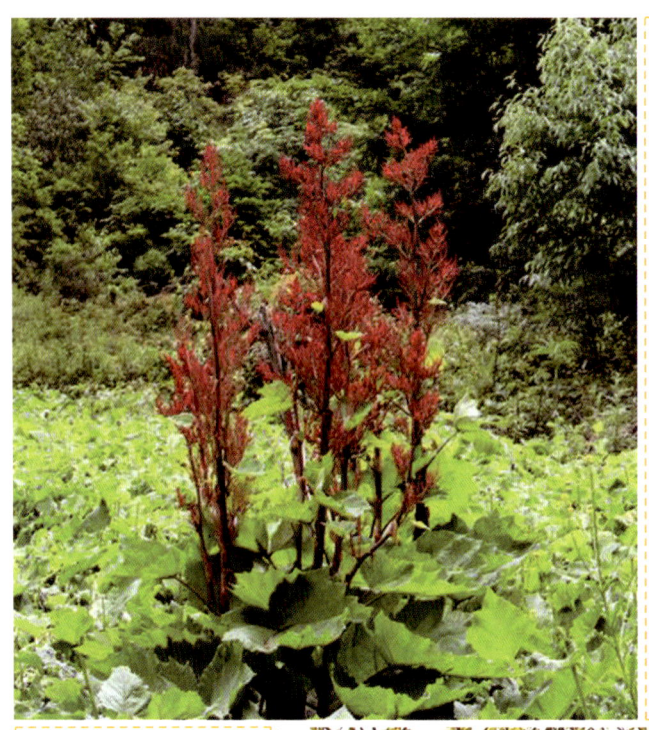

대황
여뀌과

【효능】 설사제(하제)·피부병 【약용 부분】 뿌리 줄기 【채취 시기】 9월
- p. 292 참조

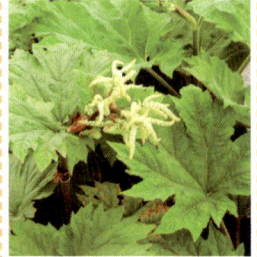

개나리
목서과

【효능】 소염·이뇨·배농(排膿)·해독 【약용 부분】 열매 【채취 시기】 가을에 뜨거운 날씨일 때
- p. 293 참조

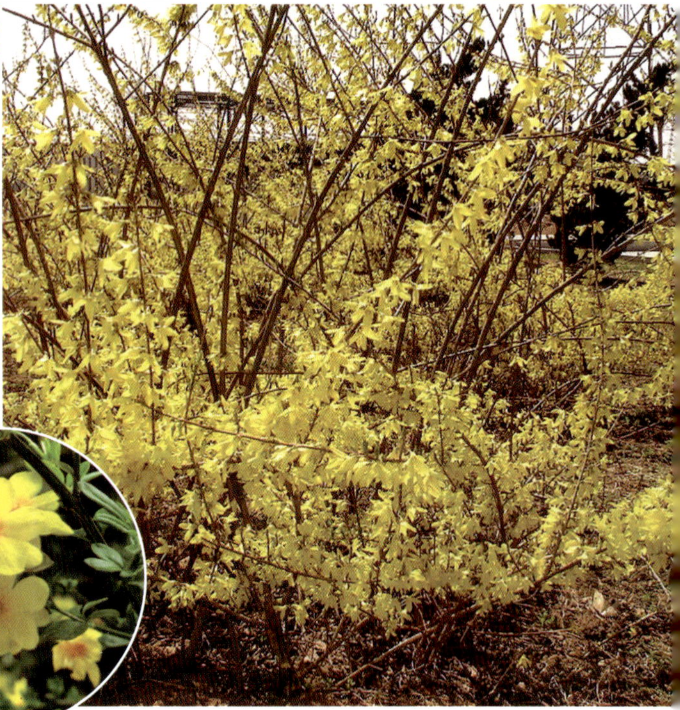

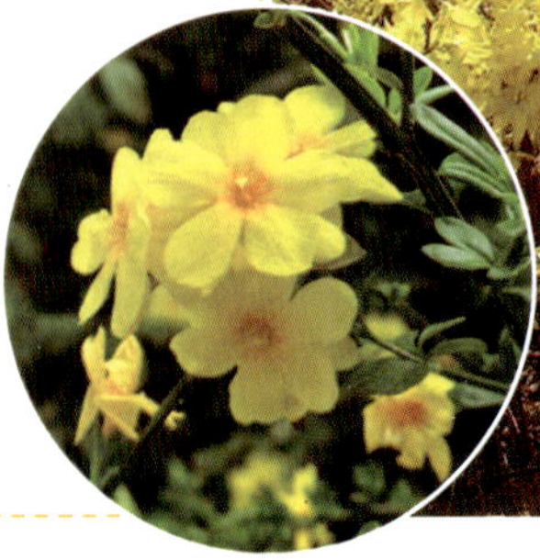

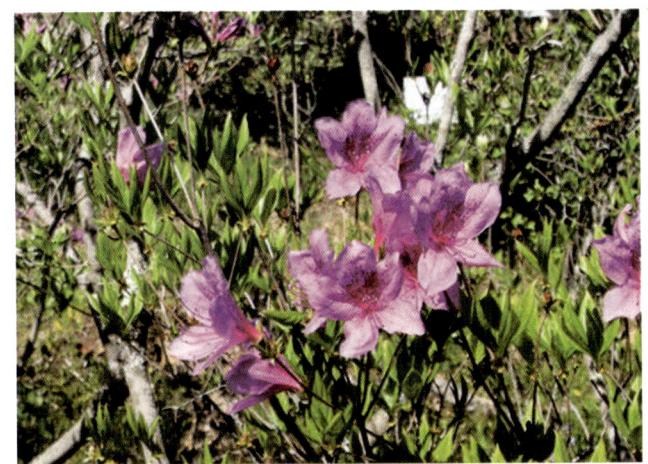

석남
진달래과

【효능】이뇨 【약용 부분】 잎 【채취 시기】 필요한 때

• p. 294 참조

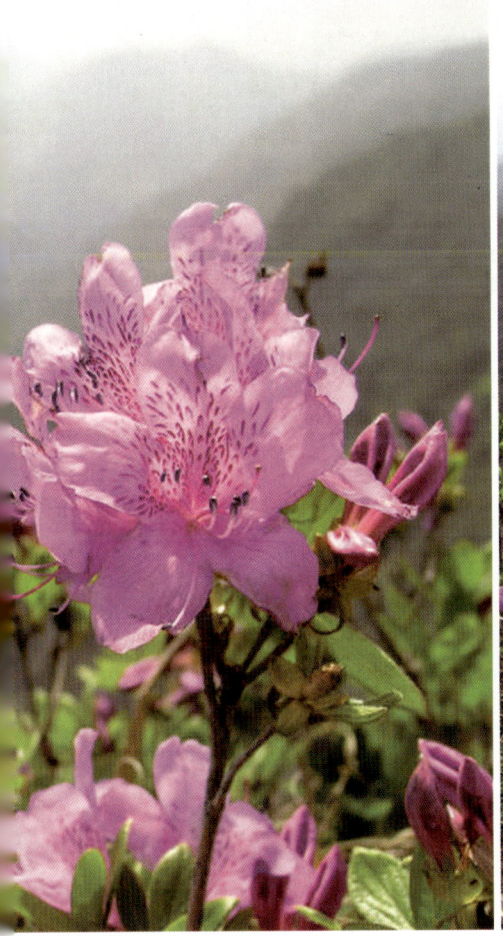
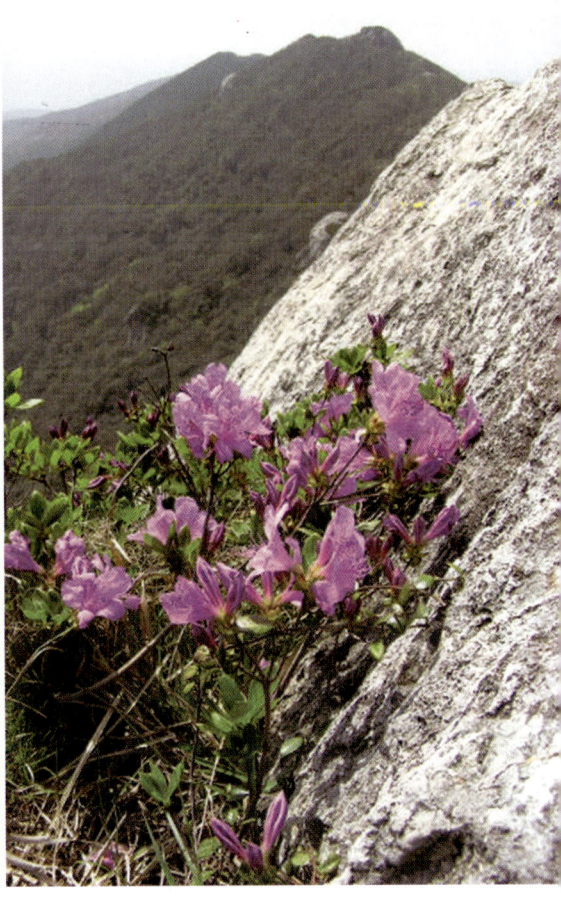

앵두나무
장미과

【효능】 소화촉진 【약용 부분】 열매 【채취 시기】 6월경
- p. 294 참조

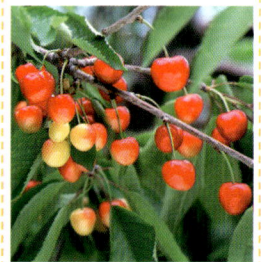

사과
장미과

【효능】 소화・촉진・소아의 하리(이질)를 멈추게 함 【약용 부분】 열매 【채취 시기】 열매가 열리는 가을부터
- p. 295 참조

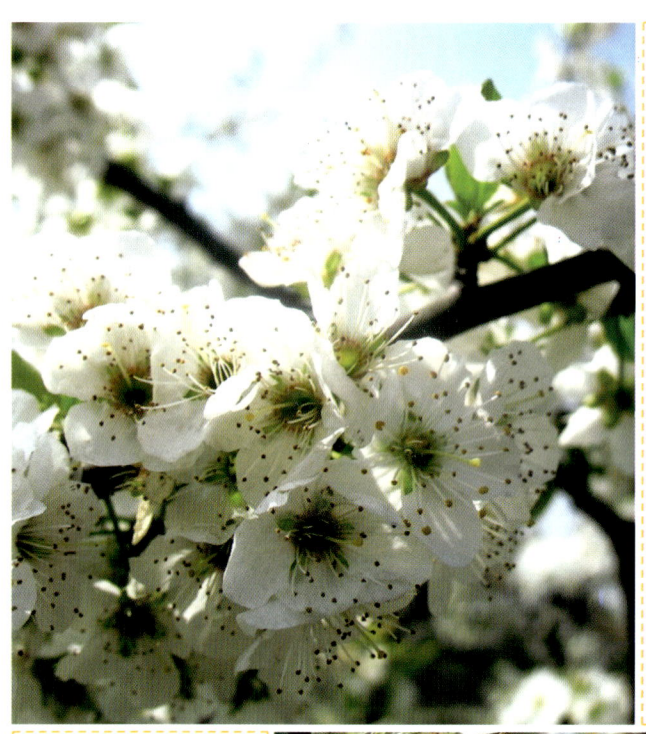

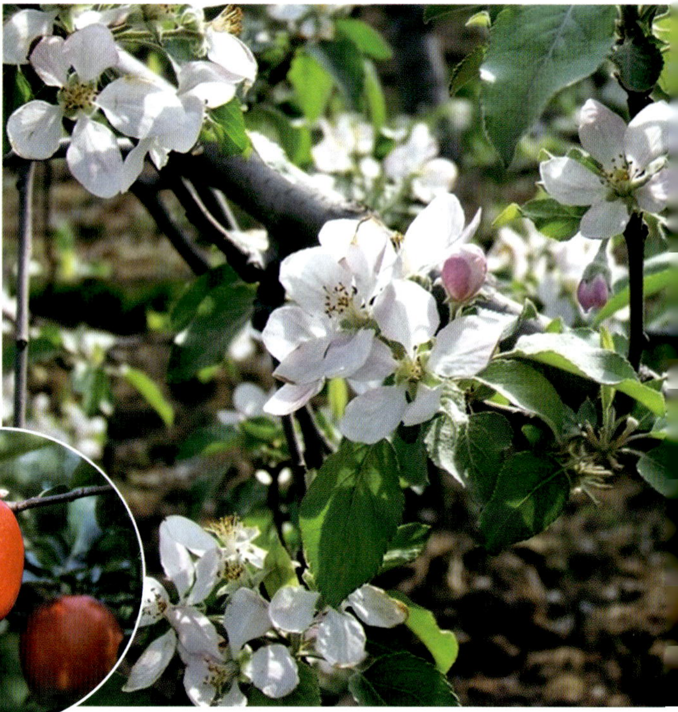

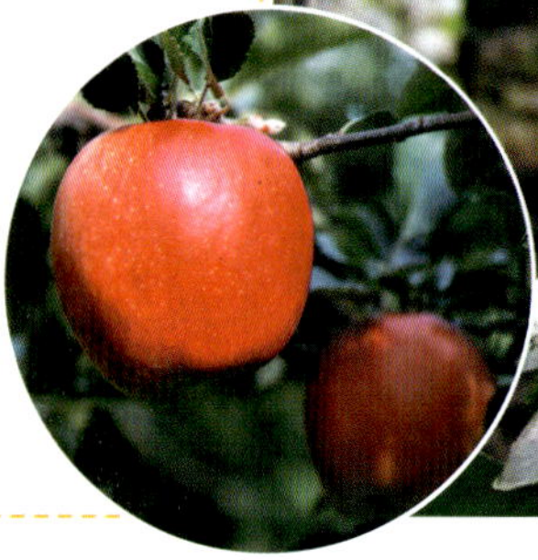

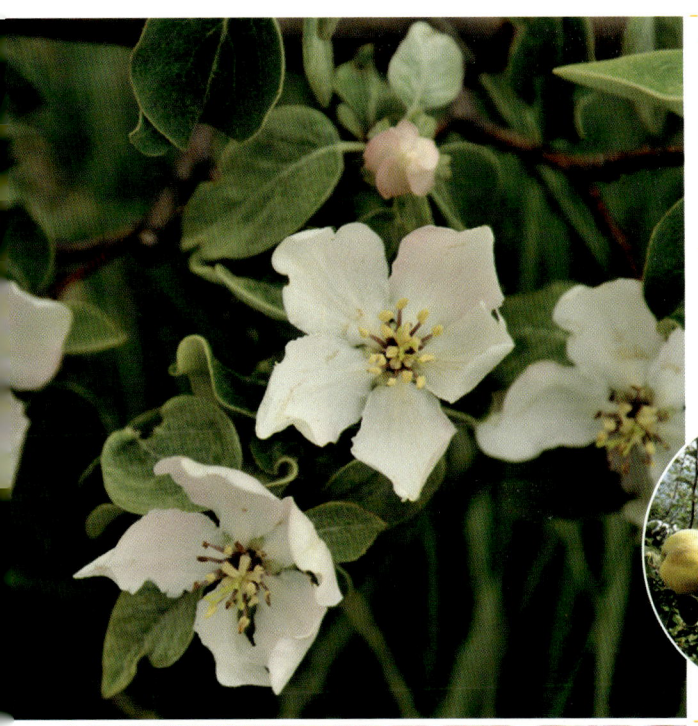

마르멜로
장미과

【효능】 기침 · 구풍제 · 소화 · 소아의 하리(이질)를 멈추게 함 【약용 부분】 열매 【채취 시기】 가을철 뜨거운 날씨일 때
• p. 296 참조

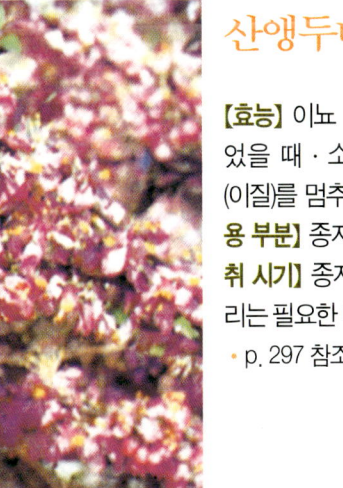

산앵두나무
장미과

【효능】 이뇨 · 잇몸이 부었을 때 · 소아의 하리(이질)를 멈추게 함. 【약용 부분】 종자, 뿌리 【채취 시기】 종자는 7월, 뿌리는 필요한 때
• p. 297 참조

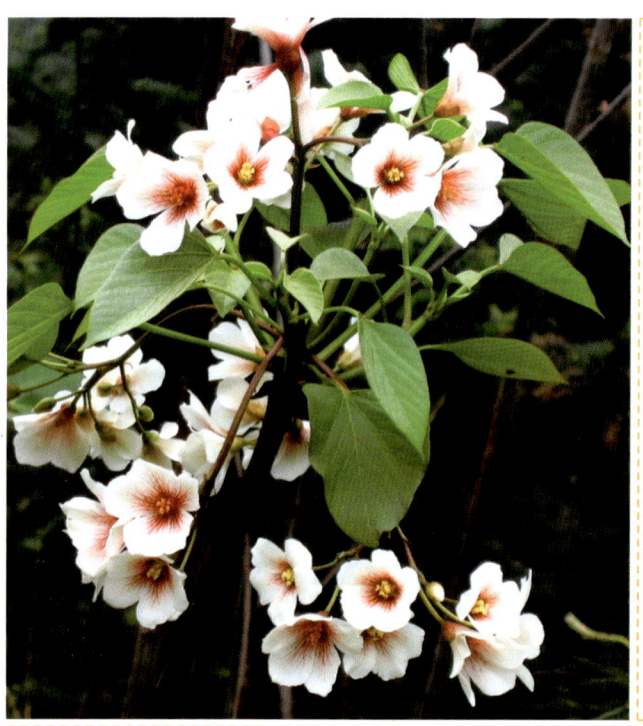

오동나무
능소화과

【효능】 사마귀 · 화상 · 이뇨 · 양모료(養毛料)
【약용 부분】 잎, 가지 **【채취 시기】** 잎은 봄부터 여름 6~8월, 가지는 필요한 때
• p. 298 참조

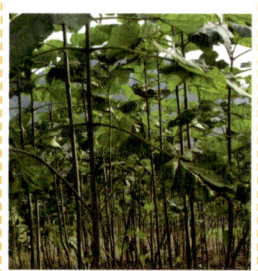

후피향나무
동백나무과

【효능】 치질 · 식중독 · 염료(섬유를 물들이는 색소) **【약용 부분】** 뿌리, 뿌리 줄기나무 껍질, 잎
【채취 시기】 필요한 때
• p. 299 참조

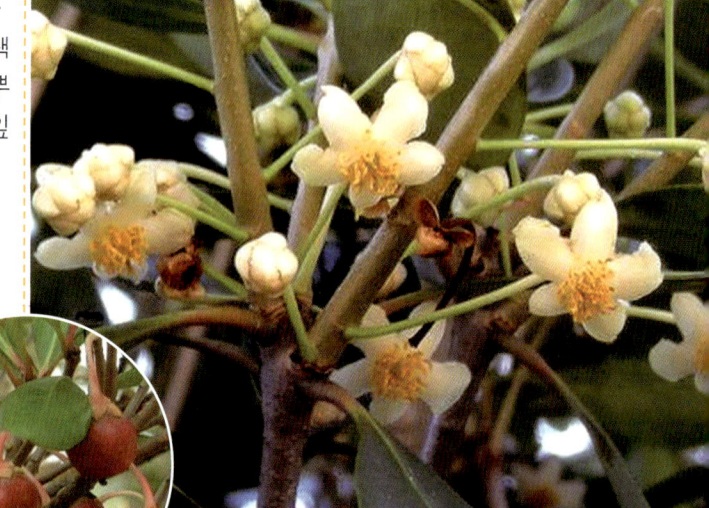

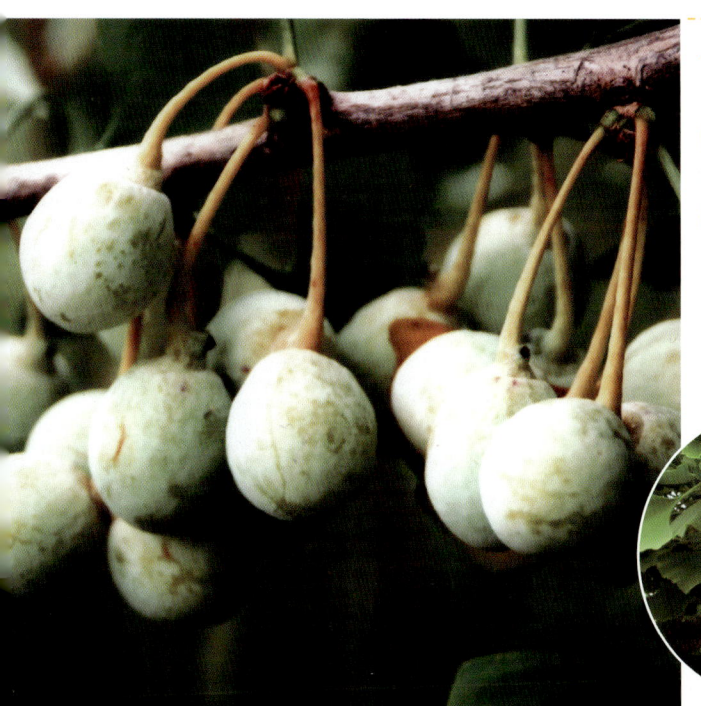

은행나무
은행나무과

【효능】 진해(기침을 멈추게 함) **【약용 부분】** 종자 **【채취 시기】** 8~10월

- p. 300 참조

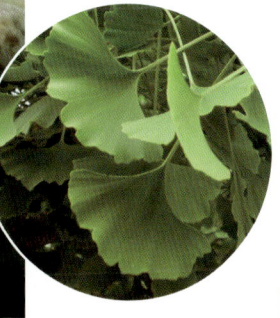

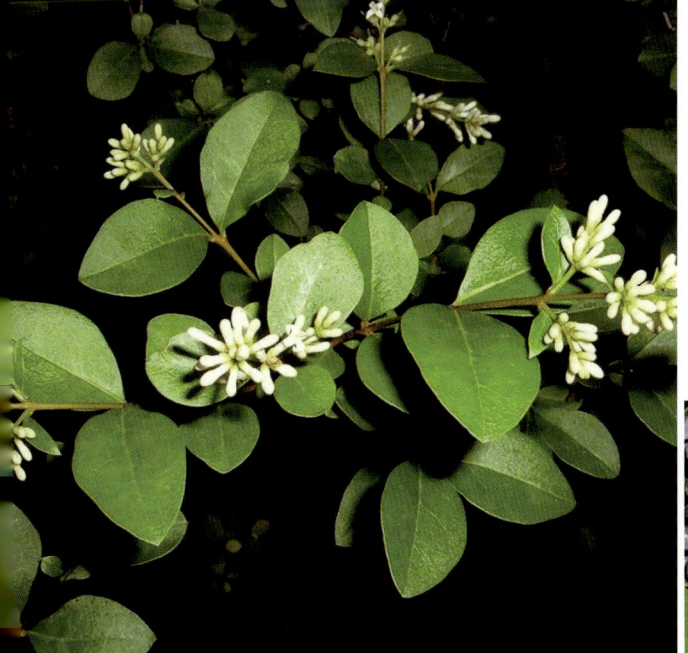

쥐똥나무
목서과

【효능】 사마귀 제거 **【약용 부분】** 백랍 **【채취 시기】** 겨울

- p. 301 참조

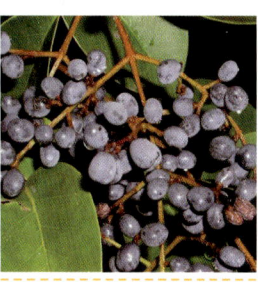

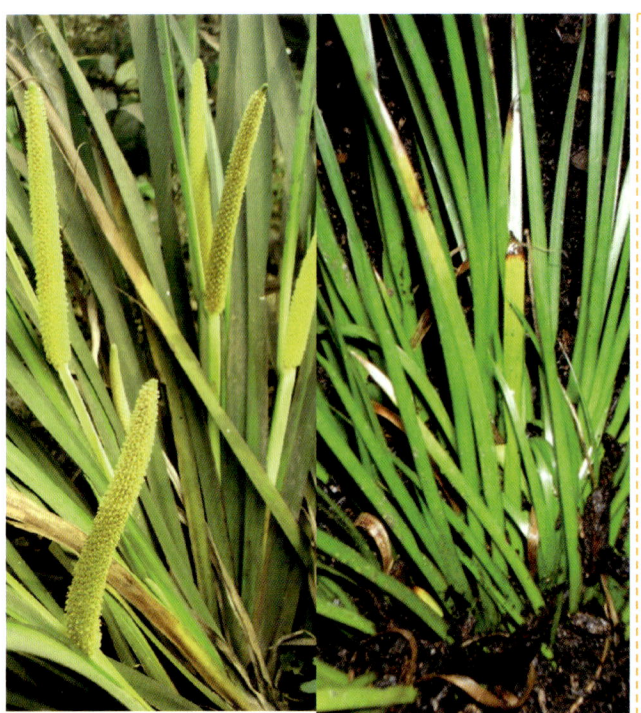

석창포
토란과

【효능】 위를 튼튼하게 함 · 통증을 멈추게 함 · 복통 · 귀의 통증 【약용 부분】 뿌리 줄기 【채취 시기】 5월
• p. 302 참조

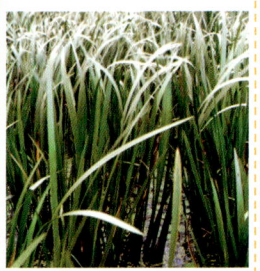

민들레
국화과

【효능】 위를 튼튼하게 함 · 유방이 부었을 때 【약용 부분】 뿌리 【채취 시기】 개화 직전이 좋다
• p. 303 참조

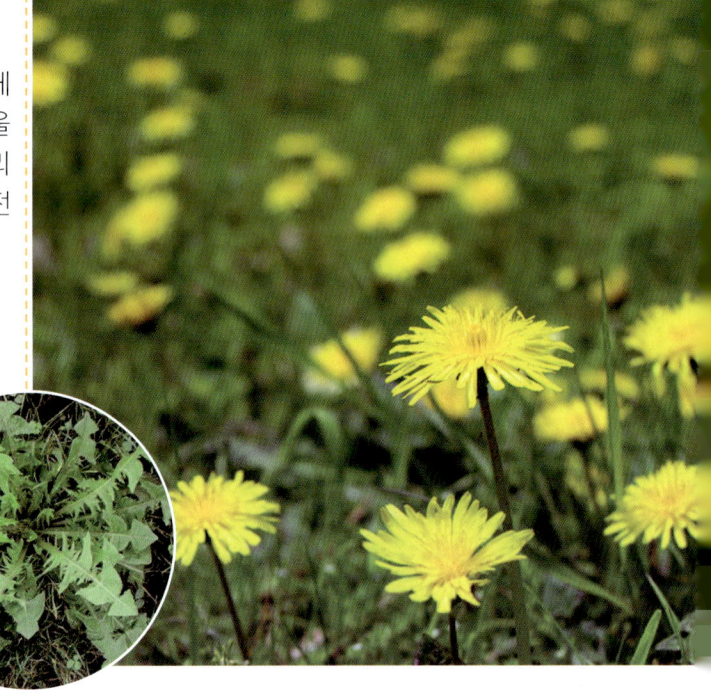

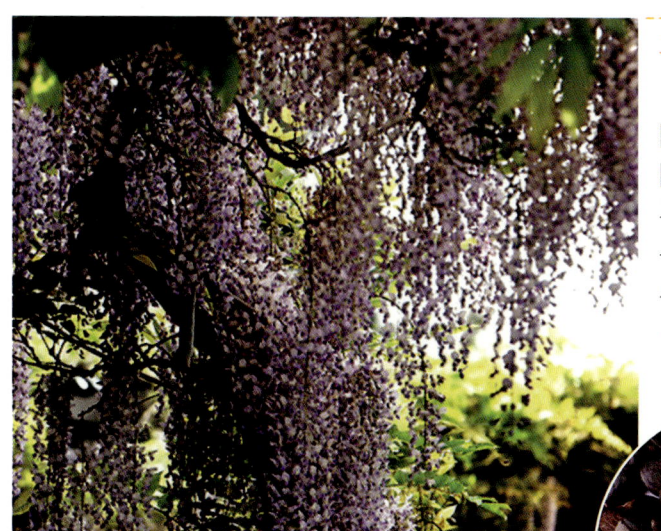

등나무
콩과

【효능】설사제(종자)
【약용 부분】종자, 등나무 가시 【채취 시기】종자는 7~8월, 등나무 가시는 언제라도
• p. 304 참조

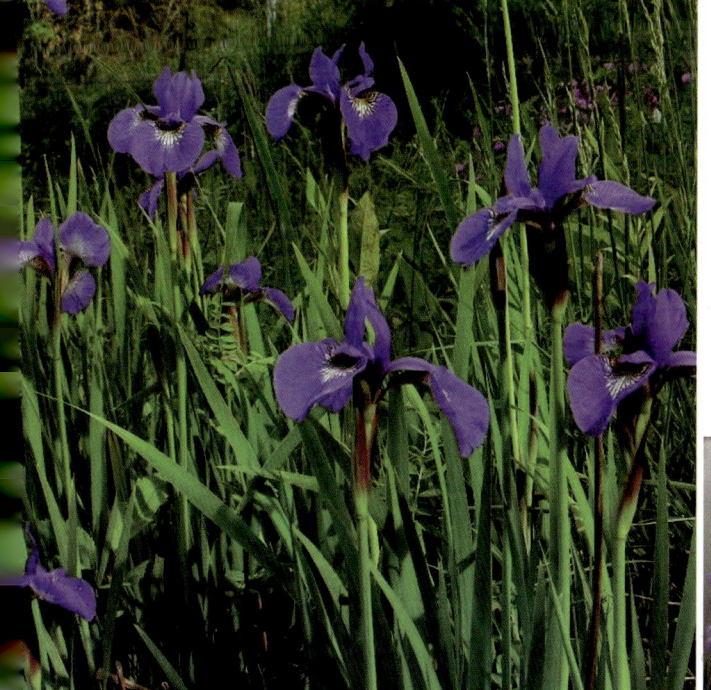

붓꽃
붓꽃과

【효능】토하게 하고 설사하게 한다. 【약용 부분】뿌리 줄기 【채취 시기】여름에 잎이 노란색으로 변할 때쯤
• p. 305 참조

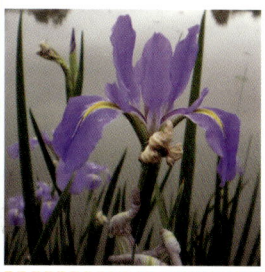

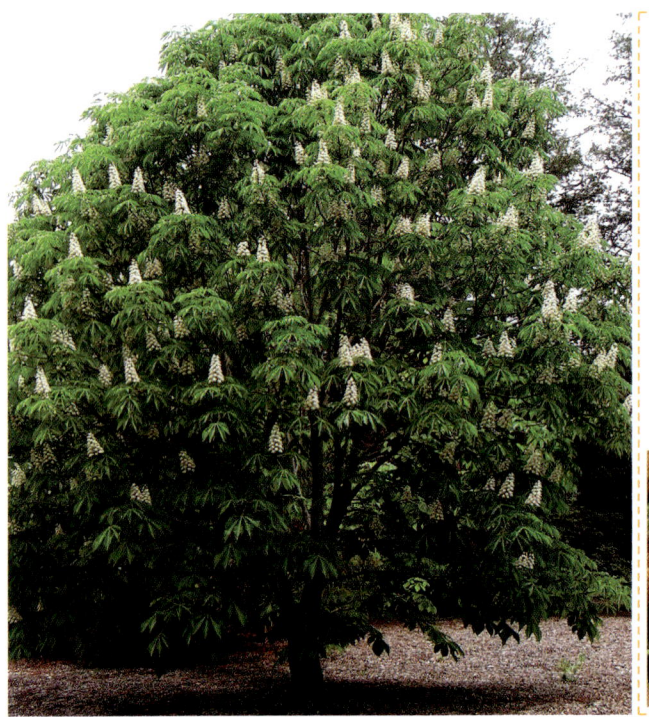

칠엽수
칠엽수과

【효능】 기생성 피부병・동상・하리(이질) 【약용 부분】 잎의 싹・나무 껍질・종자 【채취 시기】 싹은 4월 나무 껍질은 필요한 때, 종자는 9~10월
• p. 306 참조

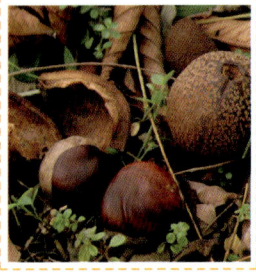

백목련
목련과

【효능】 축농증・비염
【약용 부분】 꽃봉오리
【채취 시기】 봄
• p. 307 참조

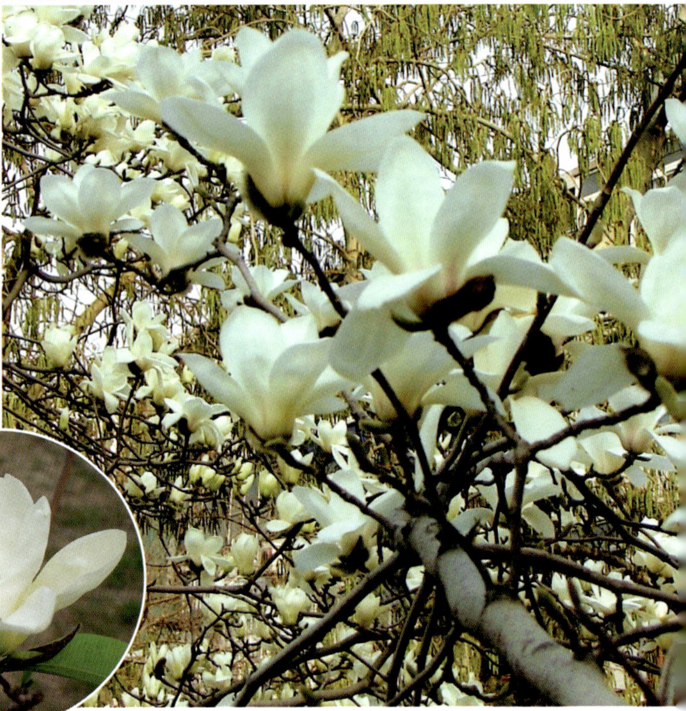

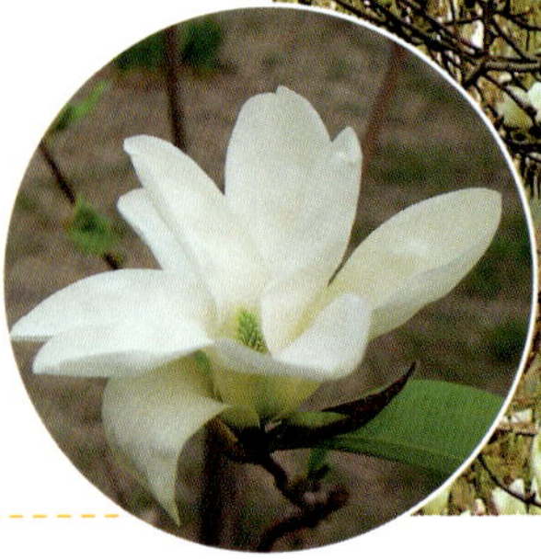

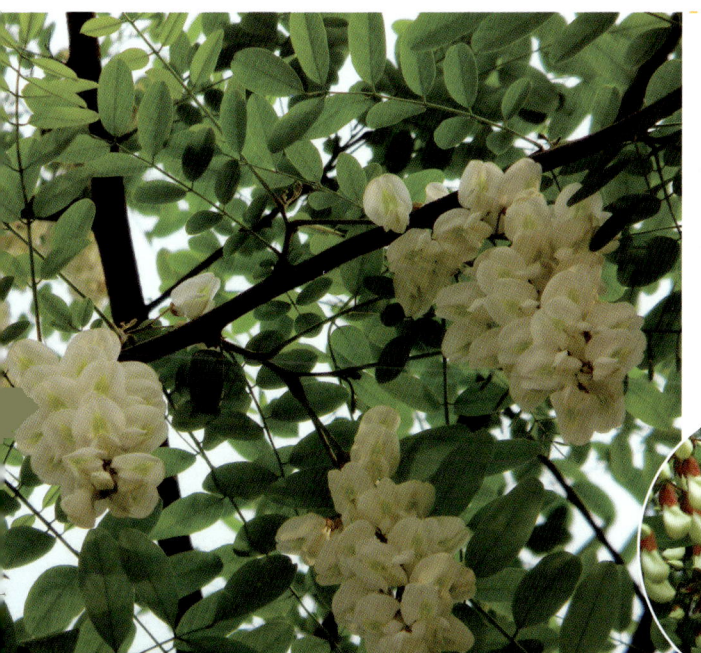

아카시아
콩과

【효능】이뇨·지혈 【약용 부분】꽃, 잎, 나무 껍질 【채취 시기】봄~초여름

• p. 308 참조

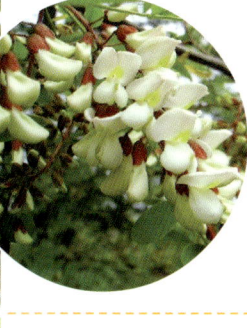

상수리나무
너도밤나무과

【효능】타박상 【약용 부분】나무 껍질 【채취 시기】여름

• p. 309 참조

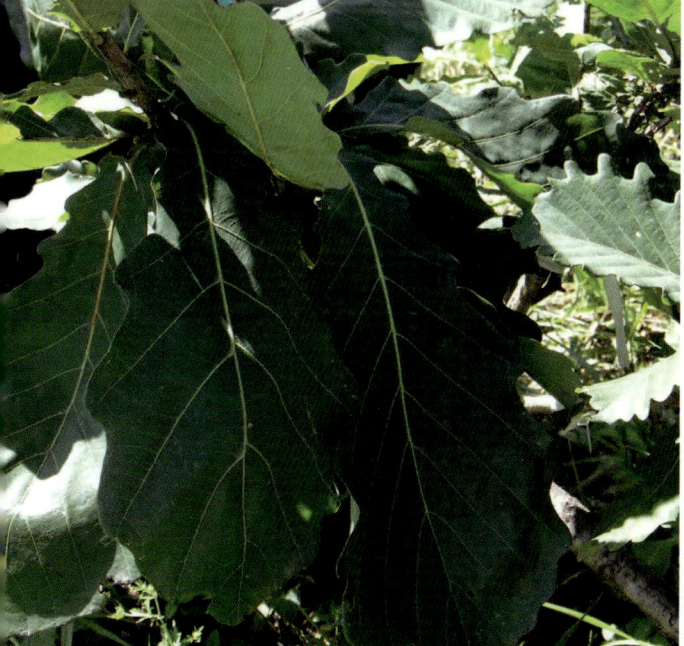

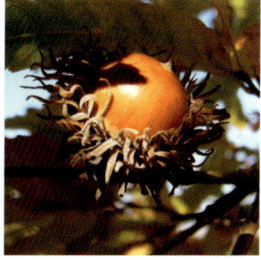

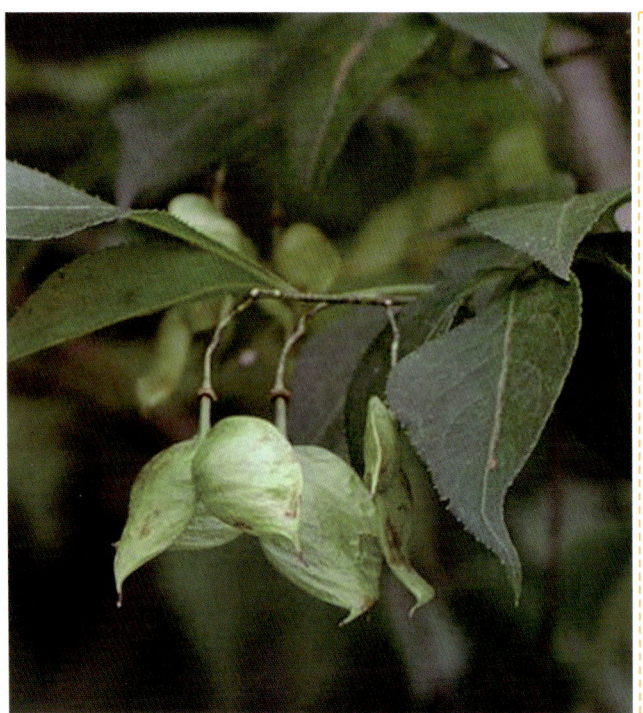

고추나무
고추나무과

【효능】 하리(이질)를 멈추게 한다 · 소염 **【약용 부분】** 열매 **【채취 시기】** 초가을

- p. 310 참조

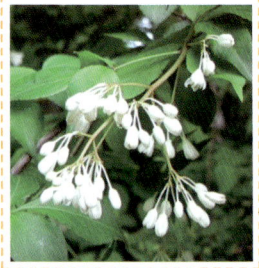

기린초
꿩의비름과

【효능】 벌레 물린 데 · 작은 찰과상 **【약용 부분】** 잎 **【채취 시기】** 잎이 있을 때

- p. 311 참조

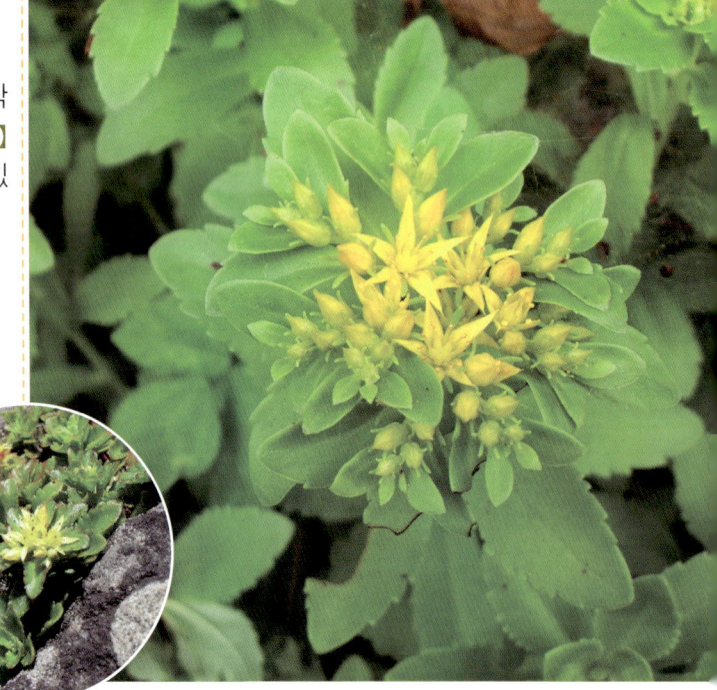

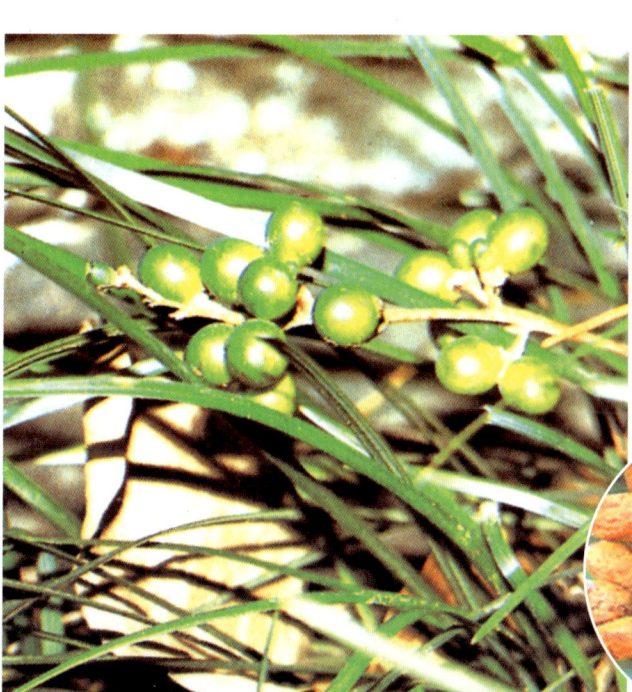

소엽맥문동
백합과

【효능】 자양 · 강장 · 기침 【약용 부분】 뿌리 【채취 시기】 여름
- p. 311 참조

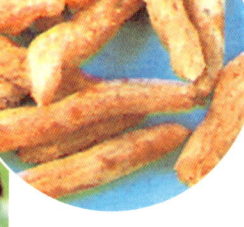

황매화나무
장미과

【효능】 지혈 【약용 부분】 꽃 【채취 시기】 봄의 개화기
- p. 312 참조

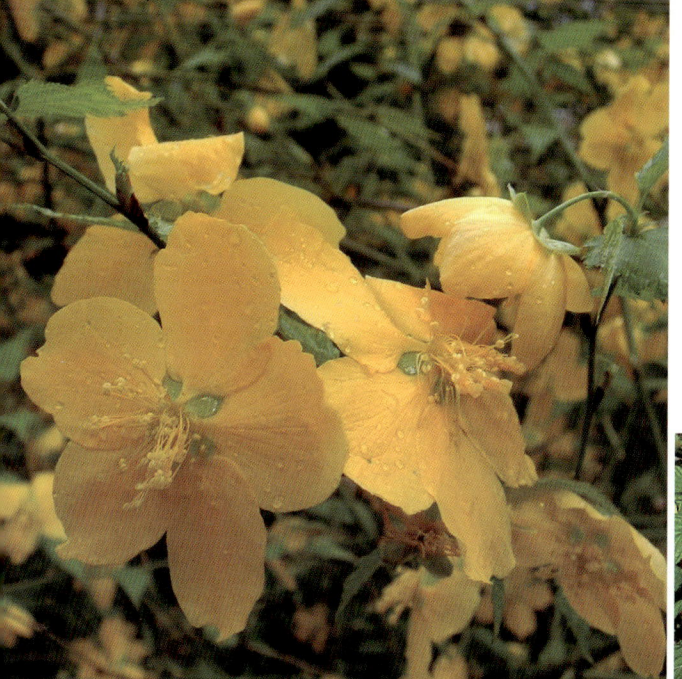

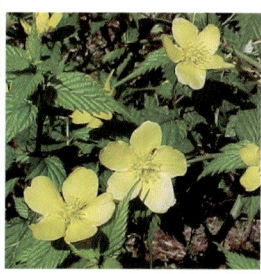

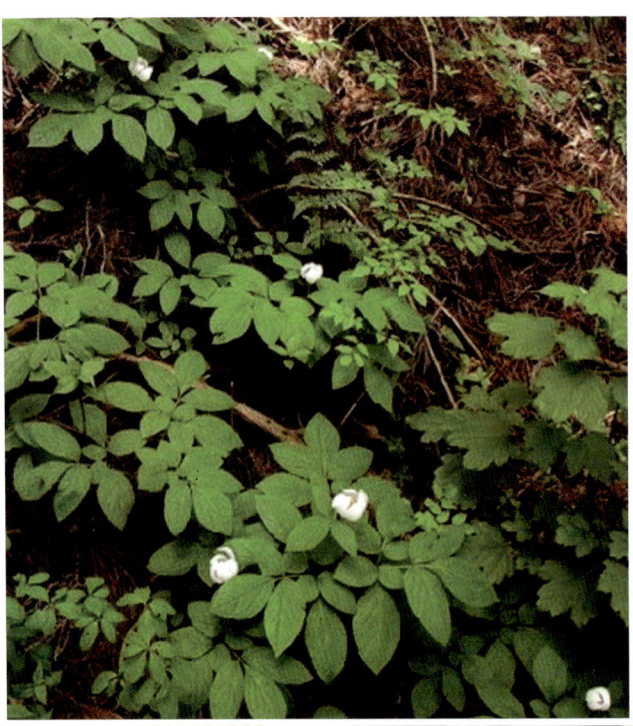

백작약
모란과

【효능】통증을 없애 준다
【약용 부분】뿌리 【채취 시기】가을
- p. 313 참조

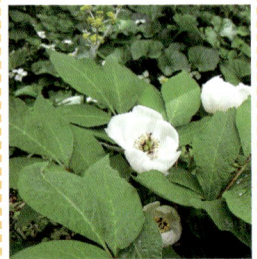

좀현호색
양귀비과

【효능】월경통·복통 등의 진통(鎭痛) 【약용 부분】덩이 뿌리 【채취 시기】봄 4~5월
- p. 314 참조

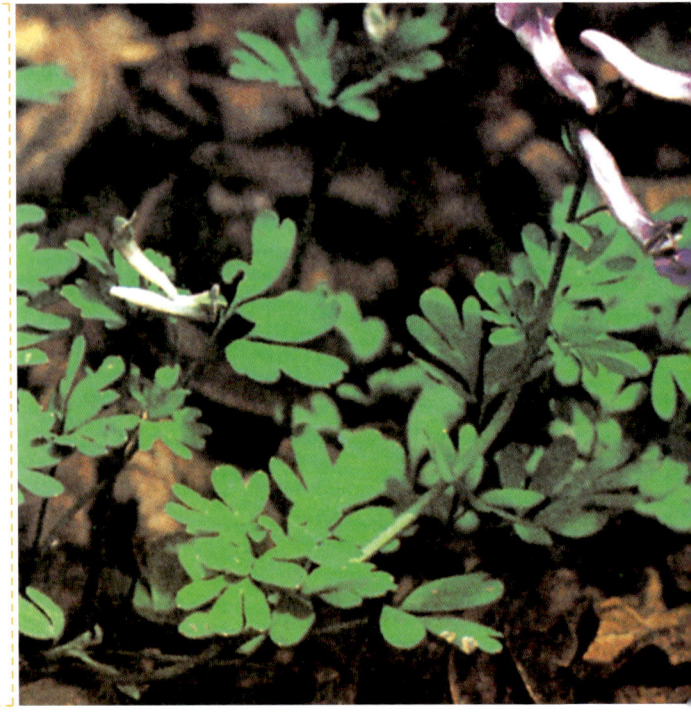

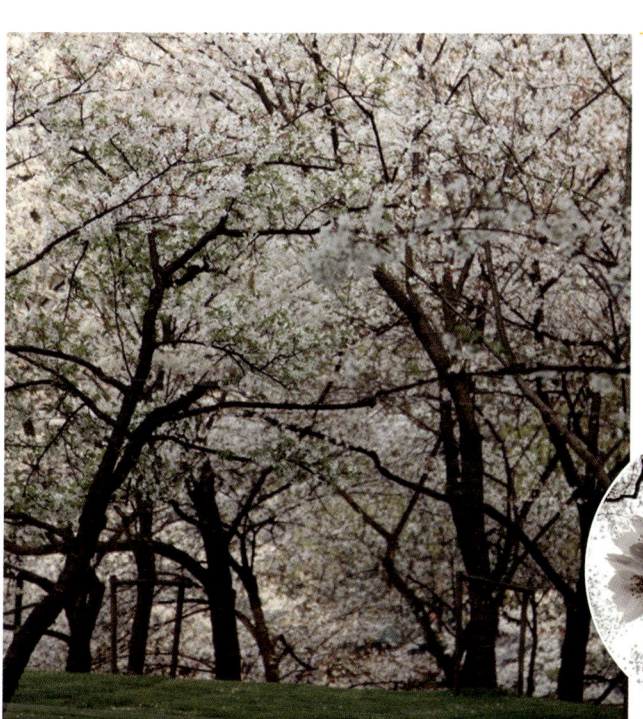

벚나무
장미과

【효능】 기침·종기·부스럼 【약용 부분】 나무껍질 【채취 시기】 6~8월
- p. 315 참조

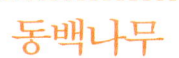

동백나무
동백나무과

【효능】 장출혈·자양·강장. 【약용 부분】 꽃 【채취 시기】 개화 직전
- p. 316 참조

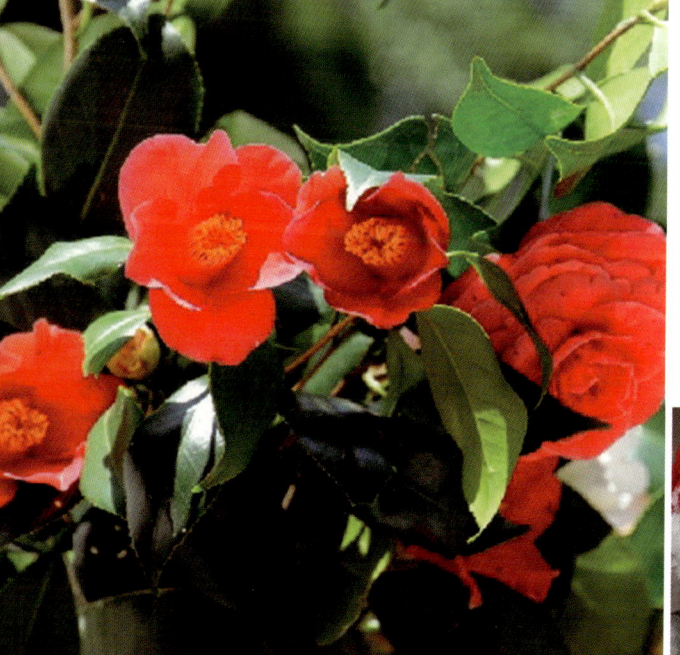

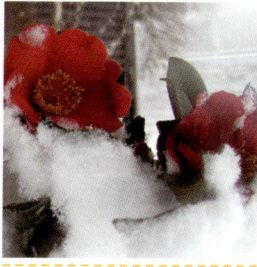

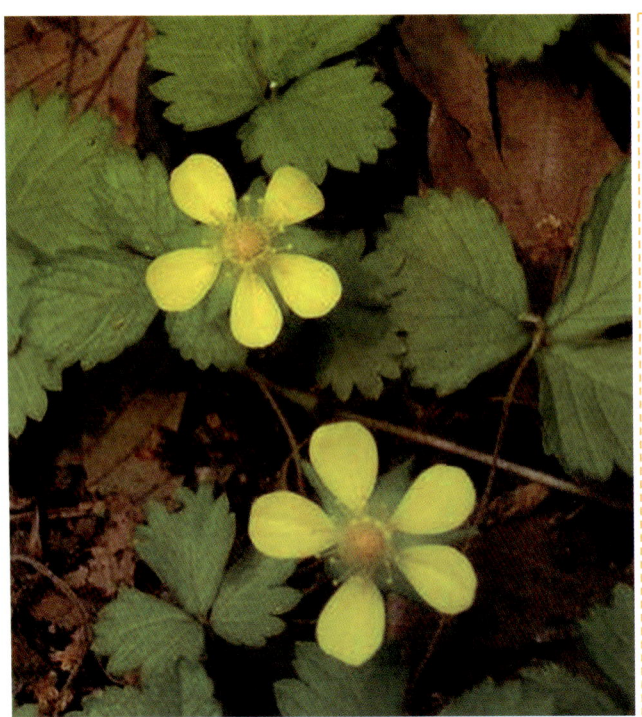

뱀딸기
장미과

【효능】 해열 · 통경(通經) · 치질 【약용 부분】 전부 【채취 시기】 봄

• p. 317 참조

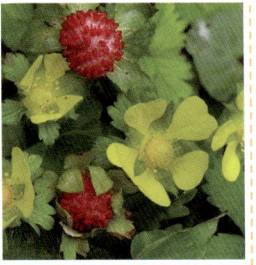

연령초
백합과

【효능】 위장약 · 생식(生食) 【약용 부분】 뿌리 줄기, 열매 【채취 시기】 뿌리 줄기는 봄, 열매는 여름

• p. 318참조

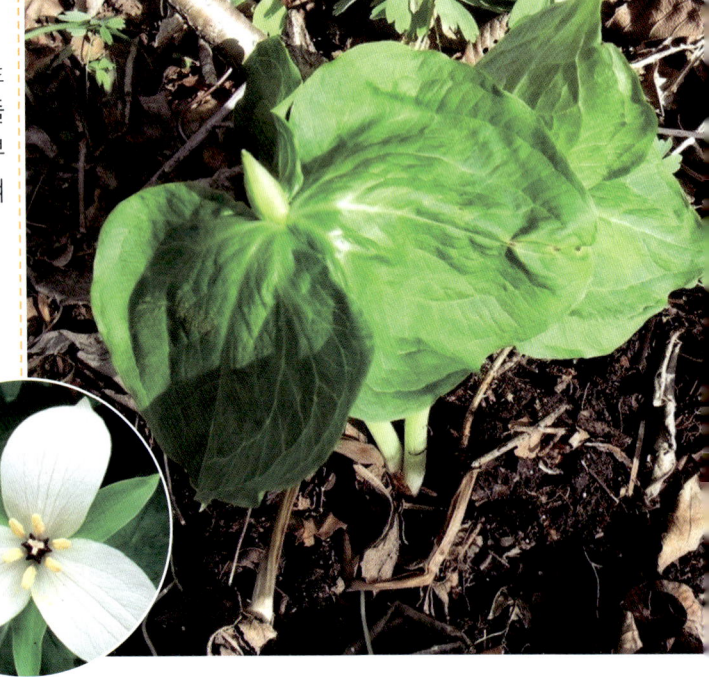

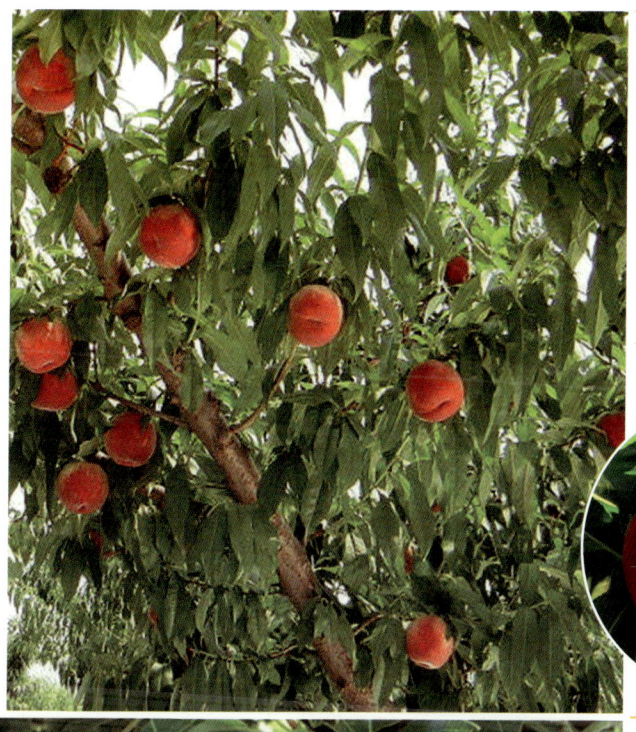

복숭아
장미과

【효능】 부인병 · 완하(緩下) · 땀띠 【약용 부분】 인, 꽃(백화종), 잎 【채취 시기】 꽃은 봄, 다른 것은 여름

• p. 319 참조

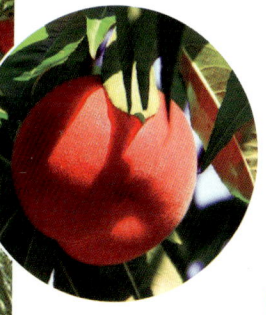

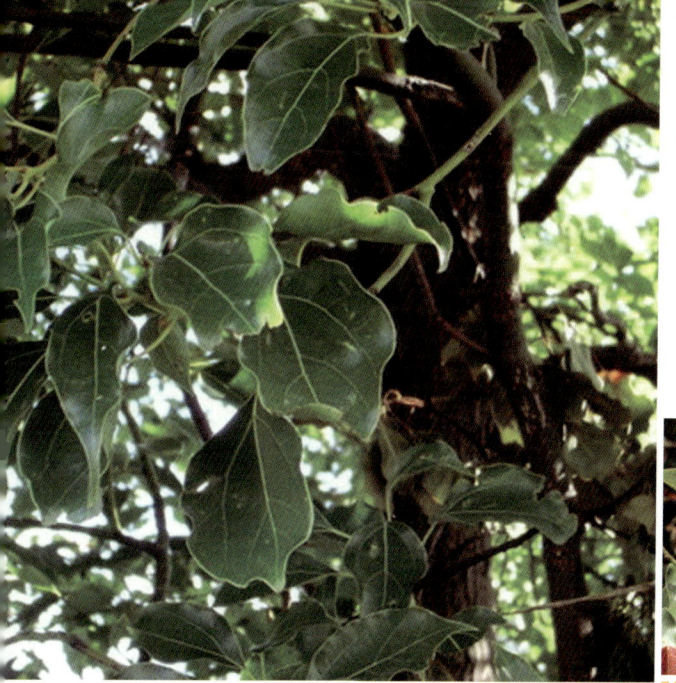

녹나무
녹나무과

【효능】 타박상 【약용 부분】 가지 잎에서 돋아나오는 장뇌(樟腦)

• p. 320 참조

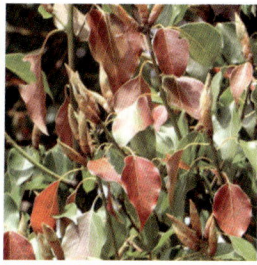

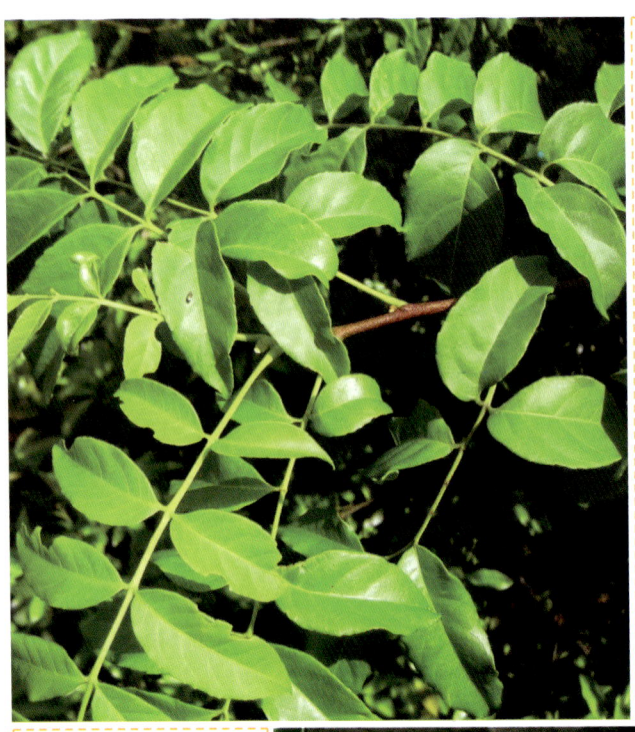

소태나무
소태나무과

【효능】 건위제(위를 튼튼하게 함) 【약용 부분】 나무 부분 【채취 시기】 6~7월
* p. 321 참조

자목련
목련과

【효능】 축농증 · 비염 【약용 부분】 꽃의 봉오리 【채취 시기】 개화 전
* p. 322 참조

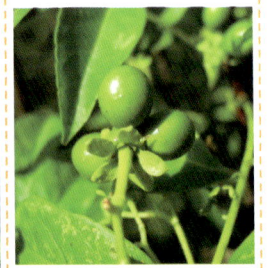

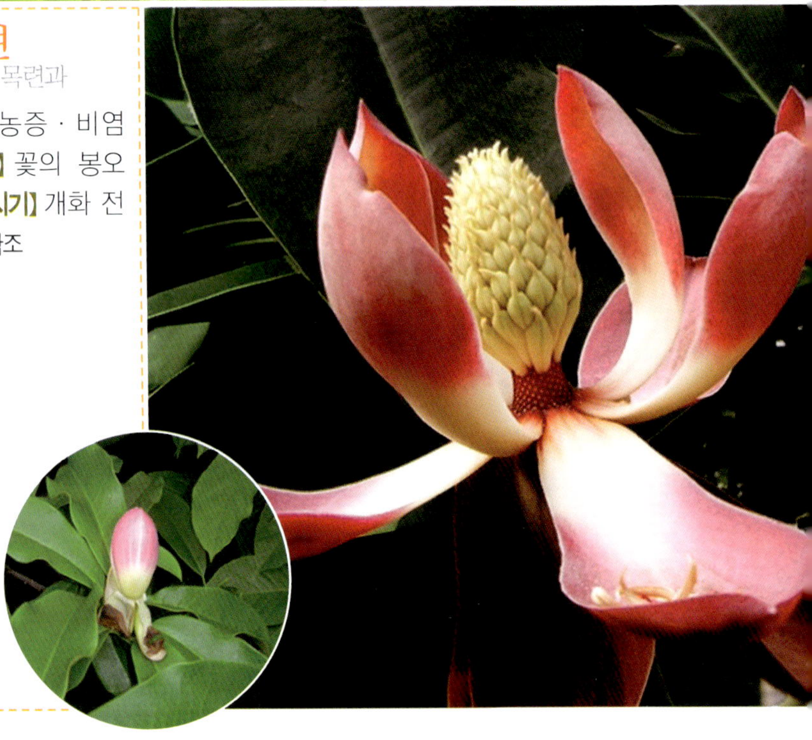

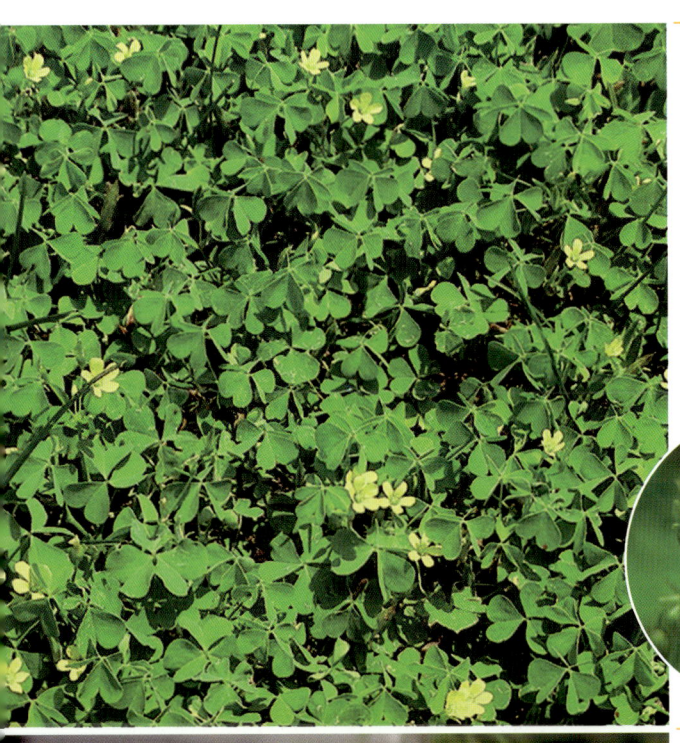

괭이밥
괭이밥과

【효능】 기생성 피부병
【약용 부분】 전부 【채취 시기】 개화 중의 것
• p. 323 참조

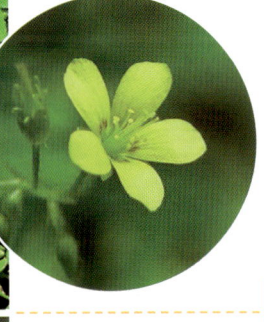

찔레나무
장미과

【효능】 이뇨 · 설사제 · 종기 · 부스럼 · 여드름
【약용 부분】 헛열매 【채취 시기】 가을
• p. 324 참조

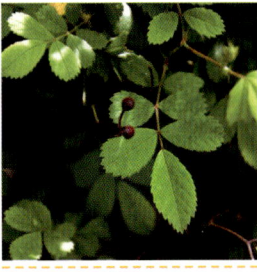

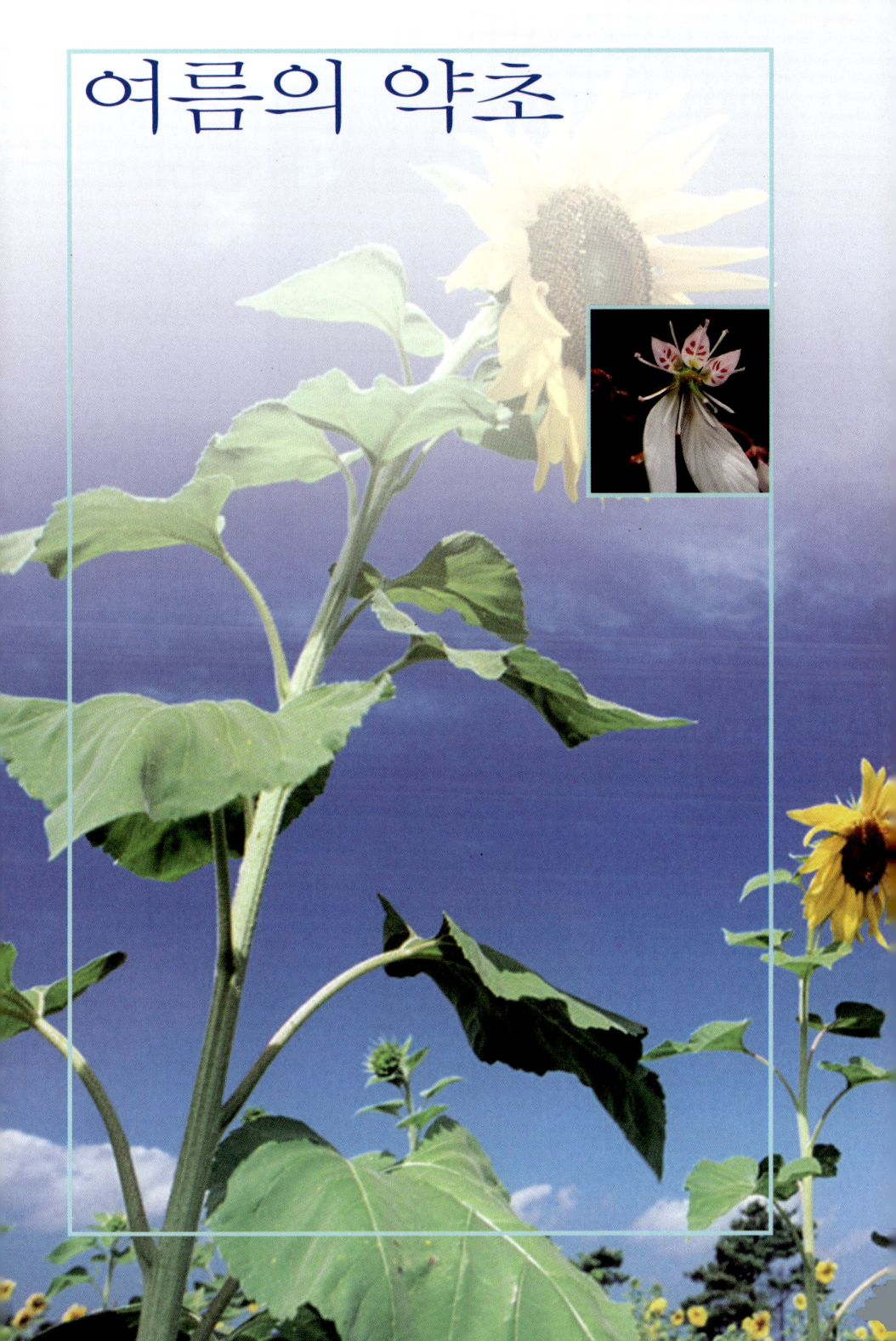

여름의 약초

양모밀
양모밀과

【효능】 화농성의 종기·부스럼·이뇨·변통(便通)·고혈압 예방 **【약용 부분】** 전부 **【채취 시기】** 초여름
- p. 326 참조

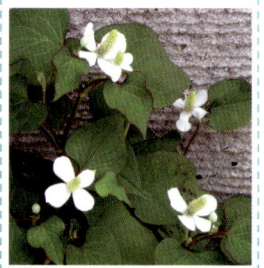

해바라기
국화과

【효능】 자양·고혈압 예방 **【약용 부분】** 종자 **【채취 시기】** 9월
- p. 326 참조

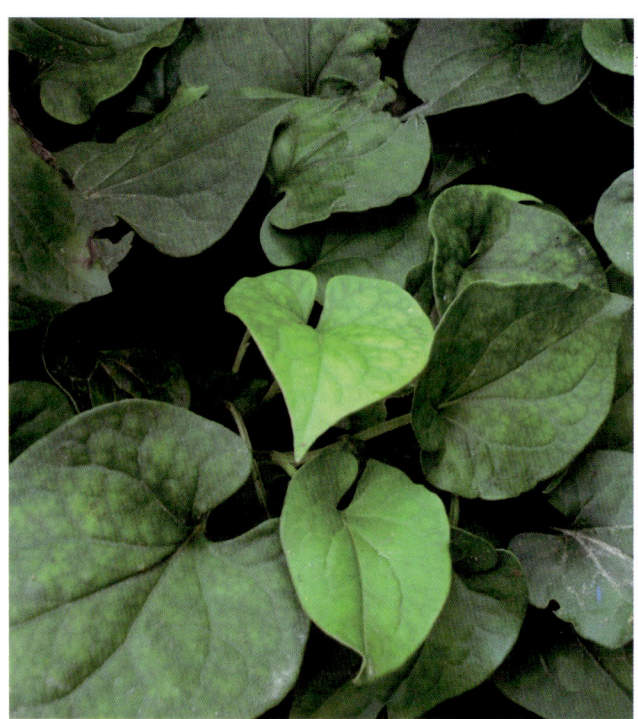

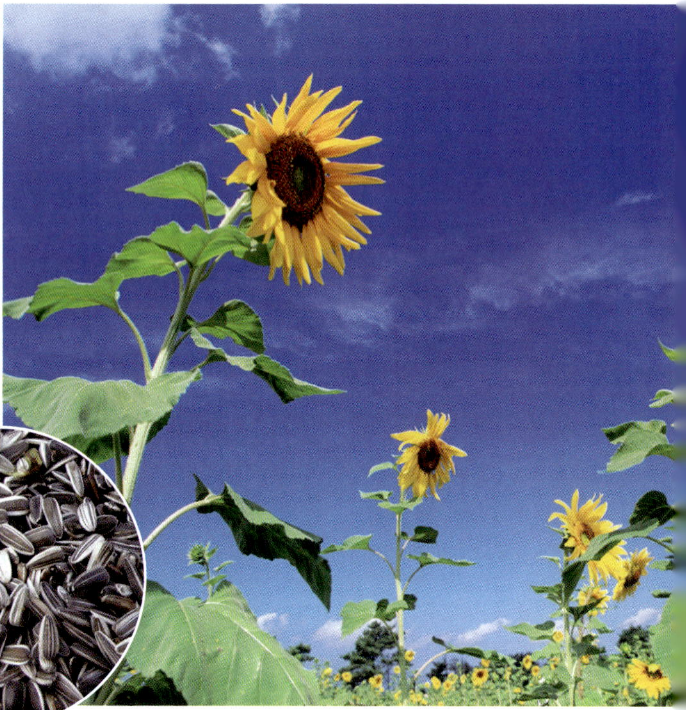

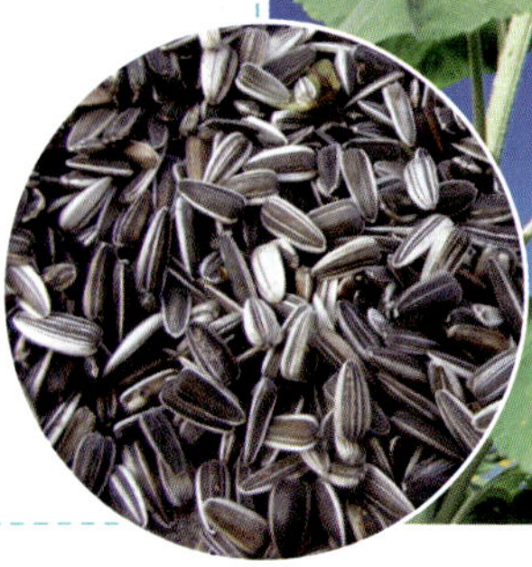

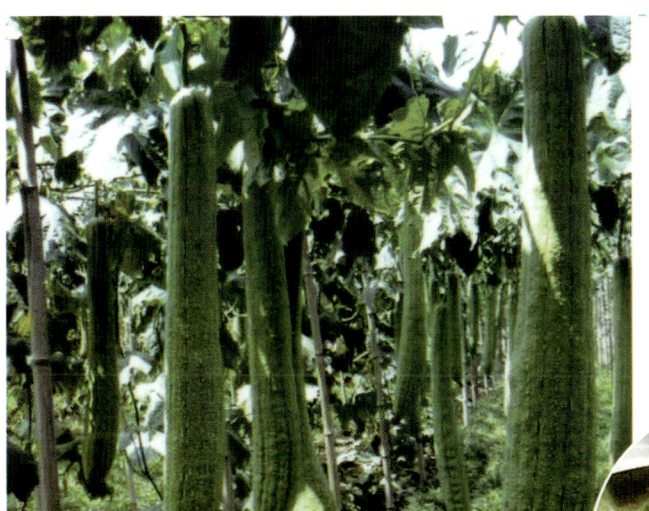

수세미오이
박과

【효능】화장수 【약용 부분】수세미오이의 물 【채취 시기】가을
- p. 327참조

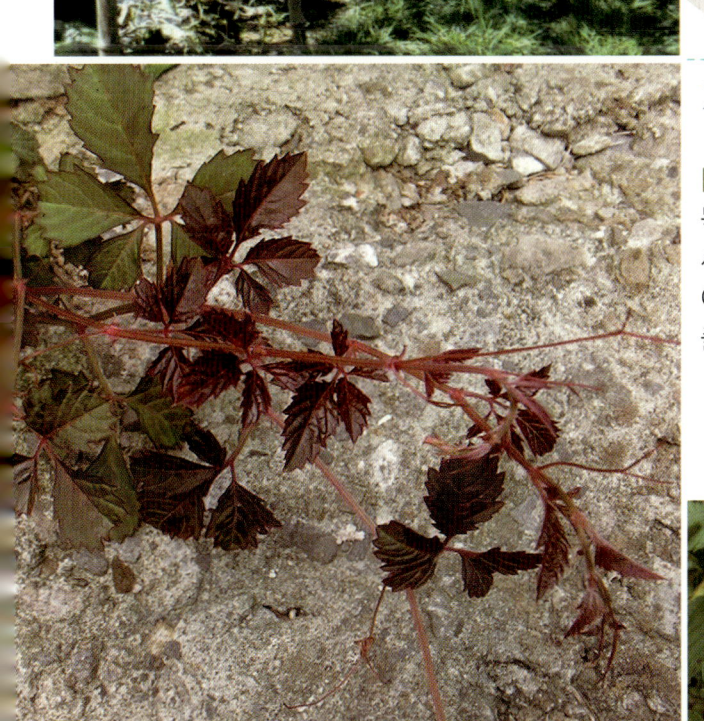

거지덩굴
포도과

【효능】종기 · 부스럼 · 독 있는 벌레에게 물려서 부었을 때 · 고혈압 예방 【약용 부분】뿌리 줄기 【채취 시기】7~8월
- p. 328 참조

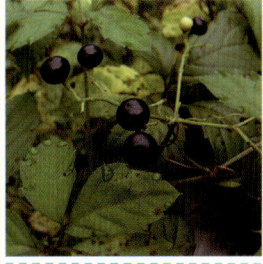

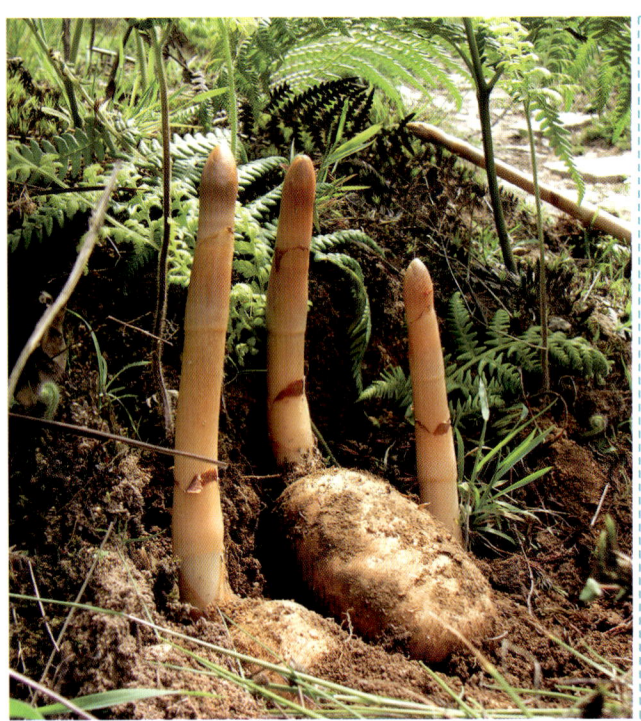

천마
박과

【효능】 두통, 현기증이 일어날 때 【약용 부분】 뿌리 줄기 【채취 시기】 6월
- p. 329 참조

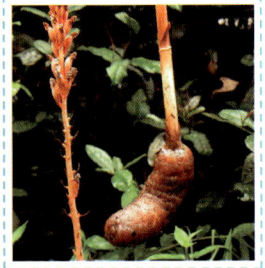

범의 귀
여뀌과

【효능】 소아의 경련 · 중이염 · 종기 · 부종 · 치질 · 현기증이 일어날 때 【약용 부분】 뿌리 줄기 【채취 시기】 10월
- p. 330 참조

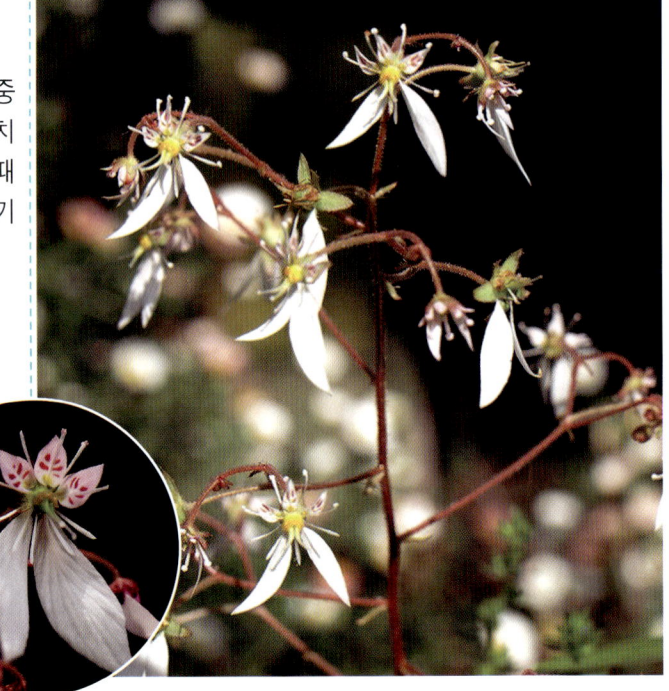

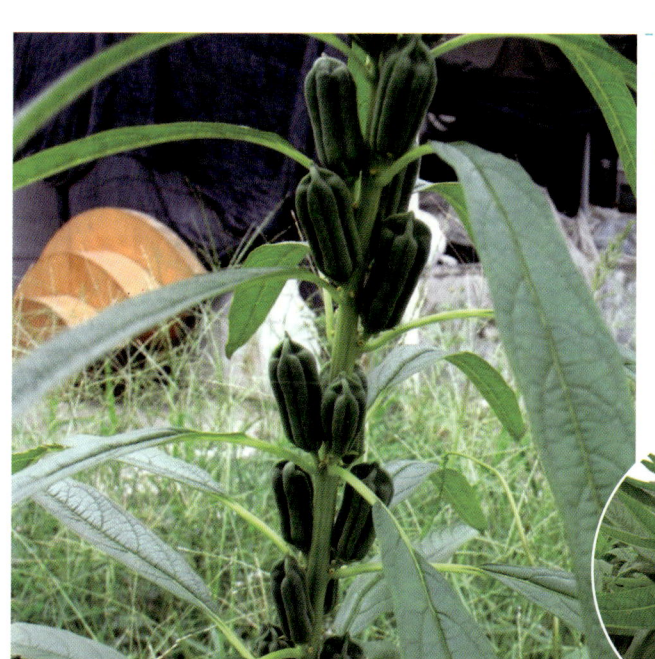

참깨
참깨과

【효능】 강장 **【약용 부분】** 종자 **【채취 시기】** 가을

- p. 331 참조

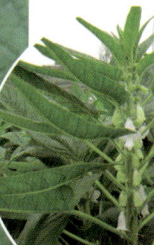

박하
소엽, 차조기과

【효능】 건위·구풍 **【약용 부분】** 뿌리를 제거한 땅 위로 올라오는 부분 **【채취 시기】** 9~10월

- p. 332 참조

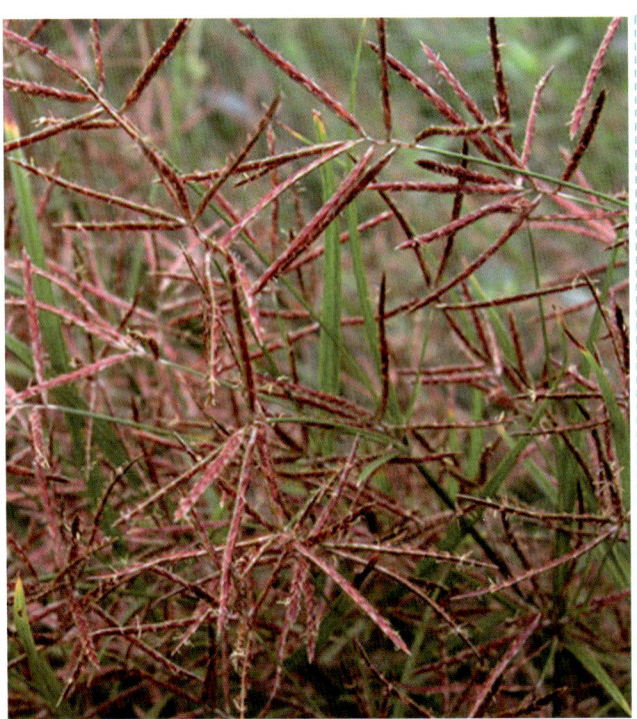

향부자

금방동사니과

【효능】 감기 초기에 잘 듣는다 **【약용 부분】** 뿌리 줄기 **【채취 시기】** 10~11월

• p. 333 참조

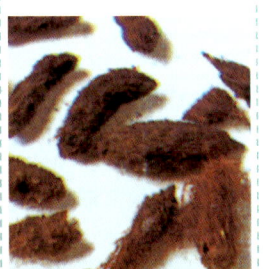

술패랭이꽃

패랭이꽃과

【효능】 이뇨 · 통경(通經) **【약용 부분】** 종자 **【채취 시기】** 9월

• p. 334 참조

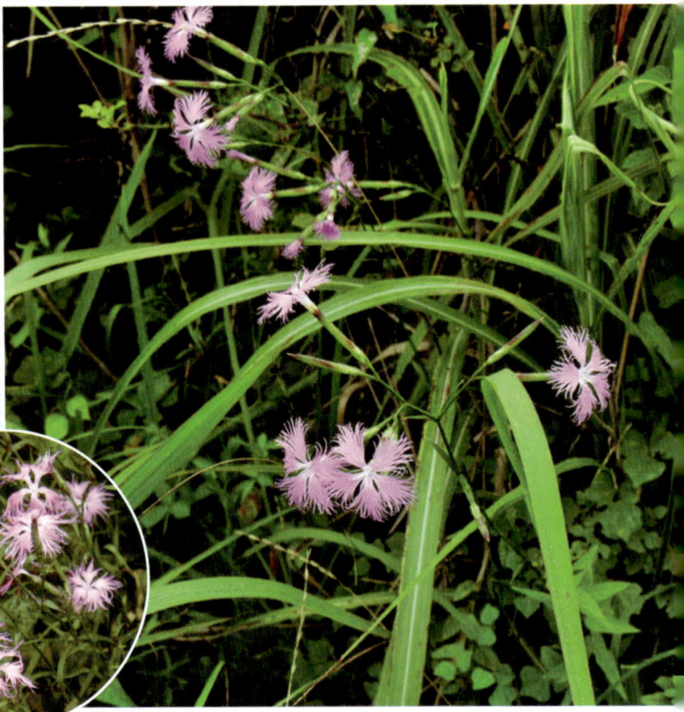

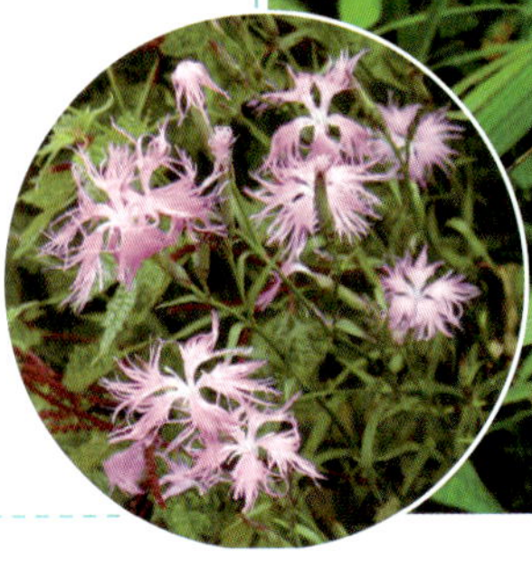

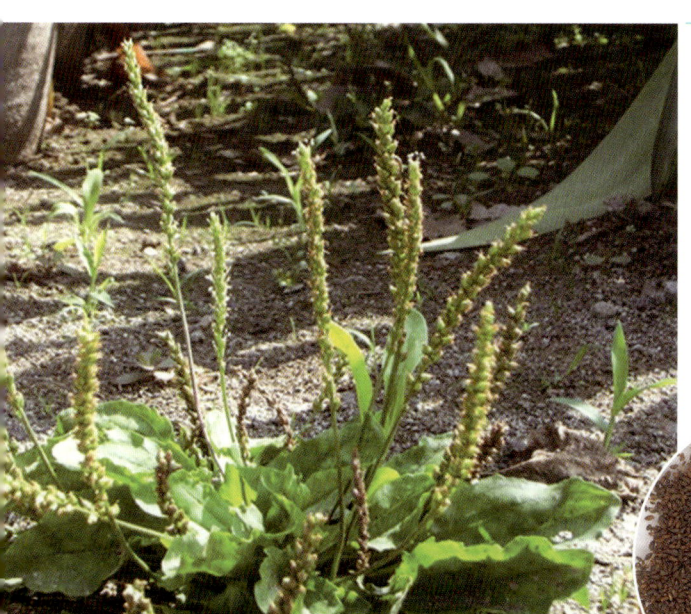

질경이
질경이과

【효능】 기침 · 부종 · 종기 · 부스럼 【약용 부분】 전부 【채취 시기】 약초, 전부(여름), 종자(가을)
• p. 335 참조

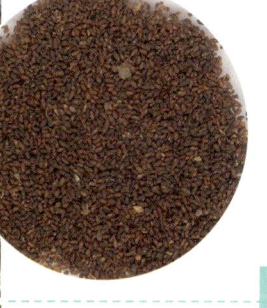

반하
토란과

【효능】 입덧 【약용 부분】 알줄기 【채취 시기】 여름
• p. 337 참조

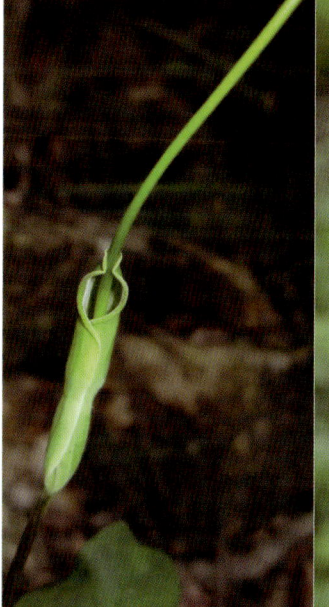
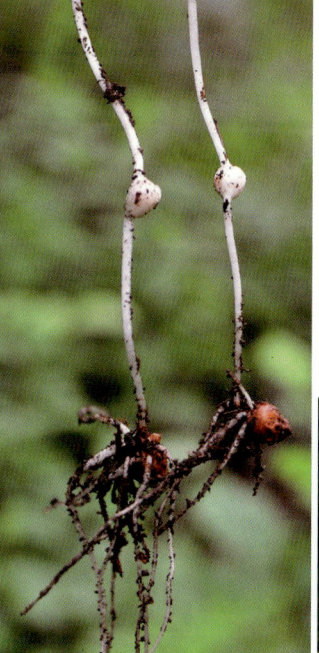
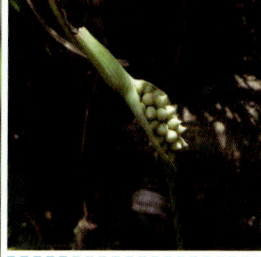

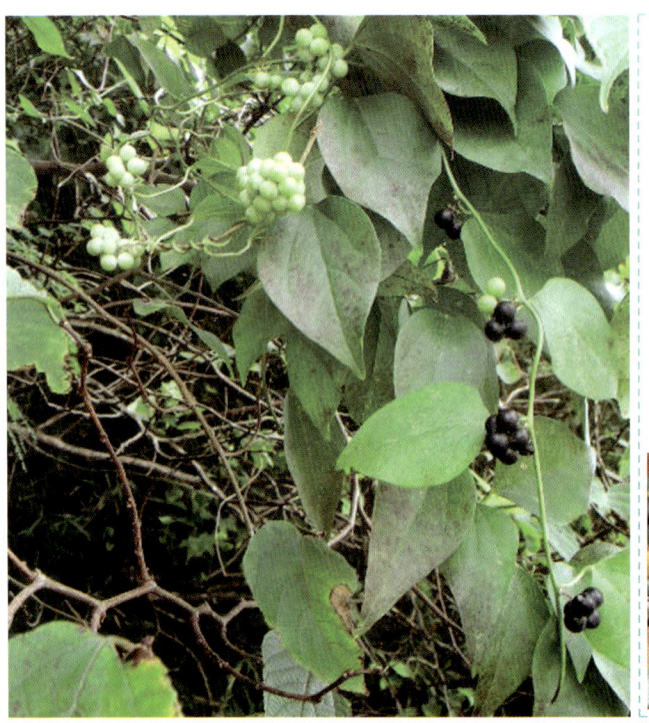

댕댕이 덩굴
댕댕이 덩굴과

【효능】이뇨 【약용 부분】나무 부분, 뿌리, 열매 【채취 시기】 10월

- p. 338참조

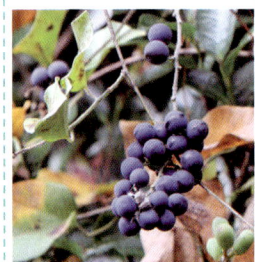

방기
댕댕이 덩굴과

【효능】관절염·신경통·빈혈 【약용 부분】뿌리, 줄기 【채취 시기】언제라도

- p. 339 참조

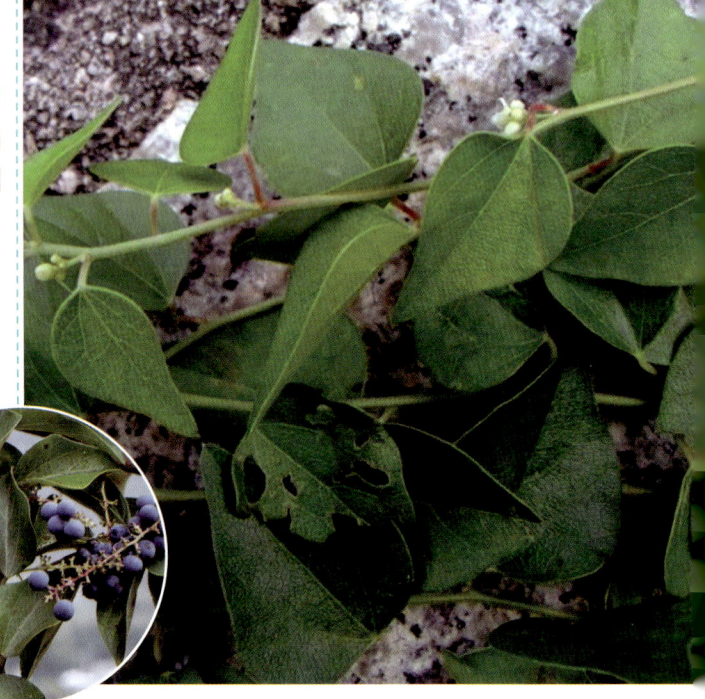

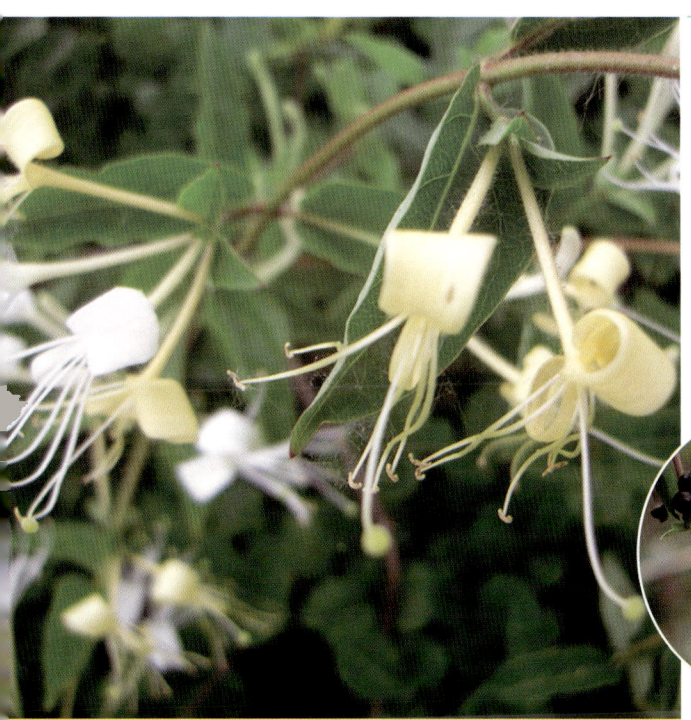

인동덩굴
인동과

【효능】요통·치질·관절의 통증·종기·부스럼·해열 【약용 부분】꽃, 잎 【채취 시기】4~5월
- p. 340 참조

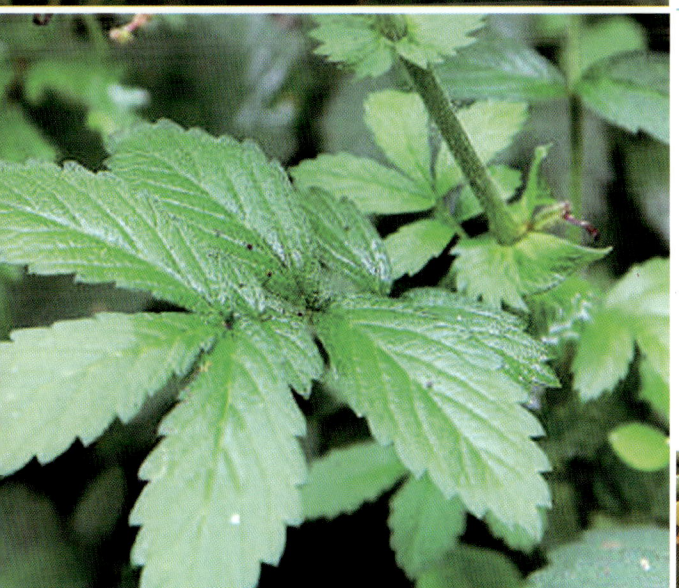

짚신나물
장미과

【효능】하리(이질), 구내염 【약용 부분】전부 【채취 시기】여름
- p. 341 참조

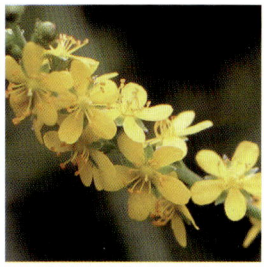

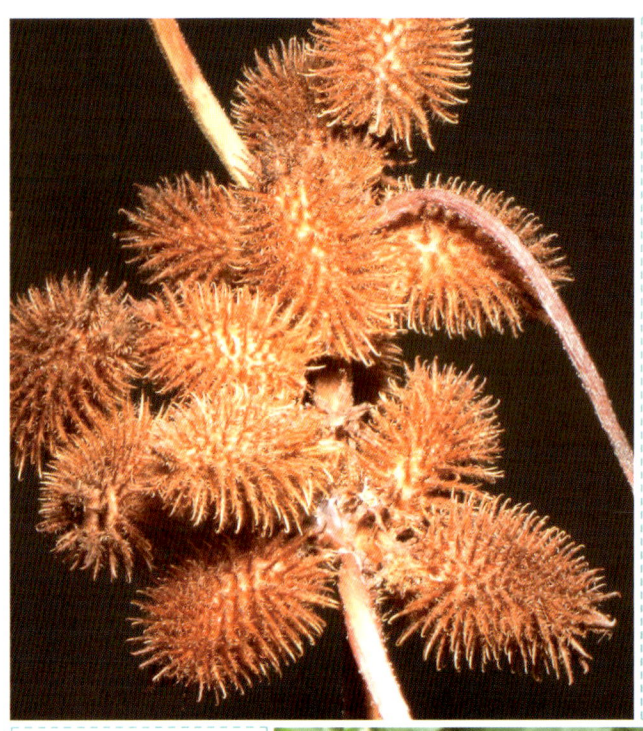

도꼬마리
국화과

【효능】해열·두통·동맥경화 예방 【약용 부분】열매 【채취 시기】9~10월
• p. 342 참조

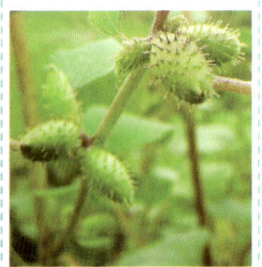

나팔꽃
메꽃과

【효능】설사제 【약용 부분】설사제 【채취 시기】9~10월
• p. 343 참조

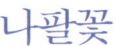

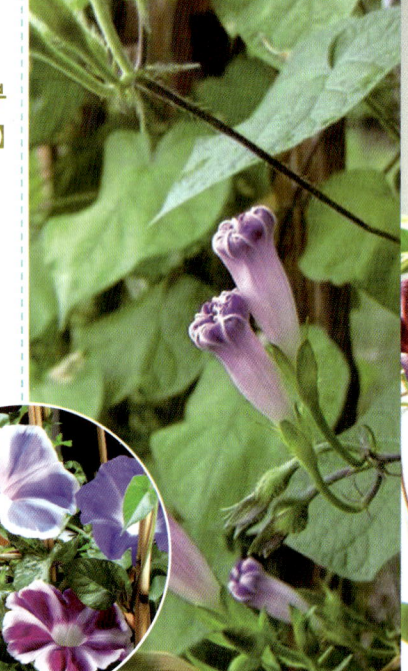

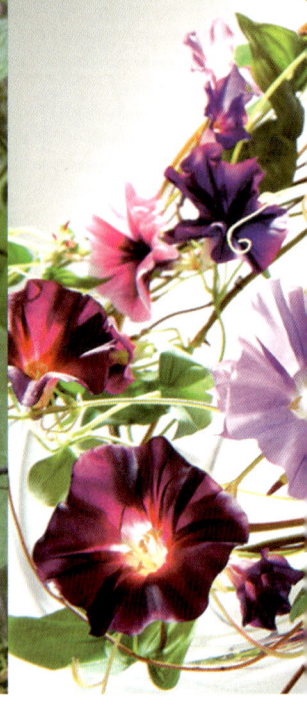

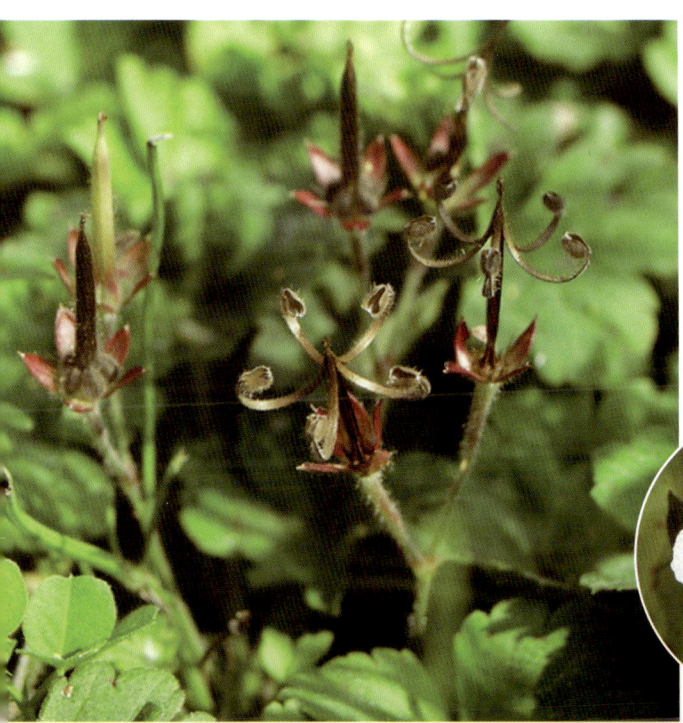

이질풀
쥐손이풀과

【효능】 하리(이질)·변비·정장(整腸)·고혈압 예방·냉증 【약용 부분】 전부 【채취 시기】 여름, 꽃이 가장 활짝 피었을 때

• p. 344 참조

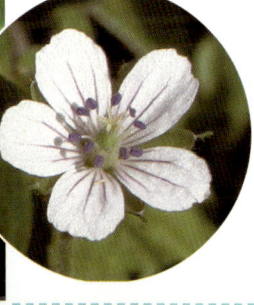

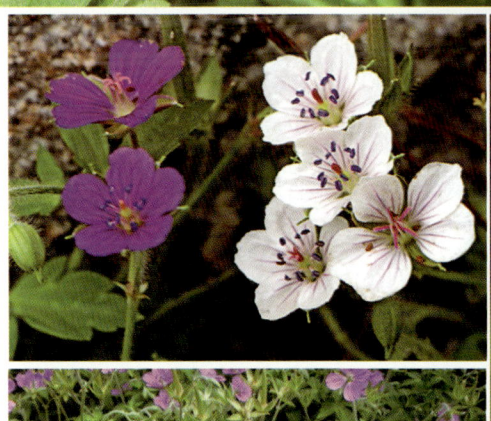

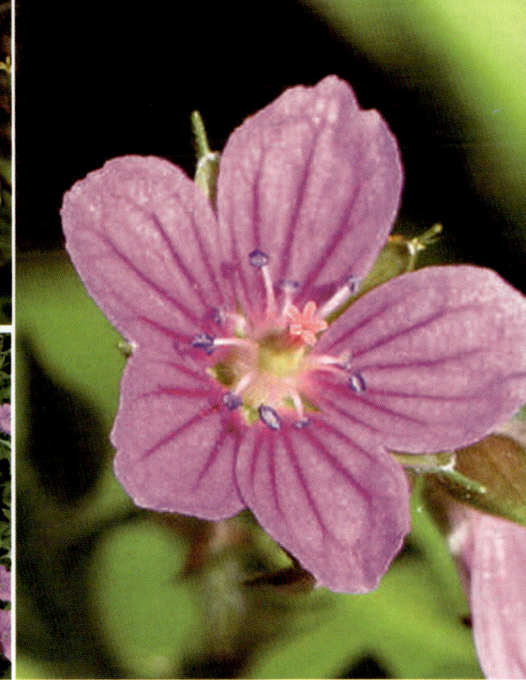

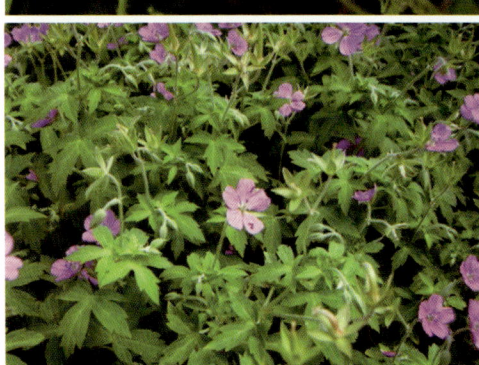

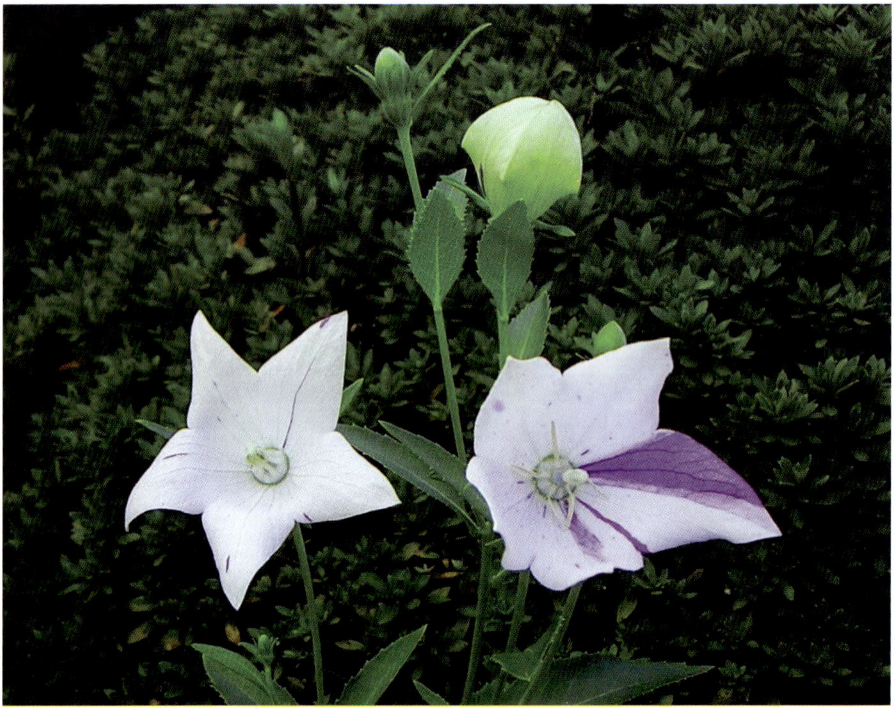

도라지
도라지과

【효능】 가래가 나오는 기침·화농성의 종기·부스럼·편도선 등의 통증
【약용 부분】 뿌리 **【채취 시기】** 여름

• p. 345 참조

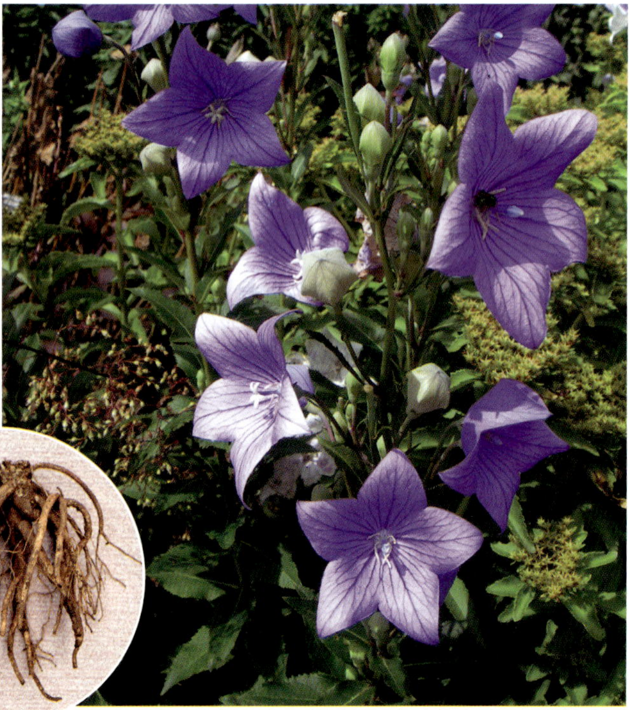

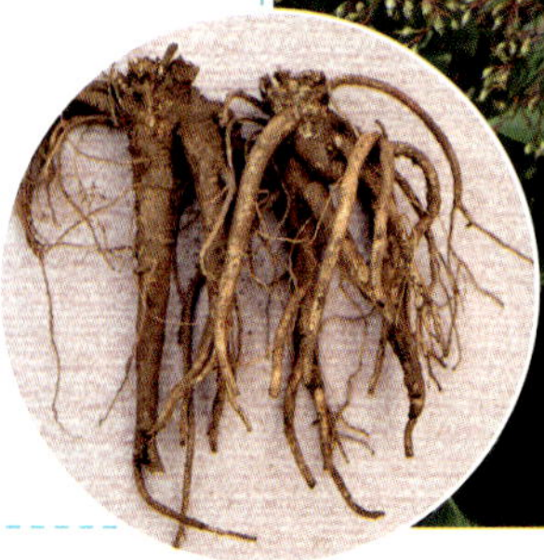

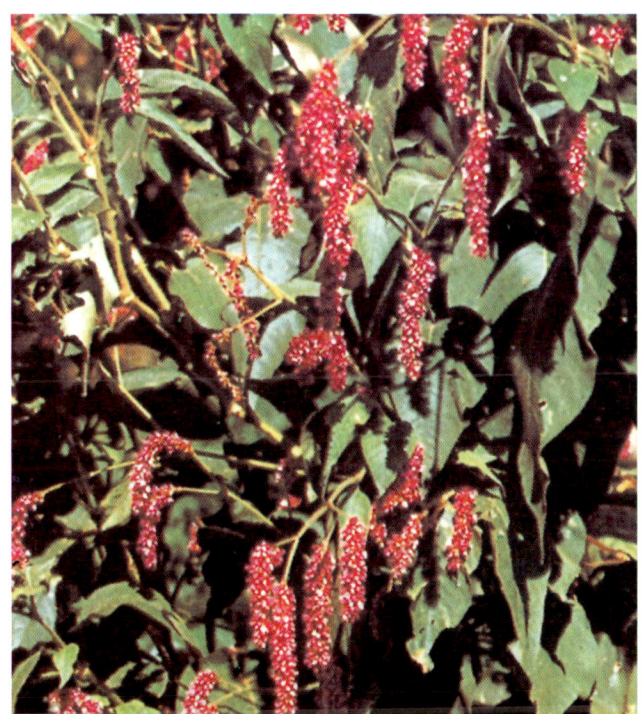

털여뀌
여뀌과

【효능】독 있는 벌레에 물렸을 때·화농성의 종기·부스럼 【약용 부분】잎, 종자 【채취 시기】잎은 필요한 때, 종자는 11월

- p. 346 참조

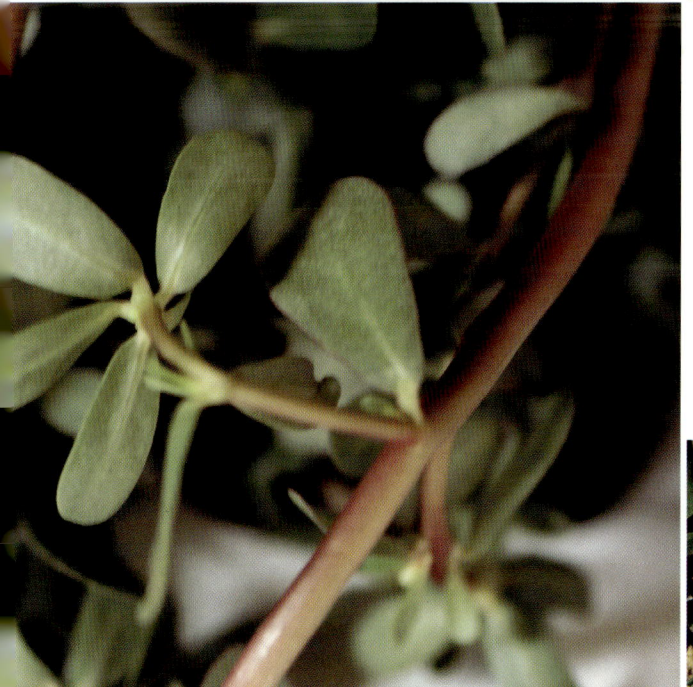

쇠비름
쇠비름과

【효능】독충에 물려서 가려울 때·이뇨 【약용 부분】전부 【채취 시기】줄기, 잎이 있는 때라면 언제든지 좋다

- p. 347 참조

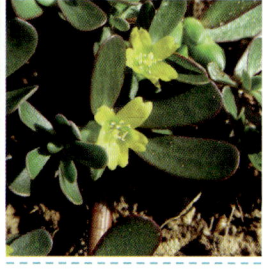

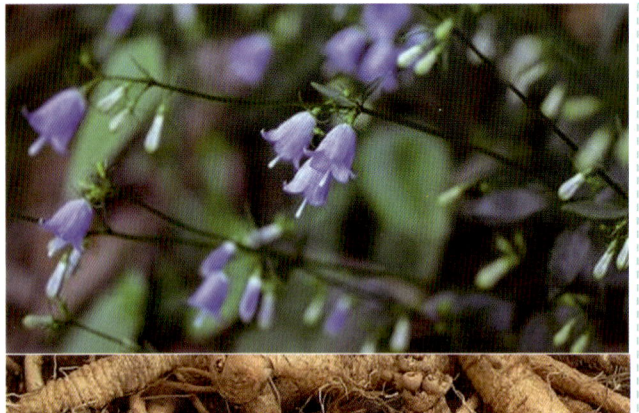

잔대
도라지과

【효능】 거담(목에 달라붙은 가래를 없어지게 한다)
【약용 부분】 잎, 종자 【채취 시기】 잎은 필요한 때, 종자는 11월
• p. 348 참조

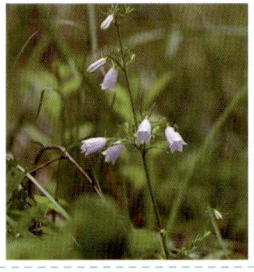

해당화
장미과

【효능】 하리(이질) · 피로 회복 · 월경과다 【약용 부분】 꽃 【채취 시기】 6~8월
• p. 349 참조

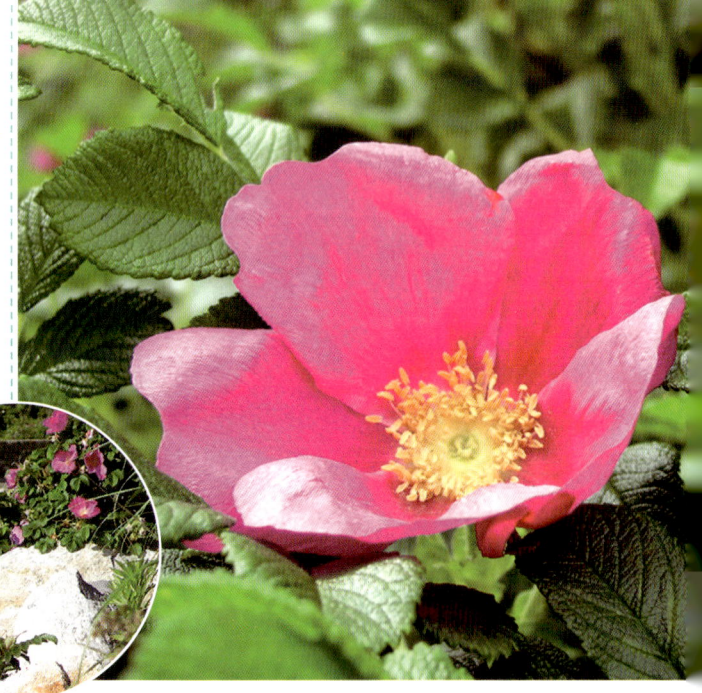

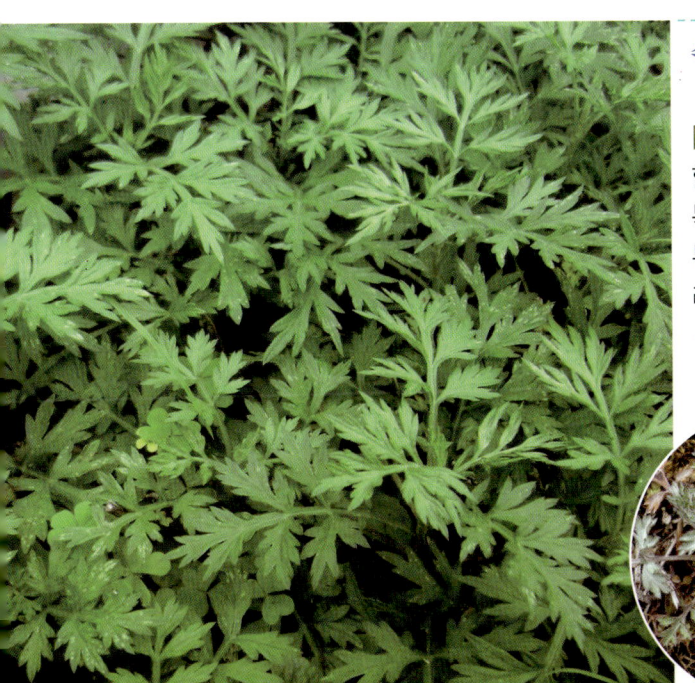

쑥
국화과

【효능】 천식 · 건위 · 빈혈 · 하리(이질) · 요통 · 복통 · 치질 【약용 부분】 뿌리, 잎 【채취 시기】 뿌리는 언제든지, 잎은 7월
- p. 350 참조

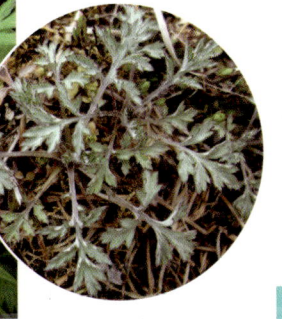

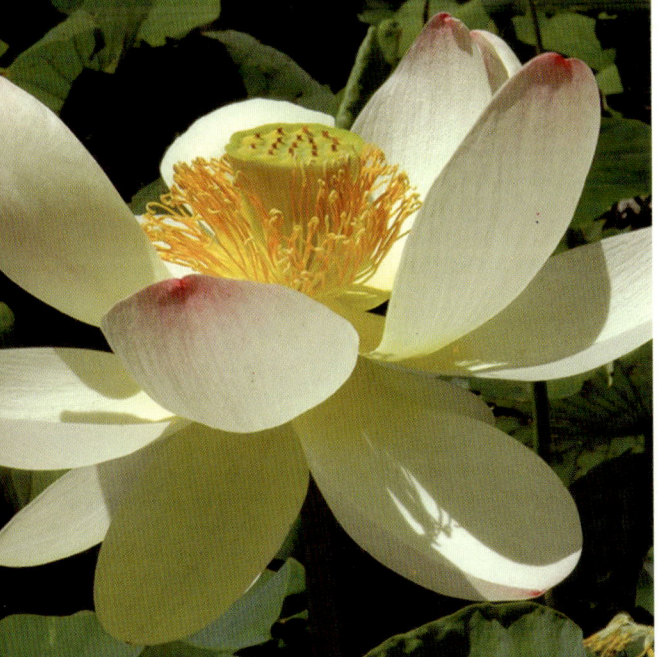

연꽃
수련과

【효능】 자양 · 강장 · 하리(이질) 【약용 부분】 종자 【채취 시기】 가을
- p. 352 참조

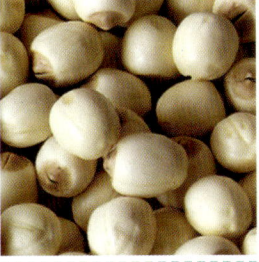

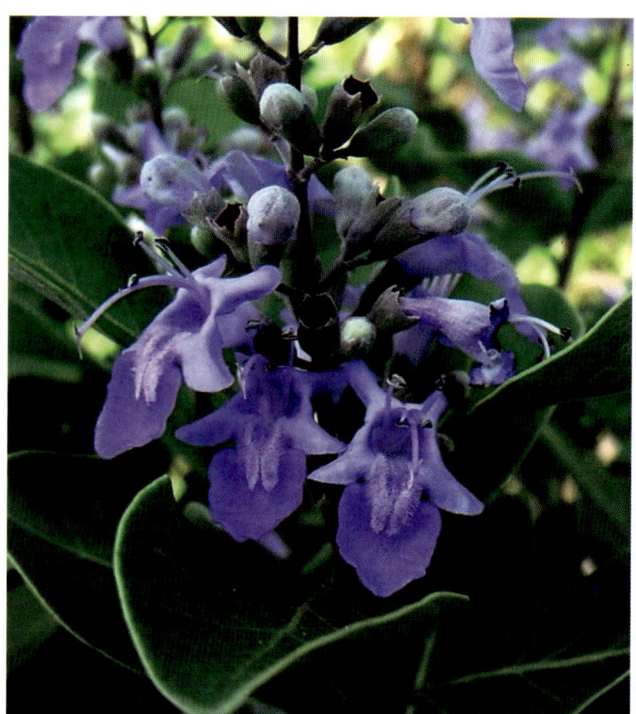

순비기나무
마편초과

【효능】 감기·수족이 저리고 마비·신경통·두통·중이염 **【약용 부분】** 열매, 잎이 있는 가지 끝 **【채취 시기】** 열매는 10~11월, 가지 끝은 필요한 때
- p. 353 참조

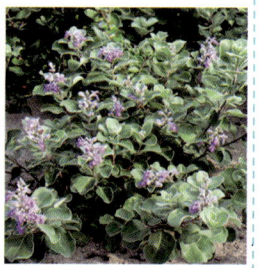

참으아리
미나리아재비과

【효능】 편도염 **【약용 부분】** 잎 **【채취 시기】** 여름에서 가을
- p. 354 참조

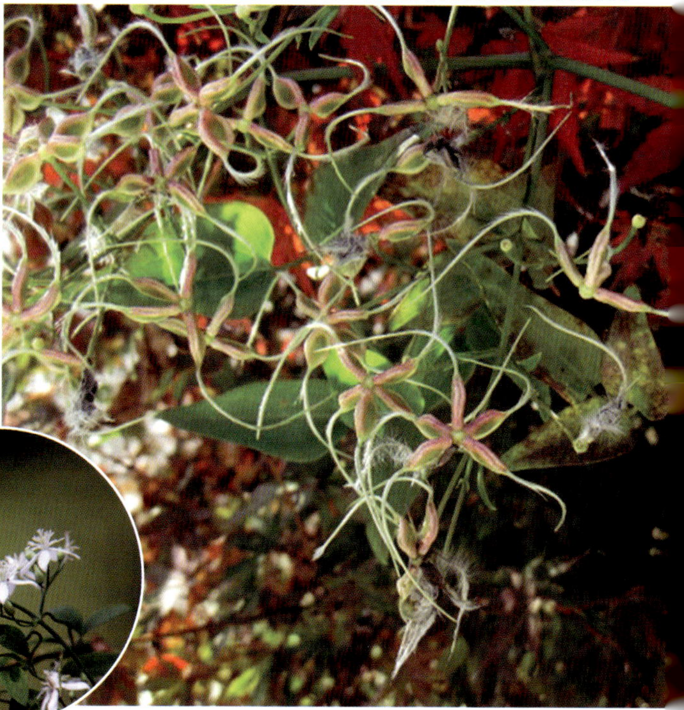

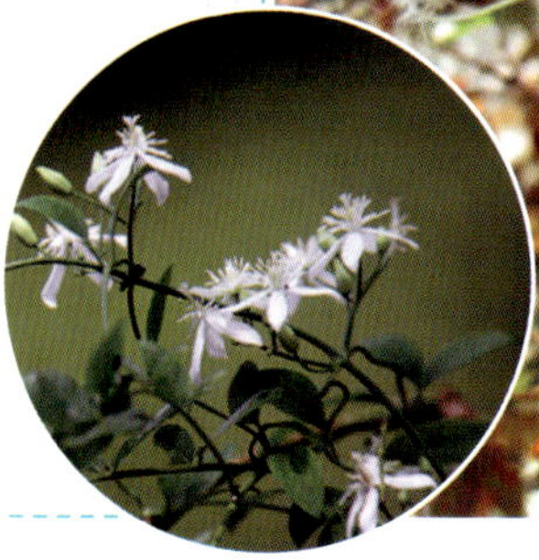

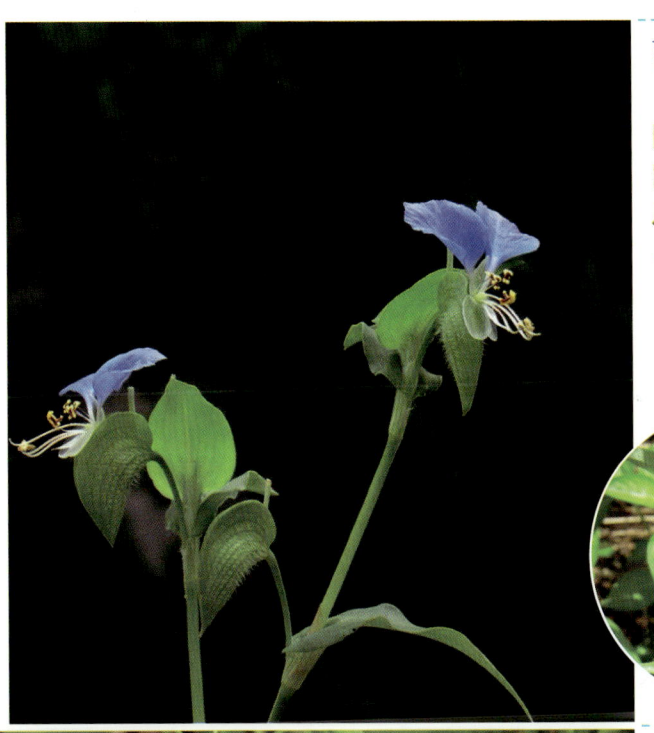

닭의 장풀
닭의장풀과

【효능】 해열 · 하리(이질)
【약용 부분】 전부 【채취 시기】 꽃일 때
• p. 355 참조

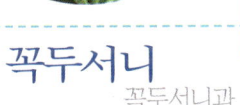

꼭두서니
꼭두서니과

【효능】 통경(通經) · 지혈
【약용 부분】 뿌리 【채취 시기】 10~11월
• p. 356 참조

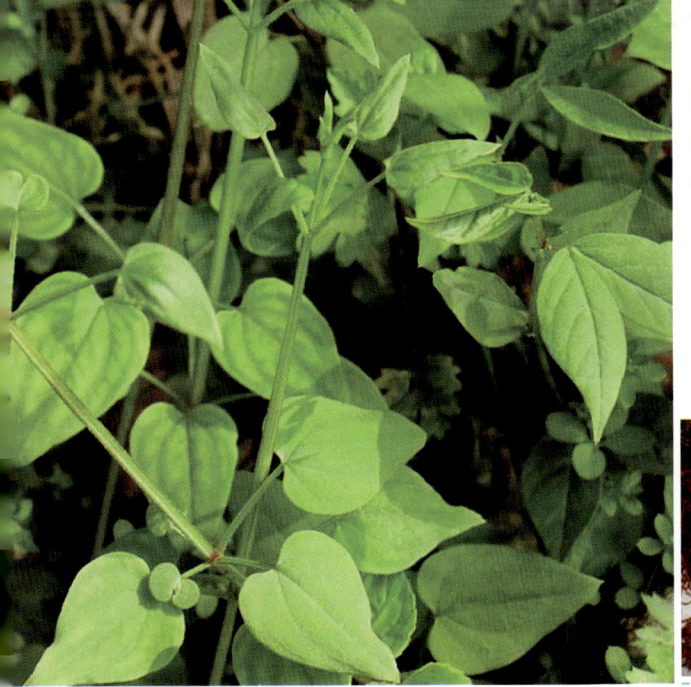

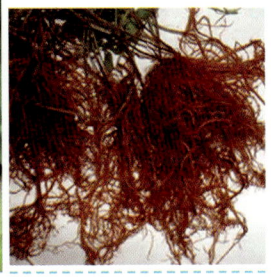

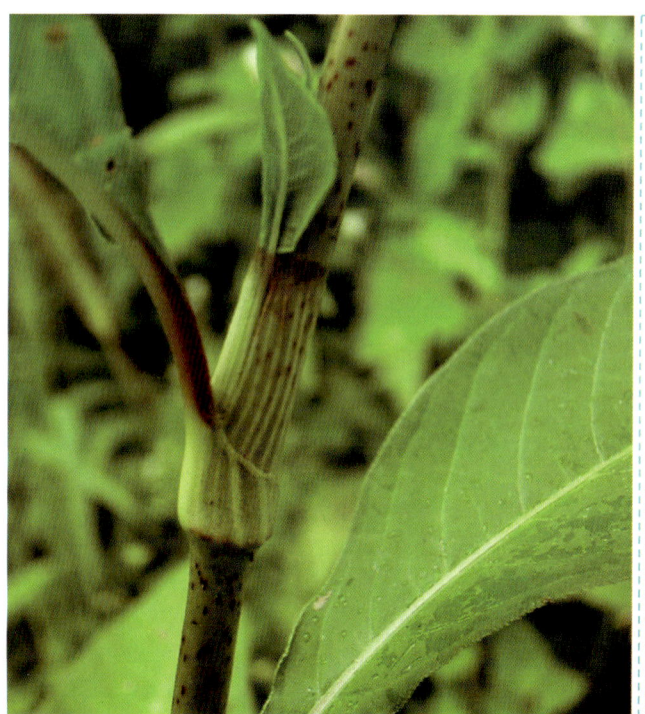

쪽
여뀌과

【효능】독충에 물렸을 때 · 해열 · 해독 【약용 부분】종자, 잎 【채취 시기】종자는 9월, 잎은 7~8월
- p. 357 참조

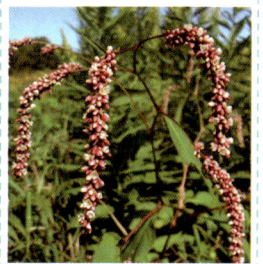

부처꽃
부처꽃과

【효능】하리(이질) 【약용 부분】전부 【채취 시기】여름~가을
- p. 358 참조

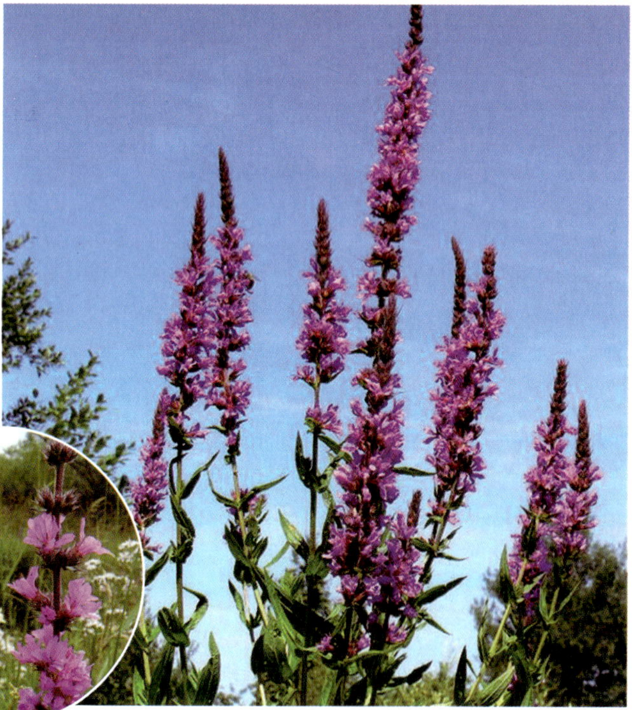

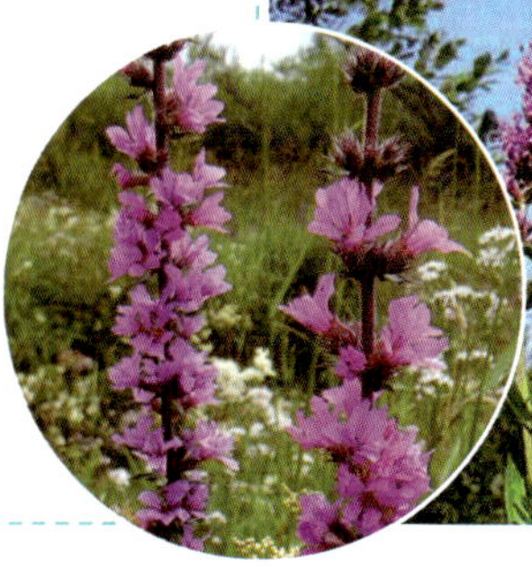

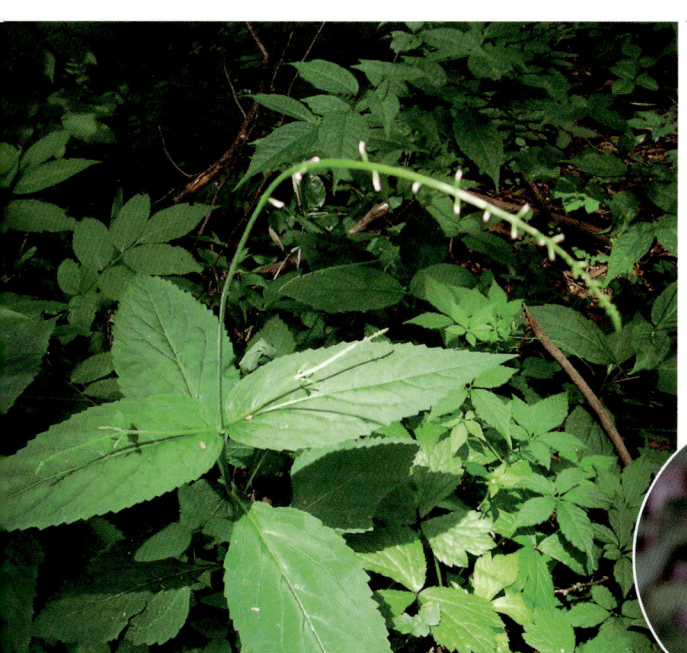

파리풀
파리풀과

【효능】 옴·풀에 있는 벌레에 물렸을 때 【약용 부분】 뿌리, 줄기, 잎 【채취 시기】 여름

• p. 359 참조

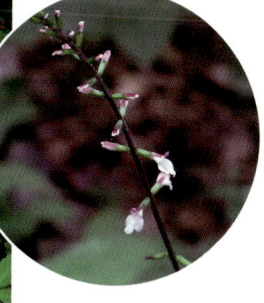

파
백합과

【효능】 감기·두통·해열 【약용 부분】 줄기 【채취 시기】 필요한 때

• p. 360 참조

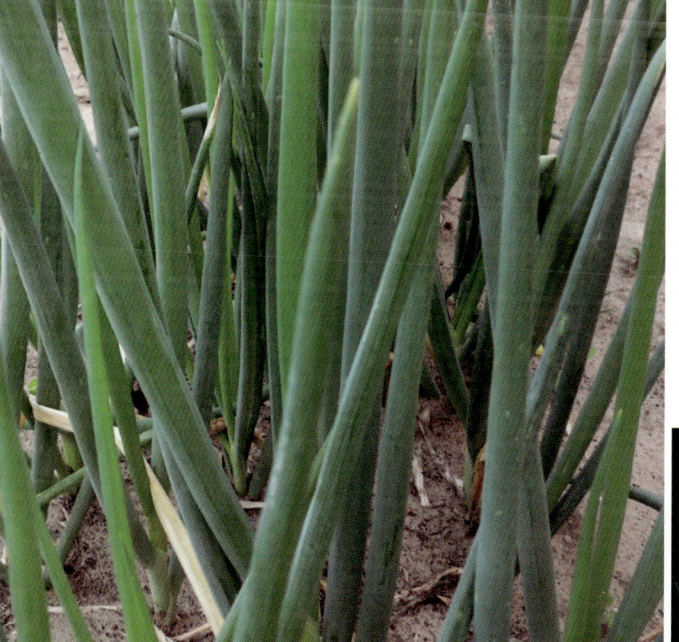

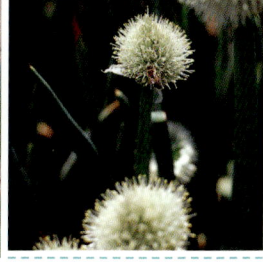

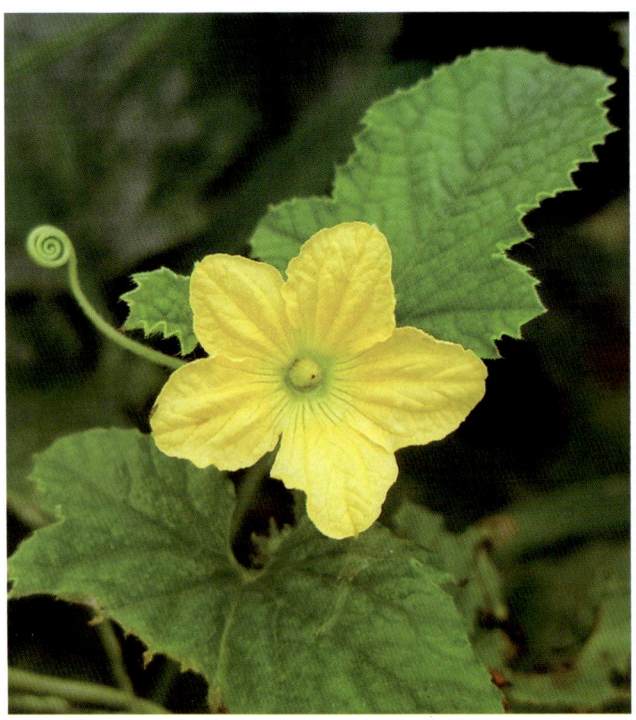

참외
박과

【효능】 설사제 · 구토촉진 【약용 부분】 생열매의 꼭지 【채취 시기】 6~7월
• p. 361 참조

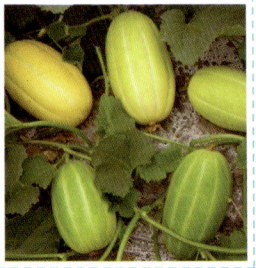

염주
벼과

【효능】 류머티즘 · 신경통 · 어깨가 뻐근할 때 【약용 부분】 뿌리, 종자 【채취 시기】 9~10월
• p. 361 참조

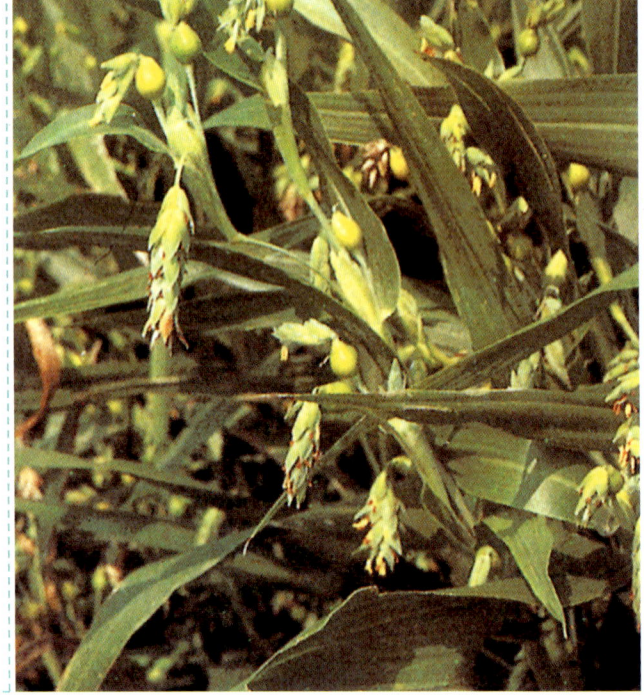

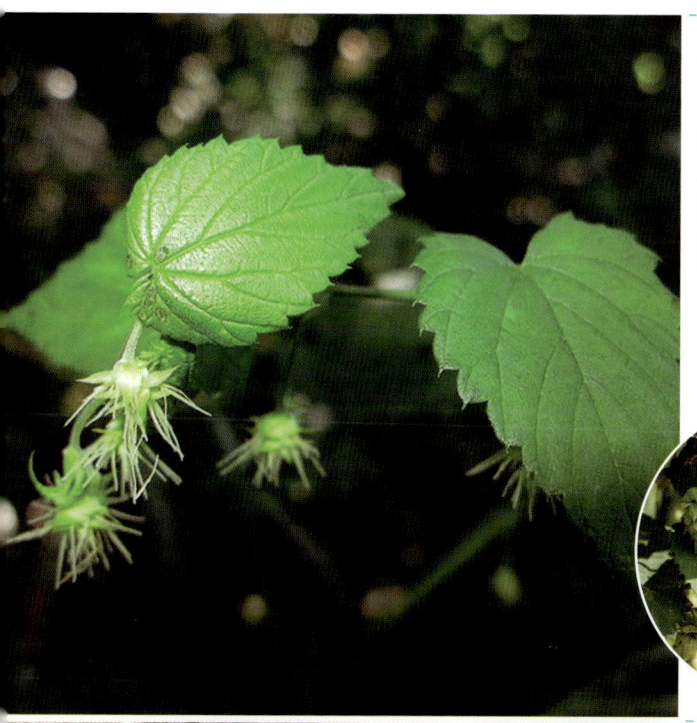

호프
뽕나무과

【효능】 건위(위를 튼튼하게 함)·진정·이뇨 【약용 부분】 선체, 구과(열매) 【채취 시기】 8~9월
- p. 362 참조

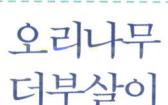

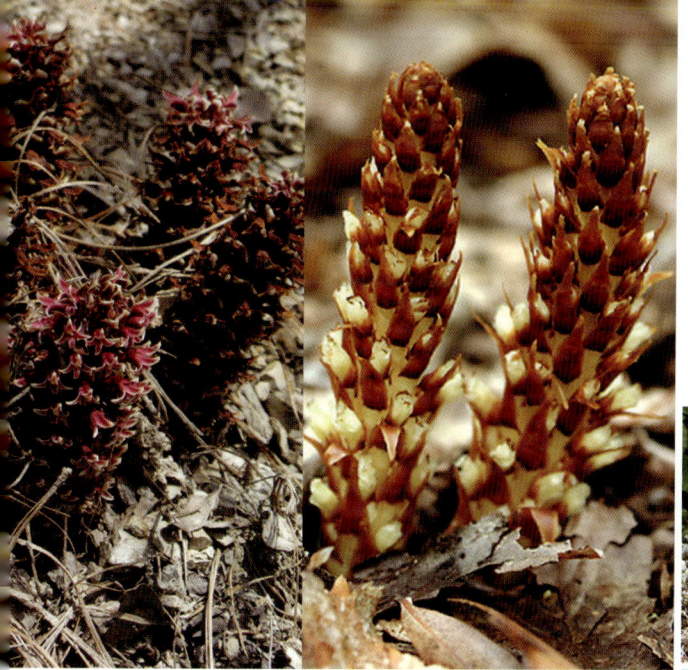

오리나무더부살이
초종용과

【효능】 강장·정력을 좋게 함 【약용 부분】 전부 【채취 시기】 8~9월
- p. 363 참조

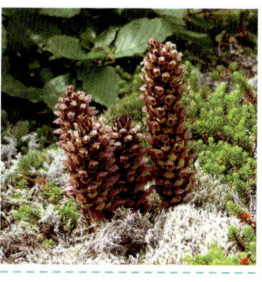

가회톱
포도과

【효능】 해열·해독·소염·진통 **【약용 부분】** 뿌리 **【채취 시기】** 봄이나 가을

- p. 364 참조

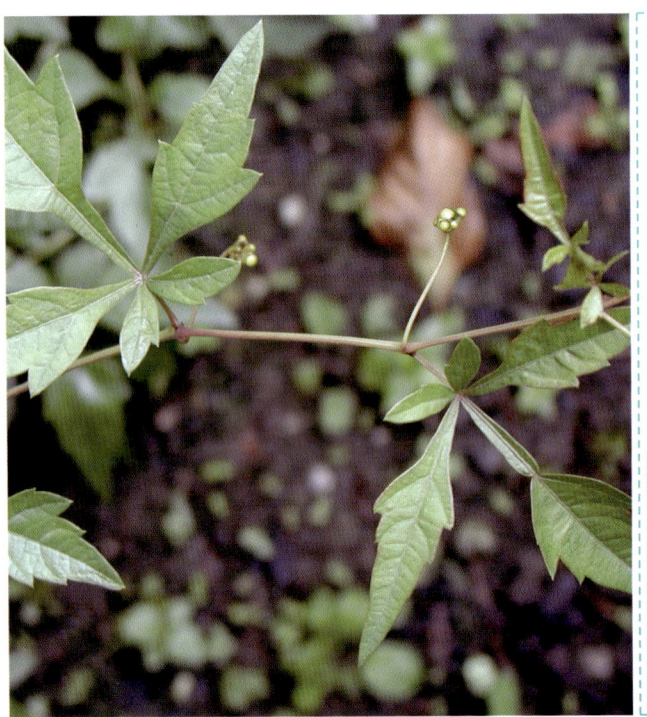

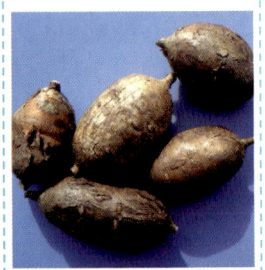

오이
박과

【효능】 더위 먹었을 때·이뇨·화상 **【약용 부분】** 열매, 줄기에서 얻은 액즙 **【채취 시기】** 여름~가을

- p. 365 참조

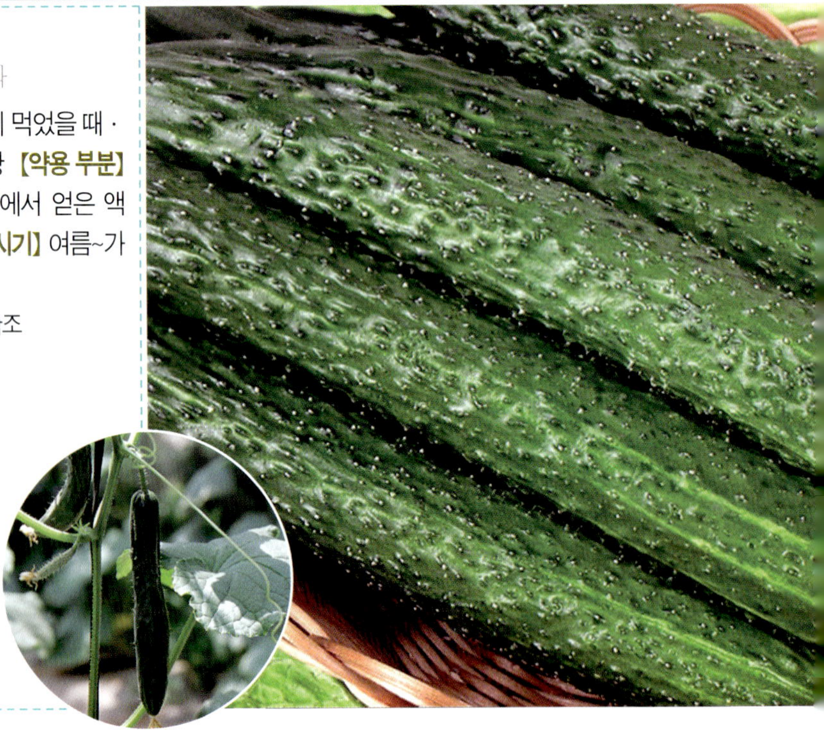

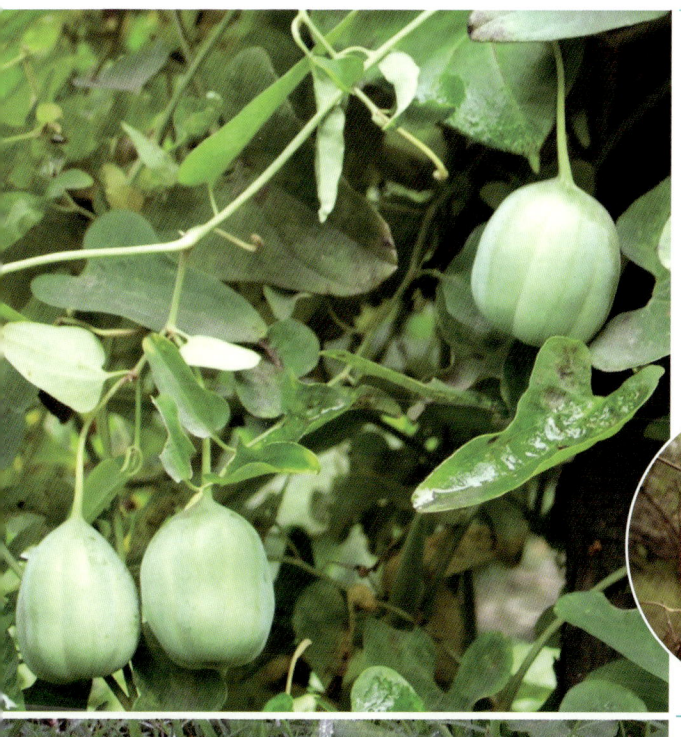

쥐방울덩굴
쥐방울덩굴과

【효능】 해독(뿌리)·거담(열매) 【약용 부분】 뿌리, 열매 【채취 시기】 뿌리는 땅 위의 부분이 시들은 가을, 열매는 그 전

• p. 366 참조

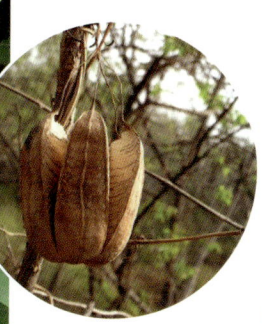

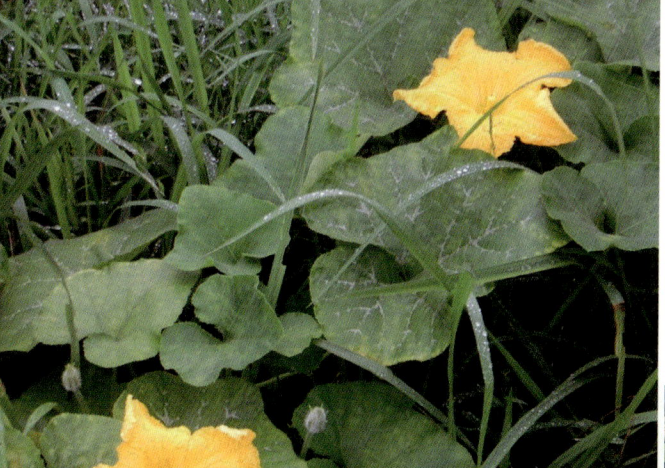

호박
박과

【효능】 촌충 구제·종기·부스럼 【약용 부분】 종자, 꼭지 【채취 시기】 가을

• p. 367 참조

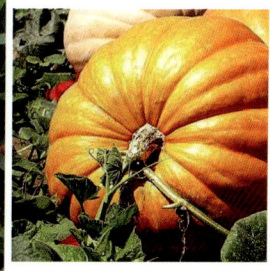

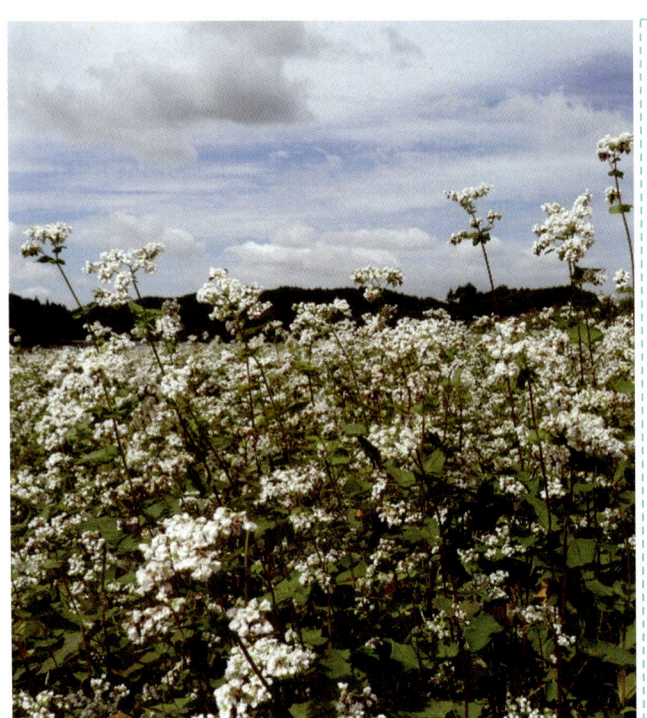

메밀
여뀌과

【효능】 종기 · 부스럼 · 세탁 · 세발 【약용 부분】 종자(메밀가루), 줄기 잎 【채취 시기】 줄기 잎은 수확 때에
- p. 368 참조

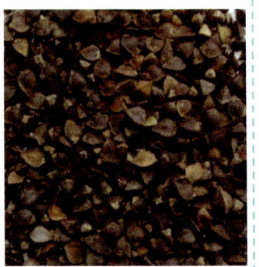

수송나물
명아주과

【효능】 혈압이 높은 사람의 산나물(山菜) 재료에 이용 【약용 부분】 전부 【채취 시기】 봄~여름
- p. 369 참조

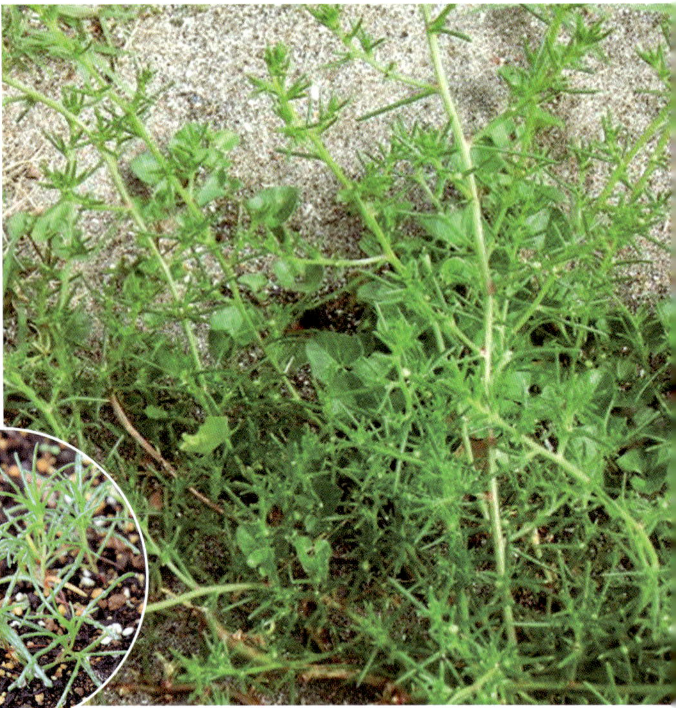

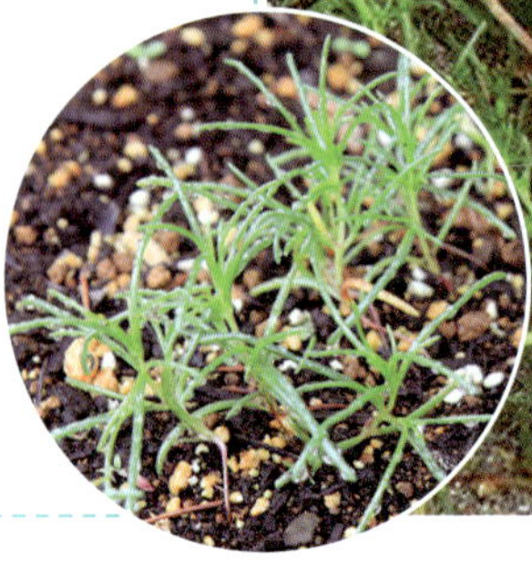

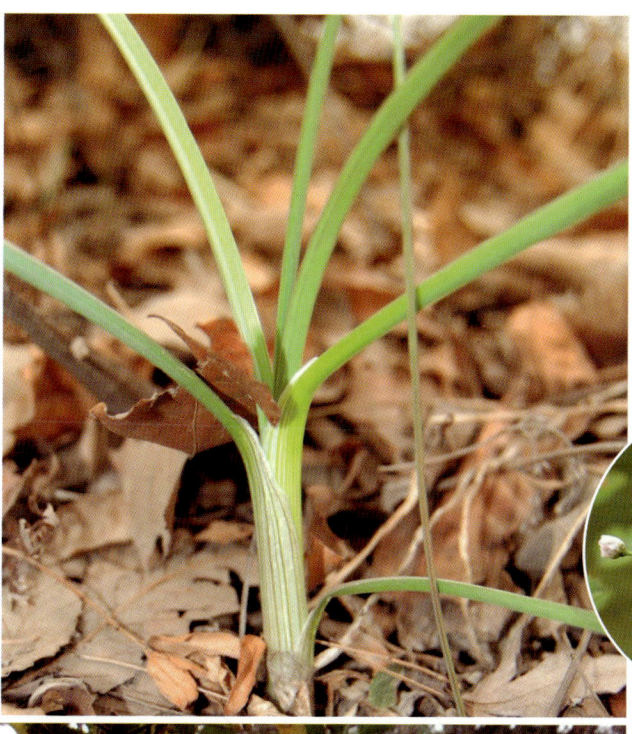

달래
백합과

【효능】 독충에게 물려 종기·부스럼 등이 날 때
【약용 부분】 비늘 줄기
【채취 시기】 4~6월
• p. 370 참조

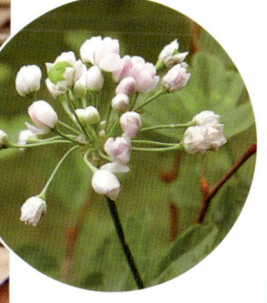

사철나무
화살나무과

【효능】 이뇨·월경불순
【약용 부분】 나무껍질
【채취 시기】 가을부터 겨울까지
• p. 371 참조

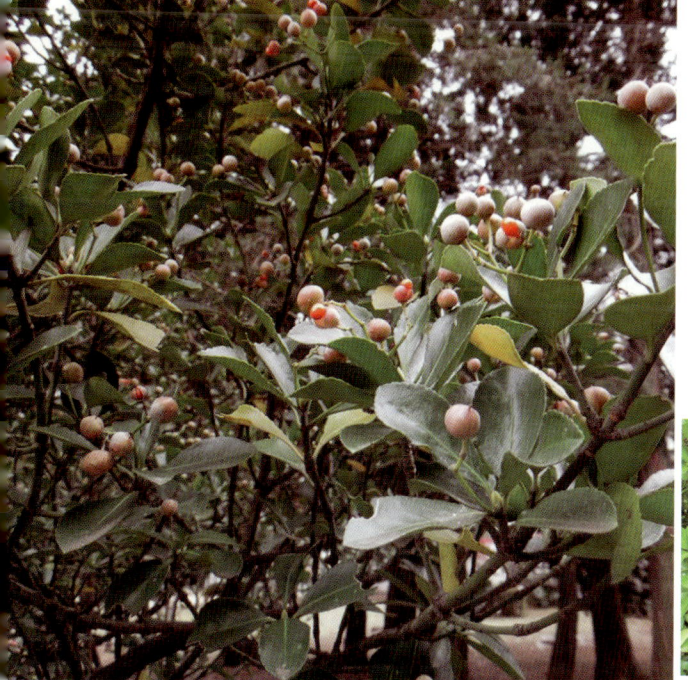

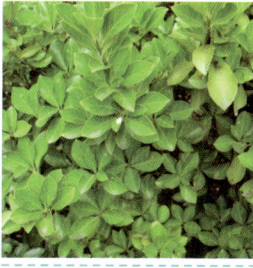

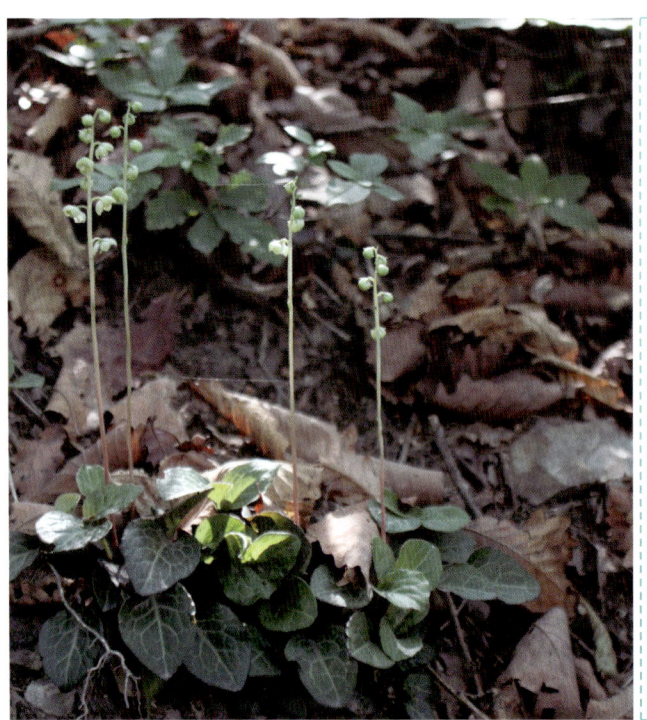

노루발풀
노루발풀과

【효능】 이뇨 **【약용 부분】** 전부 **【채취 시기】** 8~9월
- p. 372 참조

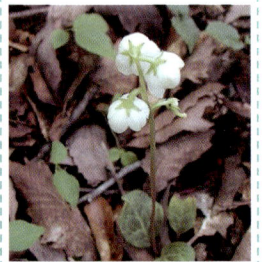

꽈리
가지과

【효능】 기침을 진정시킨다 · 해열 · 이뇨 **【약용 부분】** 뿌리 줄기, 줄기 잎 **【채취 시기】** 7~8월
- p. 373 참조

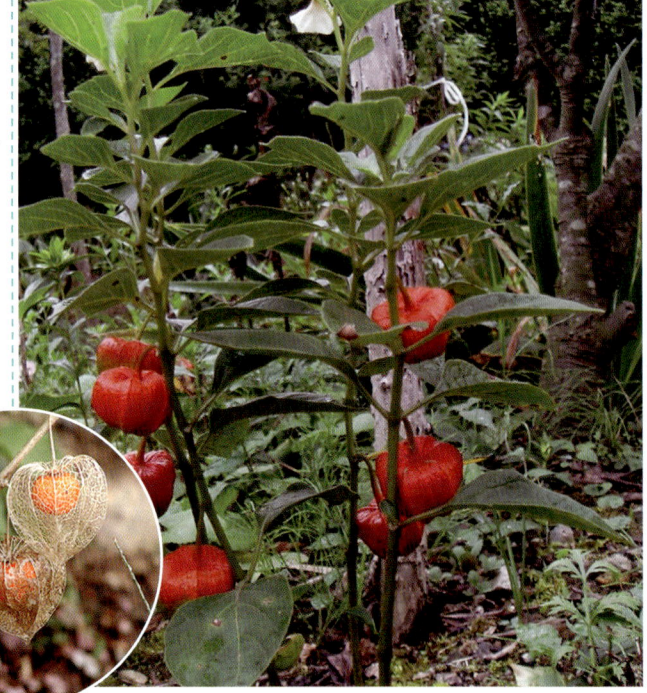
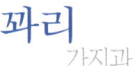

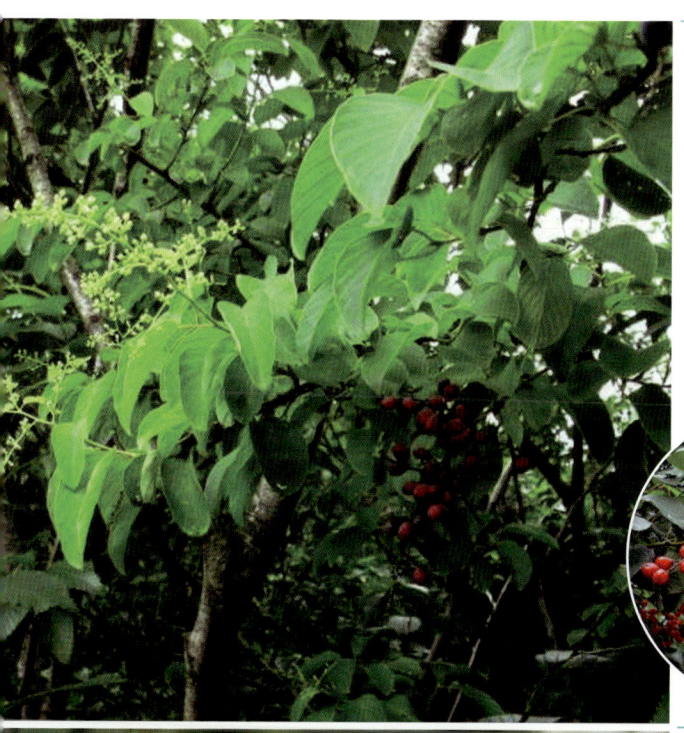

청사조
검은낙상홍과

【효능】 해열 · 해독 · 이뇨 · 류머티즘에 따른 요통 【약용 부분】 줄기, 잎 【채취 시기】 여름~가을

• p. 374 참조

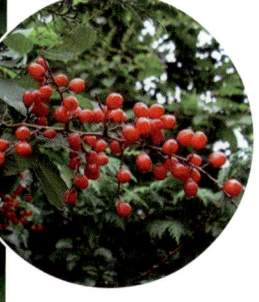

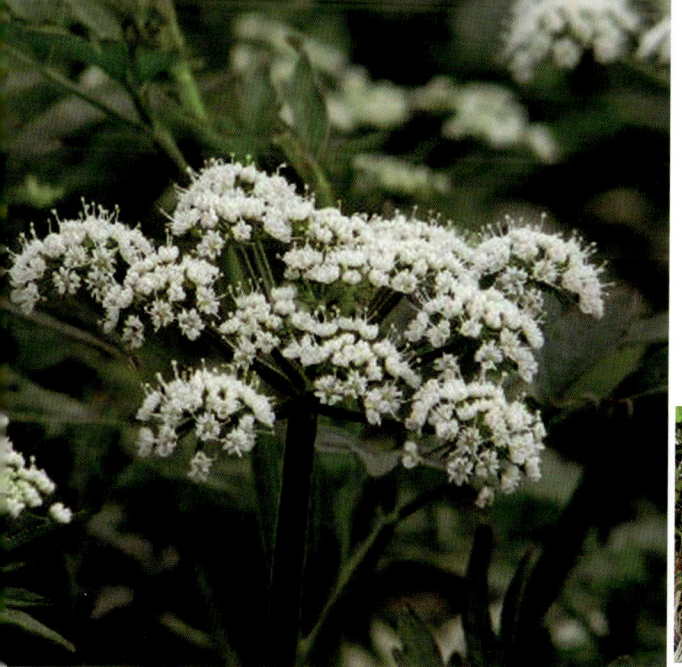

미나리
미나리과

【효능】 소아의 해열 · 신경통 · 류머티즘 【약용 부분】 줄기, 잎 【채취 시기】 봄~여름

• p. 375 참조

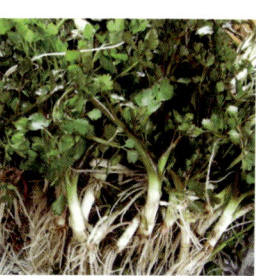

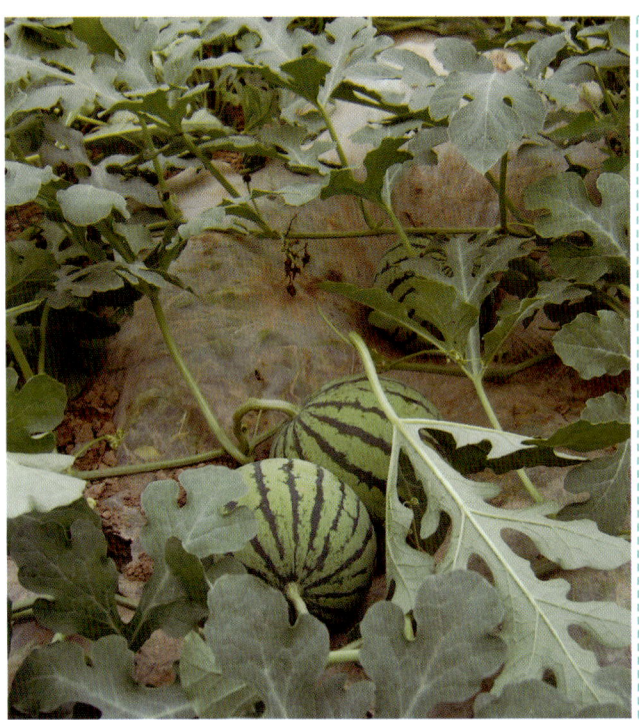

수박
박과

【효능】 신장의 부종·이뇨 【약용 부분】 열매 【채취 시기】 여름

• p. 376참조

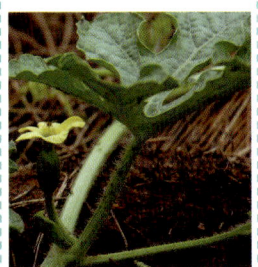

파초
파초

【효능】 이뇨·해열·상처의 지혈 【약용 부분】 줄기잎, 뿌리 줄기 【채취 시기】 필요한 때 언제라도

• p. 377 참조

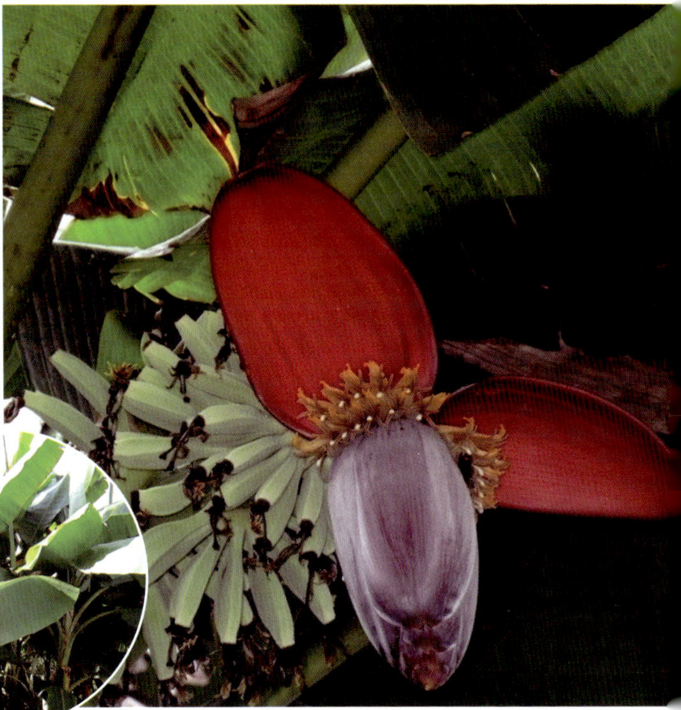

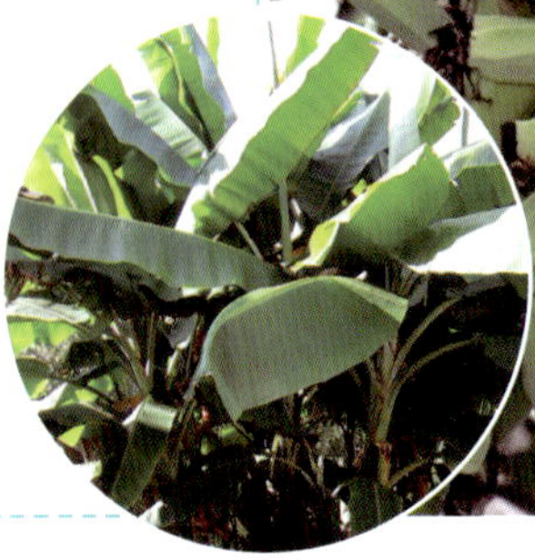

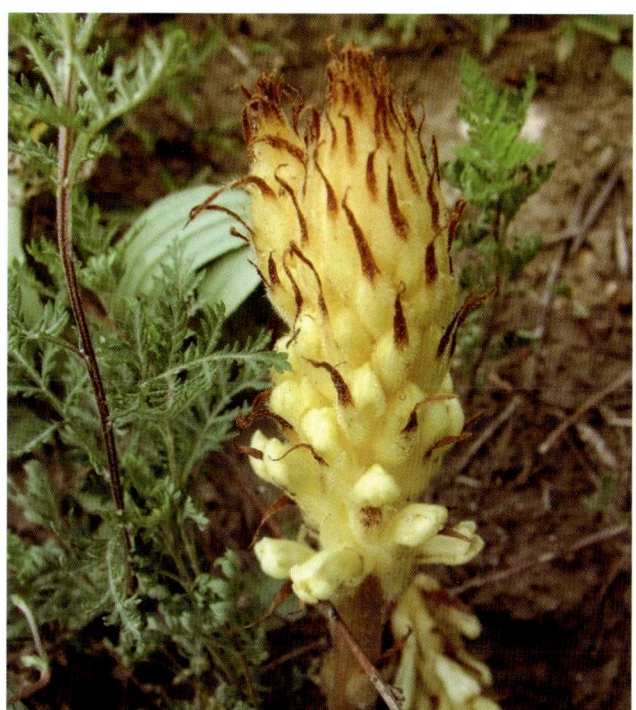

초종용
초종용과

【효능】강장 【약용 부분】전부 【채취 시기】꽃이 있는 5~7월
- p. 378 참조

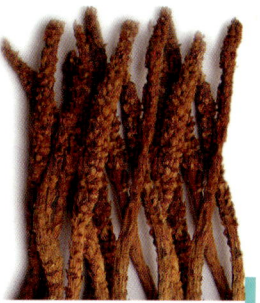

절국대
현삼과

【효능】이뇨·황달 【약용 부분】전부 【채취 시기】8~9월
- p. 379 참조

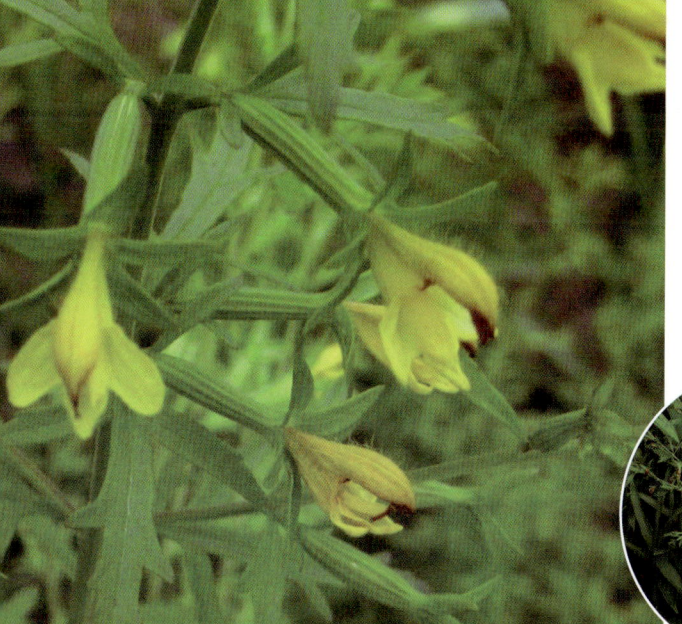

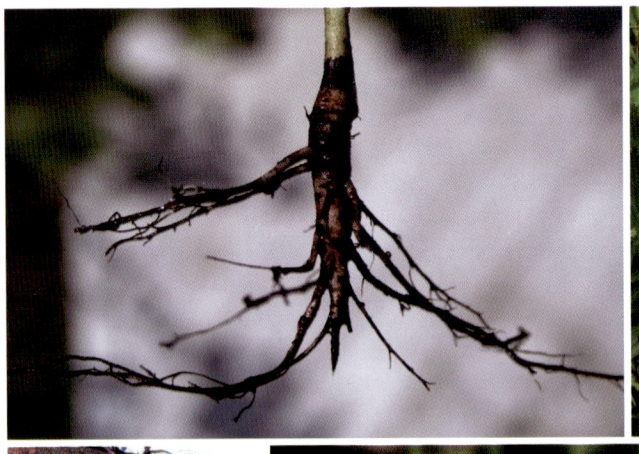
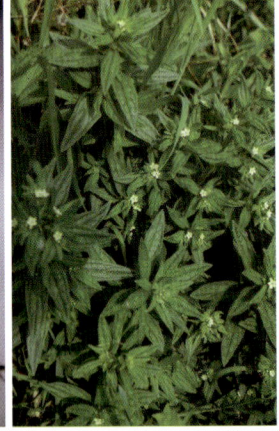
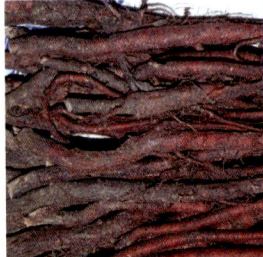
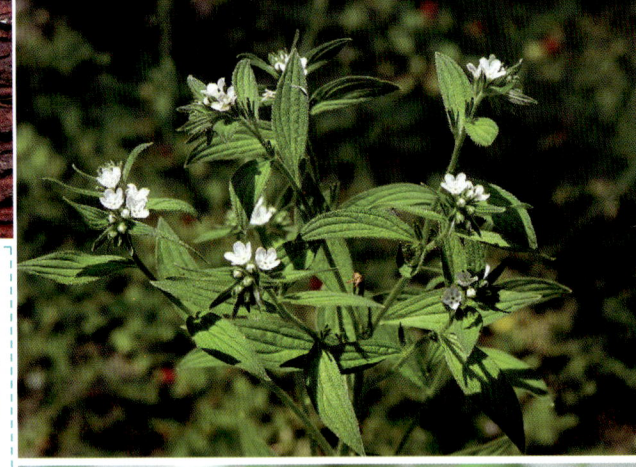

지치
지치과

【효능】 화상·치질·종기·부스럼 **【약용 부분】** 뿌리 **【채취 시기】** 10월

- p. 380 참조

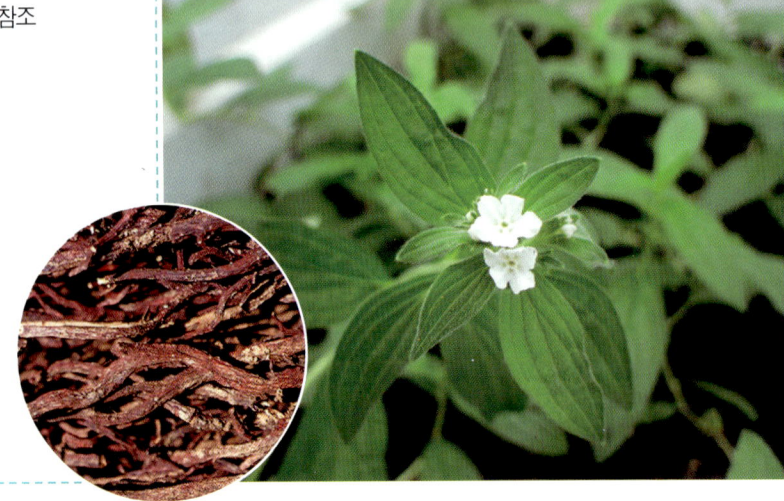

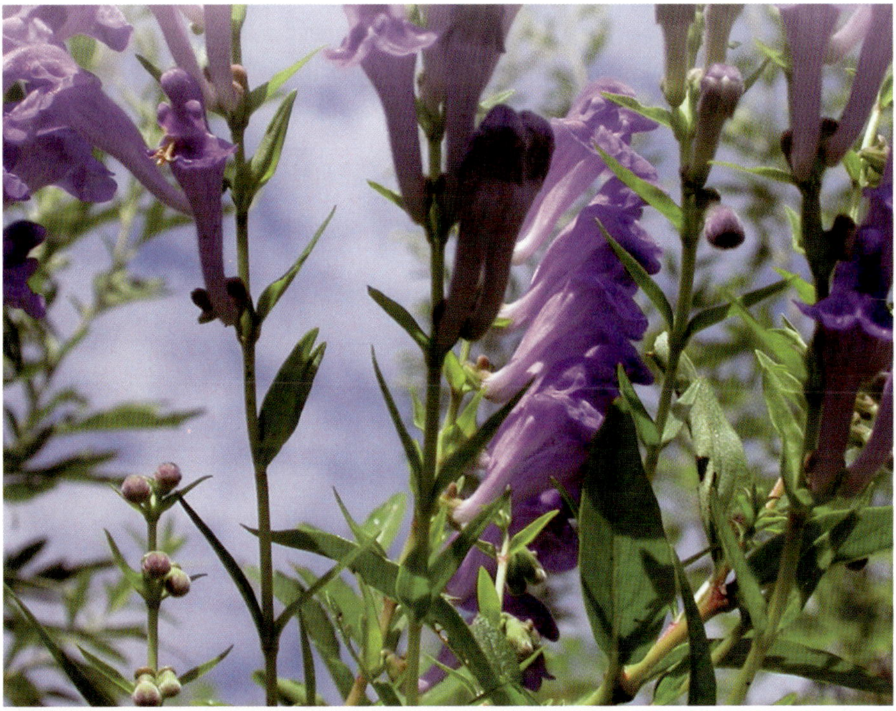

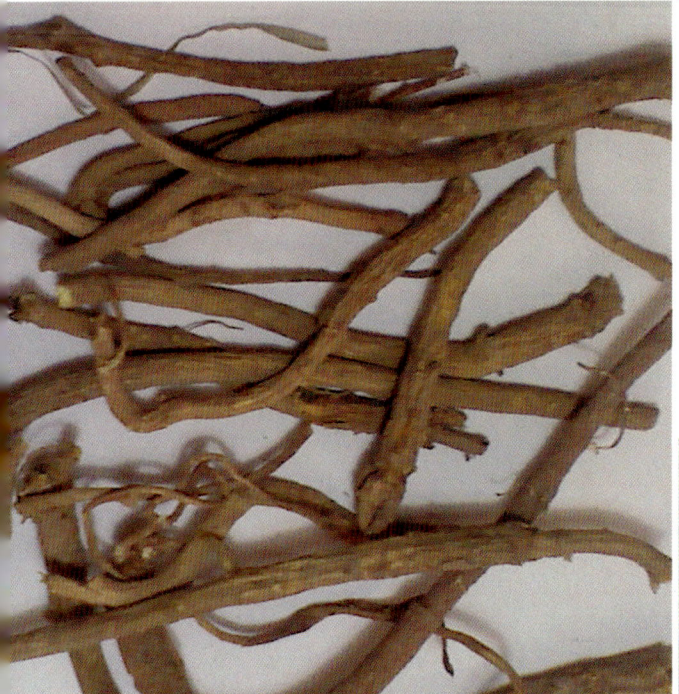

황금
소엽, 차조기과

【효능】 기침 · 코피 · 한방 처방에 **【약용 부분】** 뿌리 **【채취 시기】** 가을이 끝나갈 즈음 줄기 잎이 마를 때
- p. 381 참조

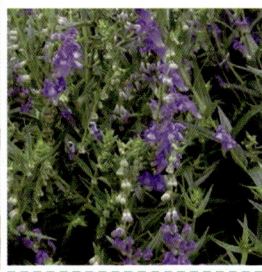

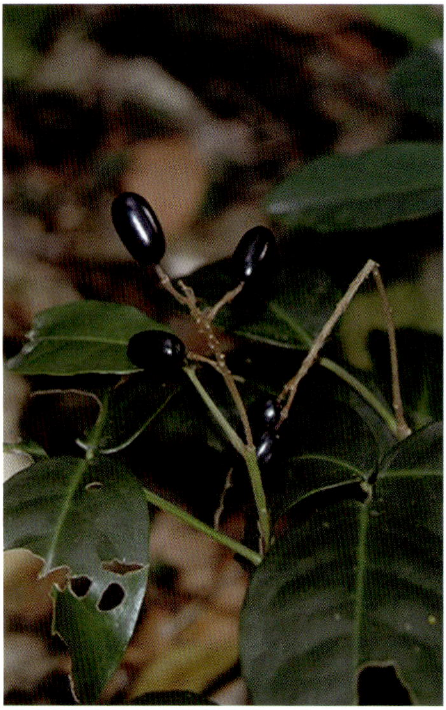

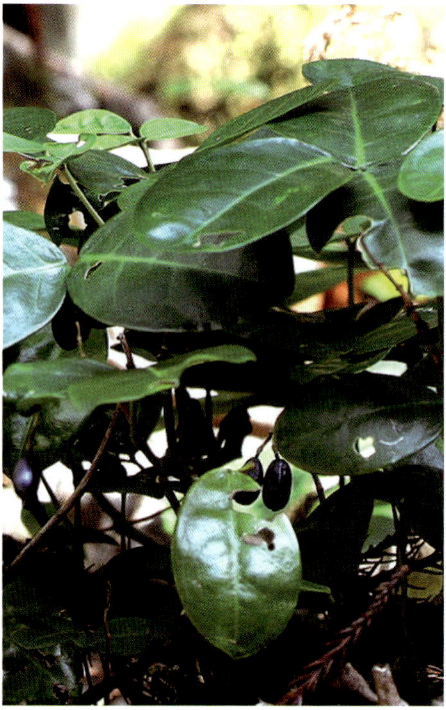

만년콩
콩과

【효능】 목이 아픈 데 【약용 부분】 뿌리 【채취 시기】 8~9월

• p. 382 참조

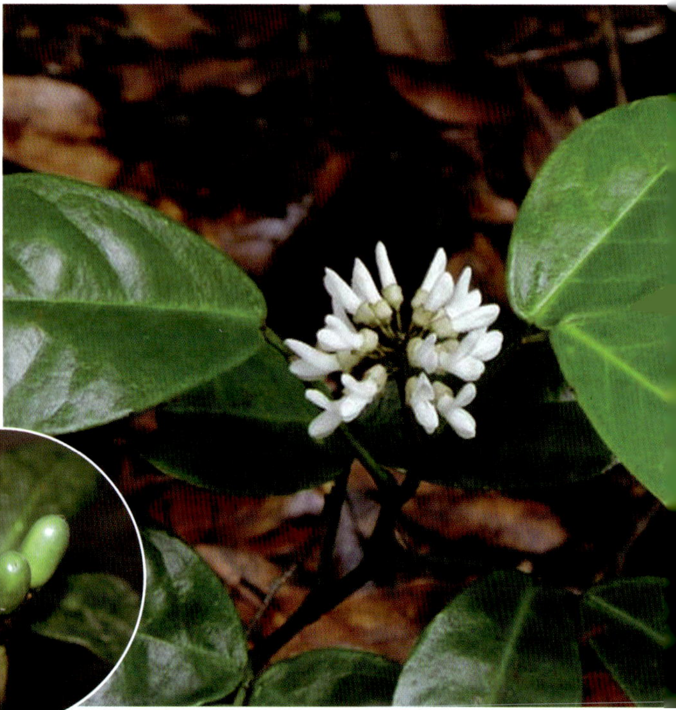

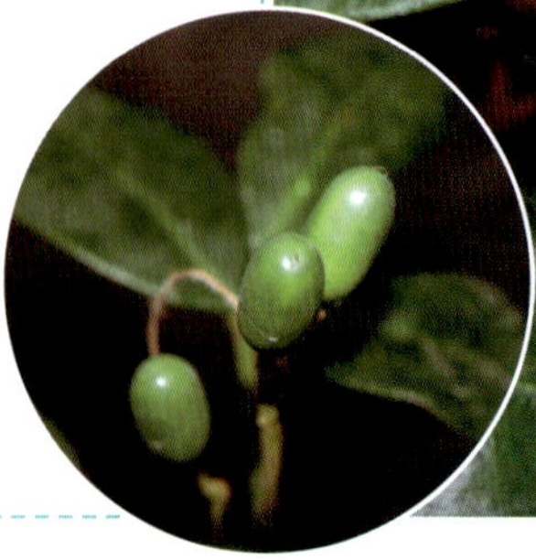

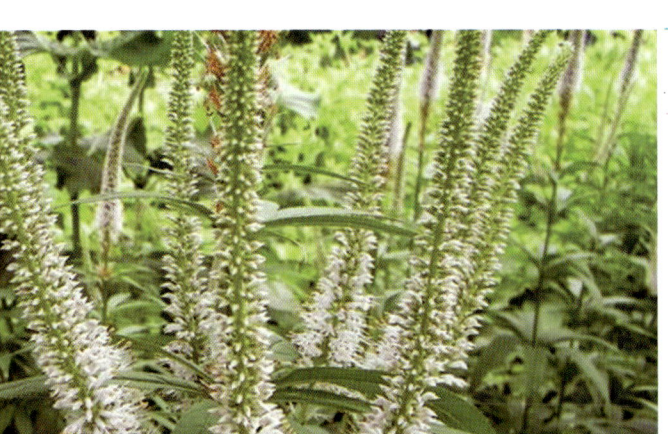

흰털냉초
현삼과

【효능】 류머티스·관절염·이뇨 【약용 부분】 뿌리 줄기 【채취 시기】 7~8월
• p. 383 참조

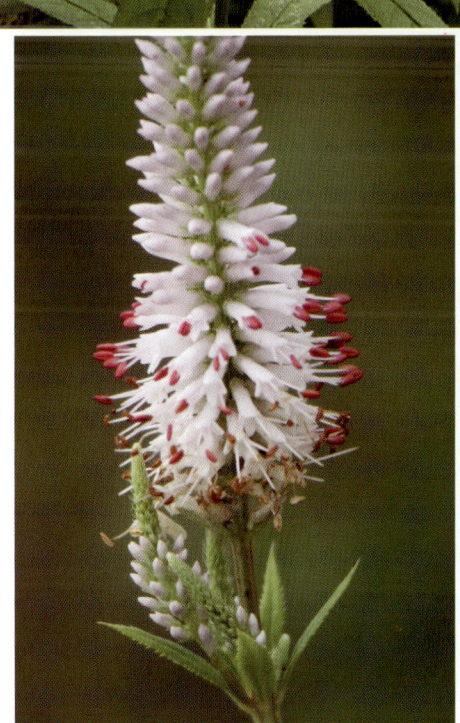

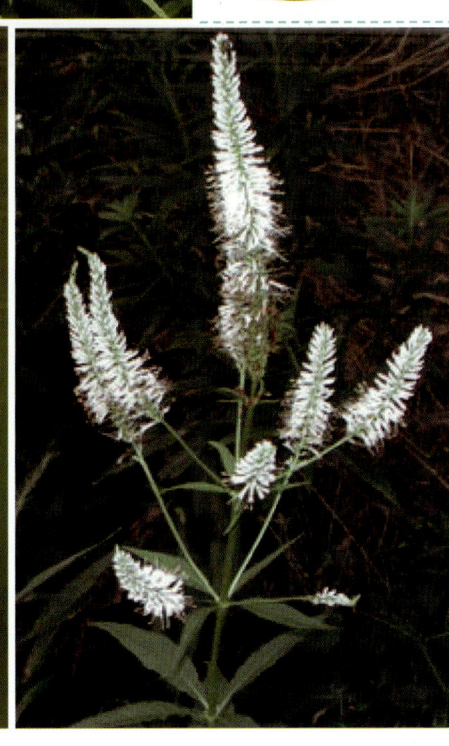

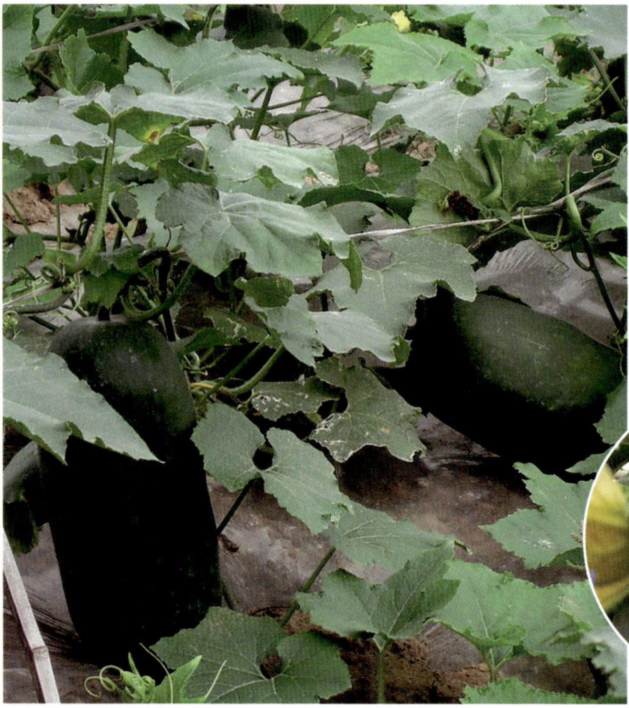

동아
박과

【효능】 소염 · 이뇨 · 완하(緩下) **【약용 부분】** 종자 **【채취 시기】** 8~9월
(p. 384 참조)

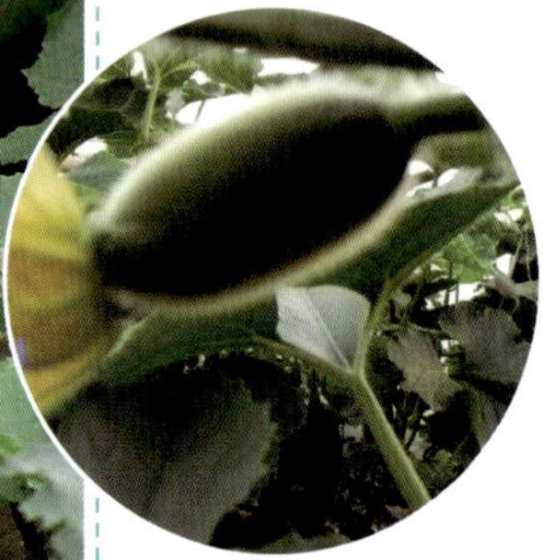

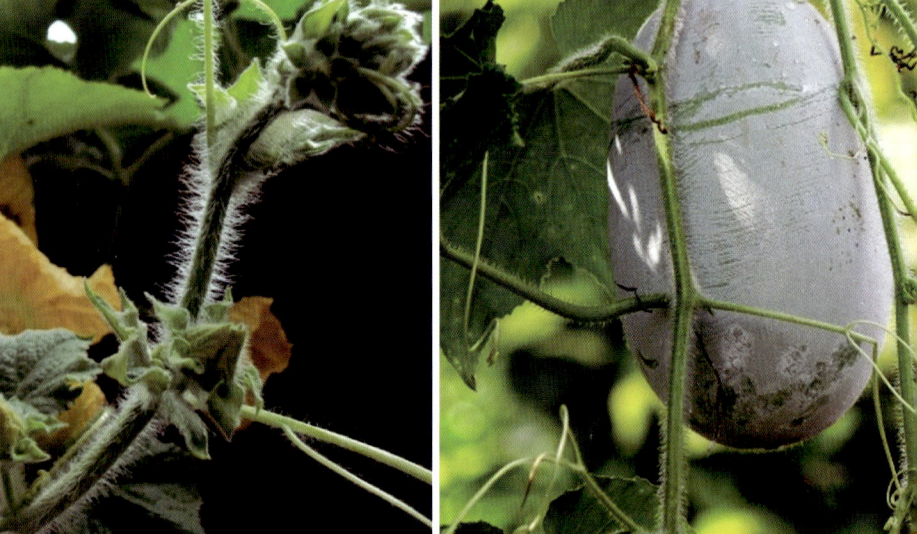

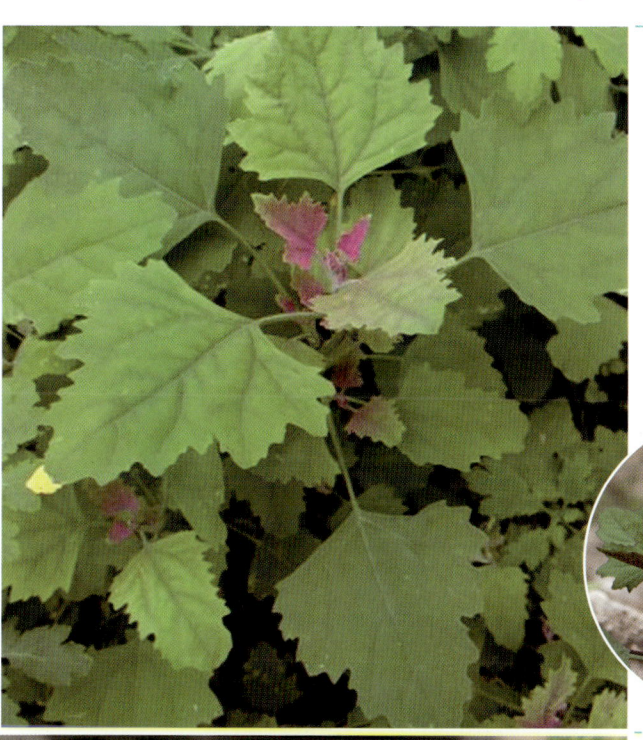

명아주
명아주과

【효능】충치·벌레에 물렸을 때 【약용 부분】잎 【채취 시기】봄부터 초가을까지

- p. 385 참조

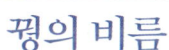

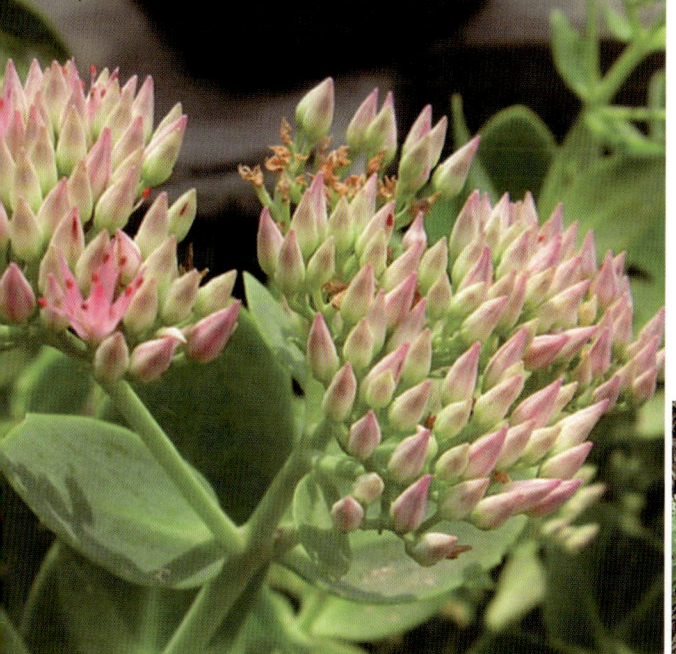

쩡의 비름
명아주과

【효능】종기·부스럼 【약용 부분】잎 【채취 시기】여름~가을

- p. 386 참조

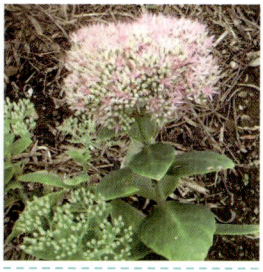

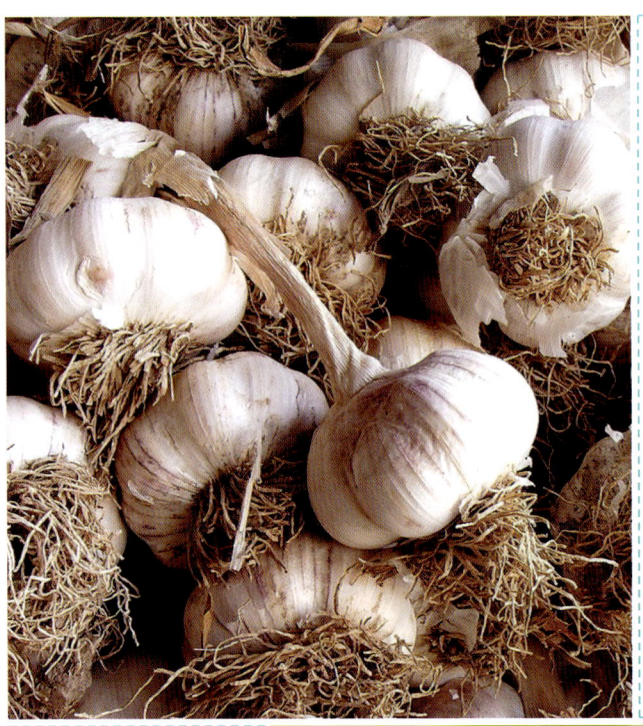

마늘
백합과

【효능】 피로회복 · 건위 (위를 튼튼하게) · 정장(整腸) · 발한 · 냉증 【약용 부분】 비늘 줄기 【채취 시기】 9~10월
- p. 387 참조

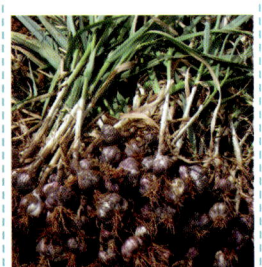

봉선화
물봉선과

【효능】 감기 · 종기 · 부스럼 · 고기 · 생선 등의 중독에 정장(整腸) · 발한 · 냉증 【약용 부분】 전부 【채취 시기】 여름~가을
- p. 388 참조

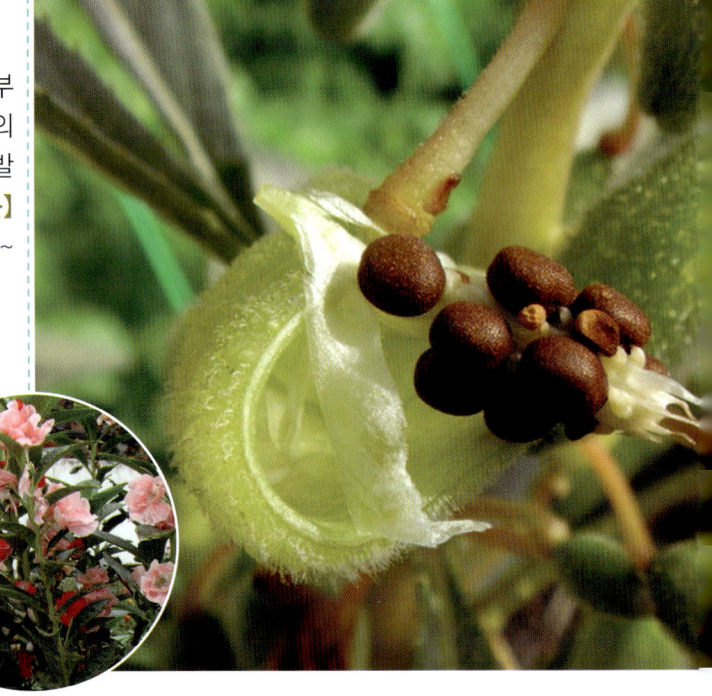

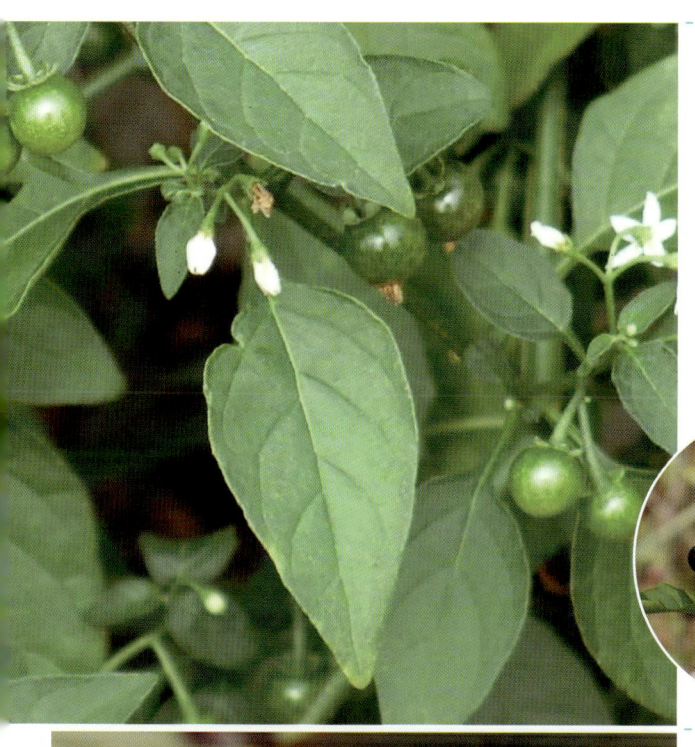

개꽈리
가지과

【효능】 해열, 이뇨·종기·부스럼 【약용 부분】 전부 【채취 시기】 8~9월
- p. 389 참조

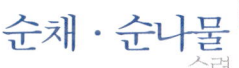

순채·순나물
수련

【효능】 이뇨·해열·종기·부스럼 【약용 부분】 줄기, 잎 【채취 시기】 5~7월
- p. 390 참조

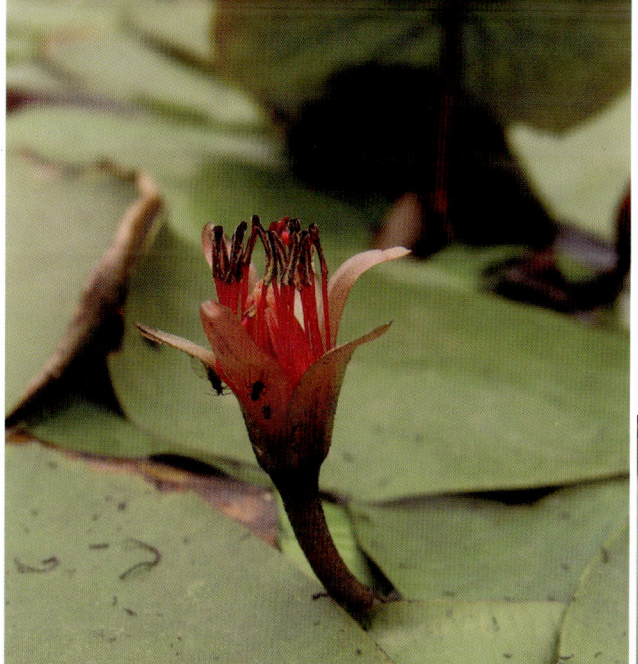

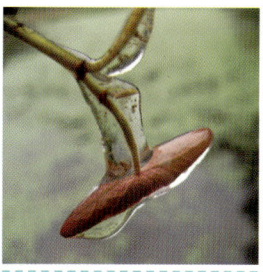

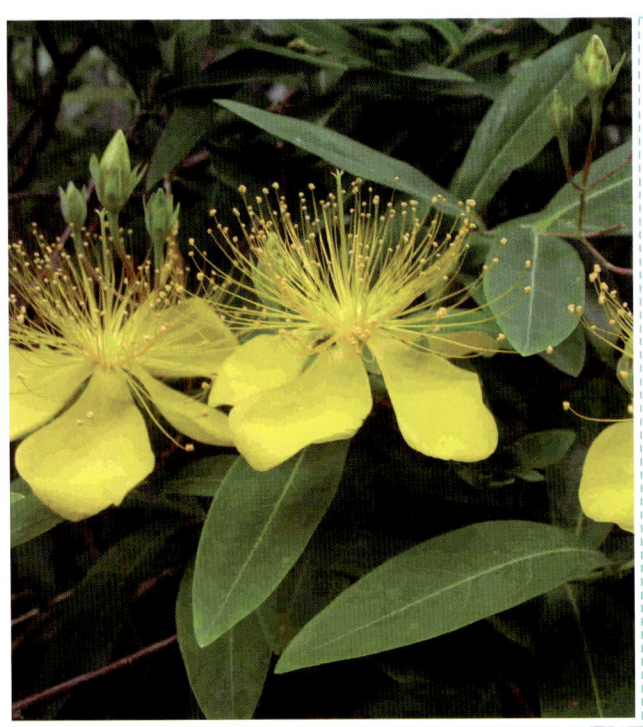

고추나물
고추나물과

【효능】 지혈 · 월경 불순 · 진통 · 종기 · 부스럼 【약용 부분】 전부 【채취 시기】 6~8월

• p. 391 참조

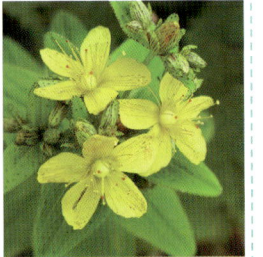

마디풀
여뀌과

【효능】 이뇨 · 해열 【약용 부분】 전부 【채취 시기】 여름

• p. 391 참조

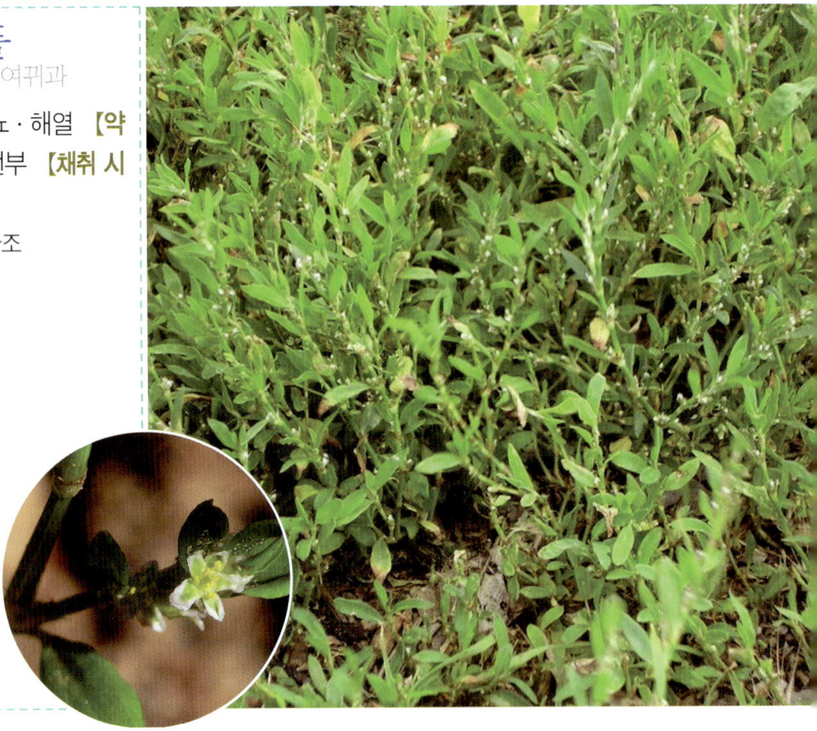

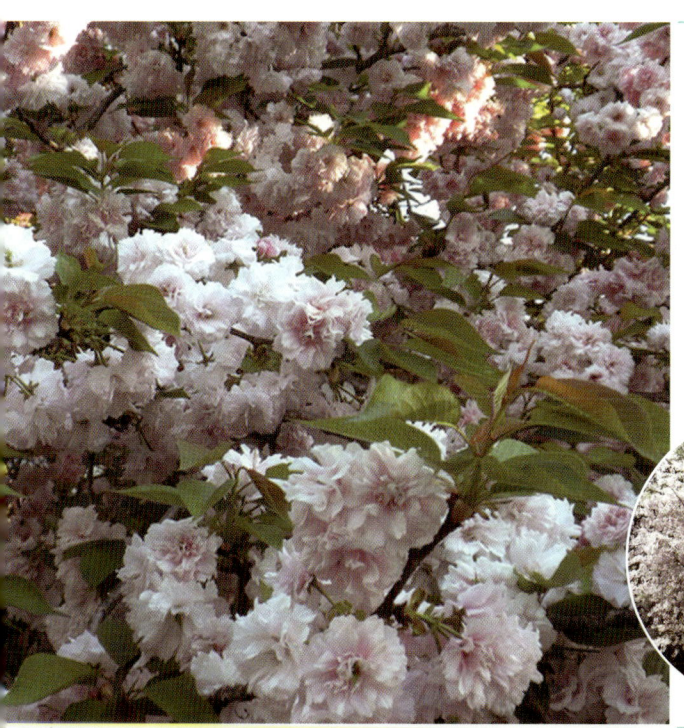

귀룽나무
장미과

【효능】 복통·감기·땀띠 【약용 부분】 나무 껍질, 잎 【채취 시기】 여름

• p. 392 참조

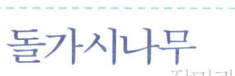

돌가시나무
장미과

【효능】 이뇨·설사제(하제)·부스럼·여드름·종기 【약용 부분】 햇열매 【채취 시기】 가을

• p. 393 참조

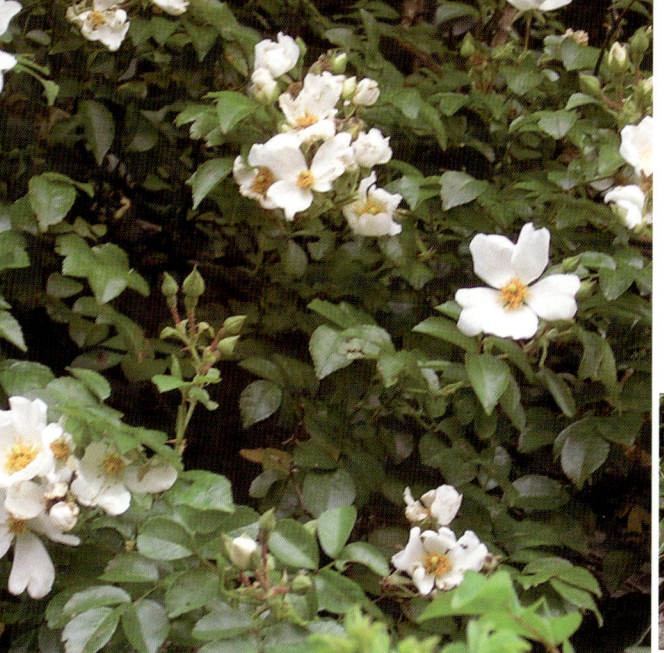

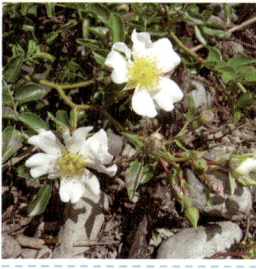

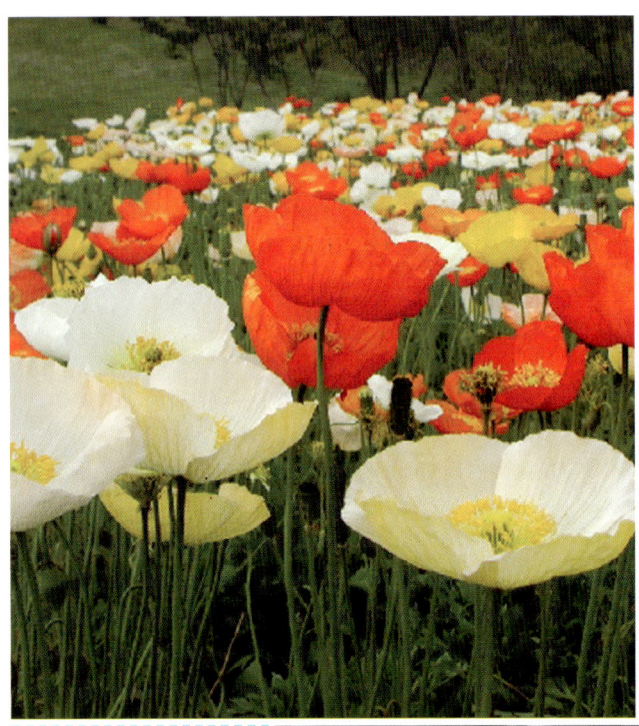

개양귀비
양귀비과

【효능】 기침을 멈추게 한다 【약용 부분】 꽃 【채취 시기】 5월의 개화기
- p. 394 참조

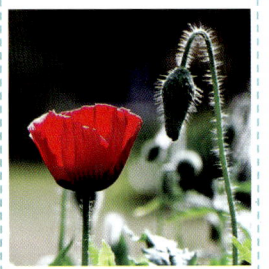

새삼·토사
메꽃과

【효능】 자양·강장 【약용 부분】 종자 【채취 시기】 10월
- p. 394 참조

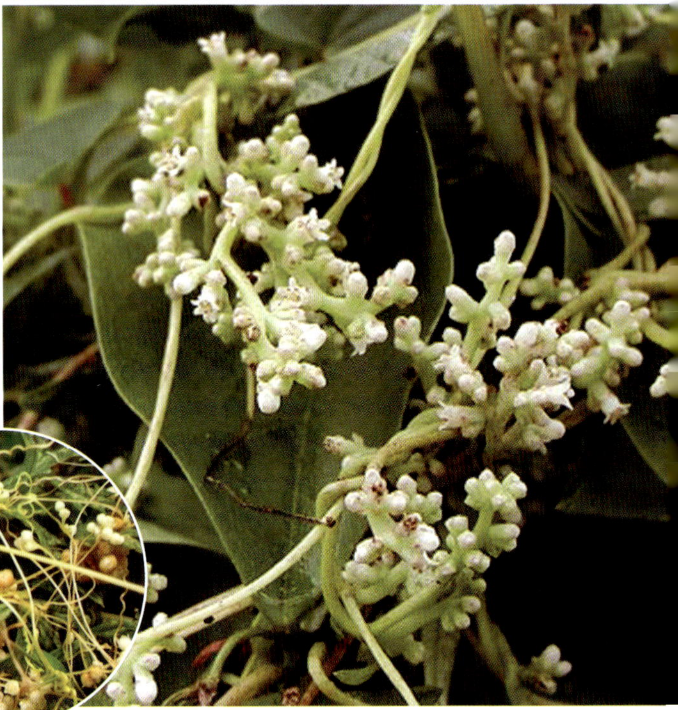

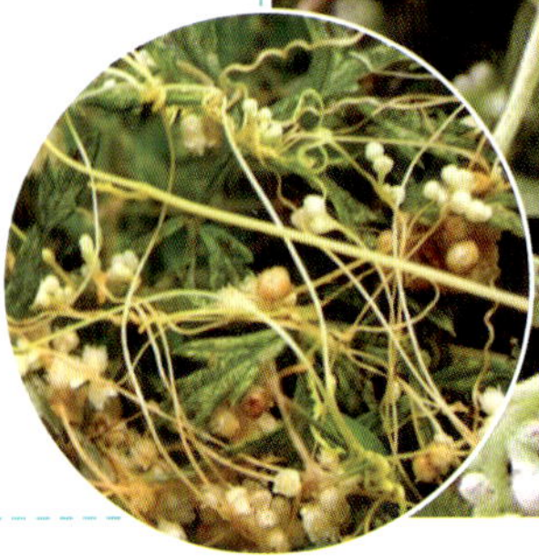

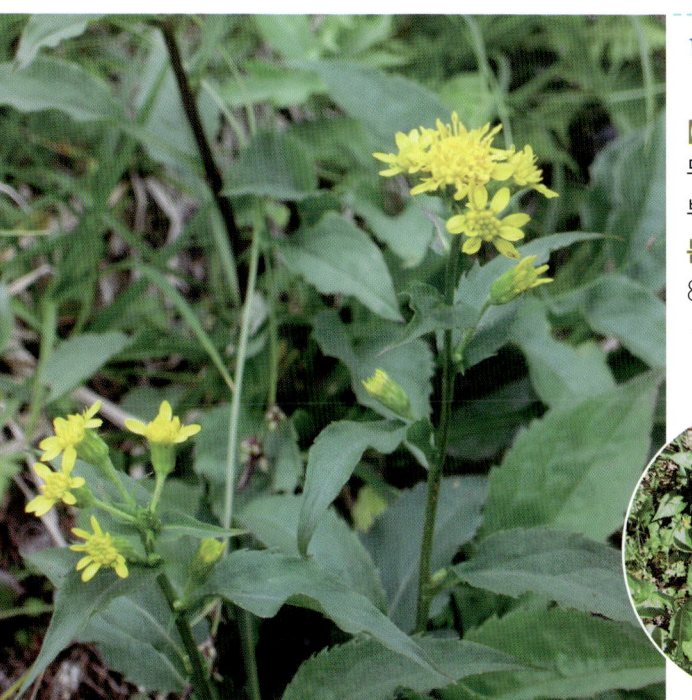

미역취
국화과

【효능】 감기 걸렸을 때의 두통·목에 나는 종기·부스럼의 해독 **【약용 부분】** 전부 **【채취 시기】** 8~10월

- p. 395 참조

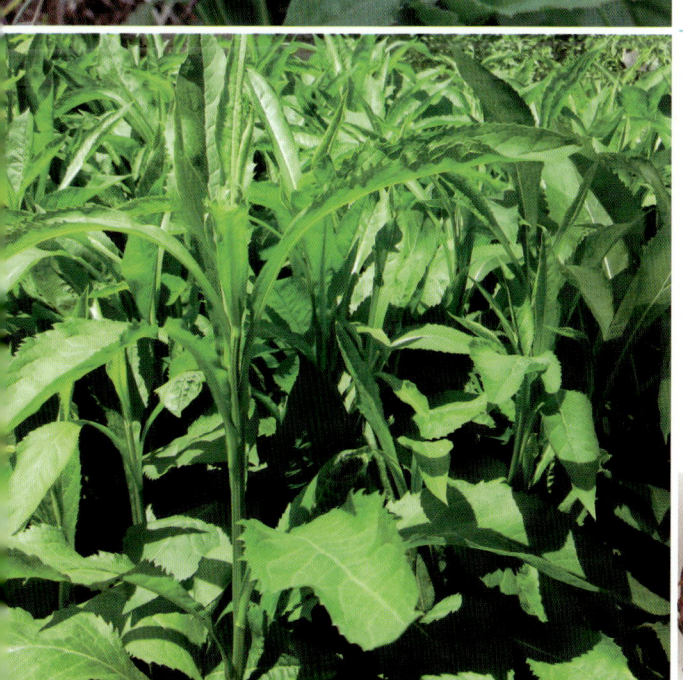

뎅알
국화과

【효능】 기침을 멈추게 한다 가래를 없앤다 **【약용 부분】** 뿌리 **【채취 시기】** 10~11월

- p. 396 참조

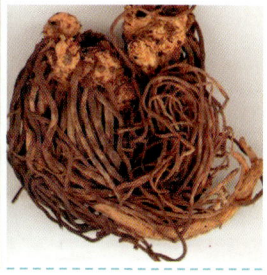

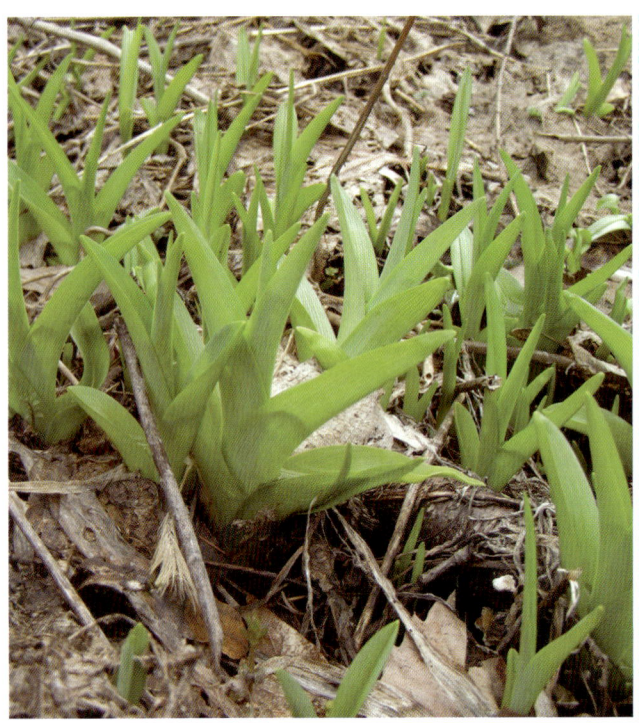

왕원추리
백합과

【효능】 해열(꽃봉우리)·이뇨·종기·부스럼(뿌리) 【약용 부분】 꽃봉우리, 뿌리 【채취 시기】 봉우리는 6~7월, 뿌리는 가을

- p. 397 참조

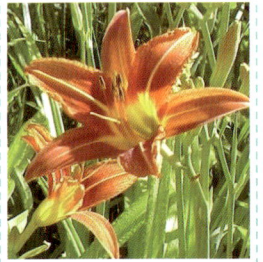

뱀무
장미과

【효능】 이뇨 【약용 부분】 전부 【채취 시기】 여름~가을

- p. 398 참조

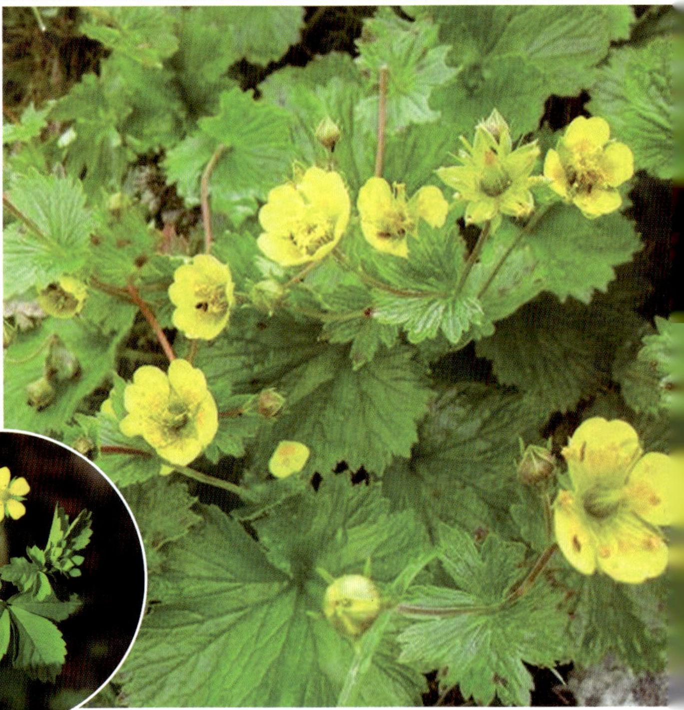

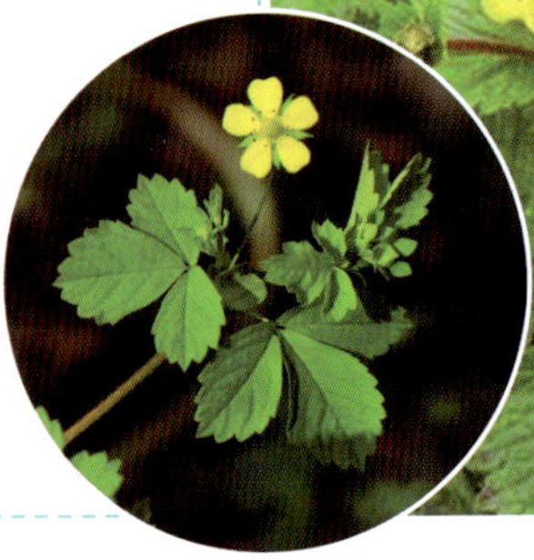

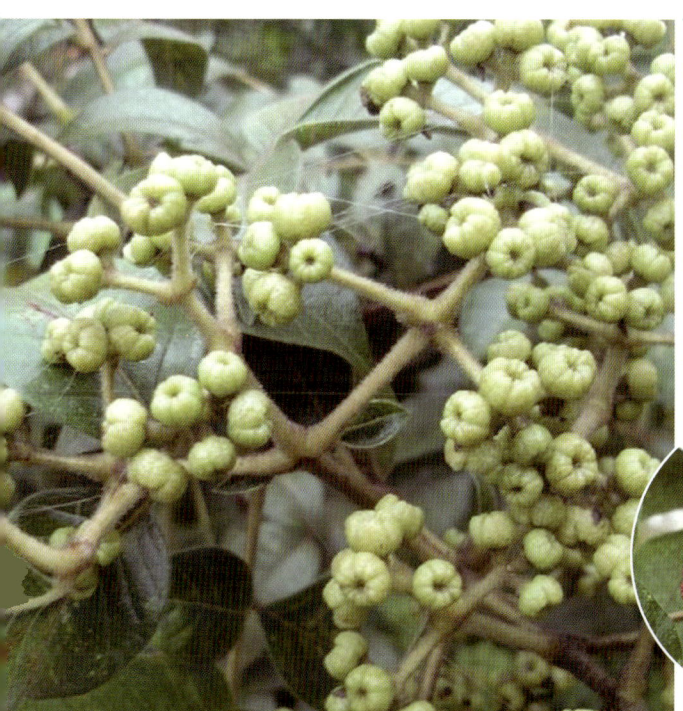

오수유
귤나무과

【효능】위를 튼튼하게
【약용 부분】열매 【채취 시기】11월
- p. 399 참조

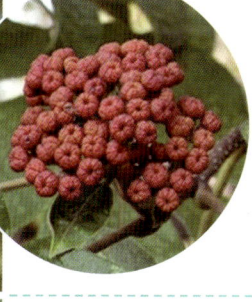

삼백초
양모밀과

【효능】이뇨·종기·부스럼 【약용 부분】전부
【채취 시기】7~8월
- p. 399 참조

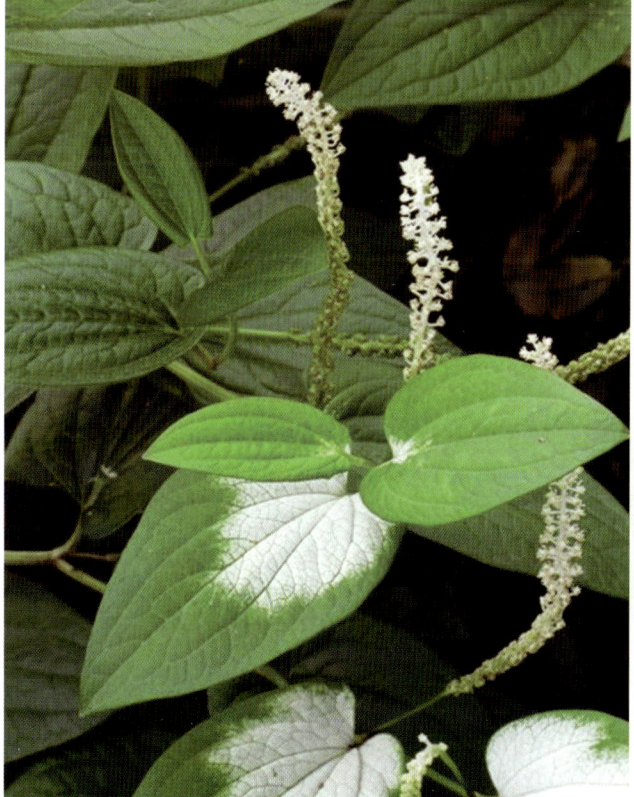

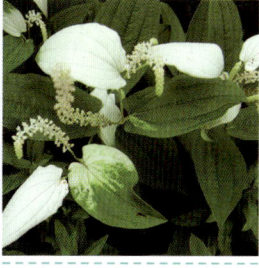

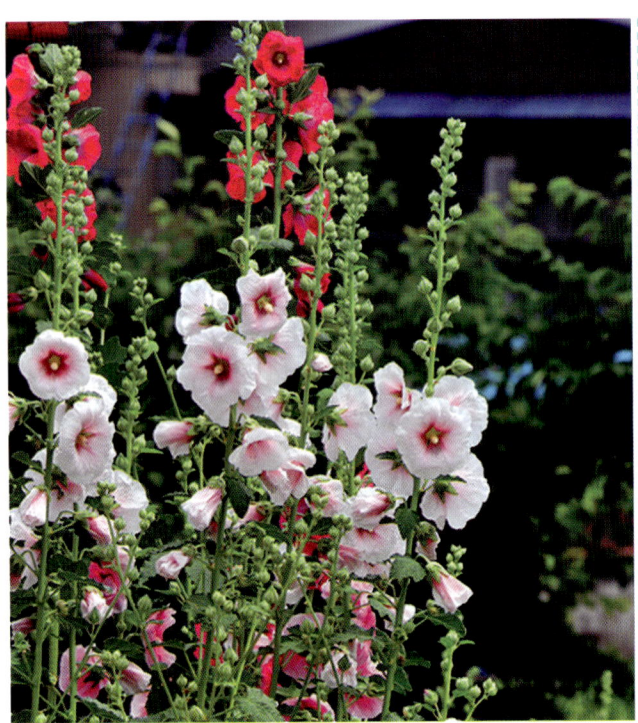

접시꽃
아욱과

【효능】 이뇨 【약용 부분】 꽃, 뿌리 【채취 시기】 여름부터 가을의 개화기

- p. 400 참조

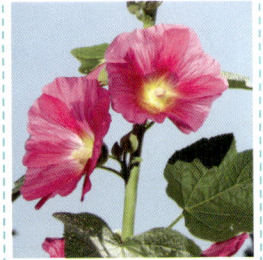

번행초
번행초과

【효능】 위염 【약용 부분】 전부 【채취 시기】 여름부터 가을에 꽃이 있는 시기

- p. 401 참조

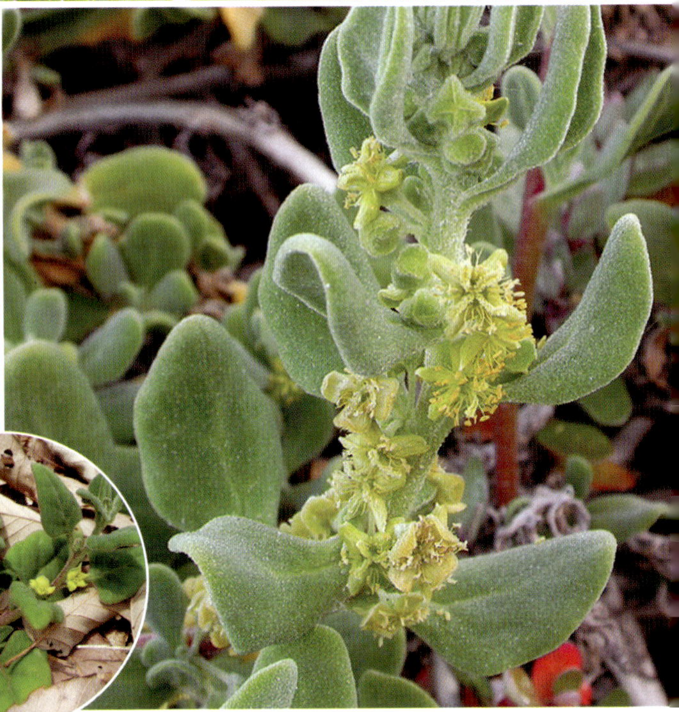

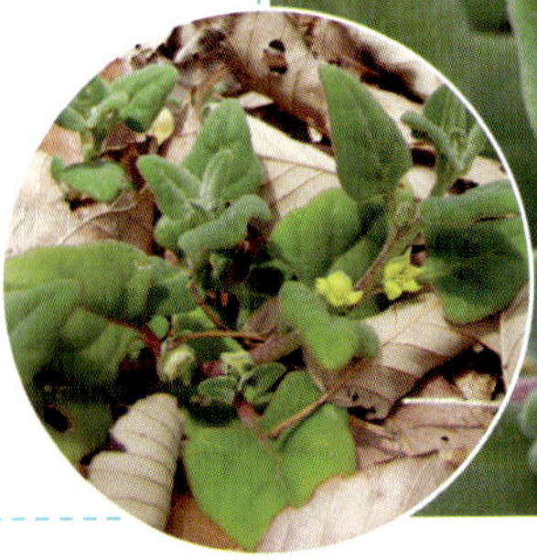

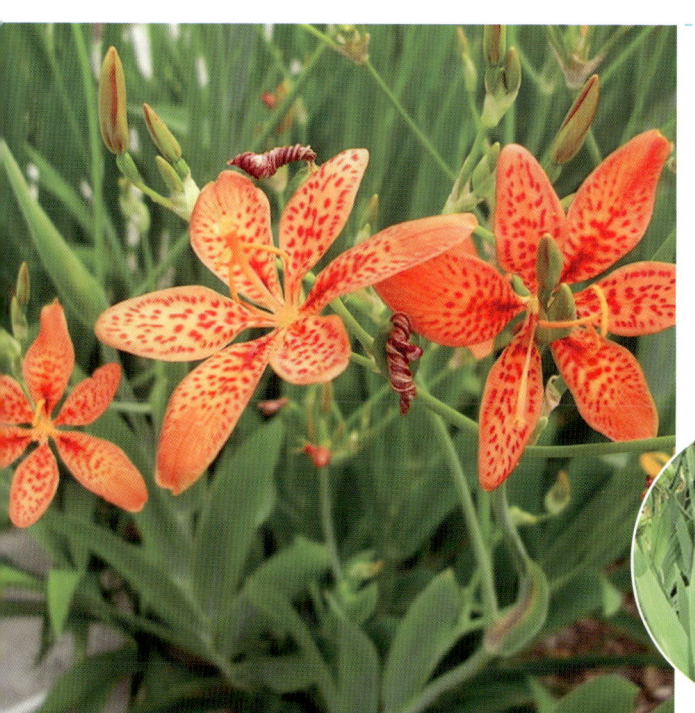

범부채
붓꽃과

【효능】 편도염·가래를 없애준다 【약용 부분】 뿌리 줄기 【채취 시기】 9월

- p. 402 참조

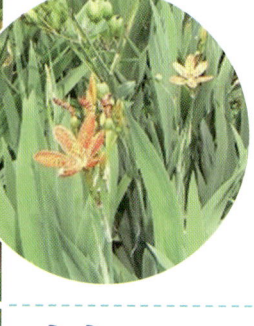

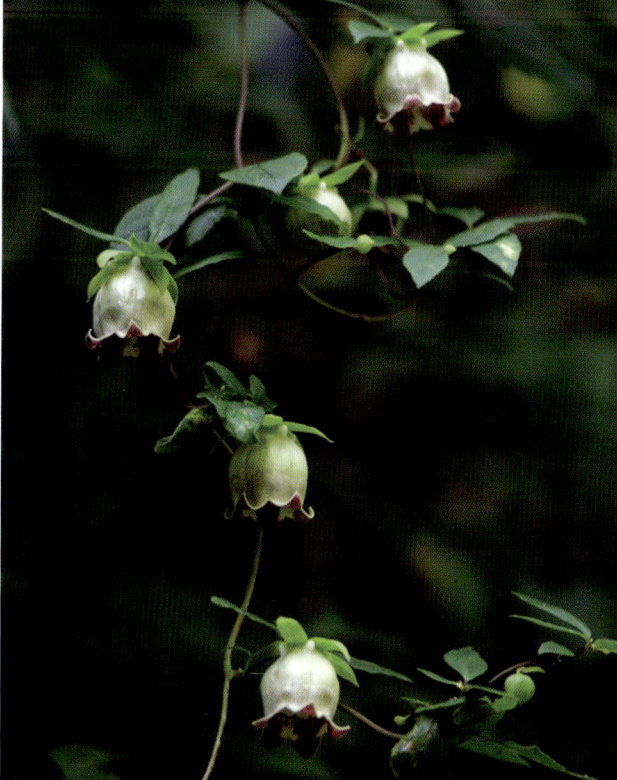

더덕
도라지과

【효능】 가래를 없애 준다 【약용 부분】 뿌리 【채취 시기】 8~9월

- p. 403 참조

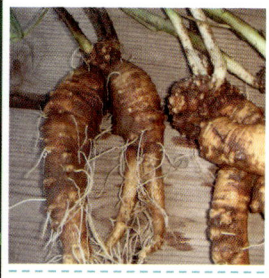

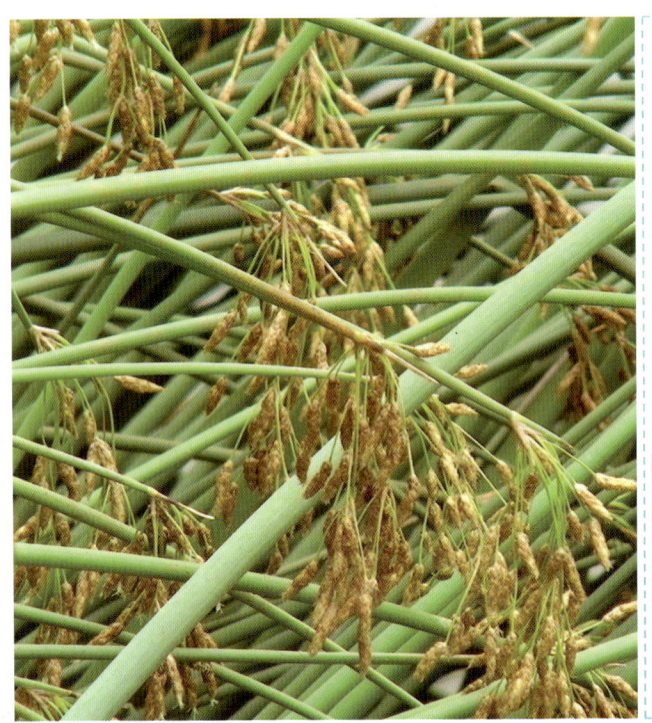

골풀
난초과

【효능】 이뇨 · 소아가 밤에 우는 증세 **【약용 부분】** 줄기 **【채취 시기】** 가을

• p. 404 참조

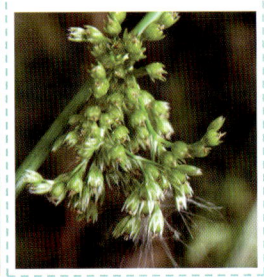

상사화
꽃무릇과

【효능】 관절염 · 요통 · 제제(製劑)는 소아마비 후유증에 좋다 **【약용 부분】** 비늘줄기 **【채취 시기】** 가을

• p. 405 참조

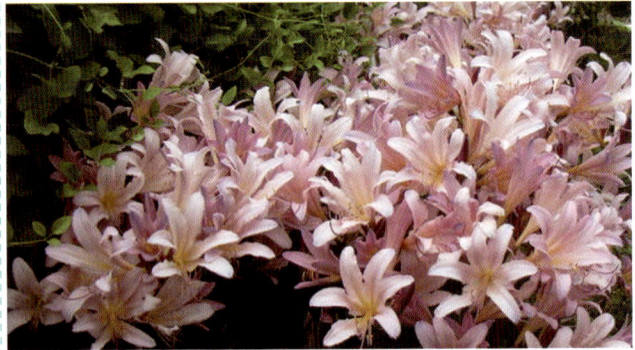

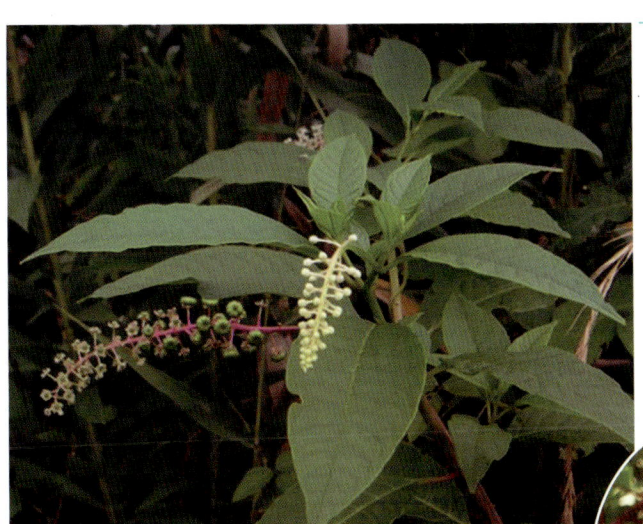

자리공
산우영과

【효능】이뇨 【약용 부분】 뿌리 【채취 시기】 추분의 전후 3일로 7일간
- p. 406 참조

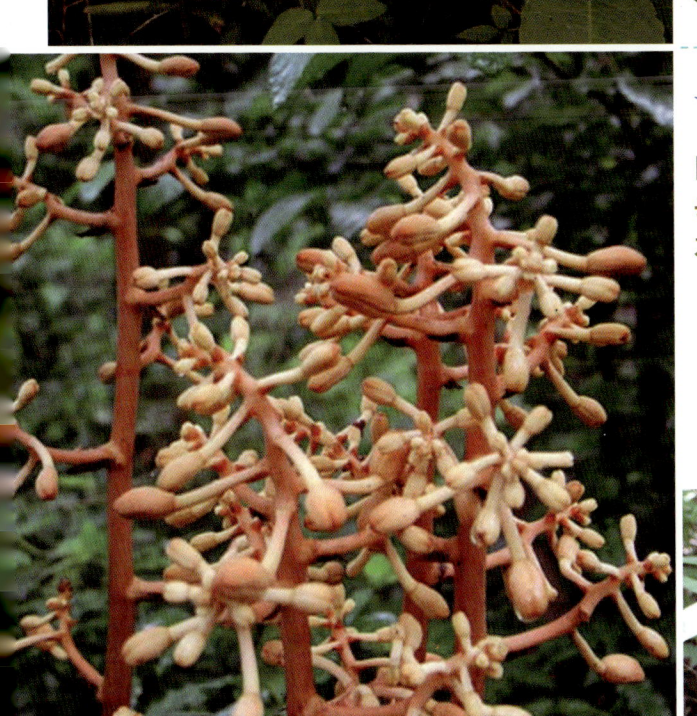

으름난초
난초과

【효능】이뇨 · 습진 【약용 부분】 열매 【채취 시기】 가을
- p. 407 참조

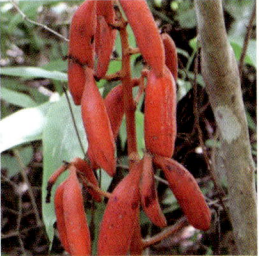

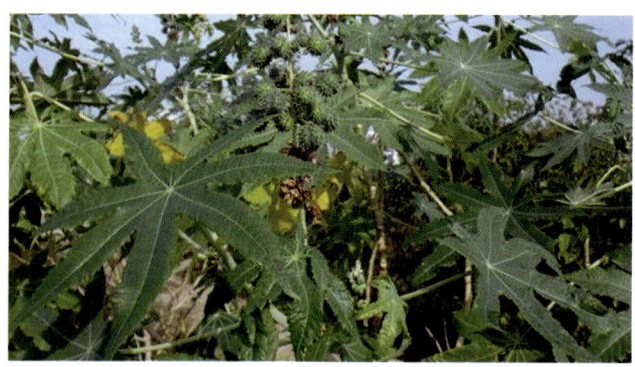

아주까리
등대풀과

【효능】 설사제 【약용 부분】 종자 【채취 시기】 8월
- p. 408 참조

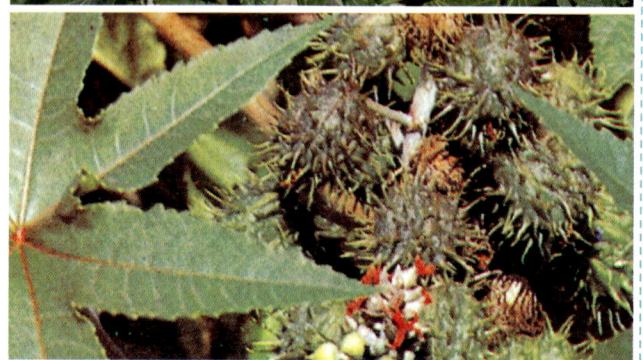

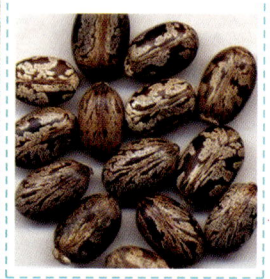

일일초
협죽도과

【효능】 위궤양 · 변통(便通) · 소화촉진 【약용 부분】 전부 【채취 시기】 가을 8~9월
- p. 408 참조)

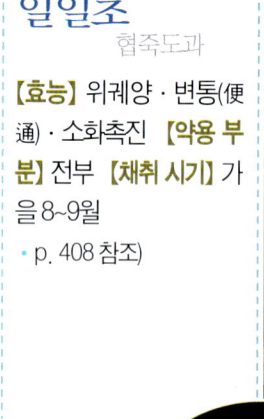

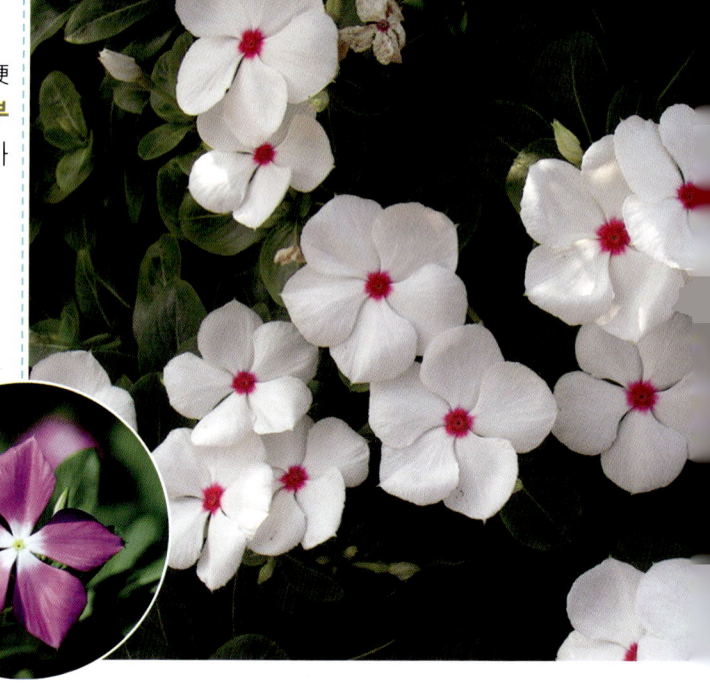

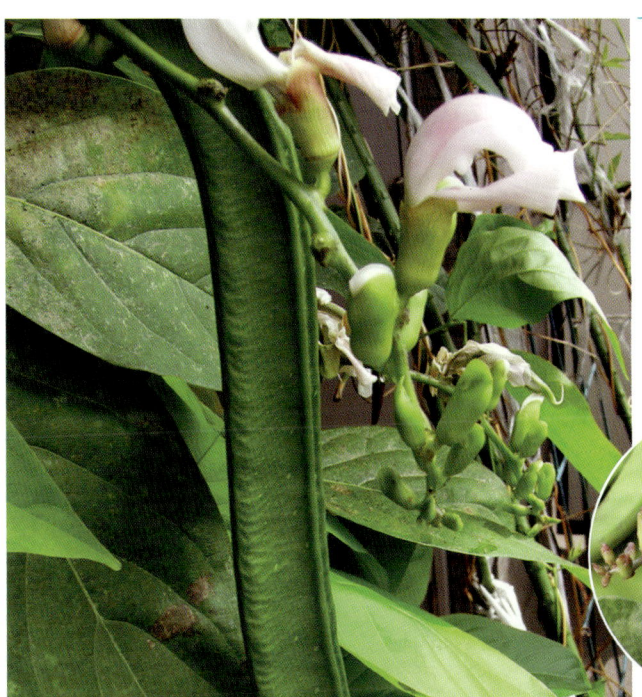

작두콩
콩과

【효능】 기침 · 병후의 영양제로 쓰인다. 【약용 부분】 종자 【채취 시기】 가을 8~10월
- p. 409 참조

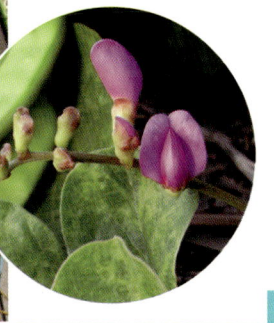

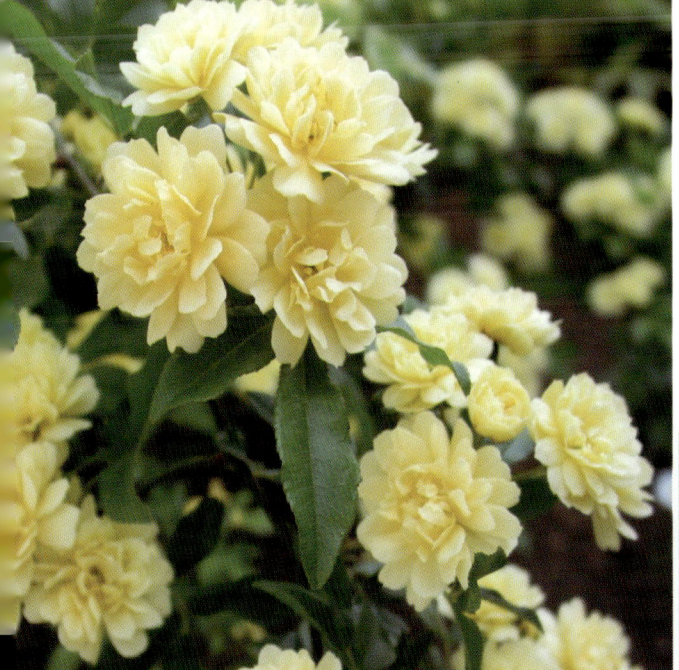

목향
국화과

【효능】 뿌리 【약용 부분】 잎이 말랐을 때 【채취 시기】 6월경
- p. 410 참조

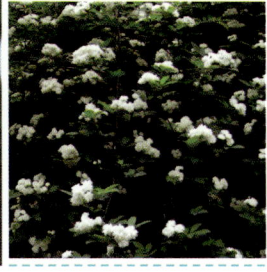

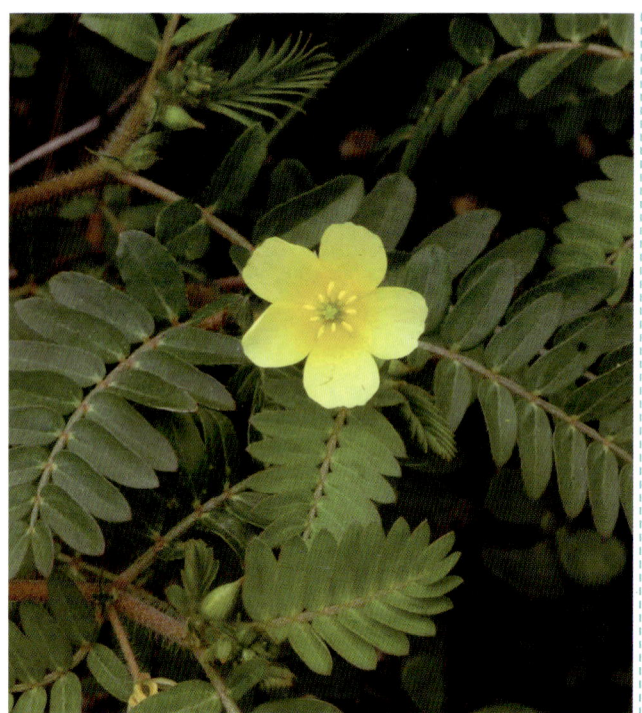

납가새
납가새과

【효능】 감기 · 안질 · 두통 **【약용 부분】** 열매 **【채취 시기】** 가을 · 열매가 가장 영글었을 때
• p. 410 참조

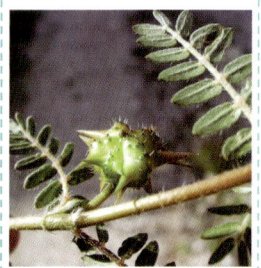

한련초
국화과

【효능】 혈뇨와 혈변의 지혈 · 염증 있는 눈 **【약용 부분】** 전부 **【채취 시기】** 여름의 개화기
• p. 411 참조

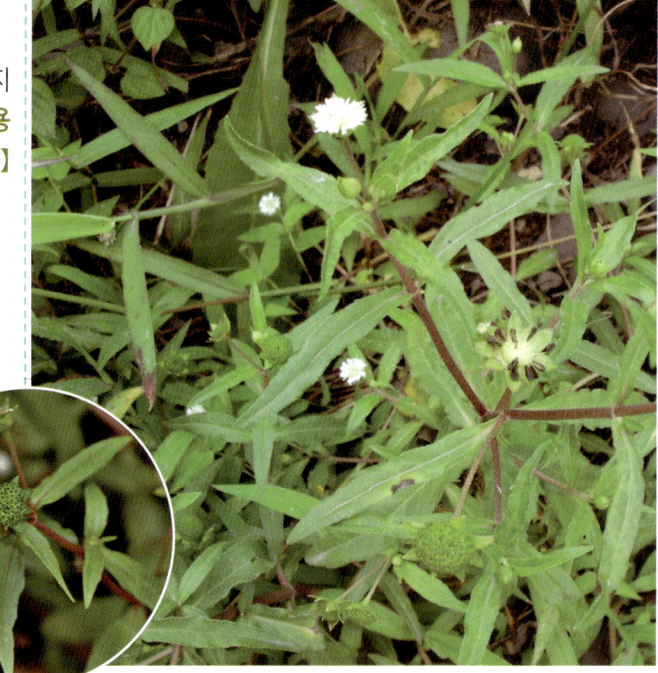

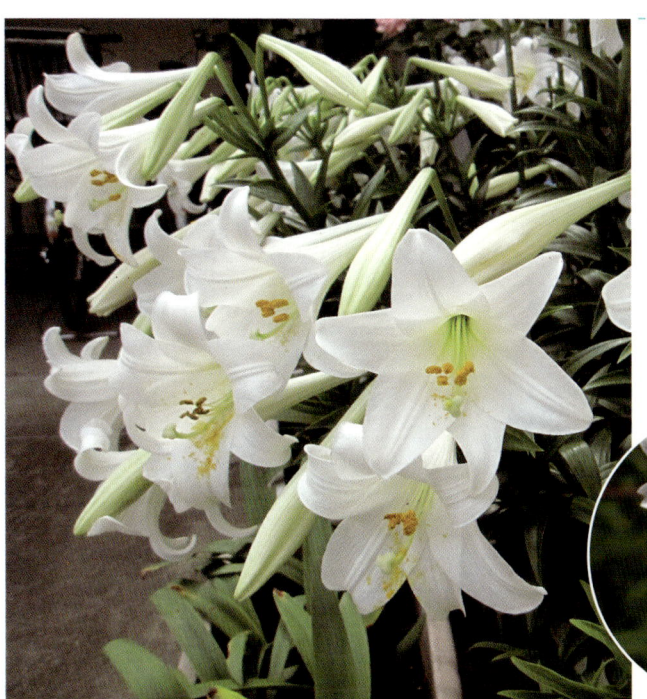

나팔나리
백합과

【효능】 타박상 【약용 부분】 비늘 줄기 【채취 시기】 가을
- p. 412 참조

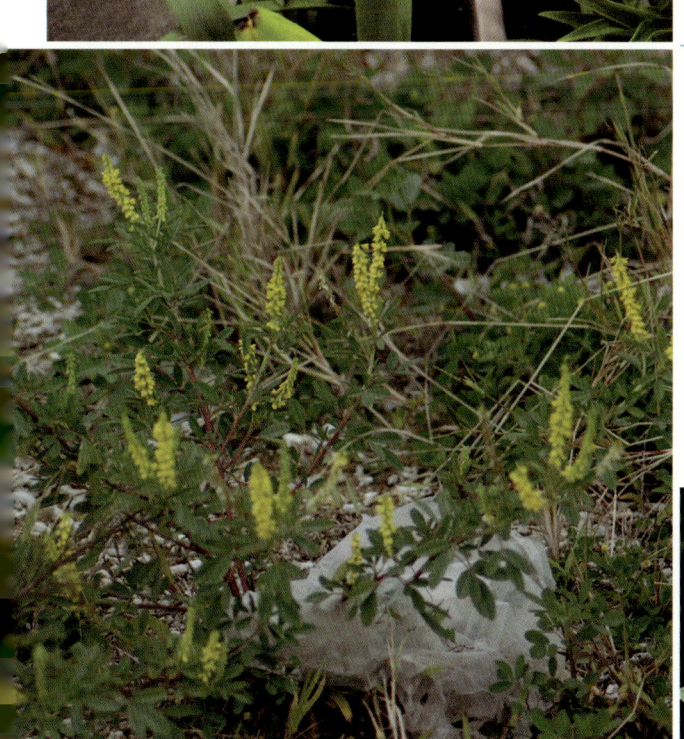

전동싸리
콩과

【효능】 타박상 【약용 부분】 전부 【채취 시기】 여름의 개화기
- p. 413 참조

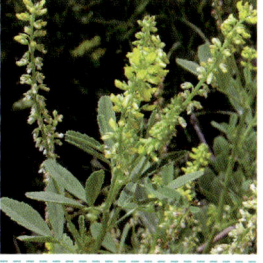

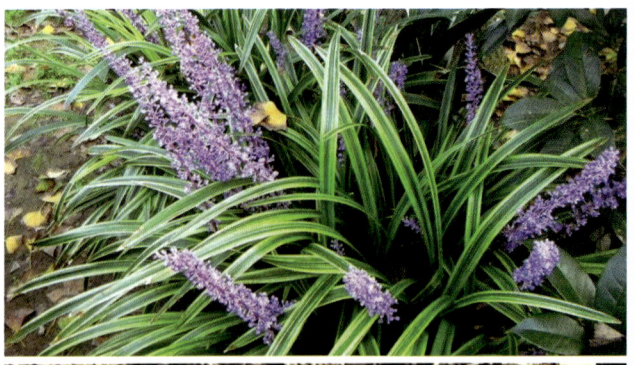

맥문동
백합과

【효능】 자양 · 강장 · 최유(젖을 잘 나오게 함) · 기침 【약용 부분】 뿌리의 비대한 부분 【채취 시기】 가을
- p. 414 참조

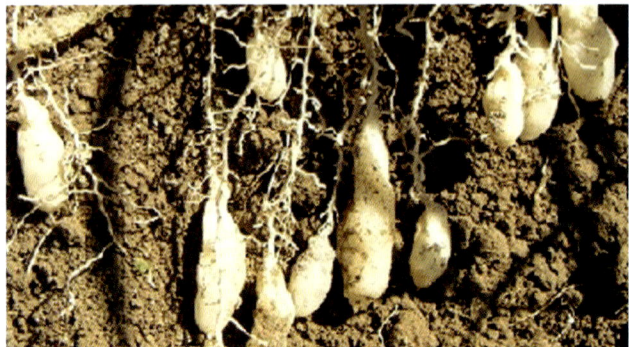

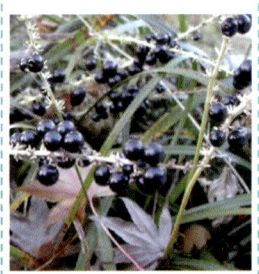

다알리아
국화과

【효능】 과당 제조 【약용 부분】 땅 밑의 덩이뿌리 【채취 시기】 가을
- p. 415참조

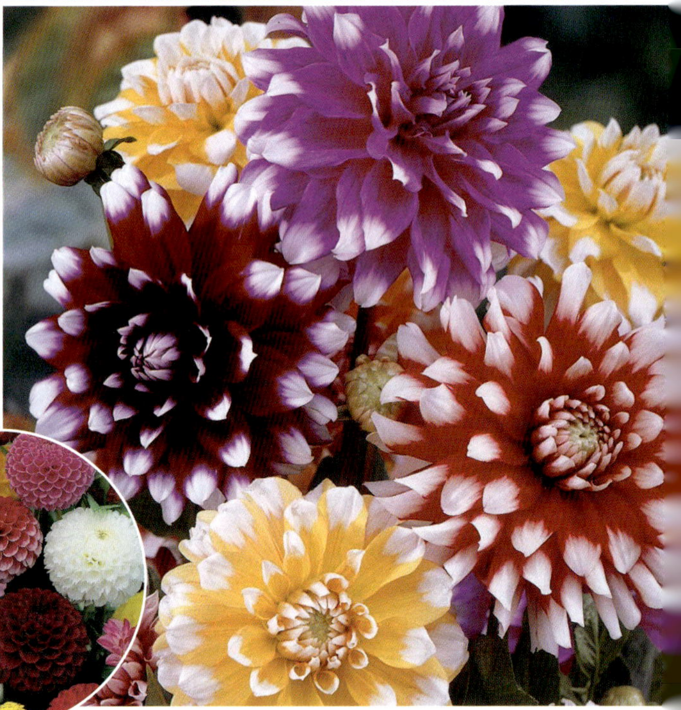

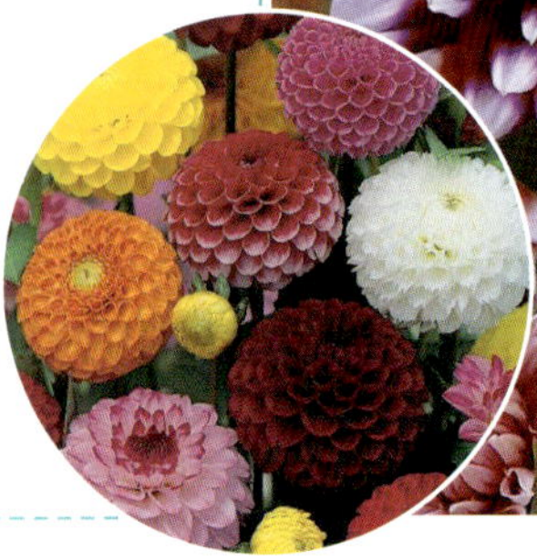

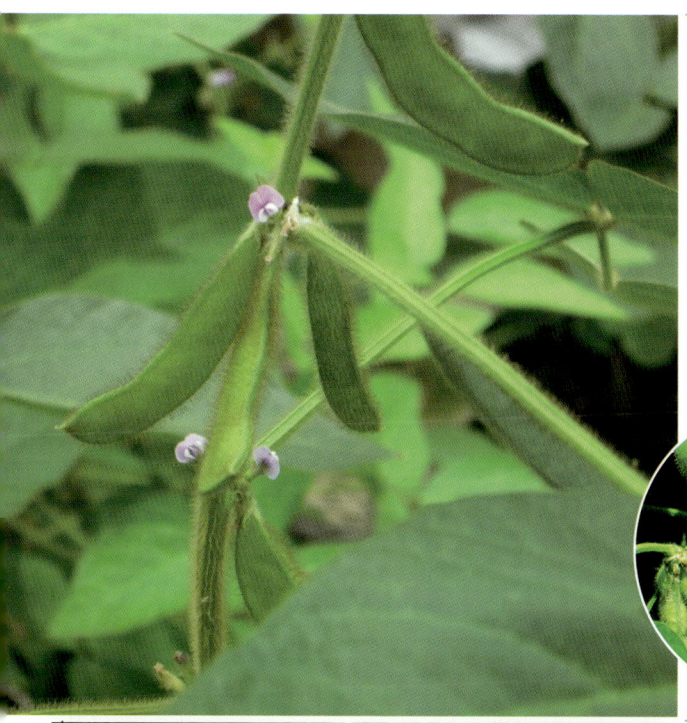

콩(대두콩)
콩과

【효능】이뇨·해열·해독·감기 【약용 부분】종자 【채취 시기】가을

- p. 416 참조

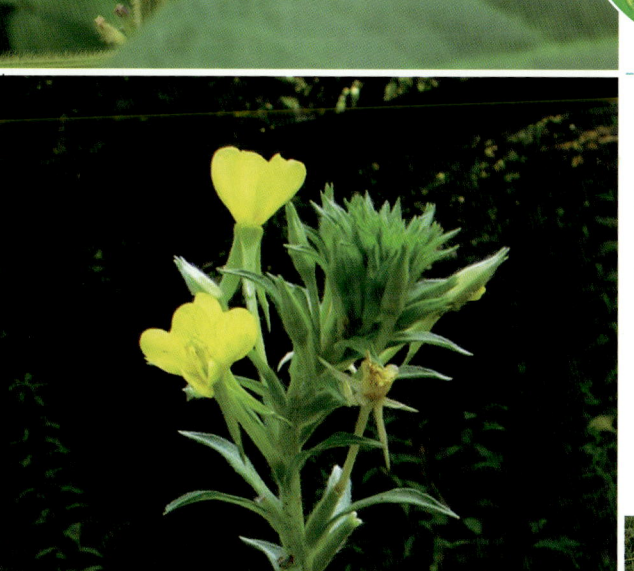

큰달맞이꽃
바늘꽃과

【효능】감기로 목이 아플 때 【약용 부분】뿌리 【채취 시기】필요한 때

- p. 417 참조

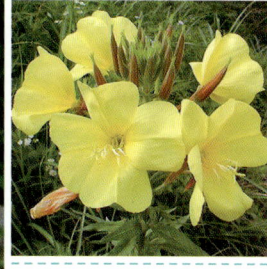

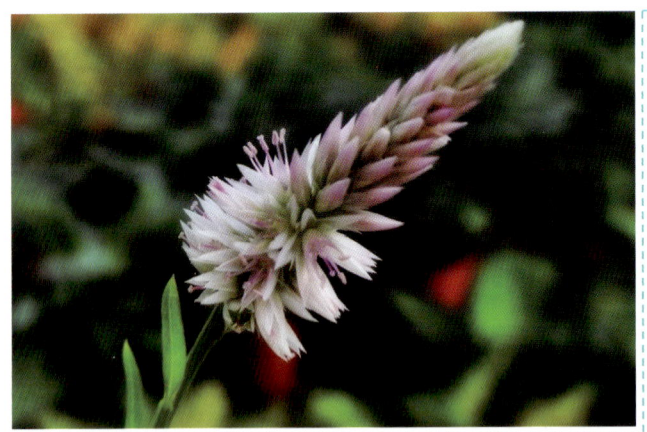

개맨드라미
비름과

【효능】 충혈 등에 따른 빨간 눈의 눈약·내복약으로 쓰인다. 【약용 부분】 종자 【채취 시기】 가을
- p. 417 참조

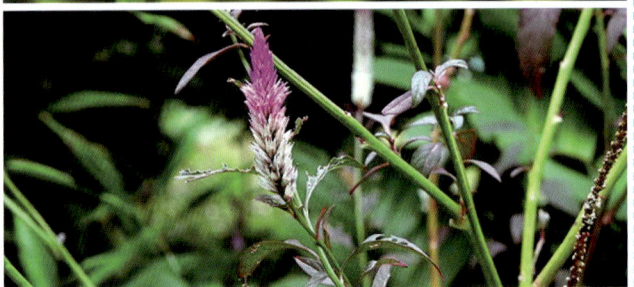
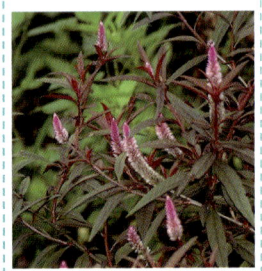

왕머루
포도과

【효능】 피로회복 【약용 부분】 열매 【채취 시기】 가을
- p. 418 참조

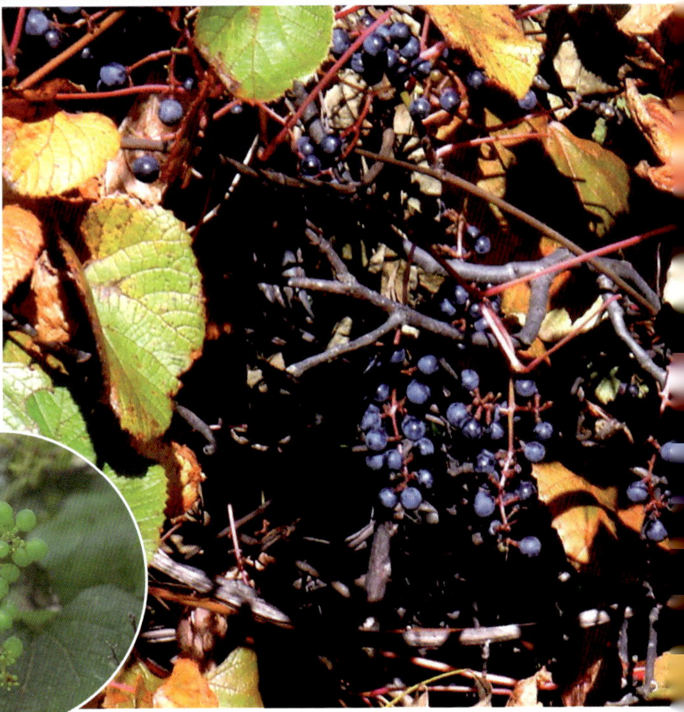

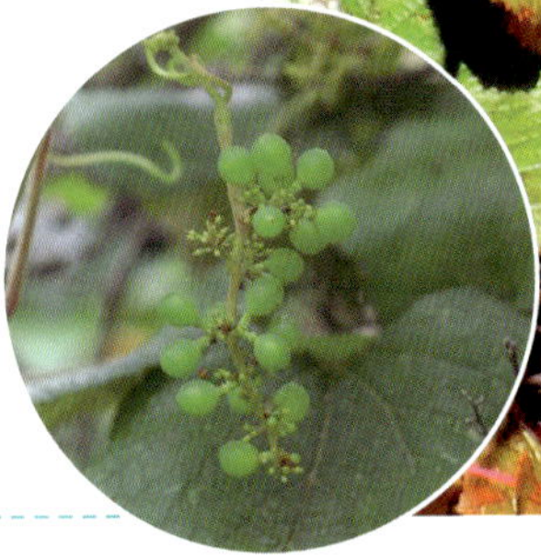

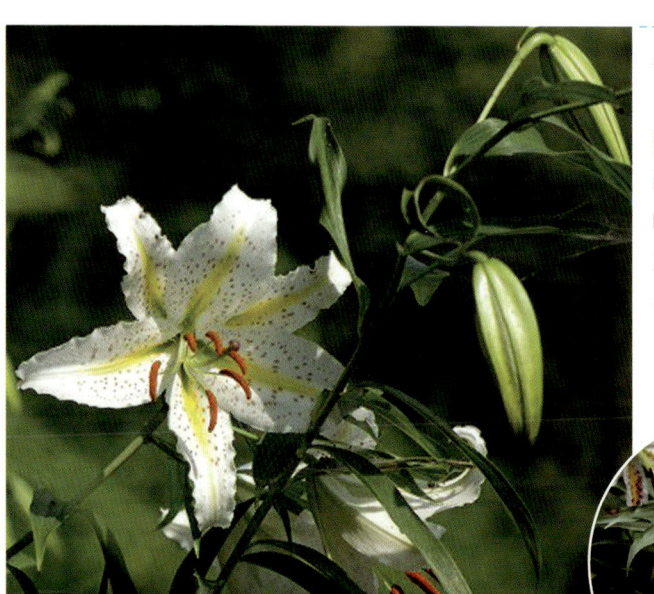

산나리
백합과

【효능】 기침을 멈추게 한다·해열 **【약용 부분】** 비늘 줄기 **【채취 시기】** 가을

- p. 419 참조

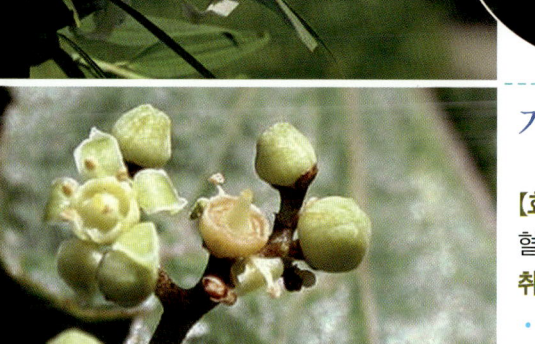

개머루
포도과

【효능】 관절통·눈의 충혈 **【약용 부분】** 뿌리 **【채취 시기】** 가을

- p. 420 참조

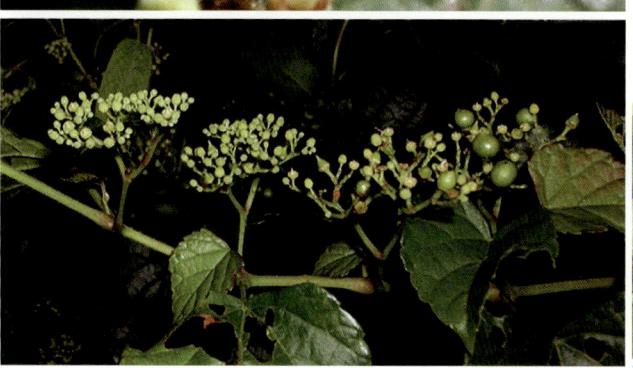
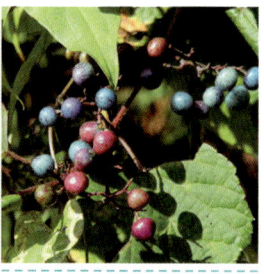

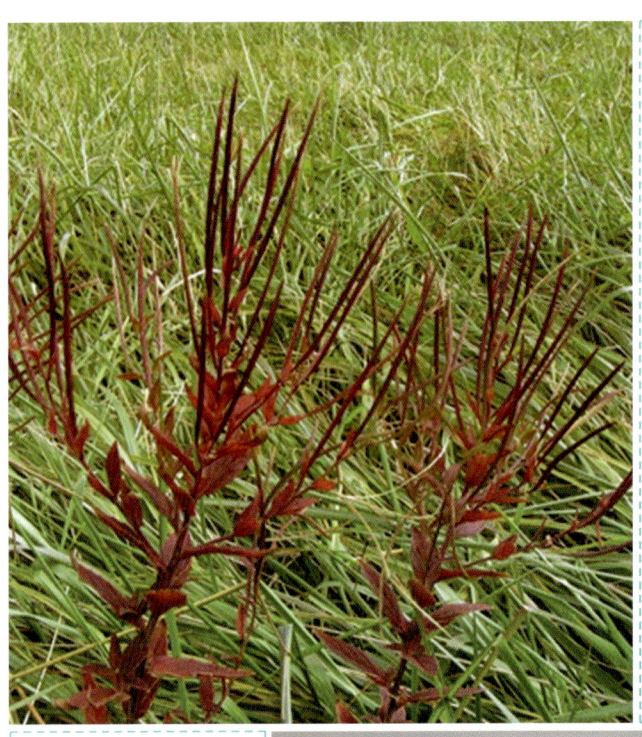

바늘꽃
바늘꽃과

【효능】 하리(이질)를 멎게 한다 **【약용 부분】** 전부 **【채취 시기】** 여름의 개화기

• p. 421 참조

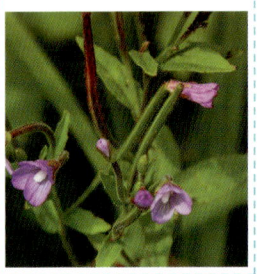

익모초
소엽, 차조기과

【효능】 산후의 지혈·월경 불순·현기증·복통 **【약용 부분】** 개화기의 땅 위로 올라오는 부분 **【채취 시기】** 8월

• p. 422 참조

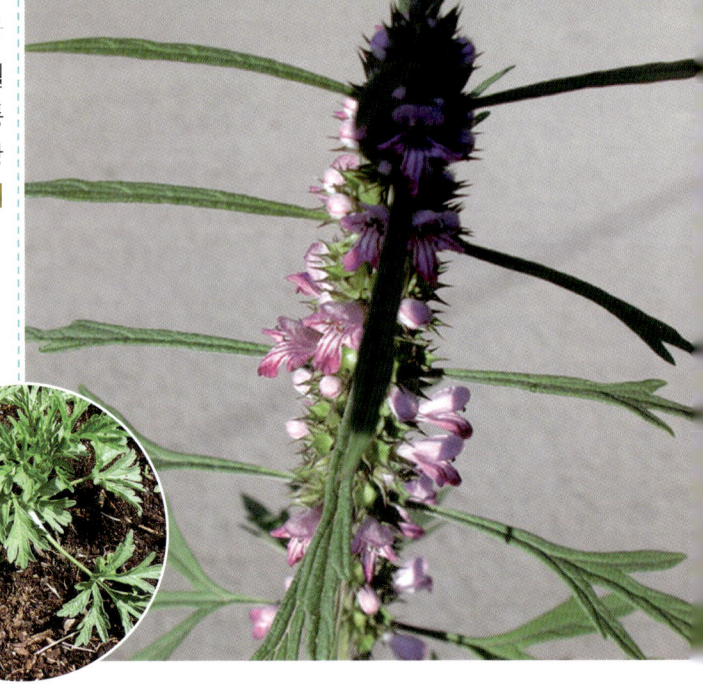

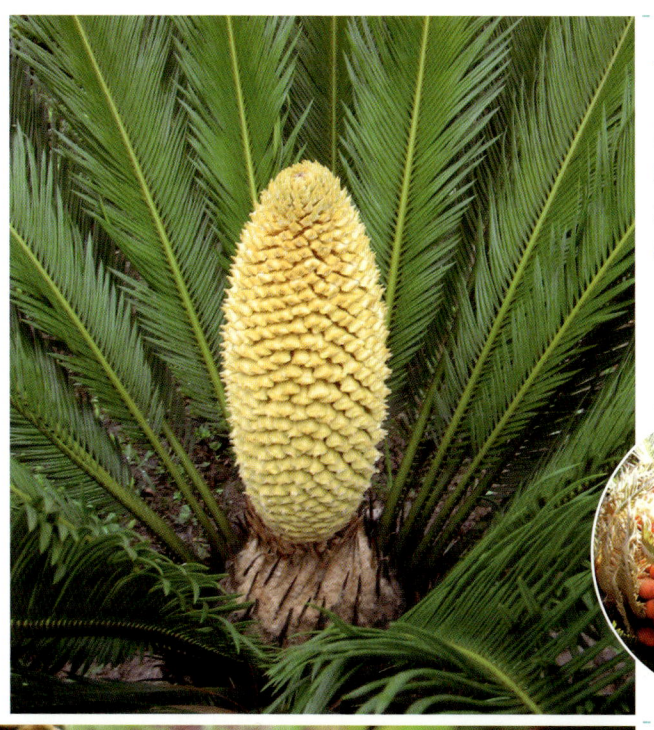

소철
상록교목과, 소철과

【효능】 기침을 멈추게 한다 · 통경(通經) · 베인 상처 【약용 부분】 종자 【채취 시기】 10~11월

- p. 423참조

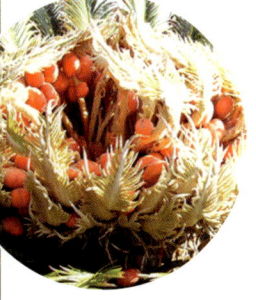

까마귀머루
포도과

【효능】 피로회복 【약용 부분】 열매 【채취 시기】 가을

- p. 424 참조

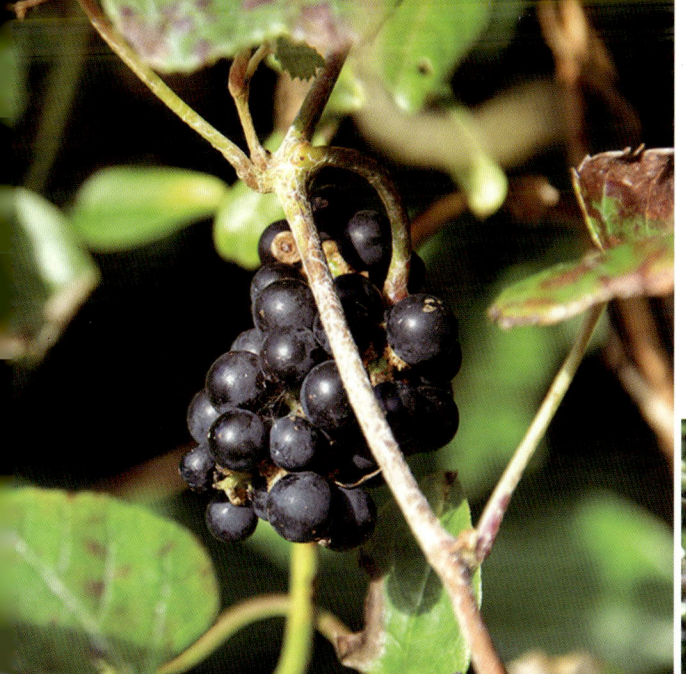

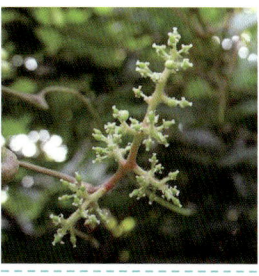

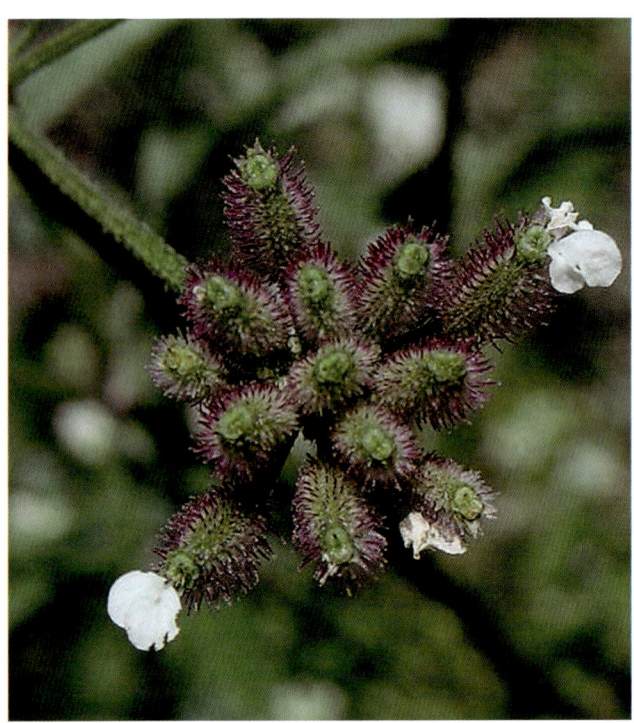

뱀도랏
미나리과

【효능】 강장 · 질외 음부의 종기 · 부스럼 【약용 부분】 열매 【채취 시기】 열매

• p. 425 참조

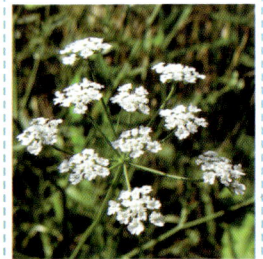

예덕나무
등대풀과

【효능】 종기 · 부스럼 · 위궤양 【약용 부분】 잎, 나무껍질 【채취 시기】 여름

• p. 426 참조

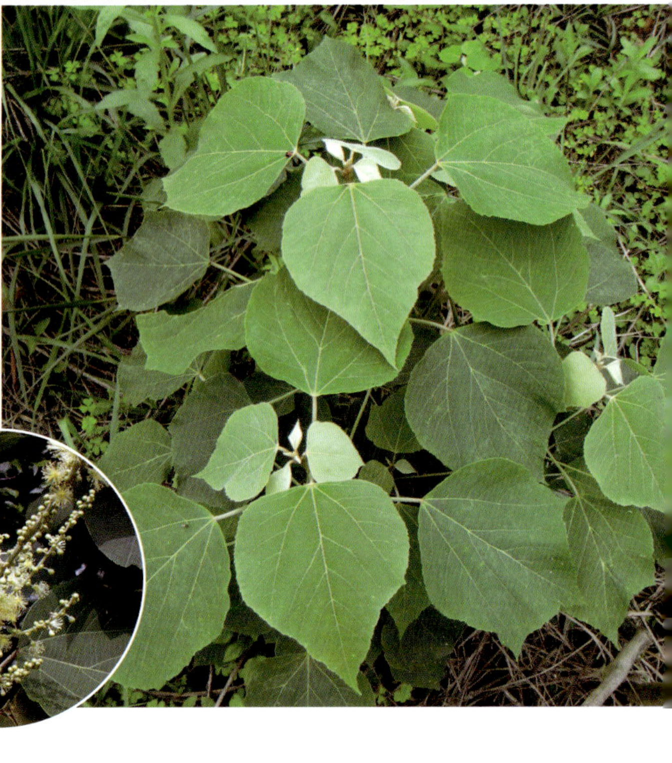

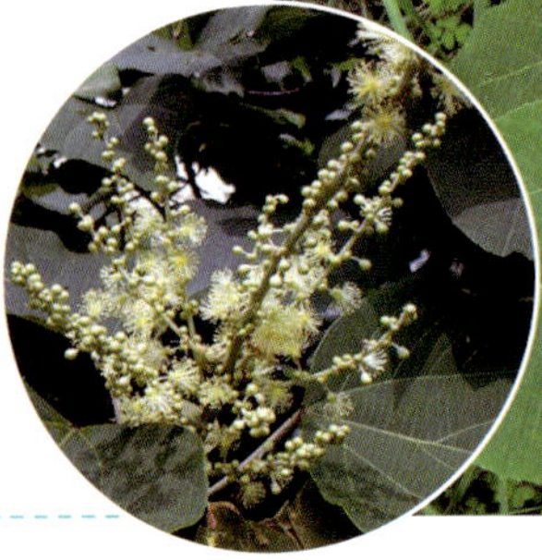

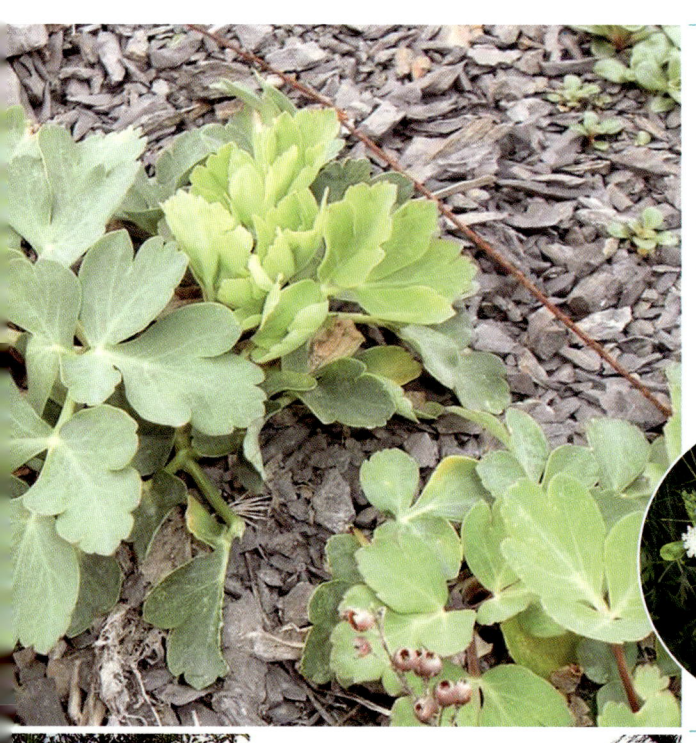

갯기름나물
미나리과

【효능】 감기·기침을 멎게 함·자양·강장 【약용 부분】 뿌리, 잎 【채취 시기】 필요한 때
* p. 427참조

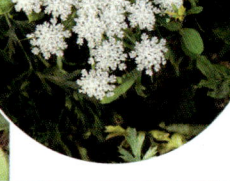

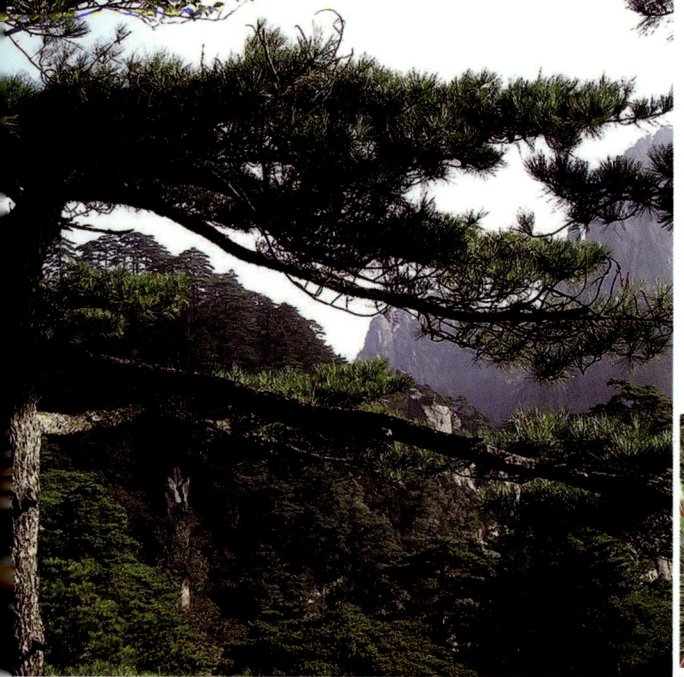

소나무
소나무과

【효능】 혈관벽 강화·고혈압·중풍 예방과 치료 【약용 부분】 잎 【채취 시기】 언제라도 좋다
* (p. 428 참조

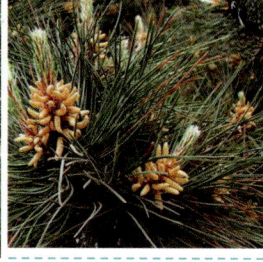

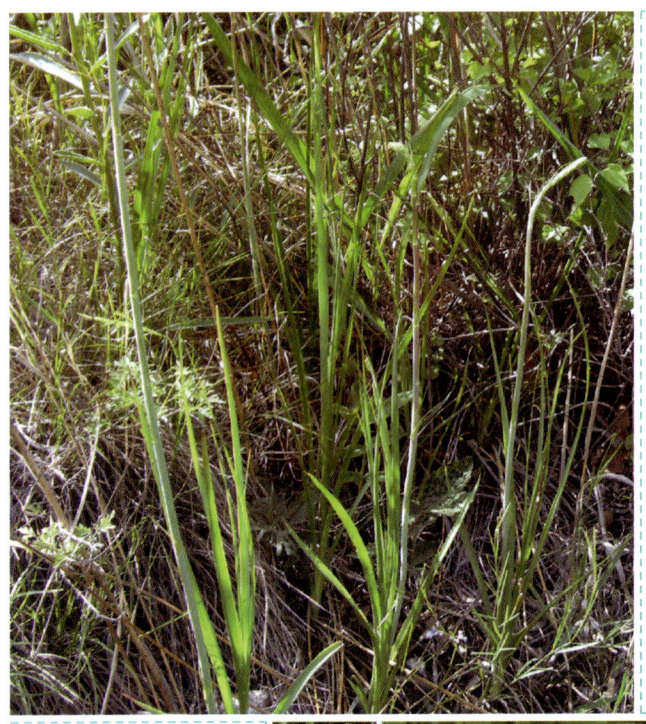

지모
백합과

【효능】 진정·이뇨·해열 【약용 부분】 뿌리 줄기 【채취 시기】 봄이나 가을

• p. 429 참조

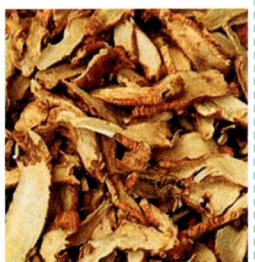

여름밀감
귤나무과

【효능】 약탕의 재료 【약용 부분】 밀감의 껍질 【채취 시기】 초여름

• p. 430 참조

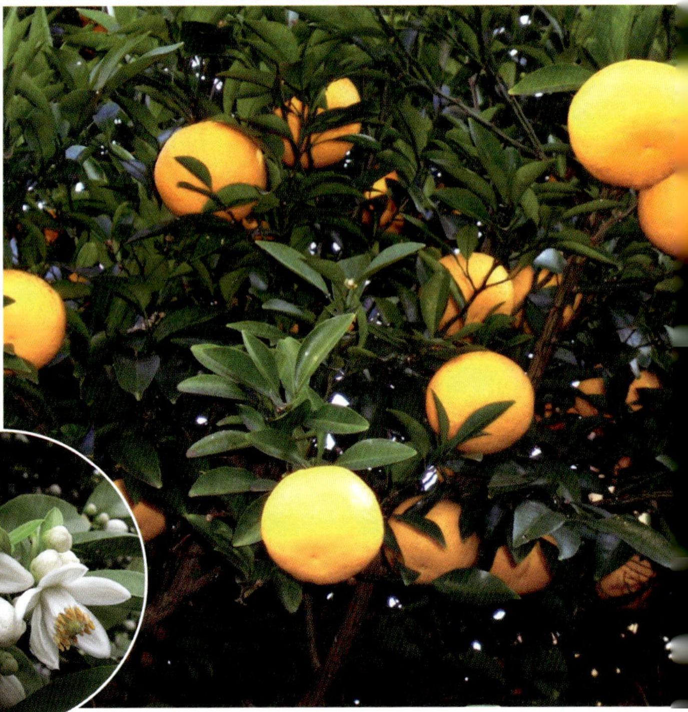

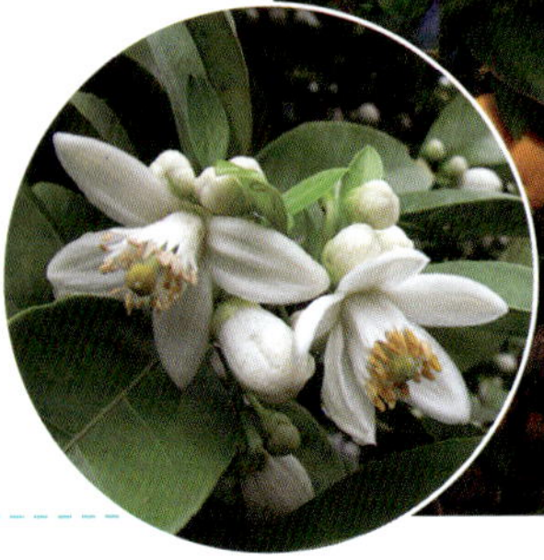

후박나무
목련과

【효능】기침·입덧·신경성 위염·변비 【약용 부분】나무껍질 【채취 시기】입하 전의 여름
- p. 431 참조

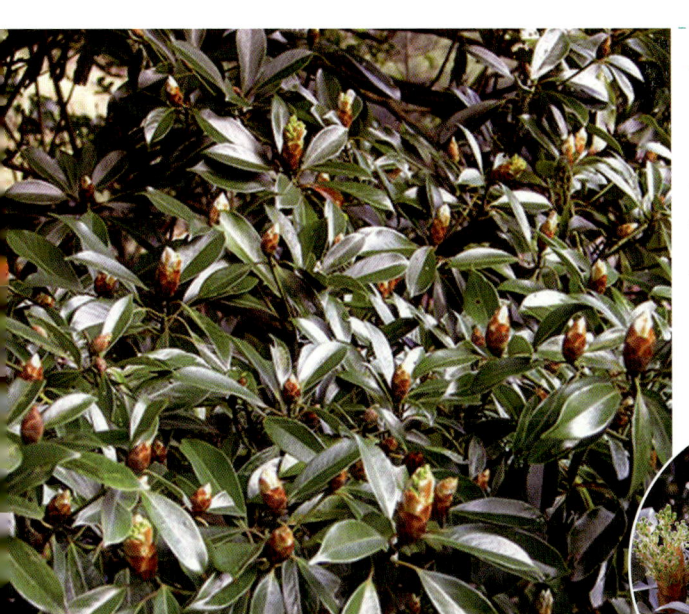

비파나무
장미과

【효능】땀띠·기침·위장병·더위 먹었을 때·염좌·관절을 삐었을 때·피로 회복 【약용 부분】잎, 열매 【채취 시기】잎(필요할 때), 열매(6월)
- p. 432 참조

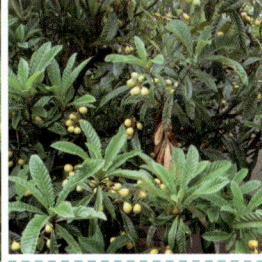

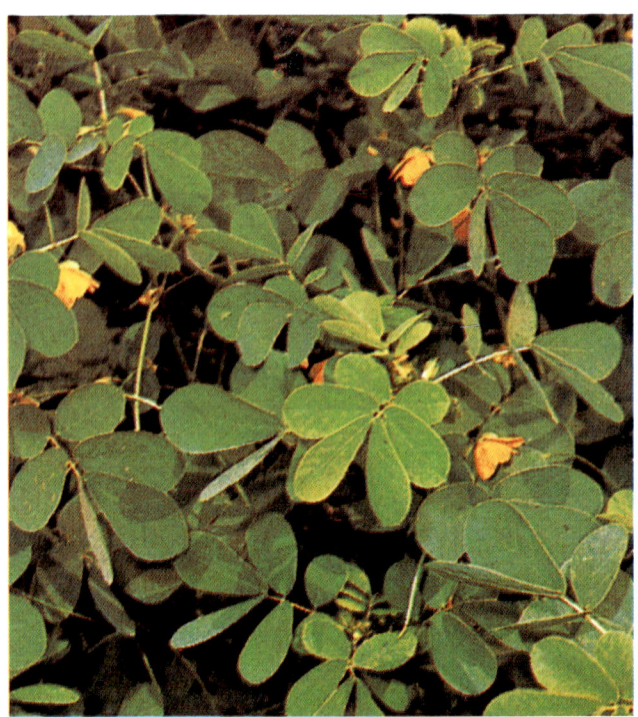

긴강남차
콩과

【효능】변비 · 고혈압 예방 · 신경통 · 류머티즘 · 건강 증진 【약용 부분】종자 【채취 시기】가을
- p. 433 참조

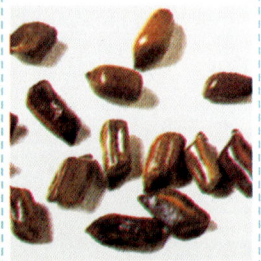

소귀나무
양매과

【효능】타박상 · 구내염 · 옴 【약용 부분】나무 껍질 【채취 시기】입하전의 여름경
- p. 434 참조

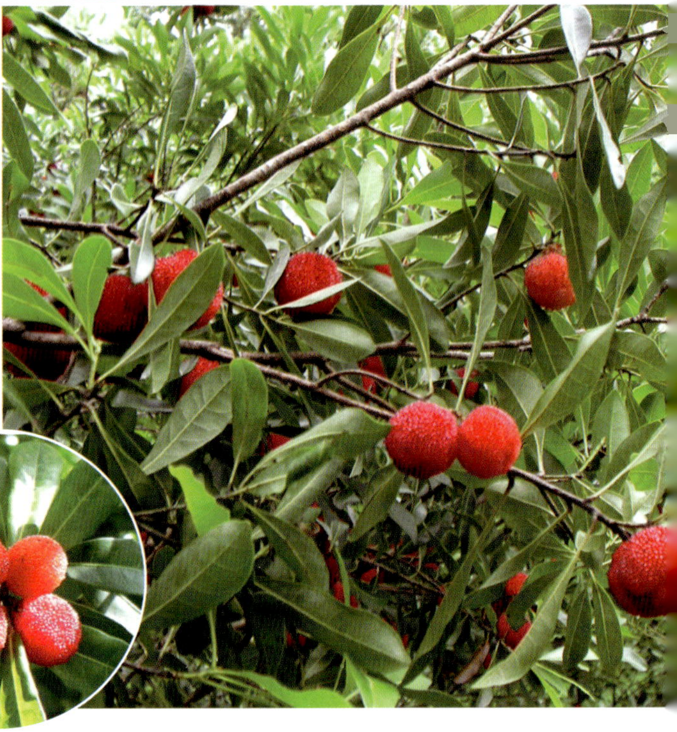

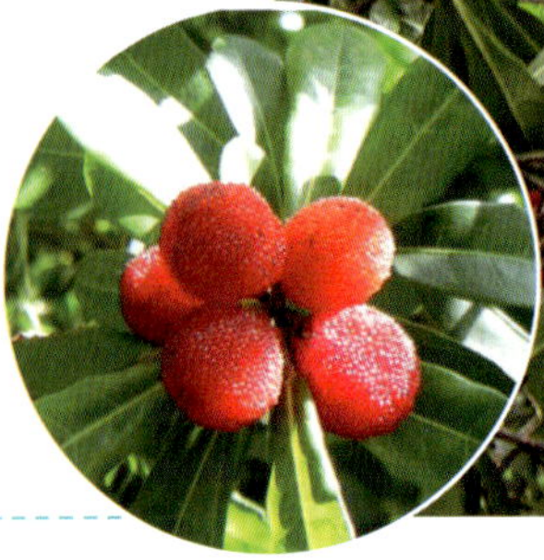

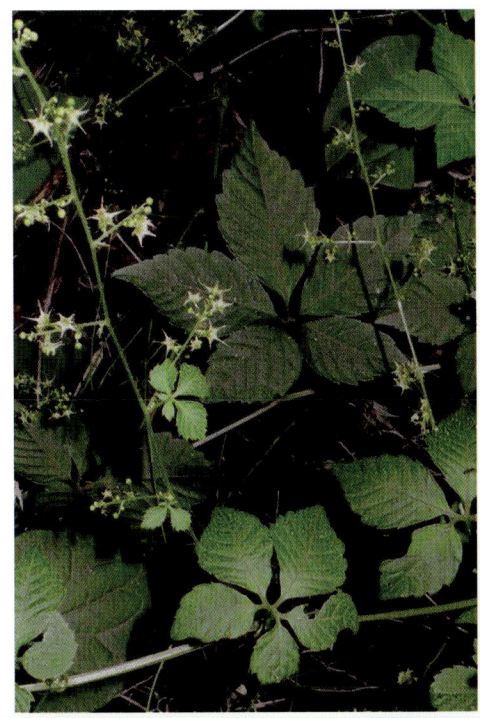
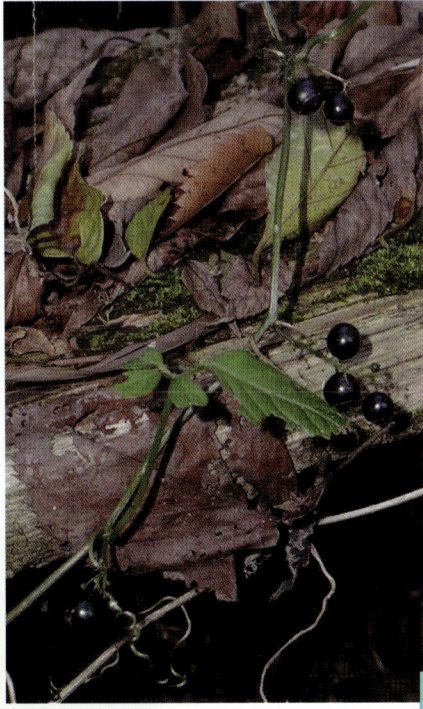
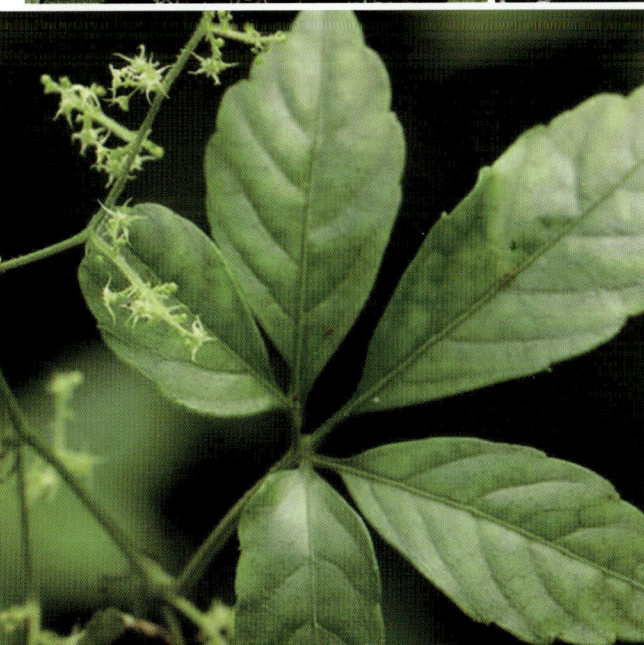

돌외
박과

【효능】 세탁제·기침을 멈추게 한다 **【약용 부분】** 전부 **【채취 시기】** 여름

• p.435 참조

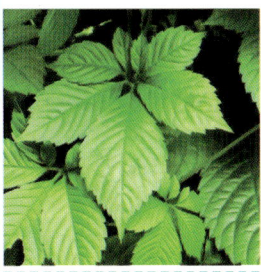

여름의 약초 · 141

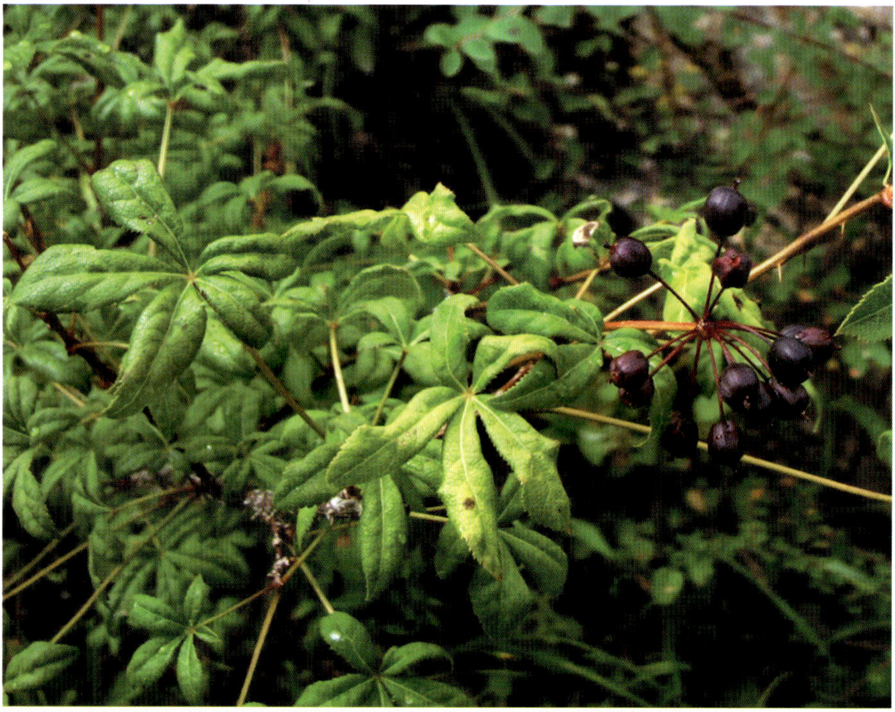

가시오갈피
오갈피나무과

【효능】 강장 · 피로 회복 · 건강 약주 **【약용 부분】** 뿌리의 껍질 **【채취 시기】** 여름

- p. 436 참조

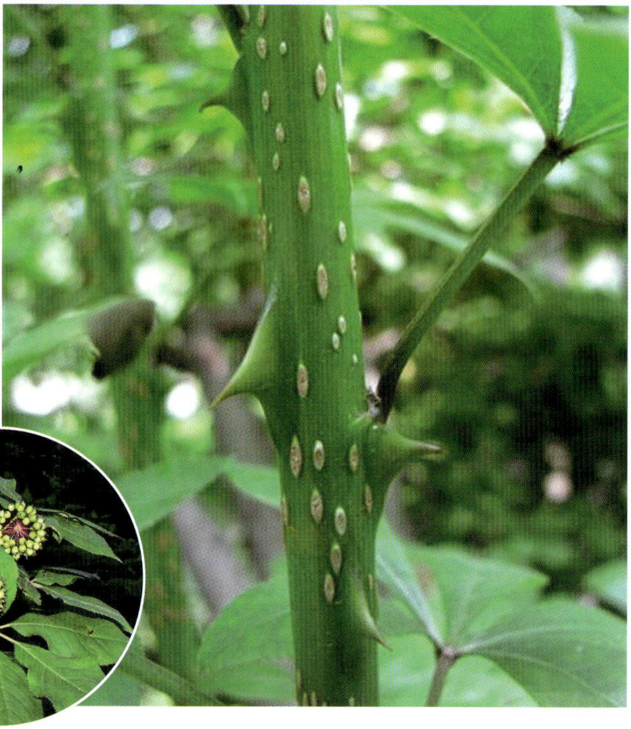

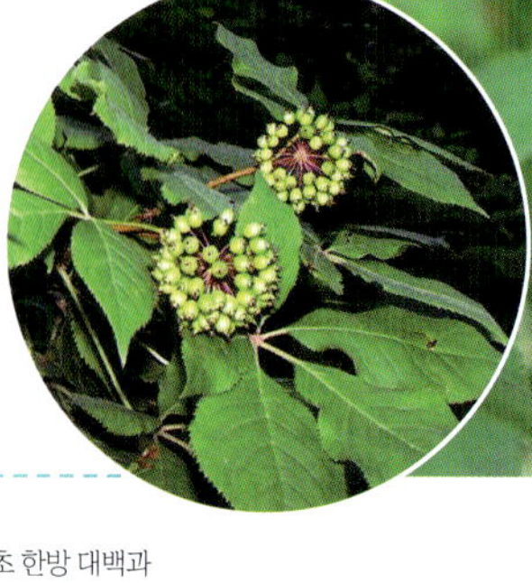

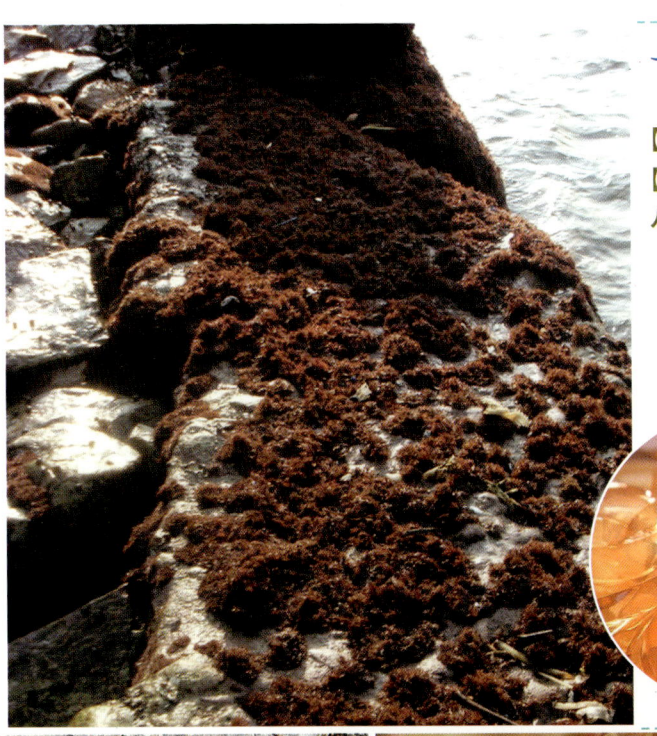

우뭇가사리
우뭇가사리과

[효능] 한천(寒天)의 원료
[약용 부분] 전부 **[채취 시기]** 봄~여름

• p. 437 참조

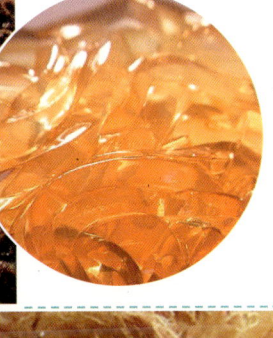

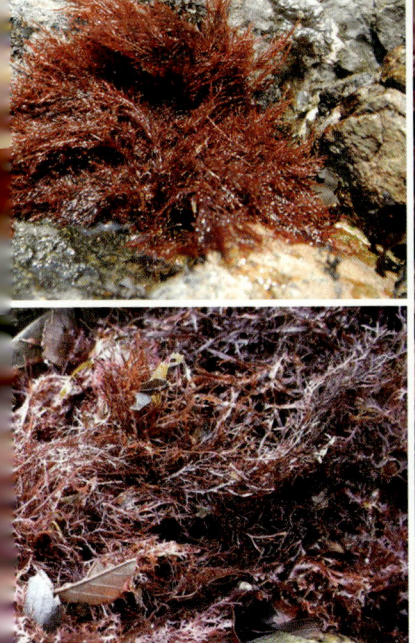

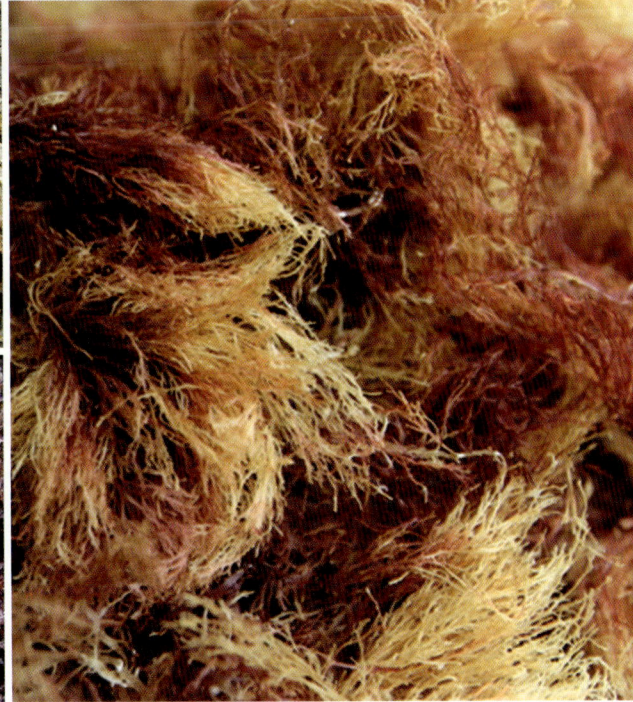

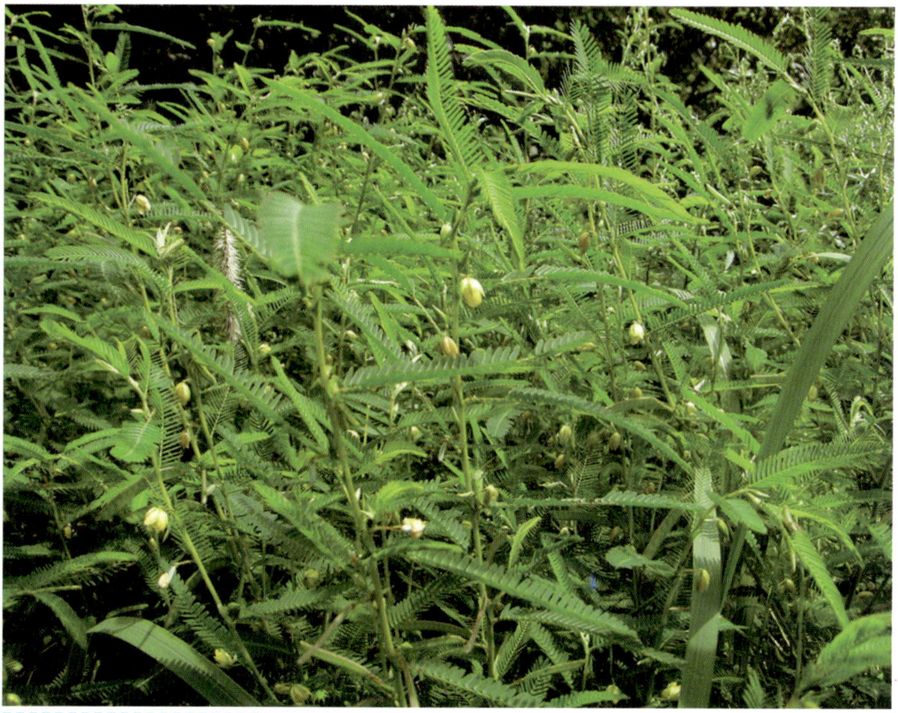

차풀
콩과

【효능】 이뇨 · 건강차
【약용 부분】 전부 【채취 시기】 여름
- p. 438 참조

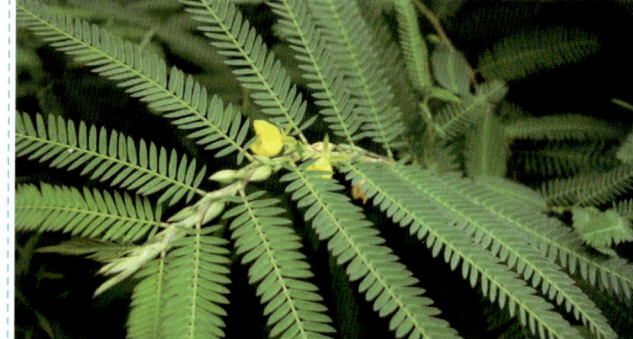

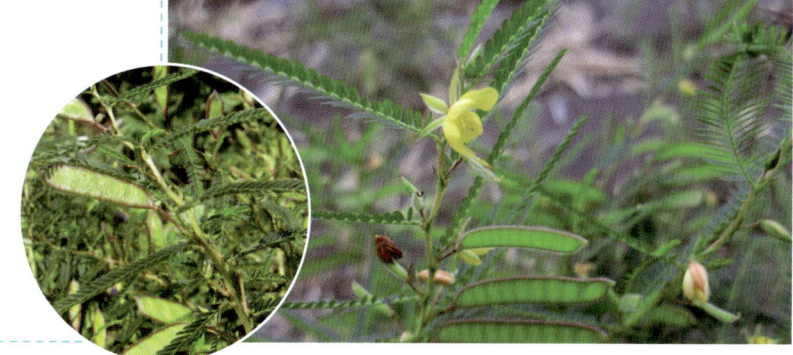

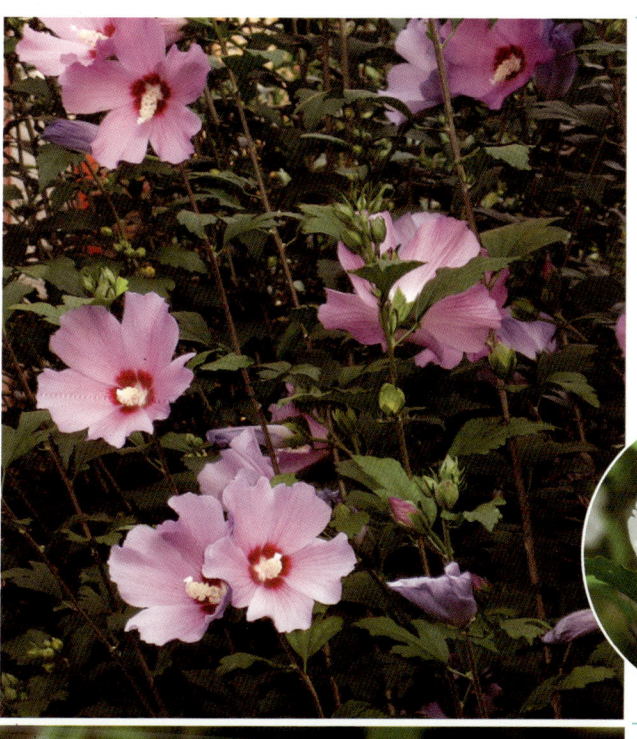

무궁화
아욱과

【효능】 수충(水蟲) · 하리(이질) 【약용 부분】 꽃, 나무 껍질 【채취 시기】 꽃은 봉오리, 나무껍질은 필요한 때(p. 392 참조)

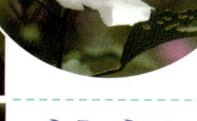

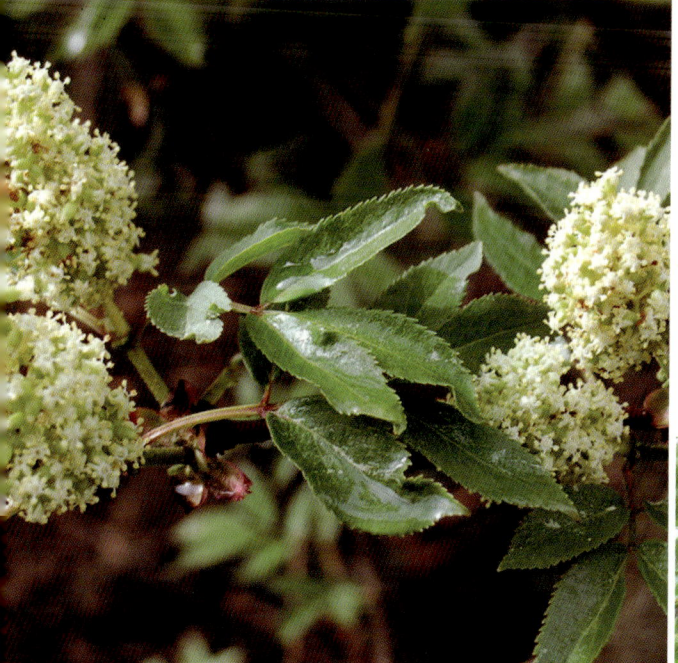

딱총나무
인동과

【효능】 발한, 해열 · 부종 · 이뇨 · 타박상 · 타박 · 신경통 · 류머티즘 【약용 부분】 꽃, 잎 【채취 시기】 꽃은 봄, 잎은 여름
• p. 440 참조

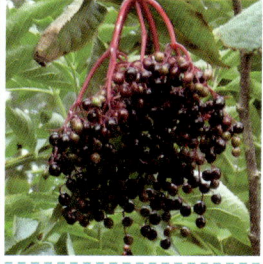

여름의 약초 • 145

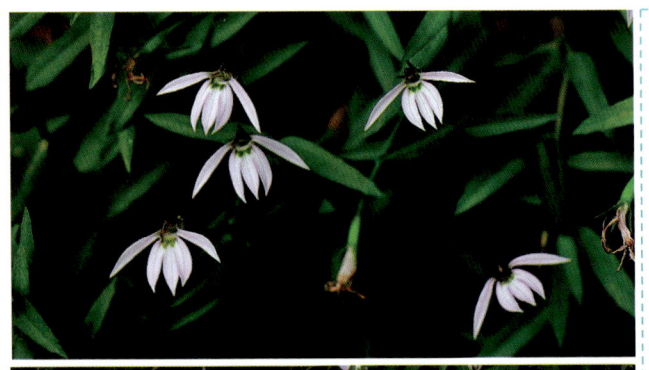

수염가래꽃
도라지과

【효능】 이뇨 · 종기 · 부스럼 **【약용 부분】** 전부 **【채취 시기】** 7~8월
- p. 441 참조

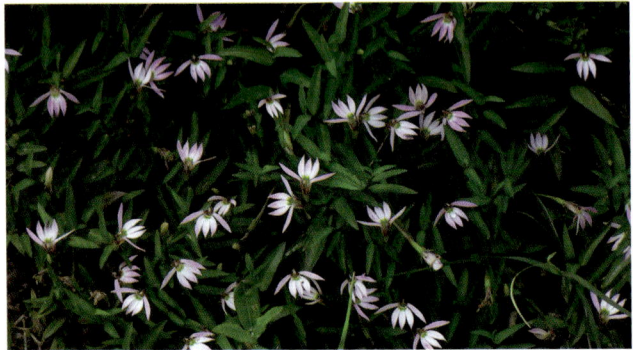

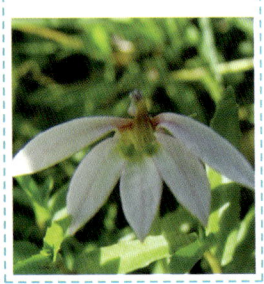

당아욱
아욱과

【효능】 접골제(잎) **【약용 부분】** 꽃, 잎 **【채취 시기】** 5~6월
- p. 442 참조

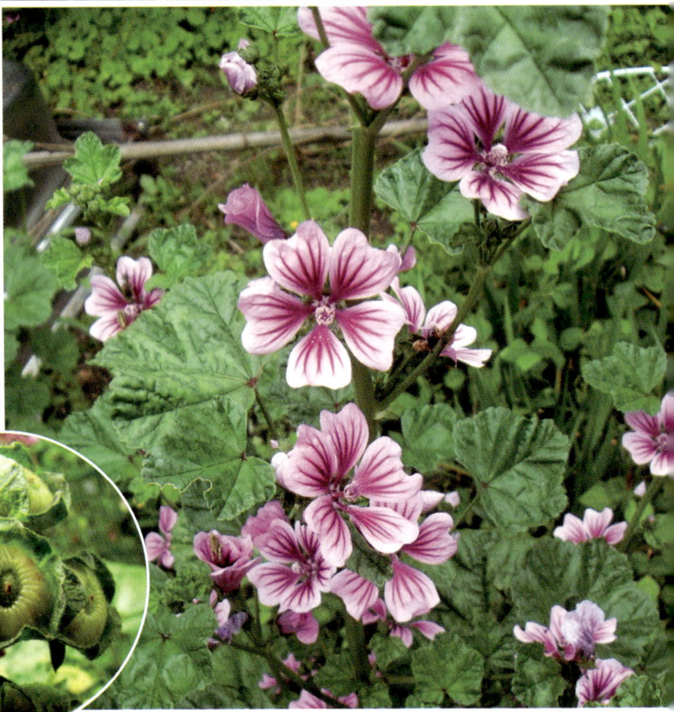

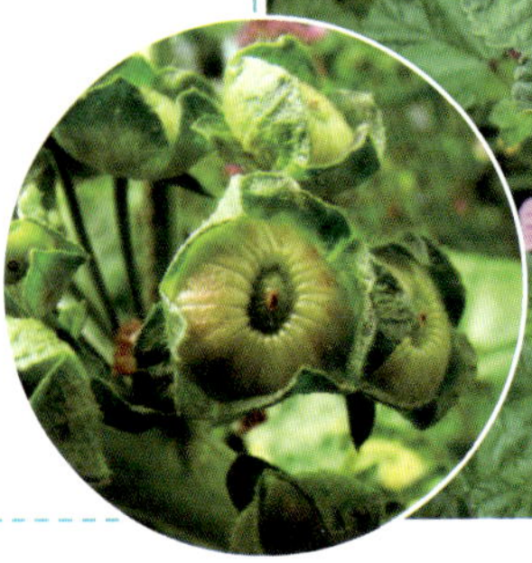

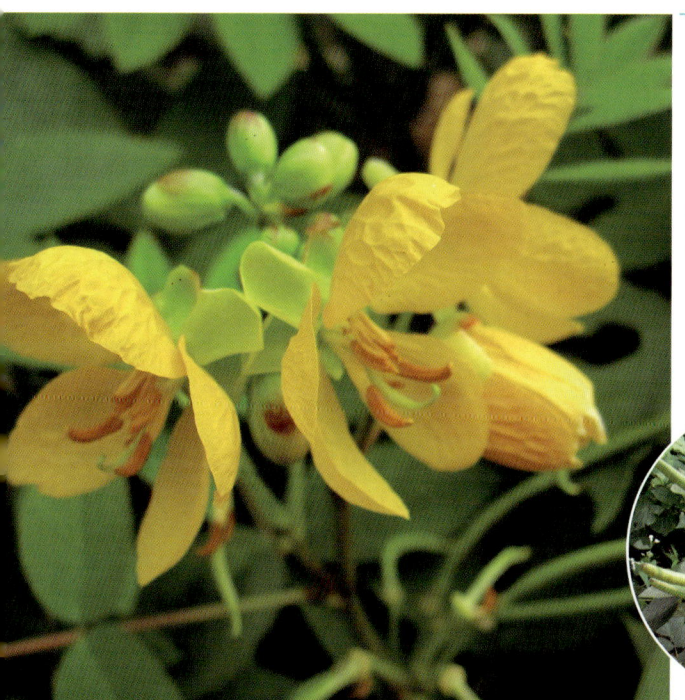

석결명
콩과

【효능】 건위 · 완하(배설을 도움) · 독충에 물렸을 때 【약용 부분】 종자, 잎 【채취 시기】 종자는 10월, 잎은 여름

• p. 443 참조

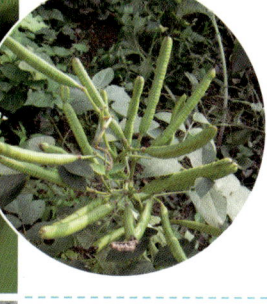

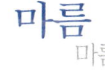

마름
마름과

【효능】 자양 · 강장 · 소화 촉진 【약용 부분】 열매 【채취 시기】 가을

• p. 444 참조

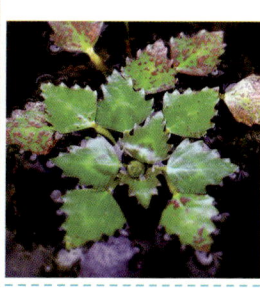

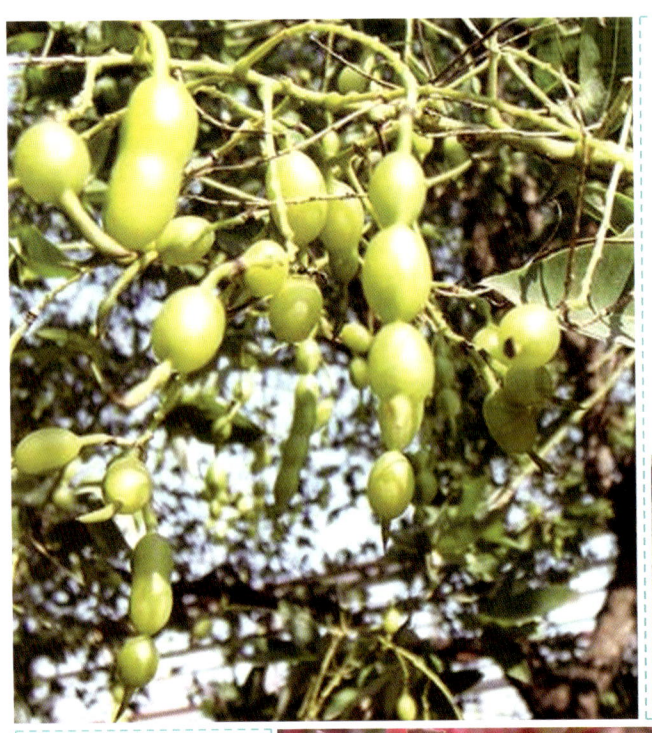

회화나무
콩과

【효능】지혈 【약용 부분】 꽃봉오리 【채취 시기】 6~7월
- p. 445 참조

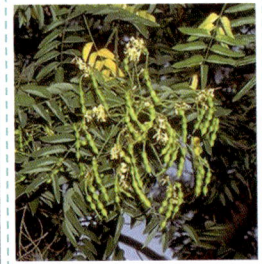

화살나무
화살나무과

【효능】가시를 뺀 데·월경 불순 【약용 부분】 줄기의 코르크질의 지느러미 【채취 시기】 필요한 때 가을
- p. 446 참조

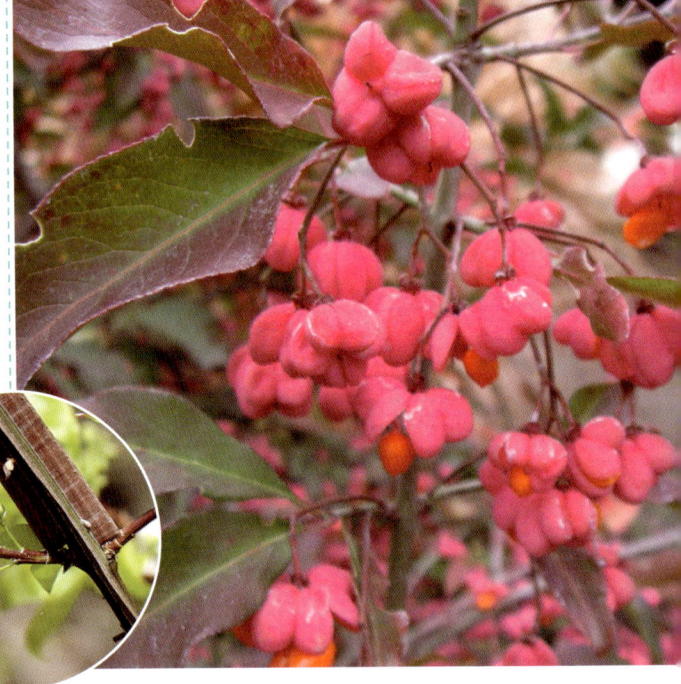

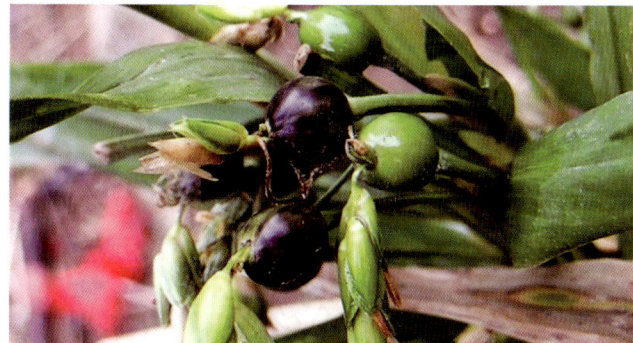

율무
벼과

【효능】 사마귀 제거와 피부 미용·고혈압 예방
【약용 부분】 종자 【채취 시기】 10월
• p. 447 참조

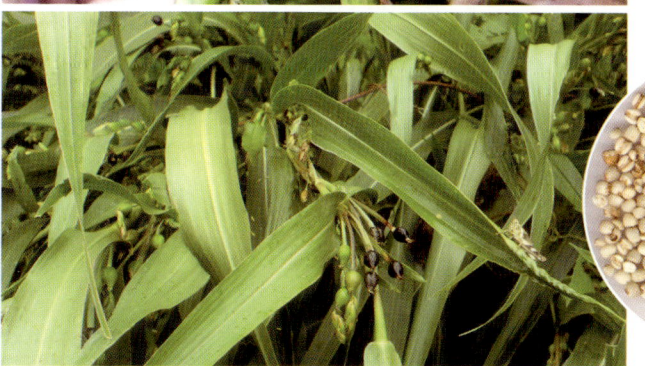

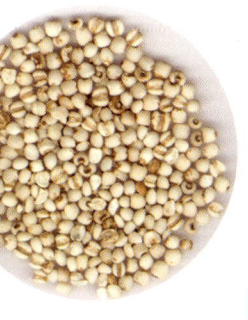

사철쑥
국화과

【효능】 황달·피부의 가려움 【약용 부분】 전부
【채취 시기】 여름
• p. 448참조

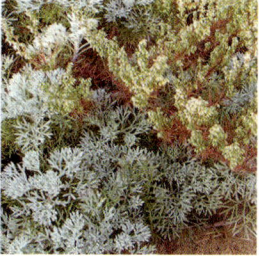

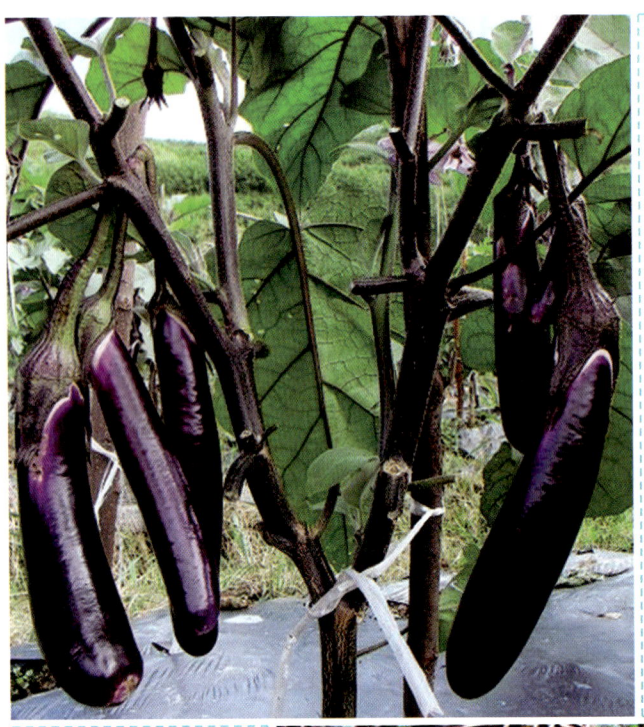

가지
가지과

【효능】숙취(꽃)·종기(꼭지)·살갗 튼 데(뿌리)·동상(줄기) 【약용 부분】꼭지, 뿌리, 꽃, 줄기 【채취 시기】여름

- p. 449 참조

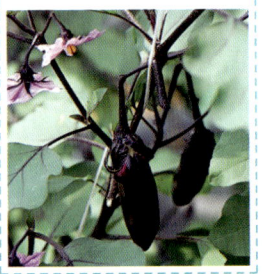

들쭉나무
철쭉과

【효능】피로회복(건강 약주) 【약용 부분】열매 【채취 시기】여름

- p. 450참조

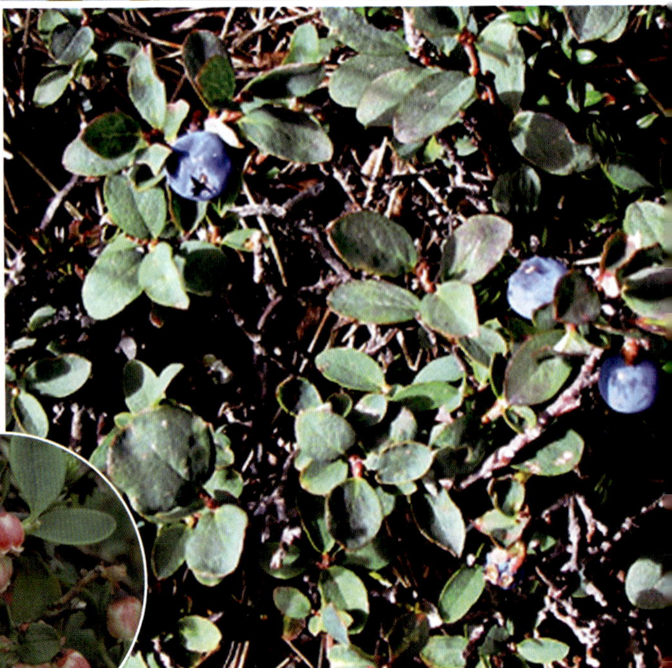

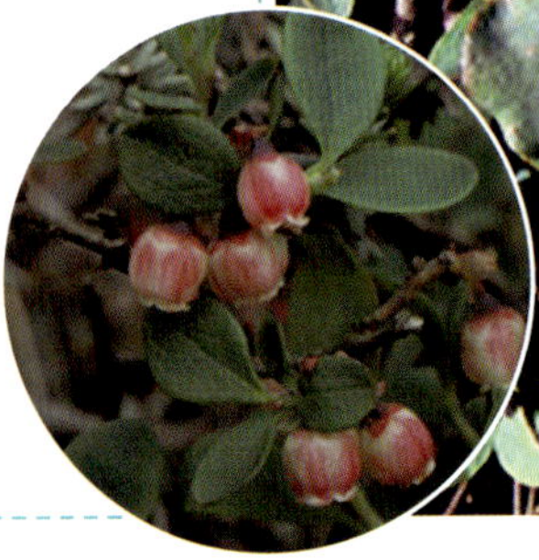

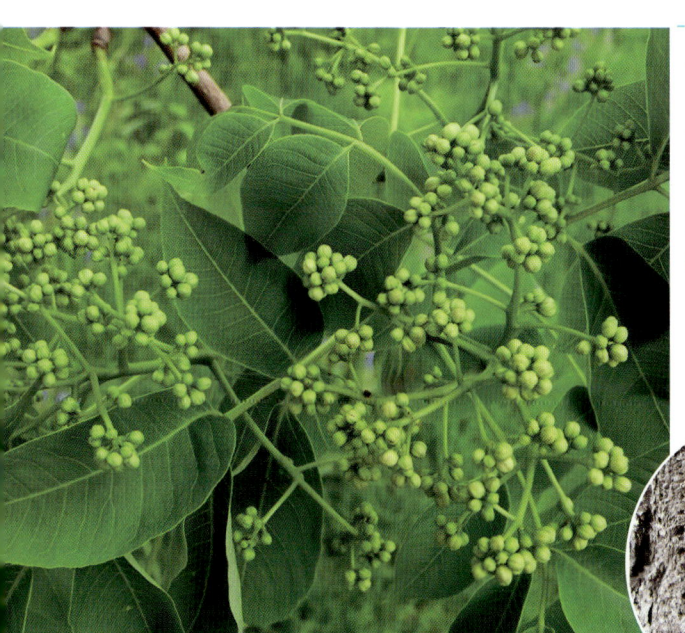

황벽나무
귤나무과

【효능】 건위 · 하리(이질)를 멈추게 함 · 타박상 【약용 부분】 속껍질 【채취 시기】 한여름
- p. 451 참조

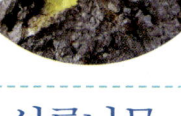

석류나무
석류나무과

【효능】 입 안의 진무름 · 염증 【약용 부분】 열매의 껍질 【채취 시기】 11월경
- p. 452 참조

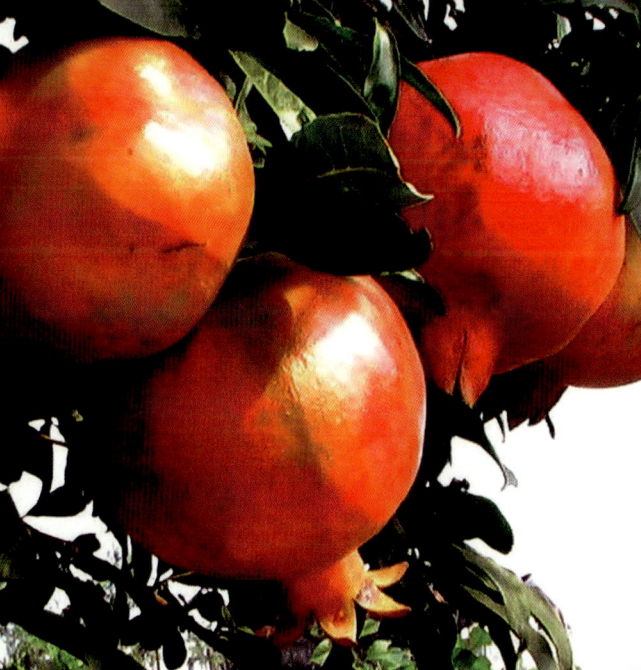

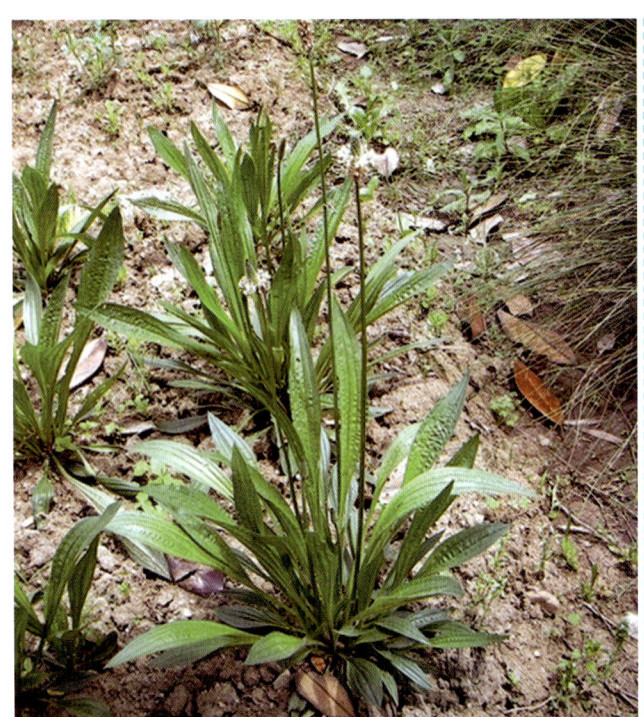

창질경이
질경이과

【효능】 가래를 없애 준다 · 이뇨 · 상약(傷藥)
【약용 부분】 뿌리, 잎 【채취 시기】 봄~여름
• p. 453 참조

얼룩조릿대
벼과

【효능】 체했을 때 【약용 부분】 잎 【채취 시기】 언제라도 좋다
• p. 454 참조

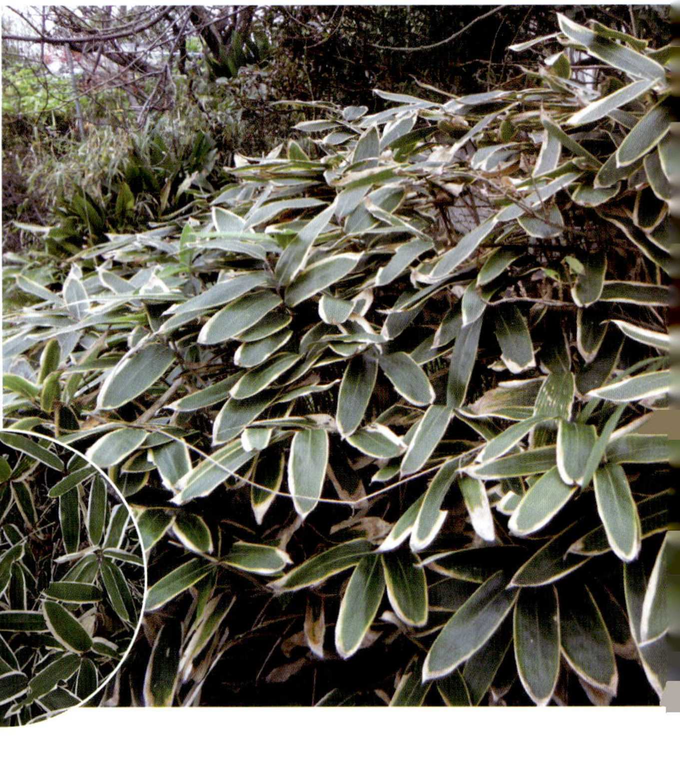

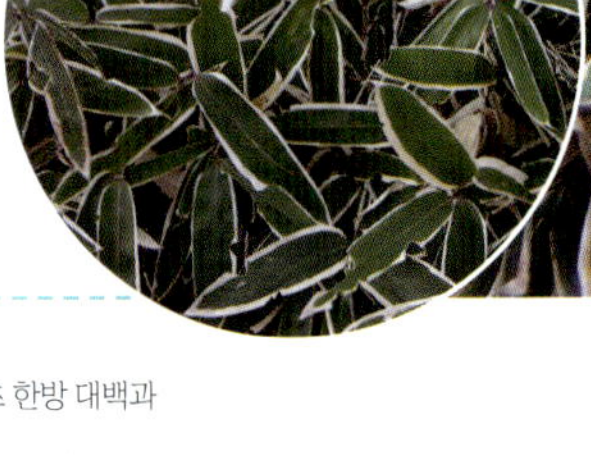

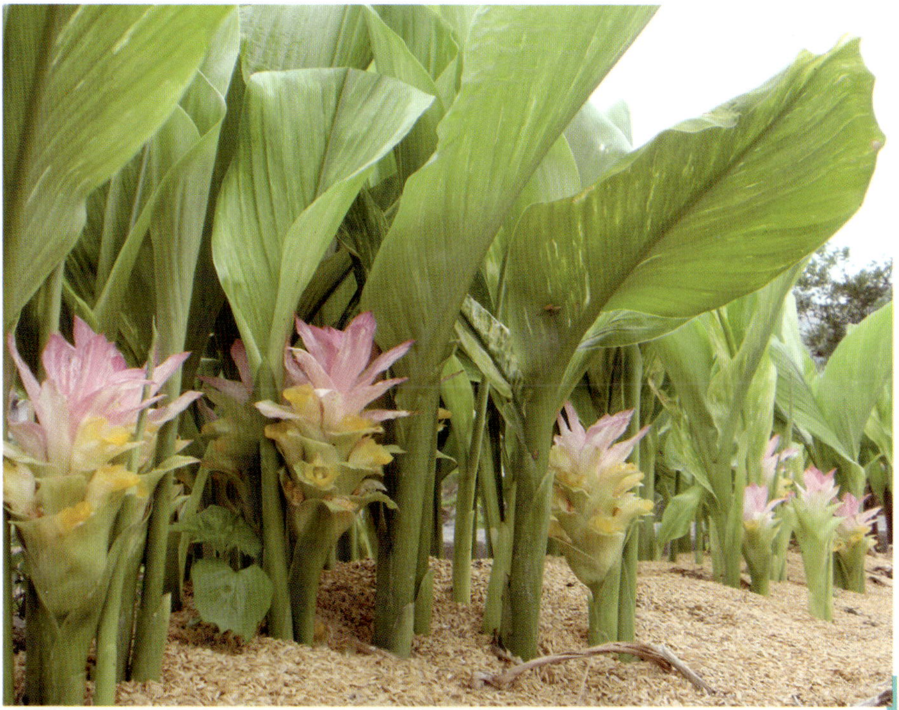

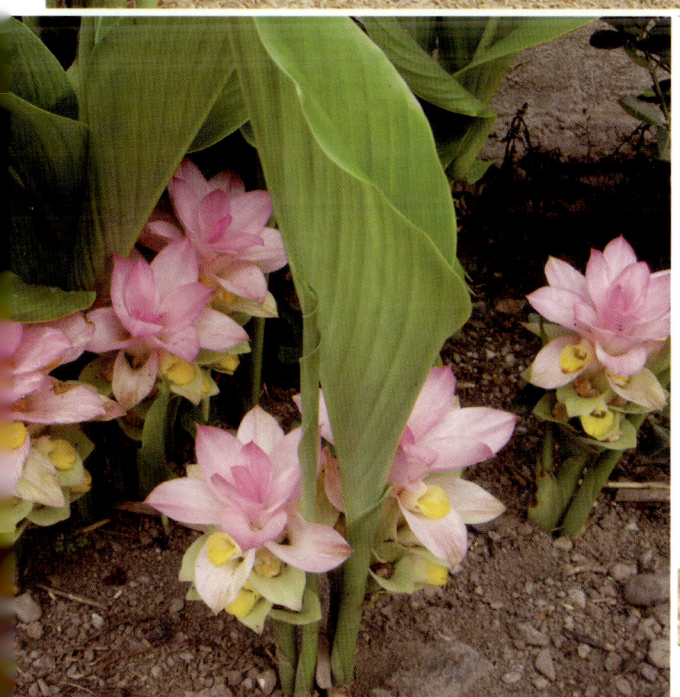

울금
생강과

【효능】 건위·이담·진통·식품 원료 【약용 부분】 뿌리 줄기 【채취 시기】 가을
• p. 455 참조

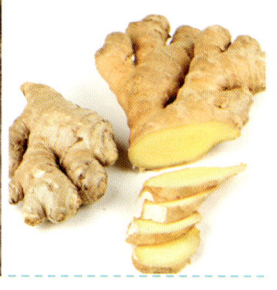

목형
마편초과

【효능】 감기·토악질하는 데 **【약용 부분】** 열매 **【채취 시기】** 8~9월

- p. 456 참조

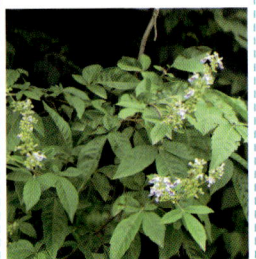

누리장나무
마편초과

【효능】 류머티즘·고혈압·하리·종기·치질 **【약용 부분】** 잎, 줄기 **【채취 시기】** 8~10월

- p. 457참조

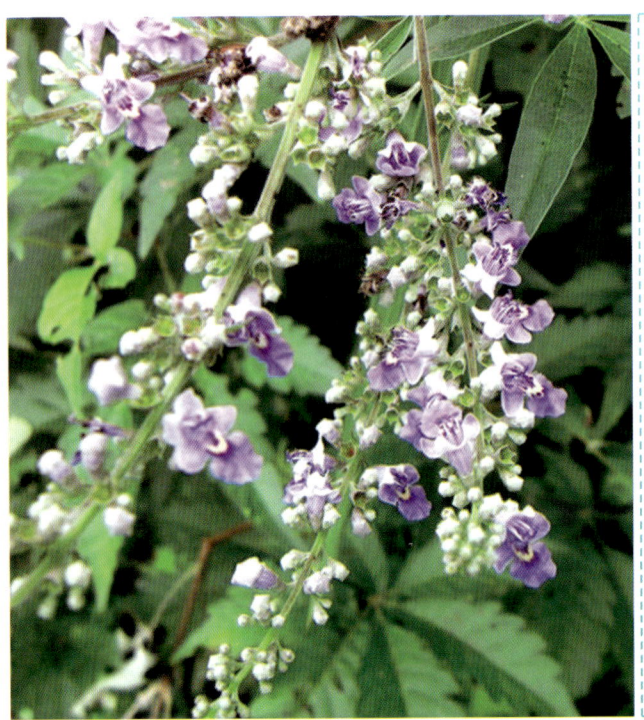

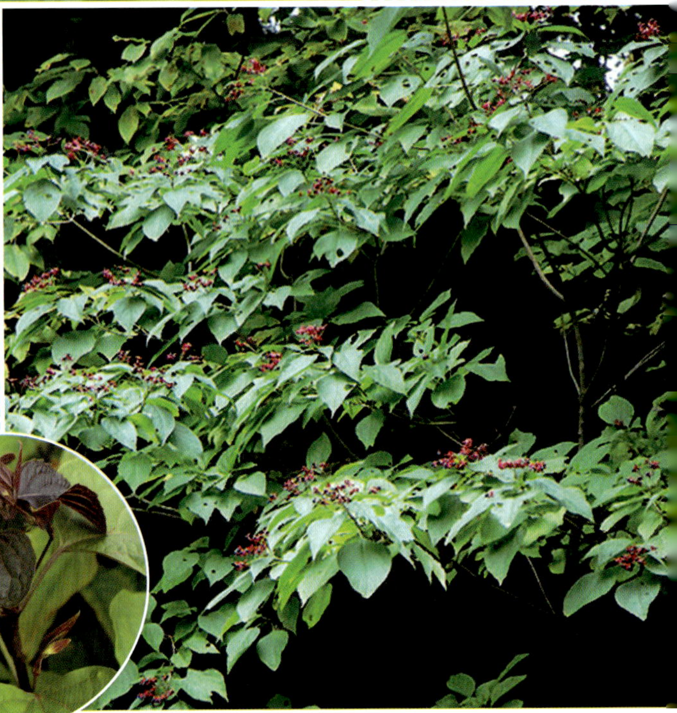

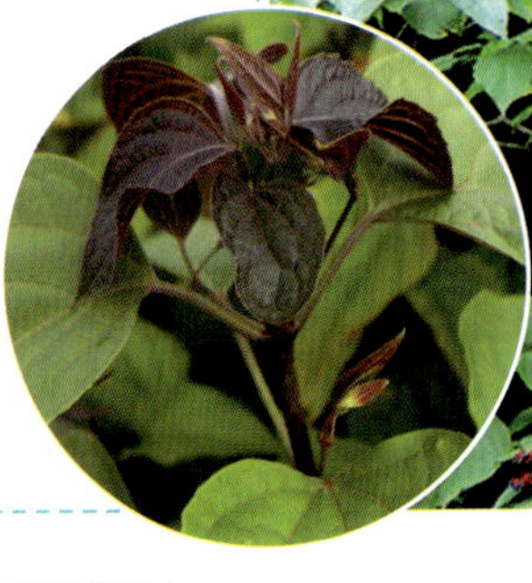

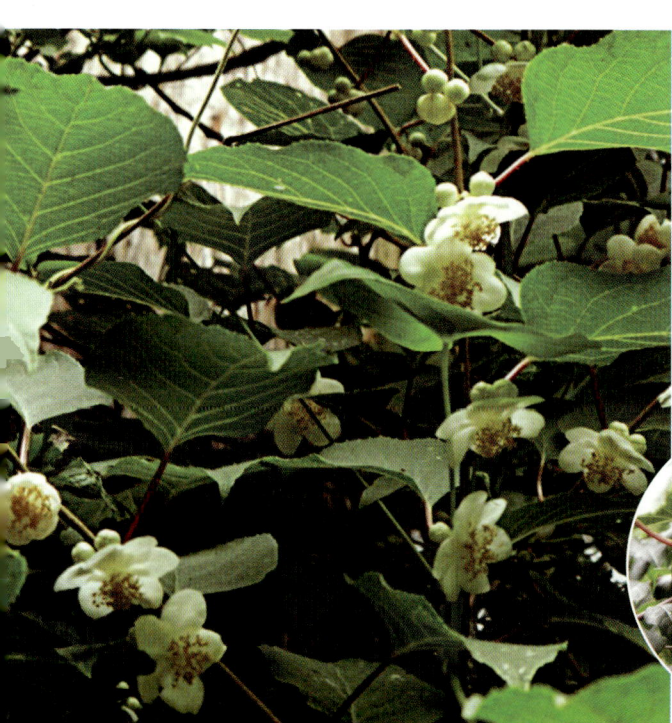

개다래나무
개다래나무과

【효능】 냉증·이뇨·강심·신경통 **【약용 부분】** 벌레가시 **【채취 시기】** 9월

• p. 458 참조

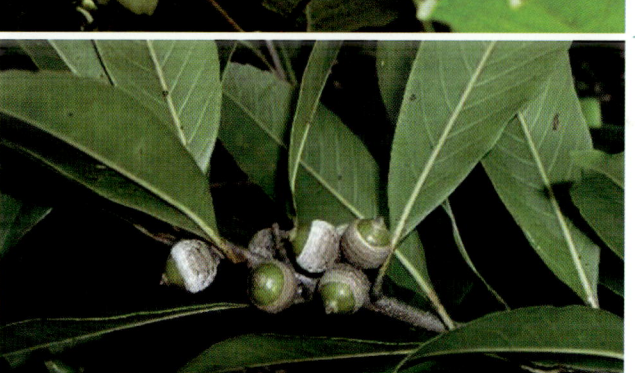

참가시나무
너도밤나무과

【효능】 요도 결석 **【약용 부분】** 잎 **【채취 시기】** 6 필요한 때

• p. 459 참조

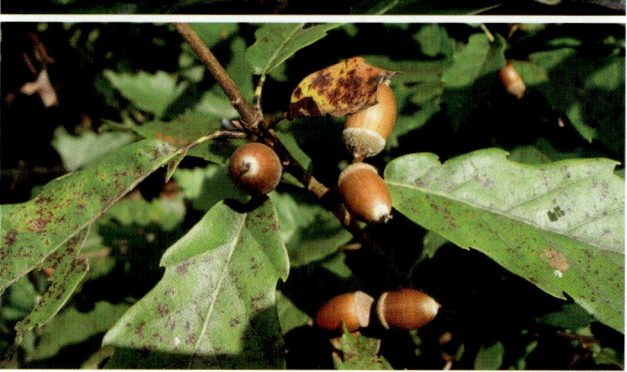

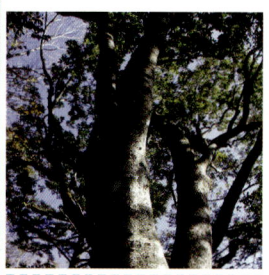

여름의 약초 · 155

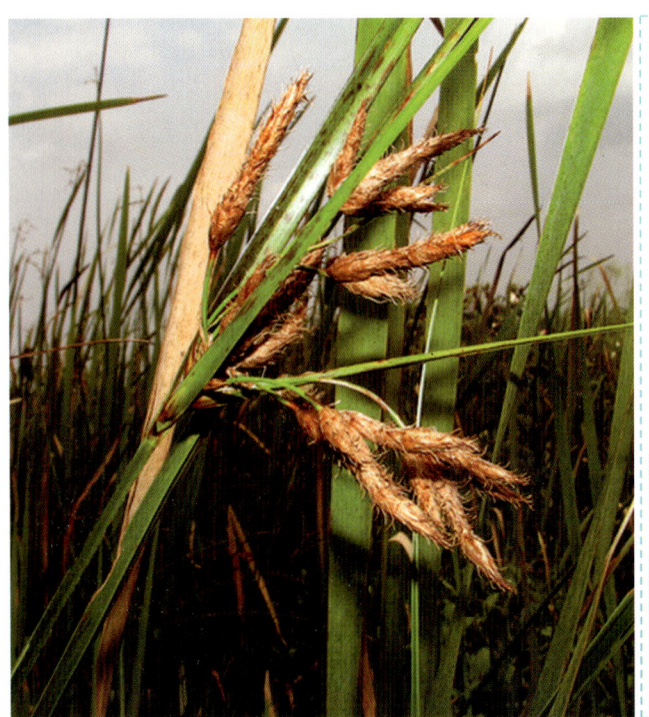

매자기
금방동사니과

【효능】 통경(通經)·최유 (젖을 잘 나오게 하는 것)
【약용 부분】 덩이 줄기
【채취 시기】 10월
- p. 460 참조

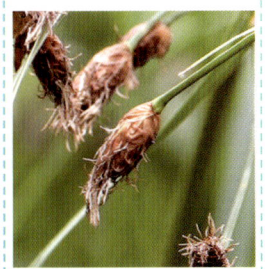

계수나무
녹나무과

【효능】 건위·정장(整腸)·발한·해열·신경통 **【약용 부분】** 뿌리 껍질 **【채취 시기】** 필요한 때
- p. 461 참조

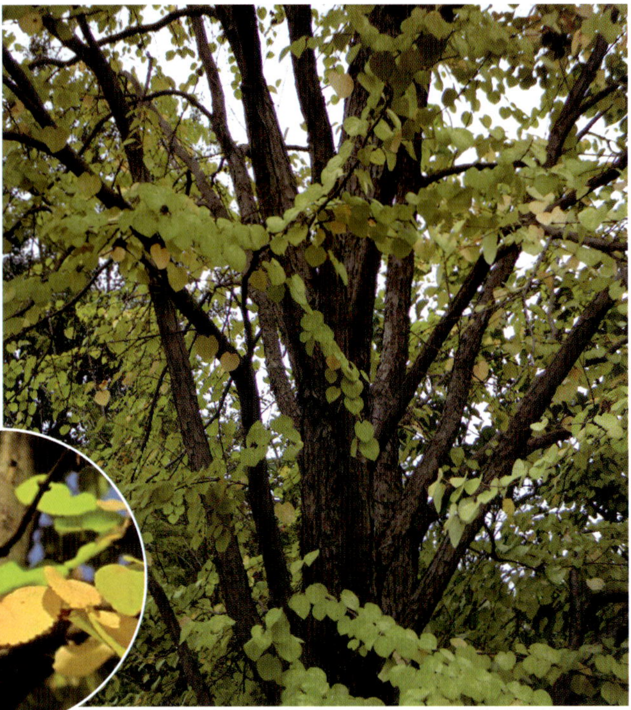

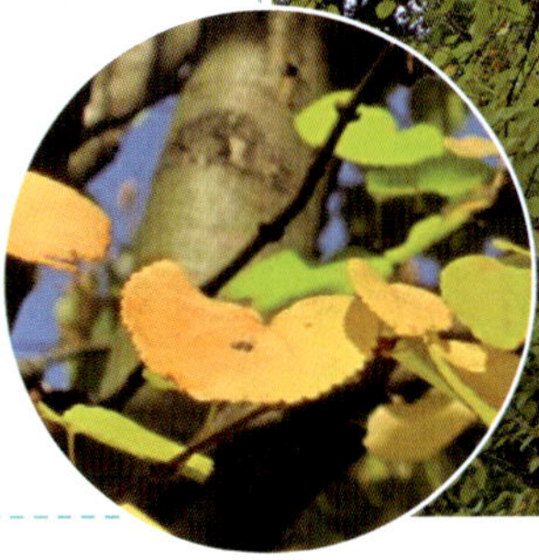

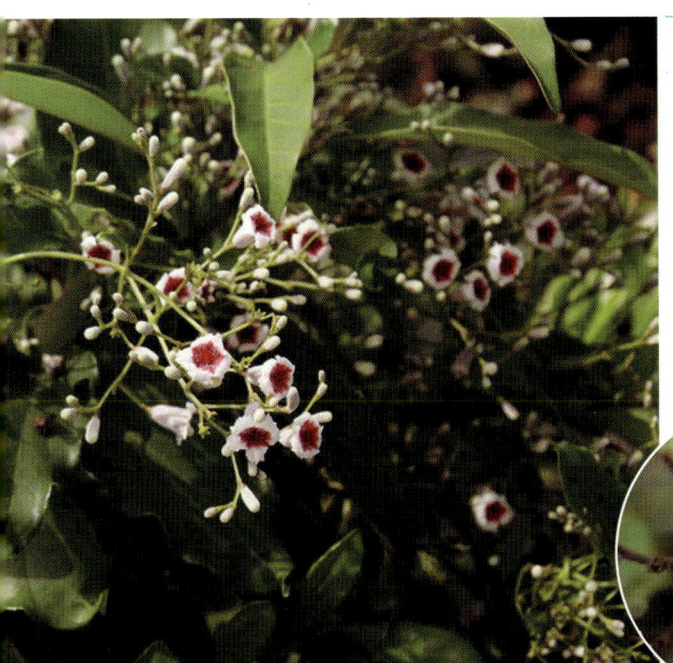

계뇨등
꼭두서니과

【효능】동상 【약용 부분】
열매 【채취 시기】가을
- p. 462 참조

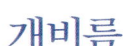

개비름
비름과

【효능】이뇨 【약용 부분】
전부 【채취 시기】가을
8~9월
- p. 462 참조

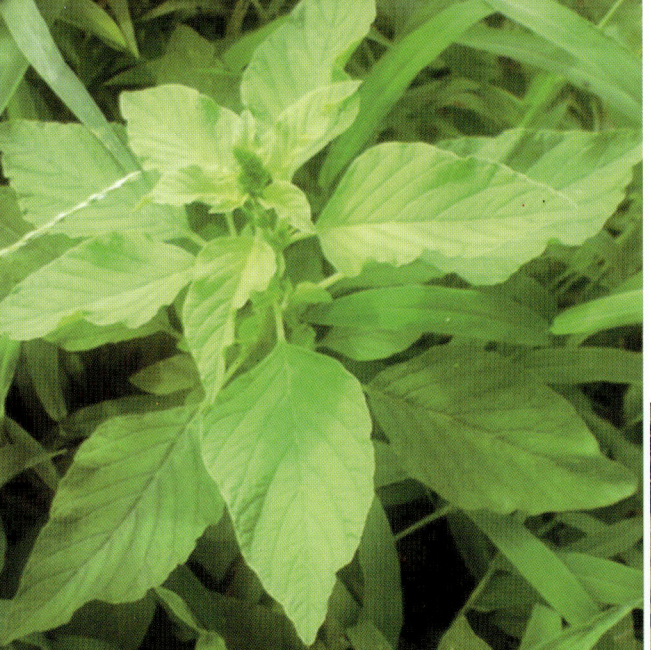

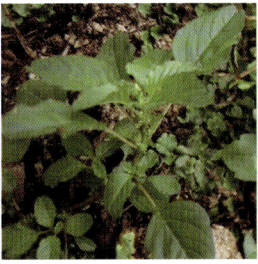

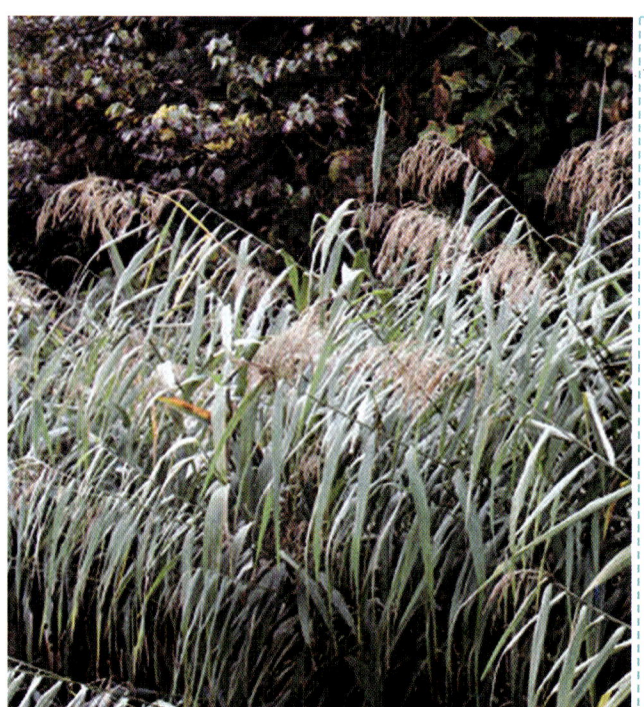

갈대
벼과

【효능】이뇨·토악질하는 데 【약용 부분】뿌리 줄기 【채취 시기】10월
- p. 463 참조

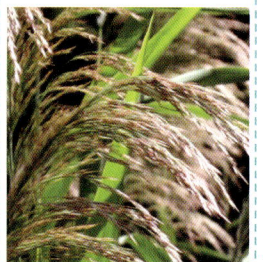

쉽사리
소엽, 차조기과

【효능】혈액 순환을 좋게 하고, 월경불순인 데 좋다 【약용 부분】전부 【채취 시기】여름~가을
- p. 464참조

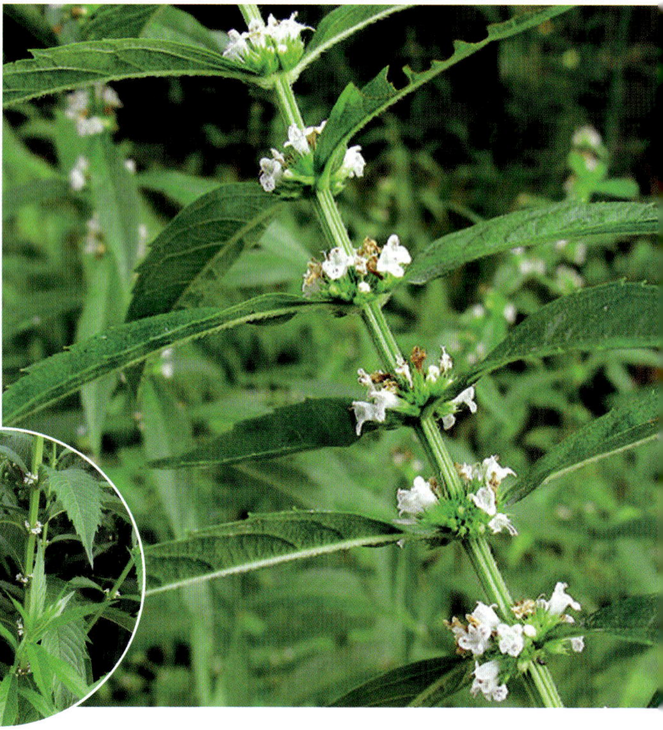

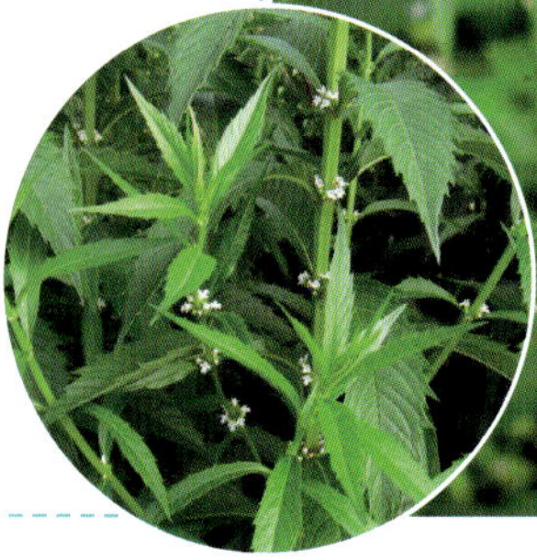

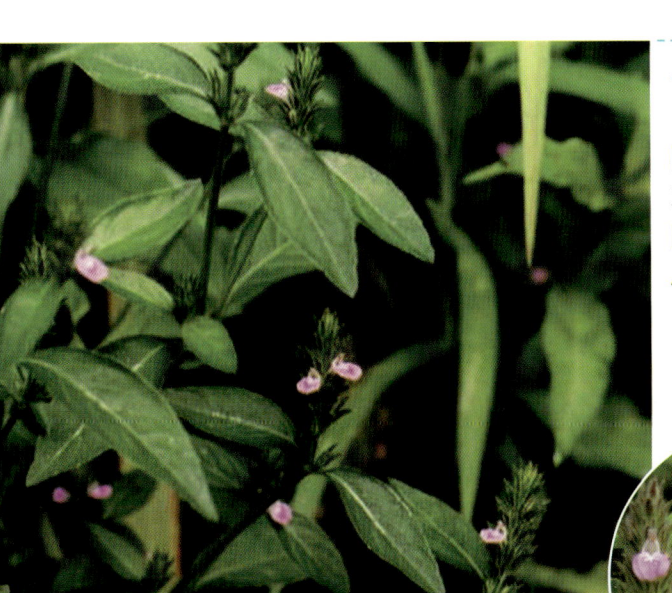

쥐꼬리망초
쥐꼬리망초

【효능】 요통·해열·감기·기침·목이 아플 때
【약용 부분】 전부 **【채취 시기】** 입추 전후
- p. 465참조

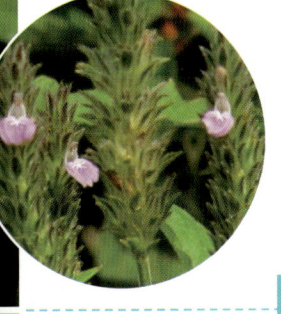

털연리초
콩과

【효능】 이뇨·신장병
【약용 부분】 전부 **【채취 시기】** 8~9월
- p. 466 참조

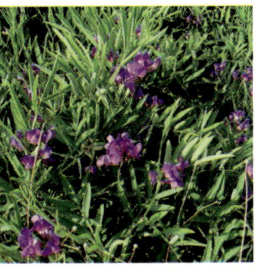

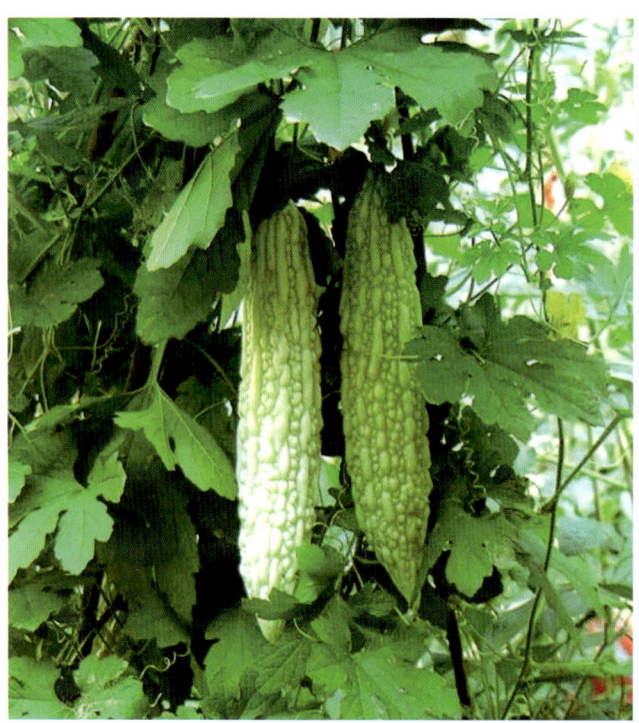

여주
박과

【효능】해열·충열에 따른 눈병·해독·하리(이질) 【약용 부분】열매 【채취 시기】가을

• p. 467참조

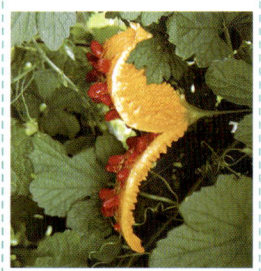

개연꽃
수련과

【효능】월경불순 등으로 기분이 좋지 않을 때·타박상 【약용 부분】뿌리 줄기 【채취 시기】여름~가을

p. 468 참조

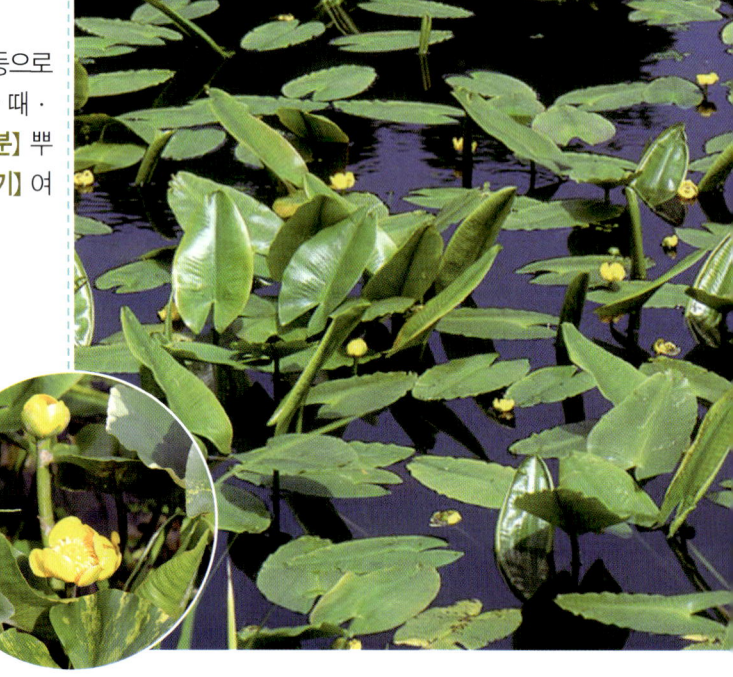

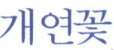

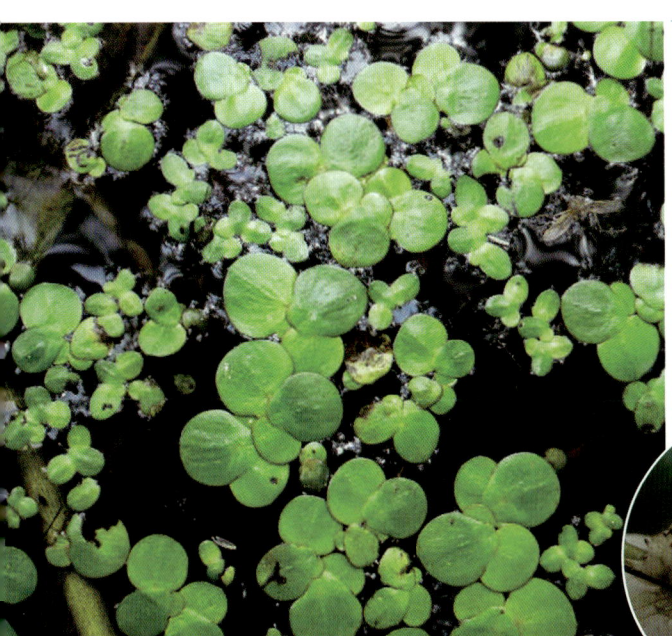

개구리밥
개구리밥과

【효능】이뇨 · 발한 · 해열 【약용 부분】전부 【채취 시기】6~9월
- p. 469 참조

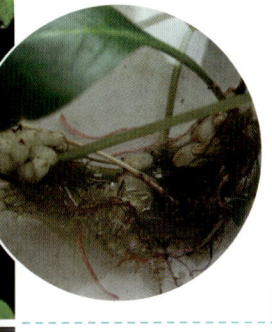

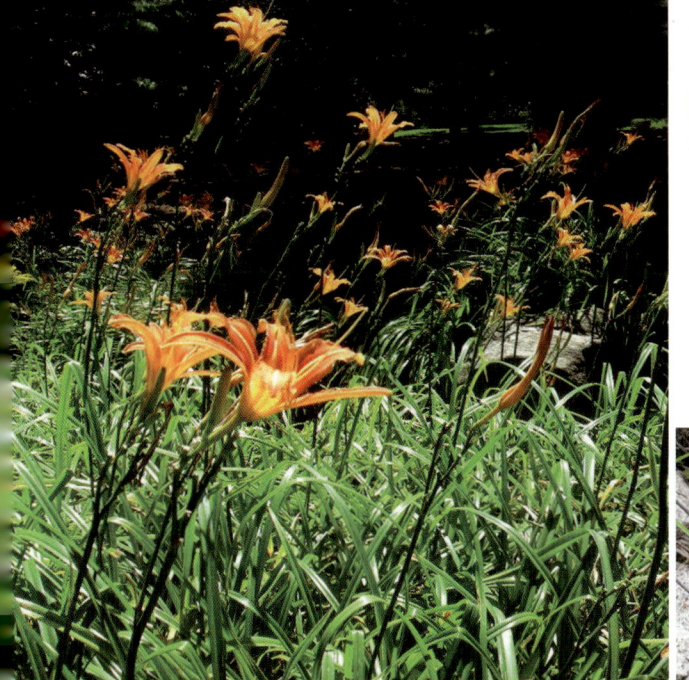

원추리
백합과

【효능】이뇨 【약용 부분】뿌리 【채취 시기】6~7월
- p. 470 참조

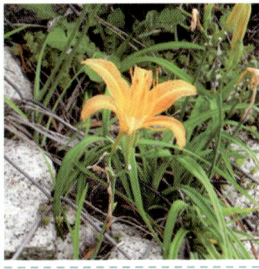

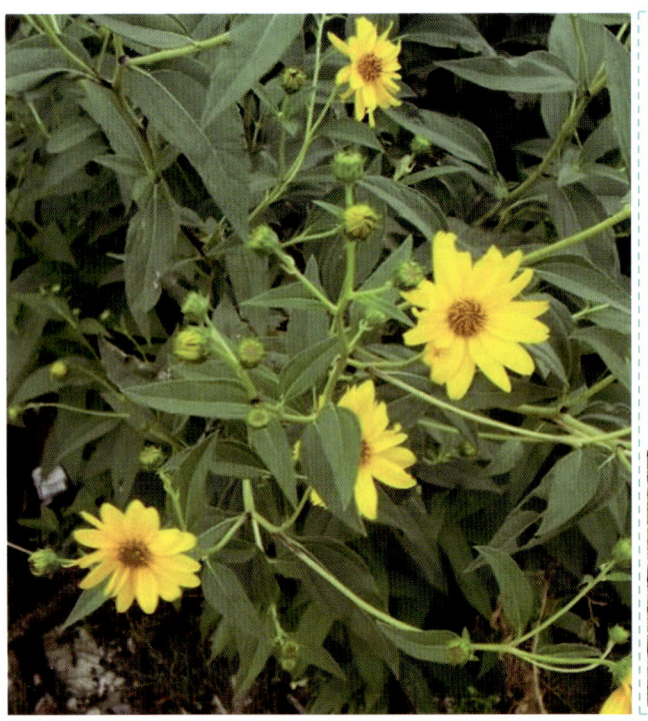

뚱딴지
국화과

【효능】 과당 제조 【약용 부분】 지하의 덩이 줄기 【채취 시기】 초가을

• p. 471 참조

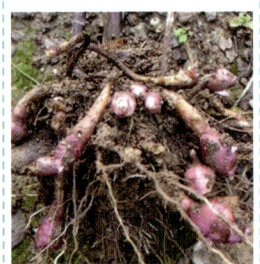

중대가리풀
국화과

【효능】 타박·치질 【약용 부분】 전부 【채취 시기】 여름

• p. 471 참조

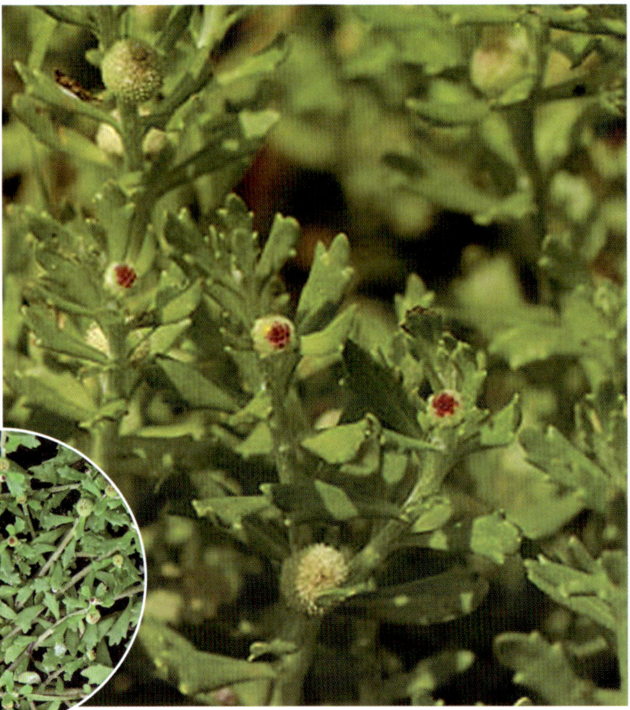

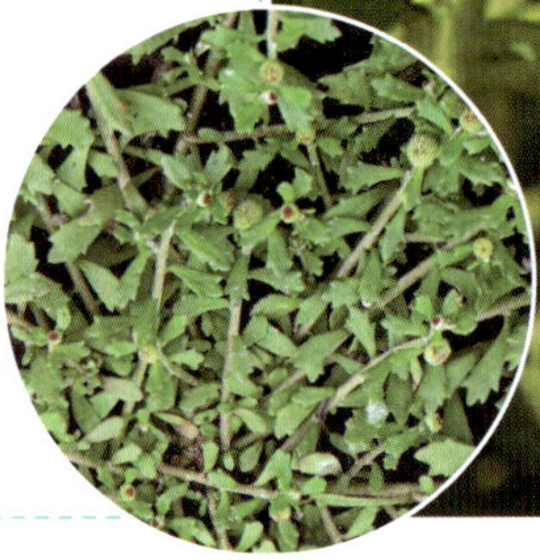

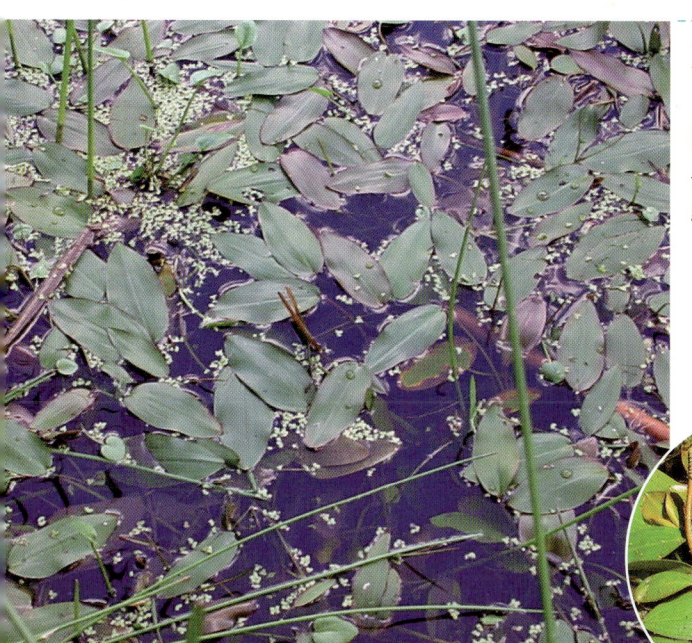

가래
가래과

【효능】 해독(선구류)·화상 **【약용 부분】** 전부 **【채취 시기】** 7~8월
- p. 472 참조

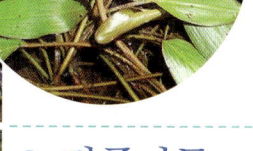

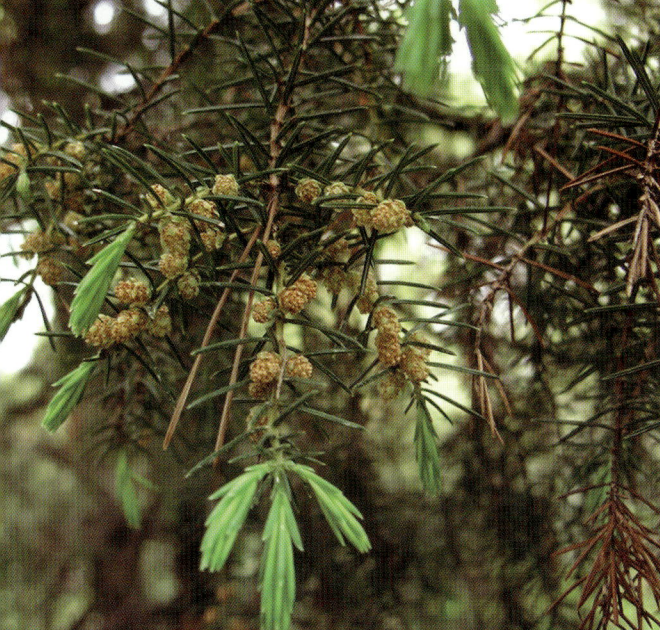

노간주나무
편백과

【효능】 이뇨·발한 **【약용 부분】** 열매(구과) **【채취 시기】** 10월
- p. 473 참조

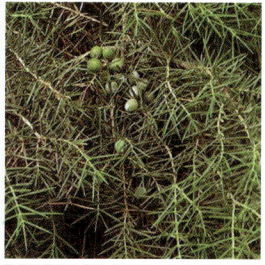

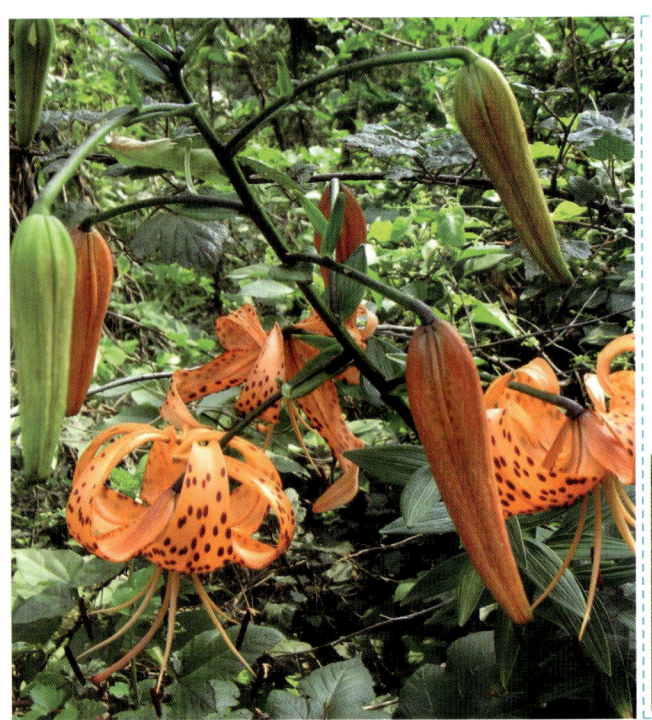

참나리
백합과

【효능】 기침을 멎게 한다·해열 【약용 부분】 비늘 줄기 【채취 시기】 가을
- p. 474 참조

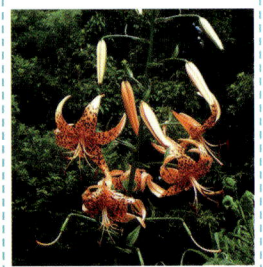

천궁이
미나리과

【효능】 산후의 출혈·치질 출혈·빈혈 등의 부인병 일반 【약용 부분】 뿌리 줄기 【채취 시기】 11월
- p. 475 참조

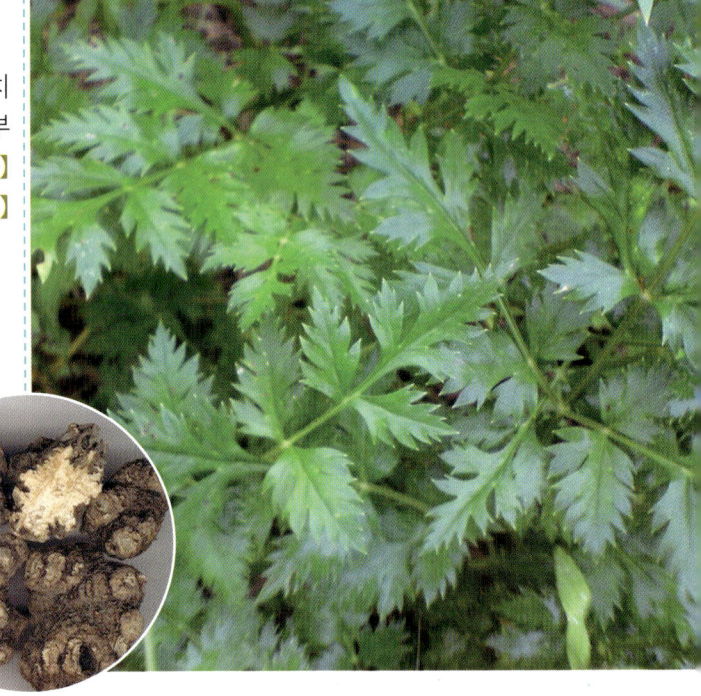

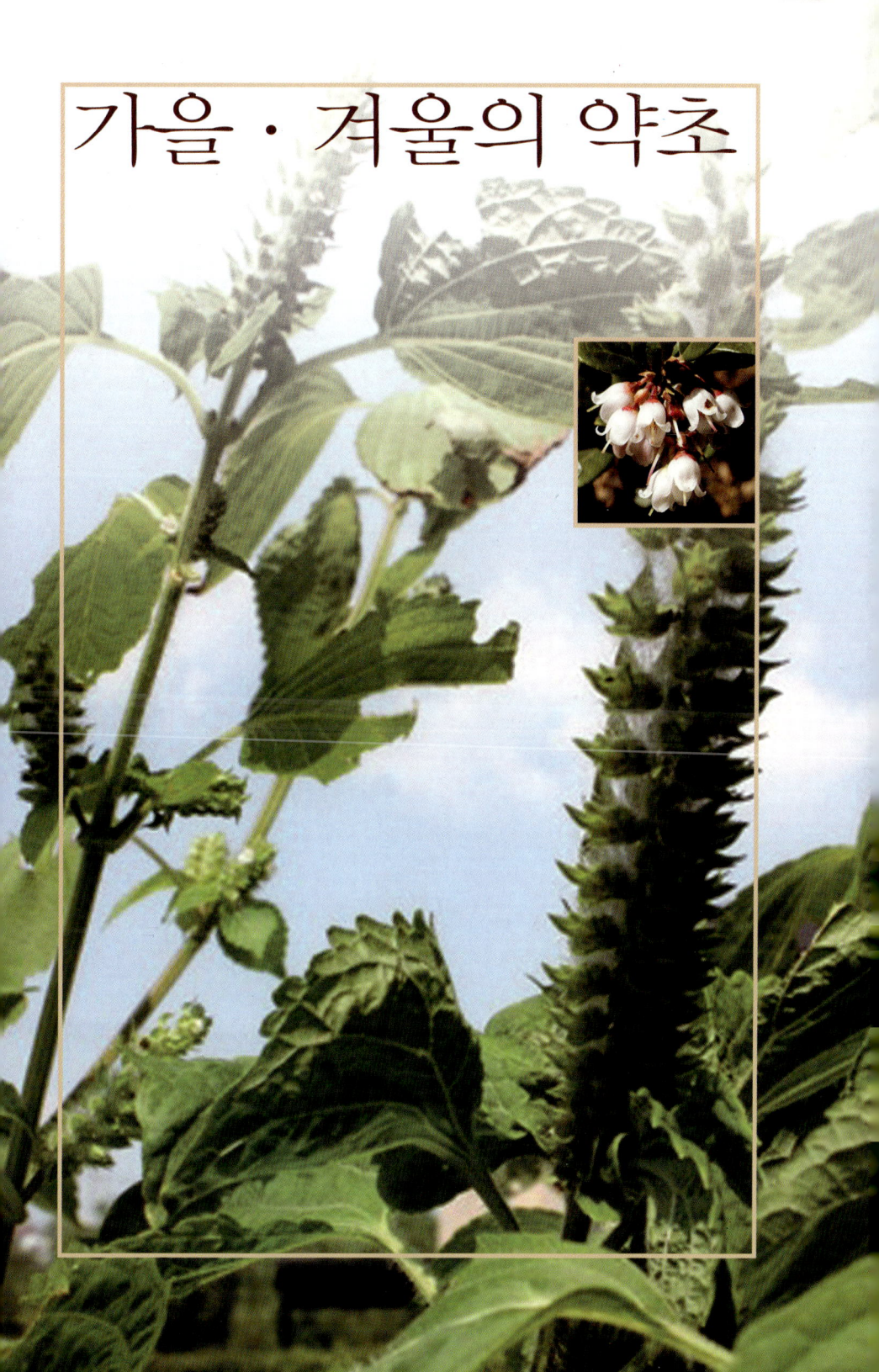

가을 · 겨울의 약초

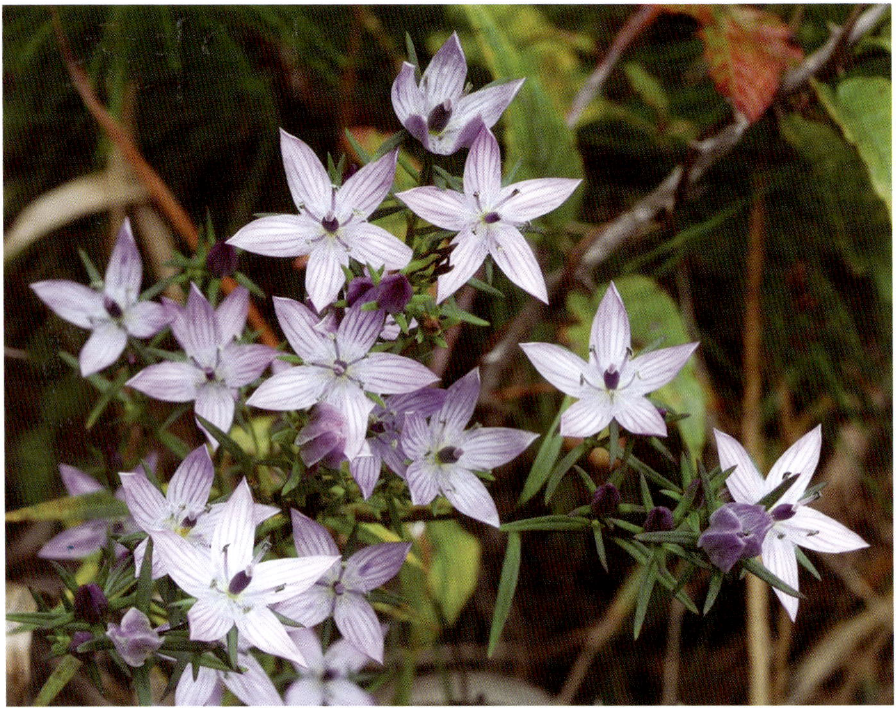

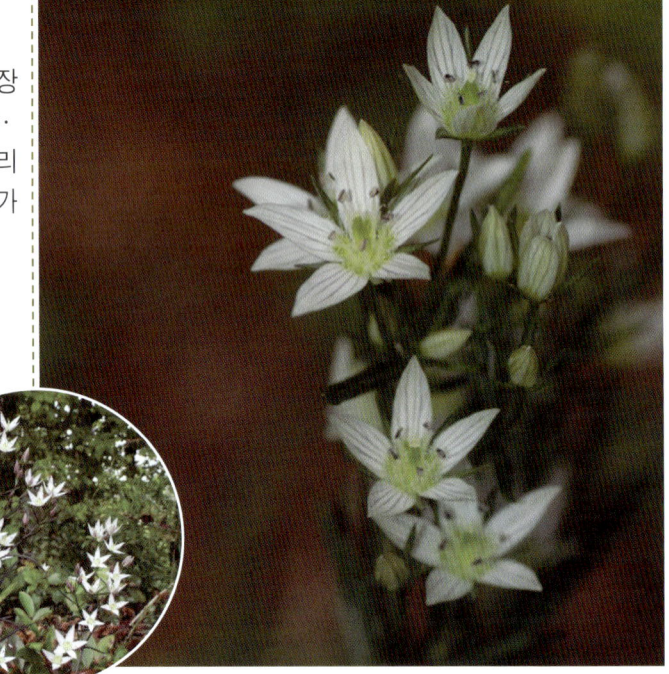

쓴풀
국화과

【효능】 건위(健胃)·정장(整腸)·현기증·동계·두통 **【약용 부분】** 뿌리줄기 **【채취 시기】** 늦가을

• p. 478 참조

삽주
국화과

[효능] 건위(健胃)·정장(整腸)·현기증·동계·두통 **[약용 부분]** 뿌리줄기 **[채취 시기]** 늦가을
• p. 479 참조)

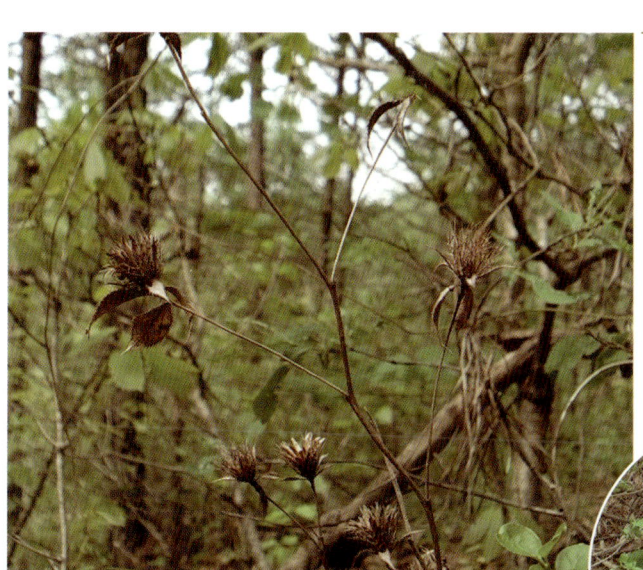

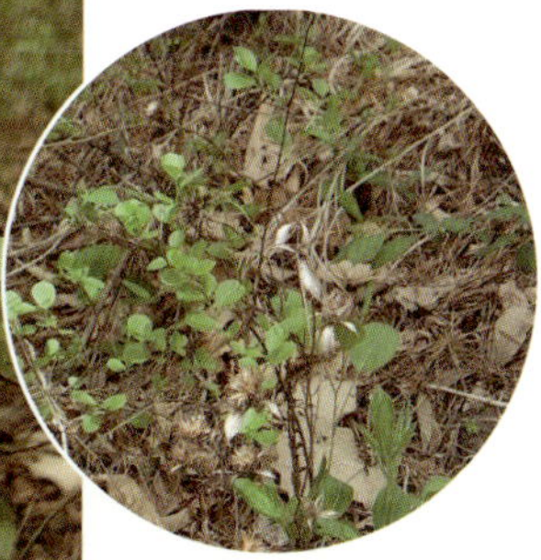

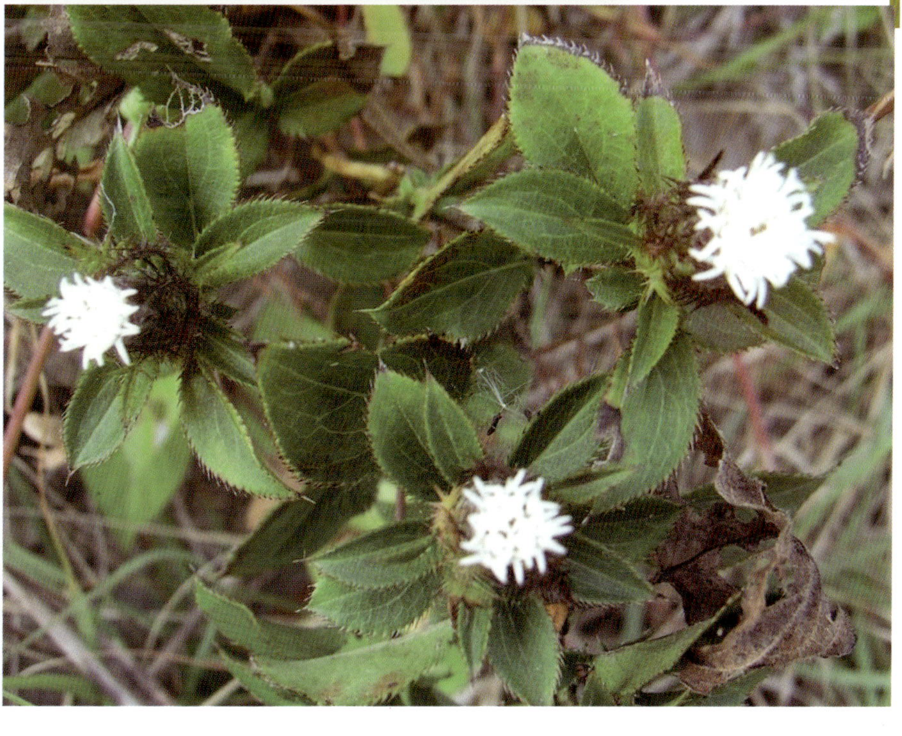

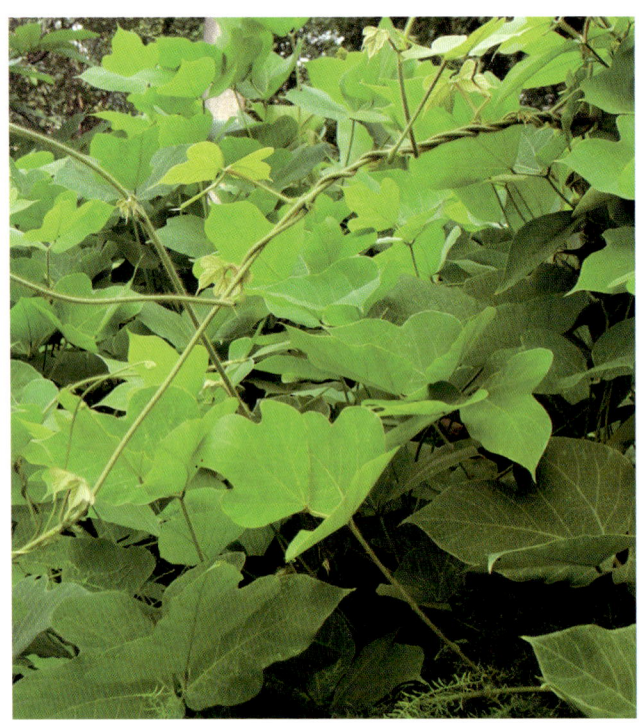

칡
콩과

【효능】숙취 · 감기 초기일 때 · 건강 증진 【약용 부분】꽃, 뿌리 【채취 시기】꽃(여름), 뿌리(여름이나 가을)
- p. 480 참조

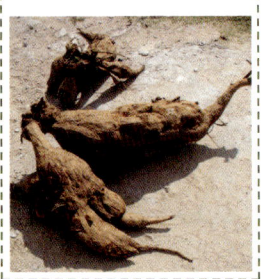

여랑화
여랑화과

【효능】이뇨 · 해독 · 종기 【약용 부분】뿌리 【채취 시기】11월
- p. 481참조

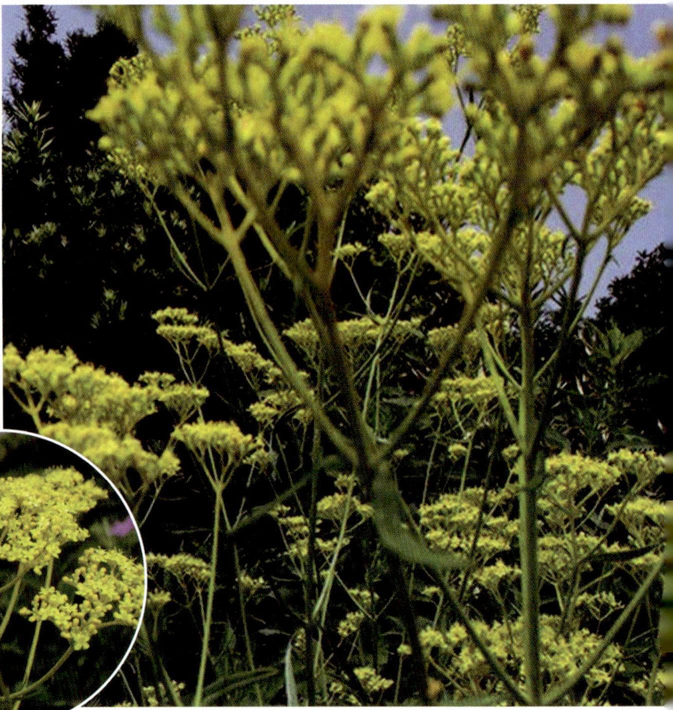

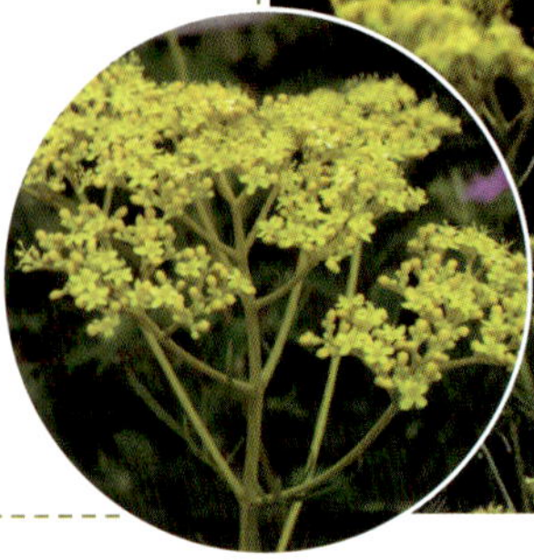

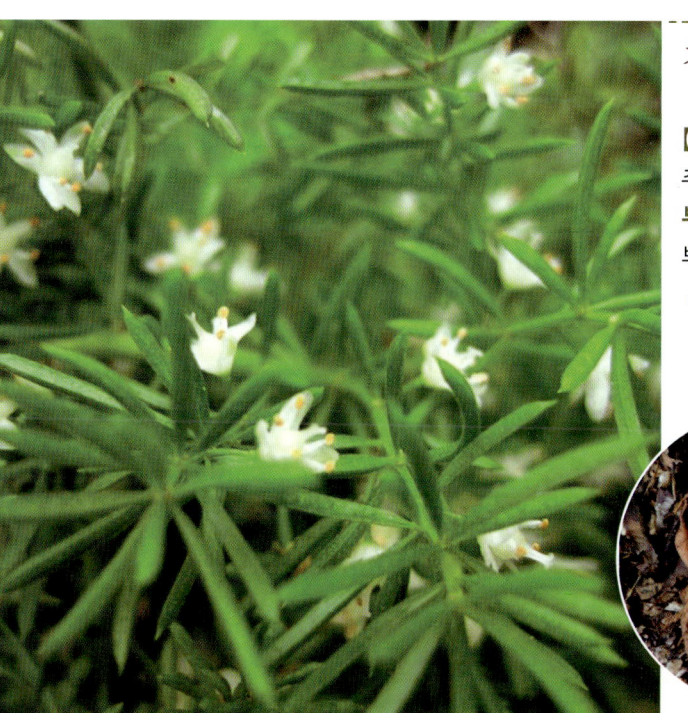

천문동
백합과

【효능】 강장 · 기침을 멈추게 할 때 · 이뇨 【약용 부분】 방추형의 볼록한 뿌리 【채취 시기】 5월

• p. 482 참조

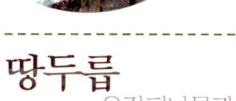

땅두릅
오갈피나무과

【효능】 두통 · 현기증 · 치통 【약용 부분】 뿌리줄기 【채취 시기】 가을

• p. 483 참조

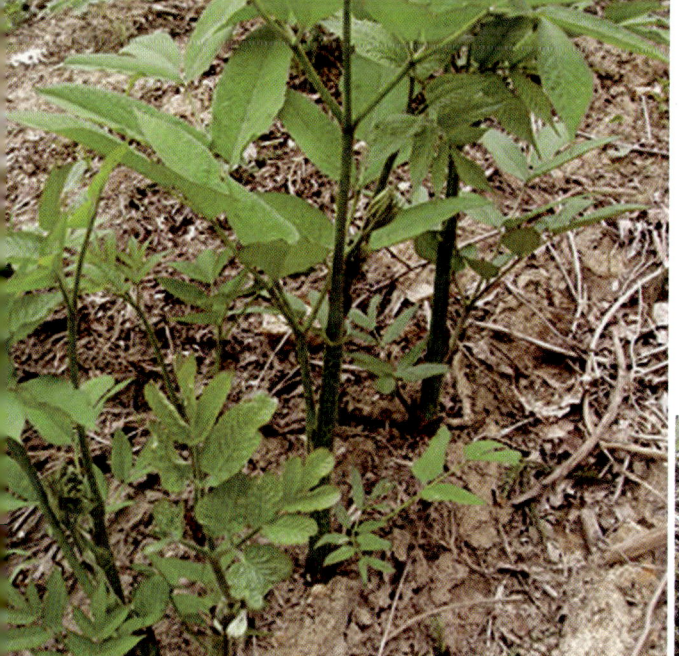

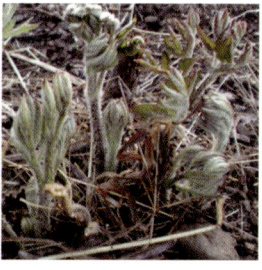

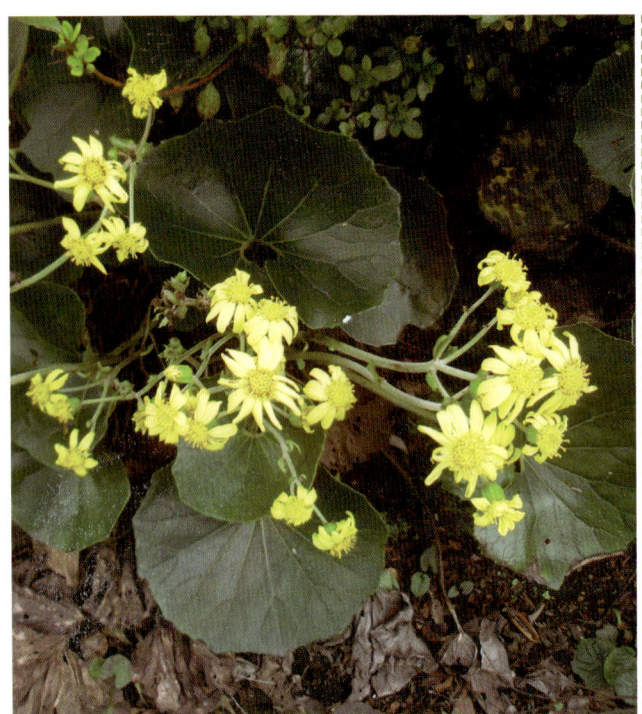

털머위
국화과

【효능】 타박·종기·베인 상처·건위(健胃)·식중독·이질 **【약용 부분】** 잎, 뿌리 줄기 **【채취 시기】** 잎(필요시), 뿌리 줄기(가을)

• p. 483 참조

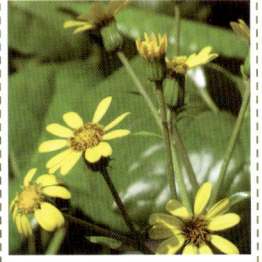

오이풀
장미과

【효능】 이질·지혈·화상 **【약용 부분】** 뿌리 줄기(뿌리는 아니다) **【채취 시기】** 11월

• p. 484 참조

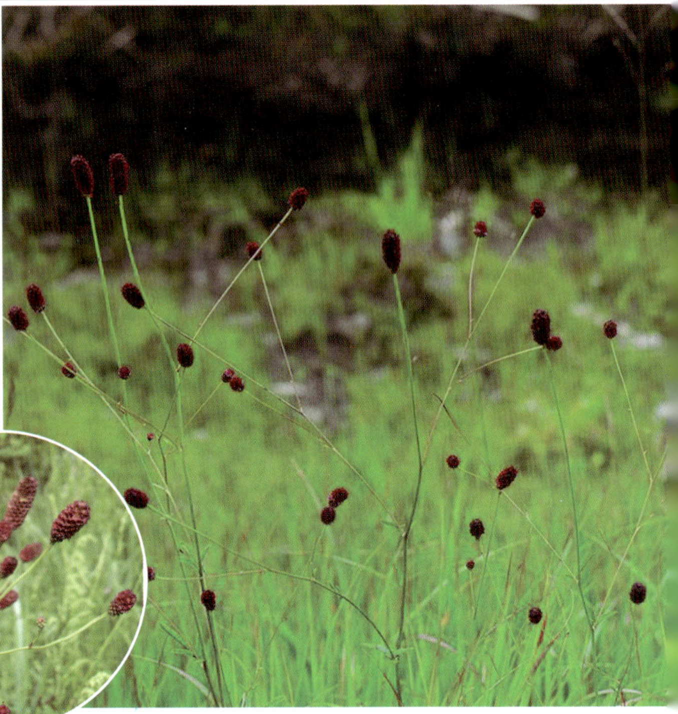

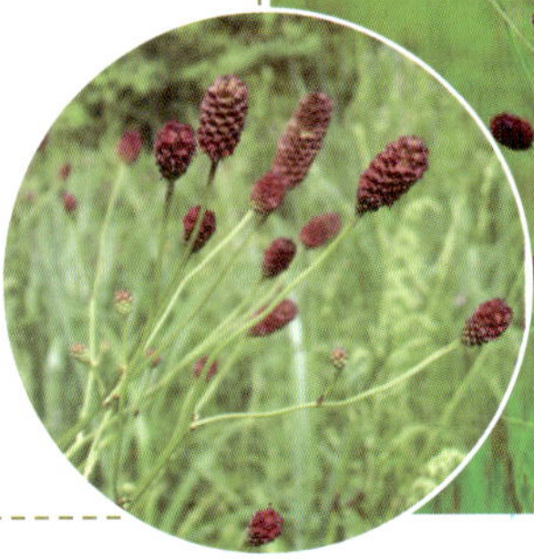

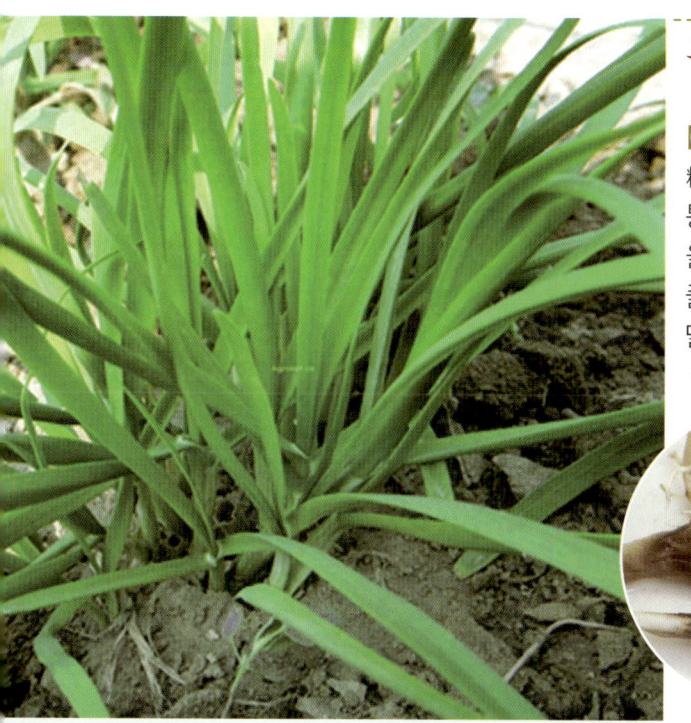

부추
백합과

【효능】강장 · 강정(强精) · 이질을 멈출 때 · 요통 · 오줌이 자주 마려울 때 【약용 부분】종자, 줄기, 잎 【채취 시기】9월 말

• p. 485 참조

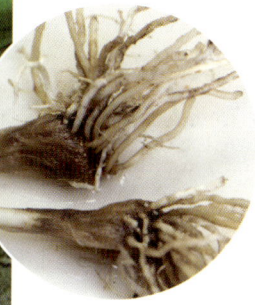

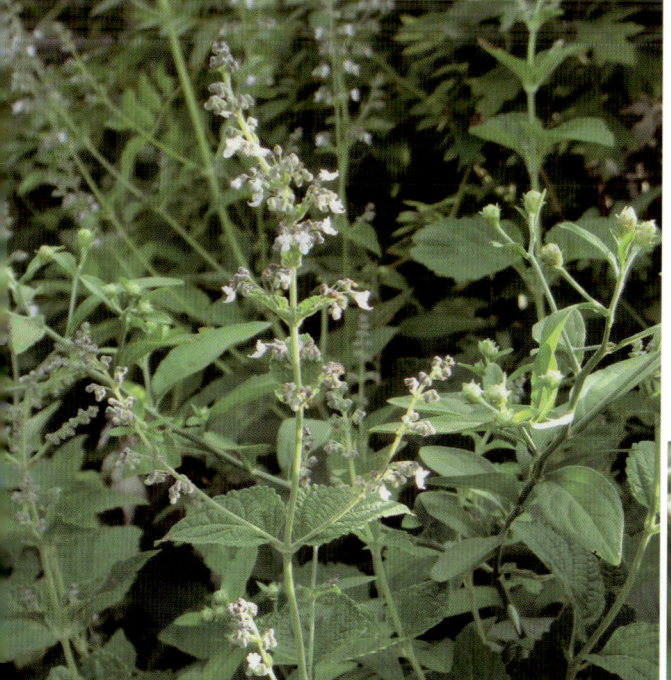

방아풀
자소과

【효능】건위(健胃) · 부었을 때의 이뇨 【약용 부분】땅 윗부분 전체 【채취 시기】초가을

• p. 486 참조

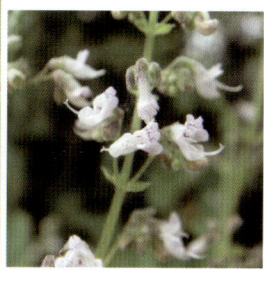

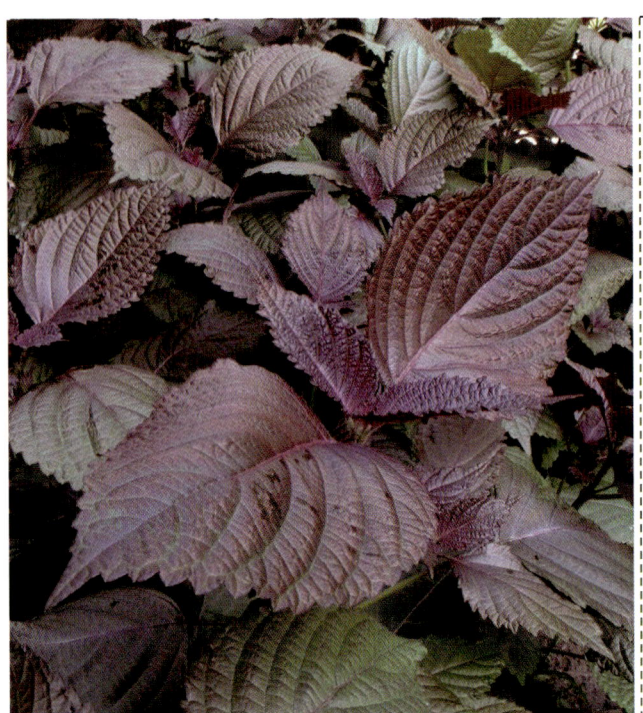

자소 · 차조기
자소과

【효능】 감기 · 생선에 의한 중독 【약용 부분】 잎, 종자 【채취 시기】 잎(7~9월), 씨(10월)
- p. 487 참조

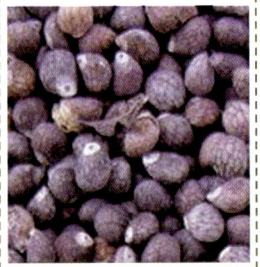

추해당
추해당과

【효능】 피부병 · 백선(白癬) 【약용 부분】 줄기와 잎 【채취 시기】 8~9월
- p. 488 참조

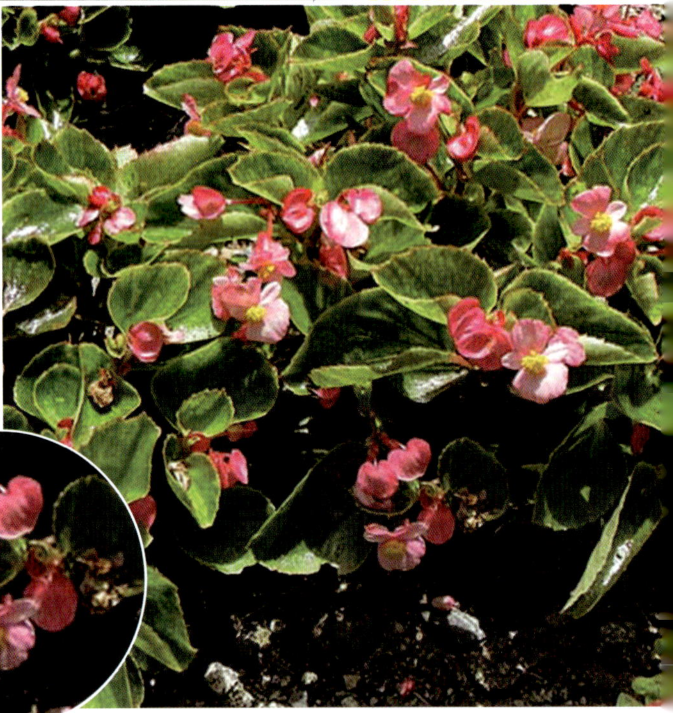

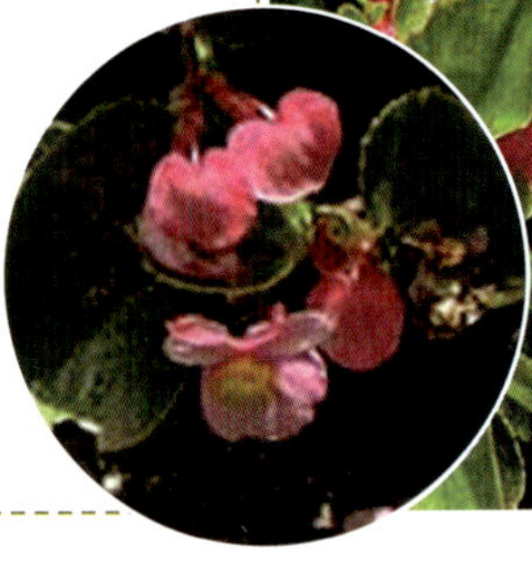

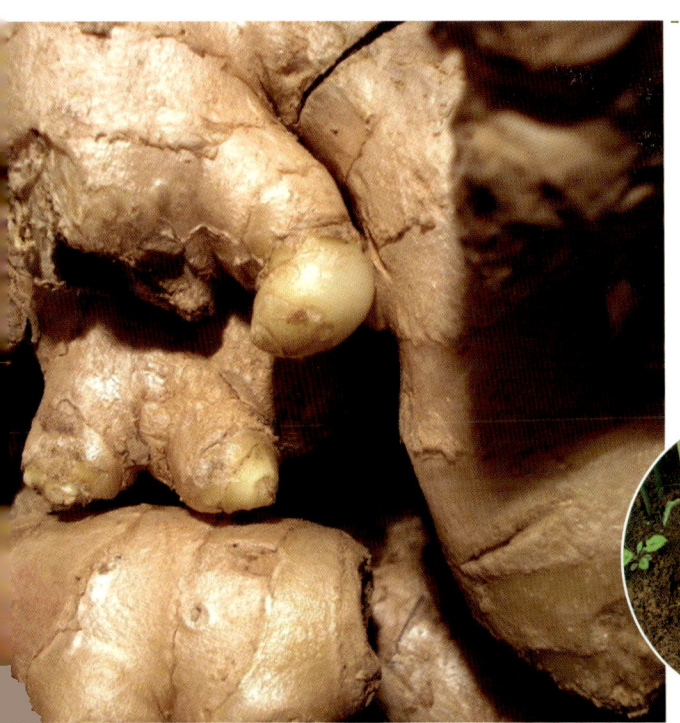

생강
생강과

【효능】기침·입덧의 진토(鎭吐) 【약용 부분】뿌리 줄기 【채취 시기】가을

• p. 489 참조

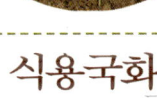

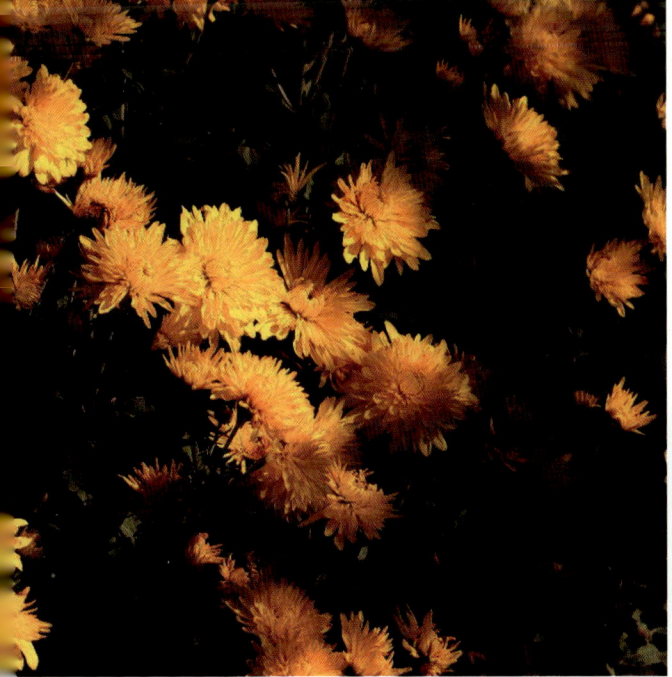

식용국화
국화과

【효능】기침을 멈추게 한다 【약용 부분】꽃 【채취 시기】가을

• p. 490 참조

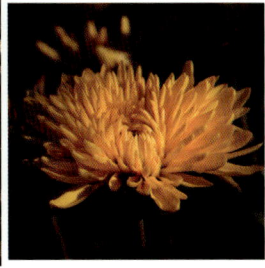

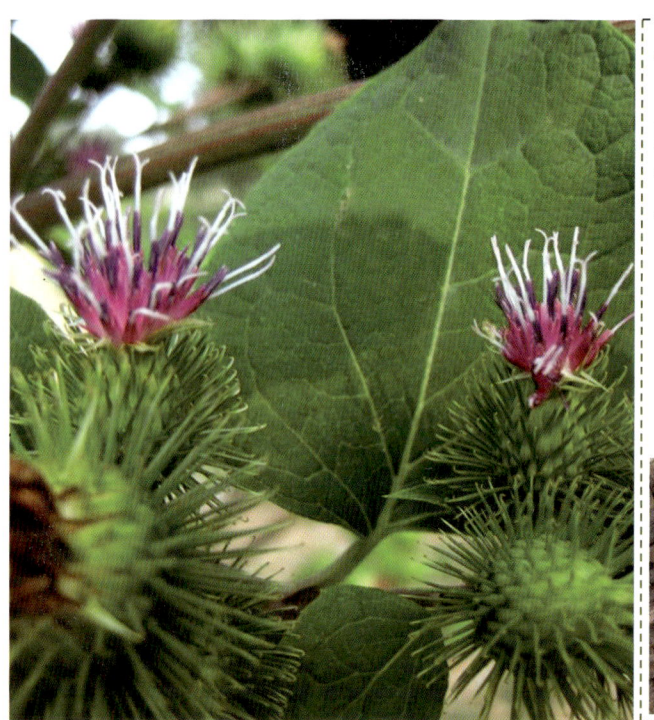

우엉
국화과

【효능】 종기 · 목의 통증 · 부종 【약용 부분】 종자 【채취 시기】 가을
- p. 491 참조

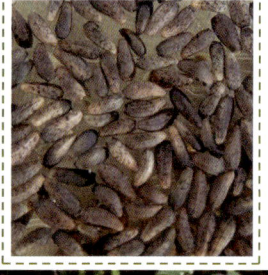

석산
산과

【효능】 어깨 결림 【약용 부분】 땅 속의 비늘줄기 【채취 시기】 가을
- p. 492참조

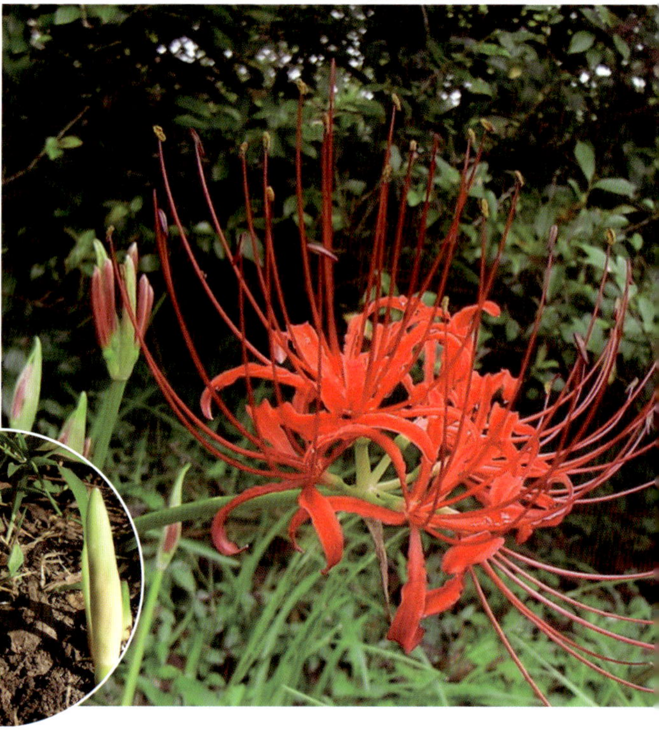

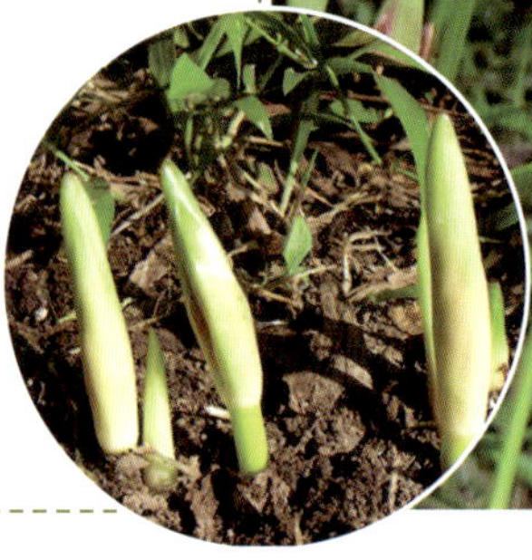

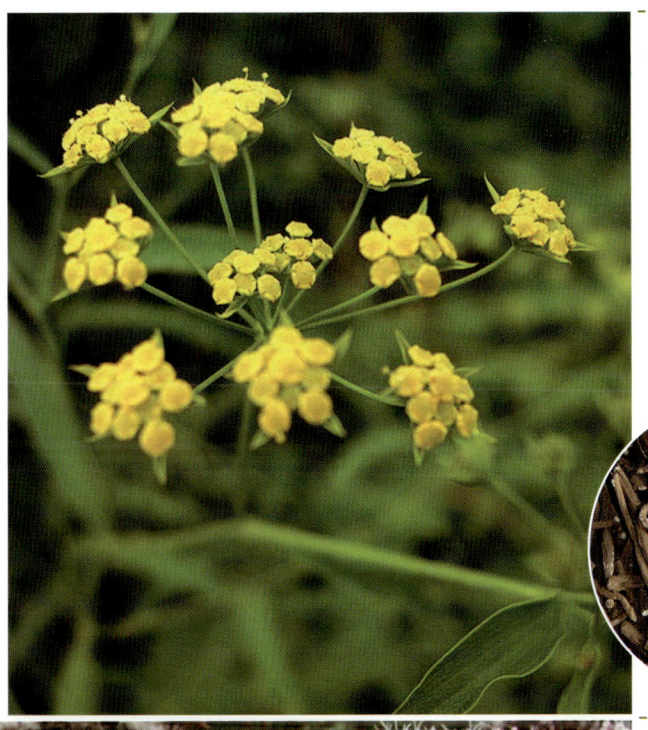

시호
미나리과

[효능] 감기 · 위염 · 중이염 · 간장 비대증 · 담석증 등의 한방 처방 **[약용 부분]** 뿌리 **[채취 시기]** 11월
- p. 493 참조

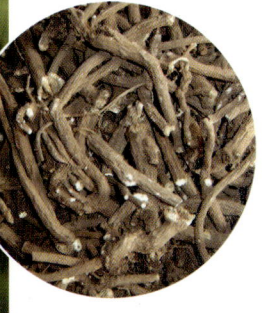

등골나무
국화과

[효능] 피부 가려움증 · 당뇨병 **[약용 부분]** 전부 **[채취 시기]** 개화 직전
- p. 494 참조

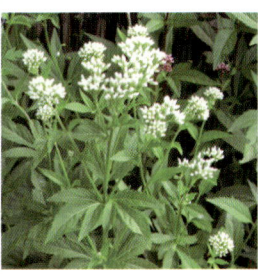

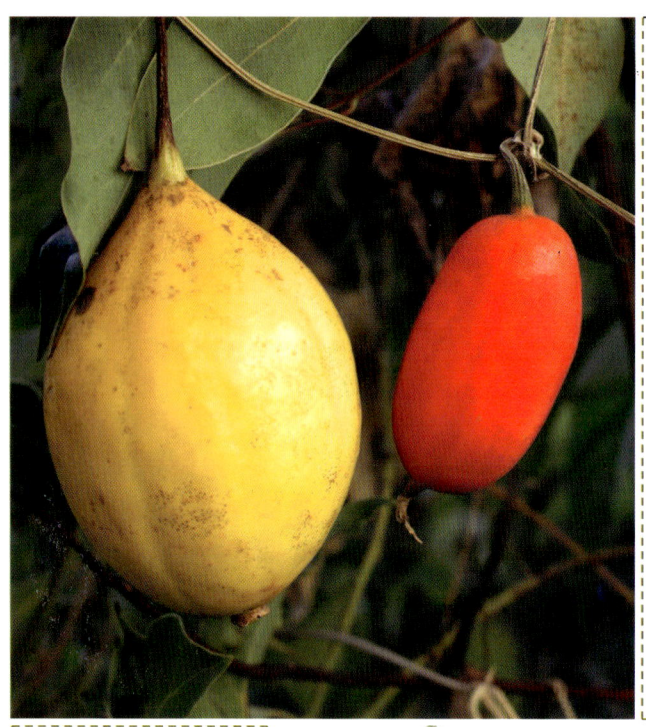

쥐참외
박과

【효능】 황달·이뇨·최유·동상 【약용 부분】 뿌리, 열매, 종자 【채취 시기】 가을
• p. 495 참조

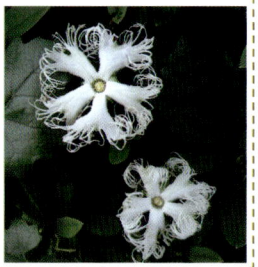

노랑하늘타리
박과

【효능】 해열·기침을 멈추게 함·이뇨·최유·땀띠 【약용 부분】 뿌리, 종자 【채취 시기】 11월
• p. 496 참조

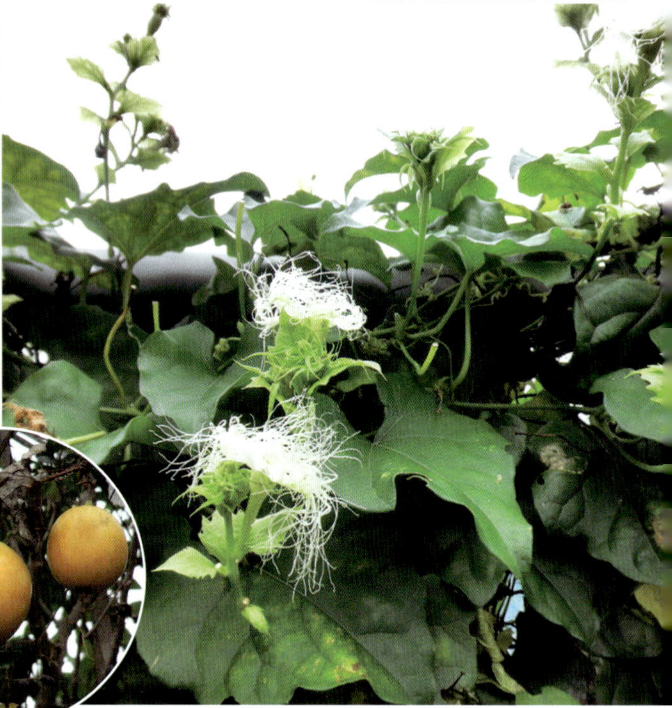

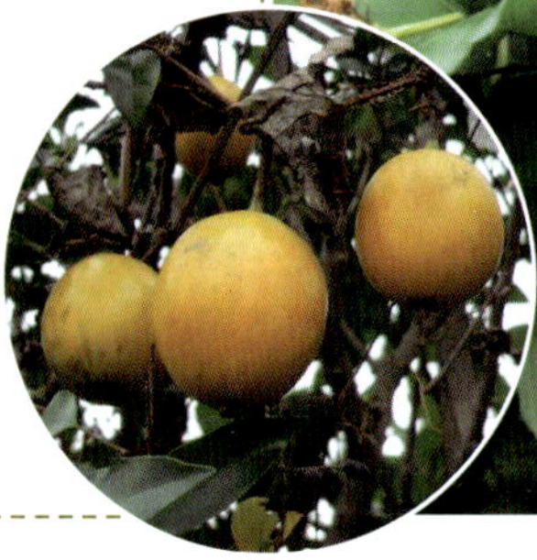

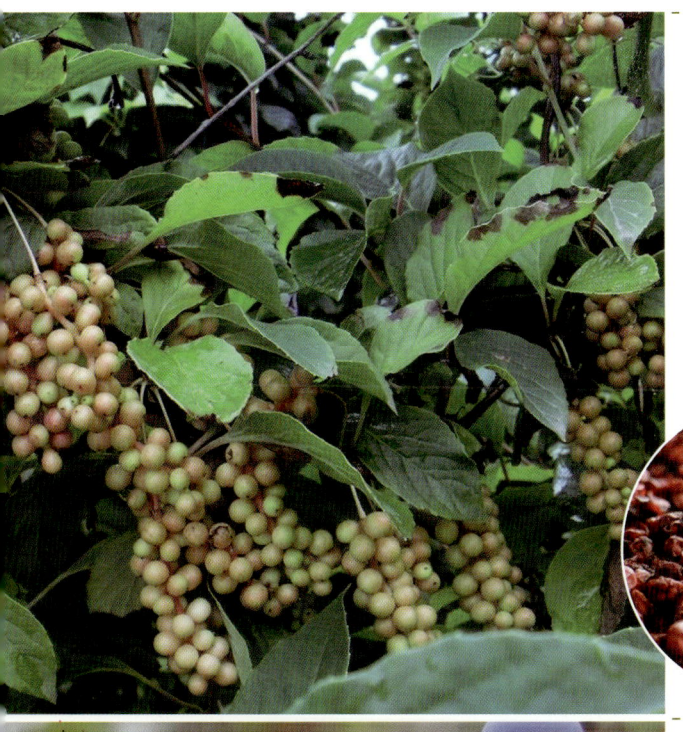

오미자
흑오미자과

【효능】 피로회복·자양·강장 【약용 부분】 열매 【채취 시기】 11월
- p. 497 참조

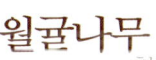

월귤나무
철쭉과

【효능】 이뇨·요도방부(尿道防腐)·피로 회복 【약용 부분】 잎, 열매 【채취 시기】 8~10월
- p. 498참조

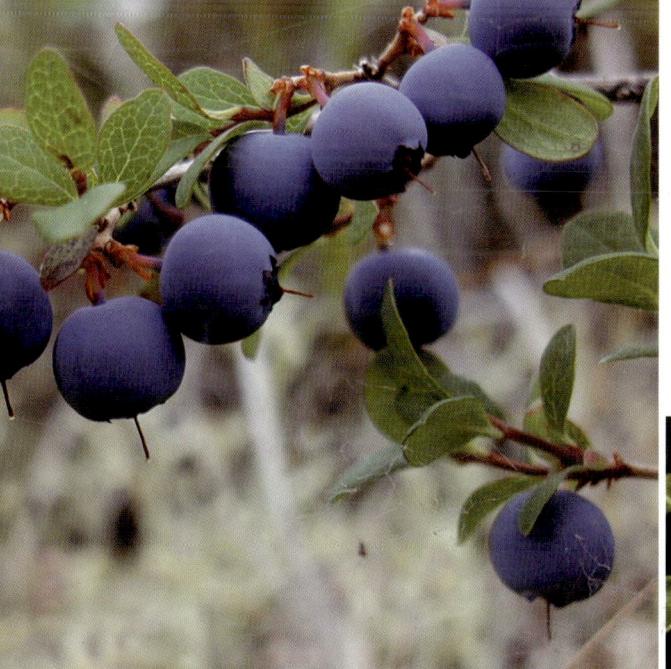

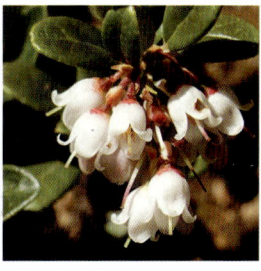

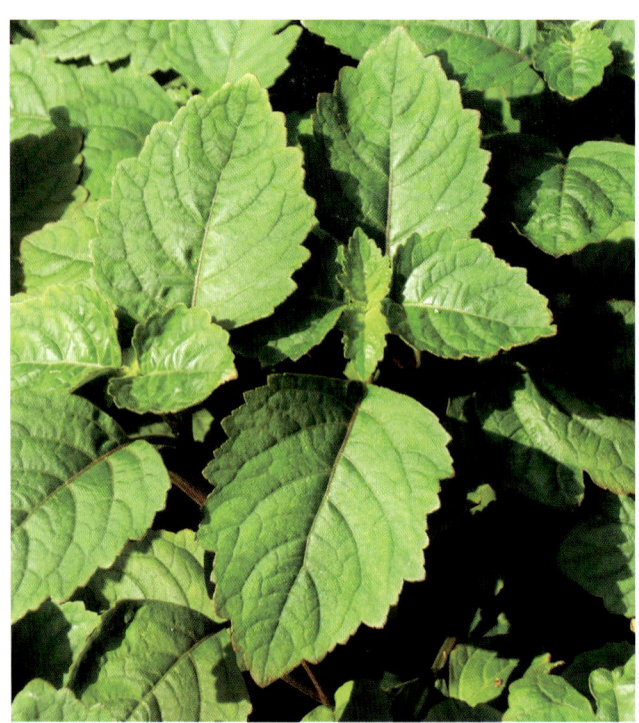

배초향
자소과

【효능】 두통 · 감기 · 건위(健胃) 【약용 부분】 땅 윗부분 【채취 시기】 9~10월
- p. 499 참조

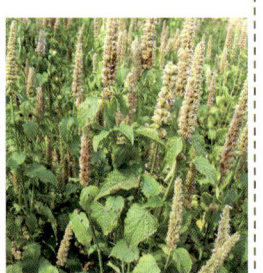

바위떡풀
범의귀과

【효능】 이뇨약으로서 부종에 【약용 부분】 전부 【채취 시기】 가을(꽃이 필 때)
- p. 500 참조

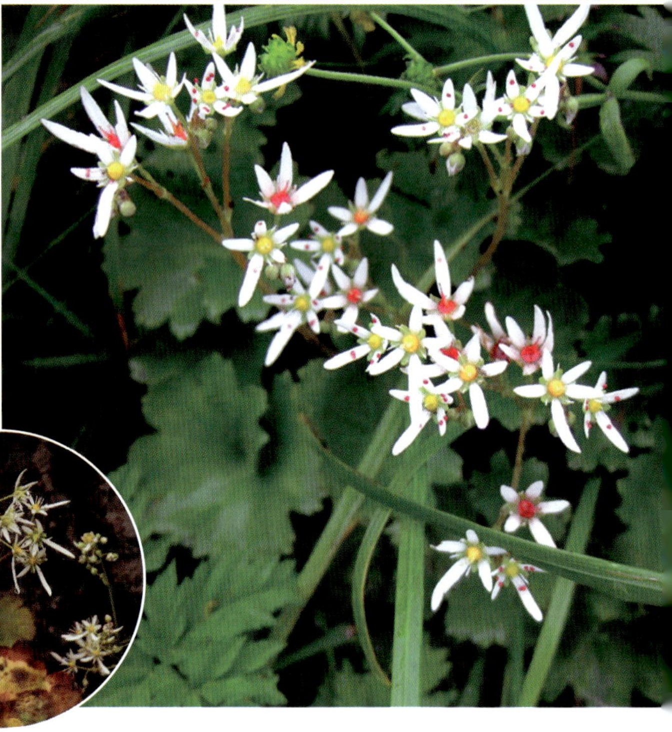

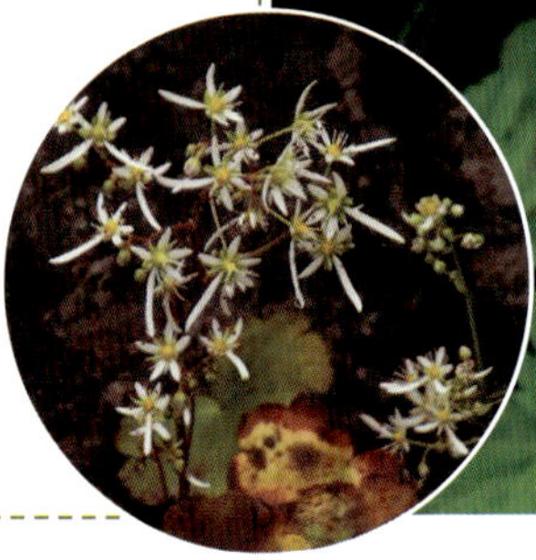

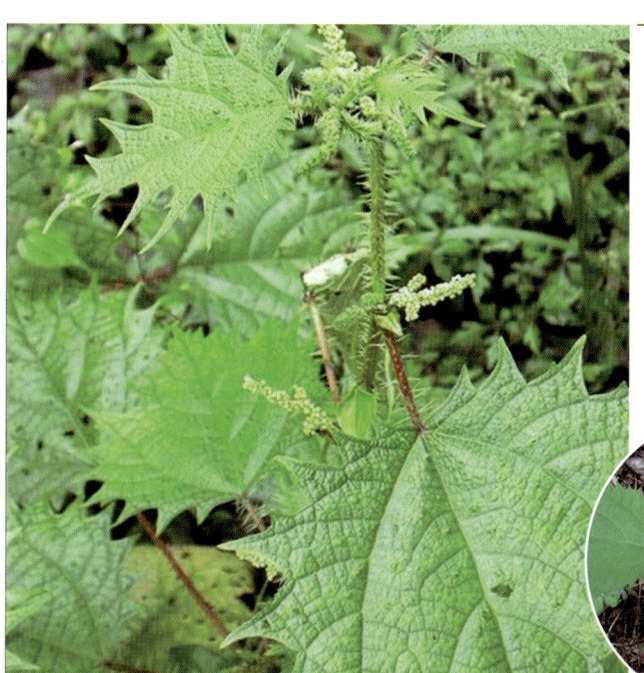

쐐기풀
쐐기풀과

【효능】 류머티즘·어린애의 경련 【약용 부분】 전부 【채취 시기】 여름~가을
• p. 501 참조

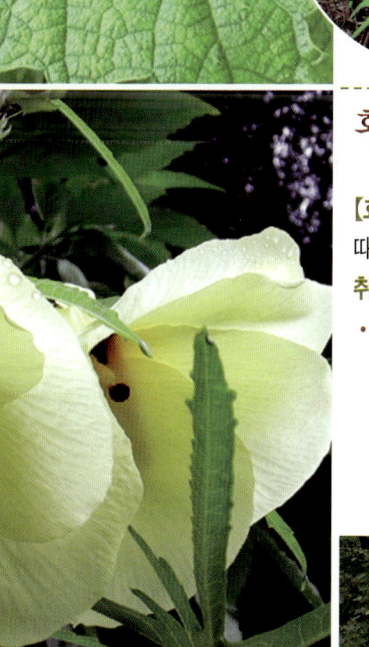

황촉규
아욱과

【효능】 기침·목이 아플 때 【약용 부분】 뿌리 【채취 시기】 가을
• p. 502 참조

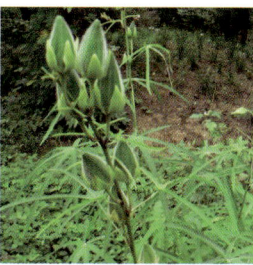

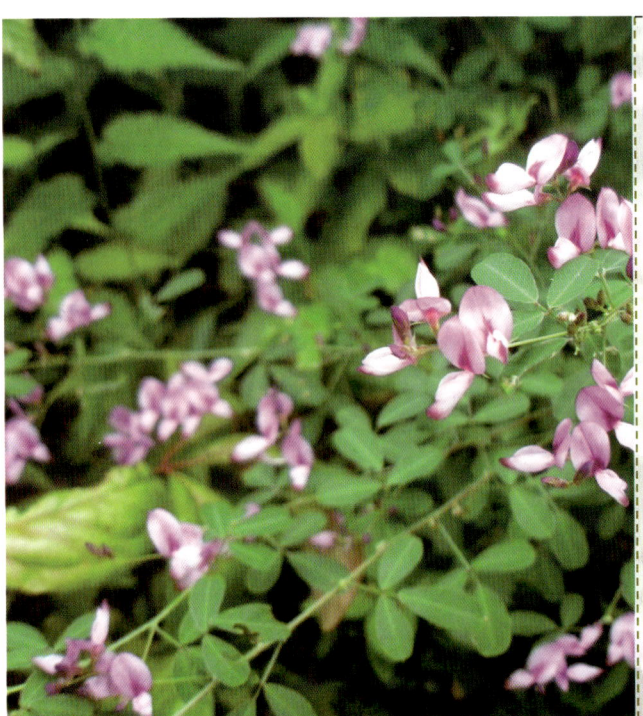

잡싸리
콩과

【효능】 부인의 현기증·머리로 피가 올라갈 때
【약용 부분】 뿌리 【채취 시기】 가을, 꽃이 질 무렵
• p. 503 참조

담배풀
국화과

【효능】 뜸에 의한 화상
【약용 부분】 열매를 포함한 전부 【채취 시기】 가을
• p. 504 참조

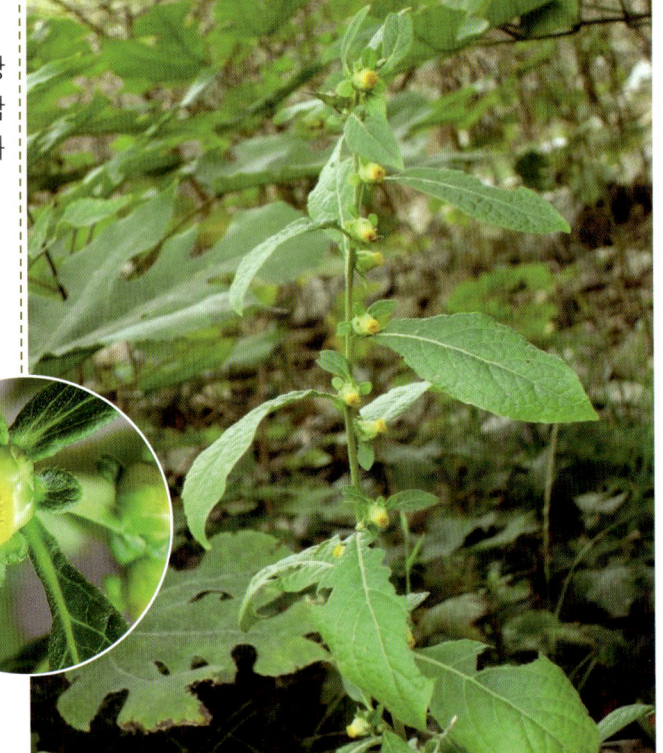

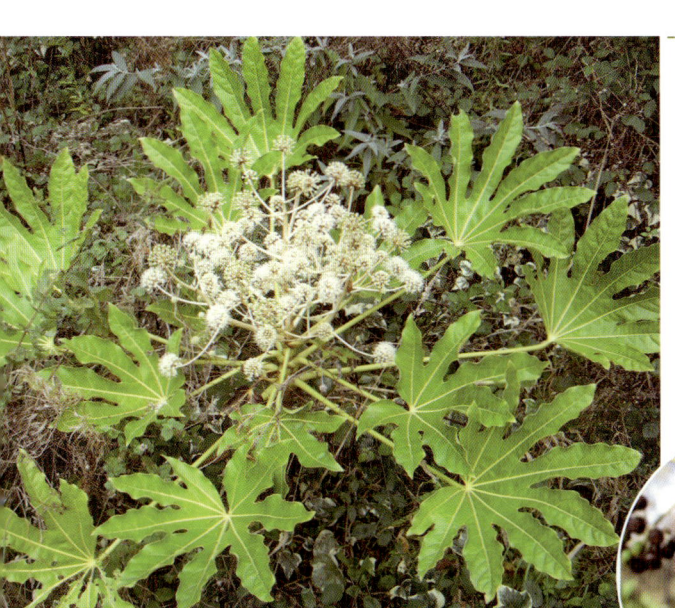

팔손이나무
오갈피나무과

【효능】 류머티즘 【약용 부분】 잎 【채취 시기】 언제나
• p. 506 참조

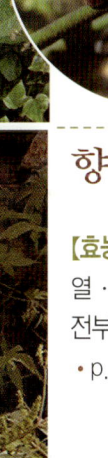

향유
자소과

【효능】 감기의 발한·해열·이뇨 【약용 부분】 전부 【채취 시기】 가을
• p. 505 참조

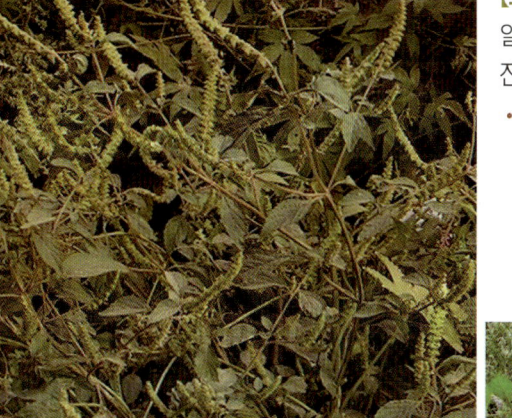

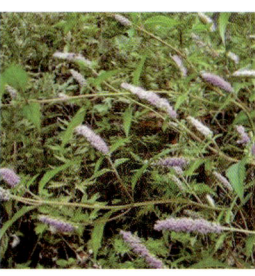

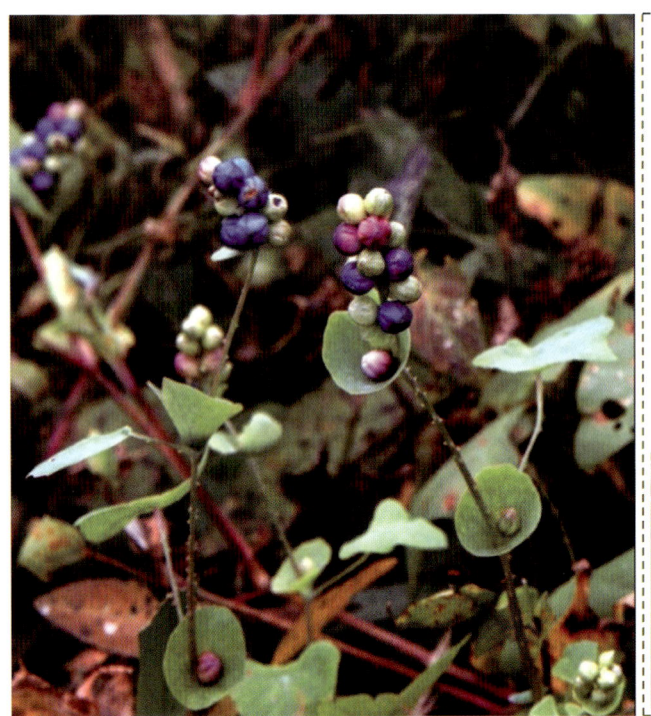

며느리배꼽
여뀌과

【효능】이질 · 이뇨 · 해열 · 해독 【약용 부분】전부 【채취 시기】가을
- p. 507 참조

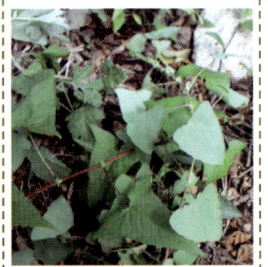

수선
석산과

【효능】종기 · 어깨 결림
【약용 부분】구근(球根)
【채취 시기】필요한 때
- p. 508 참조

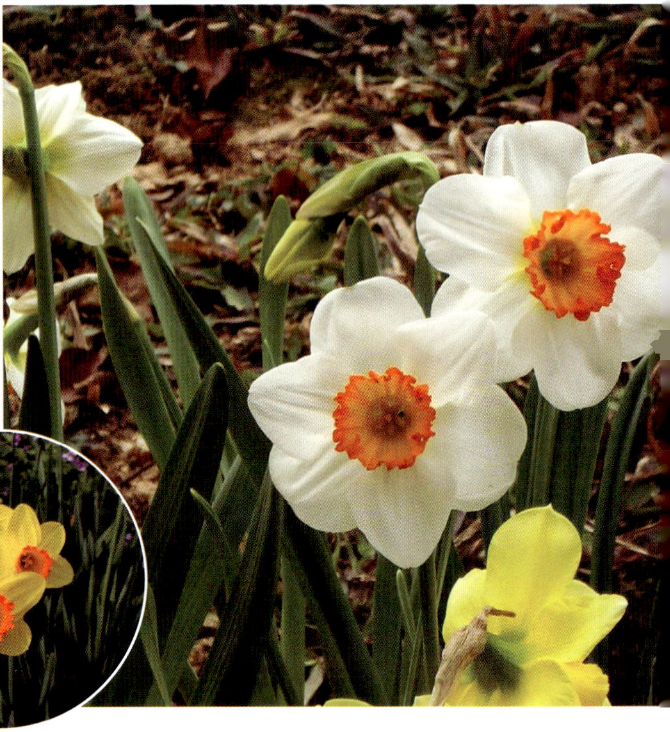

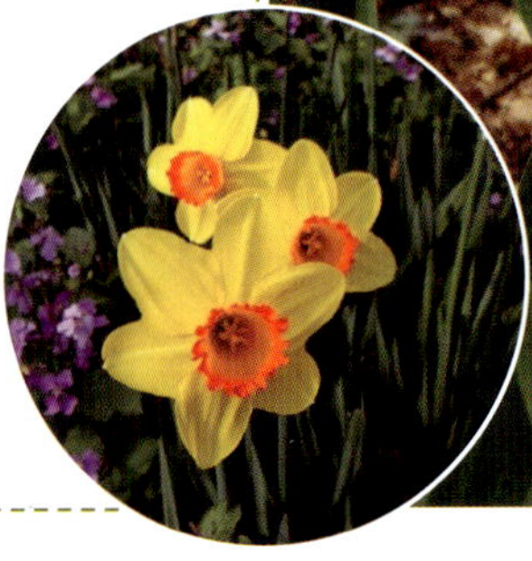

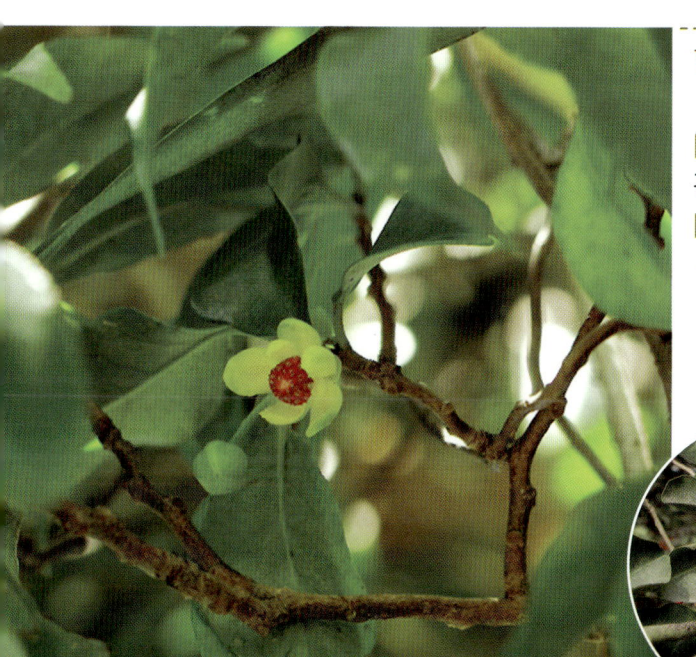

남오미자
오미자과

【효능】 기침을 멈출 때 · 강장 **【약용 부분】** 열매 **【채취 시기】** 가을
- p. 509 참조

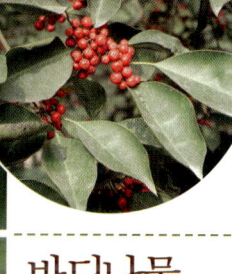

바디나물
미나리과

【효능】 발한 · 해열 · 가래 제거 **【약용 부분】** 뿌리 **【채취 시기】** 11월
- p. 510 참조

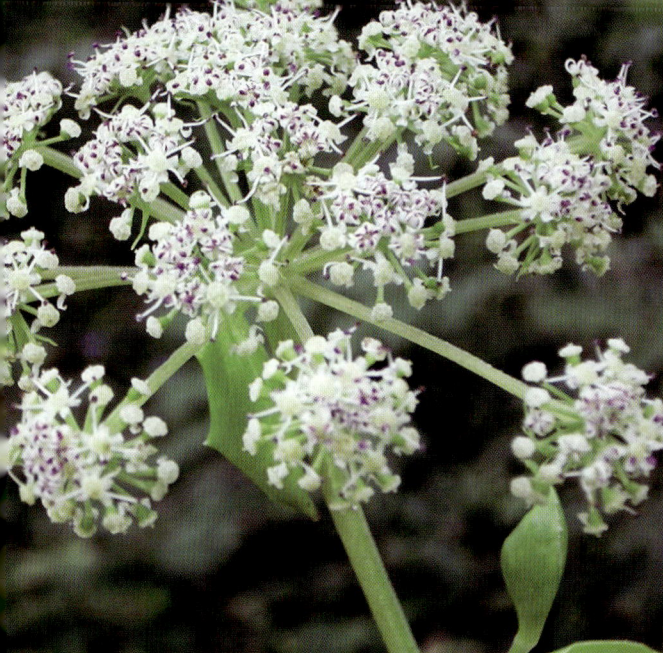

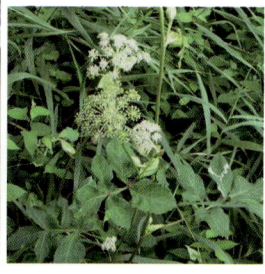

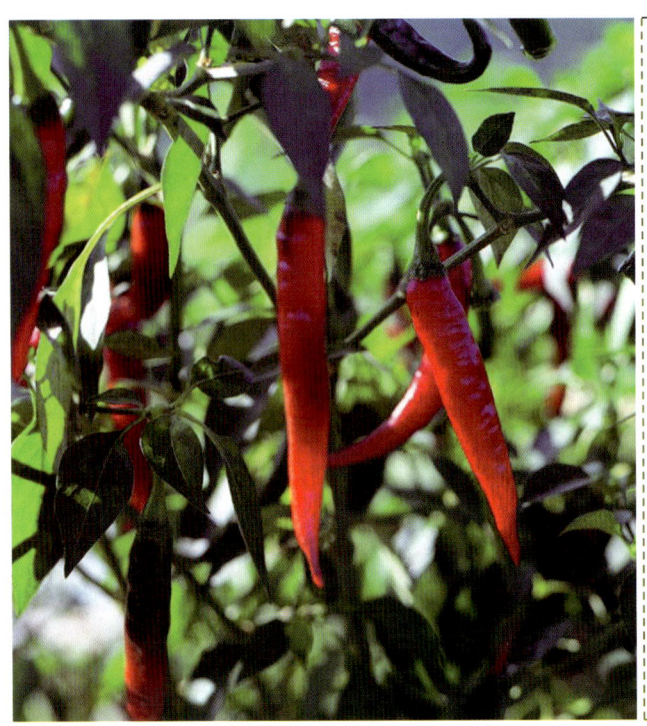

고추
가지과

【효능】 건위(健胃)·신경통 【약용 부분】 열매 【채취 시기】 가을
• p. 511 참조

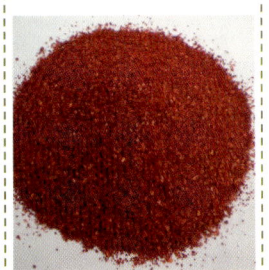

염교
백합과

【효능】 식욕증진 【약용 부분】 비늘 줄기 【채취 시기】 여름
• p. 512 참조

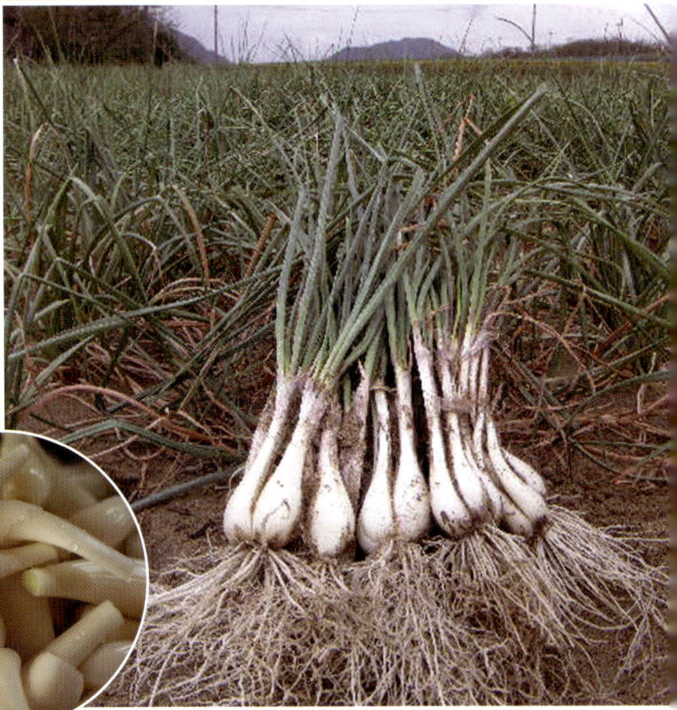

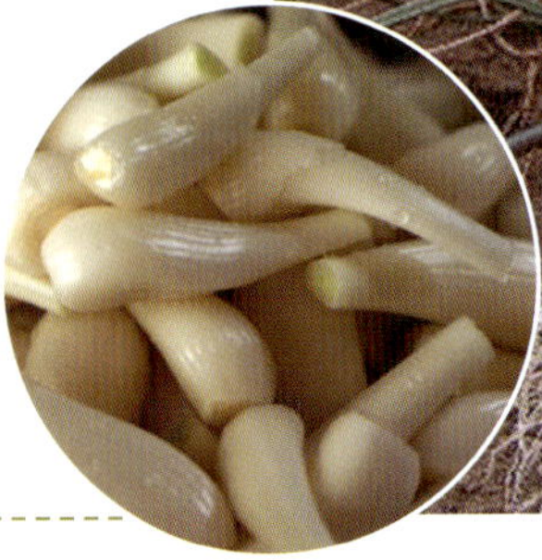

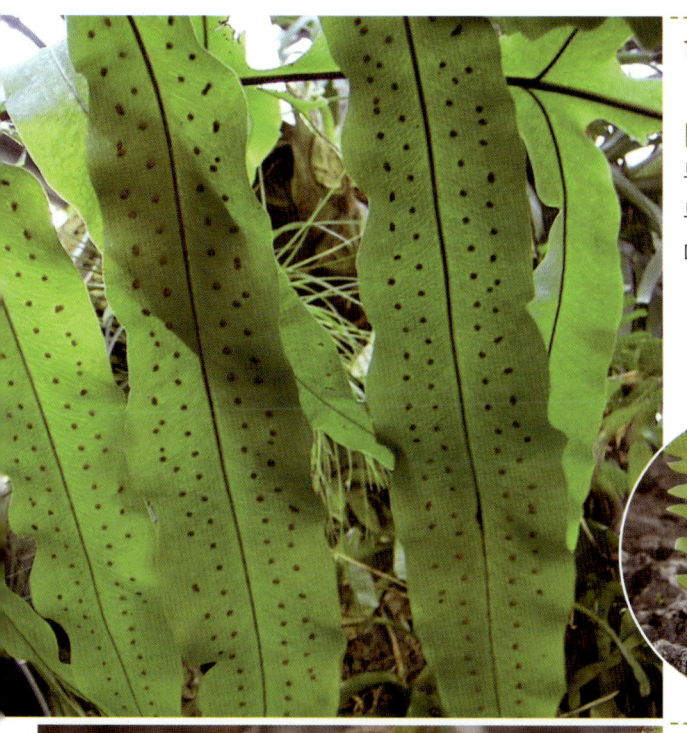

다시마 일엽초
고사리과

【효능】 부종·종기 등의 부스럼 【약용 부분】 전부 【채취 시기】 필요한 때
- p. 513 참조

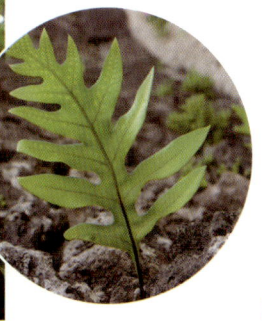

관중
관중과

【효능】 촌충·십이지장충 구제 【약용 부분】 뿌리 줄기 【채취 시기】 가을
- p. 512 참조

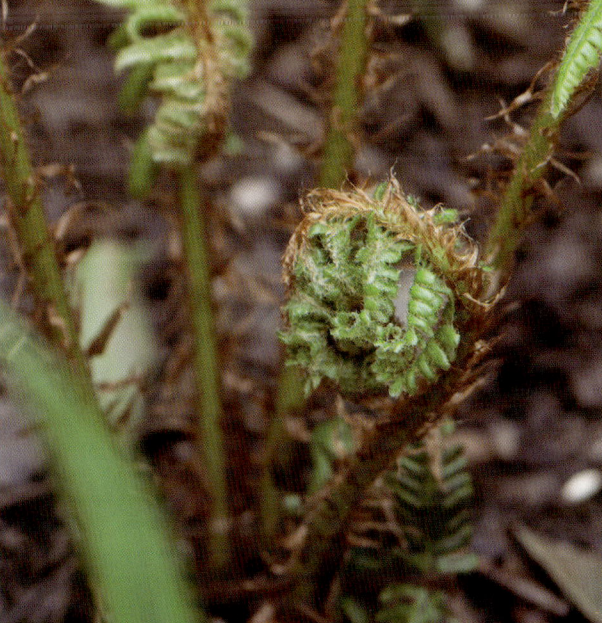

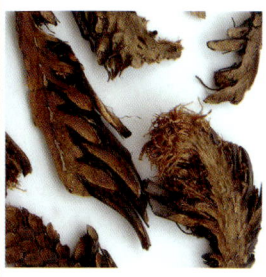

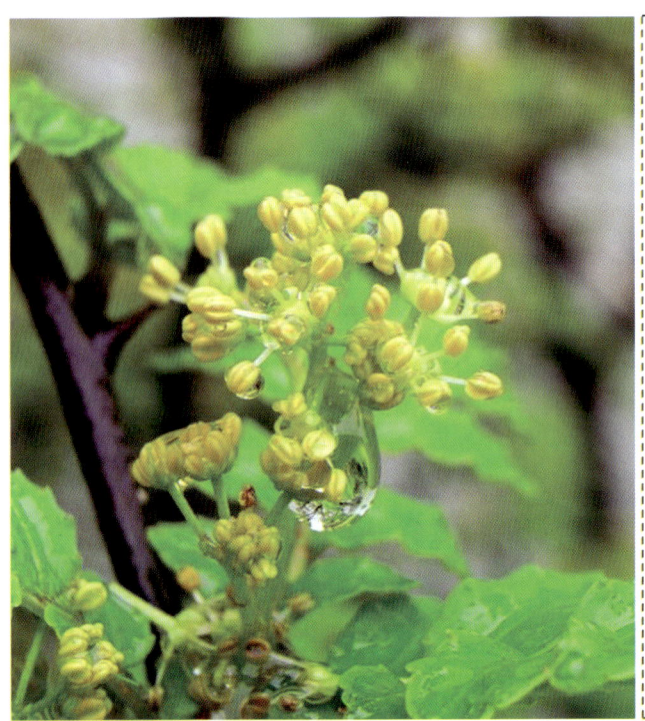

산초나물
귤나무과

【효능】 기침을 멈출 때 · 타박상 【약용 부분】 열매 【채취 시기】 열매는 가을에서 겨울, 잎은 여름

• p. 514 참조

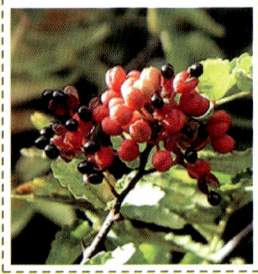

팥
콩과

【효능】 소염 · 이뇨 · 변비 · 숙취 · 각기 · 모유의 분비를 촉진할 때 【약용 부분】 콩 【채취 시기】 가을

• p. 515 참조

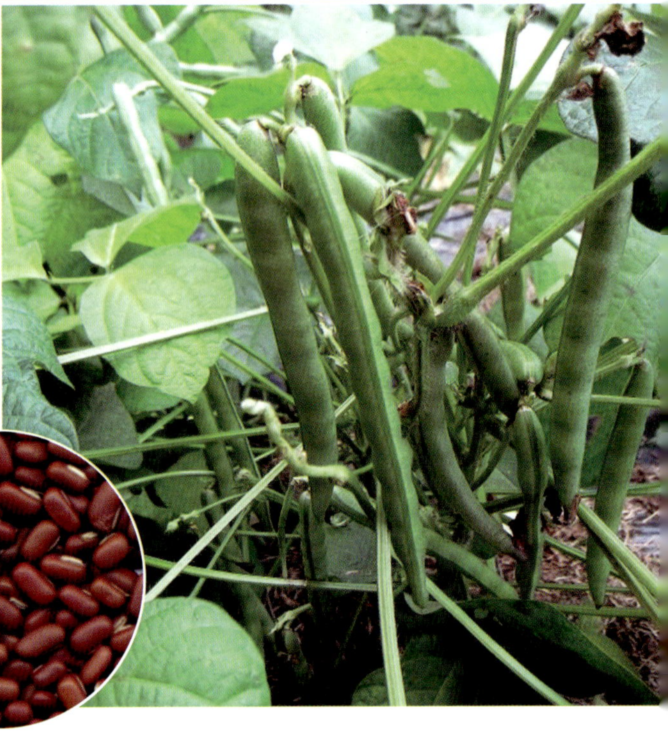

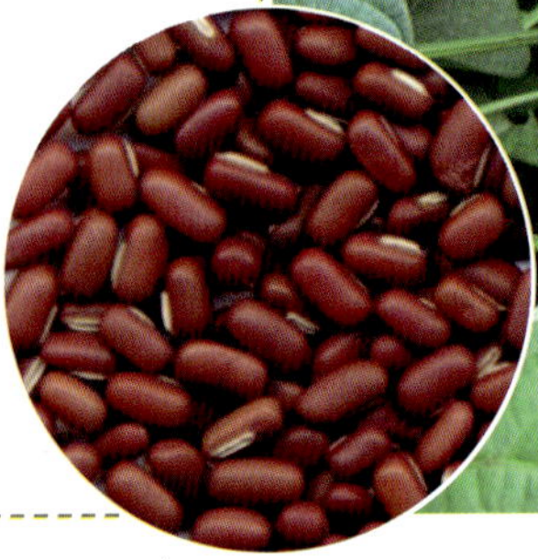

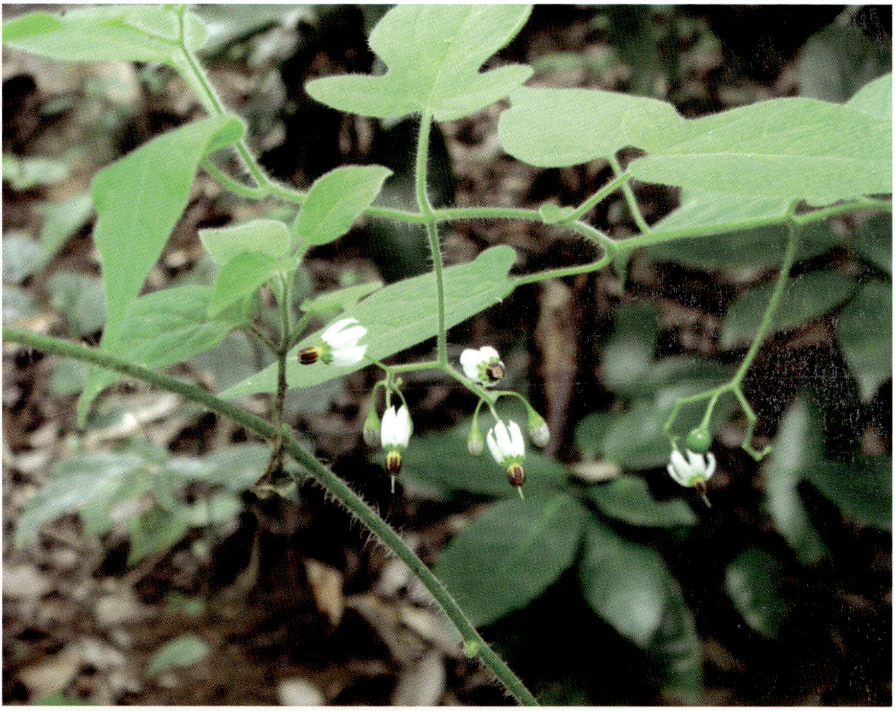

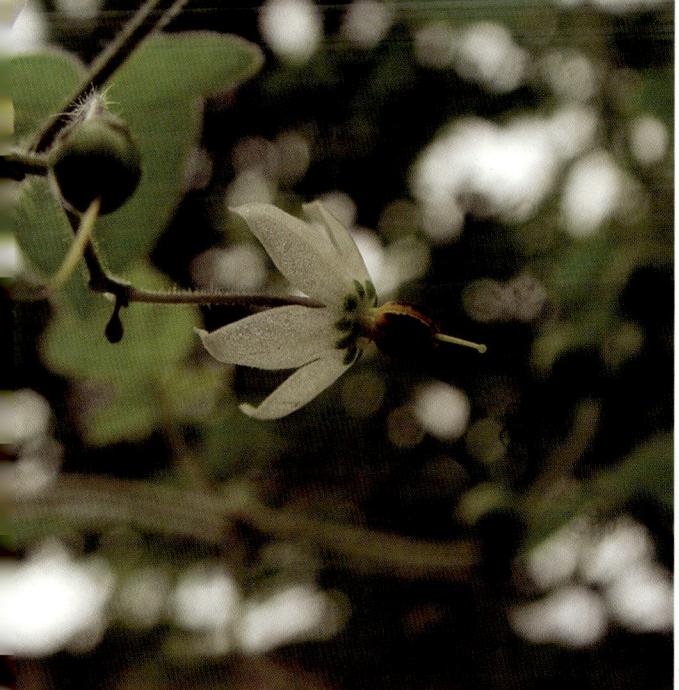

배풍등
가지과

【효능】대상포진(帶狀疱疹) 【약용 부분】줄기, 잎, 열매 【채취 시기】여름~가을

• p. 517 참조

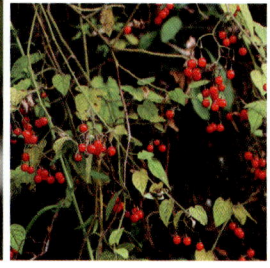

석위
고란초과

【효능】이뇨 【약용 부분】전부 【채취 시기】가을
• p. 517 참조

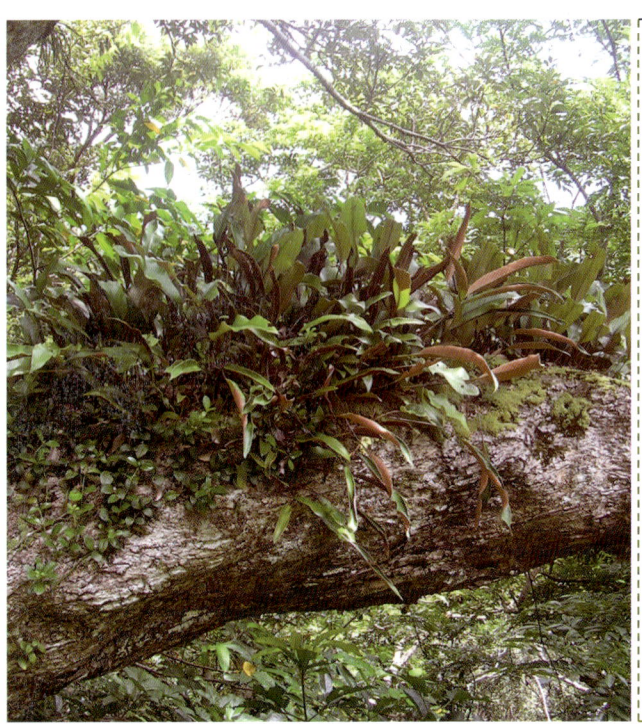
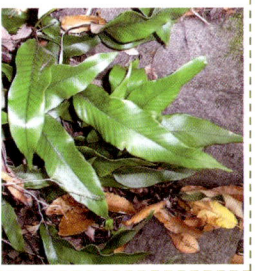

개산초
귤나무과

【효능】위통·복통 【약용 부분】열매 【채취 시기】7~8월
• p. 518 참조

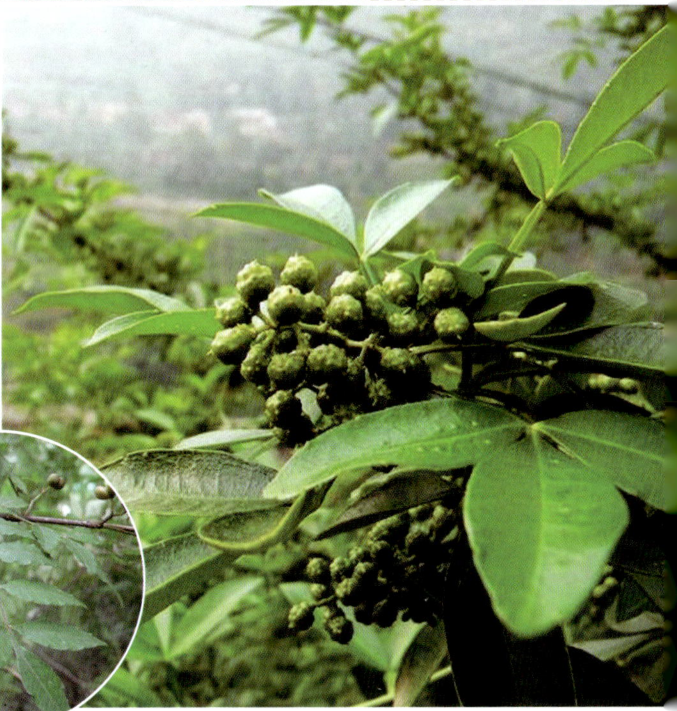

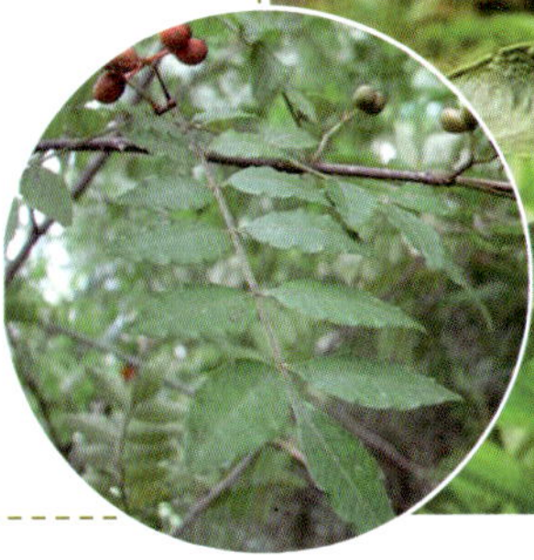

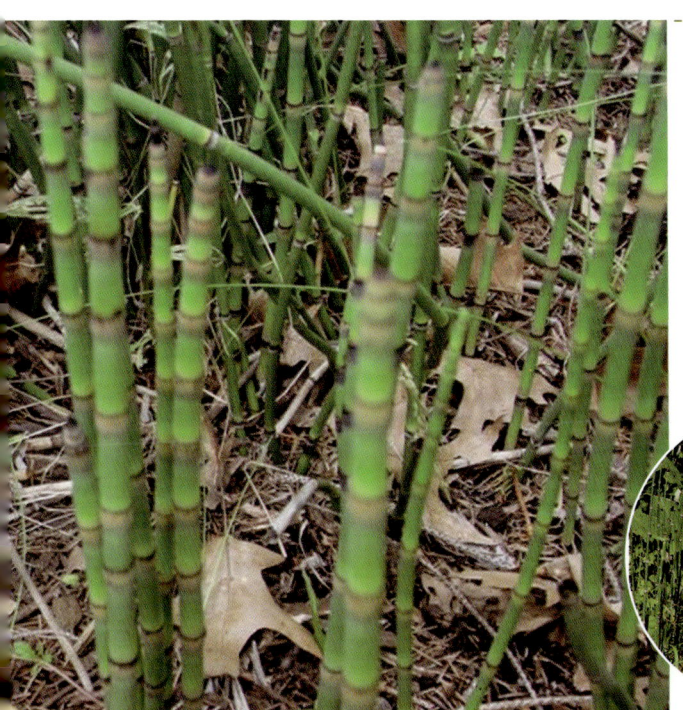

속새
속새과

【효능】 장출혈과 치출혈(痔出血)의 지혈 · 감기의 해열 【약용 부분】 줄기 【채취 시기】 월, 8~10월
• p. 519 참조

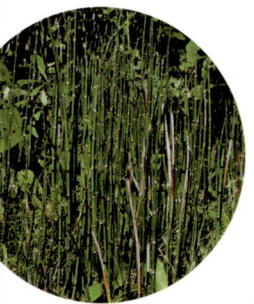

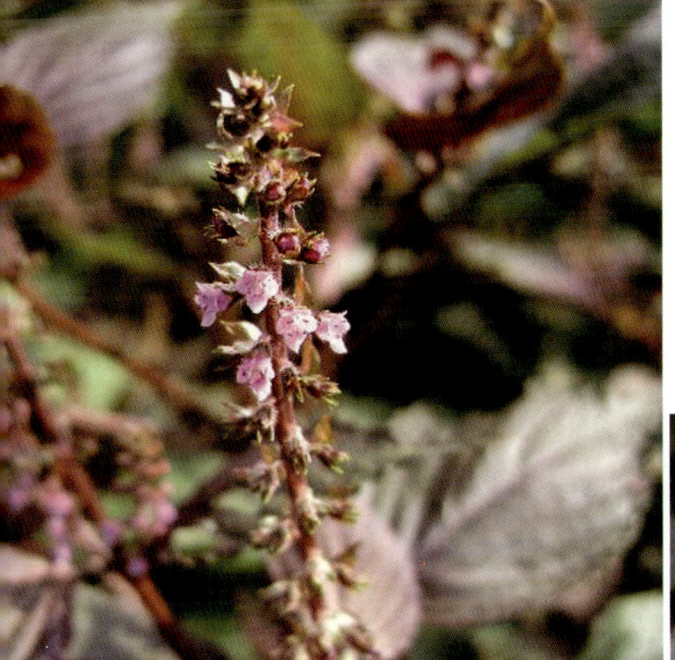

산들깨
지소과

【효능】 피부 자극제 · 산들깨유의 원료 【약용 부분】 전부 【채취 시기】 가을
• p. 520 참조

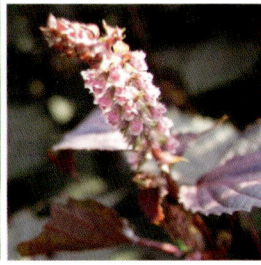

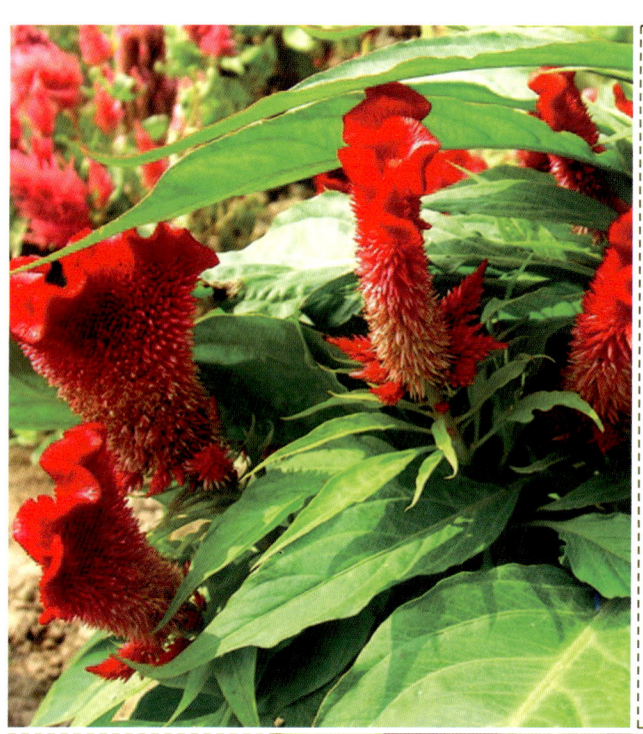

맨드라미
비름과

【효능】 이질 【약용 부분】 꽃, 종자 【채취 시기】 개화

- p. 521 참조

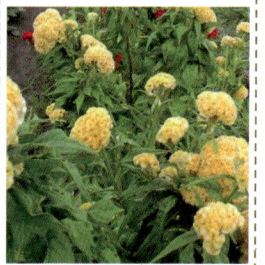

된장풀
콩과

【효능】 산후 복통 · 식품 방부(防腐) 【약용 부분】 잎 【채취 시기】 여름

- p. 522 참조

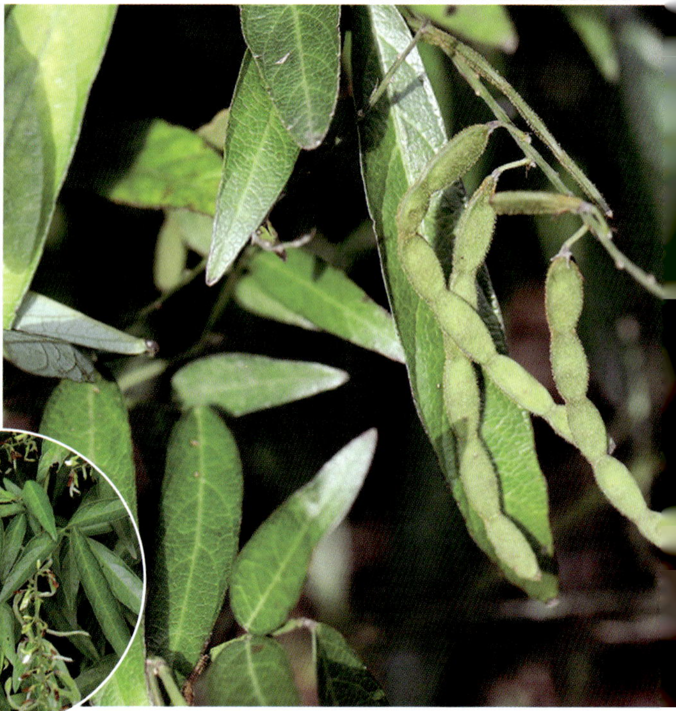

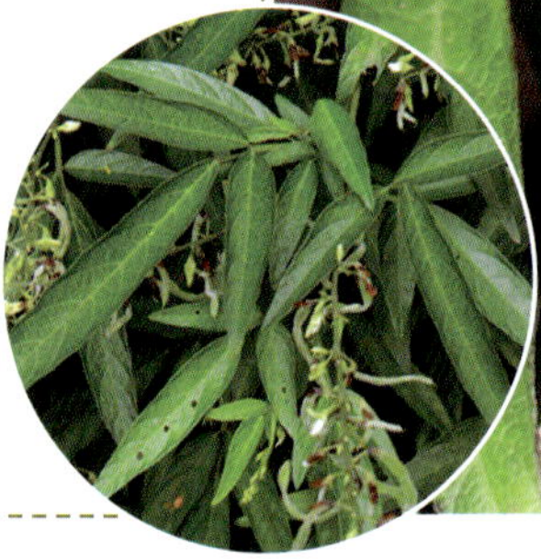

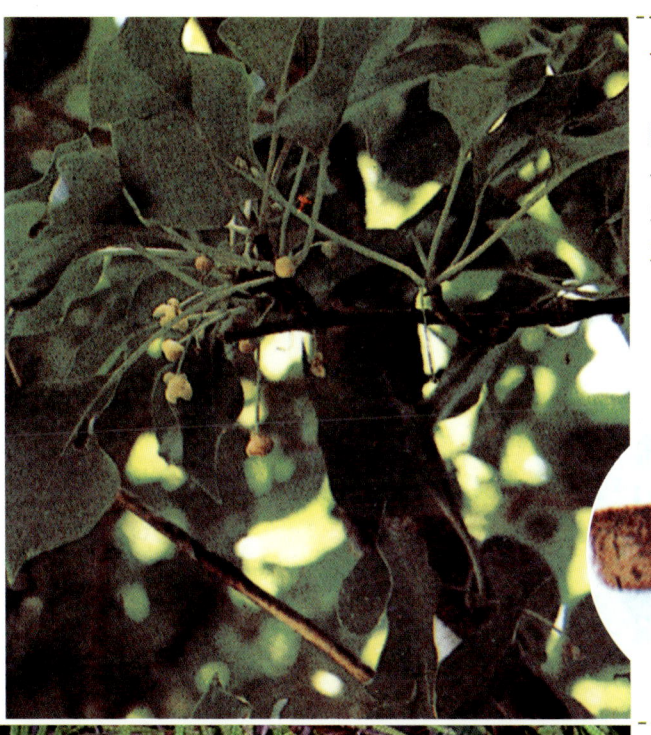

흑오미자
흑오미자과

【효능】약탕 재료(겨울철 용)【약용 부분】덩굴성의 줄기 부분【채취 시기】추분

• p. 523 참조

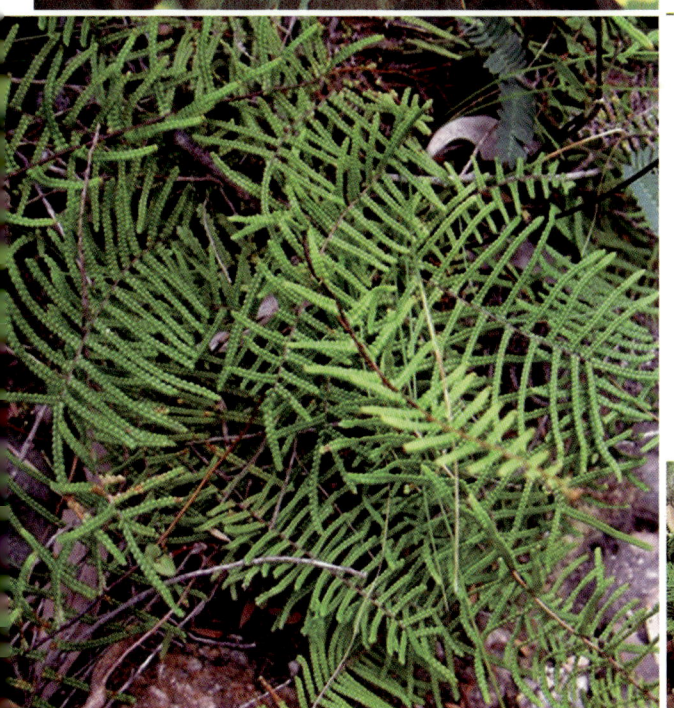

풀고사리
풀고사리과

【효능】이뇨【약용 부분】전부【채취 시기】겨울

• p. 524 참조

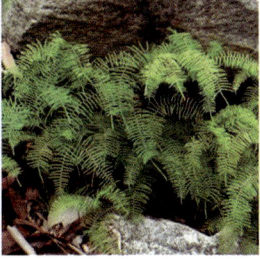

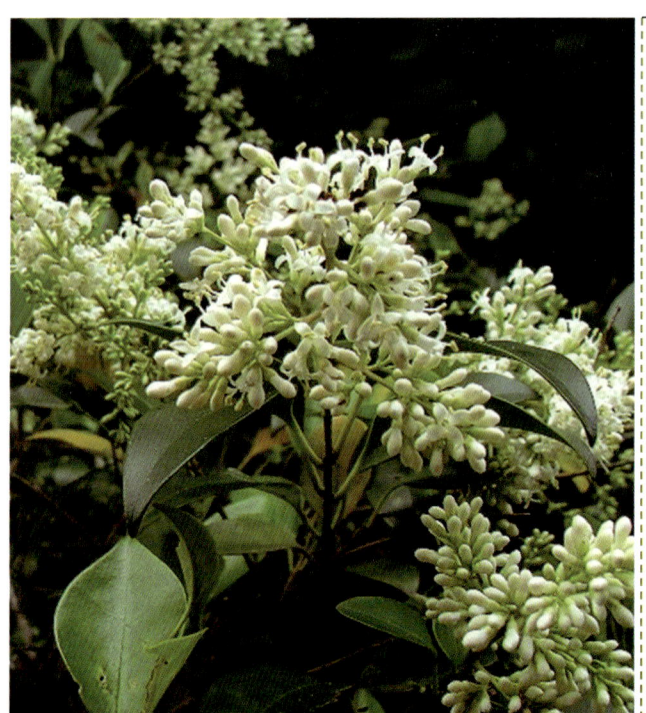

광나무
물푸레나무과

【효능】강정(强精)·강장(强壯) 【약용 부분】열매 【채취 시기】11~12월
- p. 525 참조

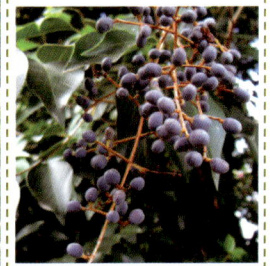

밤나무
너도밤나무과

【효능】화상·옻이 오를 때 【약용 부분】잎 【채취 시기】잎이 있을 때면 언제나
- p. 526 참조

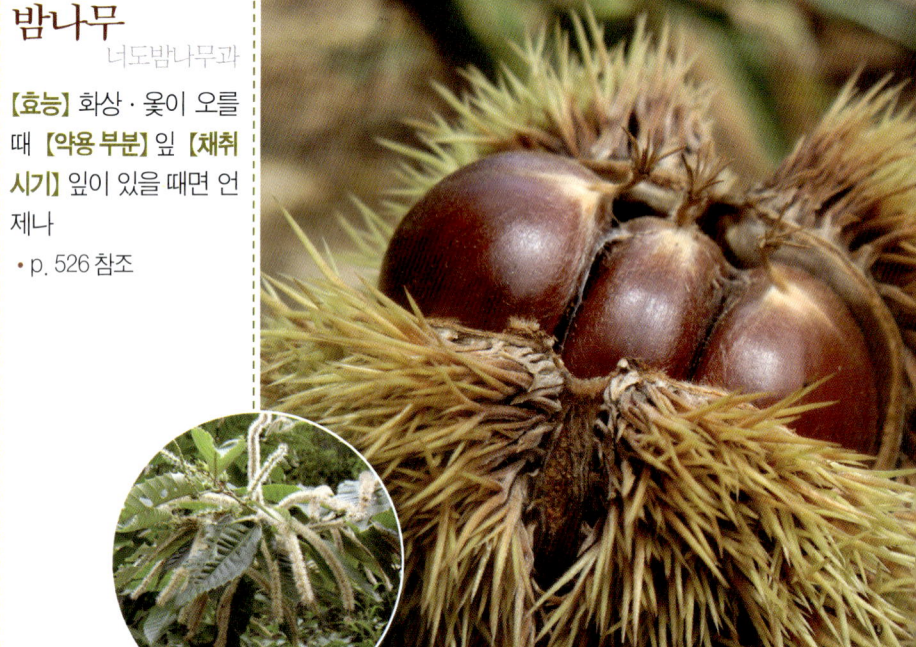

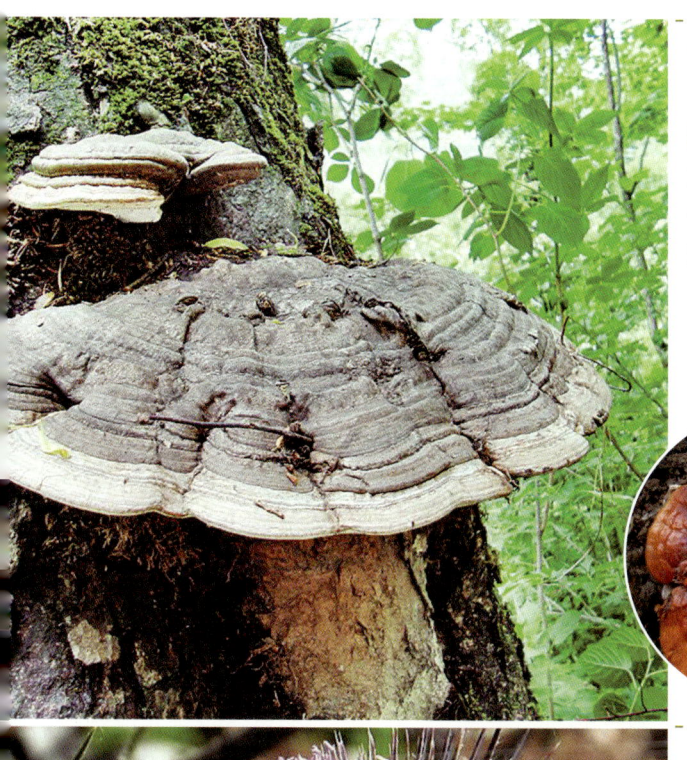

영지
말굽버섯과

【효능】 간장 질환 · 갱년기 장애 **【약용 부분】** 자실체 **【채취 시기】** 여름~가을
- p. 527 참조

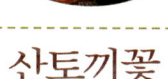

산토끼꽃
산토끼꽃과

【효능】 요통 · 종기 · 부스럼 **【약용 부분】** 뿌리 **【채취 시기】** 여름~가을
- p. 528 참조

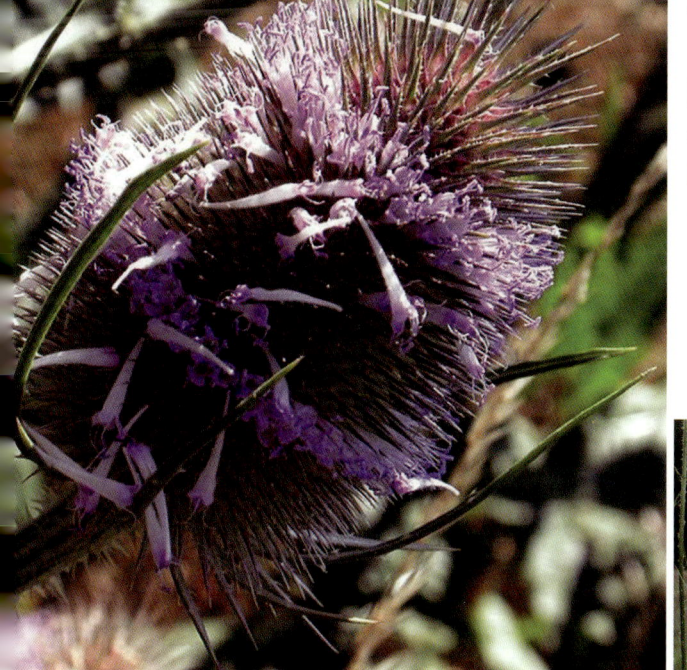

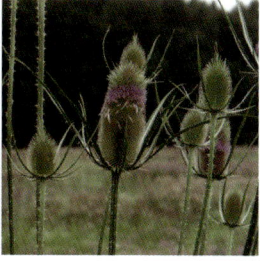

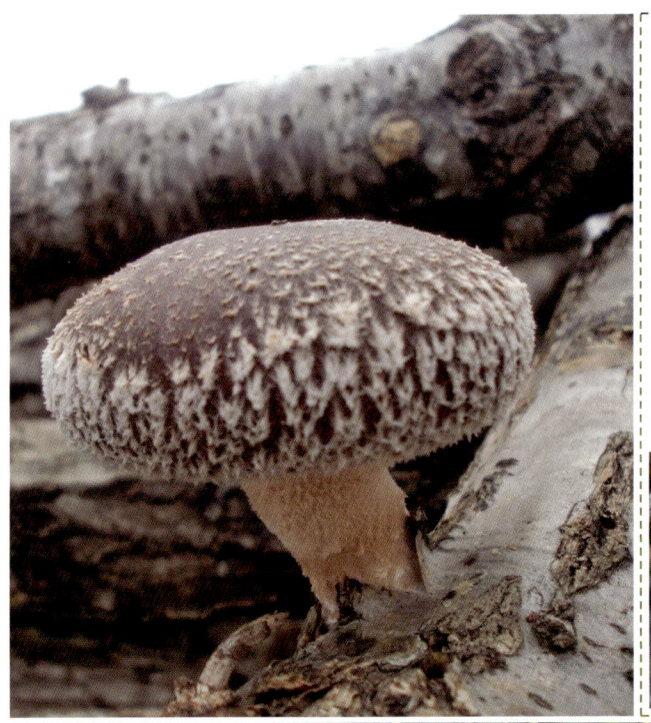

표고버섯
송이과

【효능】 숙취 · 식물성 건강 식품 【약용 부분】 자실체 【채취 시기】 봄~가을

• p. 529 참조

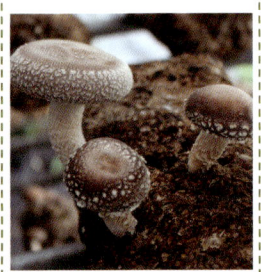

먹구슬나무
전단과

【효능】 살갗이 튼데 · 동상 · 촌충 구제 【약용 부분】 열매, 나무껍질 【채취 시기】 가을

• p. 530 참조

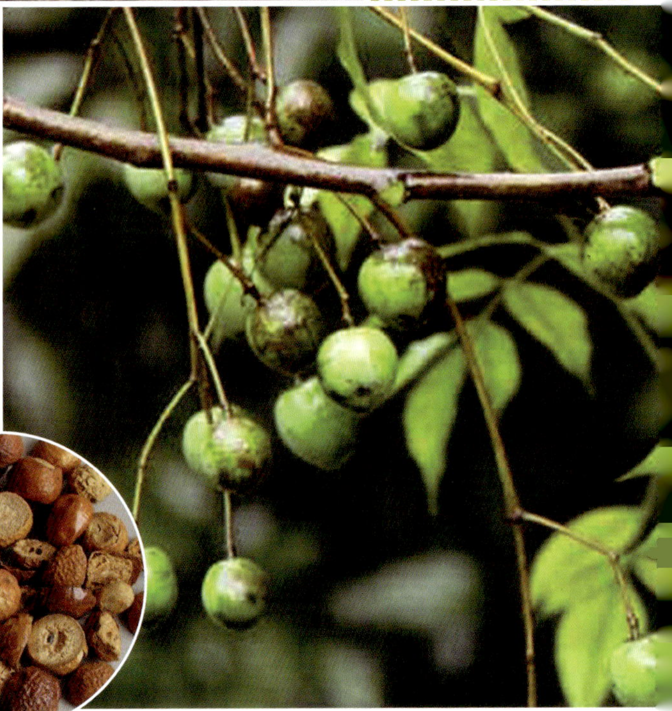

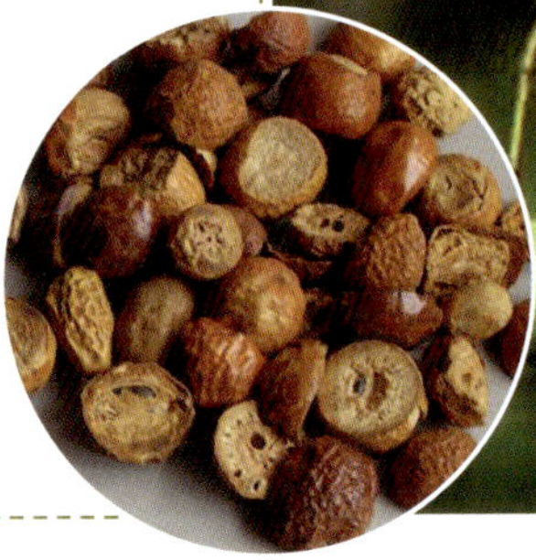

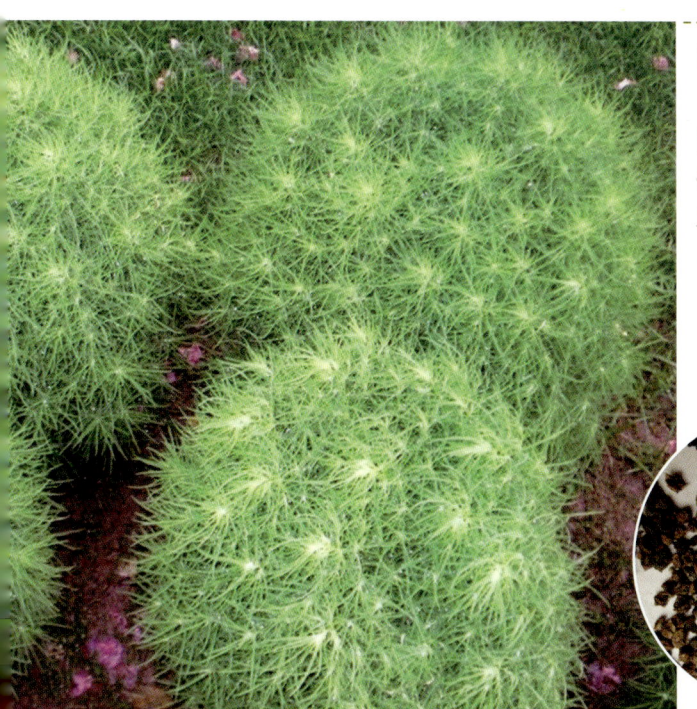

대싸리
명아주과

【효능】강장·이뇨 【약용 부분】종자 【채취 시기】가을

• p. 531 참조

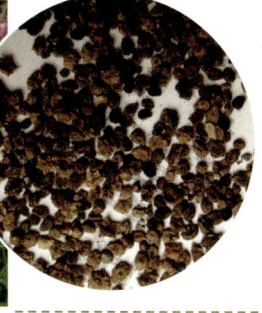

산초나무
귤나무과

【효능】건위(위를 튼튼하게 함)· 이뇨· 접촉성 피부염 【약용 부분】열매의 껍질, 종자 【채취 시기】가을

p. 531 참조

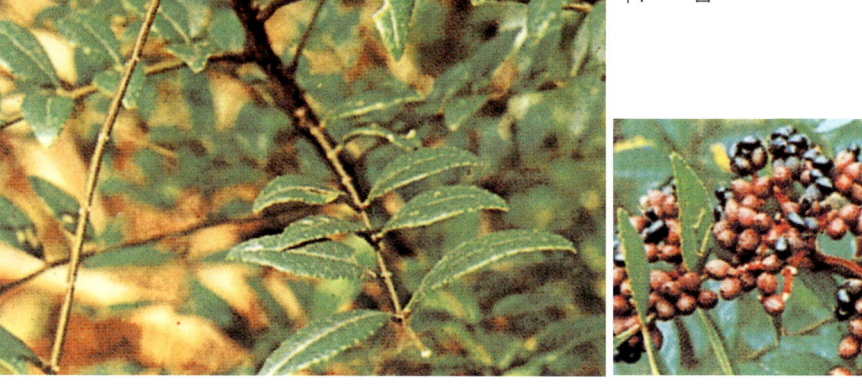

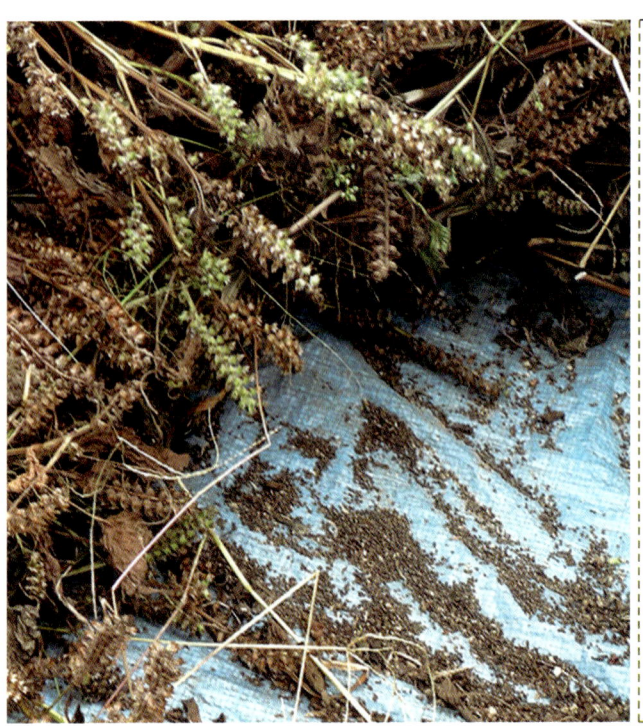

들깨
소엽, 차조기과

[효능] 완선·백선 **[약용 부분]** 잎 **[채취 시기]** 가을

- p. 532 참조

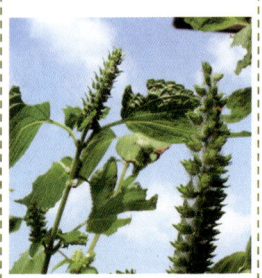

야고
초종용과

[효능] 강장·목의 종기·통증 **[약용 부분]** 전부 **[채취 시기]** 9~10월

- p. 533 참조

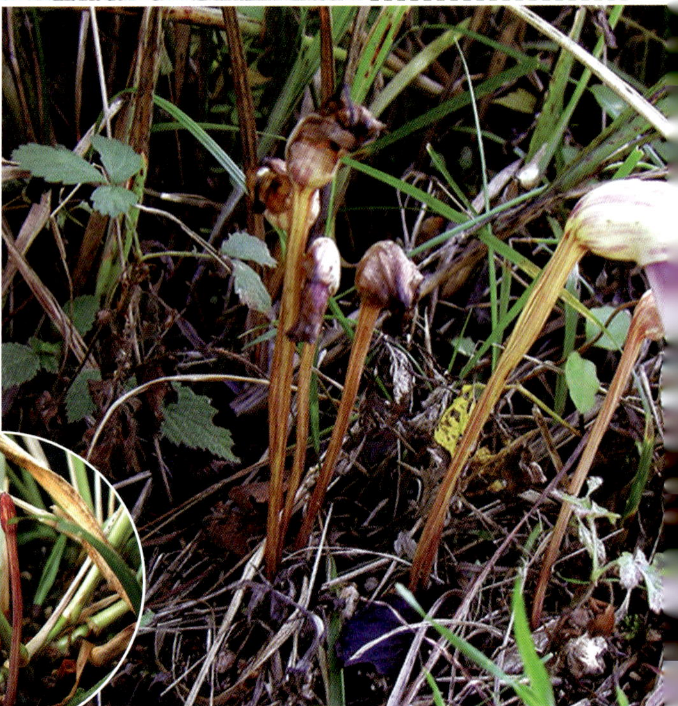

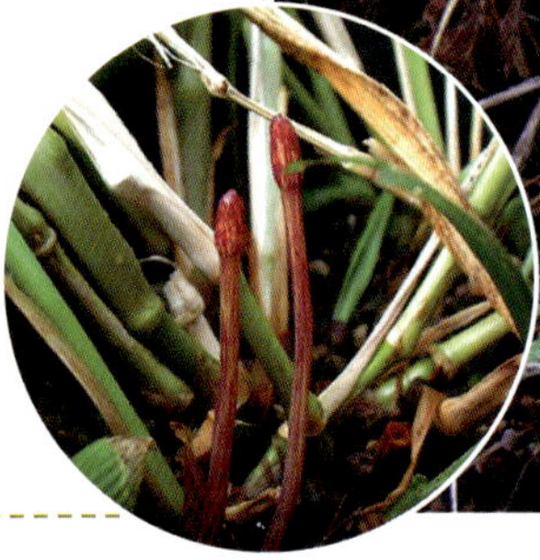

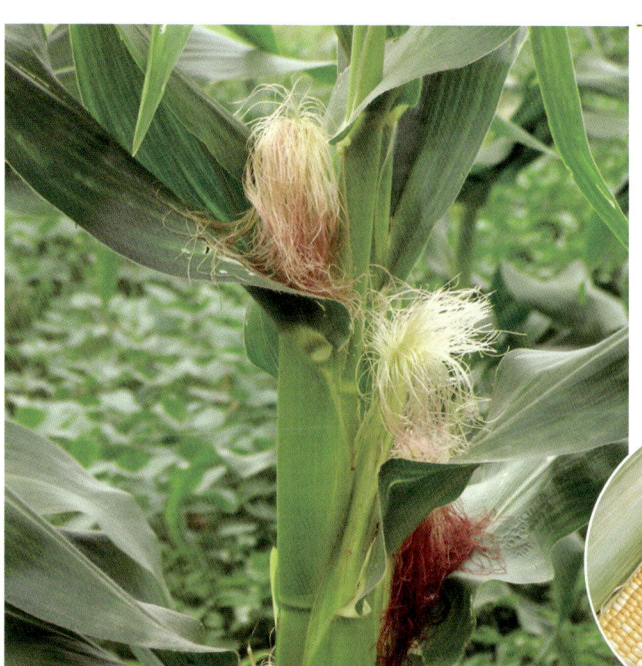

옥수수
벼과

【효능】 이뇨제로서 붓는 데 【약용 부분】 암술대 【채취 시기】 가을
- p. 534 참조

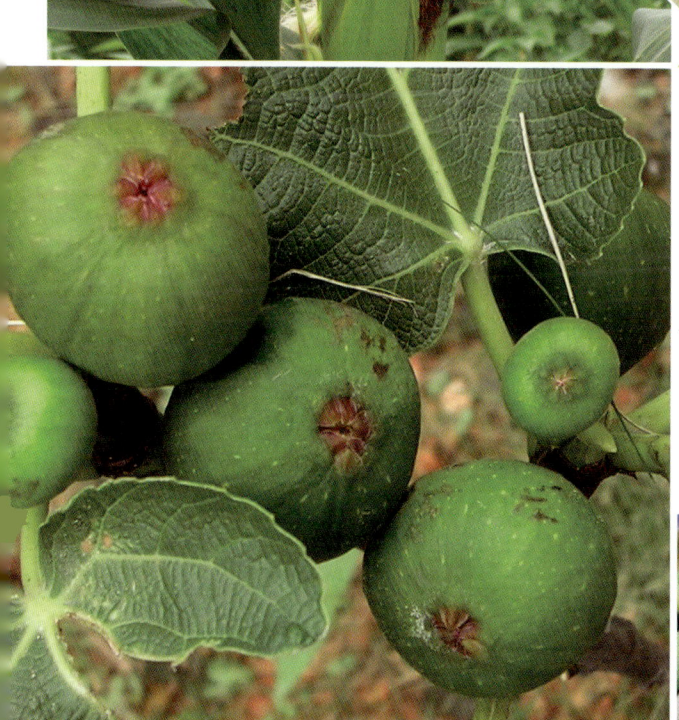

무화과나무
뽕나무과

【효능】 혈압 강하 【약용 부분】 잎 【채취 시기】 8월
- p. 535 참조

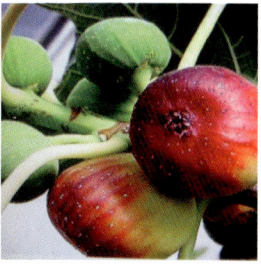

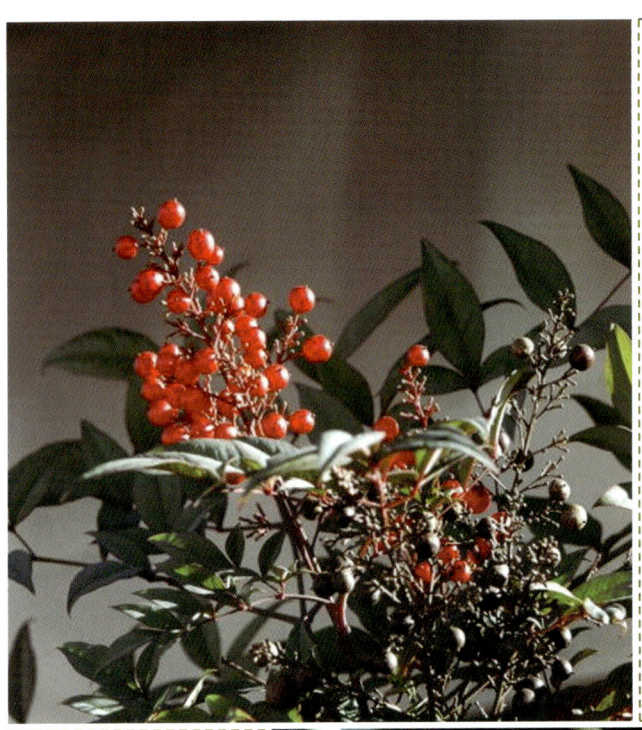

남천
매자나무과

【효능】 기침을 멈추게 한다 【약용 부분】 열매 【채취 시기】 12월
- p. 536 참조

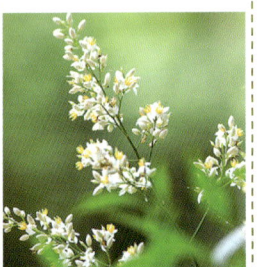

후추등
후추나무과

【효능】 요통 【약용 부분】 잎을 포함한 덩굴 【채취 시기】 필요한 때
- p. 537참조

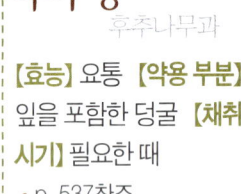

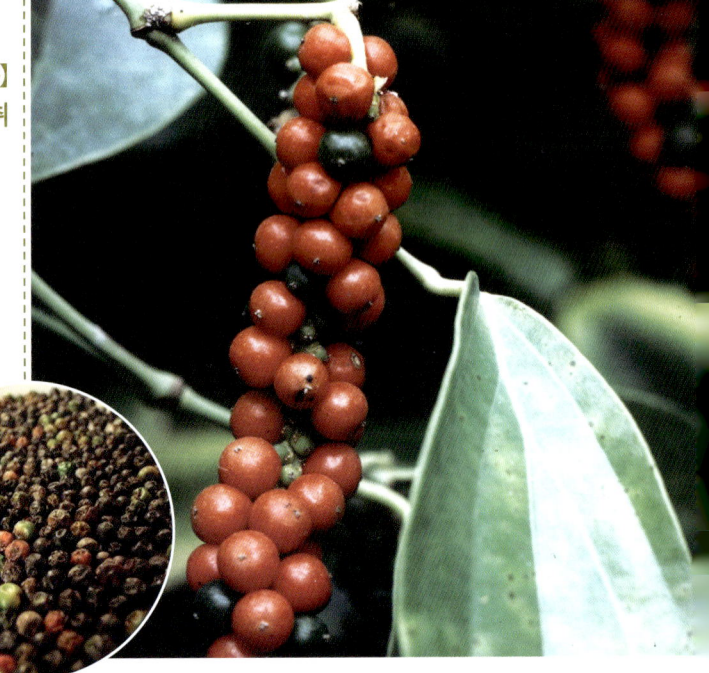

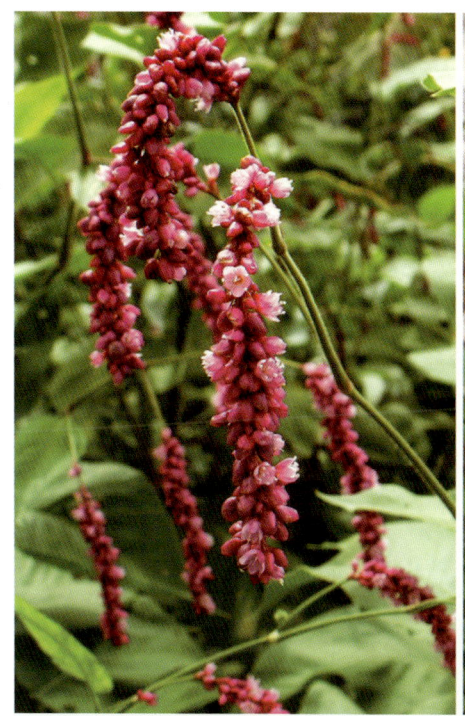
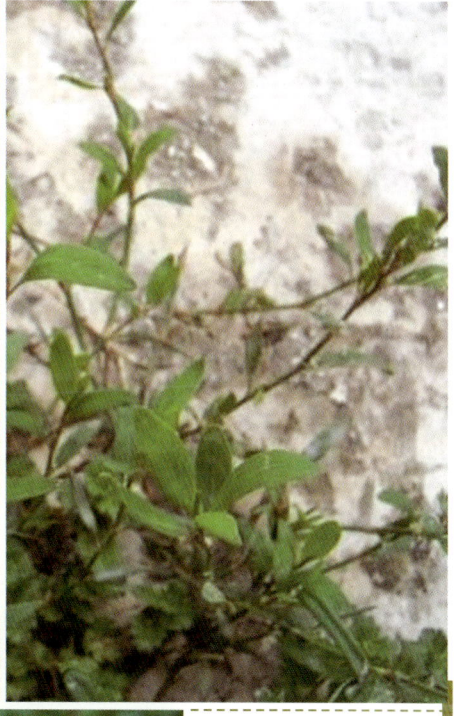
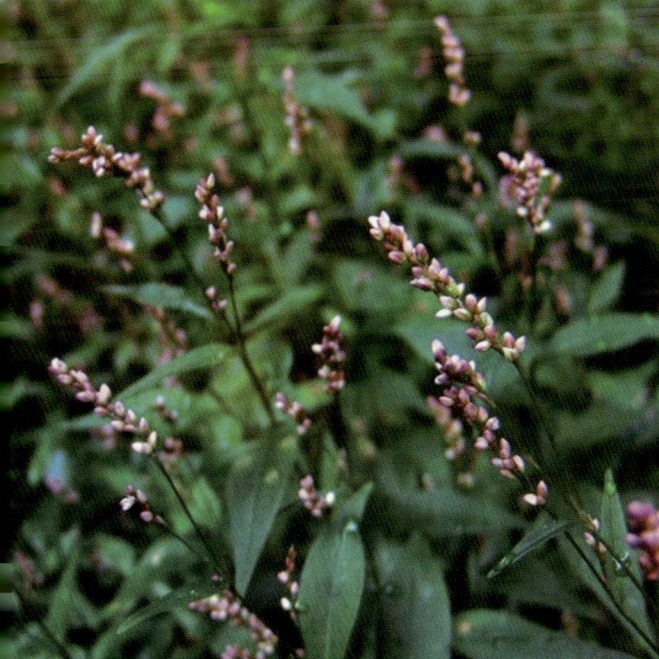

여뀌
여귀과

【효능】 독충에게 물렸을 때 · 더위 먹었을 때 【약용 부분】 잎, 줄기 【채취 시기】 생잎은 필요한 때, 마른 잎은 개화기의 것

• p. 538 참조

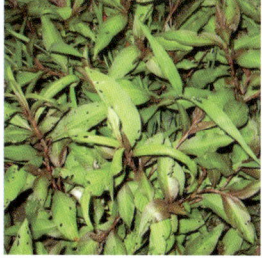

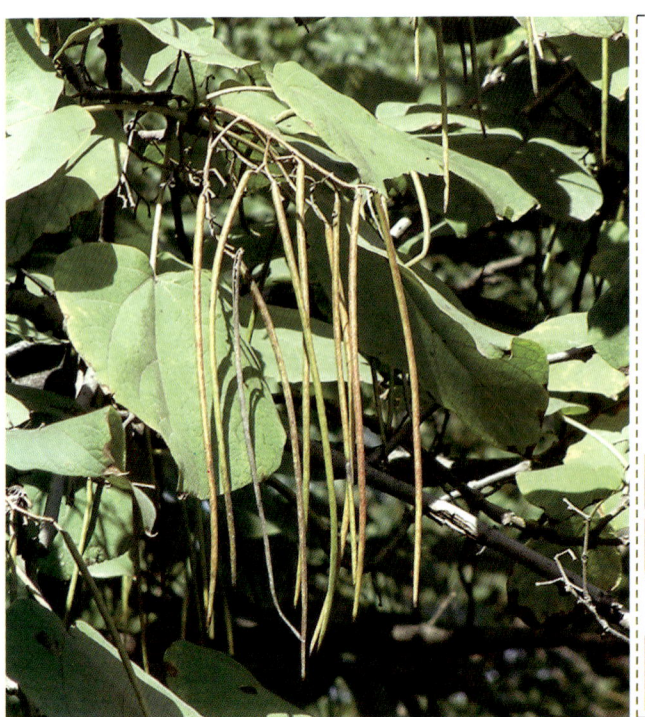

개오동나무
능소화과

【효능】 이뇨제로서 수종이나 부었을 때 【약용 부분】 열매 【채취 시기】 9월

• p. 539 참조

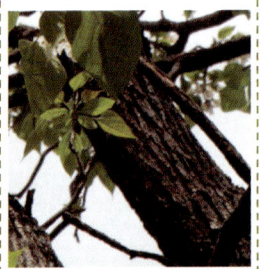

귤
귤나무과

【효능】 기침을 멈추게 한다 건위(위를 튼튼하게 함)·감기 【약용 부분】 열매의 껍질 【채취 시기】 가을~겨울

• p. 540 참조

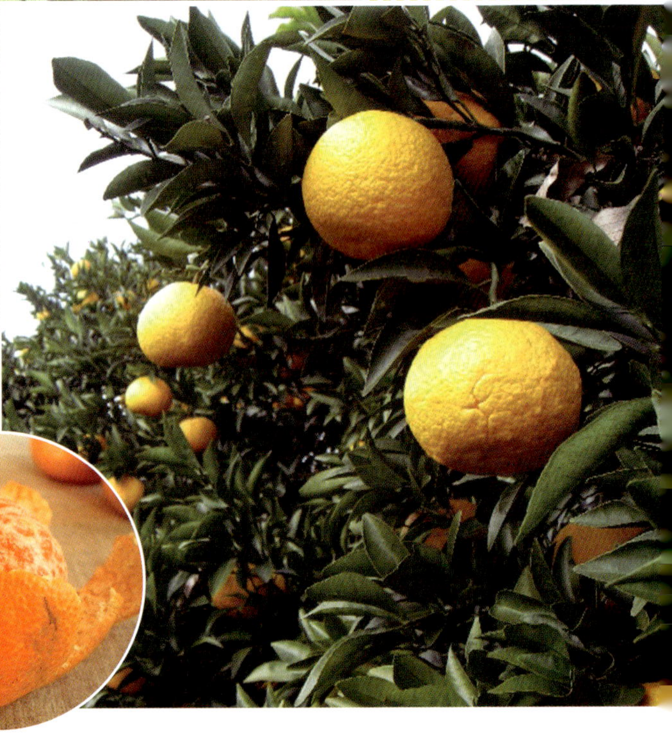

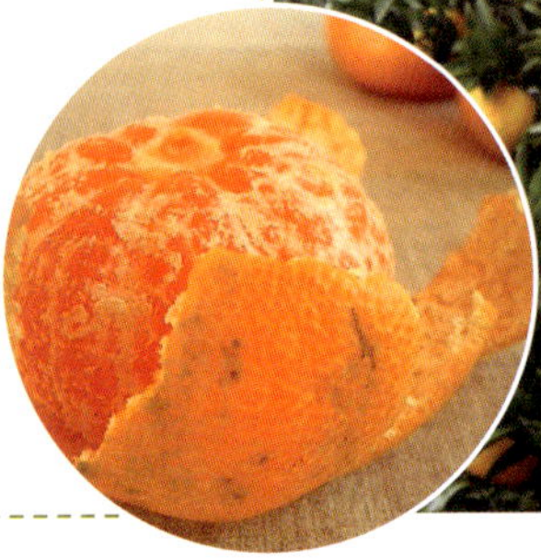

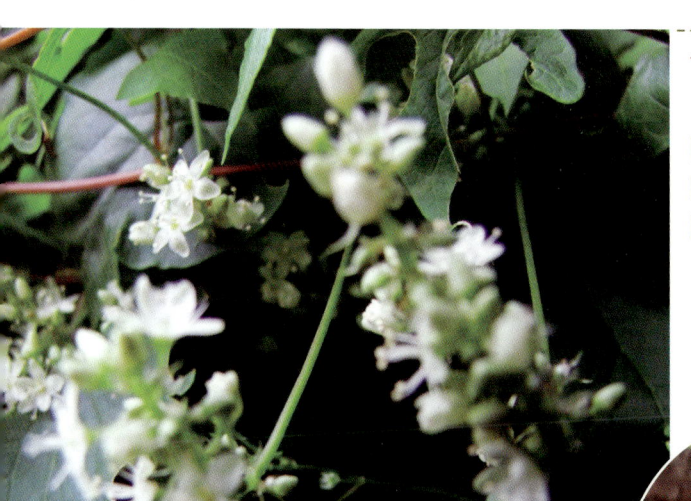

하수오
여귀과

【효능】 변비·정장(整腸)
【약용 부분】 덩이 뿌리
【채취 시기】 10월
- p. 541 참조

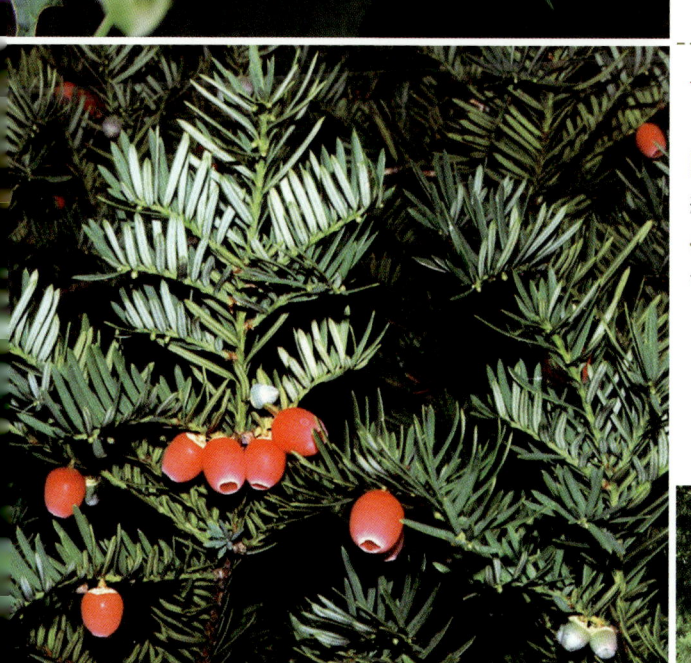

주목
주목과

【효능】 이뇨·통경(通經)·당뇨병 【약용 부분】 잎 【채취 시기】 필요한 때
- p. 542 참조

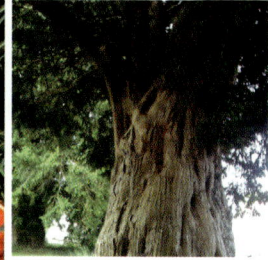

측백나무
편백나무과

【효능】 강장 · 장출혈 · 하리(이질) 【약용 부분】 종자, 잎 【채취 시기】 종자는 가을, 잎은 필요한 때
• p. 543 참조

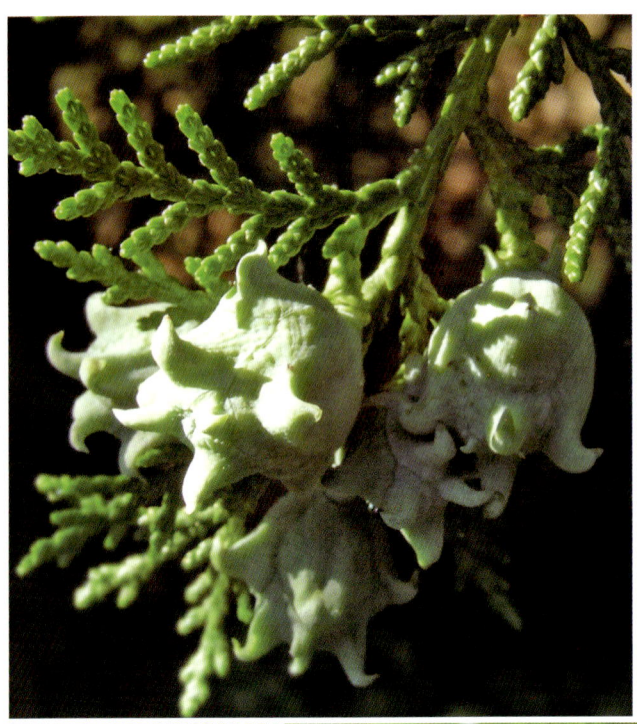
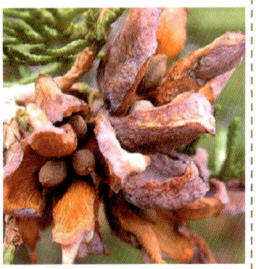

가막살나무
인동과

【효능】 피로회복(건강 약주) 【약용 부분】 열매 【채취 시기】 가을 빨갛게 익었을 때
• p. 544참조

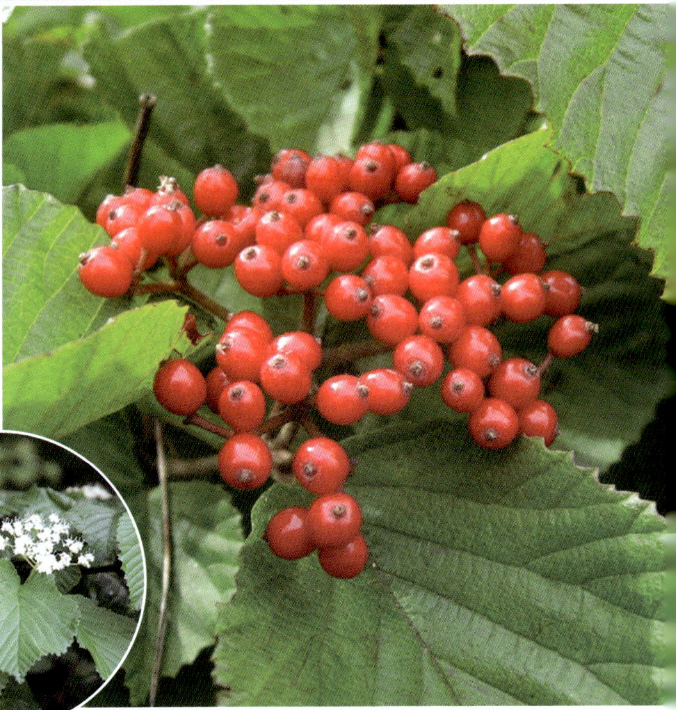

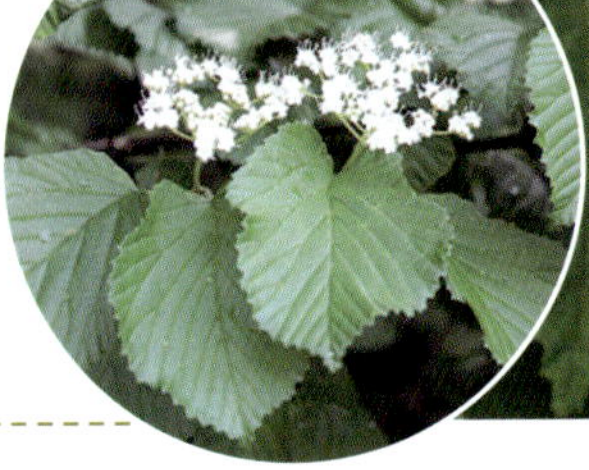

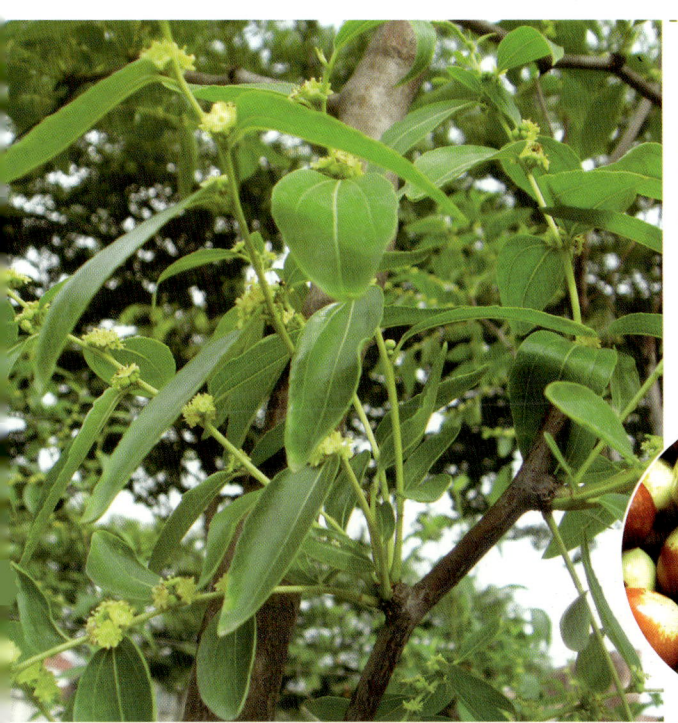

대추나무
갈매나무과

【효능】 자양·강장·진통 【약용 부분】 열매 【채취 시기】 11월

• p. 545 참조

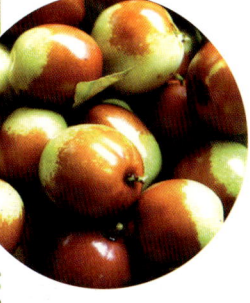

귤나무
귤나무과

【효능】 식욕증진 【약용 부분】 열매 【채취 시기】 가을

• p. 546 참조

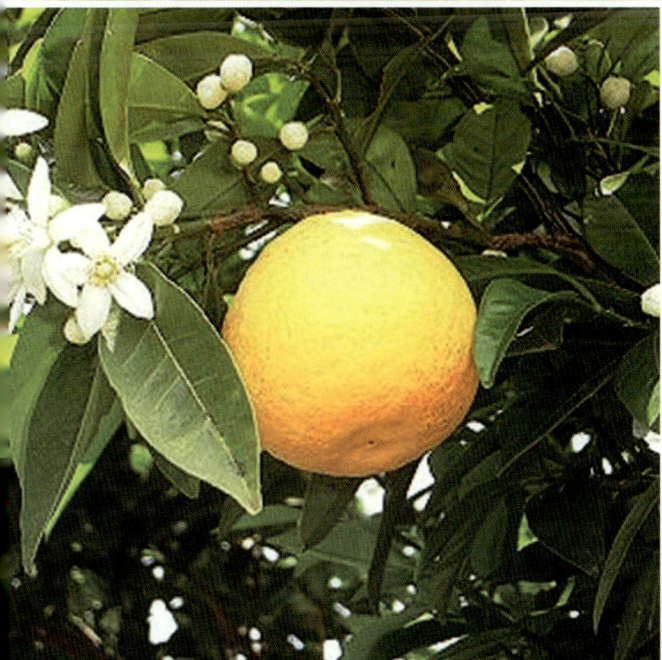

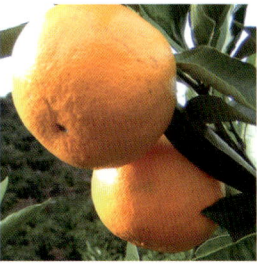

굴참나무
너도밤나무과

【효능】 코르크 · 전분용
【약용 부분】 열매, 나무 껍질 【채취 시기】 열매는 가을, 나무 껍질은 여름
- p. 547 참조

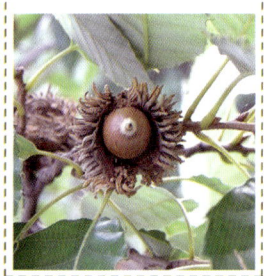

고욤나무
감나무과

【효능】 식용 · 혈압 강하
【약용 부분】 열매 【채취 시기】 가을
- p. 548 참조

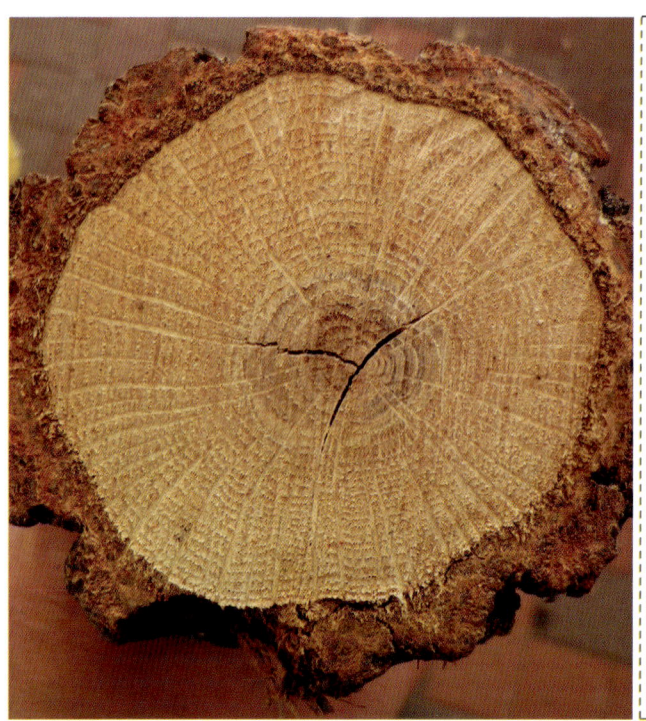

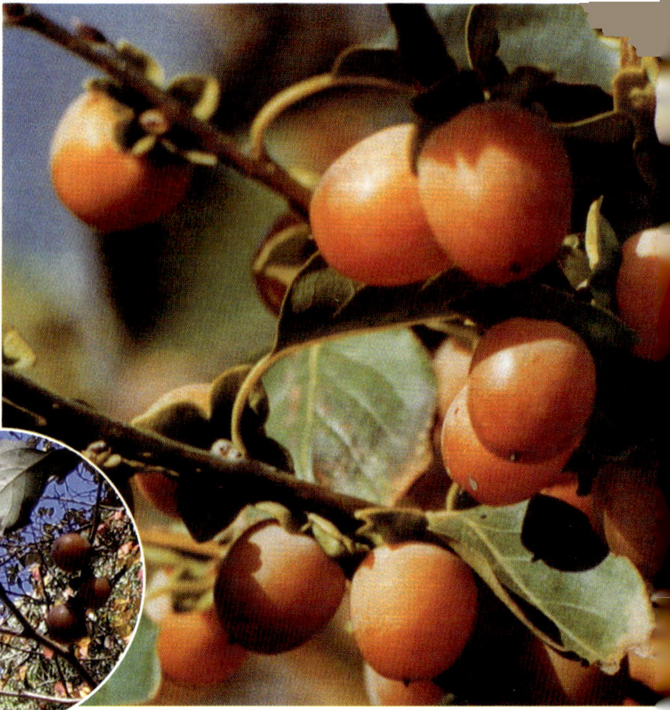

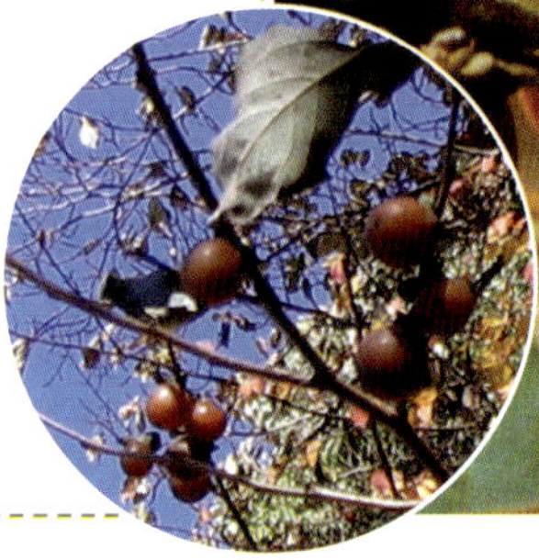

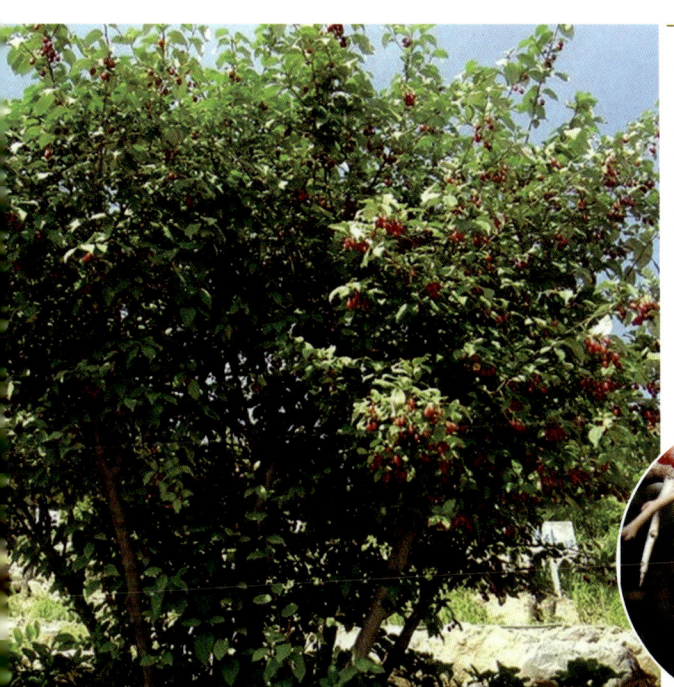

보리수나무
수유나무과

【효능】 피로회복(건강 약주) 【약용 부분】 열매 【채취 시기】 가을
- p. 549 참조

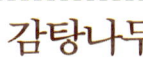

감탕나무
감탕나무과

【효능】 고혈압 【약용 부분】 나무 껍질 【채취 시기】 여름에 필요한 때
- p. 550 참조

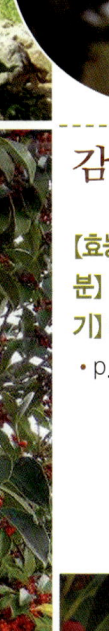

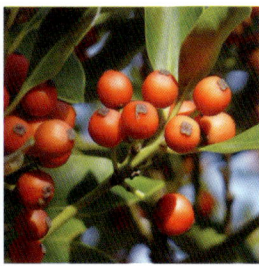

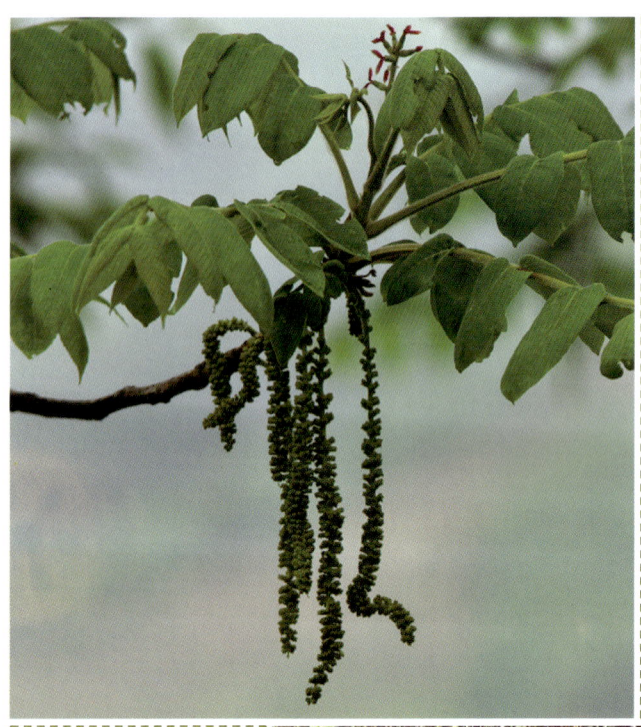

왕가래나무
호도나무과

【효능】 강장·기생성 피부병 【약용 부분】 열매의 바깥 껍질, 종자 【채취 시기】 외과피는 여름, 종자는 가을
• p. 551 참조

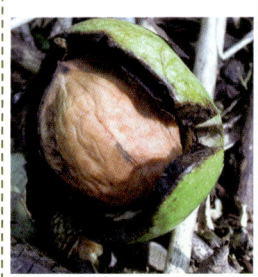

무환자나무
무환자나무과

【효능】 세제 【약용 부분】 열매의 껍질 【채취 시기】 가을
• p. 552 참조

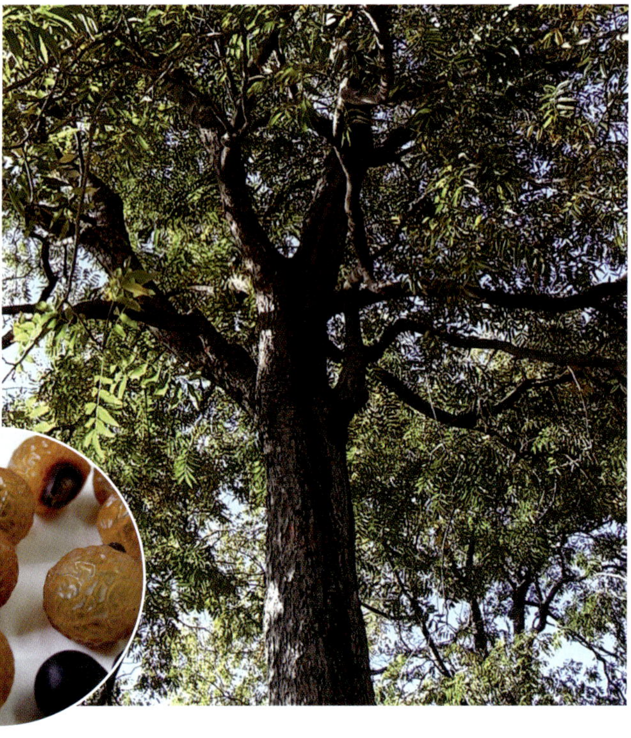

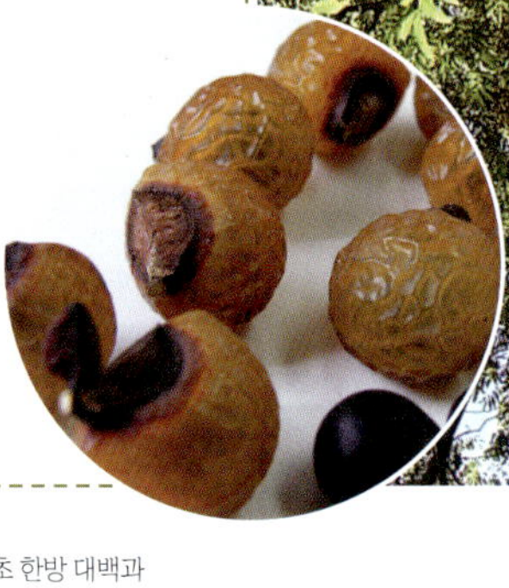

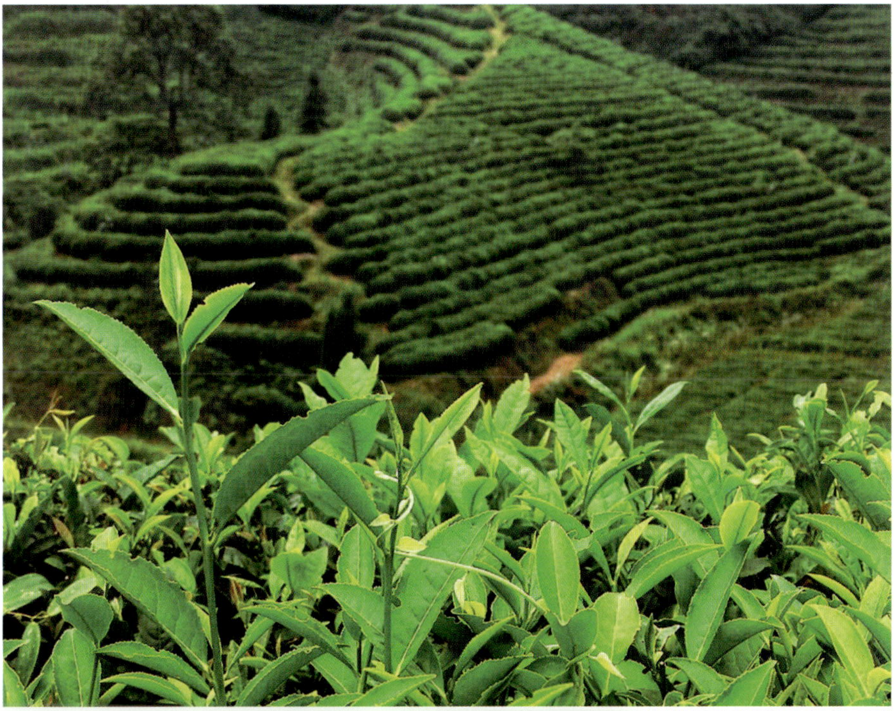

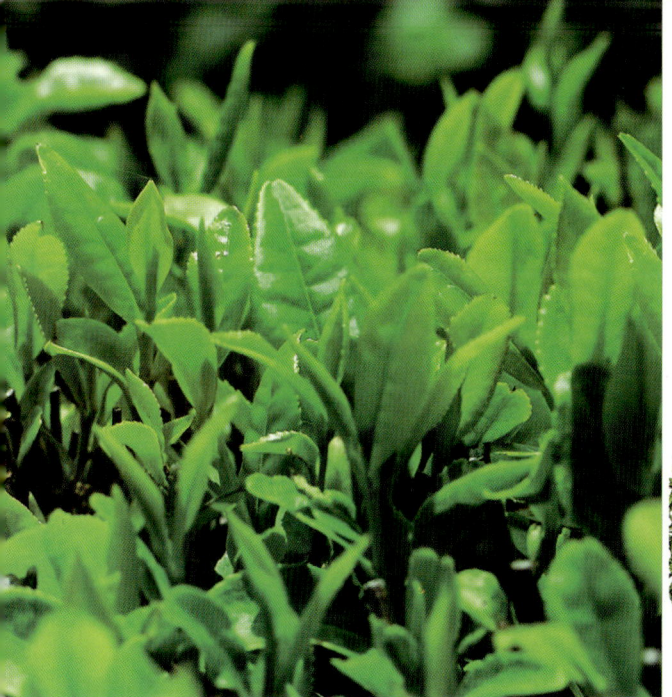

차나무
동백나무과

【효능】 감기 걸렸을 때의 두통·하리(이질) 【약용 부분】 잎(차를 달인 것을 사용) 【채취 시기】 시판하는 것을 구한다

• p. 553 참조

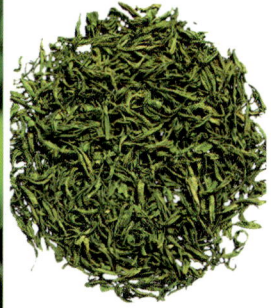

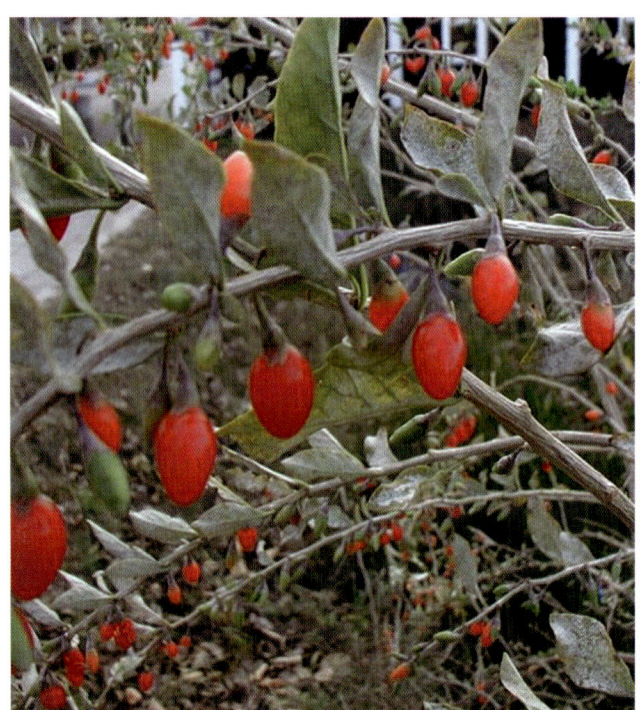

구기자나무
가지과

【효능】 피로회복 · 소염 · 이뇨 · 고혈압 【약용 부분】 열매, 뿌리껍질, 잎 【채취 시기】 과실, 뿌리 껍질(가을) 잎(여름)
- p. 554 참조

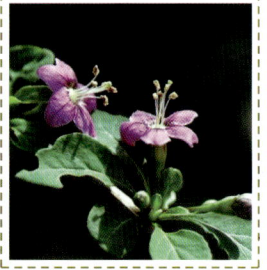

좀꿩의다리
미나리아재비과

【효능】 건위(健胃) 【약용 부분】 전부 【채취 시기】 가을
- p. 555 참조

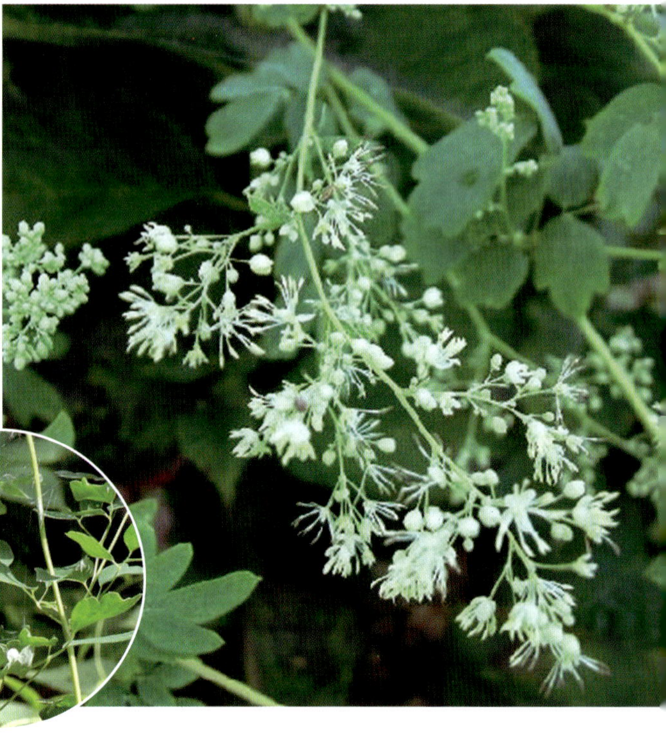

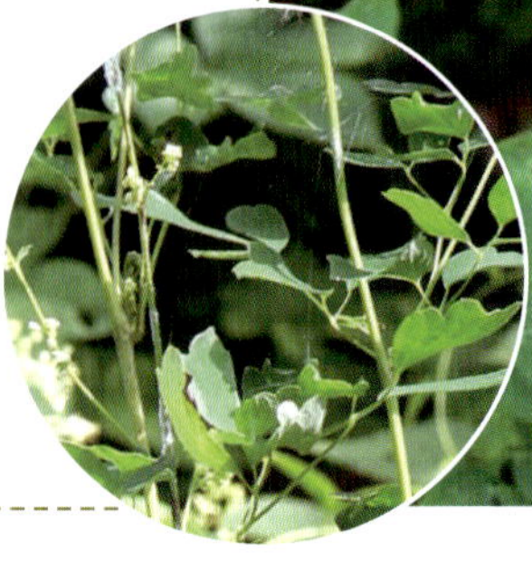

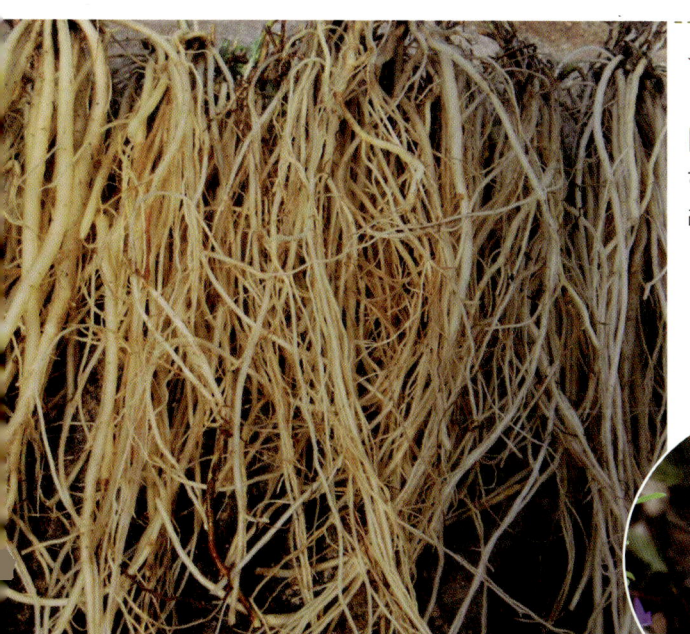

용담
용담과

【효능】 건위(위를 튼튼하게 함) **【약용 부분】** 뿌리 **【채취 시기】** 가을

• p. 556 참조

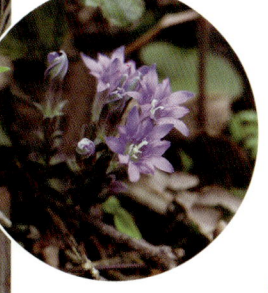

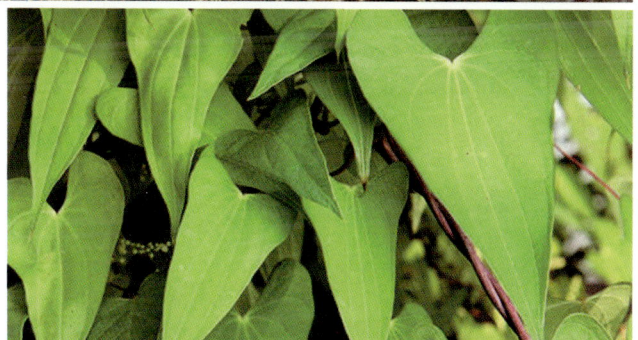

참마
참마과

【효능】 자양(滋養), 강장(强壯) **【약용 부분】** 뿌리 **【채취 시기】** 가을

• p. 557 참조

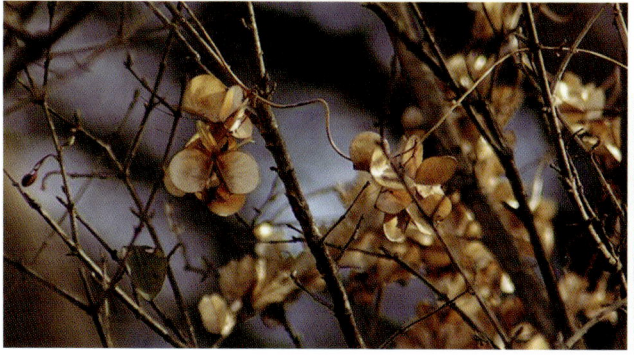

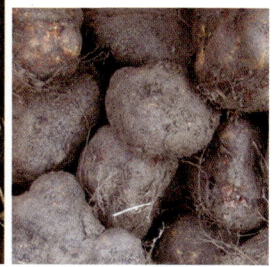

목화
아욱과

【효능】 최유(젖을 잘 나오게 함) 【약용 부분】 종자 【채취 시기】 가을
- p. 558 참조

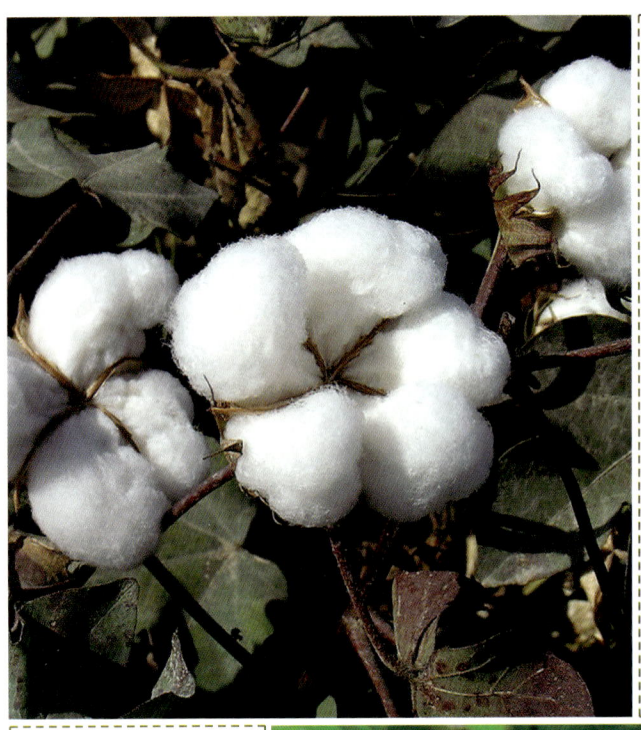
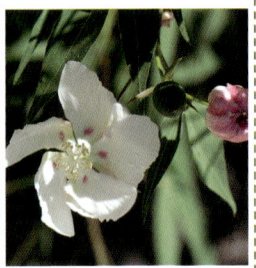

알짜리
가지과

【효능】 종기 · 부스럼 【약용 부분】 열매를 비롯한 전부 【채취 시기】 여름~가을
- p. 559 참조

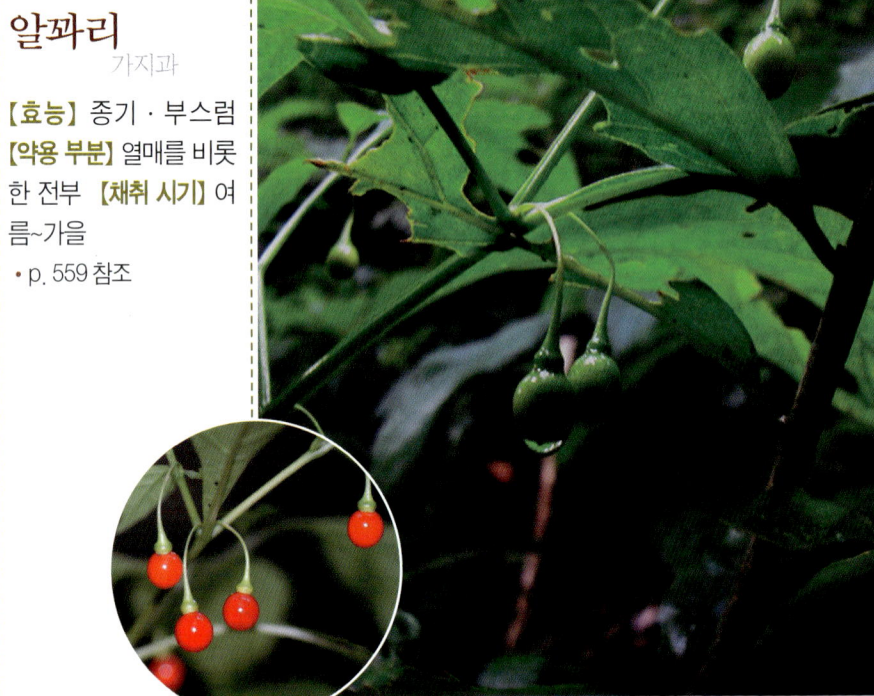

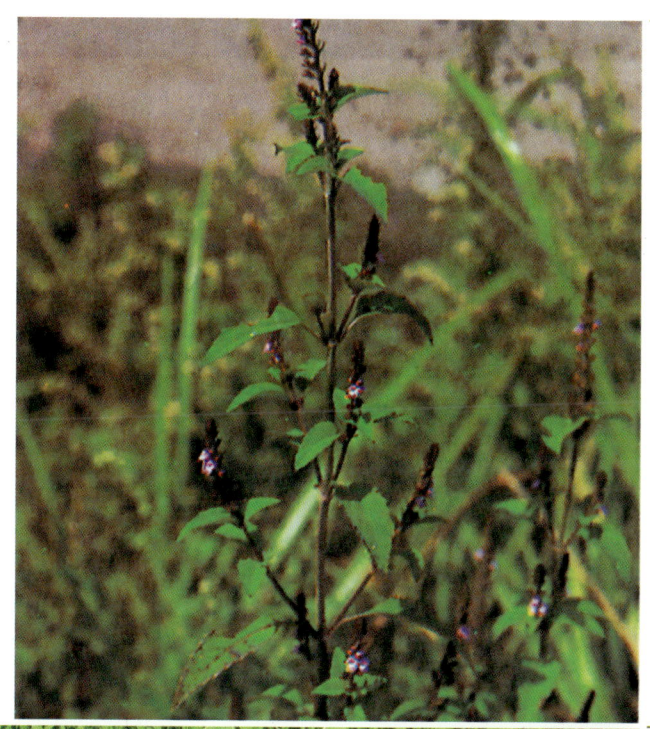

들깨풀
소엽 · 차조기과

【효능】 요통(약탕재로 쓰인다) 【약용 부분】 전부
【채취 시기】 가을의 개화기

• p. 560 참조

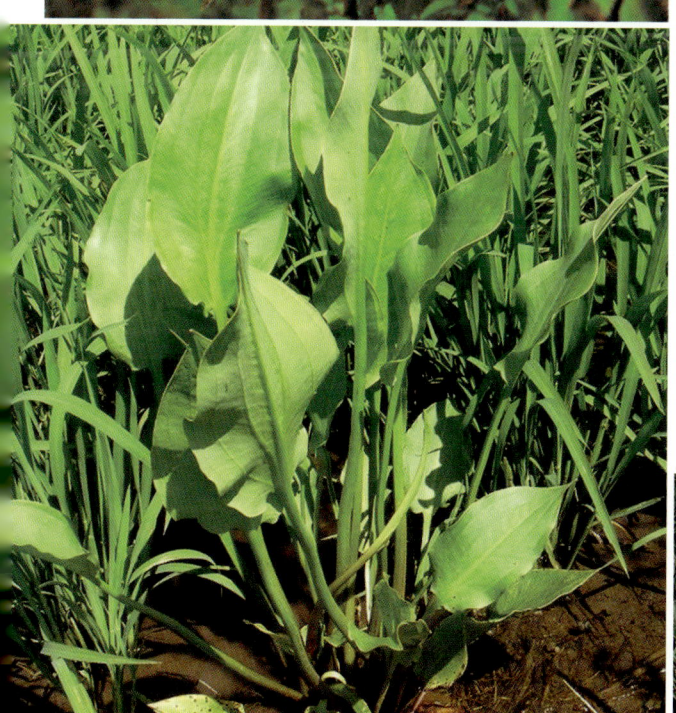

질경이택사
택사과

【효능】 이뇨 · 갈증을 없애 준다 【약용 부분】 덩이 줄기 【채취 시기】 11월경

• p. 561 참조

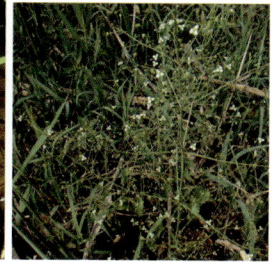

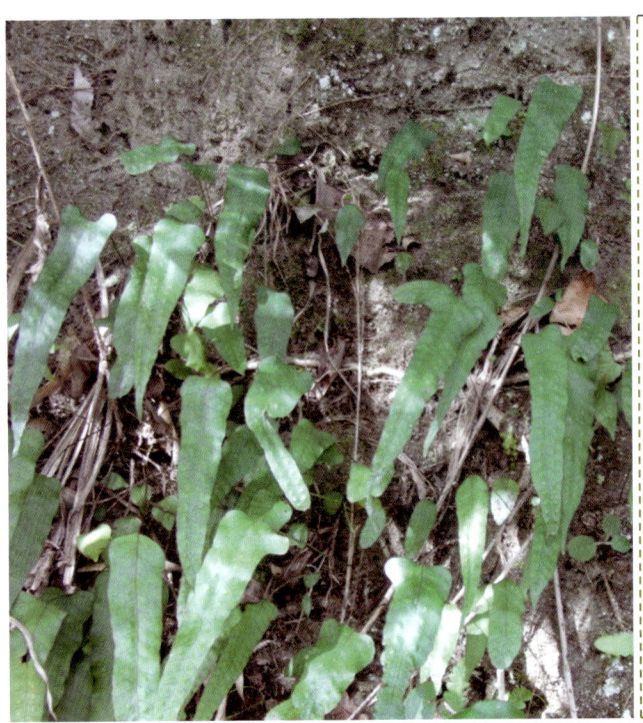

고란초
고란초과

【효능】이뇨 · 해열 · 해독 【약용 부분】전부 【채취 시기】가을

• p. 562참조

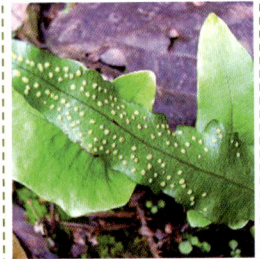

이고들빼기
국화과

【효능】종기 · 부스럼
【약용 부분】두화(頭花)
【채취 시기】가을의 개화기

• p. 563 참조

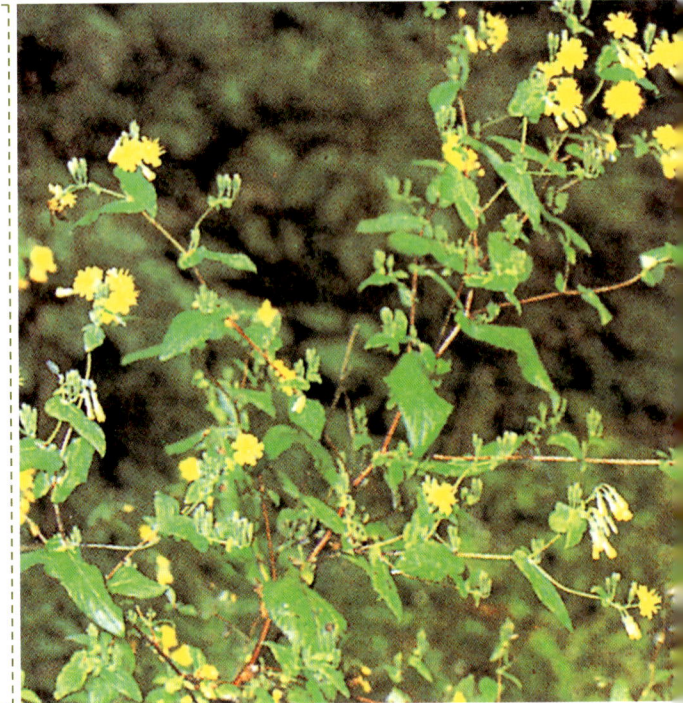

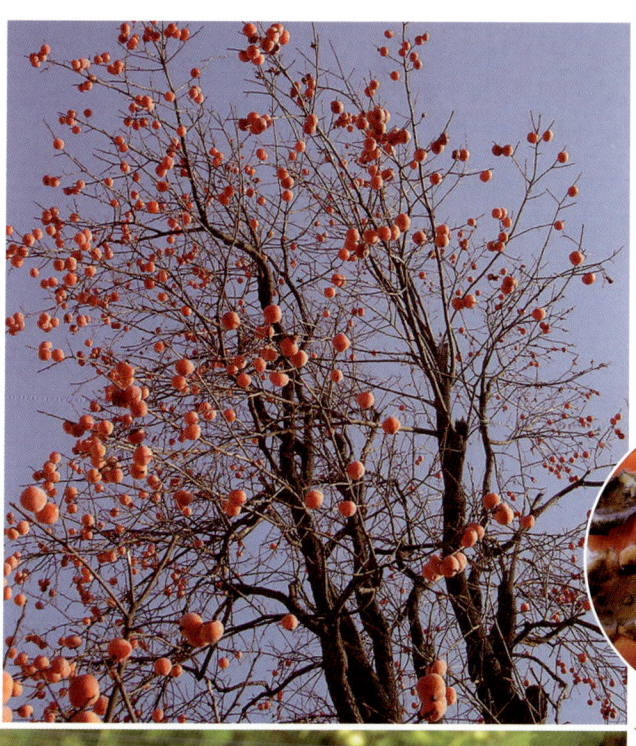

감나무
감나무과

【효능】 혈압 강하 · 딸꾹질을 멈추게 한다 【약용 부분】 어린 잎, 떫은 감, 꼭지 【채취 시기】 어린잎은 5~6월, 떫은 감은 6~7월, 꼭지는 가을
• p. 564 참조

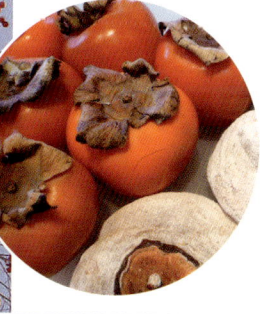

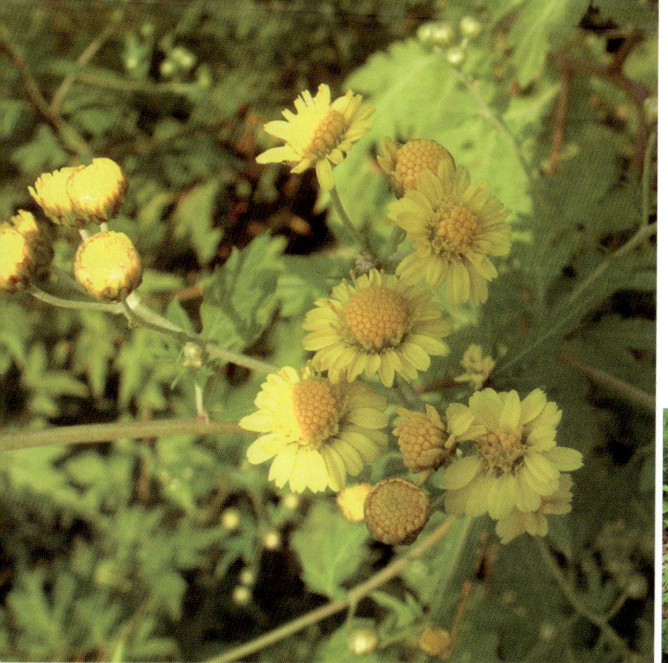

개사철쑥
국화과

【효능】 해열 · 개선(疥癬) · 약탕 재료 【약용 부분】 전부 【채취 시기】 여름의 개화 직전
• p. 565 참조

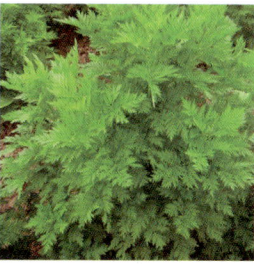

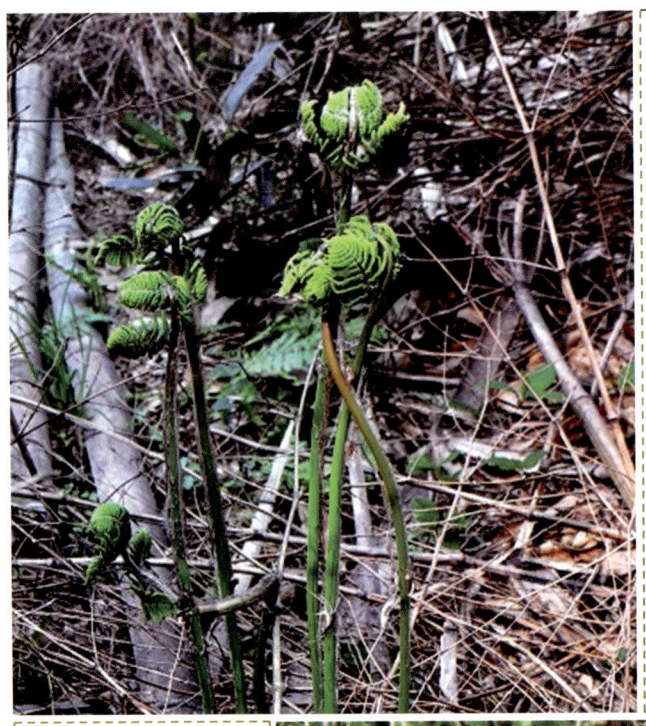

고비
고비과

【효능】 최유(젖을 잘 나오게 함)·빈혈·이뇨 【약용 부분】 어린 나무, 전초(全草) 【채취 시기】 봄, 전초(全草)는 여름

• p. 566 참조

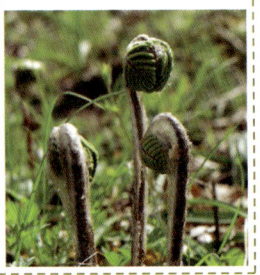

고사리삼
고사리삼과

【효능】 복통·하리(이질) 【약용 부분】 전부 【채취 시기】 가을

• p. 567 참조

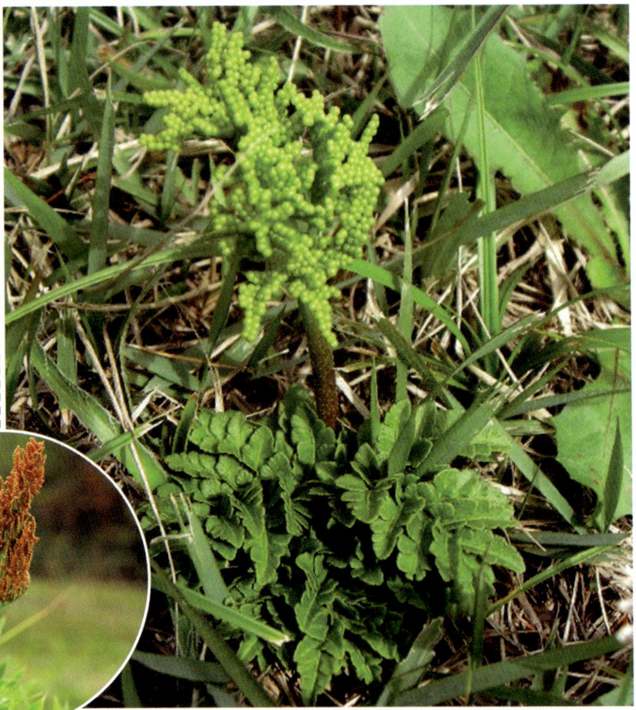

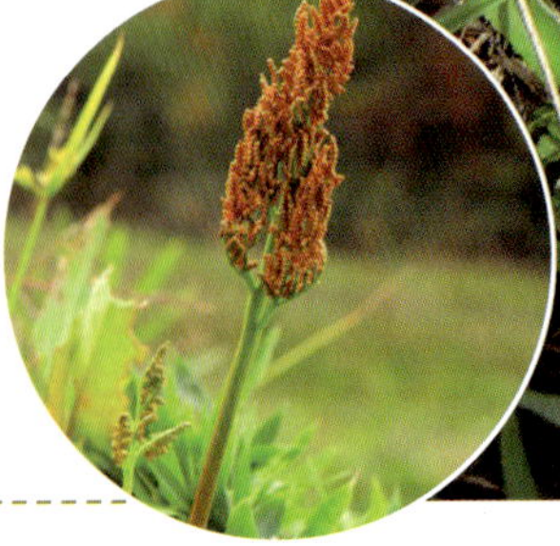

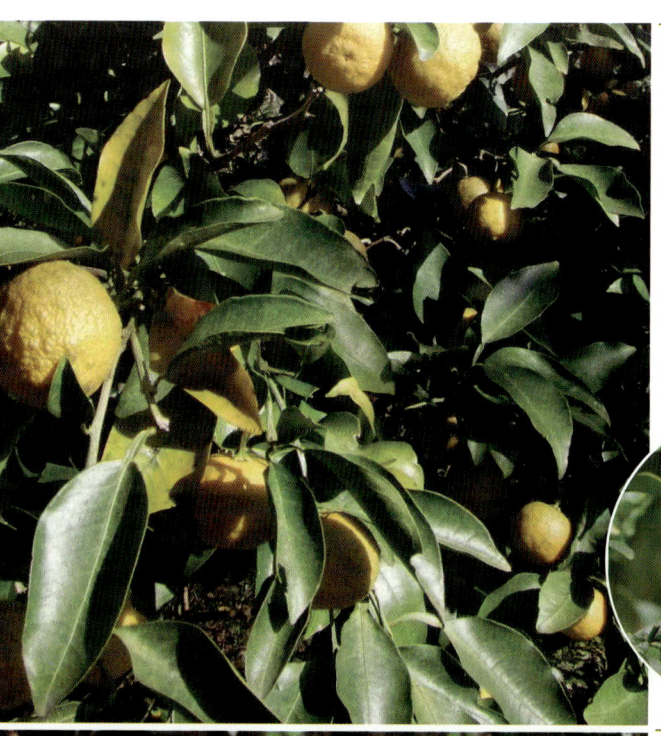

유자나무
귤나무과

【효능】 피로회복 · 신경통 · 류머티즘 · 중풍 예방 【약용 부분】 열매 【채취 시기】 11~12월
* p. 568 참조

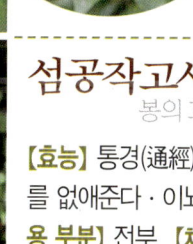

섬공작고사리
봉의 꼬리과

【효능】 통경(通經), 가래를 없애준다 · 이뇨 【약용 부분】 전부 【채취 시기】 가을
* p. 569 참조

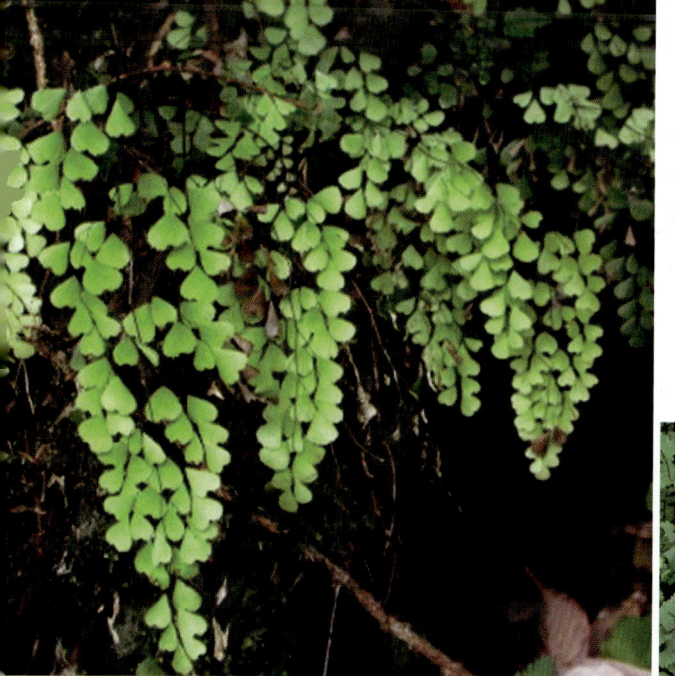

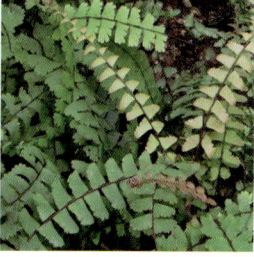

줄
벼과

【효능】 이뇨 **【약용 부분】** 뿌리 **【채취 시기】** 가을
- p. 570 참조

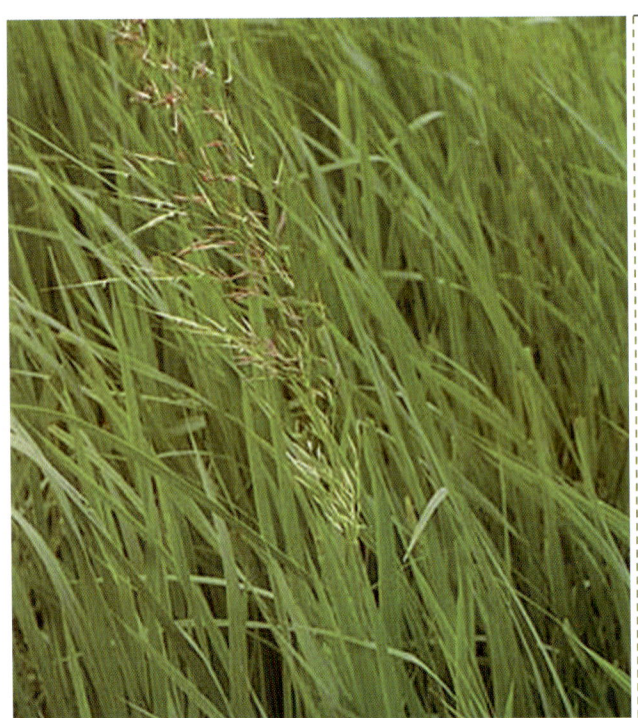

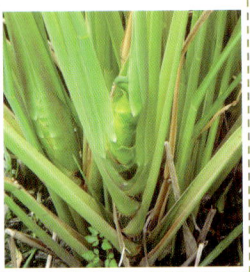

비자나무
주목과

【효능】 기생충구제 · 야뇨증 **【약용 부분】** 종자 **【채취 시기】** 11월
- p. 571 참조

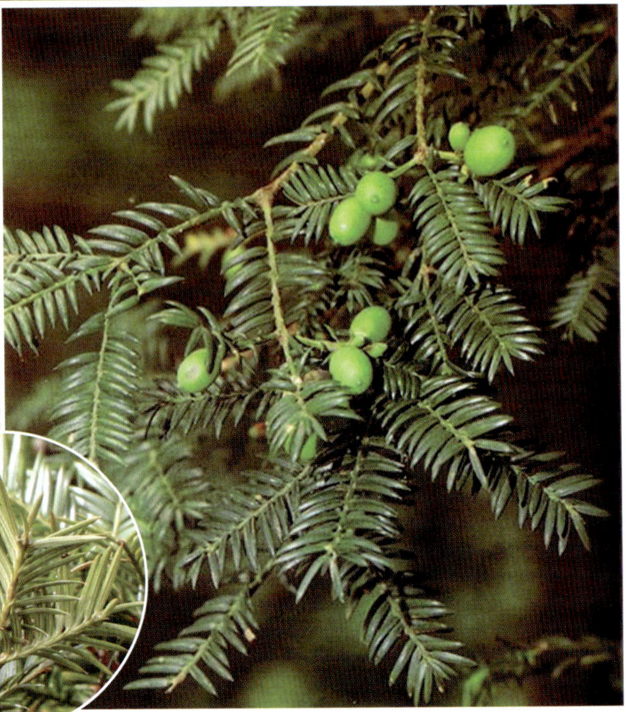

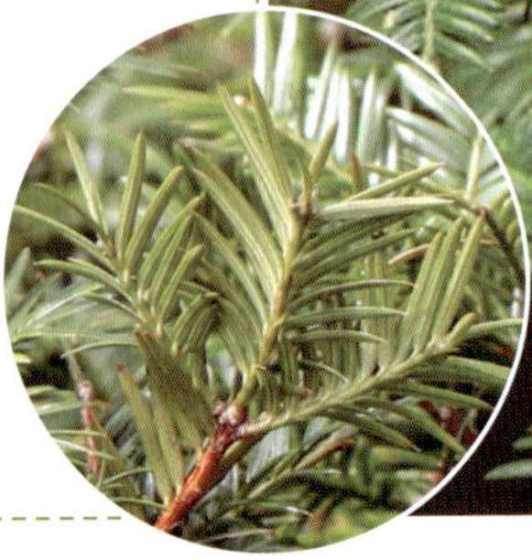

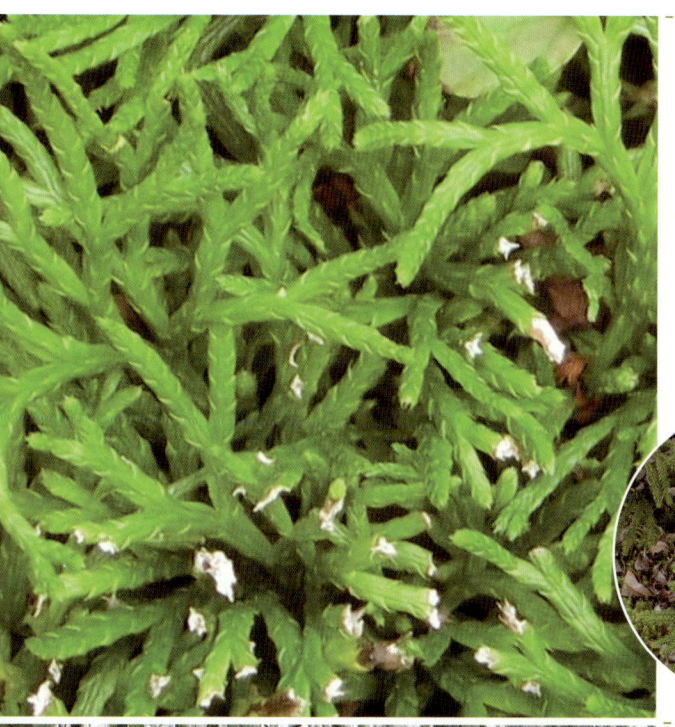

만년석송
석송과

【효능】갈증 해소·석송자(생약)의 원료 【약용 부분】전부 【채취 시기】6월경

- p. 572 참조

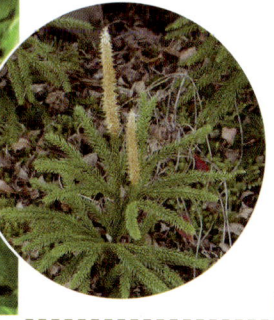

식나무
층층나무과

【효능】화상·종기·부스럼·동상 【약용 부분】잎 【채취 시기】필요한 때

- p. 573 참조

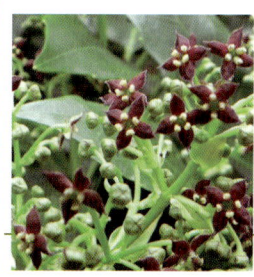

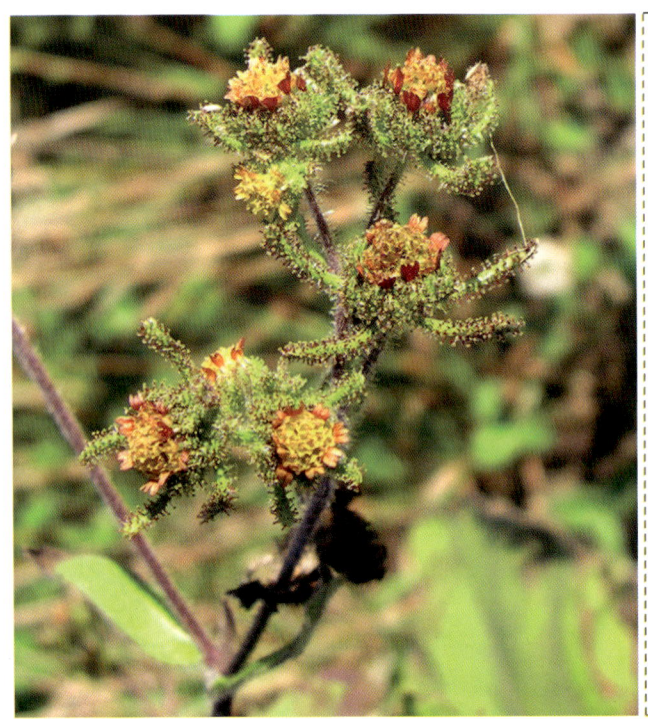

털진득찰
국화과

【효능】 종기·부스럼
【약용 부분】 지상부(땅 위로 올라오는 부분) 【채취 시기】 여름~가을
• p. 574참조

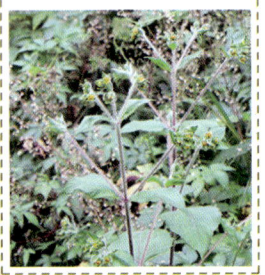

조릿대풀
벼과

【효능】 이뇨 【약용 부분】 잎을 포함한 전부 【채취 시기】 8~10월의 개화기
• p. 575 참조

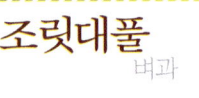

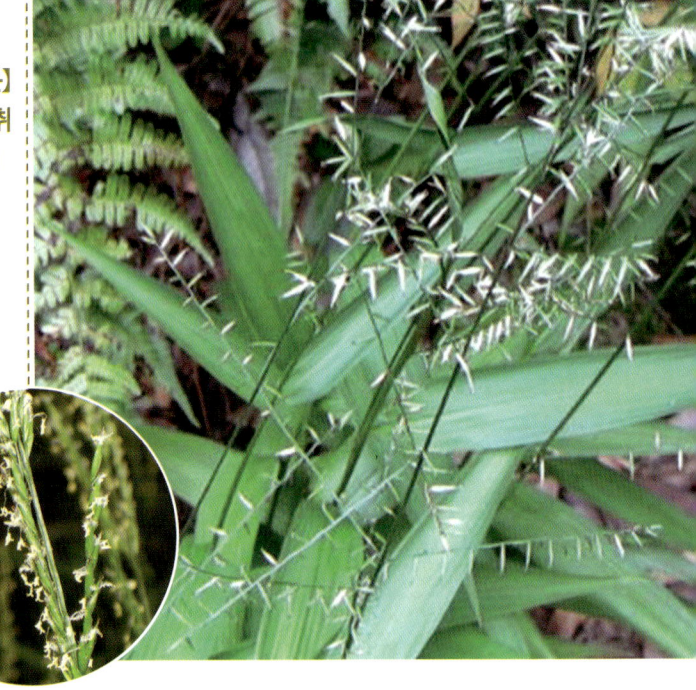

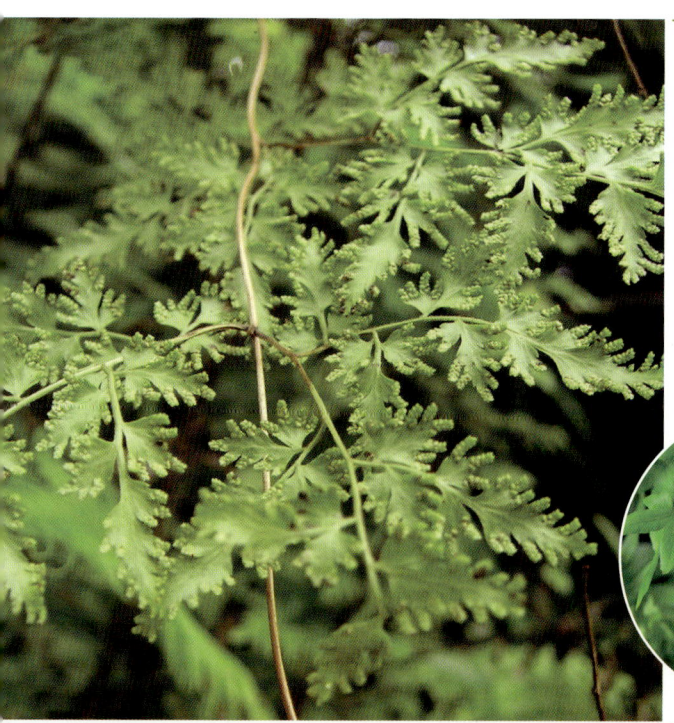

실고사리
실고사리과

【효능】이뇨 【약용 부분】 포자 【채취 시기】 가을
- p. 576 참조

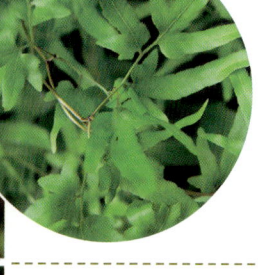

청미래 덩굴
백합과

【효능】 종기 · 부스럼 · 여드름 · 이뇨제 【약용 부분】 뿌리 줄기 【채취 시기】 가을
- p. 577 참조

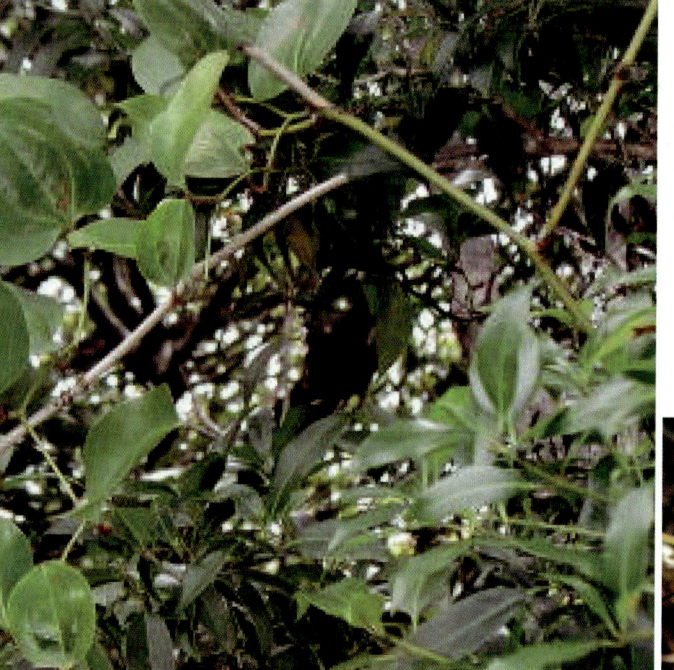

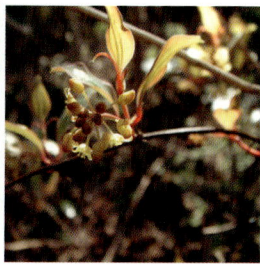

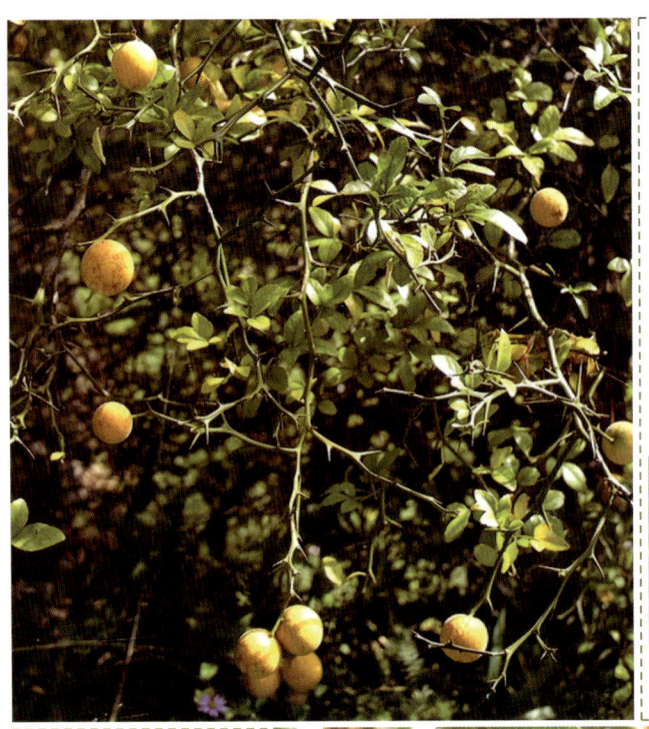

탱자나무
운향과

【효능】건위(위를 튼튼하게 함) 【약용 부분】열매 【채취 시기】9~11월
- p. 578 참조

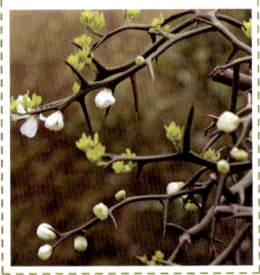

목서(금목서)
목서과

【효능】치통 【약용 부분】꽃 【채취 시기】가을의 개화기
- p. 579 참조

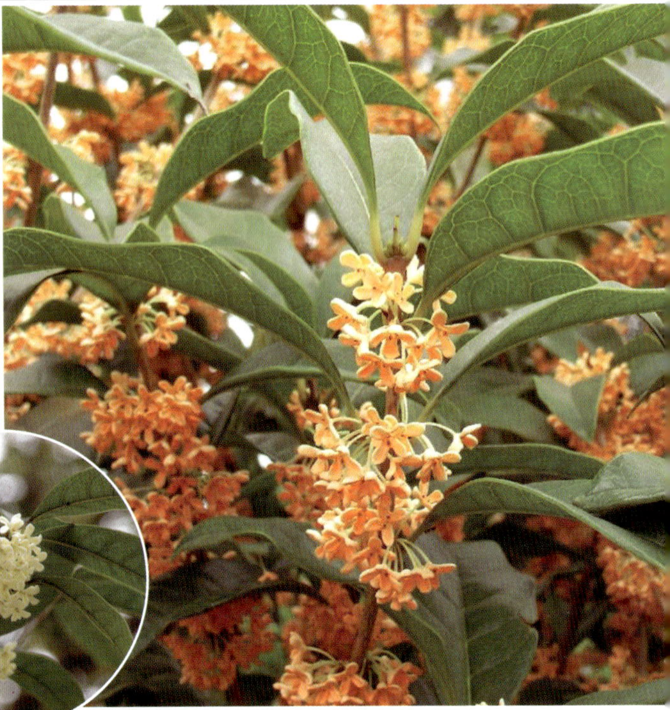

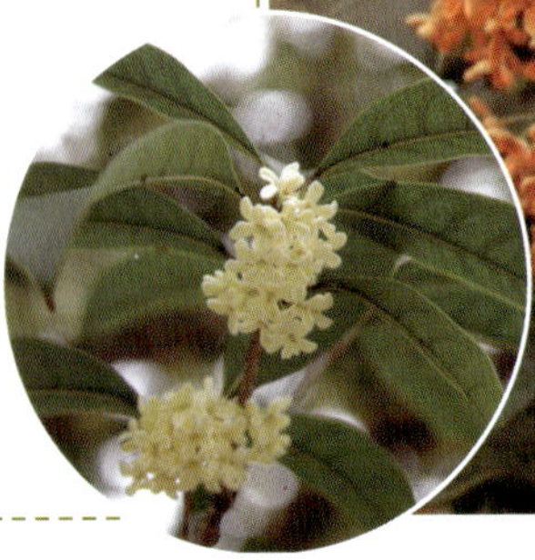

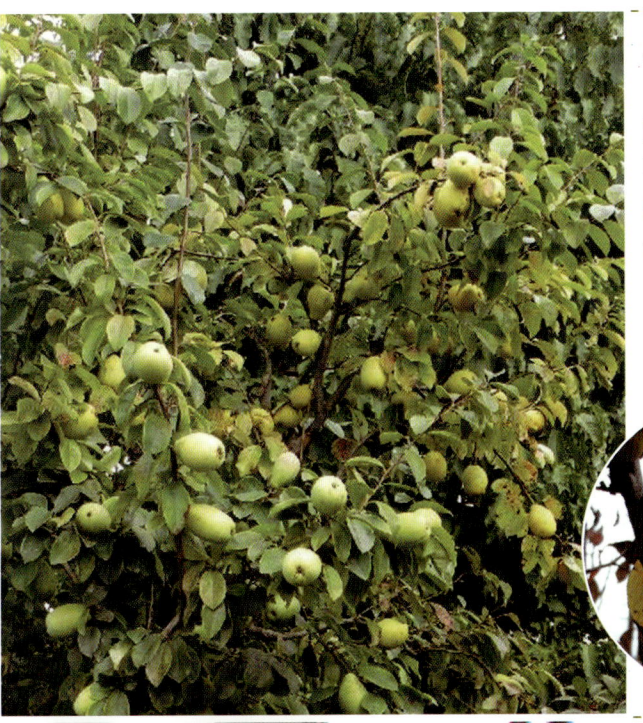

모과나무
장미과

【효능】 기침을 멎게 한다·피로회복 【약용 부분】 열매 【채취 시기】 가을
- p. 580참조

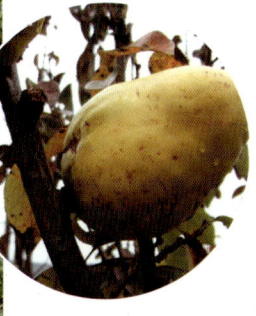

레몬
귤나무과

【효능】 방향성 건위약 【약용 부분】 열매, 열매의 껍질 【채취 시기】 가을
- p. 581 참조)

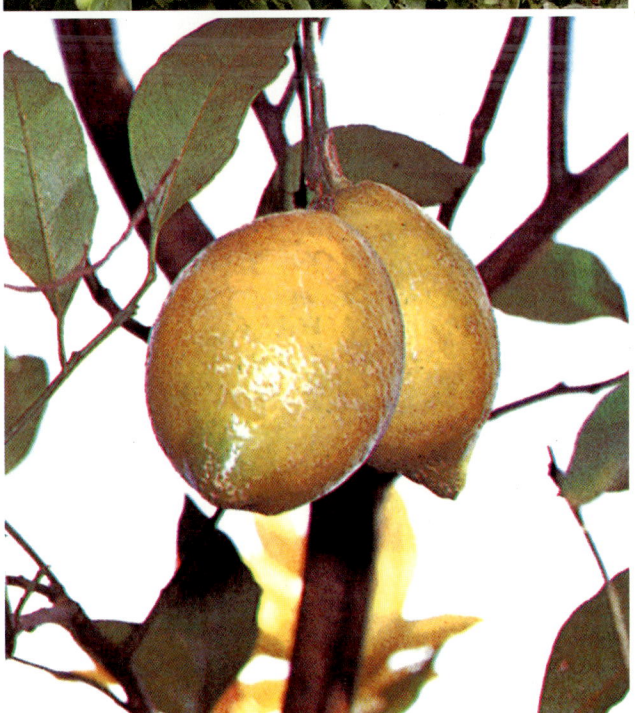

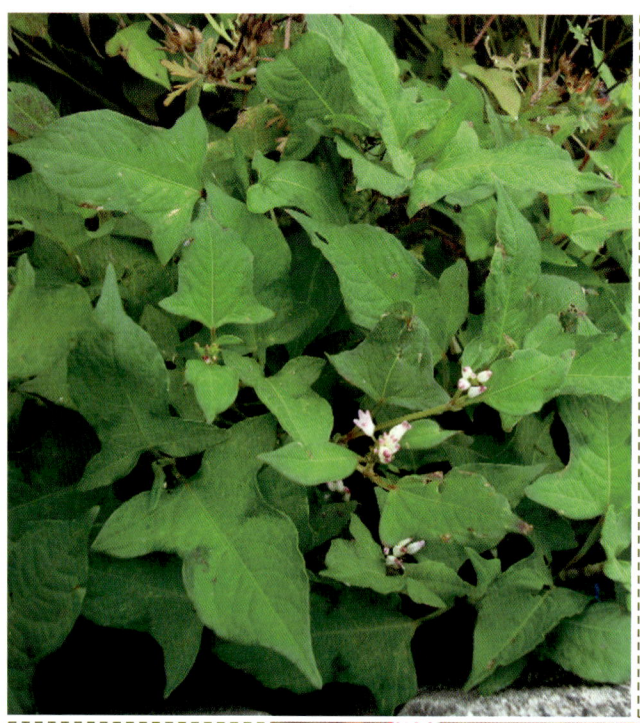

물대
벼과

【효능】 이뇨 **【약용 부분】** 뿌리 줄기 **【채취 시기】** 여름
- p. 582 참조

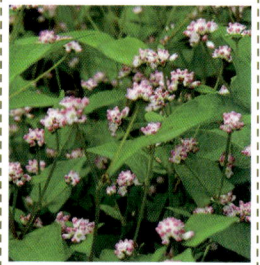

고마리
여뀌과

【효능】 베인 상처의 지혈
【약용 부분】 줄기잎, 잎
【채취 시기】 꽃의 개화기
- p. 583 참조

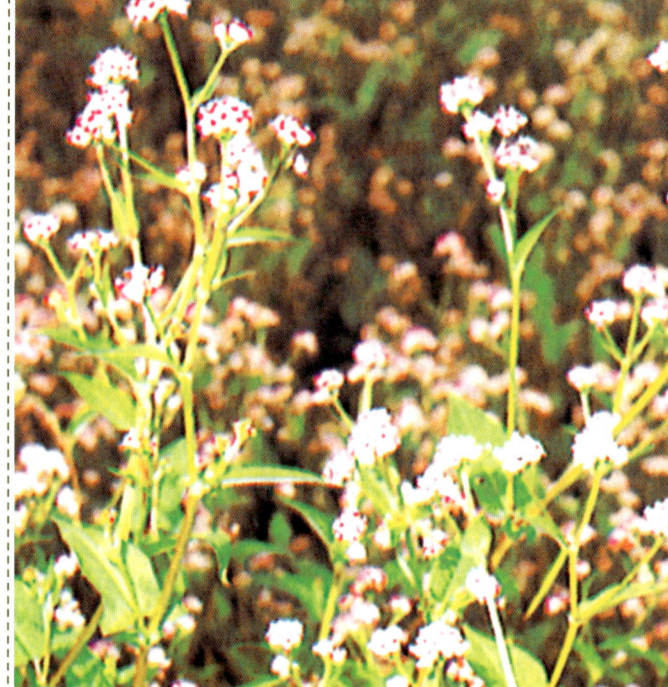

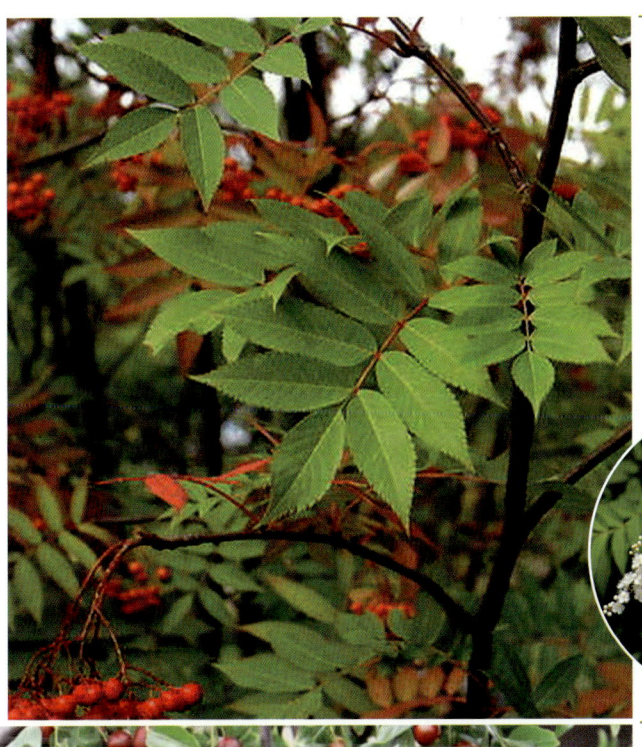

마가목
장미과

【효능】 개선(疥癬)·땀띠
【약용 부분】 나무 껍질
【채취 시기】 필요한 때
- p. 584 참조

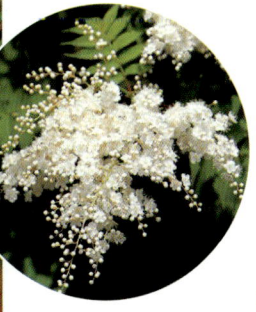

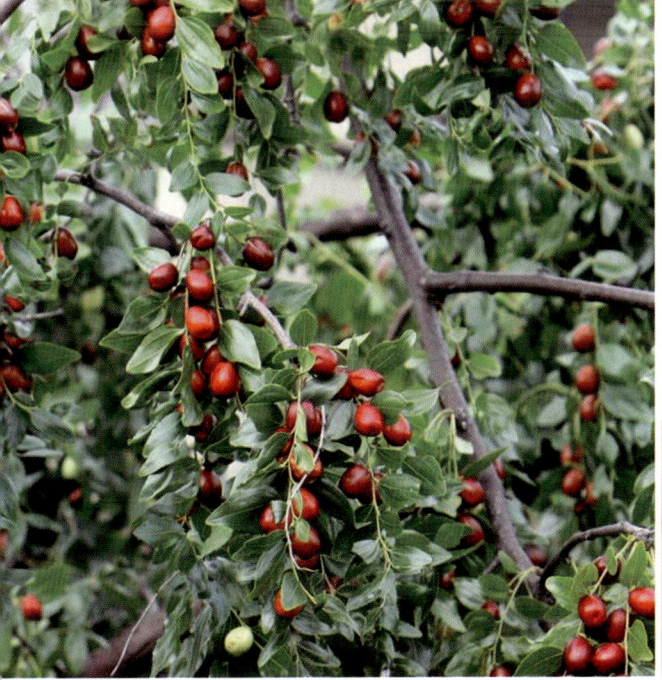

묏대추
검은 낙상홍과

【효능】 불면·신경쇠약
【약용 부분】 속열매 껍질 안에 있는 종자 【채취 시기】 가을
- p. 585 참조

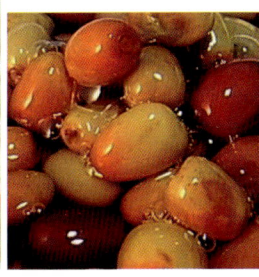

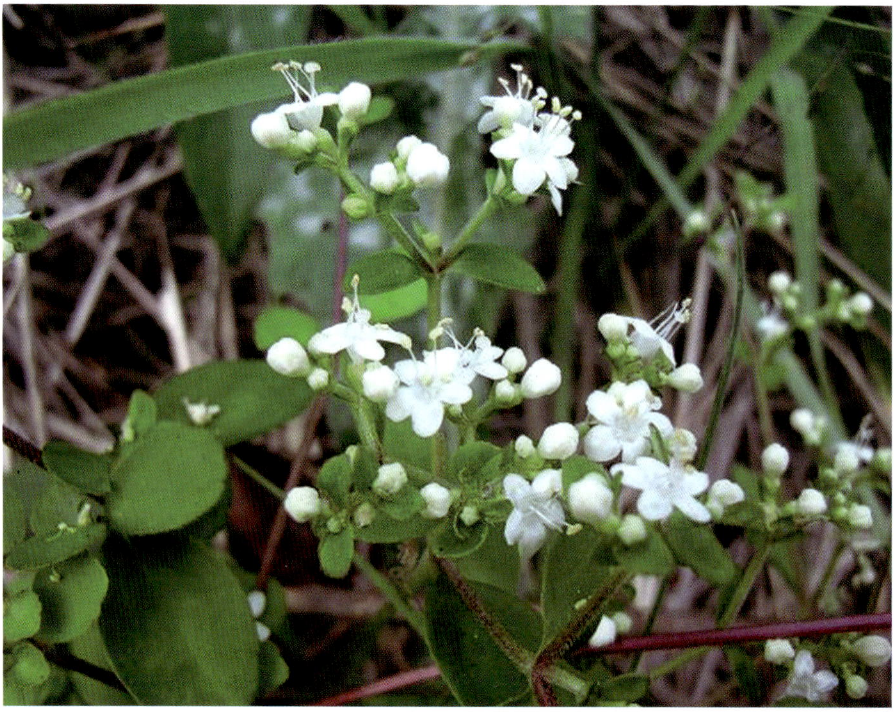

뚜깔
마타리과

【효능】 종기의 해독 【약용 부분】 전부 【채취 시기】 가을

- p. 586 참조

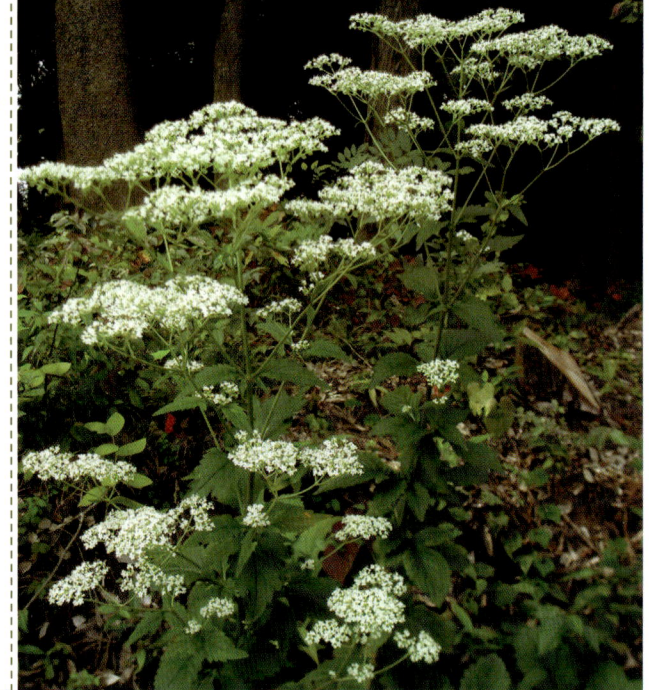

봄의 약초

쥐오줌풀

생태

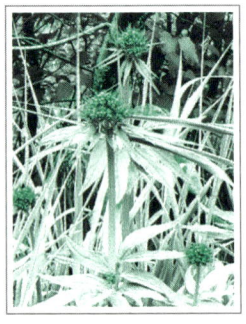

산지의 약간 습한 곳이나 그늘진 곳에서 자라는 다년초로서 높이는 40~80cm이고 뿌리에 강한 향기가 있으며 밑에서 뻗는 가지가 자라서 번식하고 마디 부근에 긴 백색 털이 있다. 근생엽은 꽃이 필 때가 되면 없어지며 경생엽莖生葉은 대생對生하고 5~7개로 갈라지며 열편裂片에 톱니가 있다.

꽃은 5~8월에 피고 붉은 빛이 돌며 가지 끝과 원줄기 끝에 산방散房狀으로 달리고 화관은 5개로 갈라지며 화통은 길이가 5~7mm로서 한쪽이 약간 부풀고 3개의 수술이 길게 꽃 밖으로 나온다.

열매는 피침형이며 길이는 4mm 정도로서 윗부분에 꽃받침이 관모상冠毛狀으로 달려서 바람에 날린다. 열매에 털이 있는 것을 광릉쥐오줌풀, 잎 열편裂片에 톱니가 없는 것을 긴잎쥐오줌풀이라고 한다. 어린 순을 나물로 하고 근경根莖을 진정 및 진경제로 사용하거나 담배의 향료로 사용한다.

약효와 사용 방법

- 히스테리 · 신경 과민증 · 심계 항진 — 잘게 썬 약 5g을 1회 양으로 해서 끓은 물을 붓고 5분 정도 지난 후 복용한다. 1일 3회 복용이 좋다.

냉이

생태

각지에서 흔히 자라는 월년초越年草로서 높이는 10~50cm이고 전체에 털이 있으며 곧추자라고 가지가 많이 갈라지며 뿌리가 곧고 백색이다. 근생약은 많이 돋아서 지면에 퍼지며 우상羽狀으로 갈라지지만 끝부분이 보다 넓고, 길며 길이는 10cm 이상이다.

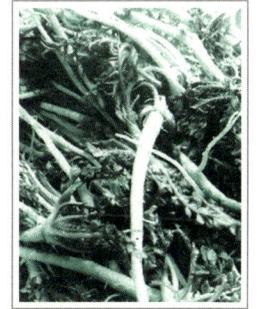

경생약은 호생互生하고 위로 올라갈수록 작아져서 엽병葉柄이 없어지며 피침형 이저로서 원줄기를 반 정도 감싸고 가장자리가 근생엽과 마찬가지로 갈라지지만 위로 올라가면서 큰 예치상銳齒狀으로 된다. 5~6월에 원줄기 끝에 백색 십자화가 많이 달려 총상화서總狀花序를 형성하며 꽃받침잎은 4개로서 긴 타원형이고 길이 1mm 정도이며 꽃잎은 도란형으로서 길이는 2~2.5이고 4강웅예四强雄蘂와 1개의 암술이 있다.

열매는 편평한 도삼각형이며 길이는 6~7mm, 나비는 5~6mm로서 요두凹頭이고 털이 없으며 20~25개의 종자가 들어 있고 종자는 도란형이며 길이는 0.8mm 정도이다. 어린 순은 뿌리와 더불어 이른 봄을 장식하는 나물이다.

약효와 사용 방법

- 눈의 충혈 – 건조한 전초 10g을 물 200cc에 달여 2중가제에 비벼 살갗에 차가운 느낌이 들면 탈지면에 그 즙을 묻혀 눈을 씻는다.

수국

생태

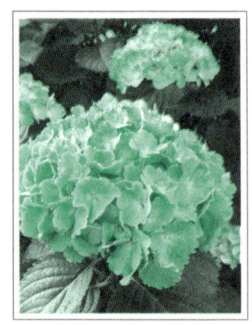

관상용으로 널리 재식하고 있는 낙엽 관목으로서 높이가 1m에 달하고 겨울 동안 윗부분이 고사한다. 잎은 대생對生하며 난형 또는 넓은 난형이고 두꺼우며 짙은 녹색이고 윤기가 있으며 길이는 7~15cm, 나비는 5~10cm로서 예첨두銳尖頭이고 넓은 예저銳底이며 가장자리에 톱니가 있다. 6~7월에 줄기 끝에 크고 둥글며 지름이 10~15cm인 산방화서繖房花序가 달리고 꽃은 무성화이며 꽃받침잎은 4~5개로서 꽃잎 모양이고 처음에는 연한 자주색이던 것이 벽색碧色으로 되었다가 다시 연한 홍색으로 된다. 꽃잎은 극히 작으며 4~5개이고 수술은 10개 정도이며 암술은 퇴화되고 암술대는 3~4개이다.

약효와 사용 방법
• 해열 – 건조한 꽃 2~4g을 달여 복용하면 좋다.

꿀풀

생태
양지에서 흔히 자라는 다년초로서 높이는 20~30cm이고 전체에 백색 털이 있으며 원줄기는 네모가 지고 꽃이 진 다음 밑에서 측지側枝

가 번는다. 백색 꽃이 피는 것을 흰꿀풀, 적색 꽃이 피는 것을 붉은 꿀풀, 원줄기가 밑에서부터 곧추서고 포도지葡萄枝가 없으며 짧은 새순이 원줄기 밑에 달리는 것을 두메꿀풀이라고 한다. 어린 순을 나물로 하고 성숙한 것을 이뇨제로 사용하거나 연주창連珠瘡에 사용한다.

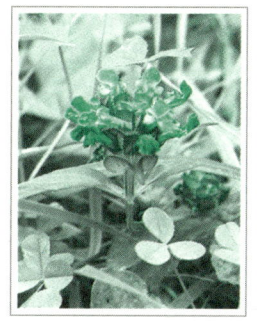

약효와 사용 방법

- 구내염, 편도선염 – 1회 양으로 하고초夏枯草 3~5g을 300cc의 물에 달여 그 달인 즙으로 수시로 양치질한다.
- 이뇨제 – 신장염, 방광염 등에 1일 양 10g을 달여 내복한다.
- 피서 – 중국에서는 하고초夏枯草를 잘게 썰어서, 적당량의 물을 넣고 펄펄 끓여 차 대신에 마신다. 법랑을 입힌 주전자나 질주전자를 사용할 것
- 결막염 – 1회 5g 정도로 200cc의 물에 펄펄 끓인 후 잠깐 식혀 두면 찌꺼기는 가라앉는데 이때, 위의 맑은 물을 탈지면에 묻혀 눈을 씻는다. 냉장고에 넣어 하루, 이틀 정도에 다 사용할 것.

족도리

생태

음지에서 자생하는 다년초. 잎은 겨울에는 말라 버리지만 늦봄에 줄기의 맨 끝에서부터 꽃자루가 있는 2장의 잎을 낸다. 광택이 없는 질

은 초록색으로 질은 가볍고 딱딱한 형이며 양쪽 엽맥의 눈에 가는 털이 나 있다.

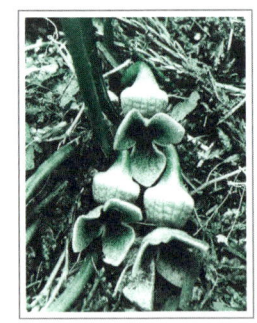

약효와 사용 방법

- 구내염 – 입 안의 염증과 거칠어지는 것의 치료로, 일반적 민간요법으로 안전하고 확실한 방법이다. 족두리풀 細辛 의 분말에 대두립의 크기로 해서, 매일 밤 자기 전에 배꼽에 문지르듯 발라 위에서부터 가볍게 반창고로 붙여 놓는다.

큰꽃으아리

생태

덩굴식물로서 5~6월경, 그 해 새로 벋은 가지 끝에 화경 花徑 10cm 정도의 아름다운 꽃을 피운다. 이 꽃에는 꽃잎은 없고 꽃받침 8장이 흰색과 연한 보라색으로 변해 꽃잎처럼 발달한다. 꽃이 아름답기 때문에 많이 재배되고 있으며 이 꽃의 뿌리는 토리텔펜의 오렌아놀산을 함유하고 있다.

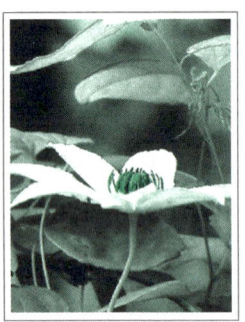

약효와 사용 방법

- 통풍 – 1일 양 5~8g을 물 400cc로 약 반량에 달여서 1일 3회 식후 30분에 복용, 분량을 지킬 것. 사람에 따라서 2~3주간 복용하

다가 효과가 없으면 중지. 효과가 있어도 계속 사용하지 말고, 2~3주간의 휴지 기간을 둘 것.

금작화

생태

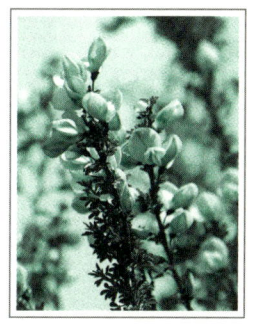

5~6월경에 샛노란 색의 나비 모양의 꽃이 작은 가지에 모인 것처럼 피어, 작은 가지는 꽃의 무게로 처지는 것처럼 된다.

이때가 꽃이 가장 예쁜 시기. 가지는 항상 녹색이기 때문에 겨울에 잎이 져도 낙엽수라는 느낌이 들지 않는다. 꽃이 지고 나면 콩깍지를 맺는데 편평하고 양끝에 가는 털이 있는 길이 4cm 정도의 것으로, 익으면 검게 되고 껍질이 비틀어지듯 벌어져 여러 개의 종자가 튕겨나오듯 밖으로 나온다. 꽃잎의 안에 붉은 빛을 띤 반점이 있는 것은 금작화의 변종이다.

약효와 사용 방법

정원수로서 주위에서 흔히 볼 수 있는 약용 식물이지만, 일반적으로 약용의 목적으로 직접 사용하지 않는다.

별꽃

생태

밭이나 길가에서 흔히 자라는 2년초로서 높이는 10~20cm이고 밑에서 가지가 많이 나와 총생叢生한 것처럼 보이며 줄기에 1줄의 털이 있다. 잎은 대생對生하고 난형이며, 예두銳頭 원저이고 길이는 1~2cm, 나비는 8~15mm이며 밑부분의 잎은 엽병葉柄이 있으나 윗부분의 잎은 엽병이 없고 양면에 털

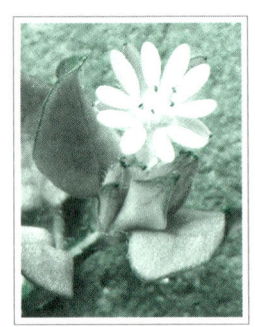

이 없으며 하반부의 가장자리에 털이 약간 있는 것도 있고 가장자리가 밋밋하다.

꽃은 양성으로서 5~6월에 가지 끝이나 원줄기 끝의 취산화서聚撒花序에 달리며 포苞는 작고 잎 같다. 소화경小花梗은 길이는 5~40mm로서 1줄의 털이 있으며 꽃이 핀 다음 밑으로 처졌다가 열매가 익으면 다시 위로 향한다. 꽃받침잎은 5개이고 난상이 긴 타원형이며 녹색이고 길이는 4mm 정도로서 선모腺毛가 있다. 꽃잎은 5개이며 꽃받침보다 약간 짧고 2개로 깊게 갈라진다. 수술은 1~7개이며 난형이고 자방 끝에 3개의 암술대가 있으며 삭과蒴果는 꽃받침보다 길고 6개로 갈라진다. 종자는 겉에 유두상乳頭狀의 돌기가 있다. 민간에서 전초를 최유제催乳劑로 사용한다.

약효와 사용 방법

- 잇몸 출혈·치조 농루의 예방 – 믹서기로 즙을 내어 기름기 없는 프라이팬에 식염을 적당량을 넣어, 잘 건조시켜 파란색의 별꽃 소금을 만든다. 손에 묻혀서 이를 닦는다.

애기똥풀

생태

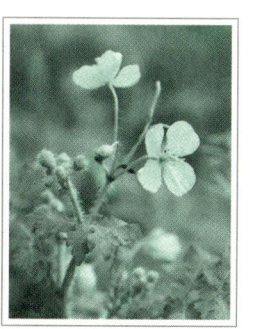

부락 근처의 양지 또는 숲 가장자리에 흔히 자라는 2년초로서 뿌리가 땅 속 깊이 들어가고 등황색橙黃色이며 원줄기는 높이 30~80cm로서 잎과 더불어 분을 칠한 듯한 흰빛이 돌고 다세포로 된 곱슬털이 있으나 나중에 거의 없어지며 상처를 내면 등황색橙黃色의 유액이 나오기 때문에 애기똥풀이라고 한다. 잎은 호생互生하고 1~2회 우상羽狀으로 갈라지며 길이는 7~15cm, 나비는 5~10cm로서 끝이 둥글고 뒷면은 백색이며 털이 약간 남아 있기도 하고 표면은 녹색이며 가장자리에 둔한 톱니와 결각缺刻이 있다. 5~8월에 원줄기와 가지 끝에서 산형화서繖形花序가 발달하고 황색 꽃이 달리며 꽃받침잎은 2개이고 길이는 6~8mm로서 일찍 떨어지며 겉에 잔털이 있고 꽃잎은 4개이며 길이는 12mm로서 많은 수술과 1개의 암술이 있다. 삭과는 길이가 3~4mm, 지름이 2mm 정도로서 양끝이 좁고 같은 길이의 대가 있으며 암술머리는 약간 굵고 끝이 2개로 얕게 갈라진다. 진통 및 옻에 사용한다.

약효와 사용 방법

- 습진 – 건조시킨 백굴채白屈菜 50g을 달여 그 즙에 환부를 닦는다.
- 사마귀 · 백선 – 생줄기잎을 눌러 짜낸 즙을 바른다.

고삼

생태

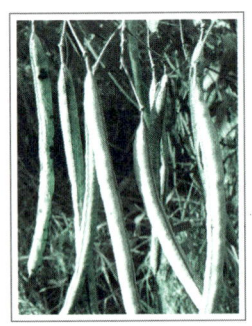

햇볕이 잘 드는 곳에서 자라는 다년초로서 높이가 1m에 달하고 녹색이지만 어릴 때는 검은 빛이 돈다. 잎은 호생互生하며 엽병葉柄이 길고 기수우상복엽奇數羽狀複葉으로서 길이는 15~25cm이다. 소엽은 15~40개이며 긴 타원형 또는 긴 난형이고 둔두鈍頭 또는 예두銳頭이며 원저圓底이고 길이는 2~4cm, 나비는 7~15mm로서 양면 또는 뒷면에만 복모伏毛가 있으며 가장자리가 밋밋하다. 꽃은 6~8월에 피고 길이는 15~18mm로서 연한 황색이며 원줄기 끝과 가지 끝의 총상화서總狀花序에 꽃이 달린다. 꽃받침은 통 같고 곁에 복모가 있으며 길이는 7~8mm로서 끝이 5개로 얕게 갈라지고 꼬투리는 선형이며 길이는 7~8cm, 지름은 7~8mm로서 짧은 대가 있다.

뿌리를 건위 및 구충제로 사용하거나 신경통에 사용한다. 아메바성 이질에 사용되는 고삼자苦蔘子는 고삼의 씨가 아니고 인도네시아에서 자라는 식물로부터 얻은 것이다.

약효와 사용 방법

- 손발이 화끈거려 잠을 못 이룰 때 – 황, 고삼 각 3g, 거황 6g을 1회 양으로 해서 400cc의 물로 반량에 달여 3회에 나누어 복용
- 개선疥癬 – 고삼 20g을 달인 즙으로 환부를 닦든가, 살아 있는 뿌리의 즙을 바른다.
- 구충제 – 건조한 잎을 잘게 비벼 변호便壺에 넣는다.

머위

생태

습지에서 자라는 다년초로서 지하경이 사방으로 벋으면서 번식하며 이른 봄에 높이 5~45cm의 화경이 나오며 평행한 맥이 있는 포가 화경에서 호생互生한다.

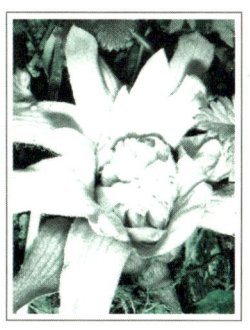

근생엽은 엽병이 길며 지름은 15~30cm로서 표면에 꼬부라진 털과 뒷면에 거미줄 같은 털이 있으나 없어지며 가장자리에 불규칙한 톱니가 있다.

엽병은 길이는 60cm, 지름은 1cm로 자라고 윗부분에 홈이 생기며 녹색이지만 밑부분은 자줏빛이 돈다. 양성의 소화는 모두 결실하지 않고 자화서雌花序의 암꽃이 열매를 맺으며 자화서는 양성화와 같으나 꽃이 핀 다음 길이는 70cm 정도로 길어져서 총상總狀으로 된다. 수과瘦果는 길이는 3.5mm, 지름은 0.5mm 정도로서 털이 없으며 관모는 길이는 12mm 정도이고 백색이다. 엽병을 식용으로 하고 어린 싹을 진해제로 사용한다.

약효와 사용 방법

- 기침을 멎게 한다 — 1일 양 10~20g을 물 400cc로 반 정도 될 때까지 달여 1일 3회 나누어 복용한다.

약난초

생태

내장산 이남 계곡 숲 속에서 자라는 다년초로서 위린경假鱗莖은 땅 속으로 얕게 들어가며 옆으로 염주같이 연결되고 높이는 3cm이다. 잎은 1~2개가 인경 끝에서 나와 겨울이 지나면 마르며 긴 타원형이고 길이는 25~40cm, 나비는 4~5cm로서 3맥이 있으며 끝이 뾰족하고 밑부분이 좁아져서 엽병과 연결된다. 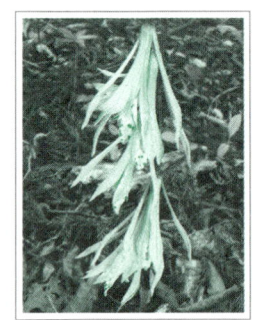 5~6월에 잎 옆에서 1개의 화경이 나와 높이 40cm 정도 곧추자라며 15~20개의 연한 자줏빛이 도는 갈색 꽃이 한쪽으로 치우쳐서 밑을 향해 달린다.

엽신이 없이 소상엽이 있고 화서花序는 길이가 10~20cm이며 포는 길이가 7~10mm이다. 암술은 길이가 2~5cm로서 윗부분이 약간 굵으며 삭과는 대가 없고 길이는 2~2.5cm로서 밑을 향한다. 점액이 많은 구경을 접골제로 사용한다.

약효와 사용 방법

- 가슴이 쓰릴 때, 위장 카타르 – 1일 양으로 2~4g을 달여 복용, 뜨거울 때 먹는 것이 좋다.
- 살갗 등이 튼 데 – 환부를 미지근한 물로 습기차게 한 다음 분말로 한 것을 가볍게 문질러 바른다. 이것을 반복하면 좋다.

떡쑥

생태

밭 근처에서 자라는 2년초로서 높이는 15~40cm이고, 전체가 백색 털로 덮여 있어 흰빛이 돈다. 근생엽은 꽃이 필 때 쓰러지며 경생엽은 자생한다. 꽃은 5~7월에 피고 원줄기 끝이 산방화서纖房花序에 달린다. 관모는 길이 2.5mm 정도로서 황백색이고 밑부분이 완전히 합쳐지지 않는다. 어린 순을 나물로 하고 성숙한 것은 기침약으로 사용한다.

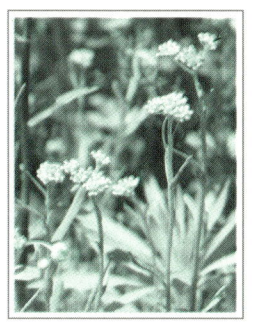

약효와 사용 방법

- 담·기침 － 10g을 200cc의 물로 반량이 되도록 달여서 복용한다. 또 잘 건조한 것을 잘게 썰어서 1회 양 20g 정도를 불에 태워, 일어나는 연기를 마셔도 좋다.

띠

생태

산야에서 흔히 자라는 다년초로서 높이 30~80cm이고 근경은 땅 속 깊숙이 벋으며 마디에 털이 있다. 잎은 길이 20~50cm, 나비는 7~12mm로서 끝이 뾰족하고 밑부분도 점차 좁아지며 엽소葉鞘에 털이 있는 것이 있고 엽활은 짧으며 재두截頭이다. 화수花穗는 5월에 잎보다 먼저 나오고 원계상화서圓桂狀花序는 길이는 10~20cm로서 원줄기에서 1~2회 갈라지며 각 소분지의 마디에 길이가 같지 않은 2개의 소수小穗가 달린다. 소수는 긴 타원형이고 길이는 3.5~4.5mm로서 피침형 예두銳頭이며 털이 없고 밑부분에는 길이는 12mm 정도의 은백색 털이 밀생한다.

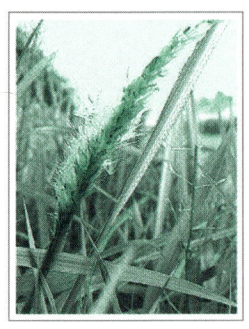

첫째와 둘째 영穎은 막질膜質이며 피침형 예두銳頭로서 맥이 약간 있고 호護穎은 극히 작으며 까끄라기가 없다. 수술은 길이는 2.5~3mm로서 2개이고 암술머리는 2개로 갈라져서 길게 나오며 흑자색이다. 근경은 이뇨 및 지혈제로 사용하고 잎은 지붕 또는 도롱이를 만드는 데 사용하며 어린 화수花穗는 먹을 수 있다.

약효와 사용 방법

- 부종 – 이뇨제로써 1일 양 12g을 달여 마신다. 허약자의 이뇨제로는 저령猪苓 복령茯苓 등에 비해서 효과가 크다.

왜현호색

생태

충북 이북의 산지에서 자라는 다년초로서 땅 속에 있는 지름이 1.5cm 정도의 괴경塊莖에서 1개의 줄기가 나와 높이 10~30cm 정도 자라며 윗부분에 2개의 잎이 달린다. 잎이 달린 밑부분에 1개의 포苞 같은 잎이 달리고 거기에서 가지가 갈라지기도 하며 잎은 엽병

이 있고 3개씩 1~3회 갈라진다. 꽃은 4~5월
에 피며 길이는 17~25mm로서 한쪽으로 넓
게 입술처럼 퍼지고 자줏빛이 도는 하늘색
이며 원줄기 끝에 총상總狀으로 달리고 거距
는 옆으로 곧추벋으며 끝이 약간 밑으로 굽
는다. 속이 약간 누른빛이 도는 괴경을 복통
및 두통에 사용하거나 월경통에 사용한다.

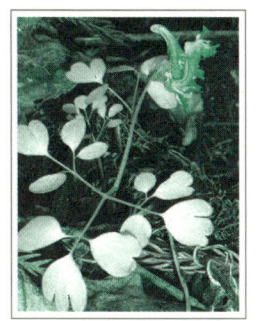

약효와 사용 방법

- 복통 · 월경통 – 1일 양 2~5g을 200cc의 물로 반량으로 달여 1일 3회 복용한다. 쓰기 때문에 달인 즙이 적은 것이 좋다.

얼레지

생태

주로 높은 산악지대의 비옥한 땅에서 자라
는 다년초로서 인경鱗莖은 땅 속 25~30cm
정도 깊게 들어 있고 한쪽은 길이가 6cm,
지름이 1cm이다.

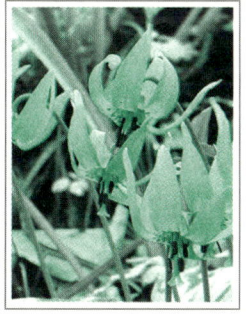

봄철에 길이 25cm의 화경이 나오고 그 밑부
분에 2개의 잎이 지면 가까이에 달린다.
꽃은 4월에 피며 화경 끝에 1개의 꽃이 밑을
향해 달린다. 꽃잎은 6개이고 뒤로 말리고 자주색이지만 안쪽 밑부
분에 더욱 짙은 W자형의 무늬가 있다.

수술은 6개이며 길이가 서로 같지 않고 꽃밥은 자주색이며 길이는 6~8mm로서 넓은 선형이고 암술머리는 3개로 갈라진다. 잎은 나물로 하고 인경은 약용으로 한다.

약효와 사용 방법

- 찰과상 · 종기 · 습진 — 전분을 환부에 뿌린다.
- 감기 · 하리 · 복통 후의 자양 — 얼레지 전분에 소량의 물과 설탕을 적당히 넣어 펄펄 끓여 마신다.

금창초

생태

경상도, 전남 및 제주도에서 자라는 다년초로서 원줄기가 옆으로 벋고 전체에 다세포의 털이 있다. 근생옆은 방사상으로 퍼지며 짙은 녹색이지만 흔히 자줏빛이 돌고 밑으로 점차 좁아지며 가장자리에 둔한 파상波狀의 톱니가 있다. 윗부분의 잎은 길이가 1.5~3cm로서 대생對生한다. 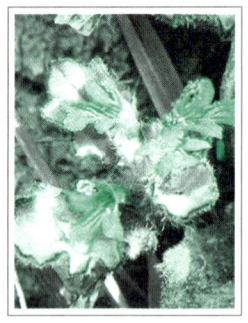 꽃은 5~6월에 피며 짙은 자주색으로서 엽맥葉脈에 몇 개씩 달리고 꽃이 피는 줄기는 4~6개가 높이는 5~15cm 정도 곧추 자라며 몇 쌍의 잎이 달리고 자줏빛이 돈다. 꽃받침은 5개로 갈라지며 털이 있고 화관은 길이 1cm 정도로서 윗부분의 것은 중앙부가 오그라들거나 갈라지고 밑부분의 것은 3개로 갈라지며 중앙부의 것이 가장 크고 끝이 얕게 갈라진다. 4개의 수술 중 2개는 길며 사분과는 길이는 2mm 정도로서 그물맥이 있다. 원줄기와 잎을 상처와 설사에 사용한다.

약효와 사용 방법

- 기침 · 거담 · 해열 · 하리를 멎게 하는데 — 1일 양 10~15g을 물 400cc에서 1/3 정도가 되도록 달여 3회에 나누어 복용한다.
- 건위 — 1일 양으로 해서 위와 똑같은 분량, 용법으로 복용한다.

으름덩굴

생태

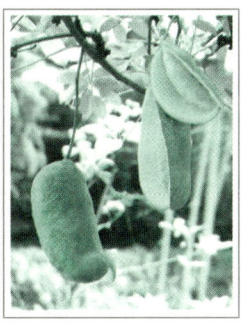

황해도 이남의 산야에서 흔히 자라는 낙엽만경落葉蔓莖으로서 길이가 5m에 달하고 가지는 털이 없으며 갈색이다. 잎은 새 가지에서는 자생하고 늙은 가지에서는 총생叢生하며 장상복엽掌狀複葉이고 소엽은 5~6개이며 길이는 3~6cm로서 양면에 털이 없으며 가장자리가 밋밋하다. 꽃은 1가화로서 4~5월에 피고 잎과 더불어 짧은 가지의 잎 사이에서 나오는 짧은 총상화서總狀花序에 달리며 수꽃은 작고 많이 달리며 6개의 수술과 암꽃의 흔적이 있다. 암꽃은 크고 적게 달리며 지름 2.5~3cm로서 자갈색이고 꽃잎은 없으며 3개의 꽃받침 잎이 있다. 장과漿果는 길이가 6~10cm로서 10월에 자갈색으로 익고 복봉선服縫線으로 터지며 과육은 먹을 수 있다. 줄기를 약용으로 하거나 바구니 등을 만드는데

사용한다. 소엽이 6~9개인 것을 여덟 잎으름이라고 하며 속리산·
장산곶 및 안면도에서 자란다.

약효와 사용 방법

- 신장염·요도염·방광염의 부종붓는 것 – 건조한 줄기으름 10~15g을 1일 양으로 해서 달여 3회에 나누어 복용한다. 칼륨염의 효과로 생각된다.
- 종기 – 으름을 1회에 15g을 달여, 이 달인 즙으로 환부를 닦으면 좋다.

고사리

생태

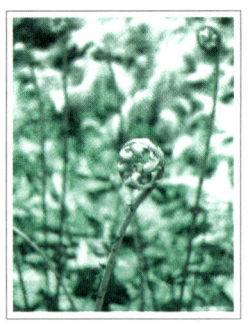

햇볕이 잘 쬐는 양지에서 자라는 다년초로서 굵은 지하경이 옆으로 벋으면서 군데군데 잎이 나오고 높이가 1m에 달한다. 엽병은 길이가 20~80cm로서 연한 볏짚색이며 우편羽片 밑을 제외하고는 털이 없으나 땅에 묻힌 밑부분은 흑갈색이고 털이 있다. 엽신은 난상卵狀 삼각형으로서 길이와 나비가 각각 50cm 이상이며 3회 우상羽狀으로 갈라지고 뒷면에 털이 약간 있다. 열편裂片은 가장자리가 밋밋하며 약간 뒤로 말리고 소우편小羽片은 끝이 갈라지지 않고 길게 자라며 엽맥은 2개씩 2~3회 갈라진다. 첫째 우편羽片은 특히 크고 엽신 길이의 2/3를 차지한다. 실엽의 최종열편最終裂片은 나비가 3~6mm로서 가장자기가 뒤로 말려 포막처럼 된 포자낭이 달린다. 포막은 투명하게 보이며 털이 없다. 어린 잎을 삶아서 말렸다가 식용으로 하고 뿌리에서 전분澱粉을 채취하여 풀이나 약용으로 한다.

약효와 사용 방법

- 이뇨 · 종기 - 뿌리줄기와 지상부를 같이, 잘게 썬 것의 10~15g을 1일 양으로 물 400cc로 1/3의 양으로 달여 3회에 나누어 복용한다.

물레나물

생태

양지와 바닷가에서 흔히 자라는 다년초로서 높이가 0.5~1m이고 원줄기는 네모가 지며 윗부분이 녹색이고 밑부분이 목질로 되며 연한 갈색이고 가지가 갈라진다. 잎은 대생하며 엽병이 없이 원줄기를 마주 싸고 끝이 뾰족한 피침형이며 길이는 5~10cm, 나비는 1~2cm로서 투명한 점이 있다. 꽃은 6~8월에 피고 지름은 4~6cm로서 황색 바탕에 붉은 빛이 돌며 가지 끝에 큰 꽃이 달린다. 꽃받침잎은 5개이고 길이 1cm 정도로서 맥이 많으며 꽃잎은 낫같이 굽은 넓은 난형이며 길이 2.5~3.5cm이고 암술대는 암술머리와 더불어 길이는 6~8mm이며 중앙까지 5개로 갈

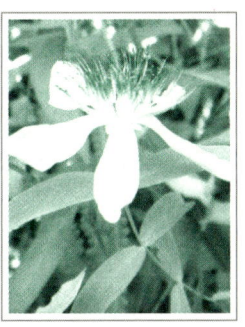

라진다. 삭과는 난형이고 길이는 12~18mm이며 종자에 작은 그물맥이 있고 한쪽에 능선이 있으며 길이는 1mm이다. 암술대의 길이가 1cm이고 윗부분에서 1/3 정도 갈라지는 것을 큰물레나물이라고 한다. 어린 순을 나물로 하고 한방에서는 연주창·부스럼 및 구충에 사용한다.

약효와 사용 방법

- 종기·지혈 — 1일 양 5~10g을 300cc의 물로 반량으로 달여서 복용. 또, 35도의 소주 760㎖에 약 100g을 잘게 썰어 담가서 2개월 후에 1회 양으로 약 20cc를 복용해도 좋다.

고추냉이

생태

울릉도의 샘물이 나오는 곳에서 자라는 다년초로서 지하경에 많은 엽흔葉痕이 남아 있다. 지하경에서 나온 잎은 길이 30cm 정도의 엽병이 있고 길이와 나비가 각각 8~10cm로서 가장자리에 불규칙한 잔 톱니가 있고 엽병 밑부분이 넓어져서 서로 얼싸안는다. 경생엽은 엽병이 있으며 길이는 2~4cm이다. 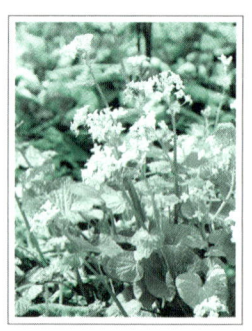 화경은 높이는 20~40cm로서 비스듬히 자라고 잎이 달리며 꽃은 5~6월에 피고 백색이며 줄기 끝부분의 엽액葉腋이나 끝에 짧은 총상總狀으로 달린다. 꽃받침은 길이 4mm 정도로서 가장자리가 백색이고 꽃잎은 길이 6mm 정도이다. 4강웅예四强雄蘂와 1개의 암술이 있으며 소화경小花梗은 길이는 1~3cm이고 열매는 길이가 17mm정도로 약간 굽으며 끝에 부리가 있고 종자가 들어 있는 곳이 두드러진다. 지하경을 신미료辛味料로 사용한다.

약효와 사용 방법

- 식욕증진 – 고추 냉이즙으로 갈아, 향신료로 적당량을 취한다.
- 류머티즘·신경통 – 갈은 것을 베에 엷게 펴 발라서 환부에 붙인다. 10분 정도 있다가 떼어내면 된다.

창포

생태

연못가와 도랑가에서 자라는 다년초로서 근경은 굵고 옆으로 벋으며 마디가 많고 밑부분에서 수염뿌리가 돋는다. 잎은 근경 끝에서 총생하며 길이는 70cm, 나비는 1~2cm로서 중근中筋이 있고 대검 같으나 밑부분이 서로 얼싸안으며 2줄로 나열된다. 화경은 잎과 같으나 약간 짧고 중앙부에 길이 5cm 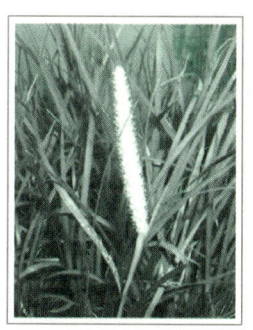 정도의 수상화서穗狀花序가 6~7월경에 비스듬히 옆으로 달린다. 화축면花軸面에서 연한 황록색의 많은 꽃이 밀생하며 꽃은 양성이고 6개씩의 화피花被와 수술이 있다. 암술은 1개이며 자방은 둥근 타원형으로 둥근 암술머리가 있다. 근경을 방향성 건위제로 사용하고 목욕탕에서도 사용한다.

약효와 사용 방법

- 신경통·류머티즘 – 약탕의 재료로서, 잘게 썬 뿌리줄기를 손으로 가볍게 쥐어 한 줌 정도의 분량을 베보자기 안에 넣어, 우선 냄비에 적당량의 물로 펄펄 끓여, 식지 않도록 베보자기째로 욕조에 넣고 목욕한다.

쇠뜨기

생태

햇볕이 잘 드는 풀밭에서 흔히 자라는 다년초로서 지하경이 길게 벋으며 번식한다. 생식경生殖莖은 이른 봄에 나오고 마디에 비늘 같은 잎이 윤생輪生하며 가지가 없다.

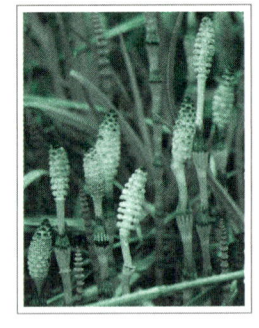

영양경은 뒤늦게 나오고 처음에는 비스듬히 자라다가 지상에서는 곧추서며 높이는 30~40cm로서 속이 비어 있고 겉에 능선이 있으며 마디에는 가지와 비늘 같은 잎이 윤생한다.

잎의 수는 원줄기의 능선수와 같고 가지에는 4개의 능선이 있으며 윤생엽도 4개이다. 포자낭수는 긴 타원형이고 육각형의 포자엽이 서로 밀착하여 거북등처럼 되며 안쪽에는 각각 7개 내외의 포자낭이 달린다. 포자에는 각각 4개씩의 탄사彈絲가 있어 마르고 습한 데 따라 산축伸縮 운동으로 포자를 산포散布시킨다. 쇠뜨기란 소가 뜯는

풀이란 뜻이며 소가 잘 먹는다. 생식경은 식용으로 하고, 영양경은 이뇨제로 사용한다.

약효와 사용 방법

- 이뇨 – 1일 양 3~10g을 물 300cc가 1/3 양이 되도록 달여 복용한다.
- 해열·기침 – 위와 같은 분량으로 달여 복용한다.

컴프리

생태

유럽산의 다년초로서 재배하고 있으며 높이는 60~90cm이고 짧은 털이 있으며 가지가 갈라지고 날개가 다소 있다. 잎은 호생互生하며 끝이 길게 뾰족하고 밑부분의 것은 엽병이 있으나 윗부분의 것은 없으며 잎이 달린 곳에서 밑으로 흘러 날개처럼 된다.

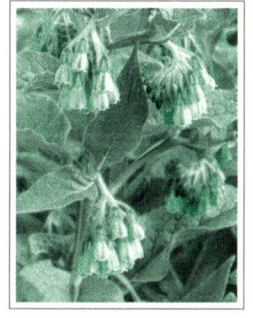

꽃은 6~7월에 피고 자주색, 연한 홍색 및 자색이며 화축花軸은 1~2회 2개씩 갈라지고 끝이 꼬리처럼 말려서 밑을 향한다. 꽃받침은 녹색이며 5개로 갈라지고 화관은 얕게 5개로 갈라진다. 수술은 5개로서 통부에 붙어 있고 열매는 4개의 분과로 되며 분과는 난형이다. 컴프리란 영명 comfrey에서 온 이름이고 약용으로 하였으나 근자에는 사료작물로 심기도 하며 분포 중심지는 지중해 연안으로서 17종이 있다.

약효와 사용 방법

- 하리이질 — 1일 양 5~10g을 물 300cc에 넣고 1/3 양이 되도록 달여 2~3회에 나누어 복용한다.

씀바귀

생태

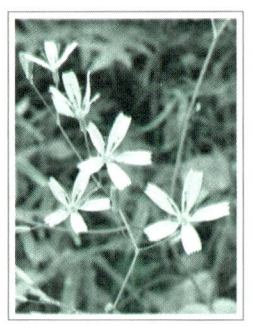

높이가 25~30cm에 달하는 다년초로서 윗부분에서 가지가 갈라진다. 근생엽은 꽃이 필 때까지 남아 있고 밑부분이 좁아져서 긴 엽병과 연결되며 가장자리에 톱니가 있거나 결각缺刻이 약간 생긴다.

경생엽은 2~3개이고 길이는 4~9cm로서 밑부분이 원줄기를 감싸고 가장자리에 잔 톱니가 있거나 우상羽狀으로 갈라진다. 꽃은 5~7월에 피며 지름은 15mm 정도로서 가지 끝과 원줄기 끝에 달린다. 총포總苞는 털이 없고 길이는 8mm, 지름은 2.5~3mm로서 통형筒形이며 외포편外苞片은 길이 1mm 정도이고 내포편內苞片은 5~8개로서 선형이며 소포小苞는 길이가 9.5~12mm로서 황색 또는 백색이다. 수과瘦果는 길이가 3.5~5mm이고 뿌리는 길이가 1~1.5mm로서 10개의 능선이 있으며 관모는 길이가 4~4.5mm로서 연한 황색이다. 소화가 7~8개이고 백색 꽃이 피는 것을 흰씀바귀, 황색 꽃이 피는 것을 꽃씀바귀라고 한다. 이른 봄에 뿌리와 어린 순은 나물로 하며 전초는 진정제로 사용한다.

약효와 사용 방법

- 부비강염 – 건조한 것을 성인 1회 양으로서 3~5g을 물 300cc에 넣고 반 정도 양이 될 때까지 달여 복용한다.
- 건위 – 1회 양으로서 5~10g을 물 400cc에 넣고 반량이 될 때까지 달여 하루 3회 복용한다.

피막이풀

생태

아시아에 넓게 분포한다. 여름부터 가을에 전초全草를 채취한다.

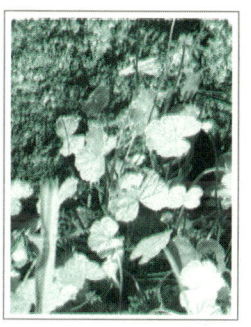

약효와 사용 방법

- 지혈 – 덜 자란 줄기, 잎을 짜낸 즙을 외용外用한다.
- 해열·이뇨 – 전초全草를 건조시킨 것 10~15g을 1일 양으로 해서 물 400cc에 넣고 1/3 정도 되도록 달여 복용한다.
- 삼눈 – 5~10g을 물 200cc에서 반 정도 양이 될 때까지 달여 그 달인 즙으로 눈을 씻는다.

매자

생태

경기도 이북의 산록에서 자라는 낙엽 관목으로 높이가 2m에 달하며 가지가 많이 갈라지고 소지에 구溝가 있으며 2년 가지는 적색 또는 암갈색으로 되고 가시는 길이가 5~10mm이다. 꽃은 양성으로서 5월에 피며 잎보다 짧은 총상화서總狀花序에 달리고 화경花梗은 길이가 2~4cm이며 소화경小花梗은 길이가 4~6mm이다. 열매는 지름은 6mm 정도로서 9월에 적색으로 익으며 잎이 가을철에 적색으로 된다. 잎이 도피침형인 것을 좁은잎매자, 열매가 긴 타원형인 것을 연밥매자라고 한다.

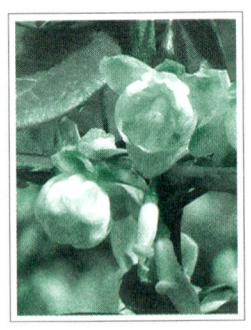

약효와 사용 방법

- 세안洗眼 · 눈곱이 나오는 결막염 등 — 약 5g을 달여 가제에 걸러 탈지면에 달인 즙을 적셔 가볍게 눈을 씻는다.
- 건위 · 정장 — 2~4g을 물 200cc에 넣고 물의 양이 반이 되면 마신다.

조름나물

생태

울진 및 대관령 이북의 연못에서 자라는 다년초로서 근경은 길게 옆으로 자라며 지름은 7~10mm이고 녹색이며 끝에서 옆병이 긴 3출

옆이 5~6개씩 나온다. 꽃은 7~8월에 피며 지름은 1~1.5cm로서 백색이고 화경은 길이는 20~40cm로서 잎 사이에서 나오며 끝부분에 꽃이 총總으로 달린다. 꽃받침은 짧고 5개로 갈라지며 화관은 깔대기 모양으로서 5개로 중앙까지 갈라지며 열편 안쪽에 긴 털이 밀생한다. 5개의 수술은 화통花筒에 붙어 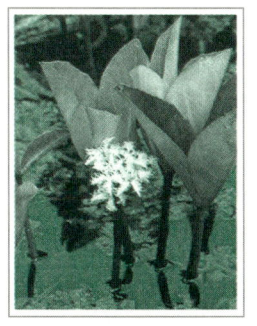 있고 1개의 암술이 있으나 포기에 따라 긴 수술에 짧은 암술의 꽃과 긴 암술에 짧은 수술의 꽃이 있다. 삭과는 긴 암술대가 있는 포기에 달리며 지름은 5~7mm이고 종자는 둥글며 지름은 2.5~3mm이다. 잎을 건위 및 구충제로 사용한다.

약효와 사용 방법

- 체한 듯한 복통 − 1회 양 1~1.5g을 1일 3회 물 200cc에 넣고 반 정도 양이 되도록 달여, 식전 30분에 마신다.

카밀레

생태

유럽 원산의 일 년 내지 2년초로 과거에 재배하던 것이 퍼졌으며 높이는 30~60cm이고 능선이 있으며 능금 같은 향기가 있고 밑에서 가지가 많이 갈라진다. 잎은 호생하며 2~3회 우상羽狀으로 갈라지고 엽병이 없으며 밑부분이 원줄기를 감싸고 열편은 선형이며 긴 털이 다소 있거나 없고 가장자리가 밋밋하다. 꽃은 6~9월에 피며 지름은 13~20mm로서 산방상繖房狀으로 엉성하게 배열되고 총포總苞는 반구형이며 포편苞片은 4줄로 배열되고 외편外片은 긴 타원형이며 겉에 백색 연모軟毛가 있고 끝이 둥글며 가장자리가 막질膜質이다. 설상화舌狀花는 백색이고 암꽃으로서 1줄로 달리며 꽃이 핀 다음 밑으로 젖혀지고 관상화管狀花는 양성으로서 황색이다. 수과瘦果는 타원형이며 다소 굽고 끝이 편평하며 몇 줄의 능선이 있고 관모冠毛가 없다. 과거에 약용 식물로 재배하였으며 카밀레란 네덜란드에서 온 것이다.

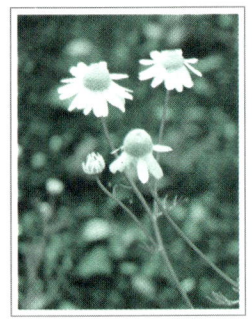

약효와 사용 방법

- 감기 – 건조한 카밀레꽃, 1회 5g을 사기로 만든 차주전자에 넣어 펄펄 끓여 5분 후에 복용한다.
- 류머티즘 – 건조한 꽃을 가볍게 쥔 한 줌 정도의 양으로 해서 목면 수건에 넣어 욕조에 담가 목욕한다.

둥글레

생태

산야에서 자라는 다년초로서 높이는 30~60cm이며 6줄의 능각이 있고 끝이 처지며 육질의 근경은 점질粘質이고 옆으로 벋는다. 호생엽은 한쪽으로 치우쳐서 퍼지며 긴 타원형이고 길이는 5~10cm, 나비는 2~5cm로서 엽병이 없다. 꽃은 6~7월에 피며 1~2개씩 엽맥에 달리고 길이 15~20cm로서 밑부분은 백색, 윗부분은 녹색이며 소화경小花梗은 밑부분이 합쳐져서 화경花莖으로 된다. 6개의 수술이 통부筒部 윗부분에 붙고 수술대에 잔 돌기가 있으며 꽃밥은 길이가 4mm로서 수술대와 길이가 거의 같다. 어린 순은 식용, 근경은 식용 및 자양강장재로 사용한다.

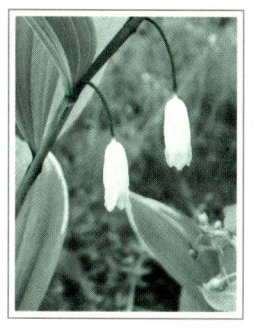

잎 뒷면에 유리조각 같은 돌기가 있고 꽃의 길이가 2~2.5cm인 것을 산둥글레, 잎뒷면 맥 위에 잔 돌기가 많고 꽃이 1~4개씩 달리는 것을 큰둥글레, 잎은 길이가 16cm, 나비는 5cm 정도이고 꽃이 4개씩 달리는 것을 맥도둥글레, 전체가 크고 잎 뒷면에 털이 있으며 꽃이 2~5개씩 달리는 것을 왕둥굴레라고 한다.

약효와 사용 방법

- 자양·강장 – 둥글레를 1일 5~10g을 달여 복용. 또, 둥글레주酒로서 둥글레 100g, 정제 설탕 100g을 소주 720㎖에 담가, 반 년 후, 포에 걸러서 1회 20cc를 마시면 좋다.
- 타박상 – 둥글레의 분말을 식초에 응고시켜 개어서, 환부에 두껍게 바른다.

제비꽃

생태

양지에서 흔히 자라는 다년초로서 원줄기가 없고 뿌리에서 긴엽병이 있는 잎이 돋는다. 잎은 끝이 둔하고 길이는 3~8cm, 나비는 1~2.5cm로서 가장자리에 얕고 둔한 톱니가 있다. 꽃이 핀 다음에 자라는 잎은 심장저로 되며 윗부분에 약간 뚜렷하지 않은 톱니가 있고 엽병은 길이 3~15cm로서 윗부분에 날개가 있다. 4~5월에 잎 사이에서 높이 5~20cm의 화경花梗 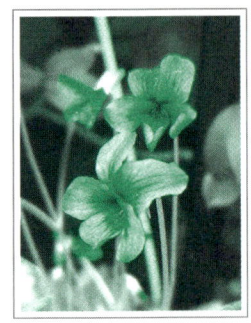 이 나와 짙은 자주색 꽃이 달리며 간혹 백색 바탕에 자주색 줄이 있는 꽃이 피는 것도 있다. 꽃받침잎은 피침형이고 길이는 5~8mm로서 끝이 뾰족하고 가장자리가 밋밋하여 꽃잎의 길이는 12~17mm로서 털이 있거나 없고 크기는 길이가 5~7mm이다. 어린 순을 나물로 한다.

약효와 사용 방법

- 종기·부스럼의 해독 – 생 전초全草를 소금으로 비벼 환부에 직접 붙인다. 건조한 것 1회 양 2~6g을, 물 400cc로 반 정도 양이 되도록 달여 복용한다.

황새냉이

생태

논밭 근처나 습지에서 흔히 군생하는 2년초로서 높이는 10~30cm이고 밑에서부터 많은 가지가 갈라지며 하반부에 퍼진 털이 있고 흑자색이 돈다. 잎은 호생互生하며 잔털이 있고 정소엽頂小葉이 가장 크며 밑부분의 것은 길이는 3~15mm, 나비는 6~15mm이다. 소엽은 밑부분의 것은 7~17개이고 엽병이 있으며 3~5개로 갈라지기도 하고 윗부분의 것은 3~11개이며 밋밋하거나 톱니 또는 결각缺刻이 약간 있다. 4~5월에 가지 끝과 원줄기 끝에서 자라는 총상화서總狀花序에 백색 십자화가 20개 정도 달린다. 꽃받침잎은 4개이고 흑자색이 돌며 길이는 2mm 정도로서 긴 타원형이고 꽃잎은 꽃받침보다 2배 정도 길고 4강웅예四强雄花와 1개의 암술이 있다. 열매는 길이가 2cm, 나비가 1mm 정도로서 털이 없으며 익으면 2조각이 뒤로 말리고 길이 7mm정도의 종자가 튀어나온다. 어린 순을 나물로 한다.

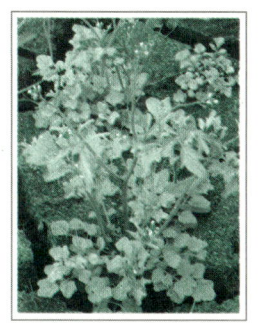

약효와 사용 방법

- 이뇨 – 성인 1일 양으로 잘 건조한 전초全草 5~10g을 물 400cc에 넣고 반 정도 양이 되도록 달여 1일 3회에 나누어 복용.
- 정장 – 하리이질의 기미가 있을 때 위와 같은 분량을 복용한다.

미나리냉이

생태

그늘진 곳에서 자라는 다년초로서 높이가 50cm에 달하고 지하경이 벋으면서 곧추자라며 윗부분에서 약간 갈라지고 전체에 부드러운 털이 있다. 잎은 호생互生하며 길이가 15cm 정도로서 엽병이 길다.

소엽은 5~7개이며 길이가 4~8cm, 나비는 1.3cm이고 소엽병은 없고 가장자리에 불규칙한 톱니가 있다. 꽃은 6~7월에 피며 백색이고 원줄기 끝과 가지 끝에 달린다. 꽃받침잎은 타원형이며 길이는 3mm정도 로서 녹색이고 털이 있으며 꽃잎은 길이 8~10mm로서 꽃받침보다 2개 또는 그 이상 길다. 6

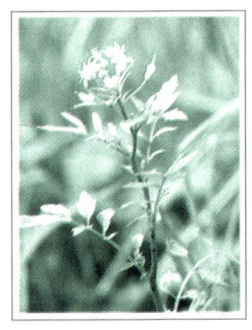

개의 수술 중 2개는 짧으며 암술은 1개이고 처음에는 털이 약간 있으며 자라서 길이가 2cm인 열매로 되고 소과경 小果梗이 있어 옆으로 약간 퍼진다. 잎이 보다 크며 자방에 털이 있는 것을 통영미나리냉이라고 한다. 어린 순을 나물로 한다.

약효와 사용 방법

- 기침 – 중국 민간 요법 중의 하나로, 건조한 것을 분말로 해서 불에 올려, 벌꿀로 개어 복용한다.

진황정

생태

산지의 숲 가장자리에서 자라는 다년초로서 근경은 둥글레 처럼 굵고 마디가 있으며 옆으로 벋고 원줄기의 단면이 둥글며 높이가 50~80cm로서 끝이 옆으로 비스듬히 자란다. 잎은 호생 互生하고 2줄로 배열되며 피침형 또는 좁은 피침형이고 길이는 8~13cm 나비는 10~25mm서 밑부분이 좁아져 원줄기에 달리며 끝이 점차 좁아지고 표면은 녹색, 뒷면은 분백색이며 맥 위에 돌기가 약간 있다. 꽃은 5월에 피고 3~5개 때로는 1개가 엽액葉腋에 다소 산형傘形 또는 산방형花房形으로 달리며 푸른빛이 도는 백색이고 길이는 2cm로서 통형筒形이다. 수술은 9개이며 수술대에 털이 없고 꽃밥은 길이가 3mm로서 수술대보다 짧다. 열매는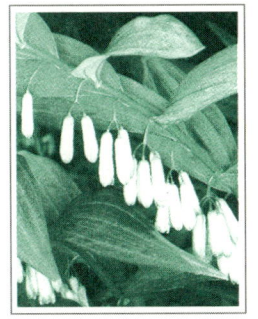
둥글며 흑녹색으로 익고 밑으로 처진다. 연한 순을 나물로 하고 근경은 약용 또는 식용으로 한다.

약효와 사용 방법

- 자양 · 강장 — 황정 200g, 정제 설탕 300g을 소주 1.8ℓ에 담가, 6개월 후에 짜내어 마신다 황정주. 1회 양을 20cc로 1일 3회. 1일 60cc를 한도로 할 것. 또 잘게 썬 것 4~12g을 달여, 이것을 1일 분량으로 해서 복용하는 것도 좋다.

가락지나물

생태

약간 습기가 있는 곳에서 자라는 다년초로서 높이는 20~60cm이고 하반부가 비스듬히 자라며 엽액葉腋에서 가지가 옆으로 벋고 끝이 위를 향하여 위로 향한 털이 있다. 조생엽은 긴엽병 끝에 오산장상복엽五山掌狀複葉이 달리고 줄기에 잎이 3개씩 달리며 엽병이 위로 올라갈수록 짧아진다. 소엽은 길이는 1.5~5cm, 나비는 8~20mm

로서 표면은 털이 그리 없으나 뒷면 맥 위에는 복모伏毛가 있고 가장자리에 톱니가 있다. 꽃은 5~7월에 피며 지름은 8mm로서 황색이고 가지 끝에 많이 달리며 소화경小花梗은 길이가 5~20mm로서 위를 향한 백색 털이 있다. 꽃받침잎은 겉에 털이 약간 있고 꽃잎은 넓은 예저로서 각각 5개이다.

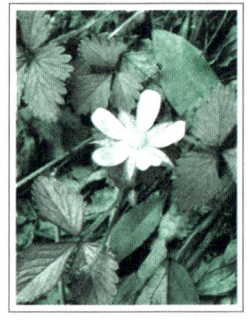

수술과 암술은 많고 화탁花托은 가장자리에 짧은 털이 있으며 수과瘦果는 털이 없고 세로로 약간 주름이 진다. 어린 순을 나물로 한다.

약효와 사용 방법

- 머리 부분의 종기·부스럼 - 건조한 전초全草를 1회 양 약 5g 물 400cc로 1/3 양이 되도록 달여 이 즙을 환부에 바른다.

하얀꽃 연령초

생태

한국뿐만 아니라 일본·중국·사할린 등에도 분포한다. 뿌리줄기는 두텁고 짧으며 여러 개가 있다. 3cm 정도의 꽃자루 끝에 4~5월쯤, 약간 옆을 향해서 꽃이 하나 핀다. 외화피外花被 3쪽은 녹색이고 피침형이며, 내화피內花被 3쪽은 하얀색의 넓은 피침형으로 외화피보다 조금 길다. 액과液果는 둥근

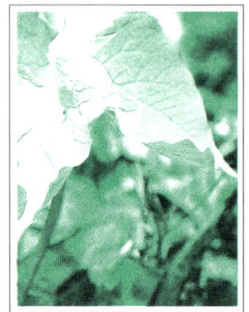

모양으로 익어서 흑자색이 된다. 연령초와 거의 같은 성분이 함유되어 있다.

약효와 사용 방법

- 자양 - 날것 그대로 먹는다. 단맛이 있어서 아주 맛이 좋으니까 너무 많이 먹지 않도록. 성인은 1회 7~8개, 아이는 5개 내외에서 그치는 것이 좋다.

능소화

생태

중국산의 낙엽만경蔓莖으로서 중부 이남의 절에서 심고 있으며 길이가 10m에 달하고 가지에 흡근이 생겨서 벽에 붙어 올라간다. 잎은 대생對生하며 소엽은 7~9개이고 길이는 3~6cm로서 양면에 털이 없으며 가장자리에 톱니와 더불어 녹모가 있다. 꽃은 8~9월에 피고 지름은 6~8cm로서 황홍색이지 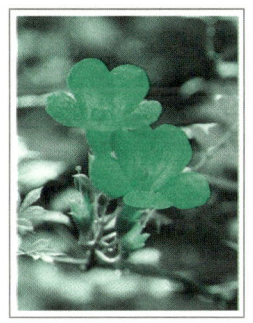 만 겉은 적황색이며 가지 끝의 원추화서圓錐花序에 5~15개의 꽃이 달린다. 꽃받침은 길이가 3cm이고, 열편裂片은 털이 없으며 화관은 종형이고 통부筒部가 꽃받침 밖으로 나오지 않으며 이강웅예二强雄花와 1개의 암술이 있다. 삭과는 네모가 지고 2개로 갈라지고 10월에 익는다.

약효와 사용 방법

- 이뇨 · 통경通經 – 1일 양으로서 건조한 것 약 5g을 물 600cc에 넣고 1/2이 되도록 달여 3회에 복용.

자운영

생태

중국산의 2년초로서 남부지방에서 녹비綠肥로 재배하고 있으며 높이는 10~25cm이고 백색털이 다소 있으며 밑에서 가지가 많이 갈라져서 옆으로 자라다가 곧추선다. 잎은 기수 1회 우상복엽奇數1回羽狀複葉이고 소엽은 9~11개이며 길이는 6~20mm, 나비는 3~15mm로서 끝이 둥글거나 파지며 엽병은 길이가 2~5cm이고 탁엽托葉은 길이가 3~6mm로서 끝이 뾰족하다. 꽃은 4~5월에 피며 길이가 12mm로서 홍자색이고 소화경小花梗은 길이가 1~2mm이다.

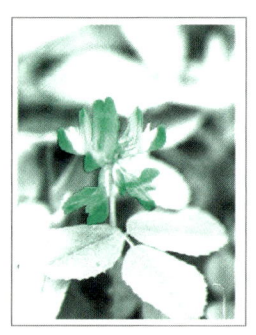

꽃받침은 길이가 4mm로서 백색털이 드문드문 있으며 열편裂片은 통부筒部보다 짧다. 꼬투리는 흑색으로 익으며 길이는 2~2.5cm, 지름은 6mm로서 털이 없고 2실로 되며 종자는 누른빛이 돈다.

약효와 사용 방법

- 이뇨 · 해열 – 건조한 것은 1일 양으로 약 5~10g, 물 400~600cc로 1/2 양이 되도록 달여서 복용한다.

- 화상 – 생잎을 짜서, 그 즙을 환부에 바른다.

산마늘

생태

지리산·설악산 및 울릉도의 숲 속이나 북부지방에서 자라는 다년초로서 외피는 그물 같은 섬유纖維로 덮여 있으며 갈색이 돈다. 잎은 넓고 2~3개씩 달리며 길이는 20~30cm, 나비는 3~10cm로서 양끝이 좁으며 가장자리가 밋밋하고 약간 흰빛을 띤 녹색이며 윤기가 없다.

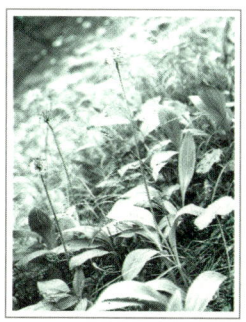

엽병 밑부분은 엽소葉鞘로 되어 서로 둘러싸고 윗부분에 흑자색 점이 있다. 꽃은 백색 또는 황색으로서 5~7월에 피며 높이 40~70cm의 화경이 나와 그 끝에 산형화서繖形花序가 달리고 포는 난형이며 2개로 갈라지고 소화경小花梗은 길이가 1.5~3cm이다. 수술 및 암술대는 화피花被보다 길며 꽃밥은 황록색이다. 삭과는 3개의 심피로 되었고 끝이 오그라들며 종자는 흑색이다. 인경과 더불어 연한 부분을 식용으로 한다. 울릉도에서는 멩[命]이라고도 한다.

약효와 사용 방법

- 자양·강장 – 산마늘주를 다음의 설명에 따라 만든다.
  ① 산마늘의 비늘줄기 부분의 털을 잡아 뽑고 나서 물로 씻어 물기를 닦아 없앤다.

② 산마늘 채취량의 배 이상의 용량을 담을 수 있는 입이 넓은 병을 준비한다. 그 안에 비늘줄기를 자르지 않은 그대로 병의 반 정도 양까지 넣는다.
③ 채취한 비늘줄기 중량의 약 1할 정도 무게의 정제 설탕을 넣고, 35도의 소주를 병에 거의 꽉 찰 정도로 붓는다.
④ 차고 어두운 곳에 두어 2개월 후부터 1일 1회 20~40cc를 한도로 복용한다. 좋지 않은 냄새가 강하기 때문에 취침 전에 복용하는 것이 좋다. 또, 양을 초과하지 않도록 주의할 것.

선밀나물

생태

비교적 흔히 자라는 다년초로서 높이가 1m에 달하고 잎이 호생한다. 잎은 길이는 5~15cm, 나비는 2.7~7cm로서 끝이 뾰족하다. 엽맥은 5~7개이며 표면은 녹색이고 뒷면은 다소 분백색으로서 털은 없으나 소돌기가 있고 가장자리가 밋밋하다. 엽병은 길이가 1~4cm로서 탁엽托葉이 변한 1쌍의

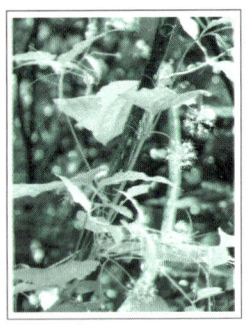

덩굴손이 달려 있다. 꽃은 이가화로서 5~6월에 피며 산형화서는 길이 4~10cm의 화경花梗이 있고 밑부분의 엽액葉腋에서 나온다. 수술은 화피 길이의 1/2~2/3이며 꽃밥은 길이가 0.7mm 정도이다. 암꽃의 화피는 배 모양이고 자방에 붙어 있으며 자방은 둥글다. 열매는 흑색으로 익고 자분으로 덮여 있으며 둥글다. 어린 순을 나물

로 한다.

약효와 사용 방법

- 통경·혈액 순환 촉진 – 건조한 뿌리와 뿌리줄기를 1일 양 3~10g, 물 600cc로 1/2의 양이 되도록 달여 3회에 나누어 복용한다.
- 관절·류머티즘중국에서의 이용법 – 위와 같이 뿌리줄기 15g, 호자나무꼭두서니과의 뿌리와 지상부 30g을 물로 달여 복용한다.

산자고

생태

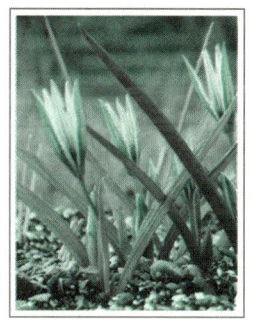

양지쪽 풀밭에서 자라는 다년초로서 인경鱗莖은 길이가 3~4cm이고 인편鱗片 안쪽에 갈색털이 밀생한다. 근생엽은 2개이며 길이는 15~25cm, 나비는 5~10mm로서 백록색이며 털이 없다. 꽃은 4~5월에 피고 길이는 2~2.5cm이며 화경은 높이가 15~30cm이고 포는 길이가 2~3cm로서 2~3개이며 소화경小花梗은 길이가 2~4cm이다. 화피열편花被裂片은 6개이고 끝이 둔하고 길이는 2~2.4cm로서 백색 바탕에 자주색 맥이 있다. 수술은 6개로서 화피花被 길이의 1/2정도이며 3개는 길고 3개는 짧다. 자방은 녹색이며 거의 둥글고 세모가 지며 끝에 길이가 6mm 정도의 암술대가 달린다.

약효와 사용 방법

- 목이 아플 때 – 건조한 비늘줄기 4~8g을 물 300cc로 반 정도의 양이 되도록 달여, 1일 2회에 걸쳐 따뜻할 때 마신다.
- 자양·강장 – 비늘줄기 200g, 정제 설탕 50g을 35도의 소주 760 ml 에 담가 3~6개월 후, 산자고주로서 1일 20~40cc를 취침 전에 마시면 좋다.

쥐엄나무

생태

콩깍지와 종자에는 글레디시아, 사포닌을 20% 함유하고 있다. 가시는 페놀성 물질과 아미노산을 함유하고 있으며 사포닌은 없다.

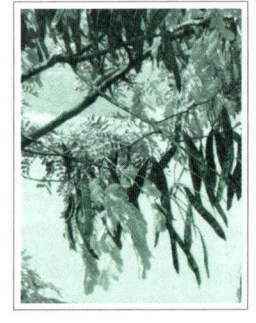

약효와 사용 방법

- 거담가래제거 – 콩열매豆莢 1~1.5g을 물 300cc로 반 정도의 양이 되도록 달여 1회 분으로 복용한다.
- 종기 – 가시는 3~10g, 씨는 4.5~9g을 1일 양으로 해서 물 400cc 에 넣고 1/3 정도의 양까지 달여 복용한다.

수영

생태

산야의 풀밭에서 자라는 다년초로서 높이는 30~80cm이며 원줄기는 원주형이고 많은 줄이 있으며 홍자색이 돌고 잎과 더불어 신맛이 있다. 근생엽은 엽병이 길다.

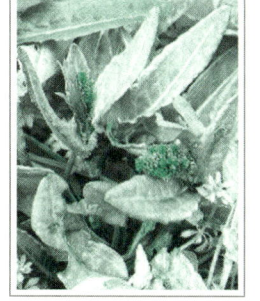

약효와 사용 방법

- 백선 등의 기생성 피부염 – 생뿌리줄기를 금속이 아닌 강판에 갈아서 바른다.

무청

생태

뿌리를 보면 무의 중간쯤 되는 것처럼 보이지만 그렇지 않고 유채꽃 계통에 속한다. 무 꽃이 필 때쯤 무청도 꽃을 피우는데 4장의 노란색의 십자형 꽃을 피운다. 원산지는 무와 마찬가지로 지중해 연안 지방으로 보여지며 일본, 중국 등에도 넓게 분포한다.
무청에는 여러 종류가 있지만 거의 같은 것을 함유하고 있어서 아미노산 · 포도당 · 펙틴 · 비타민 C가 함유되어 있고 잎에는 비타민 C 외에 A, B_1, B_2가 뿌리보다 조금 많다.

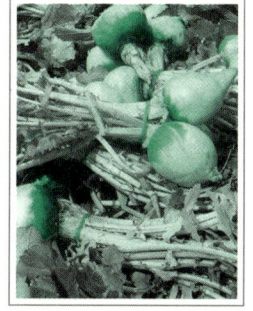

약효와 사용 방법

- 동상 – 뿌리 갈은 것을 환부에 두껍게 바르고, 가볍게 가제를 덧대어 붕대를 감든가, 뿌리를 태우면 나오는 즙을 발라도 좋다.
- 주근깨 – 씨를 갈아 으깨어 피부에 바른다.

두루미 냉이

생태

중국 원산의 다년초로서 덩이줄기를 식용하기 위해 재배되고 있다. 뿌리는 직립해서 60cm 정도의 크기이고 4개의 능稜이 붙어 있으며, 아래쪽으로 향한 가시가 있어서 까칠까칠하다. 잎은 대생對生하고 난상피침형 卵狀披針形으로 밑부분은 심형, 맨끝은 뾰족하여 가장자리에 톱니가 있다.

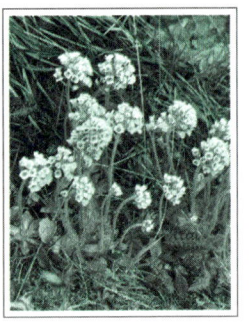

7~9월 상순에 연한 홍자색의 꽃을 피운다. 9~10월에 땅 속뿌리의 끝이 점차 부풀어 가느다란 염주알처럼 가늘어진 덩이줄기가 생긴다. 당질의 스타키오스가 덩이줄기에 특히 다량 함유되어 있어 체내에서 포도당으로 분해된다. 단백질도 2.5% 함유되어 있다.

약효와 사용 방법

- 타박 – 생덩이줄기를 잘게 부수어 환부에 바른다.

매화

생태

낙엽교목喬木으로서 높이가 5m에 달하고 작은 가지는 녹색이며 털이 없거나 잔털이 있다. 잎은 호생互生하고 난형 또는 넓은 난형이며 긴 점첨두漸尖頭이고 원저圓底이며 길이는 4~10cm로서 양면에 잔털이 있거나 뒷면 맥 위에 털이 있고 가장자리에 예리한 잔 톱니가 있으며 엽병葉柄에 선이 있다. 꽃

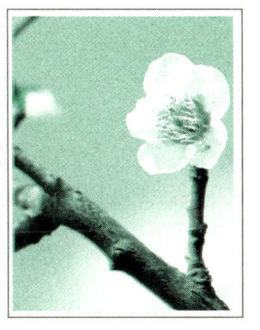

은 중부지방에서는 4월에 잎보다 먼저 피고 연한 녹색이며 향기가 강하고 1~2개씩 한 군데에 달리며 화경花梗이 거의 없고 꽃받침 열편은 둥글며 꽃잎은 도란형倒卵形이고 모두 털이 없다. 수술은 많으며 잎보다 짧고 자방에 밀수가 있으며 핵과核果는 둥글고 지름은 2~3cm이며 융모絨毛로 덮여 있고 녹색이지만 7월에 황색으로 익으며 매우 시다. 핵은 과육에서 떨어지지 않고 표면에 요점凹點이 많다. 백색꽃이 피는 것을 흰매실이라고 하며 만첩흰매실은 전자의 만첩꽃이고 만첩홍매실은 붉은 빛이 도는 만첩꽃이다.

약효와 사용 방법

- 감기 – 매실 장아찌 1~2개를 가스불로 금망金網에 얹어 검게 될 때까지 태운다. 뜨거울 동안에 찻종기에 담아 펄펄 끓인다. 이것을 탕째로 마신다. 오매烏梅는 물에 씻어 1~2개를 물 200cc로 반량이 될 정도로 달여 뜨거울 때에 마시면 좋다.
- 피로회복 · 건강 – 매실 장아찌에 포함된 구연산 때문에 1일 1회 먹으면 좋다. 매실주도 피로와 더위 먹는 것을 막으므로 성인은 1

일 1회 30cc를 한도로 해서 복용하면 좋다.

산수유나무

생태

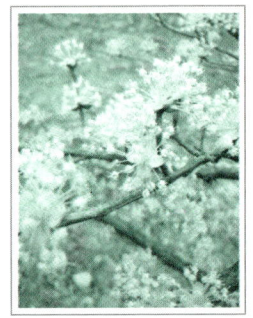

중부 이남에서 재식하는 낙엽소교목으로서 높이는 7m이고 수피는 벗겨지며 연한 갈색이고 작은 가지는 처음에 짧은 털이 있으며 분록색이고 겉껍질이 벗겨진다. 잎은 대생對生하며 난형, 타원형 또는 난상卵狀 피침형이고 긴 점첨두漸尖頭이며 넓은 예저銳底이고 길이는 4~12cm, 나비는 2.5cm~6cm 로서 표면은 녹색이며 복모伏毛가 약간 있고 뒷면은 연한 녹색이거나 흰빛이 돌며 표면보다 털이 많고 맥액脈腋에 갈색 밀모가 있으며 톱니가 없고 측맥은 4~7쌍이며 엽병葉柄은 길이가 5~15mm이고 털이 있다. 꽃은 양성으로서 3~4월에 잎보다 먼저 피며 지름은 4~5mm이고 황색이며 산형화서繖形花序에 20~30개의 꽃이 달린다. 총포편總苞片은 4개이고 황색이며 길이는 6~8mm로서 타원형 예두銳頭이고 소화경小花梗은 길이는 6~10mm이다. 꽃받침 잎은 4개이며, 꽃받침통에 털이 있고 꽃잎은 피침상被針狀 삼각형으로서 길이는 2mm이며 암술대는 길이가 1.5mm이다. 열매는 긴 타원형이고 길이는 1.5~2cm로서 8월에 익으며 종자는 타원형이고 근조肋條가 있다. 열매는 강정제로 사용하며 꽃은 관상자원이다.

약효와 사용 방법

- 피로회복·강장 – 산수유주를 만든다. 이것은 건조한 산수유 200g, 정제 설탕 200g을 소주 1.8ℓ에 담가, 2~3개월 후에 포에 걸러서 다른 병에 옮긴다. 20~30cc를 하루 3회 복용한다.

산뽕나무

생태

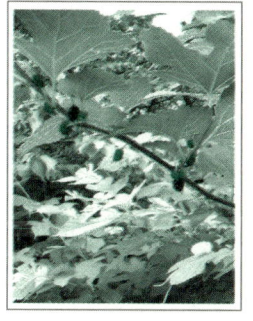

낙엽소교목으로서 높이는 7~8m, 지름은 1m이고 수피는 회갈색이며 소지는 잔털이 있거나 없고 점차 흑갈색으로 된다. 잎은 가장자리에 불규칙한 톱니가 있고 뒷면은 주맥主脈 위에 털이 약간 있으며 길이는 2~22cm, 나비는 1.5~14cm로서 끝이 꼬리처럼 길다. 탁엽托葉은 일찍 떨어지고 엽병은 길이가 5~25mm로서 잔털이 있다. 꽃은 이가화 또는 잡성화雜性花로서 5월에 피며 웅화서雄花序는 새 가지 밑에서 밑으로 처지고 수꽃은 화피열편花被裂片과 수술이 각각 4개이다. 열매는 6월에 익으며 육질로 되는 화피가 합쳐져서 1개의 열매처럼 된다. 잎 끝이 길게 발달하는 것은 꼬리뽕, 잎이 우상羽狀으로 갈라지는 것은 좁은 잎뽕, 잎이 5개 정도로 크게 갈라지는 것을 가새뽕, 잎이 두껍고 윤기가 있으며 바닷가에서 자라는 것은 섬뽕, 1년생의 줄기가 붉은 것은 붉은대산뽕이라고 한다.

약효와 사용 방법

- 고혈압 예방 – 건조한 뿌리의 껍질 100g을 잘게 썰어 정제 설탕 200g을 넣어 소주 1ℓ에 보름 정도 담가두면 '뽕술'이 된다. 포에 걸러서 잠들기 전에 약 15cc 마신다.
- 변비·고혈압 예방 – 건조한 어린 잎을 잘게 부수어 사기로 만든 차주전자에 넣어 펄펄 끓인다. 차 대신에 마시면 좋다.
- 피로회복·강장 – 숙성한 열매 500g에 정제 설탕 150g을 섞어 소주 1.8ℓ에 약 1개월 담갔다가 거른 것을 마신다. 이것은 '뽕 열매주'로서, 고혈압 예방에는 듣지 않는다.
- 화상을 입었을 때 – 가을에 서리가 내릴 무렵의 잎을 햇볕에 말려서 분말로 해, 참기름으로 개어 화상 입은 곳에 두껍게 바른다.

살구

생태

과수로 재배하고 있는 낙엽소교목으로서 높이가 5m에 달하고 수피에 코르크질이 발달하지 않는다. 꽃은 4월에 잎보다 먼저 피며 지름은 25~35mm로서 연한 홍색이고 화경花梗이 거의 없다. 꽃받침은 5개이며 홍자색이고 젖혀지며 꽃잎은 둥글고 수술은 많으며 암술은 1개이다. 열매는 거의 둥글고 털이 많으며 지름은 3cm정도로서 7월에 황색 또는 황적색으로 익고 핵核은 요점凹點이 없으며 거칠고 예두銳頭로서 측면에 날개 같은 돌

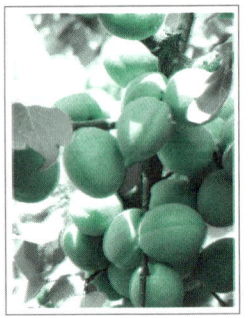

기가 있다. 열매는 식용으로 하거나 약용으로 한다.

약효와 사용 방법

- 기침 – 한방의 마황탕을 이용한다. 이것은 살구 4.5g, 마황 5g, 감초 3g, 계수나무 가지 3.5g을 1일 양으로 해서 달여, 1일 3회에 나누어 복용한다. 발한해서 열이 가라앉으면 기침도 나오지 않게 된다.
- 피로회복 – 숙성 바로 전의 살구 1kg, 정제 설탕 100g을 소주 1.8*l*에 담가 6개월~1년 후에 걸러서 살구주를 만든다. 이것을 1회 30cc씩, 1일 2회를 한도로 마신다.

치자나무

생태

남부지방에서 흔히 심는 상록수목으로서 소지는 어릴 때 먼지 같은 털이 있다. 잎은 총생叢生하며 엽병이 짧다. 길이는 3~15cm로서 양면에 털이 없으며 표면에 윤기가 있고 가장자리가 밋밋하다.

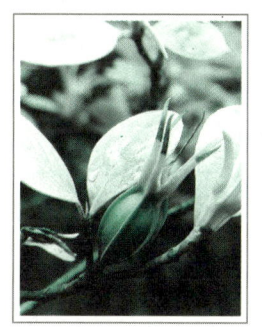

꽃은 6~7월에 피며 꽃받침은 능각稜角이 있고 끝이 6~7개로 갈라지며 열편裂片은 가늘고 길다. 화관은 백색이며 열편은 6~7개로서 향기가 좋고 수술은 6~7개이며 후부喉部에 달린다. 열매는 꽃받침과 더불어 길이 3.5cm로서 세로로 6~7개의 능각稜角이 있고 9월에 황홍색으로 예쁘게 익는다.
열매를 약용으로 하거나 염료로 사용한다.

약효와 사용 방법

- 종기 · 타박 · 허리의 통증 – 건조한 열매산치자 5~6개를 분말로 해서 여기에 계란 흰자위를 서서히 섞어 연고처럼 짓이겨 갠 것을 환부에, 두껍게 바르고, 가제를 덧대어 둔다.
산치자에는 열을 흡수해서 증상을 완화시키는 소염작용이 있기 때문에 환부가 마르면 몇 번이라도 발라도 좋다.

굴거리나무

생태

바닷가로는 안면도, 육지로는 전북의 내장산까지 올라오는 상록소교목으로서 높이가 10m에 달하고 소지는 굵으며 녹색이지만 어린것은 붉은 빛이 돌고 털이 없다. 꽃은 일가화로서 녹색이 돌고 화피花被가 없으며 길이가 2.5cm의 액생腋生하는 총상화서總狀花序에 달리고 수꽃은 8~10개의 수술이 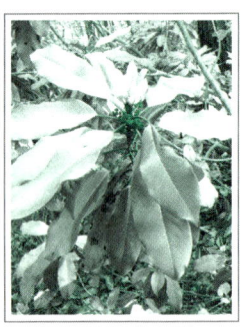 있으며 암꽃은 약간 둥근 자방에 2개의 암술대가 있고 자방 밑에 퇴화된 수술이 있다.

열매는 긴 타원형이며 지름은 1cm로서 10~11월에 암벽색으로 익는다. 잎과 수피를 구충제로 사용한다. 이와 비슷하지만 잎의 길이가 10cm 이하이고 잎 뒷면이 암녹색이며 엽맥 사이의 길이가 5~8mm인 것을 종굴거리라고 하며 전남 대둔산에서 자란다.

약효와 사용 방법
- 종기·부스럼 – 나무껍질 10g을 물 400cc로 1/3 양까지 달여, 이 달인 즙으로 환부를 씻는다.
- 구충 – 가축·고양이·개 등의 구충驅蟲에 이것으로 세정한다.

자두나무

생태
과수로 재식하고 있는 낙엽수목으로서 높이가 10m에 달하고 소지는 적갈색이며 털이 없고 윤기가 있다. 잎은 호생한다.

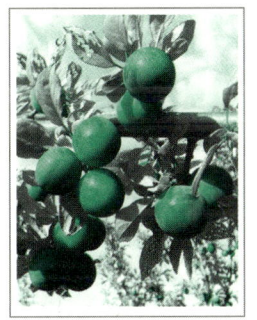

약효와 사용 방법
- 땀띠 – 복숭아잎을 이용한 것과 같은 요령으로, 500g을 베보자기에 넣어 욕조에 담가 입욕할 때 환부를 보자기째로 부드럽게 어루만지는 것처럼 한다.

종려나무

생태

야자과의 상록교목. 일본이 원산지로 높이는 10m 정도에 이른다. 줄기 끝에 긴 잎자루가 많이 나와 손바닥 모양으로 깊게 갈라진 잎이 핀다. 초여름에 담황색의 잔꽃이 한 곳에 많이 피고, 둥근 열매는 늦가을에 까맣게 익는다.

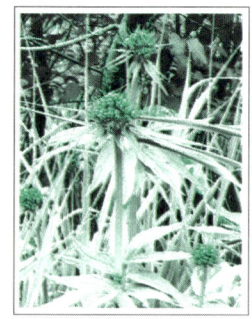

약효와 사용 방법

- 고혈압증 예방 – 어린 이삭으로 된 꽃을 건조한 것 3~15g을 1일 양으로 해서 물 400cc로 반 정도의 양이 되도록 달여, 1일 3회에 걸쳐 복용한다.
- 코피의 지혈 – 껍질을 검게 구운 것을 직접 콧구멍에 넣는다. 소량의 검게 구운 것을 간단하게 만들려면 건조한 재료를 알루미늄 박지에 싸서 프라이팬에 넣어 뚜껑을 덮어 불에 올려서 쪄내면 된다.

아몬드

생태

페르시아부터 서아시아가 원산지. 복숭아에 가까운 식물이지만 복숭아처럼 과육이 발달하지 않고 성숙하면 갈라져서 종자인 아몬드가 가운데서 1개 나온다. 약간 쓴 쪽의 종자에는 아민달린을 함유하고 있고 단쪽에는 함유하고 있지 않다. 양쪽 모두 단백질, 지방을 45%를 함유하고 있다.

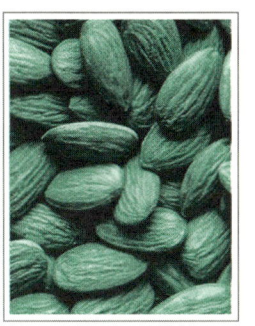

약효와 사용 방법

- 자양 – 아몬드에는 지방 45~50%, 당 10%, 단백질 20~25%를 함유하고 있어서, 과식하지 않도록 주의하면서 적당량을 취하면 자양료로서 적당하다.

작약

생태

다년초로서 높이 50~80cm이고 뿌리가 방추형이며 굵고 자르면 붉은 빛이 돌기 때문에 적작약이라고 한다. 근생약은 1~2회 우상羽狀으로 갈라지며 윗부분의 것은 3개로 깊게 갈라지기도 하고 밑부분이 엽병葉柄으로 흐른다.

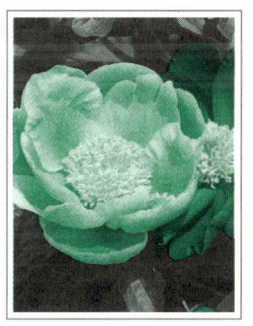

약효와 사용 방법

- 갑작스런 경련에 따른 통증 – 작약 감초탕작약 3g, 감초 3g을 1일 양을 달여 복용한다. 위경련·신경통·담석 등의 산통疝痛 발작에는 1일 양을 달여, 1회에 한꺼번에 다 먹는다. 소아가 밤에 자주 우는 것에는 1/4로 감량해서 주면 좋다.

- 월경불순 · 냉증 – 사물탕작약 · 당귀 · 천궁 · 지황 각 3g을 1일 양을 달여서 1일 3회로 복용한다. 피부가 까칠까칠하고 얼굴빛이 나쁜 체질과 위장 장애가 없는 사람은, 다음과 같은 여러 가지 증상에 적당하다. 산후의 피로회복 · 월경불순 · 냉증 · 동상 · 기미 · 피의피 등.

모란

생태

중국이 원산지이며 각처에서 재배하고 있다. 높이가 2m에 달하며 가지가 굵고 털이 없다. 잎은 3엽으로 되어 있으며, 각 3~5개로 갈라지고 표면은 털이 없으며 뒷면은 잔털이 있고 흔히 흰빛이 돈다. 꽃은 양성으로서 5월에 피며 지름은 15cm 이상이고 화탁花托이 주머니처럼 되어 자방을 둘러싼다.

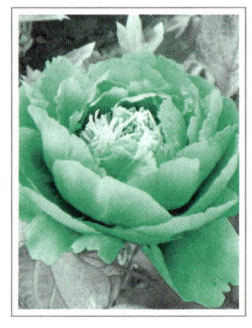

꽃받침잎은 5개이며 꽃잎은 8개 이상이고 크기와 형태가 같지 않으며 도란형이며 가장자리에 불규칙한 결각缺刻이 있다. 수술은 많고 암술은 2~6개로서 털이 있으며 열매는 9월에 익고 내봉內縫선에서 터져 종자가 나오며 종자는 둥글고 흑색이다. 많은 재배품종이 있으며 근피를 약용으로 한다.

약효와 사용 방법

- 부인약으로서 월경불순 · 월경곤란 · 변비 · 치질 – 대황모단피

탕을 복용한다. 목단피 4g, 도인 4g, 망초 4g, 동과자 6g, 대황 2g을 1일 양으로 달여 3회에 복용한다.

애기닥나무

생태

낙엽수목으로서 높이가 3m에 달하고 소지에 짧은 털이 있으나 곧 없어진다. 잎은 길이가 5~20cm로서 가장자리에 톱니와 더불어 2~3개의 결각缺刻이 있고 표면은 거칠며 뒷면은 처음에 털이 있다. 엽병은 길이가 1~2cm로서 꼬부라진 털이 있으나 점차 없어진다. 꽃은 일가화로서 잎과 더불어 피고

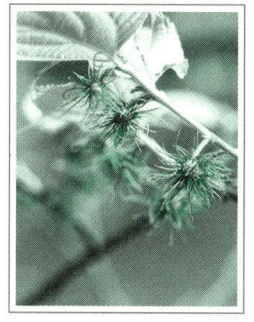

웅화서雄花序는 새가지 밑부분에 달리며 길이는 1.5cm로서 타원형이고, 자화서雌花序는 윗부분의 엽액葉腋에서 나오며 둥글고 화경花梗은 엽병과 길이가 거의 같다. 열매는 둥글고 외과피는 과경果梗과 더불어 굵어지며 육질로 되어 적색으로 익으므로 딸기와 비슷하고 내과피에 입상粒狀의 돌기가 있다. 수피로 창호지를 만들기 때문에 흔히 재배한다. 줄기가 가늘고 높이는 1m정도이며 잎의 길이가 5~8cm, 엽병의 길이가 5mm, 열매의 지름이 6~7mm인 것을 애기닥나무라고 한다.

약효와 사용 방법

- 몸이 붓는 경우의 이뇨 – 가지 잎을 건조한 것 1일 양 10~15g을

물 300~400cc에서 1/3 정도의 양까지 달여 3회에 나누어 식전에 복용한다.
- 자양 － 열매 약 400g, 레몬 2개껍질째로 둥글게 자른 것 정제 설탕 100g을 35도의 소주 1.8 *l* 에 담가 소구수주小構樹酒를 만든다. 3~5개월 후, 행주에 걸러 1회 양 20cc를 1일 2~3회, 또는 취침 직전에 40~60cc를 한 번에 마신다.

무

생태

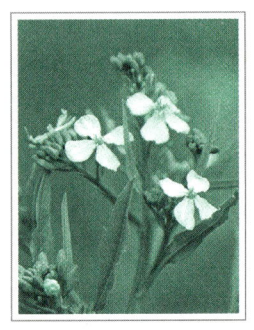

중요한 채소菜蔬의 하나로서 큰 원주형 뿌리의 윗부분은 줄기이지만 그 경계가 뚜렷하지 않고 근생엽은 1회 우상1回羽狀 복엽이며 털이 있고 최종 열편裂片이 가장 크다. 화경은 길이가 1m 정도 자란 다음 가지를 치며 그 밑에서 총상화서總狀花序가 발달하고 꽃은 4~5월에 피며 연한 자주색 또는 거의 백색이고 십자형으로 배열되며 소화경小花梗이 있다. 꽃받침잎은 길이가 7mm로서 선상線狀 긴 타원형이고 꽃잎은 넓은 도란상 쐐기형이며 꽃받침보다 2배 정도 길고 1개의 암술과 4강웅예가 있으며 수술대 밑에 소선체小腺體가 있다. 각과는 길이가 4~6cm로서 터지지 않는다. 뿌리에 디아스타제가 들어 있고, 종자를 건위 및 거담제祛痰劑로 사용한다.

뿌리보다 가늘고 딱딱하며 잎도 보다 작은 것을 갯무라고 하며 바닷가에서 자란다.

약효와 사용 방법

- 건위健胃 – 갈은 즙 약 20~40cc를 아침, 저녁 2회 마신다. 식욕이 없을 때에는 식전에, 그 외에는 식후에 바로 마신다.
- 식중독의 복통 – 내복자萊菔子 약 10개를 잘 씹어 먹는다.
- 기침 – 갈아 낸 즙을 밥공기 1/3 정도에 담아 생강즙을 조금 넣어 뜨거운 물을 부어 마신다. 약간의 설탕을 넣어서 마셔도 좋다.
- 냉증·신경통 – 잘 건조하여 말린 잎을 두 줌 정도, 큰 냄비에 물로 달여, 말린 잎째로 욕조에 넣고 목욕한다.

석곡

생태

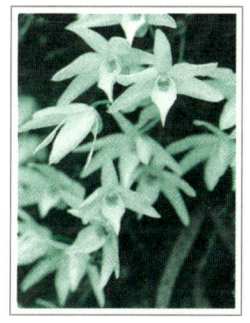

남부지방의 바위 겉이나 노출된 고목수간樹幹에 붙어서 자라는 상록다년초로서 근경에서 굵은 뿌리가 많이 돋우며 여러 가지의 대가 나와 높이 20cm 정도 곧추자라고 오래된 것은 잎이 없으며 속새처럼 마디만 있고 녹갈색이다. 잎은 2~3년생이고, 길이는 4~7cm, 나비는 7~15mm로서 곁은 녹색이고 끝이 둔하며 밑부분이 엽소와 연결된다. 꽃은 5~6월에 피고 지름은 3cm로서 백색 또는 연한 적색이며 향기가 있고 2년 전의 원줄기 끝에 1~2개가 달리며 밑부분에 비늘 같은 것이 약간 달린다. 중앙부의 꽃받침잎은 길이가 22~25mm, 나비가 5~7mm이고 측열편側裂片은 옆으로 퍼지며 꽃잎은 중앙부의 꽃받침과 길이가 비슷하거나 약간 짧다. 순판脣瓣은 약간 짧고 뒤에 짧은 거距가 있으며 밑부분으로는 암술을 양쪽에서 감싼다. 전초를 건위 및 강장제로 사용한다.

약효와 사용 방법
- 건위健胃・강장 – 1회 양 1.5~3g을, 물 300cc에 넣고 반 정도의 양이 되도록 달여 복용한다.

마취목

생태
잎의 유독 성분으로서 쓴맛의 아세보톡신, 글래야노톡신Ⅲ이 함유되어 있으며 그 외에 아세보친도 함유되어 있다.
꽃에는 크엘세틴, 독성이 강한 피엘스톡신 A・B・C가 있다.

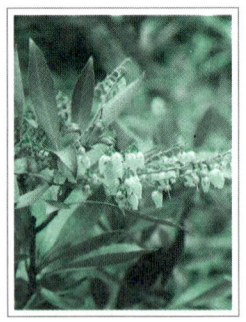

약효와 사용 방법
- 농작물의 살충 – 잘 건조한 줄기잎을 10배 양의 물로 달여, 이 달인 즙만을 10배량의 물로 희석시켜 추워지면 작물에 뿌린다.

명자나무

생태

중국산의 낙엽관목落葉灌木으로서 관상용으로 심고 있으며 높이가 1~2m에 달하고 가지 끝이 가시로 변한 것도 있다. 잎은 호생互生하며 타원형楕圓形 또는 긴 타원형이고 예두예저銳頭銳底이며 길이는 4~8cm, 나비는 1.5~5cm로서 가장자리에 잔 톱니가 있고 엽병葉柄이 짧으며 탁엽托葉은 난형 또는 피침형으로서 일찍 떨어진다.

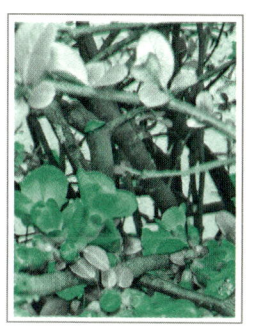

꽃은 단성單性으로서 지름은 2.5~3.5cm이고 짧은 가지에 1개 또는 여러 개가 달리며 웅성화의 자방은 여위고 자성화의 자방은 살이 찌며 크게 자라고 소화경小花梗이 짧다. 꽃받침은 짧으며 종형 또는 통형筒形이고 5개로 갈라지며 열편裂片은 원두圓頭이고 꽃잎은 원형·도란형 또는 타원형이며 밑부분이 뾰족하다. 수술은 30~50개이고 수술대는 털이 없으며 암술대는 5개이고 밑부분에 잔털이 있으며 열매는 타원형으로서 길이는 10cm 정도이다.

약효와 사용 방법

- 피로회복 – '명자주'로서 열매 1kg을 둥글게 잘라 정제 설탕 400g과 소주 1.8ℓ에 담가, 반년 정도 둔다. 1회 양 20cc를 1일 2~3회 마신다.
- 더위 먹은 데에 따른 관절 경련 등 – 잘 건조한 열매 5~10g을 달여, 1일 양으로서 3회에 복용

두릅나무

생태

전석지에서 자라는 낙엽관목으로서 높이 3~4m이고 원줄기는 그리 갈라지지 않으며 굳센 가시가 많다. 잎은 호생互生하고 길이는 40~100cm로서 기수奇數 2회 우상羽狀 복엽이며 엽축葉軸과 소엽에 가시가 있고 소엽은 넓은 난형, 또는 타원상 난형이며 점점 두漸尖頭이고 넓은 예저銳底 또는 원저圓底

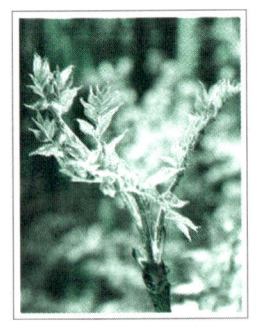

이며 길이는 5~12cm, 나비는 2~7cm로서 큰 톱니가 있고 표면은 겉은 녹색이며 뒷면은 회색으로서 맥 위에 털이 있다. 가지 끝에서 나오는 화서花序는 기부基部에서 산형으로 벌어지고 다시 복총상화서複總狀花序로 되어 길이는 30~45cm 정도 자라며 소산경小傘梗 끝에 산형화서가 달리고 화서에 짧은 갈색 털이 있다. 꽃은 양성이거나 수꽃이 섞여 있으며 8~9월에 피고 지름은 3mm정도로서 백색이며 꽃잎, 수술 및 암술대는 각각 5개이다. 자방은 하립이고 열매는 둥글며 지름은 3mm 정도로서 10월에 흑색으로 익고 종자는 뒷면에 입상粒狀의 돌기가 약간 있다. 잎뒷면에 회색 또는 황색 밀모가 있는 것을 애기두릅나무, 잎이 작고 둥글며 엽축의 가시가 도리어 큰 것을 둥근 잎 두릅나무라고 한다.

약효와 사용 방법

- 당뇨병 – 나무껍질, 연전초連錢草, 자파엽杷疪葉 각 5g을 모두 잘 건조한 것을 물 400cc로 약 반 정도의 양이 될 때까지 달인 것을 1일 양으로 3회에 복용한다. 여기에 벌등골 나물 전부를 말린 것의

5g을 첨가해도 좋다. 이 민간 요법은 고래부터 있어 온 것으로서 부작용이 없어서 좋다.

풀명자나무

생태

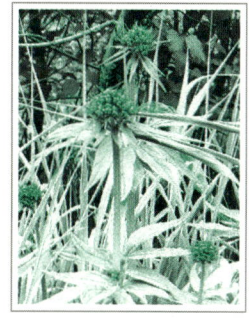

중부 이남에서 자라는 낙엽소관목으로서 높이가 1m에 달하며 줄기 밑부분이 흔히 반 정도 눕고 가지가 가시로 변하는 것이 많으며 어린 가지에 털이 있다. 잎은 호생하고 넓은 난형 또는 지란형이며 원두 또는 둔두이고 길이는 2~5cm, 나비는 10~30mm로서 양면에 털이 없으며 가장자리에 둔한 톱니가 있고 엽병葉柄은 길이가 3~10mm이다. 꽃은 자웅성雌雄性으로서 지름은 2.5cm이며 주홍색이고 짧은 가지에 1개 또는 2~4개씩 달리며 짧은 화경이 있다. 꽃받침통은 털이 없고 열편裂片은 반원형으로서 곧추서며 녹모가 있고 꽃잎은 도란형 또는 도란상 원형이며 밑부분이 뾰족하다. 수술은 많고 암술에는 4~5개의 털이 없는 암술대가 있으며 자성雌性의 자방이 커져 둥근 열매로 되고 열매는 지름 2~3cm로서 황색으로 익으며 산미酸味가 강하다.

약효와 사용 방법

- 피로회복 – '풀명자주'를 마시면 좋다. 만드는 방법은 열매 500~600g을 물에 씻어 소쿠리에 담아 물기를 잘 뺀다. 정제 설탕

300g을 넣어 소주 1.8 l 에 반년에서 1년 정도 둔다. 이것을 행주로 걸러, 아침 식사 전과 밤에 자기 전에 1일 2회, 작은 잔으로 1~2잔 마시면 좋다.

산사나무

생태

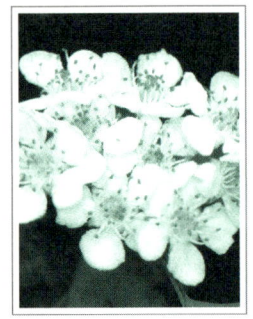

산지에서 자라는 낙엽교목으로 높이가 6m에 달하고 가지에 털이 없으며 가시가 있다. 잎은 호생互生하고 넓은 난형, 삼각상三角狀 난형, 또는 능상菱狀 난형이며 재저載底 또는 넓은 예저銳底이고 길이는 5~10cm로서 우상羽狀으로 깊게 갈라지며 밑부분의 열편裂片은 흔히 중근中筋까지 갈라지고 양면의 중륵과 측맥側脈에 털이 있으며 표면은 짙은 녹색이고 윤기가 있으며 가장자리가 뾰족하고 불규칙한 톱니가 있다. 엽병葉柄은 길이가 2~6cm이며 탁엽托葉은 톱니가 있다.

꽃은 5월에 피고 지름은 1.8cm로서 백색이며 산방화서小房花序는 지름이 5~8cm로서 털이 있고 꽃잎은 둥글며 꽃받침잎과 더불어 각각 5개이고 수술은 20개이며 꽃밥은 홍색이다. 이과梨果는 둥글고 지름이 1.5cm로서 백색 반점斑點이 있으며 9~10월에 익는다.

잎이 크고 얕게 갈라지며 열매의 지름이 2.5cm인 것을 넓은잎산사, 잎의 열편이 좁은 것을 좁은잎산사, 잎이 거의 우상羽狀 복엽 비슷하게 갈라지는 것을 가새잎산사, 잎뒷면과 소화경에 밀모가 있는 것을 털산사, 잎이 갈라지지 않는 것을 자작잎산사라고 한다.

약효와 사용 방법
- 건위健胃 · 정장整腸 – 하루 양 5~8g을 달여서 3회에 나누어 복용한다. 소화촉진작용이 있다.
- 숙취 · 식중독 – 8g을 1회 양으로 달여서 복용

목련

생태

제주도의 숲 속에서 자라는 낙엽교목으로 관상용으로 심으며 높이는 10cm, 지름은 1m이고 굵으며 털이 없고 많이 갈라진다. 엽아葉芽에는 털이 없으나, 화아花芽의 포苞에는 털이 밀생한다.

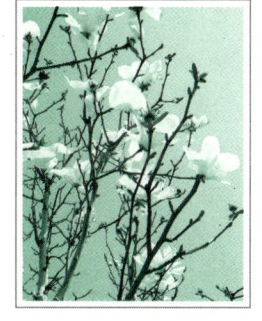

꽃은 4월 중순부터 잎이 피기 전에 피고 지름은 10cm 정도이며 꽃잎은 백색이지만 기부基部는 연한 홍색이고 향기가 있으며 길이는 5~8cm로서 6~9개이고 긴 타원형이다. 꽃받침잎은 3개이며 길이는 1.5cm로서 일찍 떨어지며 수술은 30~40개이고 꽃밥과 수술대 뒷면이 적색이다. 열매는 원통형이며 길이는 5~7cm로서 곧거나 구부러지고 종자는 타원형이며 길이는 12~13mm서 외피가 적색이다.

약효와 사용 방법

- 축농증 · 비염 – 신이辛夷 15g, 창이자도꼬마리의 열매 9g, 백지白芷 30g, 박하잎 15g, 이상의 말린 것을 믹서에 간 다음 고운 분말로 해서 식후에 매회 6g씩 복용한다.

상산

생태

해안을 따라서 경기도에까지 자라는 낙엽수목으로서 높이가 2m에 달한다. 꽃은 이가화로서 4~5월에 피고 잎이 아직 어릴 때 황록색 꽃이 엽액葉腋에 달리며 수꽃은 총상화서總狀花序에 달리고 4개씩의 꽃받침잎, 꽃잎 및 수술과 1개의 퇴화된 암술이 있다. 암꽃은 1개씩 달리며 1개의 암술과 퇴화된 4개씩의 꽃받침잎, 꽃잎 및 수술이 있고 암술머리가 4개로 갈라진다. 열매는 4개로 갈라지는 갈색 삭과로서 굳은 내과피內果皮가 반전反轉함에 따라 흑색 종자가 멀리 산포된다.

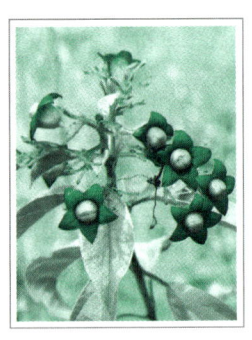

약효와 사용 방법

- 종기 · 부스럼 – 화상산和常山, 상산의 생약명. 15g을 물 400cc에 1/3 양이 되도록 달여, 이 달인 즙으로 씻는다.
- 살충 – 가축의 피부에 기생하는 해충구제에 이 즙으로 씻는다.

월계수

생태

유럽 남부지방이 원산지인 상록수로서 경남 및 전남에서 심고 있으며 높이가 12m에 달하고 가지와 잎이 무성하며 작은 가지가 녹색이다. 잎은 호생하고 길이는 8cm, 나비는 2~2.5cm로서 가장자리가 짙은 녹색이며 잎을 비비면 향기가 난다. 꽃은 이가화로서 봄철에 황색꽃이 엽액葉腋 에 밀생하고 화피花被 는 4개로 깊게 갈라지며 열편裂片 은 도란형이다. 수술은 8~14개이고 암술대는 짧으며 암술머리는 둥글고 열매는 10월경에 흑자색으로 익는다. 잎은 향료로 사용하며 잎이 달린 가지를 둥글게 틀어서 승리의 표지로도 사용한다.

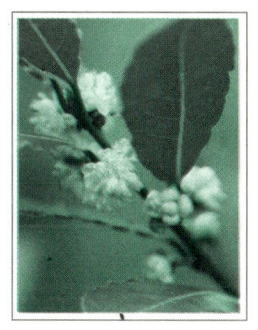

약효와 사용 방법

- 류머티즘 · 신경통 – 1회에 2~3g의 월계수를 물 300cc로 1/3 양이 되도록 달여 복용한다.

병꽃나무

생태

산야에서 자라는 낙엽관목으로서 높이가 2~3m이다. 잎은 대생對生 하며 엽병이 거의 없고 길이는 1~7cm, 나비는 1~5cm로서 양면에 털이 있고 뒷면 맥 위에 퍼진 털이 있으며 가장자리에 잔 톱니가 있다. 꽃은 5월에 피고 황록색이 돌지만 적색으로 변하며 1~2개씩 액생腋生하고 화경花梗에 털이 있으며 꽃받침잎은 선형으로서 밑부분까지 갈라진다. 열매는 잔털이 있고 길이는 10~15mm로서 9월에 익으며 종자에 날개가 있다.

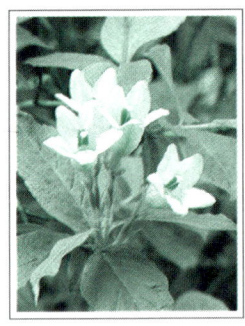

어린 가지에 퍼진 털이 있고 꽃이 핀 가지의 잎이 타원형이며 첨두에 저이고 길이는 2~3cm로서 양면에 융모絨毛가 있으며 화경과 엽병에 퍼진 털이 있는 것을 흰털병꽃이라고 하며 위봉산威鳳山에서 자란다.

약효와 사용 방법

- 이뇨 – 열매를 1일 양 3~10g, 물 300cc에서 반 정도의 양이 될 때까지 달여 3회에 나누어 복용한다. 잎일 때는 10~20g을 1일 양으로 한다.

후박나무

생태

울릉도 및 남쪽 섬에서 자라는 상록교목으로서 높이 20m, 지름이 1m에 달한다. 잎은 호생하지만 가지 끝에 모여서 붙어 있는 것같이 보이며 우상羽狀의 맥이 있고 질이 두껍다. 5~6월에 새 잎이 나올 때 털이 없는 원추화서圓錐花序가 액생腋生하고 많은 황록색의 양성화가 달리며 소화경小靠梗은 길이가 1cm 정도이고 화피열편花被裂片은 3개씩 2줄, 수술은 3개씩 4줄로 배열되며 안쪽의 3개는 꽃밥이 없고 암술은 1개이다. 열매는 다음 해 7월에 흑자색으로 익으며 지름은 1.4cm 정도로서 둥글고 과果梗은 적색이다. 수피를 후박피라 하여 천식 및 위장병에 사용하며 목재는 가구재로 사용한다.

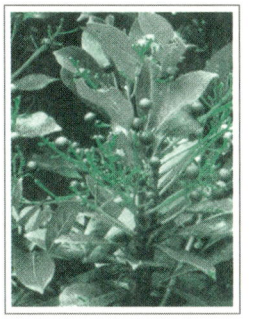

잎은 도란형이고 길이는 6~8cm, 나비는 3.5~5cm인 것을 왕후박나무라고 하며 진도와 홍도에서 자란다.

약효와 사용 방법

- 다리 근육이 경련으로 아플 때 – 분말에 소금을 약간 넣어서 물로 연고처럼 개어 이것을 직접 아픈 환부에 두껍게 바르고 기름종이와 가제를 겹쳐서 가볍게 붕대로 고정시켜 놓는다.

납매

생태

원산지는 중국의 깊은 산 속이라고 알려져 있지만 현재까지 그 야생지는 확실하지 않다. 1월 중순경, 개화 전의 봉오리를 따내어 통풍이 잘 되는 곳에서 직사광선을 쬐어 건조시킨다. 꽃의 방향 성분은 시네올·보르네올·리나올 등.

약효와 사용 방법

- 기침 – 4~8g을 하루 양으로 해서 300cc의 물로 1/3 양이 될 때까지 달여 3회에 나누어 따뜻할 때에 복용한다.
- 화상 – 잘 건조한 봉오리를 식용 참기름에 담가 놓는다. 이 기름을 가볍게 환부에 바른다. 이것은 참기름 200cc에 약 20~30g의 건조한 꽃봉오리를 담가서 채운 것. 봉오리는 꺼내지 말고 기름에 담근 채로 둔다.
- 해열 – 기침의 경우와 똑같이 4~8g을 하루 양으로 해서 300cc의 물로 1/3의 양으로 달여 3회에 나누어 따뜻할 때 복용한다.

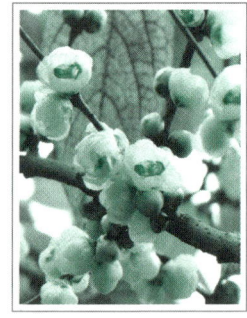

왜젓가락나물

생태

미나리아재비과의 다년생식물. 논 옆이나 길가 습지에 남. 키는 60~90cm, 잎은 호생 互生하며 삼전열엽 三全裂葉, 각 잔잎은 2~3개로 얕게 째졌다. 프로토아 네모닌 물질이 함유되어 있고 독성분 때문에 위험하다. 종류에 변화가 많고 산지에 있어, 특히 줄기 등에도 털이 많은 것을 산왜젓가락나물로 구별하고 있다.

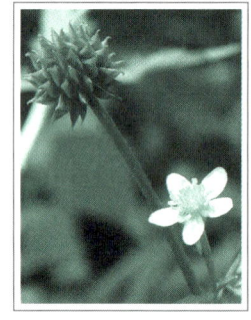

약효와 사용 방법

- 편도염 – 덜 자란 잎을 대두大豆 잎 정도의 크기로 아무 편이나 한 쪽의 손목의 내측에 발라 가제로 덧대어 가볍게 붕대로 고정시켜 5분에서 10분 후에 떼어낸다. 발랐던 부분이 빨갛게 물집이 생기지만 이것으로 편도염은 좋아진다. 통증은 별로 없지만 그 부분을 온수로 씻어 준다.

왕귤나무

생태

원산지는 유럽에서부터 중앙 아시아에 걸친 곳. 팔중왕귤나무는 꽃잎이 여러 겹으로 피어 왕귤나무의 변종인데 자홍색·심홍색·흰색·분홍색 등이 있어 한 겹으로 피는 것보다 더 아름답다. 뿌리줄기를 약용으로 하기 때문에 가을에 따내어 재빨리 씻어 햇빛에 말린다. 사포닌·사포톡신·사포나린 등을 함유한다.

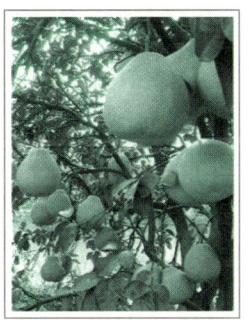

약효와 사용 방법

- 거담祛痰, 만성 피부염 – 건조한 뿌리줄기를 분말로 해서 1회 양 0.5~1.5g을 물로 복용한다.

대황

생태

산골짜기 습지 또는 냇가의 밭에서 재배하는 다년초로서 굵은 황색 뿌리가 있으며 원줄기는 높이가 1m에 달하고 속이 비어 있다. 근생엽根生葉은 자줏빛이 도는 긴 엽병이 있다. 근생엽은 위로 올라갈수록 작고 엽병이 없으며 밑부분의 원줄기를 반 정도 감싸지만 깊은 심장저로서 5~7맥이 있다.

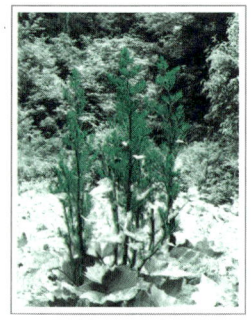

꽃은 7~8월에 피고 복총상화서複總狀花序는 가지와 원줄기 끝에서 원추화서圓錐花序를 형성하며 화경花梗이 있는 황백색꽃이 화서에서 윤생輪生한다. 화피열편花被裂片은 6개로서 2줄로 배열되고 꽃잎은 없으며 수술은 9개, 암술대는 3개이다.

수과瘦果는 안쪽에 있는 3개의 화피열편으로 싸여 있다. 뿌리는 건위제로 사용하고 민간에서는 화상에 사용한다.

약효와 사용 방법

- 하리이질 – 분말 1회 0.5~3g. 대황에 효력이 약한 것과 복용 후 복통이 있는 것이 단점.
- 완선·백선 – 덜 익은 뿌리줄기를 금속 이외의 강판으로 갈아서 즙을 만들어 환부에 직접 펴 바른다.

개나리

생태

높이가 3m 내외에 달하는 낙엽수목으로서 가지 끝이 밑으로 처지며 작은 가지는 녹색이지만 점차 암갈색으로 희고 피목皮目이 뚜렷하게 나타난다. 잎은 대생對生하며 넓은 예저銳底이지만 도장지徒長枝의 잎은 깊게 3개로 갈라지는 것이 많고 중앙부 또는 중앙 이하가 가장 넓으며 길이는 3~12cm로서 양

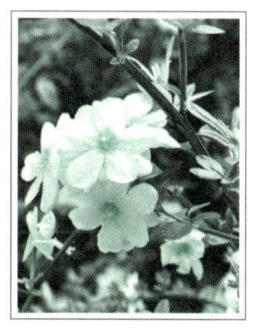

면에 털이 없고 표면에 윤기가 있으며 중앙 이상에 톱니가 있거나 밋밋하며 엽병은 길이가 1~2cm이다.

꽃은 4월에 피며 밝은 황색이고 엽액葉腋에 1~3개씩 달리며 소화경小花梗은 길이가 5~6mm이다. 꽃받침은 4개로 갈라지고 녹색이며 털이 없고 화관은 길이가 1.5~2.5cm로서 깊게 4개로 갈라진다. 수술은 화통花筒에 달리고 2개로서 암술보다 길거나 짧으며 암술대도 긴 것과 짧은 것이 있고 꽃밥은 길이가 2mm 정도이다. 열매는 난형이고 편평하며 첨두이며 길이는 1.5~2.0cm로서 9월에 익고 사마귀 같은 돌기가 있으며 종자는 갈색이고 길이는 5~6mm로서 날개가 있다.

약효와 사용 방법

- 소염·이뇨·배농排膿·해독 – 12~20g을 400cc 물에 넣고 1/3 양으로 달여 1일 3회 복용한다.

석남

생태

철쭉과의 상록관목. 고산에 난다. 키는 약 2m, 잎은 1년생 혁질革質 타원형. 꽃은 산방화서로 가지 끝에 피고 열매는 삭과. 잎은 한방에서 산풍散風, 양신養腎 등의 내상약內傷藥.

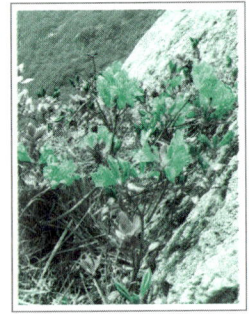

약효와 사용 방법

이뇨 - 대체로 차 대신에 무턱대고 함부로 마시지 말고 하루 양 3~6g을 한도로 하는 것이 좋다. 건조한 잎은 잘게 썰어 차통 등에 담아 둔다. 이것을 필요한 때에 분량을 정확히 재어서, 물 400cc로 2/3의 양이 될 때까지 달여 하루 2회에 나누어 복용한다.

앵두나무

생태

재식하고 있는 낙엽수목으로서 높이가 3m에 달하고 가지가 많이 갈라지며 수피가 흑갈색이고 어린 가지에 융모絨毛가 밀생한다. 잎은 호생하며 길이는 5~7cm, 나비는 3~4cm로서 표면에 잔털이 있으며 뒷면에 백색 융모絨毛가 밀생하고 가장자리에 잔 톱니가 있으며 엽병은 길이는 2~4mm로서 짧고 털이 있다. 꽃은 4월에 잎보다 먼저 또는 같이 피며 지름은 1.5~2cm로서 백색 또는 연한 홍색이고 둥글며 1~2개씩 달리고 소화경小花梗은 길이가 2mm 정도로서 밀모密毛가 있다. 꽃받침열편은 톱니 같고 겉에 잔털이 있으며 자방에 털이 밀생한다. 열매는 잔털이 있고 둥글며 지름이 1cm 정도로서 6월에 적색으로 익고 소과경小果梗은 긴 것은 길이가 4mm 정도이다.

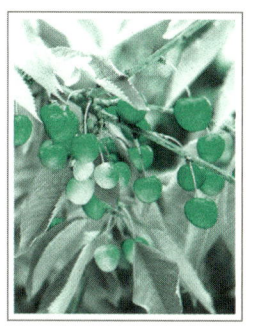

약효와 사용 방법

- 소화촉진 – '앵두나무주'가 좋다. 열매 1kg, 정제 설탕 200g, 35도의 소주 1.8 *l* 를 입이 넓은 병에 넣어 3~6개월 후에 삼베천에 걸러서 다른 병에 옮기고 열매는 버린다. 1회 양으로서 이것을 20~30cc씩 식전에 마신다.
- 변비 · 이뇨 – 앵두의 종자 1회 양 4~10g을 300cc 물에 넣고 1/3로 달여 공복 시에 복용한다.

사과

생태

과수로 널리 재배하고 있는 낙엽수목으로서 높이가 10m에 달하며 작은 가지는 동아冬芽와 더불어 처음에는 털이 있고 자줏빛이 돈다. 잎은 호생하며 길이가 7~12cm, 나비는 5~7cm로서 가장자리에 얕고 둔한 톱니가 있으며 어린 잎은 면모綿毛로 덮여 있지만 곧 없어지고 표면은 짙은 녹색이며 뒷면 맥 위에 털이 있다.

엽병은 길이가 2~3cm로서 털이 있고 탁엽 托葉은 일찍 떨어진다. 꽃은 4~5월에 피며 지름은 4~5cm로서 5~7개가 짧은 가지에 달린다. 꽃잎은 5개이며 밑부분이 뾰족하고 피기 전에는 적색이지만 피면 약간 붉은 빛이 돌 뿐이며 암술대에 털이 있다. 열매는 지름이 3~10cm로서 양끝이 들어가며 과피는 황색 바탕에 붉은 빛이 돌고 밀질密質로 덮이고 소과경小果梗은 길이가 2~3cm로서 8~9월에 익으며 많은 재배종이 있다.

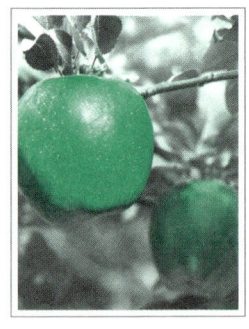

약효와 사용 방법

- 소화촉진, 소아의 하리이질 방지 – 홍옥 1개를 잘 씻어 몇 조각으로 잘라서 믹서기로 즙을 만들어, 식전에 성인은 1회, 소아는 연령에 따라 적당량을 마신다.

마르멜로

생태

원산지는 이란, 톨키스탄. 10~11월경, 잘 익은 열매를 따내어 둥그스름하게 잘라서 햇빛에 말린다. 사과산·주석산·탄닌 등이 들어 있으며 종자 안에 아미그다린이 함유되어 있다.

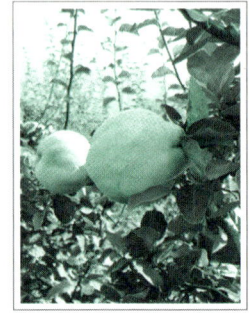

약효와 사용 방법

- 기침 · 구풍驅風 · 소화 — 건조한 것 약 4~12g에 물 300cc, 설탕 소량을 넣어 1/3의 양이 되도록 달여 이것을 1회 양으로 해서 3회에 나누어 따뜻할 때에 복용한다.

산앵두나무

생태

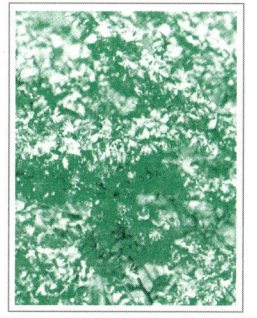

산지의 중복中腹 이상에서 자라는 낙엽수목으로서 높이가 1m에 달하고 어린 가지에 털이 있다. 잎은 호생하며 길이는 2~5cm로서 표면에 털이 없고 뒷면 맥 위에 털이 있으며 가장자리에 안으로 굽은 잔 톱니가 있다.
꽃은 5~6월에 피고 전년 가지 끝에서 나오는 총상화서總狀花序에 달리며 밑으로 처지고 꽃받침이 5개로 갈라지며 화관은 길이가 5~6mm로서 붉은 빛이 돈다. 수술은 5개이며 수술대에 털이 있고 열매는 난형이지만 남아 있는 꽃받침잎 때문에 절구같이 보이며 9월에 적색으로 익고 먹을 수 있다.

약효와 사용 방법

- 이뇨 · 변비 — 욱이인郁李仁 : 생약명을 1일 양 4~12g으로 해서 물 300cc로 1/3 양이 되도록 달여 되도록 공복 시에 1일 2회 복용한다.
- 잇몸이 부었을 때 — 욱이근郁李根 : 생약명 8~12g을 잘게 썰어 물

300~400cc로 반 정도의 양이 되도록 달여 식으면 이것으로 양치질한다.
- 치통이 심할 때 – 잇몸의 부기와 같은 방법으로 하면 된다. 또 뿌리의 껍질을 같은 분량으로 달여 같은 방법으로 복용하는 것도 좋다.

오동나무

생태

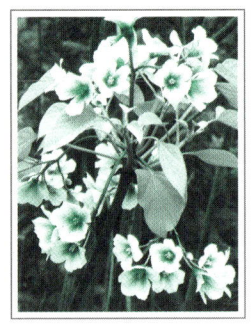

참오동과 같이 자라며 겉모양이 비슷하지만 잎 뒷면에 차갈색 털이 있고 화관에 자줏빛이 도는 점선이 없다. 높이가 15m에 달하는 낙엽교목으로서 잎은 대생對生하며 길이는 15~23cm, 나비는 12~29cm로서 표면에 털이 거의 없고 뒷면에 갈색 성모가 있으며 가장자리에 톱니가 없으나 맹아萌芽에는 톱니가 있고 엽병은 길이가 9~21cm로서 잔털이 있다. 꽃은 5~6월에 피며 가지 끝에 달리고 꽃받침은 5개로 갈라지며 열편裂片은 서기도 하고 퍼지기도 하며 양면에 잔털이 있다. 화관은 길이가 6cm로서 자주색이지만 후부喉部는 황색이고 내외부에 성모와 선모가 있으며 이강웅예二强雄小는 털이 없고 길이는 3cm로서 10월에 익는다.

약효와 사용 방법

- 사마귀 – 생잎의 즙을 환부에 바른다.
- 화상 – 건조한 잎이나 가지를 달인 즙으로 씻는다.

- 이뇨 – 건조한 잎 하루 양 3~5g을 물 400~600cc에 넣고 1/2 양이 될 때까지 달여 복용.
- 양모료 – 건조한 잎, 가지 5g을 물 400cc로 달인 즙으로 모발을 씻는다.

후피향나무

생태

제주도에서 자라는 상록교목으로서 작은 가지에 털이 없다. 잎은 호생하지만 가지 끝에서는 총생叢生하며 길이는 3~7cm, 나비는 1.5~2.5cm로서 양면에 털이 없고 표면은 짙은 녹색이며 윤기가 있고 뒷면은 황록색이며 가장자리에 톱니가 없고 엽병은 길이가 2~8mm로서 붉은 빛이 돈다.

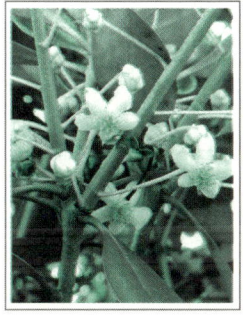

꽃은 양성으로서 7월에 피며 지름은 2cm 정도이고 황백색이며 엽액葉腋에서 밑으로 처지고 꽃받침잎은 길이가 3~4mm이고 꽃잎은 길이가 5~8mm이다. 수술은 많으며 자방은 털이 없고 2실이며 2개의 암술머리가 있다. 열매는 둥글고 길이는 1.2~1.5cm로서 10월에 익으며 과피는 적색이고 상반부가 불규칙하게 갈라지며 홍색 종자가 5개씩 들어 있다. 수피는 차갈색 염료로 사용하고 목재는 가구재로 사용하며 나무는 정원수로 심는다.

약효와 사용 방법

- 치질 – 건조한 잎 1회 양 5~10g을 물 600cc의 1/3의 양이 되도록 달여, 이 달인 즙으로 환부를 닦는다.
- 식중독 – 건조한 나무껍질 1회 양 3~6g을 물 400cc로 1/2 양이 되도록 달여 복용한다.

은행나무

생태

높이가 60m 이상, 지름이 4m에 달하는 낙엽교목으로서 잎은 호생互生하지만 짧은 가지에서는 총생叢生한 것처럼 보이고 부채 모양이며 맥이 우상羽狀으로 갈라진다. 긴 가지의 잎은 깊이 갈라지고 짧은 가지의 잎은 가장자리가 밋밋한 것이 많다.

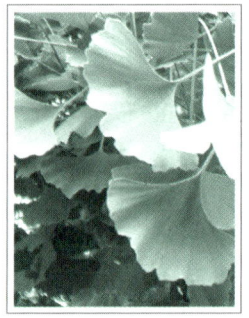

꽃은 짧은 가지에 달리며 2가화로서 5월에 잎과 같이 핀다. 수꽃은 1~5개의 꼬리 화서花序에 달리고 화서축花序軸은 길이가 3~4cm이며 암꽃은 1가지에 6~7개씩 달리고 길이 2cm의 화경花梗에 각각 2개씩 배주胚珠가 달리지만 그 중 1개만이 10월에 익는다. 열매의 황색 종의는 악취가 나며 빨리 썩고 종자는 2~3개의 능선稜腺이 있고 길이는 1.5~2.5cm이며 겉이 백색이기 때문에 백과라고도 한다. 배유胚乳는 황록색이고 식용으로 한다. 공원수나 가로수로 많이 심으며 사원의 뜰에도 많이 심고 재목은 귀중한 가구재로 쓰인다. 황색 열매의 겉모양이 살구와 비슷하기 때문에 은행나무라고 한다.

약효와 사용 방법

- 진해鎭咳 – 속씨껍질의 가운데 종인種仁을 1회 양에 5~10g 끓여서 먹으면 좋다.

쥐똥나무

생태

낙엽수목으로서 가지가 가늘고 잔털이 있으나 2년지에서는 없어지며 암백색이고 많이 갈라진다. 잎은 대생對生하며 길이는 2~7cm, 나비는 7~25mm로서 뒷면 맥 위에 털이 있으며 톱니가 없고 엽병은 길이가 1~2mm이다.

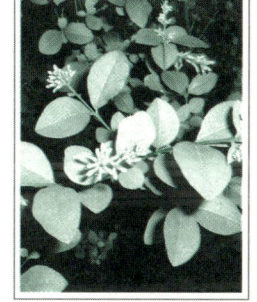

꽃은 5~6월에 피며 가지 끝에 달리는 총상總狀은 길이가 2~3cm이고 많은 꽃이 달리며 잔털이 많다. 꽃받침은 녹색으로서 4개의 톱니와 잔털이 있고 화관은 길이가 7~10mm로서 백색이고 4개로 갈라진다. 수술은 2개로서 화통花筒에 달리고 암술대는 길이가 3~4.5mm이며 열매는 길이가 7~8mm로서 10월에 흑색으로 익는다. 2년지에는 털이 있고 잎이 긴 타원형 또는 도란형이며 어릴 때 표면에 털이 있고 뒷면 맥 위에 융모絨毛가 있는 것을 털쥐똥나무라고 한다.

약효와 사용 방법

- 사마귀 제거 - 사마귀의 근원을 견사絹絲로 감아서 녹인 백랍을 바른다. 1회로 효과가 없을 때에는 반복해서 한다. 그러나 납을 강장이나 이뇨에 이용한다는 것은 의문이다.

석창포

생태

냇가에서 자라는 다년초로서 근경은 옆으로 벋으며 마디가 많고 밑부분에서 수염뿌리가 돋는다. 땅 속에 들어간 근경은 마디 사이가 길며 백색이지만 지상으로 나온 것은 마디 사이가 짧고 녹색이 돈다. 잎은 근경 끝에서 총생叢生하며 길이는 30~50cm, 나비는 2~8mm로서 중근中芹이 없고 밋밋하다.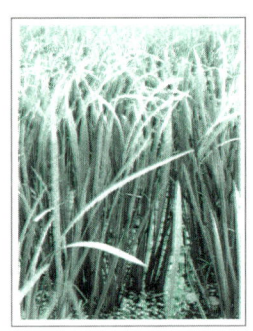
화경은 잎과 비슷하고 길이는 10~30cm, 나비는 3~5mm로서 수상화서穗狀花序는 6~7월에 화경 옆에 달리고 길이는 5~10m, 지름은 3~4mm이며, 연한 황색꽃이 화축면花軸面에서 밀생한다. 삭과는 녹색이고 밑부분에 화피열편이 붙어 있으며 종자 밑부분에 털이 많다. 근경을 진통, 진정 및 건위제로 사용하고 목욕탕에서도 사용한다.

약효와 사용 방법

- 건위 · 진통 · 복통 - 하루 양 5~10g을 달여 1일 3회 나누어 복용한다.

- 귀가 아플 때 – 분말로 해서 프라이팬에 넣어 뜨거울 때 삼베천으로 싸서 아픈 곳에 대어 온엄법溫奄法:따뜻하게 찜질하여 염증을 치료을 쓴다.

민들레

생태

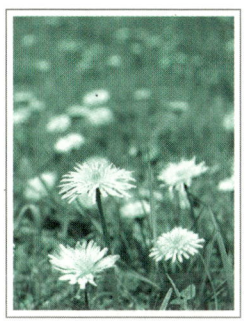

음지에서 자라는 다년초로서 원줄기가 없고 잎이 총생叢生하여 옆으로 퍼진다. 잎은 길이가 20~30cm, 나비는 2.5~5cm로서 무잎처럼 깊게 갈라지고 열편裂片은 6~8쌍으로서 털이 약간 있으며 가장자리에 톱니가 있다. 꽃은 4~5월에 피고 잎과 길이가 거의 비슷한 화경花梗이 나와서 그 끝에 1개의 꽃이 달리며 백색 털로 덮여 있지만 점차 없어지고 바로 꽃 밑에만 밀모密毛가 남는다. 총포總苞는 꽃이 필 때는 길이가 15~16mm이지만 17~20mm로 자라며 지름은 25~27mm이다. 화관은 황색으로서 가장자리의 것은 길이가 15~17.5mm, 나비는 2~2.5mm이다. 수과瘦果는 갈색이 돌고 긴 타원형이며 윗부분에 뾰족한 돌기가 있고 표면에 6줄의 홈이 있으며 뿌리는 길이가 7~8.5mm이고 관모는 길이가 6~7mm로서 연한 백색이다. 어린 잎을 나물로 하며 뿌리는 약용으로 한다.

약효와 사용 방법

- 건위 – 건조한 뿌리 5~10g을 하루 양으로 해서 200cc의 물에 달여 복용한다. 위통·소화촉진에 좋다.
- 유방의 부기부을 때 – 뿌리 5g, 인동덩굴을 건조시킨 꽃 5g을 200cc의 물로 달여 마신다. 단독으로는 효과가 없다.

등나무

생태

야생상태인 것도 있으나 집 근처에서 흔히 자라는 낙엽만경식물落葉蔓莖植物로서 길이가 10m에 달하며 작은 가지는 밤색 또는 암색의 얇은 막으로 덮여 있다. 잎은 호생하고 양면에 털이 있으나 점차 없어지며 소엽병은 길이가 4~5mm로서 털이 있다.

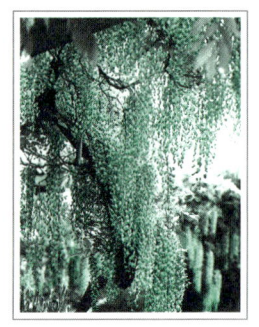

총상화서總狀花序는 보통 가지 끝에 달리지만 액생腋生하는 것도 있고 길이가 30~40cm로서 많은 꽃이 달리며 꽃은 5월에 잎과 같이 피고 지름은 2cm로서 연한 자주색이며 소화경小花梗은 길이가 12~25mm이고 잔털이 있다. 꽃받침 잎은 털이 있으며 기판旗瓣은 둥글고 미요두微凹頭로서 연한 자주색이지만 기부基部가 황록색이며 익판翼瓣 및 용골판龍骨瓣은 자주색이다. 꼬투리는 길이가 10~15cm로서 털이 있고 기부로 갈수록 좁아지며 열매는 9월에 익는다. 백색 꽃이 피는 것을 흰등이라고 한다.

약효와 사용 방법

- 설사제 – 1회 양 종자 1~3g을 물 300cc에서 반 정도의 양까지 되도록 달여서 공복 시에 복용한다.
- 암 치료 – 나무의 가시를 잘게 갈아 분말로 한 것을 이용한다. 하루 양 10g을 2~3회에 걸쳐 물로 복용한다.

붓꽃

생태

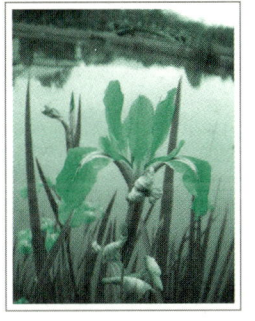

높이가 60cm에 달하는 다년초로서 근경은 옆으로 벋으면서 새싹이 나오며 잔 뿌리가 많이 내린다. 원줄기는 총생叢生하고 밑부분에 적갈색 섬유纖維가 있다. 잎은 곧추서며 길이는 30~50cm, 나비는 5~10mm로서 융기한 맥이 없고 밑부분이 엽소같으며 붉은 빛이 도는 것도 있다. 꽃은 5~6월에 피고 지름은 8cm로서 자주색이며 화경 끝에 2~3개씩 달리고 잎 같은 포苞가 있으며 녹색이며 뾰족하다. 소포小苞는 포보다 긴 것도 있고 소화경小花梗은 길이가 2~4cm로서 소포보다는 짧지만 자방보다는 길다. 수술은 3개이고 꽃밥은 흑자색으로서 밖을 향하며 암술대의 가지가 다시 2개로 갈라지고 열편裂片이 다시 잘게 갈라진다. 삭과는 대가 있으며 길이 3.5~4.5cm로서 3개의 능선稜線이 있고 종자는 갈색이고 삭과 끝이 터지면서 나온다. 민간에서는 근경을 개선疥癬 등의 피부병에 사용한다.

약효와 사용 방법

- 식중독 – 먹은 것을 토하게 하는데, 분말을 1회 양으로 성인 1~4g, 물로 마신다.
- 설사제 – 공복 시에 분말로 성인은 1회 양 4g을 물로 마신다.

칠엽수

생태

일본이 원산지인 낙엽교목으로서 높이가 30m에 달하고 경기도 이남에서 관상용으로 심고 있다. 잎의 표면에는 털이 없고 뒷면에 적갈색의 부드러운 털이 있으며 가장자리에 복둔치複鈍齒가 있다. 원추화서圓錐花序는 가지 끝에 달리고 길이는 15~25cm, 지름은 6~10cm로서 짧게 퍼진 털이 있으며 꽃은 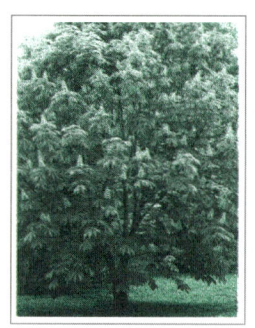 잡성雜性으로서 6월에 피고 수꽃에 7개의 수술과 1개의 퇴화된 암술이 있으며 양성화는 7개의 수술과 1개의 암술이 있다. 꽃받침은 불규칙하게 5개로 갈라지고 꽃잎은 4개로 갈라진다.

약효와 사용 방법

- 기생성 피부병·백선 등 – 새싹에 나오는 점액을 바른다. 또 종자를 부순 것과 당약當藥을 똑같이 나눈 양을 진하게 달여, 그 달인 즙으로 환부를 닦는다.
- 하리이질를 멎게 할 때 – 나무껍질 10~15g을 하루 양으로 해서

물 300cc로 반량이 될 때까지 달여서 복용한다.
- 동상 – 종자를 분말로 한 것을 물로 개어 환부에 바른다.

백목련

생태

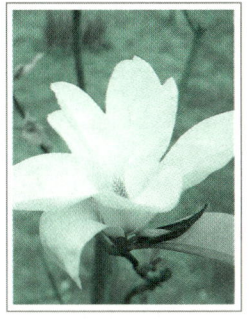

중국이 원산지인 낙엽교목으로서 관상용으로 심고 있으며 줄기는 곧고 높이가 15m에 달하며 어린 가지와 동아冬芽에 털이 있다. 잎은 호생하고 길이는 10~15cm로서 끝이 뾰족해지고 표면에 털이 약간 있고 뒷면은 연한 녹색이며 엽맥에 털이 약간 있다. 이른 봄에 가지 끝에서 큰 백색꽃이 피고 꽃은 지름이 12~15cm로서 향기가 강하다. 3개의 꽃받침 열편과 6개의 꽃잎은 모양이 서로 비슷하며 도량형에 가깝고 약간 육질이다. 열매는 길이가 8~12cm로서 갈색이 돈다. 이와 비슷하지만 꽃잎의 겉이 연한 홍자색이고 안쪽이 백색인 것을 자주목련이라고 한다.

약효와 사용 방법

- 축농증 · 비염 – 갈근탕시중에서 판매하는 것을 달여서 사용하는 것을 구입, 농축액제, 분말제, 정제가 아닌 것이 좋다에 잘 건조한 꽃봉오리를 하루 분으로 5~10g을 넣어 달여 복용한다.

아카시아

생태

북아메리카가 원산지인 낙엽교목으로서 높이가 25m에 달하며 수피는 황갈색이고 세로로 갈라지며 작은 가지는 털이 거의 없고 탁엽托葉이 변한 가시가 있다. 잎은 호생하며 양면에 털이 없으나 어릴 때 뒷면에 털이 약간 있는 것도 있으며 가장자리가 밋밋하나. 총상화서總狀花序는 어린 가지의 엽액葉腋에서 나오고 길이는 10~20cm이며 꽃은 5~6월에 피고 백색이지만 기부基部에 누런 빛이 돌며 길이는 15~20mm로서 향기가 강하다. 꽃받침은 얕게 5개로 갈라지고 기판旗瓣은 뒤로 젖혀지며 백색이지만 기부가 황색이고 열매는 넓은 선형이며 길이는 5~10cm로서 편평하고 털이 없으며 9월에 익고 5~10개의 종자가 들어 있다. 종자는 길이가 5mm로서 편평하고 흑갈색이다. 가지에 가시가 없고 꽃이 피지 않으며 수관이 둥근 것을 민둥아카시나무라고 하며 정원수로 심고 있다.

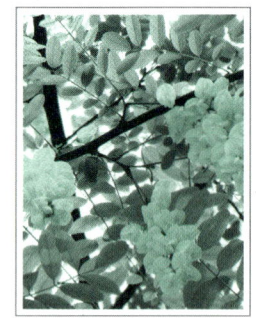

약효와 사용 방법

- 이뇨 – 잎을 쪄서 불 위에 쬐어 비비면서 건조한다. 차 대신으로 마신다. 나무껍질은 하루 양 5~10g을 물 600cc에 1/2의 양이 되도록 달여 복용. 화수花穗도 하루 양 10g을 똑같은 방법으로 달여서 복용한다.
- 지혈 – 생잎을 비벼서 낸 즙을 바른다.

상수리나무

생태

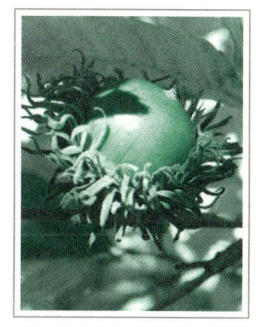

평안도 및 함남 이남에서 자라는 낙엽교목으로서 높이가 20~25m, 지름은 1m이며 수피는 흑암색이고 갈라지며 작은 가지에 잔털이 있으나 없어진다. 잎은 길이가 10~20cm로서 예리한 톱니와 12~16쌍의 측맥이 있으며 표면은 털이 없고 윤기가 있으며 뒷면은 다세포의 단모單毛가 있고 엽병은 길이가 1~3cm로서 털이 없다. 잎이 밤나무의 잎과 비슷하지만 톱니 끝에 엽록체가 없는 것이 다르다. 꽃은 일가화로서 5월에 피며 웅화서雄花序는 새 가지 밑부분의 엽액葉腋에서 처지고 자화서雌花序는 윗부분의 엽액에서 곧추나와 1~3개의 암꽃이 달린다. 수꽃은 5개로 갈라진 화피열편花被裂片과 8개 정도의 수술로 되며 암꽃은 총포總苞로 싸이고 3개의 암술대가 있다. 열매는 다음 해 10월에 익으며 포린苞鱗은 젖혀진다. 견과堅果는 둥글고 지름은 2cm 정도로서 식용 및 약용으로 하거나 사료로 이용하며 좋은 목재를 생산하고 탄재炭材로도 좋다.

약효와 사용 방법

- 타박 – 달인 즙으로 닦는다. 또 타박의 치료에 가장 간단하고 효과가 뛰어난 한방 처방으로서 박속·천궁·천골·계지 각 3g, 감초 1.5g 정자, 대황 각 1g, 이상 하루 양을 물 400cc에 달여 식전 3회 복용하여 타박을 치료하는 약이다.

고추나무

생태

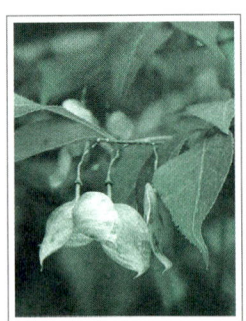

산골짜기에서 흔히 자라는 낙엽수목 또는 소교목으로서 높이는 3~5m이고 가지는 둥글며 암갈색이고 어린 가지에 털이 없다. 잎은 대생對生하며 소엽은 3개이고 측소엽은 소엽병이 없으며 정소엽은 밑부분이 소엽병으로 흐르고 양끝이 좁고 표면은 털이 없으나 뒷면은 맥 위에 털이 있으며 가장자리에 잔 톱니가 있고 엽병은 길이가 2~3cm이다.
꽃은 5~6월에 피고 백색이며 소화경小花梗은 길이가 8~12mm이다. 꽃받침잎, 꽃잎 및 수술은 각각 5개이고 1개의 암술은 윗부분에서 2개로 갈라지며 각각 1개의 암술대가 있다. 삭과는 고무베개처럼 부풀은 반원형으로서 윗부분이 2개로 갈라지고 길이는 1.5~2.5cm로서 9~10월에 익고 2실 자방에 각각 1~2개의 종자가 들어 있다. 종자는 황색이고 윤기가 있고 길이는 5mm 정도이다.

약효와 사용 방법

- 하리이질 - 하루 양으로 건조한 열매 5~10g을 물 400~600cc로 1/2의 양이 되도록 달여 복용한다.
- 소염 - 타박상일 때 달인 즙으로 환부를 습포濕布한다.

기린초

생태

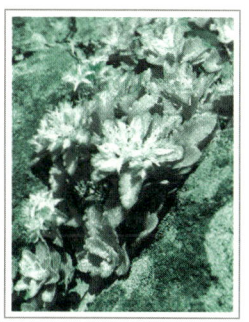

좁은 잎 기린초와 비슷하지만 원줄기가 한 군데에서 많이 나오고 잎이 짧으며 넓은 것이 다르다. 산지의 바위 곁에 붙어서 자라고 높이는 5~30cm로서 뿌리가 굵으면 잎은 호생하고 끝이 둥글고 밑부분이 점차 좁아져서 원줄기에 직접 달리며 길이는 2~4cm, 나비는 1~2cm로서 양면에 털이 없고 가장자리에 약간 둔한 톱니가 있다. 꽃은 6~7월에 피며 5수이고 원줄기 끝에 많은 꽃이 달리며 수술은 10개이다. 꽃받침은 녹색이며 꽃잎의 길이는 5mm 정도로서 황색이다. 연한 순을 나물로 한다.

약효와 사용 방법

- 벌레에 물렸을 때, 작은 찰과상 − 생잎을 물로 씻어, 갈아 으깨어 그 잎즙을 환부에 바른다.

소엽맥문동

생태

산지의 나무 그늘에서 자라는 다년초로서 근경이 옆으로 뻗으면서 새순이 나오고 수염뿌리 끝이 땅콩처럼 굵어지는 것도 있다. 잎은 밑부분에서 총생叢生하며 길이는 10~30cm, 나비는 2~4mm로서 끝이 둔하다. 화서花序는 길이가 1~3cm로서 10개 정도의 꽃이 달리고 소화경小花梗은 길이가 2~6mm로서 중앙 또는 꽃 밑에 관절이 있다. 꽃잎과 수술은 각각 6개이고 자방은 중위로서 3개로 갈라진 암술대가 있고, 노출된 열매는 겉은 하늘색이며 둥글다. 괴근塊根을 맥문동과 더불어 약용으로 한다.

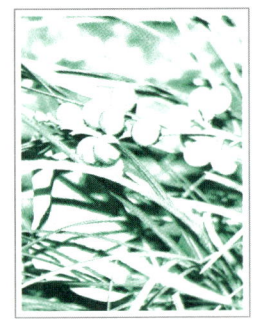

약효와 사용 방법

- 자양·강장 – 건조한 뿌리맥문동 5~10g에 벌꿀 5~10g을 넣어 달여 복용한다.
- 기침에 – 맥문동 10g, 반하, 멥쌀 각 5g, 인삼, 감초 각 2g, 대조大棗 3g을 합하여 섞어 달여서 복용하면 좋다.

황매화나무

생태

중부 이남의 습윤지에서 잘 자라지만 그늘에는 약하며 흔히 관상용으로 심고 있는 낙엽수목으로서 높이가 2m에 달하고 총생叢生하며 가지는 녹색이고 털이 없다.
잎은 호생하며 길이는 3~7cm, 나비는 2~3.5cm로서 결각상缺刻狀의 복거치複鋸齒가 있으며 표면은 털이 없고 잎맥이 오목하

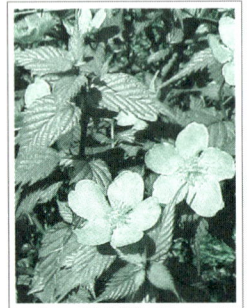

게 들어가며 뒷면은 맥이 돌출하고 맥 위에 털이 있다. 엽병은 길이가 5~15mm이며 탁엽托葉은 좁고 길며 일찍 떨어진다. 꽃은 완전화로서 지름은 3~4cm이고 황색이며 측지側枝 끝에서 잎과 같이 피고 소화경小花梗은 길이가 2cm에 달한다. 꽃받침잎은 털이 없으며 잔 톱니가 있고 꽃잎은 5개이고 수술은 많으며 암술대와 길이가 비슷하다. 심피心皮는 5개이고 열매는 남아 있는 꽃받침 안에서 9월경에 흑갈색으로 익는다. 꽃잎이 많은 것을 죽단화라고 한다.

약효와 사용 방법

- 지혈 – 찰과상 등의 지혈에 건조한 꽃을 비벼 문질러서 환부에 직접 붙인다. 또 건조한 꽃을 비벼서 이 1/3 양의 차를 달인 것을 넣어 달인 즙을 차갑게 해서 환부를 닦는다.

백작약

생태

산지에서 자라는 다년초로서 높이가 40~50cm이고 밑부분이 비늘 같은 잎으로 싸여 있으며 뿌리는 육질이고 굵다. 잎은 3~4개가 호생하고 엽병이 길고 3개씩 2회 갈라지며 소엽은 양끝이 좁으며 길이는 5~12cm, 나비는 3~7cm로서 가장자리가 밋밋하고 뒷면은 흰빛이 돌며 털이 없다. 꽃은 6월에 피고 지름은 4~5cm로서 백색이며 꽃잎은 5~7개로서 도란형이고 수술은 많으며 꽃밥은 길이가 5~7mm이다. 자방은 3~4개이고 암술대는 뒤로 젖혀지며 골돌骨葖은 벌어지면 안쪽이 붉어지고 가장자리에 자라지 못한 적색 종자와 익은 흑색 종자가 달린다. 뿌리를 진통·진경 및 부인병에 사용한다. 잎뒷면에 털이 있는 것을 털백작약, 잎 뒷면에 털이 있고 암술대가 길게 자라서 뒤로 말리며 꽃이 적색인 것을 산작약이라고 하며, 이중에서 잎 뒷면에 털이 없는 것을 민산작약이라고 한다.

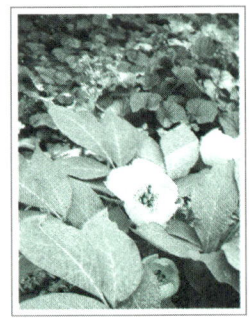

약효와 사용 방법

- 진통 – 복통이 있을 때에 1회 양 5g을 물 400cc로 1/2의 양이 되도록 달여 복용한다.

좀현호색

생태

제주도의 산골에서 자라는 다년초로서 괴경塊莖은 묵은 괴경 위에서 새로 생기며 지름은 1cm 정도이고 5~6개의 원줄기와 잎이 나와 비스듬히 자라다가 곧추서서 높이가 10cm에 달하지만 전체는 길이는 10~30cm이다. 괴경에서 나오는 잎은 3개씩 2~3회 갈라지고 엽병이 길다. 소엽은 보통 2~3개로 깊게 갈라지며 열편裂片은 길이가 1~2cm, 나비는 3~7mm로서 분백색이 도는 녹색이며 원줄기에 잎이 2개씩 달리고 엽병이 짧으며 3개씩 2회 갈라진다. 꽃은 5월에 피고 길이는 15~22mm로서 홍자

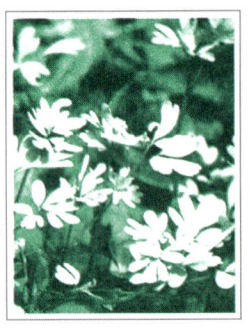

색이며 원줄기 끝에 총상總狀으로 달리고 한 쪽이 넓은 순형脣形으로 벌어지며 다른 한 쪽에 거距가 있다. 포苞는 뾰족하며 갈라지지 않고 소화경小花梗은 길이가 5~10mm이며 수술은 6개가 양체로 갈라진다. 삭과는 길이가15~22mm, 지름은 1.5mm 정도로서 약간 염주형이며 종자는 흑갈색이고 지름은 1.2mm 정도로서 겉에 잔 돌기가 있다. 괴경을 복통·두통·월경통에 사용한다.

약효와 사용 방법

- 월경통·복통 등의 진통 – 하루 양 2~5g을 물 400cc의 1/2 양이 되도록 달여 1회에 복용.

벗나무

생태

높이가 20m에 달하는 낙엽교목으로서 수피가 옆으로 벗겨지며 암자갈색이고 소지에 털이 없다. 꽃은 4~5월에 피고 연한 홍색 또는 거의 백색이며 산방화서 또는 산형화서에 2~5개씩 달리고 소화경小花梗에 털이 없으며 화축花軸에 포苞가 있고 꽃받침통은 털이 없으며 열편裂片은 난형이고 암술대에 털이 없으며 열매는 둥글고 6~7월에 적색에서 흑색으로 익는다. 잎이 피침형인 것을 가는잎벗나무, 엽병과 화경花梗에 잔털이 있으며 화경의 길이가 2~3cm인 것을 사옥·화경·소화경·잎 뒷면 및 엽병

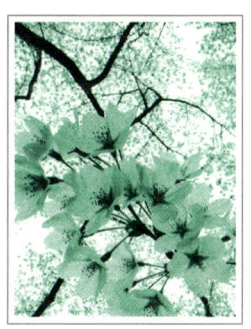

에 털이 있는 것을 잔털벚나무, 엽병과 잎 뒷면 중근中筋에 융모絨毛
가 밀생하고 화경에도 털이 많은 것을 털벚나무라 한다.

약효와 사용 방법
- 기침 – 나무껍질을 하루 양 3~5g을 달여 복용한다.
- 종기·부스럼 – 위와 같이 달여 복용한다. 또 달인 즙으로 환부를 씻는다.

동백나무

생태

높이가 7m에 달하는 상록소교목으로서 기부基部에서 갈라져 관목상으로 되는 것이 많으며 수피는 회갈색이고 평활하며 작은 가지는 갈색이다. 잎은 호생互生하고 타원형 또는 긴 타원형이며 점첨두漸尖頭이고 넓은 예저銳底이며 피상疲狀에 잔 톱니가 있고 길이는 5~12cm, 나비는 3~7cm로서 표면은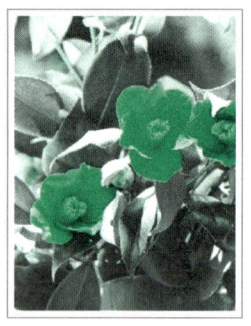
짙은 녹색이며 윤기가 있고, 뒷면은 황록색이며 엽병葉柄은 길이가 2~15mm로서 털이 없다.

꽃은 적색이고 1개씩 액생腋生 또는 정생頂生하며 화경花梗이 없고 반 정도 벌어지며 소포小苞는 둥글고 겉에 짧은 백색 털이 있다. 꽃받침잎은 5개이며 길이는 1~2cm로서 난상원형卵狀圓形이고 꽃잎은 5~7개가 밑에서 합쳐지며 길이가 3~5cm로서 수술과도 합쳐지고 수술은 많으며 수술대가 백색, 꽃밥이 황색이고 자방에 털이 없으며 암술대가 3개로 갈라진다. 삭과는 둥글고 지름은 3~4cm로서 3실이며 암갈색 종자가 들어 있다. 꽃잎이 거의 수평으로 퍼지는 것을 뜰동백, 백색꽃이 피는 것을 흰동백, 어린 가지와 잎 뒷면 맥 위 및 자방에 털이 있는 것을 애기동백이라고 한다.

약효와 사용 방법

- 장출혈 – 구급약으로서 건조한 5~10g을 200cc의 물에 담가 달여 2~3회에 마신다. 나중에 곧 의사에게 갈 것.
- 자양·강장 – 건조한 꽃을 잘게 썬 것을 찻숟가락으로 가볍게 한 숟가락을 떠서 뜨거운 물을 붓고 설탕의 적량을 넣어 건강차로 마신다. 미량이지만 꽃에 함유된 당류에 자양·강장의 효과가 있는 것 외에 배변을 조절하는 작용도 있다. 상용常用하면 미용상에도 좋다.

뱀딸기

생태

햇볕이 잘 쬐는 곳에서 자라는 다년초로서 줄기는 긴 털이 있고 꽃이 필 때는 작으나 열매가 익을 무렵에는 마디에서 뿌리가 내려 길게 벋는다. 잎은 호생하며 3출엽이고 길이는 2~3.5cm, 나비는 1~3cm로서 표면은 털이 그리 없으나 뒷면은 잎맥을 따라 긴 털이 있다. 탁엽托葉은 길이가 7mm 정도로서 가장자리가 밋밋하다.
꽃은 4~5월에 피고 황색이다. 꽃잎은 끝이 약간 파진 도이각형으로서 길이는 5~10mm이며 열매는 둥글고 지름은 10mm 정도로서 연한 홍백색 바탕에 붉은 빛이 도는 수과瘦果가 점처럼 흩어져 있다. 열매를 어린이들이 먹는다.

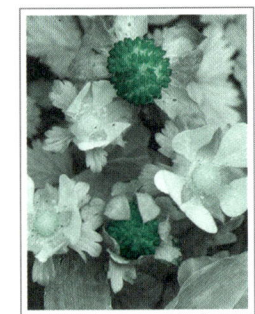

약효와 사용 방법

- 해열 · 통경通經 — 전초全草 건조한 것을 하루 양 5~15g으로 물 400cc에 반 정도 양이 되도록 달여 복용한다.
- 치질 — 위와 같은 분량을 300cc의 물로 1/3의 양이 되도록 달여 즙으로 환부를 닦는다.

연령초

생태

연령초과의 다년생 풀. 산골, 축축한 응달에 남. 3개의 광란형 잎이 줄기 끝에 윤생輪生한다. 자줏빛 꽃이 핀다. 뿌리줄기는 통통하고 줄기는 직립해서 약 30cm의 크기이다. 개화기는 4~5월. 3cm 정도의 꽃자루 끝에 약간 옆으로 향한 자갈색의 꽃 하나를 피운다. 열매는 동그란 모양의 액과液果로서 자흑색으로 익는다. 아직 정확히 조사 발표된 것은 없지만 하얀꽃 연령꽃과 함께 뿌리줄기에 엑디스테론이 함유되어 있다고 한다.

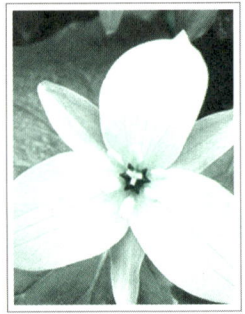

약효와 사용 방법

- 위장약 – 잘게 썰어서 건조한 뿌리줄기를 1회 양 2~4g으로 해서 400cc의 물로 1/2~1/3의 양이 될 때까지 달여서 한 번에 복용한다.
- 생식生食 – 성숙한 열매에는 단맛이 있다.

복숭아

생태

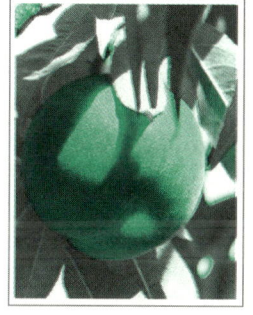

과수로 재배하는 낙엽소교목으로서 높이가 6m에 달하고 작은 가지에 털이 없으며 동아冬芽에 털이 있다. 엽병은 길이가 1~1.5cm로서 밀선蜜腺이 있으며 처음에는 털이 있다. 꽃은 4~5월에 잎보다 먼저 피고 지름은 3cm로서 연한 홍색이며 1~2개씩 달리고 화경花梗이 짧다. 꽃받침잎은 털이 많으며 꽃잎은 수평으로 퍼지고 5개이며 수술은 많고 자방은 털이 밀생한다. 핵과核果는 지름이 5cm로 털이 많고 8~9월에 익으며 핵은 과육으로부터 잘 떨어지지 않는다. 백도는 백색꽃이 피며, 만첩백도는 전자의 만첩이고, 만첩홍도는 적색꽃이 피며, 바래복사는 붉은 빛이 돌지만 백색 비슷한 꽃이 피고, 감복사는 감처럼 편평하며, 숭도는 열매에 털이 없고, 용인복사는 핵이 잘 떨어지며 밑부분이 들어가고 끝이 뾰족하며 둥글다.

약효와 사용 방법

- 산전 산후產前産後 · 피의 순환 · 월경불순 완하제緩下劑 - 배설을 원활하게 도와준다. 백도화白桃花나 보통의 복숭아꽃의 봉오리를 건조한 것을 1회 2~3g을 달여 복용한다. 도인桃仁을 하루 양 3~5g을 달여 마신다.
- 땀띠 - 신선한 잎을 뜯어 내어 물로 씻어 약 500g을 욕조에 넣어 전신을 담근다.

녹나무

생태

제주도에서 자라는 상록교목으로서 높이 20m, 지름 2m에 달하고 소지는 황록색이며 윤기가 있고 털이 없다. 잎은 호생互生하며 난형 또는 난상타원형卵狀楕圓形이고 첨두尖頭 예저銳底이며 길이는 6~10cm, 나비는 3~6cm로서 양면에 털이 없고 가장자리에 파상波狀의 톱니가 있으며 뒷면은 회록색 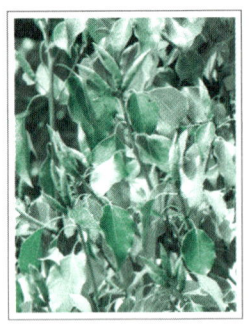 이지만, 어린 잎은 붉은 빛이 돌고 엽병葉柄은 길이가 1.5~2.5cm로서 털이 없다. 꽃은 양성으로서 5월에 피며 백색에서 황색으로 되고 새 가지의 엽액葉腋에서 나오는 원추화서圓錐花序에 달리며 화피열편花被裂片은 3개씩 2줄로 배열되고 4줄로 배열된 12개의 수술과 1개의 암술이 있으며 안쪽의 수술은 꽃밥이 없다. 열매는 둥글고 지름은 8mm로서 10월에 자흑색으로 익는다. 한때 지엽枝葉과 뿌리로 장뇌를 만들었으며 목재는 건축재 또는 가구재로 사용한다.

약효와 사용 방법

• 타박상 – 장뇌樟腦를 구해서 분말로 하여, 황백말黃柏末에 2%의 비율로 넣어 계란 흰자위로 개어 아픈 부분에 두껍게 바른다.

소태나무

생태

산지에서 자라는 낙엽소교목이지만 흔히 관목상灌木狀으로서 수피가 오랫동안 갈라지지 않고 작은 가지는 털이 없으며 적갈색 껍질에 황색 피목이 산생한다. 잎은 호생하고 기수 1회 우상奇數1回羽狀 복엽이며 소엽은 9~15개이고 길이는 4~10cm, 나비는 1.5~3cm 로서 표면에 털이 없고 윤기가 있으며 뒷면 맥 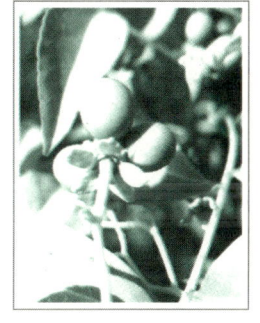 위에 털이 있거나 없고 가장자리에 파상波狀의 톱니가 있다.
꽃은 이가화로서 6월에 피며 지름은 4~7mm로서 녹색이 돌고 지름이 8~15cm의 산방화서繖房花序에 달린다. 4~5개의 꽃잎과 수술이 있으며 합생하는 암술대가 갈라진 자방 밑에 달리고 암술머리가 4개로 갈라진다. 열매는 길이가 6~7mm로서 9월에 적색으로 익고 밑부분에 꽃받침이 달려 있으며 잎은 가을에 황색으로 된다. 수피에 quassin이 들어 있어 매우 쓰며 구충 및 건위제로 사용하거나 섬유 재료로 사용한다.

약효와 사용 방법

- 건위제 – 쓴맛이 강하기 때문에 분말 1회 양 0.2g을 그대로 복용한다. 분말로 먹기 어려울 때는, 하루 양 5~10g을 200~300cc의 물에 1/3의 양이 되도록 달여 식전 30분에 복용한다.

자목련

생태

중국에서 100여 년 전에 들어온 낙엽교목으로서 각지에서 관상용으로 심고 있으며 부산 범어사梵魚寺의 것이 가장 오래 된 것이라고 생각된다. 높이가 15m에 달하고 가지가 많이 갈라진다. 꽃은 4~5월에 잎보다 먼저 피며 암자색이고 꽃받침열편은 피침형이며 길이는 3cm, 나비는 7~8mm로서 기부基部

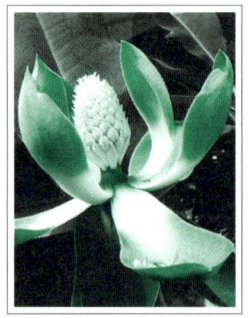

가 뒤로 젖혀지고 윗부분이 안으로 꼬부라진다. 꽃잎은 6개이며 겉은 짙은 자주색이고 안쪽은 연한 자주색이며 길이는 10cm, 나비는 3~4cm이다. 열매는 난상卵狀 타원형이고 갈색이며 익으면 백색실 같은 종병에 매달린 종자가 나온다.

약효와 사용 방법

- 축농증 · 비염 – 목련과 같은 방법으로 신이辛夷 15g, 창이자蒼耳子 9g, 백지白芷 30g, 박하잎 15g을 고운 분말로 해서 1회 6g씩, 매 식후에 복용한다.

괭이밥

생태

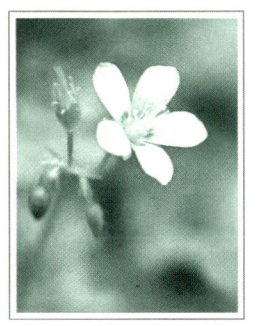

각처의 빈 터에서 흔히 자라는 다년초로서 원뿌리가 깊이 땅 속으로 들어가고 그 위에서 많은 대가 나와 옆으로 또는 위를 향해 비스듬히 자라며 가지가 많이 갈라지고 길이는 10~30cm이다. 잎은 호생하며 긴 엽병 끝에 3개의 소엽이 옆으로 퍼져 있으나 광선이 없을 때는 오므라든다.

소엽은 길이와 나비가 각각 1~2.5cm로서 가장자리와 뒷면에 원줄기와 더불어 털이 약간 있다. 봄부터 가을까지 엽액葉腋에서 긴 화경花梗이 곧추나와 그 끝에 1~8개의 꽃이 달리며 지름은 8mm 정도로서 황색이고 5개의 꽃받침 잎과 꽃잎 및 10개의 수술이 있다. 삭과는 길이가 15~25mm로서 많은 종자가 들어 있고 종자는 렌즈 모양이며 양쪽에 옆으로 주름살이 진다. 식물체는 신맛이 있고 그대로 먹을 수 있다.

약효와 사용 방법

- 기생성 피부염 – 생전초全草를 따내어 줄기 잎을 짜낸 즙을 만들어 골고루 바른다.

찔레나무

생태

산야에서 자라는 낙엽관목으로서 높이가 2m에 달하며 가지 끝이 밑으로 처지고 어린 가지에 털이 있는 것도 있다. 잎은 호생互生하며 우상복엽羽狀複葉이고 소엽은 5~9개이며 타원형 또는 도란형이고 양 끝이 좁으며 길이는 2~3cm로서 표면에 털이 없고 뒷면에 잔털이 있으며 가장자리에 잔 톱니가 있다. 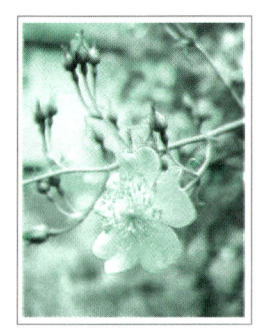 탁엽托葉은 빗살 같은 톱니가 있고 하반부가 엽병葉柄으로 합쳐진다. 원추화서圓錐花序는 새 가지 끝에 달리며 꽃은 5월에 피고 지름은 2cm 정도로서 백색 또는 연한 홍색이며 소화경小花梗에 털이 없거나 선모腺毛가 약간 있고 꽃받침잎은 피침형으로서 뒤로 젖혀지며 안쪽에 융모絨毛가 있다. 꽃잎은 도란형이고 미요두微凹頭이며 향기가 있고 열매는 둥글며 지름은 8mm 정도로서 9월경에 적색으로 익는다. 수과瘦果는 길이가 3mm 정도로서 백색이고 털이 있다. 잎과 화서花序에 선모가 많은 것을 털찔레, 소엽의 길이가 1~2cm이고 꽃이 작은 것을 좀찔레, 탁엽의 가장자리가 거의 밋밋하고 암술대에 털이 있는 것을 제주찔레, 전자와 비슷하지만 꽃이 적색이고 탁엽에 톱니가 있는 것을 국경찔레라고 한다.

약효와 사용 방법

- 이뇨 · 설사제 － 하루 양 2~5g을 달여 복용.
- 종기 · 부스럼 · 여드름 － 하루 양 2~5g을 달여 복용하든가, 달인 즙으로 환부를 바른다.

여름의 약초

양모밀

생태

줄기의 지하부는 하얗고, 왕성하게 가지가 갈라져 벋어나가, 줄기는 20~50cm, 잎은 넓은 난심형卵心形으로서 털은 없다. 잎이 달린 뿌리에 탁엽托葉이 있다. 4장의 하얀 꽃잎처럼 보이는 것은 잎에 가까운 성질의 포苞이고, 중앙에 막대처럼 뻗은 화경花莖의 주위에 꽃잎도 꽃받침도 없다.

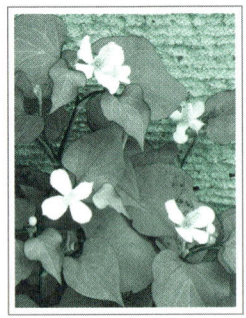

약효와 사용 방법

- 화농성의 종기·부스럼 – 갓 딴 생잎을 물에 씻어, 신문지에 싸서 불에 그을려서 부드러워지면 종기의 크기로 접어서 환부에 대고 반창고로 고정시켜 놓으면 고름이 빠져서 종기가 적어진다.
- 이뇨·변통·고혈압 예방 – 삼백초 20~30g, 율무쌀 10g을 달여, 차 대신에 마신다. 변통은 삼백초 중에 쿠에르치토린, 이소크에르치토린의 작용에 의해 혈압을 조정하는 효과가 있다.

해바라기

생태

아메리카산의 1년초로서 각지에서 심고 있으며 높이가 2m에 달하고 전체적으로 굳은 털이 있다. 잎은 호생互生하며 엽병이 길고 끝이 뾰족하고 길이는 10~30cm로서 가장자리에 큰 톱니가 있다. 꽃은 8~9월에 피며 지름은 8~60cm로서 옆을 향해 달리고 가장자리의 설상화舌狀花는 밝은 황색이며 중성이고 통상화筒狀花는 갈색 또는 황색이며 양성이고 총포總苞는 반구형이며 포편苞片은 끝에 긴 연모軟毛가 있다. 수과瘦果는 백색 또는

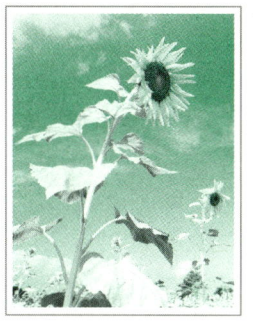

회색이며 흑색 줄이 있고 길이는 9mm, 나비는 4~8mm로서 끝부분을 제외하고는 평활하다. 종자는 기름을 짜서 식용으로 하거나 종자 자체를 식용으로 하며 많은 품종이 개발되었다. 해바라기란 옆으로 향한 꽃이 햇볕을 향한다는 뜻이다.

약효와 사용 방법

- 자양 – 일반 가정에서 기름을 짜는 것은 무리이기 때문에 프라이팬에 타지 않을 정도로 볶아서 먹는다.

수세미오이

생태

열대 아시아 원산의 덩굴식물로서 재배하고 있으며 덩굴손으로 감으면서 올라가고 덩굴에 능선稜線이 있다. 잎은 엽병이 길며 얕게 장상掌狀으로 갈라지고 열편 끝이 뾰족하며 길이와 나비가 각각 13~30cm로서 질이 거칠고 털이 없다. 꽃은 일가화로서 8~9월에 피며 황색이고 화관은 지름이 5~10m로서 5개로 갈라지며 꽃밥은

떨어져 있고 자방은 3실이며 암술대가 2~3개로 갈라진다. 열매는 녹색이며 길이는 30~60cm이지만 1~2cm인 것도 있고 겉에 얕은 골이 있다. 어릴 때는 식용으로 하지만 성숙한 것은 섬유질의 망상綱狀조직이 과육 중에서 발달하기 때문에 해면海綿으로 이용하며 가을철에 30cm 정도를 잘라 나오는 수액을 화장수로 사용한다. 수세미오이란 설거지할 때 사용하는 수세미를 만드는 오이라는 뜻이다.

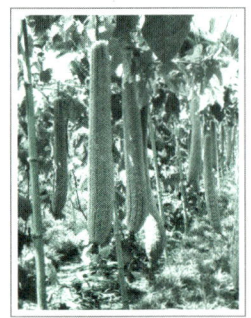

약효와 사용 방법

- 화장수 – 수세미오이와 물 100cc에 가는 모래 0.5g의 비율로 잘 흔들어 사용한다.

거지덩굴

생태

남쪽 섬에서 자라는 덩굴성 다년초로서 잎에 다세포의 백색털이 약간 있을 뿐이고 털이 거의 없으며 뿌리가 옆으로 길게 벋고 새싹이 군데군데에서 나오며 원줄기는 녹자색으로서 능선稜線이 있고 마디에 긴 털이 있으며 다른 식물체로 뻗어서 왕성하게 퍼진다. 잎은 호생互生하고 소엽은 5개이고 가장자리에 톱니가 있으며 중앙부의 소엽은 소엽병과 더불어 길이는 4~8cm, 나비는 2~3cm이며 표면의 맥 위에 털이 있다. 꽃은 7~8월에 피며 연한 녹색이고 꽃받침은 작으며 꽃잎과 수술은 각각 4개이고 1개의 암술이 있으며 화판이 적색이다. 장과漿果는 둥글고 흑색으로 익으며 지름은 6~8mm로서 상반부에 옆으로 달린 1개의 줄이 있고 종자는 길이가 4mm 정도이다. 뿌리는 오감묘烏苗殘라고 하며 초석硝石이 들어 있고 민간에서 진통 및 이뇨제로 사용한다.

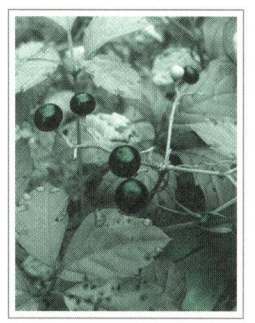

약효와 사용 방법

- 부스럼과 독 있는 벌레에 물렸을 때 – 생뿌리를 빻아서 나온 점액을 환부에 바르고 붙인다.

천마

생태

부식질腐植質이 많은 계곡의 숲 속에서 자라는 다년초로서 높이가 60~100cm이며 잎이 없고 감자 같은 괴경이 있다.

괴경은 길이는 10~18cm, 지름은 3.5cm로서 옆으로 뚜렷하지 않은 데가 있다. 소상엽小狀葉은 막질이고 길이가 1~2cm로서 세맥이 있으며 밑부분이 원줄기로 둘러싼다. 꽃은 6~7월에 피고 황갈색이며 화서花序는 길이가 10~30cm로서 많은 꽃이 달리고 포는 길이가 7~12mm, 나비는 2mm로서 막질이며

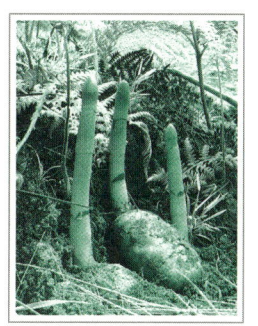

잔맥이 있다. 외화피外花被 3개는 합쳐져서 표면이 부풀기 때문에 찌그러진 단지처럼 보이고 윗부분이 3개로 갈라지며 안쪽에 2개의 내화피內花被가 달리므로 윗부분이 5개로 갈라진 것같이 보인다. 순판脣瓣은 밑부분의 돌기로 화통부花筒部의 앞쪽 내부에 달리므로 화피열편花被裂片 가장자리에 약간 나타난 것을 볼 수 있다. 암술은 2개의 날개가 있으며 밑부분 앞쪽에 암술머리가 있고 화분경에는 대가 없다. 삭과는 길이가 12~15mm로서 끝에 화피流被가 있다. 전초를 강장제로 사용하거나 신경쇠약·현기증 및 두통에 사용한다.

약효와 사용 방법

- 두통·현기증이 일어날 때 – 잘 건조시킨 뿌리줄기천마 3~6g을 1일량으로 물 200cc에 넣고 반량이 될 때까지 달여서 1일 3회, 식전이나 식후에 복용한다.

범의귀

생태

잎이 호랑이의 귀를 닮았다고 해서 붙여진 이름이다. 상록의 다년초로서 산지의 바위 위에 자라는데, 마당 같은 데서도 재배되고 있다. 표면은 빨갛다. 잎자루의 근원에서 홍자색 계통의 가느다란 가지를 내어 그 가장자리에 뿌리를 내고 새로운 싹을 만들어 번식한다.

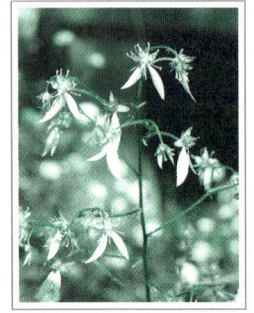

5~7월경 줄기 끝에 원주형의 화서를 내어, 백색꽃이 듬성듬성 핀다. 초산 칼륨, 염화 칼륨을 함유하고 있으며, 이것들은 모두 이뇨작용이 있다. 또 최근에는 해독작용이 있는 벨게닌이 함유되어 있다는 사실도 밝혀졌다.

약효와 사용 방법

- 소아의 경련 – 신선한 생잎을 물에 씻어 식염을 조금 뿌리고 비벼서 나온 즙을 입에 문다.
- 중이염 – 이 풀은 옛날부터 귀의 약으로 유명했다. 아프거나, 고름이 나오는 중이염에 물에 씻은 신선한 잎을 비벼서 나온 즙을 몇 방울, 귓구멍에 흘러 넣는다.
- 종기 – 신선한 생잎을 물에 씻어 불에 쬐어 부드럽게 하여 직접 환부에 붙이면 자연적으로 고름이 나온다.
- 가벼운 부종 – 건조시킨 잎 10g을 1일 양으로 달여 마신다.
- 치질의 통증 – 위와 똑같이 달인 즙을 탈지면에 묻혀 환부를 가볍게 어루만지듯 씻으면 통증이 가라앉는다.

참깨

생태

인도 및 이집트 원산으로 보고 있는 1년초로서 높이가 1m에 달하고 예부터 재배해 왔으며 원줄기는 사각형이고 잎과 더불어 연모軟毛가 밀생한다. 잎은 대생對生하거나 윗부분에서 때로 호생互生하며 엽병은 길이가 10cm 정도로서 끝이 뾰족하고 밑부분이 거의 둥글거나 뾰족하며 가장자리가 밋밋하고 밑부분의 것은 3개로 갈라지기도 하며 엽병 기부에 황색 소돌기가 있다. 꽃은 7~8월에 피고 백색 바탕에 연한 자줏빛이 돌며 윗부분의 엽액葉腋에 달리고 꽃받침이 5개로 깊게 갈라지며 화관은 길이가 2.5cm로서 양순형兩脣形이고 상순上脣은 2개, 하순下脣은 3개로 갈라지며 4개의 수술 중 2개가 길다. 열매는 길이가 2.5cm로서 4실이

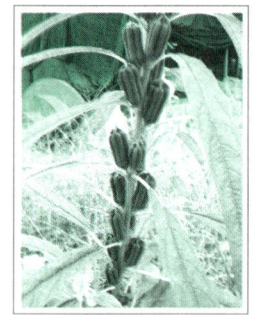

며 종자는 백색, 황색 또는 흑색이다. 종자를 식용으로 하거나 기름을 짠다.

약효와 사용 방법
- 강장 – 흑참깨를 깨 가는 기구로 갈고 소량의 식염을 첨가해 찻숟가락으로 1잔씩 아침저녁으로 식후에 복용한다.

박하

생태
뜰이나 습지에서 자라는 다년초로서 한때 약용식물로 재배하였으며 높이가 50m에 달하고 둔한 사각이 지며 잎과 더불어 털이 약간 있다. 잎은 대생對生하고 양끝이 좁고 길이는 2~5cm, 나비는 1~2.5cm로서 양면에 유점과 약간 털이 있으며 가장자리에 톱니가 있고, 엽병은 길이가 3~10cm이다. 꽃은 7~9월에 피며 연한 자주색이고 윗부분과 가지의 엽액葉腋에 모여 달려 층을 이루며 꽃받침보다 짧은 소화경小花梗이 있다. 꽃받침은 녹색이고 길이가

2.5~3mm로서 끝이 5개로 갈라지며 열편裂片은 가장자리에 퍼진 털이 있고 끝이 뾰족하다. 화관은 길이가 4~5mm로서 4개로 갈라지며 수술은 4개이고 분과는 타원형이며 길이는 2~3mm 정도이다. 잎에서 박하유薄荷油를 뽑는다.

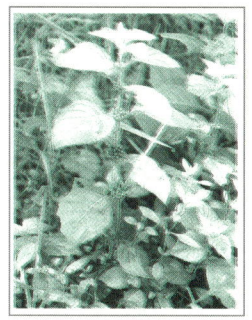

약효와 사용 방법

- 건위健胃 – 건조시킨 줄기, 잎을 잘게 조각내어 찻숟가락으로 1숟갈 가득한 정도에 끓는 물을 붓고 식전이나 식후에 복용하면 좋다.
- 구풍驅風 – 배가 거북하거나, 기분이 나쁠 때에 위와 같은 분량으로 마신다. 가스를 방출시켜 기분이 좋게 된다.

향부자

생태

바닷가와 냇가의 양지쪽에서 자라는 다년초로서 밑부분에 낡은 괴경이 있어 굵어지고 근경은 옆으로 벋으며 끝부분에 괴경이 생기고 수염뿌리가 내린다. 괴경의 살은 백색이며 향기가 있다. 잎은 대생對生하고 나비는 2~6mm로서 밑부분이 엽소로 되어 있어 화경을 둘러싼다.

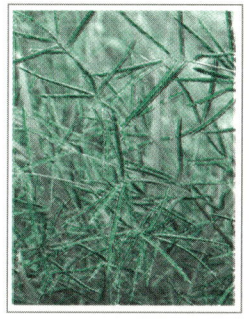

7~8월에 잎 사이에서 높이 20~30cm의 화경이 나와 꽃이 피고 포苞

는 22개이며 화서花序의 가지는 1~7개로서 길이가 서로 같지 않다. 소수는 길이가 1.5~3cm, 나비는 1.5~2mm로서 20~40개의 꽃이 2줄로 달리며 적색이다. 수과瘦果는 긴 타원형이고 흑갈색이며 암술대는 3개로 갈라진다. 괴경을 부인병의 통경通經 및 진경鎭痙에 사용하고 민간에서 폐결핵 진해제로도 사용한다.

약효와 사용 방법

향부자 한 가지만으로는 사용하지 않고 다음의 한방 처방에 첨가해서 사용한다.

- 감기 초기 – 위장이 평소 허약해서 신경질적인 사람에게 특히 효과가 있다. 향소산향부자 4g, 소엽 2g, 진피 2g, 감초 1.5g, 생강 3g 이상 1일 양을 물 400cc에 넣고 반량이 될 때까지 달여 1일 3회에 나누어 복용, 복용 때마다 따뜻하게 데워 먹는다. 생강은 야채의 소화에 좋다. 감초의 열매를 약국에서 구하면 재료가 손쉽게 갖추어져 있다. 때로는 이것에 파의 흰 부분을 생강과 같은 양으로 잘게 썰어 첨가해도 좋다.

술패랭이꽃

생태

비교적 깊은 산골짜기 냇가에서 자라는 다년초로서 밑부분이 비스듬히 자라면서 가지를 치며 윗부분은 곧추자라고 여러 대가 한 포기에서 나오며 높이가 30~100cm이고 전체에 분백색이 돈다. 잎은 대생對生하며 양끝이 좁으며 가장자리가 밋밋하고 길이는 4~10cm,

나비는 2~10mm로서 밑부분이 서로 합쳐져서 마디를 둘러싼다. 꽃은 7~8월에 피며 가지 끝과 원줄기 끝에 달리고 연한 홍색이다. 포苞는 3~4쌍이며 밑부분의 것일수록 보다 길고 뾰족하며 꽃받침통은 길이가 2.5~4cm로서 포보다 3~4배 길다. 꽃잎은 5개로서 밑부분이 가늘고 길며 끝이 깊이 잘게 갈라지고 그 밑에 털이 있다. 수술은 10개, 암술대는 2개이며 삭과는 끝이 4개로 갈라지고 꽃받침통 안에 들어 있다. 꽃이나 열매가 달린 식물체를 그늘에서 말려 이뇨 및 통경제通經劑로 사용한다.

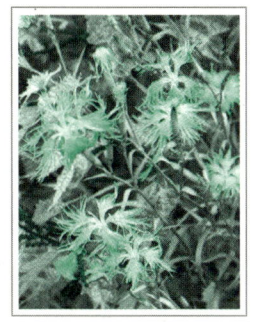

약효와 사용 방법

- 부종 때의 이뇨 – 종자 1일량 3~6g을 물 150cc로 반량으로 달여 3회에 나누어 복용한다.
- 통경 – 이뇨제와 똑같은 방법으로 복용하면 좋다.

질경이

생태

길가 또는 빈 터에서 흔히 자라는 다년초로서 원줄기가 없고 많은 잎이 뿌리에서 나와 비스듬히 퍼지며 엽병은 길이가 일정하지 않으나 대개 잎과 길이가 비슷하고 밑부분이 넓어져서 서로 얼싸안는다. 잎은 길이가 4~15cm, 나비는 3~8cm로서 평행맥이 있고 가장자리가 파상波狀이다.

꽃은 6~8월에 피며 백색이고 잎 사이에서 길이가 10~50cm의 화경花梗이 나와서 꽃이 수상穗狀으로 밀착하며 화수는 전 길이의 1/3~1/2이고 털이 없으며 포苞는 좁은 난형이고 꽃받침보다 짧으며 대가 거의 없다. 꽃받침은 길이가 2mm로서 4개로 갈라지고 열편裂片은 끝이 둥글고 백색 막질이지만 뒷면은 녹색이며 중앙부에 굵은 맥이 있다.

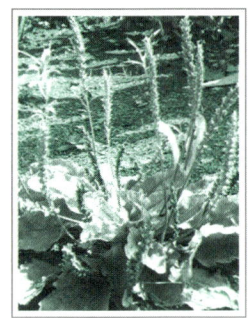

화관은 깔때기 모양으로서 끝이 4개로 갈라지고 수술이 길게 밖으로 나오며 자방은 상위이고 암술은 1개이다. 삭과는 꽃받침보다 2배 정도 길며 익으면 옆으로 갈라지면서 뚜껑이 열리고 6~8개의 흑색 종자가 나온다. 종자를 차전자라고 하여 한약재로 사용하고 연한 잎은 나물로 한다.

약효와 사용 방법

- 기침을 멈추게 할 때 – 건조시킨 종자 1일 양 5~10g에 물 200cc를 넣어 1/2 양으로 달여 식후에 복용한다.
- 부종 때의 이뇨 – 건조시킨 전초全草 1일량 5~10g에 물 300cc를 넣어 1/2 양으로 달여 식후 3회에 복용.
- 종기·부스럼 – 생잎을 물에 씻어 불에 쬐어 구워서 부드럽게 된 것을 환부에 대고 위부터 반창고로 가볍게 붙인다.

반하

생태

원포園圃에서 자라는 다년초로서 땅 속에 지름 1cm 구경이 있고 1~2개의 잎이 나온다. 엽병은 길이가 10~20cm로서 밑부분 안쪽에 1개의 육아가 달리며 위 끝에 달리는 수도 있다. 소엽은 3개이고 엽병이 거의 없으며 가장자리가 밋밋하고 길이는 3~12cm, 나비는 1~5cm로서 여러 가지 형태가 있으며 털이 없다. 화경은 높이가 20~40cm로서 구경에서 나오고 포苞는 녹색이며 길이는 6~7cm이고 통부筒部는 길이가 1.5~2cm이며 현부舷部는 겉엔 털이 없으나 안쪽에는 잔털이 있다.

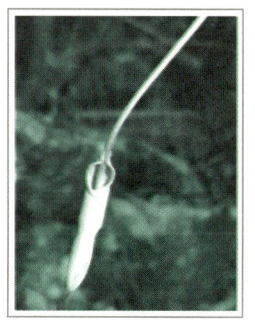

화서花序는 밑부분에 암꽃이 달리며 포와 완전히 붙지만 약간 떨어진 윗부분에서는 수꽃이 1cm 정도의 길이에 밀착하고 그 윗부분은 길이가 6~10cm로서 길게 연장되어 비스듬히 선다. 수꽃은 대가 없는 꽃밥만으로 되며 연한 황백색이고 장과漿果는 녹색이며 작다. 구경을 구토嘔吐·진정·강심·거담祛痰 및 이뇨제로 사용한다. 독성이 있다.

약효와 사용 방법

입덧 - 소반하가복령탕 반하 9g, 복령, 생강 각 3g, 이상 1일 양을 물 200cc로 달여 하루 몇 번에 나누어서 복용한다.

댕댕이 덩굴

생태

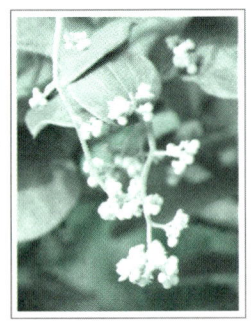

각지의 들판이나 숲 가장자리에서 비교적 흔히 자라는 낙엽 만경落葉蔓莖으로서 길이가 3m에 달하고 줄기와 잎에 털이 있다. 잎은 호생하며 길이는 3~12cm, 나비는 2~10cm로서 3~5출맥이 있다.

꽃은 이가화로서 5~6월에 피며 황백색이고 원추화서圓錐花序는 액생腋生하며 꽃받침열편과 꽃잎은 각각 6개, 수술은 6개이고 암꽃은 6개의 가웅예와 3개의 심피가 있다. 암술대는 원주형으로 갈라지지 않으며 핵과는 10월에 흑색으로 익으며 지름은 5~8mm로서 백분으로 덮여 있고 종자는 편평하며 원형에 가깝고 지름은 4mm 정도로서 많은 환상선環狀線이 있다. 줄기는 바구니 등을 엮는 데 사용하고 뿌리는 신경통에 사용한다.

약효와 사용 방법

- 부종 때의 이뇨약 – 건조시킨 덩굴과 뿌리 5~10g을 1일량으로 200cc의 물에서 반량으로 달여 3회에 나누어서 복용한다.
  또 가을에 채취한 건조시킨 열매 1회량 3~6g을 물 200cc로 달여 복용. 생과실이면 1회 5개의 짠 즙을 그대로 마셔도 좋다.
- 지혈 – 코피 등의 출혈에는 위와 같이 달여 하루 3회 복용한다.

방기

생태

남쪽 섬에서 자라는 낙엽만경落葉蔓莖으로서 길이가 7m에 달하고 작은 가지에 털이 없으며 종선縱線이 있다. 잎은 호생하고 길이는 6~15cm, 나비는 3~12cm로서 가장자리가 밋밋하거나 또는 3~7개의 얕은 파상波狀의 결각缺刻이 있고 표면에 털이 없으며 뒷면은 암록색으로서 털이 없거나 잔털이

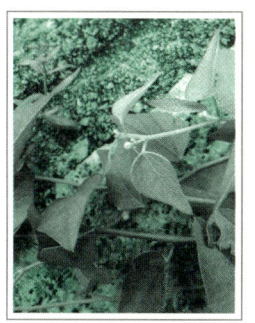

있고 장상掌狀의 맥이 있으며 엽병은 길이가 5~10cm이다. 꽃은 이가화로서 6월에 피고 연한 녹색이며 꽃받침잎과 꽃잎은 각각 6개이며 수꽃은 9~12개의 수술이 있고, 암꽃은 3개의 가웅예와 3개의 심피心皮가 있다. 암술대는 젖혀지며 암술머리는 갈라지지 않고 핵과는 흑색이며 둥글고 10월에 익는다. 때로는 댕댕이와 비슷하지만 털이 없으므로 구별할 수 있으며 줄기와 뿌리를 신경통 및 이뇨에 사용한다.

약효와 사용 방법

- 신경통·관절 류머티즘 – 건조시킨 뿌리와 줄기 10g을 1일량으로 물 200cc로 1/2 양으로 달여 1일 3회에 복용 한다.
- 신경통·빈혈증 – 방기황기탕방기, 황기 각 5g, 술, 생강, 대조각 3g, 감초 2g 1일량을 물 400cc로 1/2 양으로 달여 1일 3회 식전에 복용한다. 생강은 요리용의 묵은 생강을 이용해도 좋다.

인동덩굴

생태

산야에서 자라는 반상록 덩굴성 수목으로서 줄기가 오른쪽으로 감아 올라가고 작은 가지는 적갈색이며 털이 있고 속이 비어 있다. 잎은 길이가 3~8cm, 나비는 1~3cm로서 톱니가 없고 털이 없어지거나 뒷면 일부에 남으며 엽병은 길이는 5mm로서 털이 있다. 꽃은 6~7월에 피고 1~2개씩 엽액葉腋에 달

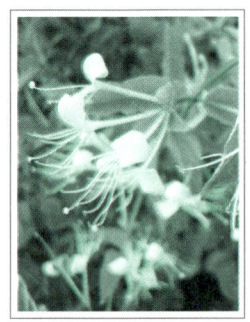

리며 포苞는 타원형 또는 난형이고 길이가 1~2cm로서 대생對生하며 소포小苞는 길이가 1mm이다. 꽃받침은 털이 없고 열편裂片은 털이 있으며 화관은 길이가 3~4cm이고 백색에서 황색으로 되며 겉에 털이 있고 통부筒部 안쪽에 복모伏毛가 있으며 끝이 5개로 갈라지고 그 중 1개가 깊게 갈라져서 뒤로 말린다. 5개의 수술과 1개의 암술이 있으며 열매는 둥글고 지름은 7~8mm로서 9~10월에 흑색으로 익는다. 어린 가지와 잎에 갈색 털이 있는 것을 털인동, 잎 가장자리 이외에는 털이 거의 없고 상순上脣이 반 이상 갈라지며 겉에 홍색이 도는 것을 잔털인동이라고 한다.

잎과 꽃을 이뇨利尿 · 건위健胃 · 해열 및 소염제로 사용하거나 늑막염에 사용한다.

약효와 사용 방법

- 치질의 통증 · 요통 – 건조시킨 잎, 줄기를 50~100g 정도 목면주머니에 넣어 냄비에 주머니가 잠길 듯 말 듯 정도로 물을 넣어 달여서 즙을 주머니와 함께 탕에 넣어 목욕한다.

- 종기 · 부스럼 – 건조시킨 잎, 줄기 5~15g을 1일량으로 400cc의 물에 1/2 양이 될 때까지 달여 1일 3회, 식후 30분에 복용한다.
- 해열 – 건조시킨 꽃 3g을 1일량으로 물 200cc를 넣고 1/2 양이 될 때까지 달여서 복용.

짚신나물

생태

들이나 길가에서 흔히 자라는 다년초로서 높이가 30~100cm이고 전체에 털이 있다. 잎은 호생하며 우상복엽羽狀複葉으로서 5~7개의 소엽이 있으나 밑부분의 소엽은 점차 작아지고 중앙부에 소엽 같은 것이 끼어 있으며 끝에 달려 있는 3개의 소엽은 크기가 거의 비슷하고 길이는 3~6cm, 나비는 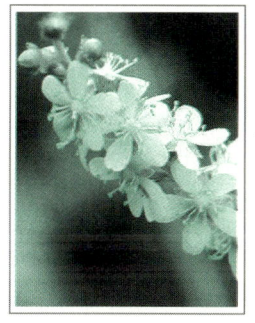 1.5~3.5cm로서 양면에 털이 있고 양끝이 좁으며 가장자리에 톱니가 있고 탁엽托葉은 한쪽 가장자리에 큰 톱니가 있다.

총상화서總狀花序는 원줄기 끝과 가지 끝에 달리고 길이는 10~20cm이며 꽃은 6~8월에 피고 황색이다. 꽃받침통은 길이가 3mm 정도로서 세로로 퍼진 줄이 있으며 윗부분이 5개로 갈라지고 그 밑에 갈고리 같은 털이 있어서 성숙하면 다른 물체에 잘 붙는다. 꽃잎은 도란형이며 길이는 3~6mm이고 수술은 12개이며 열매는 꽃받침통 안에 들어 있다. 어린 순을 나물로 한다.

약효와 사용 방법

- 설사 – 건조시킨 전초를 하루에 8~15g을 400cc의 물로 약 1/3로 달여 식지 않은 적당한 때에 복용하면 좋다.
- 구내염 – 잇몸의 출혈을 포함한 구내염에 좋다. 건조시킨 전초를 5g, 200cc의 물로 반량으로 달여 식으면 그 달인 즙으로 양치질을 하고 삼킨다. 1일 서너 번 하면 좋다.

도꼬마리

생태

낮은 지대의 길가에서 흔히 자라지만 북부 지방에 많으며 높이가 1m에 달하고 잎과 더불어 털이 있다. 잎은 호생하며 엽병이 길고 넓으며 길이가 5~15cm로서 흔히 3개로 갈라지며 가장자리에 결각상缺刻狀 외 톱니가 있고 3개의 큰 맥이 뚜렷하게 나타나며 양면이 거칠다.

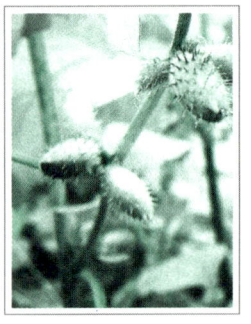

꽃은 8~9월에 피고 황색으로서 가지 끝과 원줄기 끝에 달리며 암꽃과 수꽃이 있고 수꽃의 두상화頭狀花는 둥글며 끝에 달리고 암꽃의 두상화는 밑부분에 달리며 2개의 돌기가 있다. 총포總苞는 갈고리 같은 돌기로 다른 물체에 잘 붙는다. 열매를 한방에서는 창이자蒼耳子라고 하며 해열, 발진 및 두통에 사용한다.

약효와 사용 방법

- 해열·두통 — 감기에 의한 심한 두통과 발열에 효과가 있는 방법. 건조시킨 과실 8~12g을 1일량으로 물 200cc에서 1/2 양이 될 때까지 달여 1일 3회 복용한다.
- 동맥경화의 예방 — 도꼬마리 열매에서 짠 창이유는 리놀산이 60~65% 함유되어 있다. 이것은 잇꽃유 70%의 다음으로 높은 양으로 동맥경화의 예방에도 도움이 된다. 중국에서는 식용유로 많이 이용되고 있다.

나팔꽃

생태

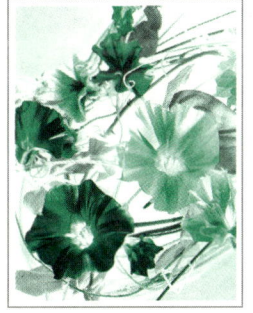

아시아 원산의 1년초로서 관상용으로 흔히 심고 있으며 원줄기는 덩굴성으로서 왼쪽으로 감아 올라가면서 길이는 3m 정도 자라고 밑을 향한 털이 있다. 잎은 호생하며 보통 3개로 갈라지며 열편裂片 가장자리가 밋밋하고 표면에 털이 있다.

꽃은 7~8월에 피며 홍자색·백색·적색 등 여러 가지가 있고 엽액葉腋에 1~3개의 꽃이 달린다. 꽃받침은 5개로 깊게 갈라지며 열편은 길게 뾰족해지고 뒷면에 긴 털이 있으며 화관은 지름이 10~23cm로서 깔때기 모양이다. 꽃봉오리는 붓끝 같은 모양이고 오른쪽으로 말리는 주름이 있으며 수술은 5개, 암술은 1개이고 삭과는 꽃받침 안에 들어 있으며 3실에 각각 2개의 종자가 들어 있다. 종자는 견우자牽牛子라고 하며 하제下劑로 사용하고 꽃은 관상용으로 한다.

약효와 사용 방법
- 설사제 – 건조시킨 종자를 분말로 하여 1일량으로 0.5~1.5g을 복용. 가능하면 공복 시에 복용하면 좋고, 유효 성분의 파르비친에는 강력한 설사의 작용이 있어 절대량을 넘지 않아야 한다.

이질풀

생태

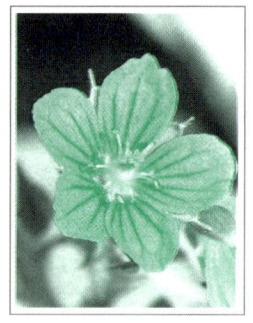

산야에서 자라는 다년초로서 옆으로 비스듬히 또는 기어가면서 길이가 50cm 정도 벋으며 위로 퍼진 털이 있고 뿌리가 여러 가지로 갈라진다. 잎은 대생對生하며 엽병이 있고 장상掌狀으로 3~5개로 갈라지며 양면에 흔히 흑색 무늬가 있고 나비는 3~7cm로서 표면에 복모伏毛가 있으며 뒷면 맥 위에 비스듬히 선 곱슬털이 있다. 열편裂片은 얕게 3개로 갈라지며 윗부분에 불규칙한 톱니가 있고 탁엽托葉은 서로 떨어진다.

꽃은 8~9월에 피며 지름은 1~1.5cm로서 연한 홍색, 홍자색 또는 백색이고 화경花梗에서 2개의 소화경小花梗이 갈라져 각각 1개의 꽃이 달린다. 소화경과 꽃받침에 짧은 털과 더불어 퍼진 긴 선모腺毛가 있으며 자방에 털이 있고 암술머리는 길이가 2mm 정도이다. 삭과는

5개로 갈라져서 위로 말리며 5개의 종자가 들어 있다. 전초를 지사제로 사용한다.

약효와 사용 방법

- 이질 치료 – 1일량 20g을 물 400cc로 반량이 될 때까지 달여서 복용. 변비에도 효과가 있다.
- 고혈압 예방 – 이질풀 10g, 삼백초 10g, 결명자 5g을 질주전자에 달여서, 차에 섞어서 마심.
- 무지근한 배·냉증·부인혈의 치료 – 이질풀 목욕이 좋다. 이질풀 100g, 쑥의 잎 100g을 목면주머니에 넣어서 목욕물을 데운다. 탕이 잘 식지 않는다.

도라지

생태

산야에서 흔히 자라는 다년초로서 높이가 40~100cm이고 뿌리가 굵으며 원줄기를 자르면 백색 유액이 나온다. 잎은 호생하고 엽병이 없으며 끝이 뾰족하며 밑부분이 넓고 길이는 4~7cm, 나비는 1.5~4cm로서 표면은 녹색, 뒷면은 암청색이며 가장자리에 예민한 톱니가 있다. 꽃은 7~8월에 피고 하늘

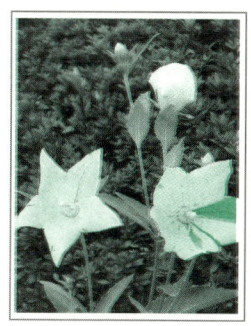

색 또는 백색이며 원줄기 끝에 1개 또는 여러 개가 위를 향해 달린다. 꽃받침은 5개로 갈라지고 열편裂片은 길이가 0.5~5mm이고 화관

은 끝이 퍼졌으며 지름은 4~5cm로서 끝이 5개로 갈라지며 5개의 수술과 1개의 암술이 있고 자방은 5실이며 암술대는 끝이 5개로 갈라진다. 백색 꽃이 피는 것을 백도라지, 꽃이 겹으로 되어 있는 것을 겹도라지, 백색꽃이 피는 겹도라지를 흰겹도라지라고 한다. 뿌리를 식용으로 하거나 거담제祛痰劑로 사용한다.

약효와 사용 방법

- 편도염 등으로 목이 부어서 아픔, 가래를 동반한 기침 – 고경근 2g, 감초 3g을 1일량으로 달여서 하루에 두 번 양치질 하면서 마신다. 고경근 한 가지 맛으로는 쓰고, 마시기 어렵다. 감초는 약국에서 구할 수 있다.
- 아픈 화농성 종기 – 고경근 1g, 작약, 탱자 열매 각 3g을 분말로 섞어서, 1회 양 2~3g에 계란의 노른자위 한 개분을 넣고 잘 섞어 백탕으로 마신다. 하루에 1~2회 마시면 좋다. 탱자 열매는 여름귤, 귤, 등자 등의 미숙과를 반쪽으로 썰어 건조한 것. 약국에 있다.

털여뀌

생태

집 근처에서 자라는 1년초로서 높이가 1~2m이고 전체에 털이 밀생한다. 잎은 호생하며 엽병이 길고 길이가 10~20cm, 나비는 7~15cm로서 끝이 뾰족하다. 소상의 탁엽托葉은 통 같으며 털이 있고 길이는 7~30mm로서 소엽 같은 것이 달리기도 한다. 꽃은 8~9월에 피며 적색이고 화서花序는 길이가 5~12cm로서 많은 꽃이 달리고 원줄기 윗부분에서 나오는 가지에서 밑으로 처진다. 꽃받침은 길이가 3~4mm로서 5개로 갈라지며 8개의 수술은 꽃받침보다 길다. 암술대는 2개이며 수과는 원판 같고 흑갈색이며 길이가 3mm로서 꽃받침으로 싸여 있다. 경엽과 종자를 약용으로 한다.

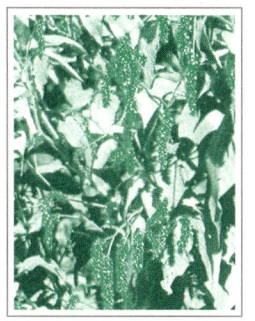

약효와 사용 방법

- 화농성의 종기·부스럼 – 건조시킨 종자를 분말로 하여 1일 6g을 2~3회에 물로 복용한다. 건조시킨 잎 1장 분을 물 400cc로 달여, 그 즙으로 씻는다.
- 독충에 물렸을 때 – 생잎을 물에 씻어 청즙을 내어 이것을 환부에 문지르고 바른다.

쇠비름

생태

포장圃場에서 흔히 자라는 육질의 1년생 잡초로서 털이 없고 높이가 30cm에 달하며 갈적색이고 가지가 많이 갈라져서 비스듬히 옆으로 퍼진다. 뿌리는 백색이지만 손으로 훑으면 원줄기와 같이 적색으로 되므로 어린이들이 가지고 장난을 한다. 잎은 대생對生 또는 호생互生하지만 끝부분의 것은 윤생輪生한 것 같으며 밑부분이 좁아져서 짧은 엽병으로 되며 길이는 15~25mm, 나비는 5~15mm로서 가장자리가 밋밋하다. 꽃은 양성으로서 6월부터 가을까지 계속 피고 황

색이며 가지 끝에 달린다. 꽃받침은 2개이
고, 꽃잎은 5개이며 오므라든다. 수술은
7~12개, 암술은 1개이고 자방은 중위이며
암술대는 5개이다.

열매는 타원형이고 중앙부가 옆으로 갈라져
서 긴 대가 달린 가장자리가 약간 도톨도톨
하다. 서양에서는 상치와 더불어 샐러드를

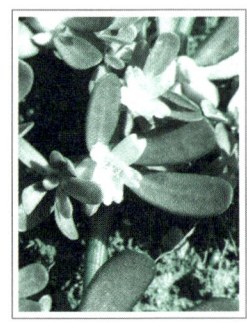

만들며 우리나라에서는 연한 부분을 나물로 하고 전초를 벌레와 뱀
의 독을 해소시키는 데, 또는 이질 및 이뇨제로 사용한다.

약효와 사용 방법
독충에 물려 가려울 때 생잎의 즙액을 문지르고 바른다.
- 이뇨 - 건조시킨 전초 5~10g을 400cc의 물로 1/2량으로 달여 1일 3회 복용한다.

잔대

생태
산야에서 흔히 자라는 다년초로서 높이가 40~120cm이고 뿌리가
굵으며 전체에 잔털이 있다. 근생엽은 엽병이 길고 꽃이 필 때쯤이
되면 없어지며 경생약은 윤생輪生, 대생對生 또는 호생互生하며 길
이는 4~8cm, 나비는 5~40mm로서 양끝이 좁으며 톱니가 있다. 꽃
은 7월에서부터 9월까지 피고 원줄기 끝에 엉성한 원추화서圓錐花序
를 형성하며 꽃받침은 5개로 갈라지고 하위자방 위에 열편裂片이 달

리며 화관은 길이가 13~22mm이며 하늘색이고 끝이 좁아지지 않는다. 암술대는 약간 밖으로 나오며 3개로 갈라지고 수술은 5개로서 화통花筒으로부터 떨어지며 수술대는 밑부분이 넓고 털이 있다. 삭과는 끝에 꽃받침이 달린 채로 익으며 술잔 비슷하고 측면의 능선稜線 사이에서 터진다. 연한 부분과 뿌리를 생으로 먹으며 뿌리를 해독 및 거담제로도 사용한다.

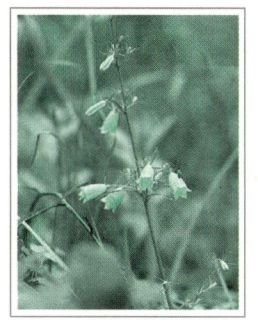

약효와 사용 방법

- 거담 - 건조시킨 뿌리를 1일량 8~12g으로 200cc의 물로 반량이 될 때까지 달여 매 식후 3회 복용한다. 쓴맛이 있어서 잔대 뿌리의 반량의 감초를 첨가하거나 감초 대신에 찻숟가락 하나의 설탕을 첨가한다. 복용할 때 따뜻하게 해서 마시면 좋다.

해당화

생태

바닷가에서 자라는 낙엽수목으로서 높이가 1.5m에 달하고 줄기에 가시, 자모刺毛 및 융모絨毛가 있으며 가시에도 융모가 있다. 잎은 호생하고 7~9개의 소엽으로 구성된 기수우상복엽寄數羽狀複葉이며 소엽은 두껍고 길이는 2~5cm로서 표면은 주름살이 많고 윤기가 있으며 털이 없으나 뒷면은 맥이 튀어 나오고 잔털이 밀생하며 선점腺點이 있고 가장자리에 잔 톱니가 있다. 꽃은 5~7월에 피며 지름은

6~9cm로서 홍자색이고 화경花梗에 자모가 있으며 꽃받침통은 둥글고 털이 없으며 꽃잎은 넓은 도란형으로서 끝이 오목하다.
열매는 지름이 2~2.5cm로서 적색으로 익고 수과瘦果는 길이가 4mm로서 털이 없다. 줄기에 자모가 없거나 작으며 짧고 잎이 얇으며 주름살이 적고 꽃과 열매가 작은 것을

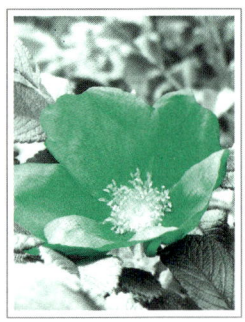

개해당화, 꽃잎이 겹인 것을 만첩해당화, 가지에 가시가 거의 없고 소엽이 작으며 잎에 주름살이 적은 것을 민해당화라고 한다. 꽃을 약용으로 하고 뿌리를 염료로 사용한다.

약효와 사용 방법

- 이질 치료 · 월경 과다 – 잘 건조시킨 꽃의 꽃잎만을 모아 1일량 2~5g을 찻종에 넣어 끓는 물을 붓고, 식지 않은 때에 복용한다.
- 피로회복 – 열매는 황적색으로 익었을 때만 비타민 C의 함유가 많아 약주로 만들면 피로 회복에 효과가 있다. 열매 약 5개에 정제 설탕 150g, 하얀술소주 등 720mℓ 를 넣어 반년 이상 두고 걸러서 1회 30cc를 한도로 마신다.

쑥

생태

높이가 60~120cm에 달하는 다년초로서 원줄기에 종선縱線이 있으며 전체가 거미줄 같은 털로 덮여 있고 근경이 옆으로 뻗으면서 군데

군데에서 싹이 나와 군생한다. 근생엽과 밑부분의 잎은 후에 쓰러지며 근생은 가탁엽假托葉이 있고 길이는 6~12cm, 나비는 4~8cm로서 깊게 또는 중앙까지 갈라진다. 열편裂片은 2~4쌍으로서 뒷면에 백색털이 밀생하고 가장자리가 밋밋하거나 결각상缺刻狀이며 위로 올라갈수록 잎이 작아지고 마침내 3개로 갈라진다. 꽃은 7~9월에 피며 길이는 2.5~3.5mm, 지름은 1.5mm로서 화경花梗이 거의 없고 원줄기 끝의 원추화서圓錐花序에 한쪽으로 치우쳐서 달린다. 총포總苞는 길이가 2~2.5mm, 지름이 1.5mm로서 거미줄 같은 털이 부분적으로 덮여 있고 포편苞片은 4줄로 배열되어 있다. 수과瘦果는 길이가 1.5mm, 지름이 0.5mm로서 털이 없다. 어린 순을 식용으로 하고 성숙한 것을 복통, 토사 및 지혈제로 사용한다.

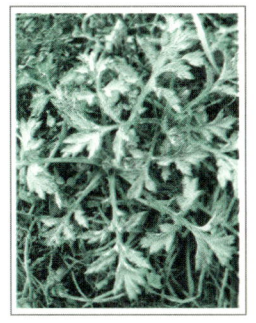

약효와 사용 방법

- 천식 - 뿌리 300g을 1.8 *l* 의 청주에 담가서 반년 이상 숙성시키면 쑥술이 된다. 1일 200cc, 1일 3회에 복용하지만, 술이 약한 사람은 물을 넣어 묽게 하여 마신다.
- 건위 · 빈혈 - 쑥의 잎 5~8g을 1일량으로 달여 복용한다.
- 요통 · 복통 · 치질의 통증 - 쑥탕 목욕으로, 쑥잎 300g, 생잎 600g~1kg을 목면주머니에 넣어 탕에 넣고 목욕하는 도중에 주머니로 몸을 문지르면 좋다.
- 치질 치료 - 쑥잎 1.5g에 생강 4g을 달여서 복용하는 처방이 있다.

연꽃

생태

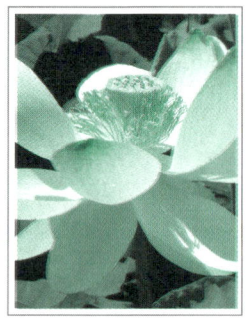

연못에서 자라는 다년초로서 뿌리가 옆으로 길게 벋으며 마디가 많고 가을철에 끝부분이 특히 굵어진다. 잎은 근경에서 나와 물 위에 높이 솟고 백록색이고 엽맥이 사방으로 퍼지며 지름은 40cm 정도로서 물에 잘 젖지 않고 엽병은 원주형이며 짧은 가시 같은 돌기가 있다.

꽃은 7~8월에 피고 지름은 15~20cm로서 연한 홍색 또는 백색이며, 화경花梗은 엽병처럼 가시가 있고 끝에 1개의 꽃이 달린다. 꽃받침은 녹색이며 일찍 떨어지고 꽃잎은 길이가 8~12cm, 나비는 3~7cm이고 화탁花托은 길이와 지름이 각각 10cm로서 표면이 평탄하다. 열매는 길이가 2cm 정도로서 먹을 수 있다. 잎은 수감收托 및 지혈제로 사용하거나 민간에서 야뇨증에 사용하며 뿌리는 민간에서 강장제强壯劑로 사용하고 열매는 부인증에 사용하거나 강장제로 사용한다.

약효와 사용 방법

- 자양 · 강장 · 치질 − 잘 건조시킨 종자를 15~20 낟알 정도 프라이팬에 볶아서 3회에 나누어 먹으면 좋다.

순비기나무

생태

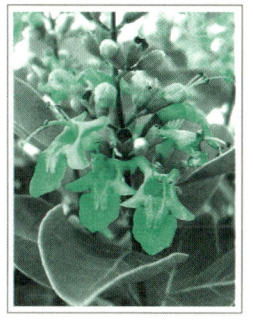

경북 및 황해도 이남의 바닷가에서 자라는 상록수목으로서 옆으로 또는 비스듬히 자라며 전체에 암백색의 잔털이 있고 작은 가지는 약간 네모가 지며 백색털이 밀생하며 전체가 백분으로 덮여 있는 것 같다. 잎은 대생對生하고 두꺼우며 길이는 2~5cm, 나비는 1.5~3cm로서 표면에 잔털이 밀생하며 암백색이 돌며 뒷면은 은백색이고 가장자리가 밋밋하며 엽병은 길이가 5~7mm이다.

꽃은 7~9월에 피고 수상穗狀, 원추화서圓錐花序는 가지 끝에 달리며 길이는 4~7cm로서 화경花梗이 짧은 꽃이 많이 달린다. 꽃받침잎은 술잔 모양이고 백색털이 밀생하며 화관은 긴 쪽의 지름이 13mm 정도로서 겉에 백색털이 있으며 밑부분의 열편裂片은 중앙부가 백색이고 표면에 잔털이 있으며 수술은 이강웅예二强雄蕊 이고 꽃밥은 자주색이며 암술머리는 연한 자주색으로서 끝이 2개로 갈라진다. 열매는 목질이며 지름 5~7mm로서 9~10월에 흑자색으로 익는다.

약효와 사용 방법

신경통, 손발이 저리거나 경련이 생길 때 건조시킨 열매와 줄기 300~500g을 목면주머니에 넣어 물 약 1 *l* 로 쩌내서 주머니째 탕에 넣고 목욕한다. 열매 3, 줄기 7의 배합이 좋다.

- 두통·기침 − 열매 10g을 1일량으로 달여서 3회에 복용한다.
- 중이염으로 고름이 나올 때 − 열매 3g, 목통, 작약, 맥문동, 지황,

전고 각 4g, 상백피, 국화, 감초, 승마, 생강, 각 2g 이상을 1일량으로 달여서 3회에 나누어 복용한다.

참으아리

생태

중부 이남의 산록 이하에서 흔히 자라는 만경蔓莖 식물로서 길이가 5m에 달하고 잎은 대생하며 3~7개의 소엽으로 구성된 우상 복엽羽狀複葉이다. 소엽은 길이가 3~10cm로서 양면에 털이 없으며 보통 가장자리에 톱니가 없지만 간혹 결각상缺刻狀이다. 꽃은 7~9월에 피고 지름은 3cm로서 백색이

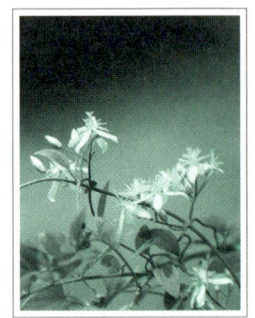

며 액생腋生 또는 정생하는 원추화서圓錐花序 또는 취산화서聚繖花序에 달리고 향기가 있다. 꽃받침잎은 4개이며 길이 12mm로서 겉에 털이 거의 없으며 수술대가 꽃밥보다 길다. 수과瘦果는 잔털이 있고 털이 돋아서 우상羽狀으로 된 긴 암술대가 달려 있다. 소엽에 톱니가 있는 것을 국화으아리라고 하며 여수 및 거문도에서 자란다.

약효와 사용 방법

- 편도염 - 생잎 1장을 따서 1/3 크기로 자르고 나머지는 버린다. 자기 몸 한 쪽의 손목의 내측에 붙여 가제로 덧대어 붕대로 가볍게 눌러준다. 5분 정도 지나면, 거기에 가벼운 통증을 느끼게 되는데 그때쯤이 되면 편도염의 통증이 없어진다. 참으아리를 떼어내고

그 부분이 조금씩 발포하여 빨갛게 되면 온수로 가볍게 씻는다.
- 독초이므로 한 쪽 손목에 5분 이상 놓지 않도록 한다.

닭의 장풀

생태

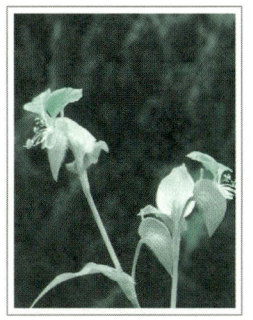

흔히 자라는 1년생 잡초로서 높이가 15~50cm이고 밑부분이 옆으로 비스듬히 자란다. 잎은 호생하며 마디가 굵고 밑부분의 마디에서 뿌리가 내리며 밑부분이 막질의 엽소로 되며 길이는 5~7cm, 나비는 1~2.5cm로서 털이 없거나 뒷면에 약간 있다. 엽초는 입구에 긴 털이 있고 약간 두꺼우며 질이 연하다. 꽃은 7~8월에 피고 엽액葉腋에서 나온 화경 끝의 포로 싸여 하늘색 꽃이 핀다. 포는 안으로 접히고 끝이 갑자기 뾰족해지며 길이는 2cm로서 겉에 털이 없거나 있다. 외화피外花被 3개는 무색이고 막질이며 안쪽 3개 중 위쪽의 2개는 둥글고 하늘색이며 지름은 6mm이지만 다른 1개는 작고 무색이다. 2개의 수술과 꽃밥이 없는 4개의 수술이 있으며 삭과는 육질이지만 마르면 3개로 갈라진다. 어린 순을 나물로 하고 전초를 약용으로 한다.

약효와 사용 방법

- 해열 – 건조한 전초全草 1회 양 4~6g을 200cc의 물로 달여 복용한다. 열이 내려가지 않을 때에는 하루 3회를 한도로 해서 되풀이

하여 복용하면 좋다.
- 하리이질 – 건조한 전초全草 10~15g을 하루 양으로 해서 400cc의 물로 달여 하루 3회에 나누어 복용한다.

꼭두서니

생태

산지의 숲 가장자리에서 자라는 덩굴성 식물로서 길이가 1m에 달하고 원줄기는 네모가 지며 능선稜線에 밑을 향한 짧은 가시가 있고 뿌리는 꼭두색이다. 잎은 4개씩 윤생輪生하지만 그 중 2개는 정상엽이며 2개는 탁엽托葉이고 길이는 3~7cm, 나비는 1~3cm로서 5맥이 있고 엽병과 뒷면 맥 위 및 가장자리에 잔 가시가 있다.

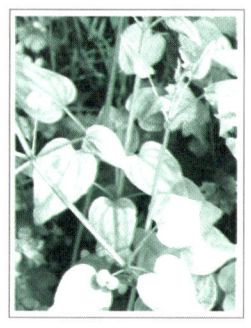

꽃은 7~8월에 피며 지름은 3.5~4mm로서 4~5개로 갈라지고 연한 황색이며 엽액葉腋과 원줄기 끝의 원추화서圓錐花序에 달리고 소화경小花梗이 짧으며 수술은 5개이다. 자방은 털이 없고 열매는 둥글며 2개씩 달리고 흑색으로 익는다. 뿌리를 약용으로 하거나 염료로 사용하고 연한 부분은 식용으로 한다.

약효와 사용 방법

- 통경通經 – 건조한 뿌리를 하루 양 10g으로서, 물 200cc에 넣고 반량이 될 때까지 달여서 하루 3회, 매 식전에 복용한다.

쪽

생태

중국 원산의 1년초로서 과거에는 염료 자원으로 재배하였으며 높이가 50~60cm이고 홍자색이 돈다. 잎은 호생互生하며 엽병이 짧고 양끝이 좁고 마르면 검은 빛이 도는 남색이며 소상托狀의 탁엽托葉은 막질이고 가장자리에 털이 있다.

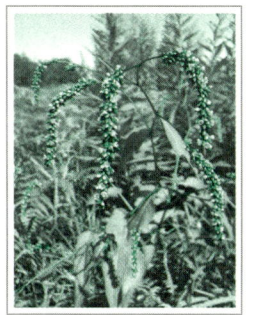

꽃은 8~9월에 피며 적색이고 수상화서穗狀花序는 윗부분의 엽액葉腋과 원줄기 끝에 달리며 꽃은 밀생하고 화피花被는 길이가 2~2.5mm로서 5개로 깊게 갈라지며 열편은 도란형이다. 수술은 6~8개이고 화피보다 짧으며 수술대 밑에 작은 선이 있다. 꽃밥은 연한 홍색이며 자방은 끝에 3개의 암술대가 있다. 수과瘦果는 화피로 싸여 있고 길이가 2mm 정도로서 흑갈색이다. 잎을 남색 염료로 사용한다.

약효와 사용 방법

- 해열 · 해독 – 종자 3~10g을 하루 양으로 해서 물 200cc 넣고 1/3의 양이 될 때까지 달여서 복용한다.
- 독충에 물렸을 때 – 생잎즙을 환부에 바른다.

부처꽃

생태

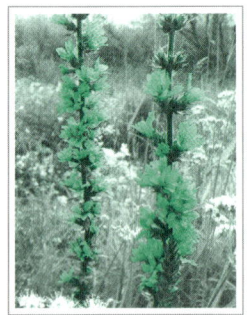

습지 및 냇가에서 자라는 다년초로서 높이가 1m에 달하고 곧추자라며 많이 갈라진다. 잎은 대생對生하고 가장자리가 밋밋하고 원줄기와 더불어 털이 없으며 엽병도 거의 없다. 꽃은 5~8월에 피고 엽액葉腋에 3~5개가 취산상聚托狀으로 달리며 마디에 윤생輪生한 것처럼 보이고 포는 보통 옆으로 퍼지며 밑부분이 좁고 넓다.

꽃받침은 능선稜線이 있는 원주형으로서 윗부분이 6개로 얕게 갈라지며 갈라진 중앙에 있는 부속체附屬體는 옆으로 퍼지고 꽃잎은 6개로서 꽃받침통 끝에 달린다. 수술은 12개로서 길고 짧은 것이 있고 삭과가 꽃받침통 안에 들어 있다. 전초에 타닌 및 사리카린이 들어 있으며 지사제止瀉劑로 사용한다.

약효와 사용 방법

- 하리이질를 멎게 할 때 – 하루 양으로서 잘 건조한 전초全草 6~12g을 물 400cc에 넣어서 1/3의 양이 될 때까지 달여 3회에 나누어 식사 30분 전에 복용한다.

파리풀

생태

산야의 약간 그늘진 곳에서 자라는 다년초 로서 높이가 7m에 달하고 마디 바로 밑부분 이 두드러지게 굵다. 잎은 대생對生하며 엽 병이 길고 길이는 7~9cm, 나비는 4~7cm 로서 양면, 특히 맥 위에 털이 많고 가장자리 에 톱니가 있다. 꽃은 7~9월에 피며 연한 자 주색이고 수상화서穗狀花序는 원줄기 끝과

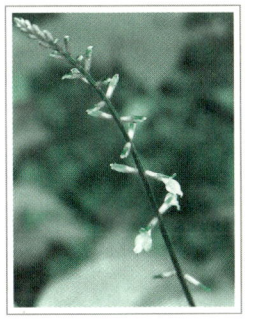

가지 끝에 달리며 길이는 10~20cm로서 꽃이 밑에서부터 위를 향해 피지만 점차 옆을 향하고 열매가 달리며 완전히 밑을 향한다.
꽃받침은 5개의 능선稜線이 있고 길이는 3mm이지만 성숙하면 5~6mm로 되며 뒤쪽 3개의 열편은 가시처럼 되어 다른 물체에 잘 붙고 까끄라기는 길이가 1.5mm이다. 화관은 길이가 5mm로서 하 순이 크고 4개의 수술 중 2개가 길다. 열매는 삭과로서 꽃받침으로 싸여 있으며 1개의 종자가 들어 있다.
뿌리를 찧어 종이에 먹인 다음 파리를 잡기 때문에 파리풀이라고 하 며 뿌리 또는 전초를 옴에 사용한다.

약효와 사용 방법

- 개선疥癬 · 수충水蟲 등 – 약 20g을 물 400cc에 넣어 반량이 되도 록 달여 그 즙으로 씻는다.

파

생태

시베리아 원산으로서 널리 재배하는 중요한 종류이며 높이가 60cm에 달한다. 인경鱗莖은 그리 굵지 않고 수염뿌리가 밑에서 사방으로 퍼지며 지상 15cm 정도 되는 곳에서 5~6개의 잎이 2줄로 자란다.

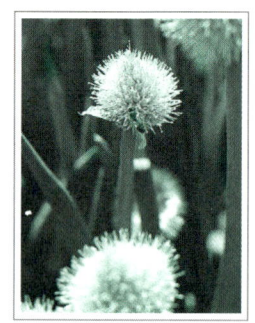

잎은 관상管狀이고 끝이 뾰족하며 밑부분이 엽소로 되어 서로 감싸고 녹색 바탕에 약간 흰빛이 돌며 점성粘性이 있다.

꽃은 6~7월에 피고 화경 끝에 둥근 산형화서가 달리며 총포總苞는 1개로서 어린 화서花序를 완전히 둘러싸고 화피 열편花被裂片은 6개이며 바깥쪽의 것이 약간 짧다. 수술은 6개이고 길게 밖으로 나오며 수술대 사이에 부속체附屬體가 없고 삭과는 3개의 능선稜線이 있으며 흑색 종자가 들어 있다. 잎을 식용으로 하고 뿌리를 인경과 더불어 흥분·거담·발진·이뇨 및 구충제로 사용한다.

약효와 사용 방법

- 감기·두통·해열 – 파의 하얀 부분 등을 잘게 썰어서 두께가 두꺼운 사발에 넣는다. 여기에 날된장을 조금 넣고 뜨거운 물을 부어, 잘 섞어서 뜨거운 즙과 함께 파를 마신다. 분량은 성인으로서 1~2개를 사용한다. 민간 요법의 파는 신선한 것을 사용할 것.

참외

생태

예부터 재배하고 있는 덩굴성 1년초로서 인도산의 야생종에서 개량된 것이라고 한다. 원줄기는 길게 옆으로 벋으며 덩굴손을 감으면서 다른 물체에 붙는다. 잎은 호생하고 장상掌狀으로 얕게 갈라지며 가장자리에 톱니가 있다. 꽃은 이가화로서 6~7월에 피며 화관은 5개로 갈라지고 황색이며 암꽃에 하위자방이 있다. 열매는 장과漿果로서 황록색, 황색 및 그 밖의 여러 가지 색으로 익는다. 익은 열매를 식용으로 하며 익지 않은 열매는 구토제로 사용한다. 덩굴은 소가 먹지만 늙은 덩굴은 좋아하지 않는다.

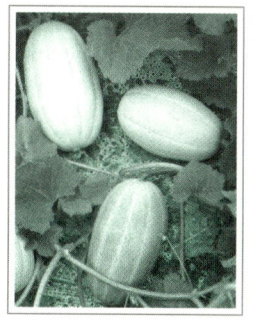

약효와 사용 방법

- 토악질할 때 · 구토촉진 — 건조한 열매꼭지를 1회 양 2~4g을 물 200cc에 넣어 1/2의 양이 될 때까지 달여 복용한다.
- 하리이질 — 참외 꼭지를 위와 같은 방법으로 달여 복용한다.

염주

생태

한국 · 일본 · 중국에 분포한 1년초로서 높이가 1.5m에 달하고 여러 대가 한 군데에서 자란다. 잎은 호생互生하며 나비가 2.5cm로서 밑부분이 엽소로 되며 가장자리가 깔깔하다. 꽃은 7월에 피고 엽액葉腋에서 1~6개의 길고 짧은 수상화서穗狀花序가 나오며 밑부분에 자화수가 달린다. 자화수는 엽초가 변한 딱딱한 포로 싸이고 3개의 꽃이 들어 있으나 그중 1개만 발달하며 암술대는 2개로서 길게 포 밖으로 나온다.

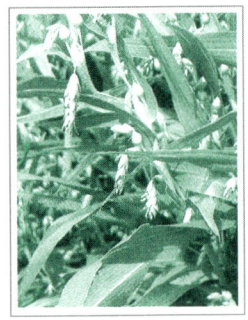

웅화수雄花穗는 자화수를 뚫고 위로 3cm 정도 자라고 각 마디에 2개의 꽃이 달리며 그중 1개는 대가 없고 수술은 3개씩이다. 열매가 익을 때는 포가 뼈대처럼 딱딱해지며 길이는 9mm 정도로서 녹색에서 흑색으로 되었다가 다시 암백색으로 변한다. 열매는 염주를 만들거나 식용 또는 약용으로 한다.

약효와 사용 방법

- 류머티즘 · 신경통 · 어깨 결림 – 건조한 뿌리를 1회 2~5g으로 해서, 물 300cc에 넣고 반량이 될 때까지 달여 복용.

호프

생태

유럽이 원산지인 덩굴성 다년초로서 오른쪽으로 감으면서 올라간다. 잎은 대생對生하며 둥글고 3~5개로 갈라지지만 7개까지 갈라지는 것도 있다. 열편은 끝이 뾰족하며 가장자리에 뾰족한 톱니가 있고 갈라진 사이가 있고 양면과 더불어 덩굴에 갈고리 같은 잔 가시가 있고 뒷면에 향기가 나는 황색 선점腺點이 있다. 엽병은 엽신보다 짧지만 거의 같은 길이인 것도 있다.

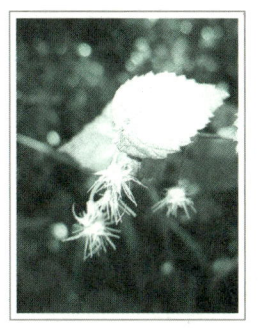

꽃은 이가화이지만 간혹 일가화인 것도 있으며 웅화서雄花序는 길이가 5~15cm이고 자화서는 거의 둥글거나 난형이며 포로 덮여 있다. 포는 잎 같고 거의 둥글며 끝이 뾰족하고 각 포액苞腋에 4개의 꽃이 들어 있으며 각각 소포로 싸여 있다. 처음에는 소포가 작고 긴 암술머리가 나와 있으나 수분受粉이 끝나면 암술머리가 떨어지며 소포가 자라고 포와 소포에 밝은 황록색의 선립腺粒이 있으며 루풀린이 들어 있어 좋은 향기가 나고 이것이 맥주의 쓴맛을 낸다. 번식은 종자와 지하경으로 하지만 보통 지하경으로 하며 어린 순을 식용으로 한다.

약효와 사용 방법

- 건위健胃 · 진정 – 과수果穗 1회 양을 2~5g으로 해서 뜨거운 물을 부어 마신다.

오리나무 더부살이

생태

장백산 두메오리나무의 뿌리에 기생하는 1년초로서 황갈색 육질식물이며 화서花序와 더불어 높이가 15~30cm이고 밑부분에 주름이 지며 윗부분에 비늘 같은 잎이 밀생하여 뱀가죽 같고 인편엽鱗片葉

은 다소 두껍고 끝이 둔하며 길이는 7~10mm로서 털이 없다. 꽃은 7~8월에 피고 암자색이며 원줄기 끝이 굵어져서 많은 꽃이 수상穗狀으로 달리고 포는 밑가장자리에 흔히 털이 있다.

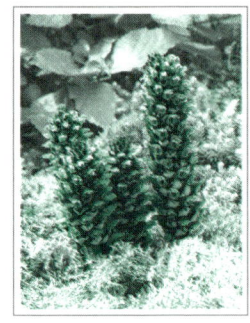

꽃받침은 가장자리가 파장으로 깊게 5개로 갈라지고 화관은 길이가 15mm로서 상순上脣 끝이 다소 파지며 하순下脣은 훨씬 짧고 3개로 갈라지며 끝이 모두 둥글고 가장자리에 털이 있다. 수술은 4개로서 그중 2개가 길며 열매는 2개로 갈라진다. 전초를 말린 것을 육종용肉從蓉이라고 하여 강장强壯 약으로 사용하지만 중국산의 육종용은 다른 종이다.

약효와 사용 방법

- 강장·강정强精 – 하루 6~10g을 물 300cc에 넣어 1/3의 양이 되도록 달여 3회에 나누어 복용한다.

가희톱

생태

황해도 이북에서 자라는 낙엽 만경落葉蔓莖으로서 길이가 2m 이상 벋으며 괴근이 있다. 잎은 호생하고 장상掌狀으로 완전히 5개로 갈라지며 가장자리의 것이 가장 작고 3개로 다시 갈라지며 다른 열편은 장상 또는 우상羽狀으로 갈라지고 가장자리에 톱니가 드문드문 있으며 엽축葉軸과 마디에 날개가 있고 털이 없으며 엽병은 1~6cm

이다. 화편은 길이가 3~8cm로서 비틀리며 꽃은 양성으로서 7월에 피고 연한 황색이다. 꽃받침은 5개로 갈라지며 꽃잎과 수술은 각각 5개이고 1개의 암술과 화반이 있다. 열매는 둥글며 지름은 5~7mm로서 백색, 자주색 또는 청색이고 9~10월에 익으며 반점이 있고 1~2개의 종자가 들어 있다. 뿌리를 약용으로 한다.

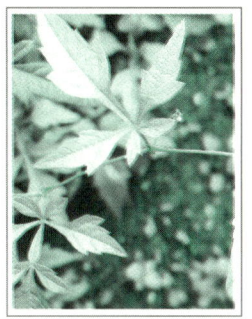

약효와 사용 방법

- 해열·해독·진통 - 1회에 건조한 뿌리 3~10g을 물 300cc에 넣고 1/3의 양이 될 때까지 달여 복용한다.
- 소염·타박 등의 진통 - 뿌리의 분말을 물로 개어 환부에 바른다.

오이

생태

인도산의 일년생 덩굴식물로서 널리 재배하고 있으며 덩굴손으로 감으면서 길게 벋고 능선이 있으며 전체에 굵은 털이 있다. 잎은 호생하고 엽병이 길며 길이는 8~15cm로서 장상으로 얕게 갈라지고 열편은 끝이 뾰족하며 가장자리에 톱니가 있고 질이 거칠다.
꽃은 일가화로서 5~6월에 피며 황색이고 화관은 5개로 갈라지며 주름이 지고 지름은 3cm 정도로서 짧은 대가 있으며, 수꽃은 3개의 수술이 있고 암꽃은 밑부분에 자모刺毛가 달린 긴 자방이 있다. 어릴 때는 자모가 있고 길이는 15~30cm로서 녹백색 또는 짙은 녹색에서 황갈색으로 익으며 종자는 황백색이고 편평하다. 열매를 식용으로 하며 과즙은 끓는 물에 데었을 때 사용하고 많은 품종이 개발되어 왔다.

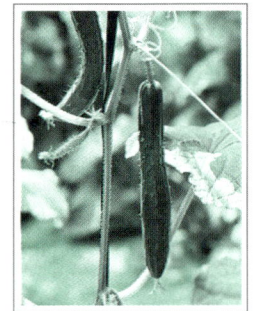

약효와 사용 방법

- 더위를 먹었을 때 – 오이 생채를 만들어 양발의 장심에 두껍게 대어 바른다.
- 이뇨 – 생식하면 좋다.
- 화상 – 과즙을 바른다. 칠석쯤에 수세미외물의 요령으로 오이물을 만들어 사용해도 좋다.

쥐방울덩굴

생태

산야 또는 숲 가장자리에서 자라는 다년생 덩굴식물로서 전체에 털이 없다. 잎은 호생하며 흰빛이 도는 녹색이며 길이는 4~10cm, 나비는 3.5~8cm로서 가장자리가 밋밋하고 엽병은 길이가 1~4cm이다. 꽃은 7~8월에 피며 엽액葉腋에서 여러 가지가 함께 나오고 소화편은 길이가 1~4cm이며 꽃받침은 통 같고 밑부분이 둥글게 커지며 안쪽에 긴 털이 있고 윗부분이 좁아졌다가 나팔처럼 벌어지며 한쪽 열편이 길게 뾰족해지고 그 속에서 6개의 암술대가 합쳐져서 1개처럼 되며 수술은 6개이다. 자방은 하위로서 가늘고 길며 화편과 연속되고 삭과는 둥글며 지름은 3cm 정도이고 밑부분에서 6개로 갈라진 다음 6개로 갈라지는 화경의 가는 실에 매달려서 낙하산같이 된다. 전체를 이뇨·통경 및 해독제, 열매를 진정 및 거담제로 사용한다.

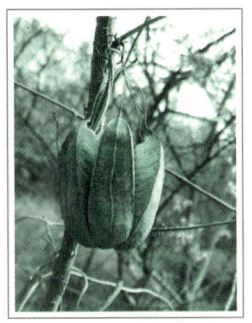

약효와 사용 방법

- 해독·종기·부스럼의 동통 – 청대향靑大香 : 생약명 하루 양 3~10g을 물 300cc에서 반량이 되도록 달여서 복용한다.
- 거담 – 열매 3~10g을 하루 양으로 해서 물 300cc에서 반량이 될 때까지 달여 복용한다.

호박

생태

열대 아메리카산의 1년생 덩굴식물로서 널리 재배하고 있으며 덩굴은 단면이 오각형이고 연모가 있으며 덩굴손으로 감으면서 자라지만 개량된 것은 덩굴성이 아닌 것도 있다. 잎은 호생하고 엽병이 길며 가장자리가 5개로 말게 갈라지며 열편에 톱니가 있다.

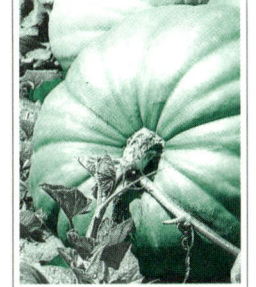

꽃은 일가화로서 6월부터 서리가 내릴 때까지 계속 피고 황색이며 엽액葉腋에 1개씩 달리고 수꽃은 화편이 길며 꽃받침통이 얕고 열편의 기부가 화관에 붙어 있으며 암꽃은 화경

이 짧고 밑부분에 긴 자방이 있으며 꽃받침열편이 다소 잎같이 된다. 열매는 크고 많은 변종變種이 있으며 모양과 빛깔도 변종에 따라 다르고 많은 종자가 들어 있으며 종자는 편평하고 맛이 좋다. 열매를 식용으로 한다.

약효와 사용 방법

- 촌충구제 – 종자의 분말 1회분 10~15g을 공복시에 그대로 복용한다.
- 종기·부스럼 – 꼭지의 분말을 참기름으로 연고상태가 되도록 개어 바른다.

메밀

생태

중앙아시아에서 들어온 1년생 식용작물로서 원줄기는 가지가 갈라지고 높이가 40~70cm로서 속이 비어 있으며 연한 녹색이지만 흔히 붉은 빛이 돈다.

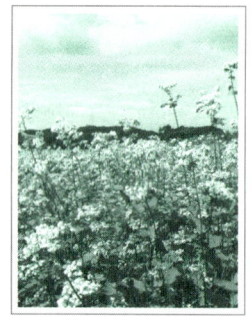

잎은 호생하고 엽병이길며 끝이 뾰족하고 양쪽 기부 열편의 끝도 뾰족하며 소상의 탁엽托葉은 막질이고 매우 짧다. 꽃은 7~10월에 피며 총상화서總狀花序는 엽액과 가지 끝에서 나오고 소화경小花梗 밑에 소포가 있다. 화피는 백색이거나 붉은 빛이 돌며 깊게 5개로 갈라지고 열편은 길이가 2~3mm로서 암술대는 3개이다. 수과瘦果

는 예리하게 세모진 난형이고 길이는 5~6mm로서 흑갈색으로 익으면 종자 속의 자엽이 나선상螺旋狀으로 굽는다. 전분澱粉은 국수의 원료로 이용되고 한명은 교맥蕎麥이다. 밀원蜜源 식물로서도 중요하다.

약효와 사용 방법

- 종기 · 부스럼 – 메밀가루에 소금 소량을 넣어서 물로 반죽하여 환부에 직접 바른다.
- 세탁 · 세발 – 줄기잎을 불에 태워, 재를 물에 뿌려 회즙을 만들어 사용.

수송나물

생태

해안 모래땅에서 자라는 1년초로서 높이가 10~40cm이고 털이 없으며 밑에서 가지가 많이 갈라져서 비스듬히 자란다. 잎은 호생하고 육질이며 길이는 1~3cm로서 끝이 뾰족하며 연하지만 나중에는 줄기와 더불어 딱딱해진다. 꽃은 7~8월에 피고 연한 녹색이며 엽액葉腋에 1개씩 달리고 밑부분에 2개의 소포가 있으며 꽃받침은 5개로 갈라졌고 얇다. 수술은 5개이고 꽃받침보다 짧으며 꽃밥은 흑색이고 암술은 1개이며 자방은 난형이고 끝부분의 암술대가 깊게 2개로 갈라진다. 포과胞果는 연골질軟

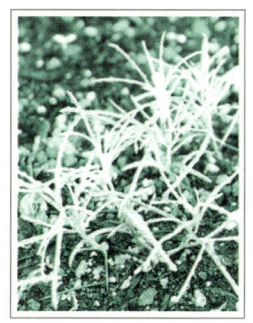

骨質의 꽃받침으로 싸여 있으며 암술대가 남아 있고 1개의 종자가 들어 있고 배胚는 나선형螺旋形이다. 어린 순을 나물로 하지만 자라면 딱딱해진다.

약효와 사용 방법

- 고혈압 – 산채 요리로서 먹는데 건조품은 잘게 썰어져 있고, 채소로서 수송나물이 없을 때에는 달여서 마신다.

달래

생태

들에서 자라는 다년초로서 높이가 5~12cm 이다. 인경鱗茎은 길이가 6~10mm로서 외피가 두껍고 파상波狀으로 꾸불꾸불해지는 횡세포橫細胞로 된다. 잎은 1~2개이며 선형 또는 넓은 선형이고 길이는 10~20cm, 나비는 3~8mm로서 단면이 초승달 모양이며 9~13맥이 있다. 꽃은 4월에 피고 1~2개가 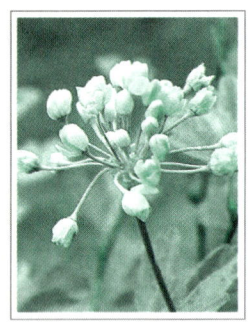 달리며 짧은 화경花梗이 있고 길이는 4~5mm로서 백색이거나 붉은 빛이 돈다. 포는 얇은 막질이며 길이는 6~7mm로서 갈라지지 않는다. 꽃잎은 6개이고 암술머리는 3개이다. 열매는 삭과로서 둥글다. 인경과 더불어 연한 부분을 식용으로 한다.

약효와 사용 방법
- 독충에 물려서 가려울 때 – 비늘줄기를 으깨어 그 즙을 바른다.
- 종기·부스럼의 통증 – 비늘줄기, 잎을 곁들인 전초를 금망의 위에서 까맣게 태워 분말로 해서 참기름으로 개어 환부에 바른다.

사철나무

생태

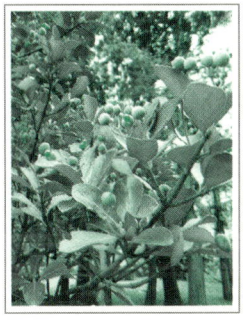

황해도 이남 바닷가에서 자라지만 흔히 재식하고 있는 상록수목으로서 높이가 3m에 달하며 소지는 녹색이고 털이 없다. 잎은 대생對生하며 혁질革質이고 길이는 3~7cm, 나비는 3~4cm로서 표면은 짙은 녹색이고 윤기가 있으며 뒷면은 황록색이고 털이 없으며 둔한 톱니가 있고 엽병은 길이는 5~12mm이다. 꽃은 양성으로서 6~7월에 피며 지름이 7mm이고 연한 황록색이며 액생하는 취산화서에 달린다. 꽃부분은 4수이고 암술은 1개이며 열매는 둥글고 지름은 8~9mm로서 10월에 적색으로 익으며 4개로 갈라져서 황적색 종의로 싸인 종자가 나온다. 종자는 백색이고 길이는 7mm로서 한쪽에 줄이 있다. 잎이 타원형이고 길이가 5~7.5cm인 것을 무룬나무, 잎의 길이가 6~9cm, 나비는 2~3.5cm인 것을 긴잎사철, 잎 가장자리에 백색 반점이 있는 것을 흰점사철, 잎에 백색줄이 있는 것을 은테사철, 잎에 황색반점이 있는 것을 금사철, 잎 가장자리가 황색인 것을 금테

사철, 잎에 황색 및 녹색 반점이 있는 것을 황록사철이라고 한다.

약효와 사용 방법

- 월경불순 – 나무껍질을 1회에 2~6g, 물 300cc에서 반량이 되도록 달여 하루에 3회 복용한다.
- 이뇨 – 건조한 뿌리 1회 2~6g을 물 300cc에서 반량이 되도록 달여 복용한다.

노루발풀

생태

산야의 숲 속에서 자라는 상록 다년초로서 근경이 길게 옆으로 벋는다. 잎은 1~8개가 밑부분에서 총생叢生하고 길이는 4~7cm, 나비는 2.5~4.5cm로서 흔히 엽병과 더불어 자줏빛이 돌고 표면은 엽맥부가 연한 녹색이며 가장자리에 낮은 톱니가 약간 있고 엽병은 길이가 3~8cm이다. 화경은 길이가 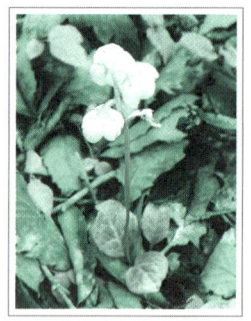 15~30cm로서 능선이 있으며 1~2개의 인엽鱗葉이 달리고 윗부분에 5~12개의 꽃이 달리며 꽃은 지름이 12~15mm로서 백색이다. 포는 끝이 뾰족하며 길이가 5~8mm로서 소화편보다 길거나 같다. 꽃받침잎은 5개로서 넓은 피침형 또는 좁은 난형이고 길이가 나비보다 2.5~3배 길며 꽃잎은 5개, 수술은 10개이고 암술이 길게 나와 끝이 위로 굽는다. 삭과는 편평한 구형이며 지름은 7~8mm로서 5개로 갈라진다. 줄기와 잎을 이뇨제로 사용하고 생즙生汁을 독충에 쏘였을 때 바른다.

약효와 사용 방법

- 각기脚氣와 부었을 때의 이뇨 – 하루 양 10g을 물 400cc에 넣어 1/3의 양이 될 때까지 달여 3회에 나누어 복용한다.

꽈리

생태

집 근처에서 자라고 흔히 심기도 하는 다년초로서 높이가 40~90cm이며 털이 없고 지하경이 길게 벋어 번식한다. 잎은 호생하지만 한 군데에서 2개씩 나오며 그 틈에서 꽃이 피고 엽병이 있으며 길이는 5~12cm, 나비는 3.5~9cm로서 가장자리에 결각상缺刻狀의 톱니가 있다.

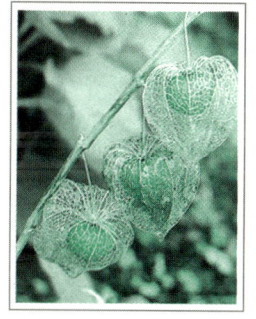

꽃은 1개씩 달리며 소화편은 길이가 3~4cm이고 꽃받침은 짧은 통형筒形이며 끝이 얕게 5개로 갈라지고 가장자리에 털이 있다. 화관은 약간 누른빛이 돌며 지름은 1.5cm 정도로서 가장자리가 5개로 약간 갈라지고 꽃이 핀 다음 꽃받침은 길이가 4~5cm로 자란 난형으로 되며 열매를 완전히 둘러싸고 익으면 적색으로 된다.

열매는 장과漿果로서 둥글며 지름이 1.5cm 정도로서 적색으로 익고, 먹을 수 있다. 뿌리와 열매를 약용으로 한다.

약효와 사용 방법

- 기침 · 해열 · 이뇨 – 하루 양으로서 건조한 전초(全草) 3~10g, 물 300cc에서 반량이 되도록 달여서 3회에 나누어 복용한다.

청사조

생태

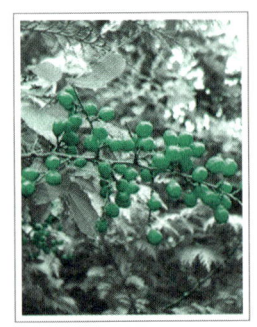

안면도의 솔밭 근처에서 자라는 만경식물(蔓莖植物)로서 옆으로 비스듬히 엉키고, 가지는 먹칠을 한 듯이 짙은 자록색이 돌며 털이 없다. 잎은 호생하고 길이는 8~13cm, 나비는 4.5~7cm로서 표면은 짙은 녹색이고 뒷면은 흰빛이 돌며 맥 위에 갈색털이 있고 끝이 다소 뾰족하며 가장자리가 밋밋하고 밑부분이 둥글며 윤기가 있고 엽병은 길이가 1~2cm이다. 원추화서(圓錐花序)는 가지 끝에 달리며 여름철에 많은 녹백색 꽃이 피고 꽃받침 열편은 5개이며 꽃잎도 5개이며 작고 수술은 5개로서 꽃잎보다 길며 암술대는 1개이다. 핵과(核果)는 녹색바탕에 붉은 빛이 돌며 흑색으로 익는다. 기본종은 청사조라 하며 군산 · 수원 등지에서 자라고 먹넌출이란 먹칠을 한 듯한 덩굴이라는 뜻인 듯하다.

약효와 사용 방법

- 해열 · 이뇨 · 해독 · 류머티즘의 요통 – 하루 양 6~12g을 물 400cc에서 1/3 양이 되도록 달여 3회에 나누어 복용한다.

미나리

생태

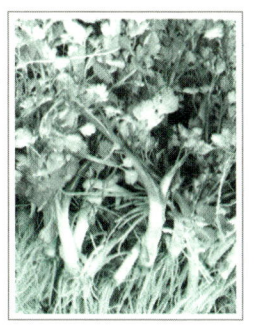

습지 또는 냇가에서 자라는 다년초로서 흔히 논밭에 재배하기도 하며 높이가 30cm에 달하고 털이 없으며 밑에서 가지가 갈라져 옆으로 퍼지고 원줄기에 능각稜角이 있으며 가을철에 가는 가지의 마디에서 뿌리가 내려 번식한다. 잎은 호생하고 근생엽과 더불이 긴 엽병이 있으나 위로 올라가면서 점차 짧아지며 길이는 7~15cm로서 1~2회 우상복엽羽狀複葉이며 소엽은 난형이고 길이는 1~3cm, 나비는 7~15mm로서 톱니가 있다. 복산형화서複織形花序는 7~9월에 원줄기 끝 부근에서 잎과 대생하며 5~15개의 소산경小傘莖으로 갈라지고 각각 10~25개의 백색꽃이 달린다. 소총포小總苞는 6개 정도로서 길이가 2mm 정도이고 소화경小花梗은 길이가 2~5mm이며 열매는 가장자리의 능선이 코르크화된다. 연한 부분을 채소로 하고 생엽은 간염肺炎에 사용한다. 정소엽頂小葉이 잘게 갈라지는 것을 개미나리라고 하며 제주도에 자란다.

약효와 사용 방법

- 신경통 · 류머티즘 – 대충 삶아서 나물 반찬을 해서 먹는 것이 좋다.
- 소아의 해열 – 생즙 2~4cc 정도를 1회에 마시면 좋다.

수박

생태

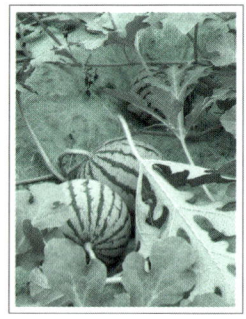

아프리카 원산의 1년생 덩굴식물로서 재배하고 있으며 원줄기가 지상으로 벋으면서 가지가 갈라지고 전체에 백색 털이 있으며 마디에 덩굴손이 있다. 잎은 엽병이 있고 길이는 10~18cm로서 우상으로 깊게 갈라지고 열편은 3~4쌍이며 녹백색이고 불규칙한 톱니가 있다.

꽃은 일가화로서 5~6월에 피며 연한 황색이고 화관은 지름이 3.5cm 정도로서 꽃받침과 더불어 5개씩 갈라지며 수꽃은 3개의 수술이 있고 암꽃은 1개의 암술이 있으며 암술머리가 3개로 갈라진다. 장과漿果는 원형 또는 타원형이고 겉의 색이 여러 가지이며 과육은 수분이 많고 달며 보통 적색이지만 황색 또는 백색인 것도 있다. 종자는 난형이고 길이가 8~13mm로서 흑갈색이며 500개 정도 들어 있지만 3부체인 것은 전혀 없다.

약효와 사용 방법

- 급·만성 신장염의 부기·부종 - 잘 익은 수박의 빨간 과육果肉에서 과즙을 짜내어 흙냄비 등에 넣어 약한 불에서 바짝 졸여 물엿 상태로 된 서과당西瓜糖을 이용. 1회 찻숟갈로 2개씩 하루에 3회 복용한다. 서과당은 건조한 병에 보관한다.

파초

생태

중국 원산의 관엽식물로서 남부지방에서는 뜰에서도 월동越冬이 된다. 근경은 크고 옆에서 작은 괴경이 생겨 번식하며 근경 끝에서 돋은 잎은 서로 감싸면서 원줄기처럼 자라고 높이가 5m, 지름은 20cm이다.

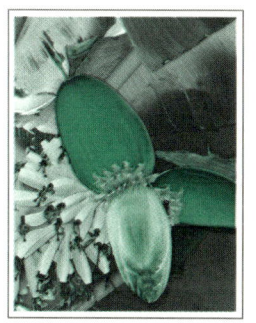

잎은 처음에는 말려서 나와 사방으로 퍼지며 길이는 2m로서 밝은 녹색이고 측맥이 평행하다. 꽃은 길이가 6~7cm이며 여름철에 잎 속에서 화경이 자라고 잎 같은 포 안에 15개 정도의 꽃이 2줄로 달리며 꽃이 피면 포가 떨어진다. 화서는 점점 자라면서 밑부분에 암꽃과 수꽃이 같이 피고 윗부분에는 수꽃만 달린다. 자방은 하위이며 녹색이고 화피는 황백색이며 상하 2쪽으로 되고 윗부분은 외화피 3개와 내화피 2개가 합쳐져서 5개의 돌기로 되며 밑부분의 것은 내화피 1개가 주머니처럼 되고 그 속에 꿀이 들어 있다. 수술은 5개이며 암꽃에 꽃밥이 없고 암술대도 암꽃의 것만이 발달한다.

약효와 사용 방법

- 이뇨 – 건조한 잎을 1회 2~5g, 물 300cc에 넣고 반량이 되도록 달여 복용한다.
- 해열 – 뿌리줄기를 1회 3~4g, 물 300cc에 넣고 반량이 될 때까지 달여 복용한다.
- 상처의 지혈 – 생잎의 즙을 상처에 바른다.

초종용

생태

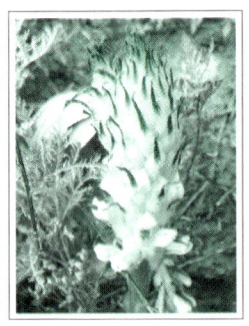

바닷가 모래땅에서 자라는 사철쑥에 기생寄生하고 연한 자줏빛이 돌며 근경은 굵고 육질인 잔 뿌리로 기주寄主의 뿌리에 붙으며 원줄기는 가지가 없고 굵으며 높이 10~30cm로서 인엽鱗葉이 있다.

인엽은 윗부분이 좁으며 원줄기와 더불어 백색이고 길이는 1~1.5cm로서 긴 털이 드문드문 있다. 꽃은 5~6월에 피며 길이가 2cm로서 연한 자주색이고 원줄기 끝에 빽빽하게 달리며 포는 윗부분이 가늘다. 꽃받침은 막질로서 꽃 길이의 1/2 정도이며 5개로 갈라지고 화관의 상순은 나비가 넓으며 하순은 3개로 갈라지며 가장자리가 파상波狀이다. 수술은 4개로서 그중 2개가 길고 삭과는 좁은 타원형이며 길이가 1mm 정도이다. 원줄기를 신장약으로 사용한다.

약효와 사용 방법

- 강장 – 5~10g을 하루 양으로 해서 물 400cc에 넣고 반량이 되도록 달여 3회에 나누어 복용한다. 또 열당주로서 열당 100g, 정제 설탕 50~80g을 35도의 소주 1.8*l*에 담가 1~2개월 동안 차고 어두운 곳에 두었다가 천으로 걸러, 1회 양 40cc를 한도로 취침 전에 마신다.

절국대

생태

햇볕이 잘 쬐는 풀밭에서 자라는 반 기생 1년초로서 높이가 30~60cm이고 곧추자란다. 잎은 대생하며 우상羽狀으로 갈라지고 윗부분의 것은 길이가 2~3.5cm로서 3개로 갈라지며 열편에는 1~3개의 톱니가 있다.

꽃은 7~8월에 피며 황색이고 엽액葉腋에 1개씩 옆을 향해 달려서 수상穗狀으로 된다.

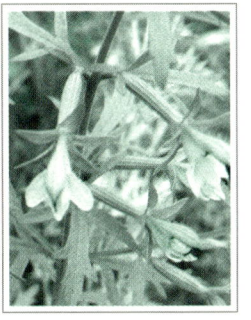

꽃받침통은 통형筒形이고 길이는 12~15mm, 지름은 2.5~4mm로서 튀어나온 맥이 있으며 소포가 짧다.

꽃받침잎은 5개이고 화관은 길이가 2.5cm로서 순형脣形이고 정열편은 겉에 긴 털이 있으며 첫째 열편은 안쪽에 털이 없고 2개의 주름살이 돌출한다. 삭과는 피침형으로서 꽃받침 안에 들어 있으며 꽃받침과 길이가 같고 종자는 길이가 1/2mm 정도이다. 전초를 산후 지혈·이뇨 및 수종에 사용한다.

약효와 사용 방법

- 이뇨 – 1회 2~4g을 물 300cc에 넣고 1/2의 양이 되도록 달여 복용한다.
- 황달 – 하루 양 10~15g을 물 400cc에 넣고 1/2의 양이 될 때까지 달여 3회에 나누어 복용한다.

지치

생태

산야의 풀밭에서 자라는 다년초로서 높이가 30~70cm이고 곧추자라며 뿌리가 땅 속 깊이 들어가고 굵으며 자주색이고 원줄기는 가지가 갈라지며 잎과 더불어 털이 많다. 잎은 호생하고 양끝이 좁으며 밑부분이 좁아져서 엽병처럼 된다.

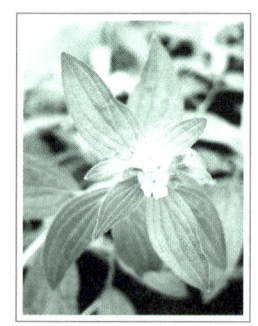

꽃은 5~6월에 피고 백색으로서 수상화서穗狀花序에 달리며 잎 모양의 포가 있고 꽃받침잎은 5개로서 녹색이며 화관통부花冠筒部보다 길다. 화관은 길이가 6~7mm, 지름은 4mm로서 후부喉部에 5개의 인편鱗片이 있고 분과는 회색이며 윤기가 있다. 뿌리를 자근 또는 자초라 하여 화상·동상·수포 등 일반 소독약으로 외용하고 자주색 염료로도 사용하며 민간에서 해열·이뇨 및 피임약으로도 사용한다.

약효와 사용 방법

- 피부의 트러블·피부를 매끈하게·종기·부스럼의 배농排膿·화상·치질, 피부의 거칠어짐을 막는다. - 재료는 참기름 100g, 황랍黃蠟 38g, 돈지豚脂 2.5g, 당귀當歸 10g, 자근紫根 10g, 참기름을 냄비에 넣고 가열하여 황랍·돈지를 조심스럽게 넣고 자근과 당귀를 썰어서 넣는다. 기름이 자홍색이 되면 뜨거울 때 천에 걸러 찌꺼기를 버리고 식히고 나서 사용한다.

황금

생태

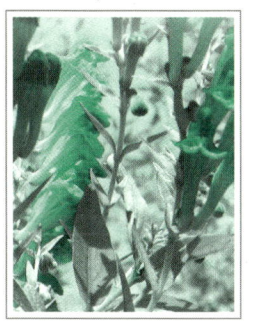

흔히 재배하고 있는 다년초로서 높이가 60cm에 달하며 전체에 털이 있고 원줄기는 네모가 지며 한 군데에서 여러 대가 나오고 가지가 많이 갈라진다. 잎은 대생하며 양끝이 좁고 가장자리가 밋밋하며 엽병은 길이가 2mm 정도이고 밑부분의 잎은 길이가 4.5cm, 나비는 8mm이지만 위로 올라갈수록 작아진다. 꽃은 7~8월에 피며 자줏빛이 돌고 원줄기 끝과 가지 끝에 달리며 화서에 잎이 있고 각 엽액葉腋에 꽃이 1개씩 달린다. 꽃받침은 가장자리가 밋밋하고 2개로 갈라지며 뒤쪽에 돌기가 있고 꽃이 진 다음 젖혀지며 화통花筒은 길이가 2.5cm 정도로서 밑부분이 굽고 윗부분이 2개로 갈라지며 뒤의 열편은 투구형이고 겉에 잔털이 있으며 측열편과 거의 합쳐지고 첫째 열편은 퍼지며 자주색이다. 열매는 꽃받침 안에 들어 있고 둥글다. 어린 순을 나물로 하고 뿌리는 소염성 해열제 및 지사제로 사용한다.

약효와 사용 방법 _ 혈압을 낮춰 주는 대표적인 한방약

- 삼황사심탕三黃瀉心湯 : 황금黃芩 : 소염해열약, 황련黃連 : 쓴 맛의 건위약, 대황大黃 : 설사제의 3가지 생약에 황자가 붙기 때문에 삼황이라는 이름이 붙었다. 비교적 체력이 있고 변비에 자주 걸리며 고혈압증·어깨 결림·귀에서 소리가 나는 것, 코피·불면·불안 등에 대황·황금·황련을 각 1g씩 물 120cc에 넣고 40cc가 될 때까지 바짝 졸여서 한꺼번에 다 마신다.

- 소시호탕小柴胡湯 : 감기의 말기에 미열이 계속될 때, 발열과 오한이 교차해 일어날 때, 식욕 부진·위염·구토·위가 허약한 것 등에 채호柴胡 7g, 반하半夏 5g, 대조大棗, 생강, 황금黃芩 각 3g, 인삼, 감초 각 2g을 하루 양으로 해서 400cc의 물에 넣고 반량이 될 때까지 달여 하루 3회 복용한다.

만년콩

생태

제주도 남쪽 계곡의 숲 속에서 자라는 상록 소수목으로서 높이가 30~60cm이고 뿌리가 약간 굵으며 원줄기 밑부분이 비스듬히 눕고 밑부분에서 몇 개의 가지가 나온다. 잎은 호생하며 3개의 소엽으로 구성되고 엽병이 길며 소엽은 길이가 5~8cm, 나비가 3~5cm로서 표면이 짙은 녹색이며 털이 없

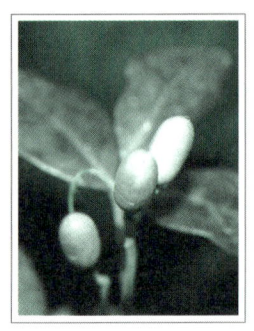

고 뒷면은 연한 갈색털이 있으며 흰빛이 돌고 가장자리가 밋밋하며 양끝이 둥글다. 총상화서總狀花序는 원줄기 끝에 달리고 봄철에 길이가 10~13mm의 백색꽃이 피며 포는 작고 꽃받침잎은 길이가 2.5~3mm로서 5개의 톱니와 더불어 잔털이 있다. 열매는 핵과처럼 되며 타원형이고 검은 남자색이며 길이가 3~4mm의 대와 더불어 길이가 18~20mm, 지름은 10mm이다. 뿌리를 인후 팽창咽喉膨脹에 사용한다. 김이만 씨가 처음 채집하였으며 상록성이기 때문에 만년콩이라고 한다.

약효와 사용 방법

- 편도염에 따른 목의 통증 – 1회 1~3g을 물 200cc에 넣고 반량까지 달여 내복하든지 달인 즙으로 양치질을 한다. 쓰기 때문에 1회의 분량은 소량으로 할 것.

흰털냉초

생태

산지의 약간 습기가 있는 곳에서 자라는 다년초로서 높이가 50~90cm이고 총생叢生한다. 잎은 3~8개씩 여러 층으로 윤생輪生하며 엽병이 없고 끝이 뾰족하고 길이가 6~17cm, 나비는 2~4cm로서 가장자리에 잔 톱니가 있다.

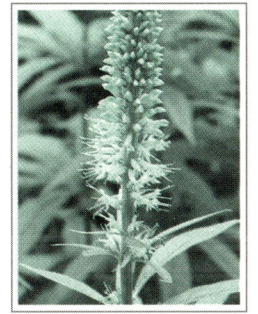

꽃은 7~8월에 피며 총상화서總狀花序는 원줄기 끝에 달리고 밑에서부터 꽃이 피어 올라간다. 꽃받침은 5개로 깊게 갈라지며 열편 끝이 뾰족하고 화관은 통형筒形이며 길이가 7~8mm로서 끝이 얕게 4개로 갈라지고 홍자색이며 화통花筒 안쪽에 털이 밀생한다. 수술은 2개로서 길게 밖으로 나오고 수술대는 자주색이며 밑부분에 털이 있고 자방은 2실로서 중축 태좌中軸胎座에 많은 배주胚珠가 달리며 암술대는 수술대와 길이가 거의 같고 밖으로 길게 나오며 백색이며 털이 없다. 삭과는 끝이 뾰족하고 넓은 난형이며 밑부분에 꽃받침이 달려 있다. 전체에 털이 많고 잎의 나비가 보다 넓은 것을 털냉초, 백색꽃이 피는 것을 흰털냉초라고 한다.

어린 순을 나물로 하고 뿌리는 약용으로 한다.

약효와 사용 방법

- 류머티즘·관절염·이뇨 - 하루 양으로 10~15g을 물 400cc에 넣고 1/3 양이 될 때까지 달여 3회에 나누어 공복 시에 복용한다.

동아

생태

동남아시아 남부 오스트레일리아·인도·태평양에서 인도양에 이르기까지 넓게 퍼진 곳이 원산지, 열매는 긴 타원형체로 크다. 조생早生 동아라는 품종은 어렸을 때는 거의 둥근 모양이지만 다 익으면 장원통상長円筒狀이 된다. 동아의 과육은 통통하고 백색이며 수분이 많다. 중심부는 비어 있는데 과육

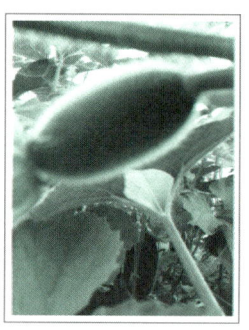

에 끼어 있는 것처럼 6개의 줄이 있어서 여러 개의 종자가 붙어 있다. 종자는 편평한 난형卵形으로 회백색, 주변이 돌출하여 비로드처럼 된 것과 이것과는 달리 주변에 돌출된 부분이 없고 표면이 미끈미끈한 것도 있다. 두 개 모두 약효의 변화는 없고 씹으면 기름맛이 난다.

약효와 사용 방법

- 소염·이뇨·완하緩下 - 종기가 생기고, 조금씩 부기가 있을 때, 하루 양으로서 동과자冬瓜子 3~12g을 물 400cc에 넣고 반량이 되

도록 달여 3회에 나누어 복용한다.
- 한방 처방의 대황모단피탕大黃牡丹皮湯 : 대황大黃 2g, 모단피牧丹皮 4g, 도인桃仁 4g, 동과자冬瓜子 6g, 망초芒硝 4g으로 우선 대황·모단피·도인·동과자를 400cc의 물에 넣고 반량이 되도록 달여, 그것을 거르고 나서 망초를 넣어 녹여 이용한다. 변비에 잘 걸리고, 하복부를 압박하는 통증이 있을 때, 월경 불순·변비·치질 등에 이용하면 효과적이다.

명아주

생태

곧추자라는 1년초로서 높이가 1m, 지름이 3cm에 달하고 녹색줄이 있다. 잎은 자생하며 엽병이 길고 가장자리에 톱니가 있으며 중심부 근처의 어린 잎에 붉은 빛이 도는 가루 같은 돌기가 있다.

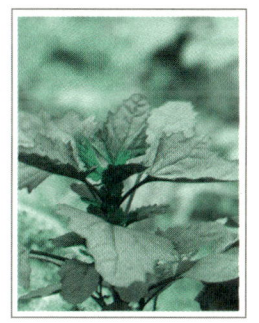

6~7월에 가지 끝에서 수상화서穗狀花序가 발달하여 전체적으로 원추화서圓錐花序를 형성하고 많은 소지가 달린다. 꽃은 양성으로서 황록색이며 화경이 없고 소포도 없으며 꽃받침이 5개로 깊게 갈라지고 꽃잎은 없으며 5개의 수술과 자방에 2개의 암술대가 달려 있다. 포과胞果는 꽃받침으로 싸여 있고 꾸부러진 배胚가 들어 있는 종자는 흑색 윤기가 있다. 민간에서 잎을 건위 및 강장제로 사용하거나 벌레 물린 데 사용한다. 기본종은 어린 잎이 적색으로 되지 않는 것으로서 흰명아주라

고 하며 모두 어린 순을 식용으로 한다.

약효와 사용 방법

- 치통 – 잎의 분말과 다시마 분말의 같은 양을 섞어 아픈 부분에 바른다. 잎을 달인 즙으로 양치질한다.
- 벌레에 물렸을 때 – 생잎의 즙을 바른다.

꿩의 비름

생태

산지의 햇볕이 잘 쬐는 곳에서 자라는 다년초로서 원줄기는 분백색 粉白色이 돌며 둥글고 곧추자라며 높이가 30~90cm이다. 잎은 대생對生 또는 호생互生하고 육질이며 길이가 6~10cm, 나비는 3~4cm로서 가장자리에 뚜렷하지 않은 둔한 톱니가 있으며 밑부분이 좁아져서 짧은 엽병으로 흐르며 털이 없고 윗부분이 약간 오목해진다.

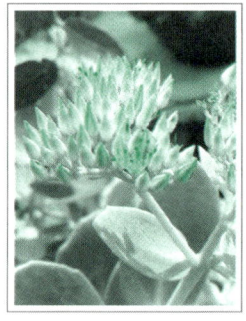

꽃은 8~9월에 피며 백색 바탕에 붉은 빛이 돌고 원줄기 끝의 산방상繖房狀 취산화서聚繖花序에 많은 꽃이 달린다. 꽃받침잎은 5개이며 연한 녹색이고 꽃잎도 5개로서 백색 바탕에 붉은 빛이 돌고 길이는 5~6mm이며 꽃받침잎보다 3~4배 길다. 수술은 5개이고 꽃잎과 길이가 비슷하며 꽃밥은 자줏빛이 돌고 암술은 5개이며 붉은 빛이 돈다. 일본에서 잎을 부스럼약으로 사용한다.

약효와 사용 방법

- 종기·부스럼 – 신선한 잎을 따내어, 불에 쬐이면 말리면 부풀어 오르기 때문에 아래쪽의 표피를 벗겨 내고 환부에 대어 가볍게 붕대 등으로 눌러준다.
- 작은 찰과상 – 생잎즙을 바른다.

마늘

생태

아시아 서부 원산이고 흔히 재배하는 다년초로서 강한 냄새가 난다. 인경鱗莖은 연한 갈색의 껍질 같은 잎으로 싸여 있으며 안쪽에 5~6개의 소린경小鱗莖이 들어 있다. 화경花莖은 높이가 60cm이고 3~4개의 잎이 호생하며 잎 부분이 엽소로 되어 서로 감싼다. 7월에 잎 속에서 화경이 나와 그 끝에 1 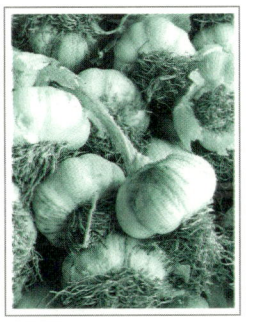 개의 큰 산형화서繖形花序가 달리고 총포總苞는 길며 부리처럼 뾰족하다. 꽃은 흰 자줏빛이 돌고 꽃 사이에 많은 무성아가 달리며 화피열편花被裂片은 6개로서 화피花被보다 짧고 밑부분에 2개의 돌기가 있다. 인경을 식용으로 하거나 건위·이뇨 및 구충제로 사용한다.

약효와 사용 방법

- 피로 회복, 건위健胃·정장整腸·발한·냉증 – 마늘주를 만들어 복용한다. 마늘 250g을 껍질을 벗겨내어 듬성듬성 놓고 2~3쪽으

로 잘라 정제 설탕 250g 소주 720㎖ 에 담근다. 2~3개월 후부터 마신다.

봉선화

생태

인도·말레이시아 및 중국산의 1년초로서 관상용으로 재배하고 있으며 높이가 60cm 에 달하고 털이 없으며 곧추자라고 육질이며 밑부분의 마디가 특히 두드러진다.

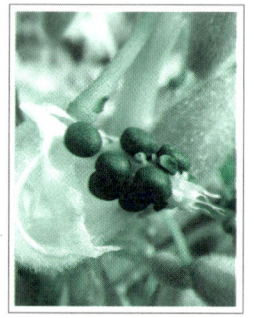

잎은 호생하고 엽병이 있으며 양끝이 좁고 가장자리에 톱니가 있으며 엽병에 소선小腺이 있다. 꽃은 7~8월에 피고 가지각색이며 2~3개씩 엽액에 달리고 화축花軸이 있어 밑으로 처지며 좌우로 넓은 꽃잎이 퍼져 있고 뒤에서 통상筒狀으로 된 거距가 밑으로 굽으며 수술은 5개이고 꽃밥이 서로 연결되어 있으며 자방에 털이 있다.

삭과는 털이 있으며 익으면 탄력적으로 터지면서 황갈색 종자가 튀어 나온다.

약효와 사용 방법

- 감기 — 건조시킨 잎 1회 양 3~6g을 물 200cc에 넣어 반 정도의 양이 될 때까지 달여 복용한다.
- 종기·부스럼 — 생잎의 즙을 짜내어 바른다.
- 생선·고기의 중독 — 종자 1회 양 1.5~3g을 물 200cc에 넣어 반

량이 될 때까지 달여 복용한다.

개파리

생태

전 세계 온대와 습대에 분포한다. 8~9월에 뿌리부터 잘 파내어 잘 씻어놓고 통풍이 잘 되는 곳에서 건조한다. 해열작용이 있는 알카로이드의 조라닌, 조라말딘이 함유되어 있다. 알카로이드는 열매 안에 사포닌은 전초全草에 함유되어 있다.

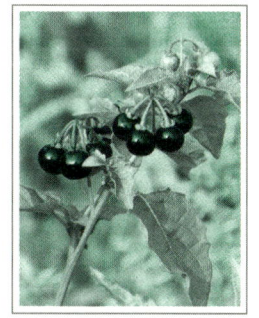

약효와 사용 방법

- 종기·부스럼 – 열매를 포함한 줄기잎을 소량의 소금과 함께 섞어 비벼 문질러서 그 즙을 바른다.
- 해열·이뇨 – 잘 건조한 전초全草를 1회 양을 1.5~3g으로 해서 물 200cc에 넣어 1/2 양이 되도록 달여 복용한다.
- 피로회복 – 용발주를 만들어 마신다. 뿌리를 포함해서 건조한 전초 100g을 정제 설탕 150g과 함께 35도의 소주 1.8l에 담가 2~3개월 후에 천으로 걸러 1회 20~40cc씩, 밤에 자기 직전에 마신다.

순채 · 순나물

생태

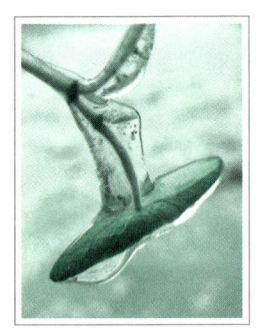

연못에서 자라는 다년초로서 근경이 옆으로 가지를 치면서 자라고 원줄기는 수면을 향해 길게 자라며 드문드문 가지를 친다. 잎은 호생互生하고 잎이 피려고 할 때 어린 줄기와 더불어 우무 같은 점질粘質의 투명체透明體로 덮이며 완전히 자란 잎은 수면에 뜨고 가장자리가 밋밋하고 길이는 6~10cm, 지름은 4~6cm로서 중앙부에 엽병이 달리며 뒷면은 자줏빛이 돈다. 꽃은 엽액葉腋에서 나오는 긴 화편 끝에 1개씩 달리고 검은 홍자색이며 지름은 2cm 정도로서 물에 약간 잠긴 채로 핀다. 꽃받침잎은 3개이며 길이는 10mm이고 꽃잎도 3개이며 길이가 15mm 정도로서 둔두이다. 수술은 6~18개로서 많으며 각각 떨어지고 꽃밥은 길이가 4mm이며 암술은 유두상乳頭狀의 돌기가 있고 암술대는 길이가 8mm 정도이다. 열매는 물 속에서 익고 꽃받침과 암술대가 달려 있다. 우무 같은 것으로 싸여 있는 어린 잎을 식용으로 하며 원줄기와 잎은 이뇨제로 사용한다.

약효와 사용 방법

- 종기 · 부스럼약성 – 생전초生全草를 비벼서 나온 즙을 바른다.
- 해열 · 이뇨 – 하루 양으로서 건조한 전초 6~15g을 물 400cc에 넣어 1/3의 양이 될 때까지 달여 3회에 나누어 복용한다.

고추나물

생태

약간 습기가 있는 곳에서 자라는 다년초로서 높이가 20~60cm이고 원줄기는 둥글며 곧추자라고 가지가 갈라진다. 잎은 대생하고 서로 접근하여 원줄기를 얼싸안고 끝이 둔하고 길이는 2~6cm, 나비는 7~30mm로서 흑색점이 있으며 가장자리가 밋밋하다. 키가 작고 밑부분에서 총생叢生하는 것을 다북고추나물이라고 한다.

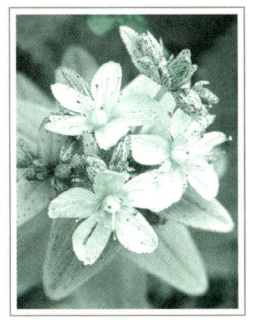

약효와 사용 방법

- 지혈 · 종기 · 부스럼 - 건조한 전초全草 10~20g을 물로 달여서 그 즙을 환부에 바른다.
- 월경 불순 · 진통 - 건조한 전초全草 2~4g을 1회 양으로 해서 물 300cc에 넣어 반량이 될 때까지 달여 복용한다.

마디풀

생태

길가에서 비교적 흔히 자라는 1년초로서 높이가 30~40cm이고 털이 없으며 곧추서는 것도 있으나 흔히 옆으로 비스듬하게 퍼지고 가지가 많이 갈라지며 다소 딱딱한 감이 든다.

꽃잎은 없으며 수술은 6~8개이고 암술대는 3개로 갈라지며 열매는 세모가 지고 화피花被보다 짧으며 잔점이 있고 윤기가 없다. 어린 잎을 식용으로 하고 전초를 이뇨제로 사용하거나 회충구제에 사용한다.

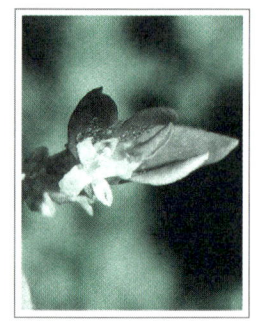

약효와 사용 방법

- 이뇨 – 하루 양 10~15g을 물 400cc에 넣고 1/3의 양이 될 때까지 달여 하루 3회에 나누어 복용한다.

귀룽나무

생태

산골짝에서 자라는 낙엽교목으로서 높이가 15m에 달하고 어린 가지를 꺾으면 냄새가 난다. 잎은 호생하며 길이는 6~12cm로서 표면에 털이 없으며 뒷면은 암록색으로서 맥액脈腋에 털이 있고 가장자리에 잔 톱니가 있으며 엽병은 길이가 1~1.5cm로서 털이 없고 밀선蜜腺이 있다.

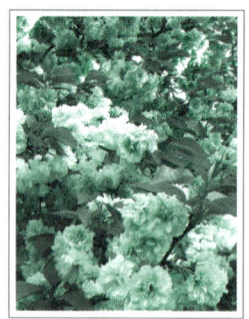

약효와 사용 방법

- 땀띠 – 생잎을 그대로도 좋고 건조한 잎도 좋다. 생잎이라면 용량 1 l 정도의 베보자기에 채워 욕조에 넣고 목욕한다. 또 건조한 것

이라면 한 줌 정도를 물 600cc로 1/2 양이 되도록 달여, 달인 즙으로 환부를 씻는다.
- 복통 · 감기 – 나무껍질을 건조한 것, 하루 양 5~8g을 물 400~600cc로 1/2의 양이 되도록 달여 복용한다.

돌가시나무

생태

남쪽 해안지대에서 자라는 반상록 포도성 관목葡萄性灌木으로서 가시가 많고 털이 없다. 잎은 호생하며 7~9개의 소엽으로 구성된 우상복엽羽狀複葉이고 소엽은 길이가 1~2.5cm로서 양면에 털이 없으며 윤기가 있고 가장자리에 굵은 톱니가 있다.
열매가 타원형인 것을 긴돌가시나무, 적색 꽃이 피는 것을 홍돌가시나무라고 하여 구별하는 사람도 있다.

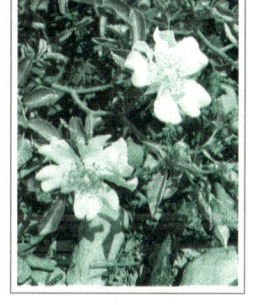

약효와 사용 방법

- 이뇨 · 하리 · 종기 · 여드름 · 부스럼 – 시중에서 판매하는 것도 있지만, 야생의 돌가시나무로부터 채취해서 사용하면 좋다. 하루 양 2~5g에 의이인薏苡仁 10g을 넣어 물 400~600cc로 1/2 양이 되도록 달여 복용.

개양귀비

생태

유럽에서 들어온 관상용 2년초로서 높이가 30~80cm이고 전체에 털이 있다. 잎은 호생互生하며 우상으로 갈라지고 열편裂片은 끝이 뾰족하며 가장자리에 톱니가 있다.
꽃은 5월경에 피고 적색이지만 여러 가지 품종이 있으며 가지 끝에 1개씩 달리고 꽃이 피기 전에는 밑을 향하여, 필 때는 위를 향한

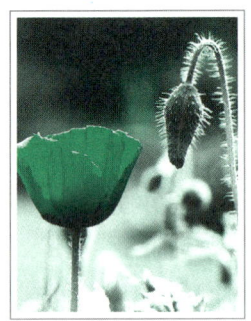

다. 꽃받침잎은 2개로서 녹색이고 가장자리가 백색이며 겉에 털이 있고 꽃이 필 때 떨어지며 꽃잎은 4개가 교호交互로 대생對生하고 길이가 3~4cm로서 다소 둥글다.

약효와 사용 방법

- 기침 - 건조한 꽃 2~4g을 하루 양으로서 물 300cc로 1/2 양이 될 때까지 달여 설탕을 소량 첨가한다. 이것을 하루 2~3회에 나누어 따뜻할 동안에 복용한다. 복용할 때마다 따뜻하게 해서 먹는다.

새삼·토사

생태

각지에서 볼 수 있는 1년초 기생식물. 줄기는 덩굴이 되어 다른 식물에 휘감겨서, 흡반으로 양분을 섭취하고 휘감기며 벋어 자란다.

꽃 뒤에 삭과를 맺지만 성숙하면 위의 반 부분에 뚜껑이 벗겨져 회갈색의 종자가 여러 개 흩어져 떨어진다. 지상에 떨어진 종자는 봄에 발아해서 땅 속에 뿌리를 내려 땅 위에 가는 줄기를 벋는다.

10월경 익기 직전의 열매를 채취해 넓게 펴 음지에서 말린다. 건조시키고 나면 양손으로 종자를 빼내 사용한다.

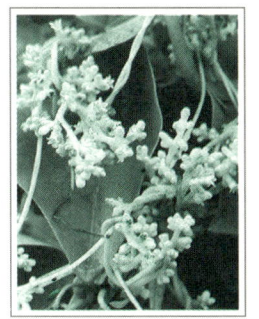

약효와 사용 방법

- 자양·강장 – 토사자주를 마신다. 토사자 60~90g, 정제 설탕 100g을 소주 720mℓ에 담가 2~3개월 후에 천으로 짜내어 취침 전 20~30cc를 한도로 마신다.

미역취

생태

산야에서 흔히 자라는 다년초로서 높이가 35~85cm이고 윗부분에서 가지가 갈라지며 잔털이 있다. 어린 순을 나물로 하고 민간에서 건위 및 이뇨제로 사용한다.

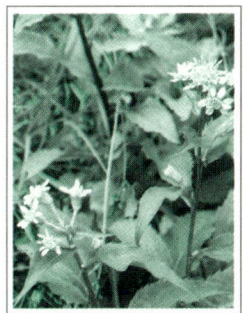

약효와 사용 방법

- 감기의 두통·목이 부어 아플 때·종기·

부스럼에 - 하루 양으로서 잘게 썬은 건조한 줄기 잎 10~15g을 물 400cc에서 반량이 되도록 달여 3회에 나누어 식전 30분에 복용한다.

- 목이 아플 때 - 줄기 잎 15~20g을 물 400cc에 넣고 반량이 될 때까지 달여 이것으로 양치질한다.

탱알

생태

중국 · 우리나라 · 시베리아 등이 원산지로서 꽃이 아름다워 관상용으로 재배되고 있다. 뿌리와 뿌리줄기를 건조시켜 생약으로 하는데, 그 모습은 자갈색이나 회갈색, 질은 부드러워서 접혀진다. 특이한 냄새가 있다. 가을 10~11월에 뽑아 올려 실뿌리를 푸는 것처럼 해서 흙을 씻어 내고 말린다. 거담작용이 있는 사포닌을 함유한다.

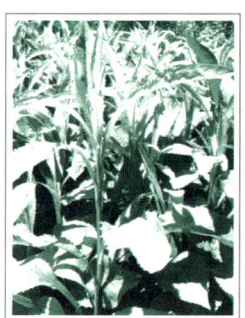

약효와 사용 방법

- 기침을 멎게 · 거담 - 하루 양 3~10g을 물 300cc에 넣고 1/3 양이 될 때까지 달여 3회에 나누어 복용한다.

왕원추리

생태

관상용으로 심고 있는 중국 원산의 다년초로서 뿌리에 괴경이 있고 잎은 서로 대생對生하여 얼싸안으며 길이는 40~60cm, 나비는 2.5~4cm로서 끝이 활처럼 뒤로 굽는다.
꽃은 8월에 피고 화경은 높이가 80~100cm로서 대개 끝이 2개로 갈라져 많은 꽃이 총상總狀으로 달린다. 소화편은 길이가 2cm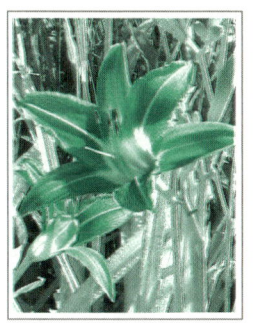
정도로서 밑부분의 화축花軸에 붙으며 포는 길이가 4~10mm로서 막질이며 꽃은 길이가 10cm, 지름은 8cm 정도이고 통부筒部는 짧으며 길이는 2cm 정도로서 갑자기 옆으로 퍼진다.
꽃잎은 만첩이고 수술과 암술은 대부분 꽃잎으로 변한다. 어린 순을 나물로 하고 꽃도 말려서 먹는다고 한다. 뿌리를 이뇨·지혈 및 소염제로 사용한다.

약효와 사용 방법

- 해열 – 봉오리를 건조시킨 것을, 1회 10~15g으로 해서 물 400cc에 넣어 반량이 될 때까지 달여 복용한다.
- 이뇨 – 건조시킨 뿌리 1회 양 5~10g을 물 400cc에 넣고 반량이 될 때까지 달여 복용한다.

뱀무

생태

산야에서 자라는 다년초로서 높이가 25~100cm이고 전체에 털이 있다. 근생엽은 엽병이 길며 측소엽은 작으며 1~2쌍으로서 소엽 같은 부속체_{附屬體}가 있고 정소엽은 크고 길이와 나비가 각각 3~6cm로서 흔히 3개로 갈라지고 앙면에 짧은 털이 있으며 가장자리에 톱니가 있다.

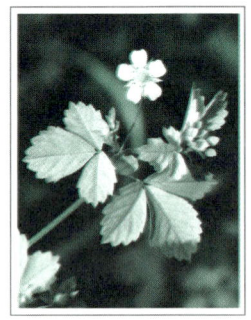

경생엽은 엽병이 짧고 약간 또는 깊게 3개로 갈라지며 탁엽_{托葉}은 잎같고 톱니가 있다. 꽃은 6월에 피며 황색으로서 가지 끝에 1개씩 달리고 소화편에 비로드 같은 털이 있다. 꽃받침잎은 5개로서 겉에 융모_{絨毛}가 밀생하고 꽃이 핀 다음 뒤로 젖혀지며 꽃잎도 5개로서 원형이고 꽃받침잎과 길이가 비슷하거나 약간 짧다.

암술과 수술은 많으며 암술대는 끝까지 남아 있고 끝이 갈고리처럼 굽으며 과탁_{果托}은 길이가 2~3mm의 털이 있고 수과_{瘦果}에도 털이 있다. 어린 순을 나물로 한다.

약효와 사용 방법

- 이뇨 – 10~15g을 하루 양으로 해서, 물 400cc에 넣고 1/3 양이 될 때까지 달여 3회에 나누어 복용한다.

오수유

생태

중국산의 낙엽소교목으로서 경주 지방에서 심고 있으며 높이가 5m에 달하고 어린 가지에 털이 있다. 잎은 대생하며 소엽은 7~15개이며 소엽병이 짧고 길이 7~8cm로서 표면은 어릴 때 털이 있지만 중근 이외의 것은 점차 없어지고 뒷면에 털이 있다. 산방화서는 정생 또는 측생하며 지름은 6~11cm로서

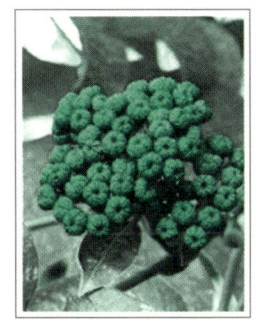

털이 있고 삭과는 붉은 빛이 돌며 길이는 5~6mm로서 거칠며 종자는 거의 둥글고 윤채潤彩가 있으며 길이가 4mm 정도로서 하늘색이 돈다. 개쉬땅나무와 비슷하지만 소엽이 많고 뒷면에 털이 있으며 열매 끝이 둥근 것이 다르다. 한방에서 열매를 오수유라고 하며 건위·미구풍·해독 및 이뇨제로 사용하고 욕탕료浴湯料로도 사용한다.

약효와 사용 방법

- 건위 – 건조한 열매의 분말 1회 양 0.3~0.5g을 물로 복용한다.

삼백초

생태

제주도 해협 근처의 습지에서 자라는 다년초로서 높이가 50~100cm이며 근경은 백색이고 진흙 속을 옆으로 벋어간다. 잎은 호생互生하

며 길이는 5~15cm, 나비는 3~8cm로서 5~7맥이 있으며 끝이 뾰족하고 가장자리가 밋밋하며 표면은 연한 녹색, 뒷면은 연한 백색이지만 윗부분의 2~3개의 잎은 표면이 백색이다. 엽병은 길이가 1~5cm로서 밑부분이 다소 넓어져서 원줄기를 안는다.

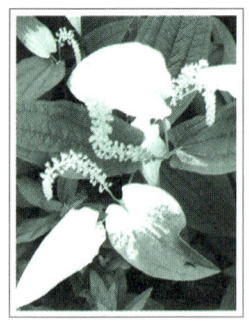

꽃은 양성으로서 6~8월에 피며 백색이고 수상화서 穗狀花序 는 잎과 대생 對生 하며 길이는 10~15cm로서 꼬불꼬불한 털이 있고 밑으로 처지다가 곧추선다. 수술은 6~7개이고 심피는 3~5개로서 털이 없으며 열매는 둥글고 종자는 각 실에 대개 1개씩 들어 있다. 잎, 꽃 및 뿌리가 백색이기 때문에 윗부분에 달린 2~3개의 잎이 희어지기 때문에 삼백초라고 한다.

약효와 사용 방법

- 이뇨 - 1회 양 10~15g을 물 300cc에 넣어 1/3 양이 되도록 달여 복용한다.
- 종기·부스럼 - 가볍게 쥐어서 한 줌 정도의 양을 물 400~600cc에 넣고 1/3의 양이 될 때까지 달여 이것으로 닦는다. 또 생잎에 소량의 소금을 넣고 으깨어 환부에 댄다.

접시꽃

생태

중국산의 2년초로서 관상용으로 심고 있으며 높이가 2.5m에 달하고 원줄기는 녹색이며 털이 있다. 잎은 호생 互生하며 엽병이 길고 가장자리가 5~7개로 얕게 갈라지며 톱니가 있다. 6월경에 엽액葉腋에서 짧은 화편이 있는 꽃이 피기 시작하여 위로 올라가며 끝에서 긴 화서花序로 되고 소포는 7~8개가 밑부분에서 서로 붙어 있으며 녹색이다. 꽃받침은 5개로 갈라지고

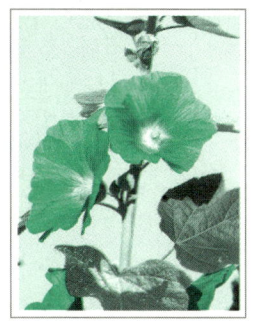

꽃잎도 5개가 기왓장처럼 겹쳐지며 가지각색의 꽃이 피고 단체웅예의 꽃밥이 밀집되어 있으며 암술대는 1개이지만 끝에서 여러 개로 갈라지고 접시 같은 열매가 달린다. 뿌리를 촉규근蜀葵根, 꽃을 촉규화蜀葵花라고 하며 점액粘液이 있어 접골제로 사용한다.

약효와 사용 방법

- 이뇨 – 꽃 4~8g을 1회 양으로 해서 물 300cc에 넣고 반량이 될 때까지 달여 복용한다. 뿌리는 10~15g을 1회 양으로 해서 물 300cc에 넣고 반량이 될 때까지 달여 복용한다.

번행초

생태

남쪽 바닷가에서 자라는 육질의 다년초로서 털이 없거나 사마귀 같은 돌기가 있고 높이가 40~60cm이며 밑에서부터 굵은 가지가 갈라져서 비스듬히 또는 지면을 따라 벋는다. 잎은 호생互生하고 길이는 4~6cm, 나비는 3~4.5cm로서 밑으로 흐르고 엽병은 길이가 2cm

이다. 꽃은 봄부터 가을까지 계속 피며 황색이고 엽액葉腋에 1~2개씩 달리며 화경은 짧고 굵다. 꽃받침통은 길이가 4mm 정도이지만 자라서 7mm에 달하며 어깨 근처에 4~5개의 가시 같은 돌기가 있다. 꽃받침열편은 겉은 녹색이고 안쪽은 황색이며 꽃잎은 없고 수술은 9~16개로서 황색이다.

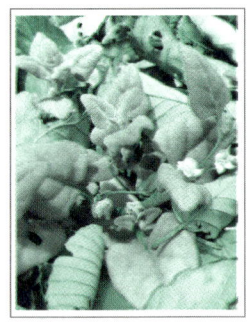

자방은 하위이며 4~6개로 갈라지는 암술대가 있고 열매는 딱딱하며 여러 개의 종자가 들어 있고 겉에 4~5개의 돌기와 더불어 꽃받침이 붙어 있으며 벌어지지 않는다. 연한 순을 식용으로 하고 민간에서는 위장약으로 사용한다.

약효와 사용 방법

- 위염 – 잘 건조한 전초全草 1회 양 10~15g을 물 300~400cc에 넣고 달여 공복 시에 복용한다.

※ 위암, 식도에 효과가 있다는 이야기가 있지만 신용할 수 없다.

범부채

생태

산지에서 자라는 다년초로서 관상용으로 심기도 하고 높이가 50~100cm이며 근경이 옆으로 벋고 있어 호생互生한다. 잎은 좌우로 편평하며 2줄로 부챗살처럼 배열되고 녹색 바탕에 다소 흰빛이 돌며 길이는 30~50cm, 나비는 2~4cm로서 끝이 뾰족하고 밑부분이 서로 얼싸안는다.

꽃은 7~8월에 피며 지름은 5~6cm로서 수평으로 퍼지고 황적색 바탕에 짙은 반점이 있으며 원줄기 끝과 가지 끝이 1~2회 갈라져서 한 군데에 몇 개의 꽃이 달리고 밑부분에 4~5개의 포가 있다. 포는 길이가 1cm 정도로서 막질이며 소화편은 길이가 1~4cm이다. 꽃밥은 길이가 1cm 정도이다. 삭과는 길이가 3cm 정도이고 종자는 흑색으로서 윤채潤彩가 있다. 근경을 편도선염에 사용하거나 완화제로 사용한다.

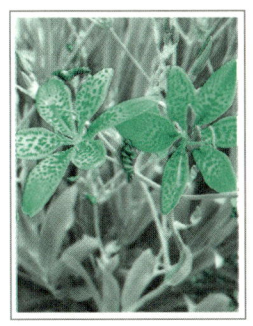

약효와 사용 방법

- 편도염 · 거담祛痰 – 1회 양 5~10g을 물 300cc에 넣고 1/3 양이 될 때까지 달여 복용한다.

더덕

생태

숲 속에서 자라는 다년생 덩굴식물로서 뿌리가 도라지처럼 굵으며 덩굴은 길이가 2m로서 보통 털이 없고 자르면 유액이 나온다. 잎은 호생互生하며 짧은 가지 끝에서는 4개의 잎이 서로 접근하여 대생對生하므로 모여 달린 것 같고 길이는 3~10cm, 나비는 1.5~4cm로서 털이 없으며 표면은 녹색이고 뒷면은 분백색이며 가장자리가 밋밋하다. 꽃은 8~9월에 피고 짧은 가지 끝에 밑을 향해 달리며 꽃받침은 5개로 갈라지고 열편은 길이는 2~2.5cm, 나비는 6~10mm로서 끝이 뾰족하고 녹색이다.

화관은 길이가 2.7~3.5cm로서 끝이 5개로 갈라져 뒤로 약간 말리며 겉은 연한 녹색이고 안쪽에 갈자색 반점이 있다. 뿌리를 거담 및 건위제로 사용하거나 식용으로 한다. 화관 안쪽에 갈자색 반점이 없는 것을 푸른 더덕이라고 한다.

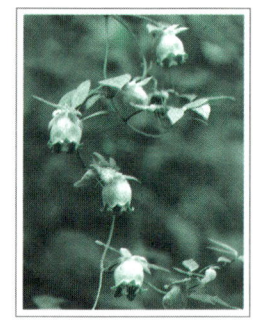

약효와 사용 방법

- 거담祛痰 – 1회 양으로서 건조한 뿌리 5~8g을 물 300cc에 넣고 1/3 양이 되도록 달여 복용한다.

골풀

생태

습지에서 흔히 자라는 다년초로서 근경은 옆으로 벋으며 마디 사이가 짧고 원줄기는 높이가 25~100cm로서 뚜렷하지 않은 종선縱線이 있고 잎은 원줄기 밑부분에 달리며 비늘 같다. 화서花序는 원줄기 끝부분의 옆에 달리고 첫째 포는 원줄기와 연속해서 길이가 10~20cm 정도 자라므로 줄기의 끝부분처럼 보인다.

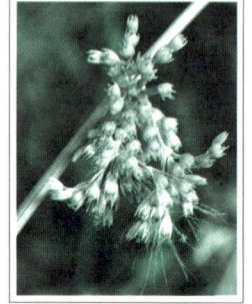

꽃은 1개씩 달리며 녹갈색이고 화피열편花被裂片은 길이가 2~3mm 이다. 수술은 3개이며 꽃밥과 수술대는 길이가 서로 비슷하고 각각 화피花被 길이의 2/3 정도이다. 삭과는 길이가 2~3mm로서 갈색이 돌고 종자는 길이가 0.5mm정도이다.
원줄기로 돗자리를 만들고 골속은 이뇨제로 사용한다.

약효와 사용 방법

- 이뇨 – 잘게 썬 것을 1회 양 5~10g으로 해서 물 300cc에 넣고 반량이 되도록 달여 복용한다.

상사화

생태

관상용으로 심고 있는 다년초로서 인경鱗莖은 지름이 4~5cm이고, 겉은 흑갈색이다. 잎은 봄철에 나오며 나비는 18~25mm로서 연한 녹색이고 6~7월에 잎이 마른다. 8월에 화경이 나와 길이 60cm 정도 자라며 끝에 4~8개의 꽃이 달린 산형화서가 발달한다. 소화편은 길이가 1~2cm이며 꽃은 길이가 9~10cm이고 통부筒部는 길이가 2.5cm로서 연한 홍자색이다.

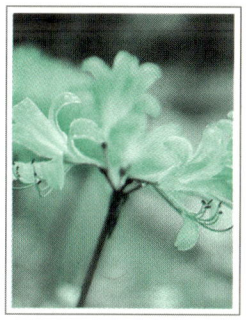

화피열편은 6개이며 나비는 15mm로서 비스듬히 퍼지고 수술은 6개이며 꽃 밖으로 나오지 않는다. 자방은 하위이고 3실이며 열매를 맺지 못한다. 상사화란 꽃이 필 때는 잎이 없고 잎이 있을 때는 꽃이 피지 않으므로 꽃은 잎을 생각하고 잎은 꽃을 생각한다는 뜻이다.

약효와 사용 방법
- 관절염·요통 – 같은 것에 소맥분을 조금 넣어, 연고 상태로 개어 환부에 바른다. 하루에 2~3회 덧발라 준다.

자리공

생태

민가 근처에서 자라는 다년초로서 전체에 털이 없고 높이가 1m에 달하며 뿌리가 크게 비대해진다. 잎은 호생互生하고 양끝이 좁으며 길이는 10~20cm, 나비는 5~12cm로서 가장자리가 밋밋하며 엽병은 길이가 1.5~2.5cm이다.

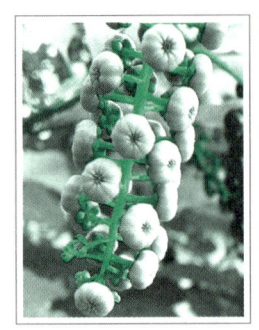

꽃은 5~6월에 피고 백색이며 화서는 잎과 대생하며 길이는 5~12cm로서 곧추서거나 비스듬히 위를 향한다. 소화편은 길이가 10~12mm이고 꽃받침열편은 5개이고 꽃잎이 없다. 수술은 8개이고 꽃밥은 연한 홍색이며 자방은 8개로서, 윤생輪生하고 1개씩의 암술대가 밖으로 젖혀진다. 과수果穗는 곧추서며 8개의 분과가 서로 인접하며 윤상輪狀으로 나열되고 자주색의 즙액汁液이 있으며 흑색 종자가 1개씩 들어 있다. 유독 식물이지만 잎을 데쳐서 먹기도 하고 뿌리를 이뇨제로 사용한다.

약효와 사용 방법

- 이뇨 — 1회 3~6g을 물 300cc에 넣어 1/3 양이 될 때까지 달여 복용한다.

으름난초

생태

제주도의 숲 속에서 자라고 썩은 균사에 기생하는 식물로서 녹색인 것이 없으며 뿌리가 옆으로 길게 벋고 비늘 같은 잎이 달리며 길게 벋는 뿌리 속에 Armillaria라는 버섯의 균사가 들어 있고 높이가 50~100cm로서 윗부분에서 가지가 갈라지며 갈색털이 밀생한다. 꽃은 6~7월에 피며 황갈색이고 자방과 꽃받침 뒷면에 갈색털이 있으며 꽃받침 잎은 길이는 15~20mm, 나비는 4~6mm로서 긴 타원형이고 꽃잎은 꽃받침잎과 비슷하며 다소 짧고 털이 없다. 순판脣瓣은 황색이며 육질이고 끝이 둥글거나 둔하며 안쪽에 돌기가 있는 줄이 있고 가장자리가 잘게 갈라진다. 열매는 길이가 6~8cm로서 적색으로 익고 종자에 날개가 있다. 으름 같은 열매가 달리기 때문에 으름난초라고 한다.

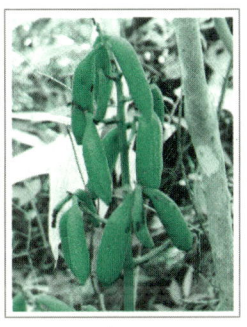

약효와 사용 방법

- 강장 · 이뇨 — 하루 양 10~15g을 물 300cc에 넣어 1/3 양이 될 때까지 달여 복용한다.

• 습진 - 위와 같이 달여 환부를 닦으면 좋다.

아주까리

생태

북부 아프리카가 원산지로 세계 각지에서 재배되고 있다. 대극과의 1년초로서 줄기는 2m 가량이나 되고 잎은 손바닥모양으로 깊이 갈라져 있으며, 8~9월에 원줄기 끝에 꽃이, 길이가 20cm 정도로 모여 핀다.

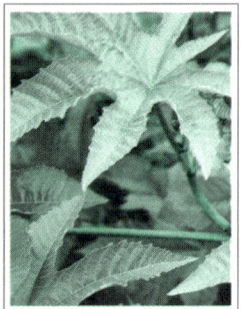

피마자 기름 40~60%, 하리이질에 효과가 있는 리티노렌·올레인·리틴독성 단백질·리티닌 등을 함유하고 있다.

약효와 사용 방법

• 설사제 - 시판되고 있는 피마자유를 이용한다. 1회 양은 성인 25cc.

일일초

생태

미국이 원산지. 현재 열대 각지의 길가에 들풀처럼 번성하고 있다. 1958년 이래 많은 일일초 알카로이드가 발견되었다. 맨처음에 발표

한 알키로이드의 결정, 빙카류고블라스틴에는 종양 제거작용이 있고, 그 외에 탄닌도 함유되어 있다.

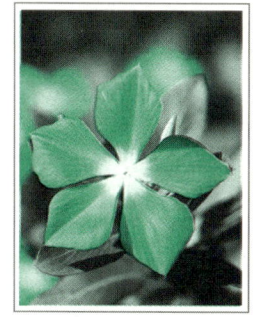

약효와 사용 방법

- 위궤양 · 변통便通 · 소화촉진 — 1회에 생잎 3~5장을 갈아 으깨어 물을 넣어서, 가제로 걸러 마신다. 알카로이드를 함유하고 있기 때문에 양을 초과하지 않도록 주의할 것.

작두콩

생태

열대산의 1년생 덩굴식물로서 중부 이남에서 심고 있다. 잎은 엽병이 길며 3출엽으로서 원줄기와 더불어 털이 없고 소엽은 길이가 10cm로서 끝이 뾰족하고 엽병이 짧다. 종자는 편평하며 홍색 또는 백색이고 어린 꼬투리를 식용으로 한다.

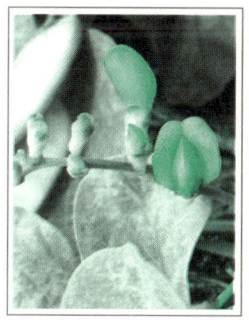

약효와 사용 방법

- 기침 · 병후의 영양제 — 1회 양 5~10g을 물 300cc에 넣어 1/3 양이 될 때까지 달여 복용한다.

목향

생태

유럽이 원산지인 다년초로서 약초로 재배하고 있으며 높이가 0.8~2m이고 전체에 짧은 털이 밀생한다. 뿌리는 발한·이뇨 및 거담제로 사용하며 구충 성분이 있다고 한다.

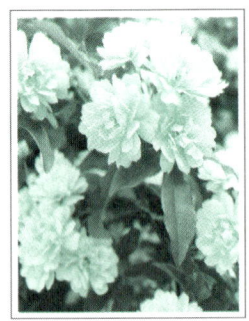

약효와 사용 방법

- 유럽에서는 민간약으로서 발한·이뇨·거담祛痰 등에 이용되지만, 거의 향료로 이용되고 있다.

납가새

생태

남쪽 해안 모래땅에서 자라는 1년초로서 밑에서 가지가 많이 갈라져 옆으로 길이가 1m 정도 자라고 원줄기, 엽축葉軸 및 화편에 꼬부라진 짧은 털과 퍼진 긴 털이 있다.

탁엽은 길이가 3mm로서 서로 떨어져 있고 피침상 삼각형이다. 7월에 황색꽃이 엽액葉腋에서 1개씩 피며 화경은 길이가 1~2cm이고 꽃받침잎은 5개로서 뒷면에 복모가 밀생하며 길이는 4~5mm이고 꽃이 핀 다음 떨어진다. 꽃잎은 꽃받침보다 약간 길며 5개이고 수

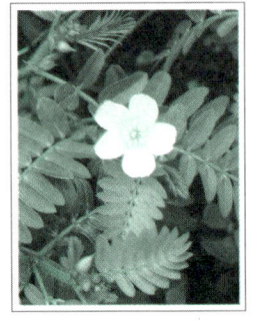

술은 10개이며 자방은 1개이고 털이 많다. 열매는 5개로 갈라지며 각 조각에는 2개의 뾰족한 돌기가 있다. 열매를 강장強壯 · 정혈淨血 및 최유제催乳劑로 사용한다.

약효와 사용 방법

- 감기 · 두통 · 안질로 눈곱 등이 나올 때 - 1회 5~10g을 물 300cc에 넣어 1/2 양이 되도록 달여 복용한다. 사용 전에 프라이팬 등에 가시가 약간 그을릴 정도로 태워 두면 좋다.

한련초

생태

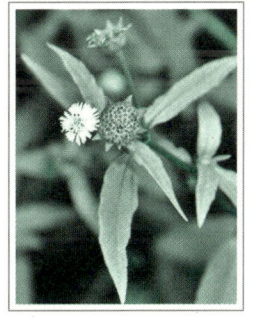

논둑이나 습지에서 자라는 1년초로서 높이가 10~60cm이며 곧추자라고 전체에 강모剛毛가 있으며 가지는 대생하는 엽액葉腋에서 나오기 때문에 대생하고 다시 가지 끝에서 1개의 가지가 자란다.

잎은 대생하며 엽병이 없거나 극히 짧은 엽병이 있고 길이는 3~10cm, 나비는 5~25mm로서 양면에 굳센 털이 있으며 기부의 가까이에 굵은 3맥이 있고 가장자리에 잔 톱니가 있다. 두화는 8~9월에 가지 끝과 원줄기 끝에 1개씩 달리며 지름은 1cm 내외이고 화편은 길이가 2~4.5cm이며 총포總苞는 길이가 5mm, 나비는 6~7mm이지만 열매가 익을 무렵에는 지름이 11mm 정도가 되며 총포편總苞片은

5~6개로서 녹색이고 긴 타원형이며 예두이다 설상舌狀화관은 백색이고 길이는 2.5~3mm, 나비는 0.4mm 정도로서 끝이 밋밋하거나 2개로 갈라지며 수과는 흑색으로 익고 길이가 2.8mm 정도로서 설상화의 것은 세모가 지지만 다른 것은 4개의 능각稜角이 있다. 전초를 혈문 치료에 사용하며 대개 민간에서 지혈제로 사용한다.

약효와 사용 방법

- 혈뇨와 혈변의 지혈 - 하루 양 3~10g을 물 600cc에 넣어 1/2의 양이 되도록 달여 복용한다.
- 눈의 염증 - 위와 같은 분량을 달여 그 즙으로 세안洗眼한다.

나팔나리

생태

다년초로서 각지에서 관상용으로 넓게 재배한다. 꽃은 희고, 화통花筒이 길고 가장자리가 조금 휘었으며, 향기가 강하다. 인경은 편구형으로 암황색, 줄기는 직립으로 뻗었고 약 1m 정도이다.

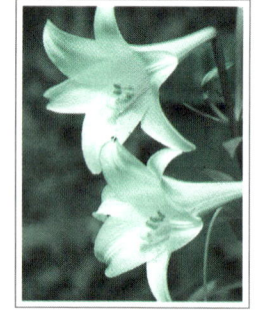

잎은 병柄이 없는 피침형으로 길이는 약 15cm이다. 표면에 광택이 있고 호생한다.

꽃은 5~6월에 피고 수술 6개는 화피花皮보다 짧고 암술의 가장자리의 주두柱頭는 부풀어 있다. 과실은 긴 타원형으로 길이가 6cm 정도이다.

약효와 사용 방법

- 타박상 – 잘게 부순 인경을 직접 환부에 대거나 다음과 같이 하면 좋다. 용기에 인경을 넣고 식초를 소량 넣어 부수어 목면주머니에 넣어 이것을 환부에 대고 습포濕布한다.

전동싸리

생태

중국이 원산지인 2년초로서 높이가 60~90cm이다. 잎은 호생互生하며 소엽은 3개이고 측소엽은 엽병이 거의 없고 길이가 1.5~3cm로서 밝은 녹색이며 가장자리에 톱니가 있고 중근中筋 끝이 뾰족하며 탁엽托葉은 선형이다.

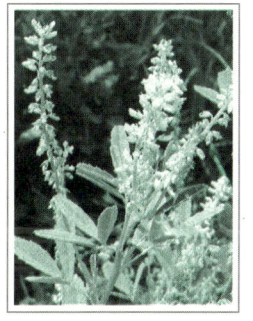

총상화서總狀花序는 가지 끝이나 엽액葉腋에서 발달하고 길이는 3~5cm이며 화편은 길이가 2~4cm이고 꽃은 7~8월에 피며 길이는 3~4mm로서 황색이고 포는 선형이며 길이는 1mm 정도로서 소화편보다 길다. 꽃받침은 잔털이 있고 길이가 1.5mm 정도이며 기판이 가장 길고 용골판이 가장 짧으며 꼬투리는 털이 없고 흑색으로 익는다. 이와 비슷하지만 꽃이 백색이고 길이가 2mm 정도인 것을 흰전동싸리라고 하며 단양에서 자란다.

약효와 사용 방법

- 타박상 – 편타성 상해 자동차 추돌 등의 충격으로 생기는 목 부분의 장애. 손

의 마비, 두통 등이 일어남 등에 좋다. 환부의 크기에 따라 분량을 정한다. 작게 썰어 놓은 것을 냄비에 넣어, 물을 찰 듯 말 듯하게 붓는다. 펄펄 끓어오르지 않게 잘 달여, 목면천에 넣어서 가볍게 짜내어 환부에 대고 습포濕布 한다.

맥문동

생태

산지의 나무 그늘에서 자라는 다년초로서 근경은 굵고 딱딱하며 옆으로 번지 않고 수염뿌리의 끝이 땅콩처럼 굵어지는 것도 있다. 잎은 짙은 녹색이며 밑에서 총생叢生하고 길이는 30~50cm, 나비는 8~12mm로서 끝이 뾰족해지다가 둔해지기도 하며 11~15맥이 있고 밑부분이 가늘어져 엽병 비슷하게 된다.

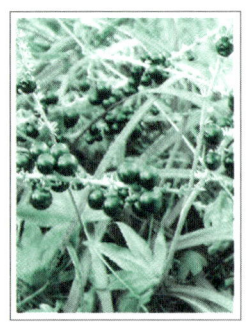

꽃은 5~6월에 피며 화경은 길이가 30~50cm이고 꽃이 3~5개씩 마디마다 모여 달리며 화서는 길이가 8~12cm이다. 소화편은 길이가 2~5mm이고 꽃 밑부분 또는 중앙 윗부분에 관절이 있으며 화피열편은 6개로서 연한 자주색이다. 수술은 6개이고 수술대는 꾸불꾸불하며 암술대는 1개이고 열매는 얇은 껍질이 일찍 벗겨지면서 흑색 종자가 노출된다. 괴근을 소염·강장·진해·거담 및 강심제로 사용한다.

약효와 사용 방법

- 자양 · 강장 · 최유催乳 · 기침 — 1회 양 6~10g을 물 300cc에 넣어 1/3 양이 될 때까지 달여 복용한다.

다알리아

생태

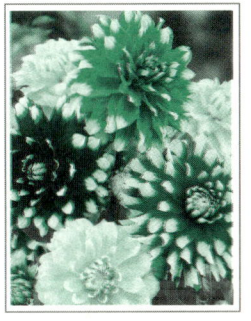

멕시코 원산의 다년초로서 관상용으로 널리 재배하고 있으며 고구마 같은 굵은 괴근으로 번식하고 원줄기는 높이가 1.5~2m로서 털이 없으며 원주형이다. 잎은 대생하고 엽병이 있으며 1~2회 우상羽狀으로 갈라지고 소엽은 가장자리에 톱니가 있고 정소엽이 가장 크며 엽축葉軸에 날개가 다소 있고 표면은 짙은 녹색이며 뒷면은 다소 흰빛이 돈다. 꽃은 7월에서부터 서리가 올 때까지 피고 원줄기와 가지 끝에 1개씩 옆을 향해 달리며 지름은 5~7.5cm이지만 보다 큰 것도 있고 총포편總苞片은 6~7개로서 잎 같다. 설상화舌狀花는 본래 8개였다고 보지만 명명할 당시에는 겹으로 되어 있었으며 변종變種에 따라서 빛깔과 꽃의 크기가 다르다.

약효와 사용 방법

- 주로 과당果糖 주사액으로서 체액과 영양 보충을 위해 의사가 사용한다.

콩 대두콩

생태

중국이 원산지인 1년초로서 재배하고 있으며 높이가 60cm에 달하고 잎과 더불어 갈색 털이 있다. 잎은 호생互生하며 엽병이 길고 3개의 소엽으로 구성된 복엽이며 소엽은 가장자리가 밋밋하고 소탁엽小托葉은 선형이다. 꽃은 7~8월에 피며 자줏빛이 도는 홍색 또는 백색이고 엽액葉腋에서 자라는 총상화서總狀花序에 달린다. 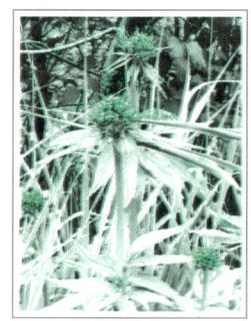 꽃받침은 5개로 갈라지고 열편 중에서 밑의 것이 가장 길며 기판은 넓고 끝이 파지며 익판翼瓣은 기판보다 짧고 용골판이 가장 짧다. 수술은 10개로서 각각 2개로 갈라지며 꼬투리는 짧은 대가 있고 편평하며 1~7개의 종자가 들어 있다. 콩은 황백색·흑색·연한 갈색·녹색 등 여러 가지가 있으며 주요 작물의 하나이다.

약효와 사용 방법

- 감기로 기침과 열이 있을 때 – 볶은 검은 콩黑豆 20g을 물 300cc에 넣어 반량이 될 때까지 달여 이것을 하루 양으로 해서 몇 회 나누어 마신다.
- 이뇨·해독 – 하루 양으로서 볶은 검은 콩 20~30g을 볶아서 달인 차에 적당량을 넣어 차 대신에 마신다.

큰달맞이꽃

생태

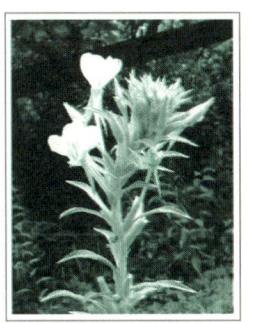

북아메리카 원산의 2년초로서 높이가 1.5m에 달하고 굵고 곧은 뿌리가 있으며 잎은 호생互生하고 가장자리에 얕은 톱니가 있고 근생엽은 꽃방석처럼 퍼진다.

꽃은 7월에 피고 황색이며 가지 끝과 원줄기 끝에 달리고 저녁때 피었다가 아침에 스러지며 꽃 밑에 녹색포가 2개 달려 있다. 4개의 꽃받침 잎은 2개씩 붙어 있고 꽃이 필 때 뒤로 젖혀지며 꽃잎은 4개로서 끝이 파지고 수술은 8개이며 암술대는 4개로 갈라지고 자방은 하위이다. 삭과는 털이 있으며 4개로 갈라져서 종자가 나온다. 어린잎은 소가 먹지만 성숙한 잎은 먹지 않으며 관상자원의 하나이다.

약효와 사용 방법

- 감기로 목이 아플 때 – 건조한 뿌리 하루 양 약 10g을 물 600cc에 넣고 1/2이 될 때까지 달여 복용.

개맨드라미

생태

열대지방에 널리 퍼져 있는 1년초로서 관상용으로 심고 있으며 원줄기는 높이가 40~80cm로서 곧추자라고 털이 없다. 잎은 호생하며 끝이 뾰족하며 길이는 5~5cm, 나비는 1~2.5cm로서 밑부분이 밑으로 흘러 엽병이 없거나 있다. 꽃은 양성으로서 7~8월에 피고 연한 홍색이며 수상화서는 가지 끝과 원줄기 끝에 달리고 길이는 5~5cm 지름이 1~2.5cm로서 피침형 또는 원주형이다.

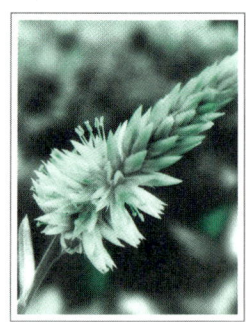

포와 소포는 넓은 피침형이며 백색이고 건막질이며 길이가 4mm 정도로서 끝이 뾰족하고 꽃받침잎은 꽃이 진 다음 백색으로 되고 길이는 8~10mm로서 끝이 뾰족하며 1맥이 있고 밑부분에 가는 맥이 있다. 수술은 5개이며 수술대 밑부분이 합생하고 열매는 꽃받침보다 짧으며 수평으로 갈라져서 윗부분이 떨어지고 끝에 길이가 3mm 정도의 암술대가 남아 있다. 종자는 여러 개씩 들어 있으며 지름은 1.5mm 정도이다.

약효와 사용 방법

- 눈의 충혈 — 건조한 종자 1회 양 6~10g을 물 200cc에 넣어 1/3의 양까지 달여 복용한다.

왕머루

생태

길이가 10m에 달하는 낙엽만경落葉蔓莖으로서 소지는 뚜렷하지 않은 능선이 있으며 붉은 빛이 돌고 어릴 때는 선모로 덮여 있다. 잎은 호생하며 끝이 5개로 말게 갈라지고 길이가 12~25cm로서 표면에 털이 없으며 뒷면은 털이 없거나 맥 위에 털이 있고 열편은 가장자리에 작은 치아상의 톱니가 있다. 화편 밑부분에서 흔히 덩굴손이 발달하고 꽃은 6월에 피며 황록색이고 꽃받침은 윤상輪狀이고 꽃잎은 5개가 끝부분에서 합쳐지고 밑부분이 갈라져 화탁花托에서 떨어지며 수술은 5개이고 수술대 사이에 밀선蜜腺이 있다.

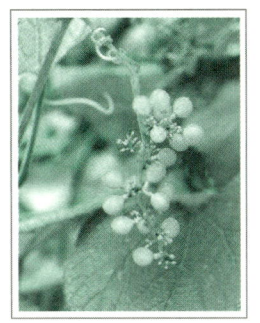

장과漿果는 송이로 되어 밑으로 처지며 지름은 8mm로서 9월에 흑색으로 익고 2~3개의 종자가 들어 있다. 잎이 붉게 단풍이 들며 열매는 식용으로 하거나 술을 만들고 원줄기는 지팡이 감으로 사용한다. 잎 뒷면에 적갈색 털이 있는 것을 머루, 적갈색 털이 밀생하지만 곧 떨어지는 것을 섬머루라고 하며 모두 울릉도에서 자란다.

약효와 사용 방법

- 피로회복 – 가정용 믹서를 준비해서 유리로 된 용기 속에 열매를 1/4 정도 채워 넣는다. 여기에 정제 설탕 50~60g을 넣어, 믹서에 간다. 열매 껍질과 종자도 부수어져서, 다소 알갱이가 남지만 마시기 어려운 정도는 아니다.

산나리

생태

백합과의 다년생 풀. 산에 난다. 길이는 1~1.5m 인경鱗莖은 구편형

球扁形, 담황색 밑부분에서부터 많은 가지를 낸다. 꽃은 대형, 6화개편花蓋片, 백색, 대적색의 반점이 있고 향기가 좋다. 삭과는 긴 타원형이다. 7~8월에 줄기 끝에 1~5개, 가끔 20개 이상의 꽃을 피운다. 잎은 짙은 녹색으로 피침형이고 끝은 뾰족하여 짧은 자루에 따라 호생互生한다.

약효와 사용 방법

- 기침·해열에 - 1회에 4~10g을 물 400cc에 넣어 1/2 양이 되도록 달여 복용한다.

개머루

생태

산야에서 자라는 낙엽만경落葉蔓莖으로서 길게 벋으며 가지에 털이 없고 수피가 갈색이며 마디가 굵다. 잎은 호생하고 둥글며 3~5개로 갈라지며 각 열편에 둔한 톱니가 있고 표면에 털이 없으며 뒷면 맥 위에 잔털이 있다. 엽병은 길이가 7cm로서 털이 다소 있거나 없고 덩굴손이 잎과 대생對生하며 2개로 갈라진다. 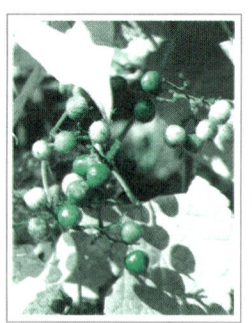 꽃은 양성으로서 6~7월에 피며 녹색이고 화편은 길이가 3~4cm이며 화서花序는 지름이 3~8cm이다. 꽃받침은 5개씩의 꽃잎과 수술 및 1개의 암술로 이루어졌으며 열매는 지름이 8~10mm로서 9월 벽색碧色으로 익으며 갈색 수목이 있다. 어린 가지와 엽병 및 잎 뒷면에 짧은 털이 있는 것을 털개머루, 잎에 백색 반점이 있고 엽병과 어린 줄기가 자주색인 것을 자주개머루, 잎이 깊게 5개로 갈라지는 것을 가새잎개머루라고 한다.

약효와 사용 방법

- 관절염 – 잘 건조한 뿌리를 잘게 썰어, 하루 양으로 해서 10~15g을 물 400cc에 넣어 1/3 양이 될 때까지 달여 3회에 나누어 복용한다.
- 눈의 충혈 – 건조한 뿌리 5~10g을 물 200cc에 넣고 달여 그 즙으로 세안洗眼한다.

바늘꽃

생태

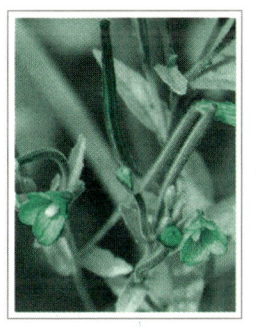

냇가에서 자라는 다년초로서 높이가 30~90cm이고 옆으로 벋는 지하경에서 원줄기가 나와 곧추자라며 밑부분에 굵은 잔털이 있고 윗부분에 선모腺毛가 있다.
잎은 대생하며 다소 원줄기를 감싸고 불규칙한 톱니가 있고 중앙부의 잎은 길이가 2~10cm, 나비가 3~5cm로서 가을철에 적색으로 단풍이 든다. 꽃은 8월에 피며 길이가 5~10mm로서 연한 홍자색이고 윗부분의 엽액葉腋에 1개씩 달리며 꽃받침잎은 4개이고 꽃잎도 4개로서 끝이 2개로 얕게 갈라진다. 수술은 8개이며 자방은 하위로서 선모가 밀생하고 때로는 굽은 털이 있으며 암술머리의 끝

이 방망이 같다. 삭과는 길이가 3~8cm로서 선모가 있고 소과편은 길이가 7~15mm이며 종자는 끝이 둥글며 길이는 1.3~1.8mm로서 겉에 잔 돌기가 밀생하고 적갈색 털이 있다. 전초를 민간에서 감기에 사용하거나 수검收劍 및 지혈제로 사용한다.

원줄기와 잎에 굽은 털만 있거나 윗부분에 선모가 있고 자방과 화경에 굽은 털과 더불어 선모가 있는 것을 한라바늘꽃이라고 한다.

약효와 사용 방법

- 하리이질 – 하루 양으로서 5~10g을 물 600cc에 넣어 반량이 되도록 달여 몇 회에 나누어 복용한다.

익모초

생태

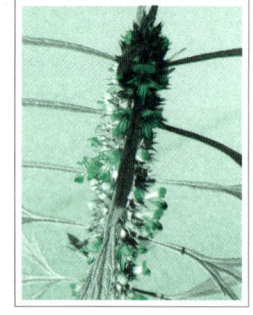

들에서 자라는 2년초로서 높이가 1m 이상 자라는 것이 있고 둔한 사각형이며 백색털이 있어 전체가 백록색이 돌고 가지가 갈라진다. 근생엽은 엽병이 길며 가장자리에 둔한 톱니가 있거나 결각상缺刻狀이며 꽃이 필 때는 없어진다.

경생엽은 엽병이 길고 3개로 갈라지며 열편이 다시 2~3개로 갈라지고 각 소열편은 톱니 모양이거나 우상羽狀으로 다시 갈라지며 톱니가 있고 암록색이다. 꽃은 7~8월에 피며 연한 홍자색으로써 윗부분의 엽액葉腋에 몇 개씩 층층으로 달리고 꽃받침은 5개로 갈라지며 끝이 바늘처럼 뾰족하고 화관은 아래위 2개로 갈라지며 밑부분의 것이 다시 3개로 갈라지고 중앙부의 것이 가장 크며 적색줄이 있다. 수술은 4개로서 그중 2개가 길고 분과는 넓고 약간 편평하며 3개의 능각稜角이 있고 털이 없으며 꽃받침 속에 들어 있다. 전초를 산후의 지혈 및 보정제補精劑로 사용한다.

약효와 사용 방법

- 산후의 지혈 − 건조시킨 지상부 전초 6~10g을 하루 양으로 해서 물 400cc에 달여 복용한다.
- 월경불순·현기증·복통 − 위와 같은 방법과 같이 달여 복용한다.

소철

생태

제주도에서는 뜰에서도 자라지만 기타 지역에서는 온실이나 집 안에서 기르는 관상수로서 가지가 없고 줄기가 하나로 자라거나 밑부분에서 작은 것이 돋으며 높이가 1~4m이고 잎은 1회 우상羽狀 복엽이고 우편羽片은 호생하며 선형이고 가장자리가 다소 뒤로 말리며 길이는 8~20cm, 나비는 5~8cm이다.

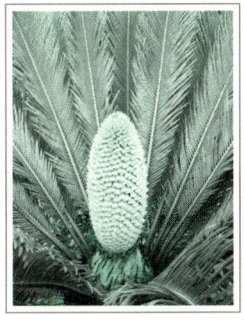

꽃은 이가화로서 웅화수는 원줄기 끝에 달리고 길이가 50~60cm, 나비가 10~13cm로서 많은 실편으로 되었다. 암꽃은 원줄기 끝에 둥글게 모여 달리고 원줄기에 가까운 양쪽에 3~5개의 배주胚珠가

달리며 윗부분에서 황갈색의 털 같은 것이 밀생한다. 종자는 길이가 4cm로서 편평하고 외종피는 적색이다. 종자를 식용으로 하며 원줄기에서 전분澱粉이 채취되지만 독성이 있으므로 물에 우려야 한다.

약효와 사용 방법

- 기침 · 통경通經 – 하루 양 5~15g을 물 400cc에 넣어 1/3 양이 되도록 달여 3회에 나누어 복용한다.
- 찰과상 – 위와 같이 달인 즙으로 상처를 닦는다.

까마귀머루

생태

중부 이남의 양지에서 자라는 낙엽만경落葉蔓莖으로서 나무에 기어 올라가거나 지상으로 벋어 길이가 2m에 달하고 어린 부분은 적갈색 면모綿毛로 덮여 있다.

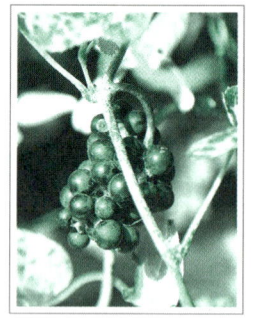

잎은 호생하고 둥글며 3~5개로 깊게 갈라지고 길이가 6~10cm로서 열편이 다시 갈라지고 표면에 털이 없고 뒷면에서 암갈색 면모綿毛가 밀생한다. 가을철에 잎이 붉게 물들고 열매는 신맛이 있다. 잎 뒷면 맥 위에만 털이 있는 것을 청까마귀머루라고 한다.

약효와 사용 방법

- 피로회복 – 당분과 적당한 신맛 외에, 비타민류도 있어서 생식하

면 좋다.

뱀도랏

생태

아시아 · 북아프리카 · 유럽에까지 분포하는 식물. 각지에서 야생하고 수풀 아래의 음지 등에 많이 분포한다. 과실은 2개가 합쳐져 있지만, 잘 성숙한 것은 이 2개가 뿔뿔이 떨어진다. 길이는 3~5mm 정도이다. 손으로 부수면 특이한 향이 난다.

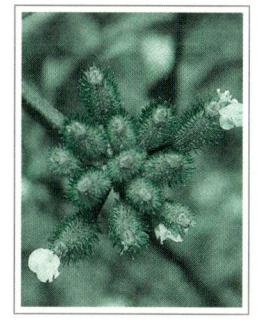

늦여름이나 가을이 되면 이 향이 적어지므로 채취 시기를 놓치지 않도록 주의한다. 시기가 늦은 과실이 2개로 나누어졌으면 화기花期가 늦은 때부터 1개월 후를 목표로 하면 좋다. 음지에 말린다.

약효와 사용 방법

- 질 외음부의 종기 · 부스럼 - 건조시킨 열매 5~10g에 백반 2~4g을 넣어 물 150cc에 넣고 달여 조금 식으면 탈지면에 적셔 환부를 닦는다.
- 강장 - 건조시킨 열매 · 오미자 · 토사자를 같은 분량으로 섞어 분말로 해서 벌꿀로 갠 다음 대두립대 大豆粒大의 환약을 만들어 1회에 5환씩 먹는다.

예덕나무

생태

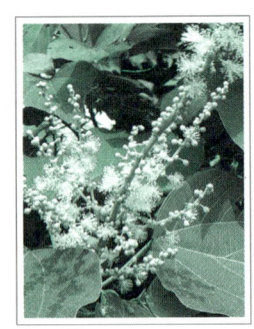

남쪽 바닷가에서 자라지만 내장산까지 올라오는 낙엽소교목 또는 수목으로서 높이가 10m에 달하며 어릴 때는 성상星狀의 인모鱗毛로 덮여 있고 붉은 빛이 돌지만 점차 암백색으로 되며 가지가 굵다.

잎은 호생하고 길이는 10~20cm, 나비는 6~15cm로서 표면에 대개 적색 선모線毛가 있고 뒷면은 황갈색으로서 선점腺點이 있으며 가장자리가 밋밋하거나 3개로 약간 갈라지고 엽병이 매우 길다. 원추화서圓錐花序는 정생하고 길이가 8~20cm로서 선모가 밀생하고 꽃은 2가화로서 6월에 피며 수꽃은 모여 달리고 꽃받침은 3~4개로서 갈라지며 50~80개의 수술이 있고 꽃밥은 길이가 1cm로서 털이 있다.

암꽃은 적으며 각 포苞에 1개씩 달리고 꽃받침은 3~5개로 갈라지며 자방은 3실이다. 삭과는 지름이 7mm로서 황갈색 선점과 성모가 밀생하며 강모剛毛도 있고 10월에 익으면 3개로 갈라진 다음 다시 2개로 갈라진다. 종자는 암갈색이며 약간 둥글고 길이는 4mm로서 뚜렷하지 않은 돌기가 있다.

약효와 사용 방법

- 위궤양 — 하루 양 1~3g을 200cc의 물에 넣고 반량이 될 때까지 달여 매 식후 30분 정도에 복용한다.
- 종기 · 부스럼 — 건조한 잎 2~4g을 달여서 그 즙으로 환부를 씻는다. 또, 건조한 나무껍질을 하루 양 2~4g을, 물 200cc에 넣고 1/2

양이 되도록 달여 하루 3회, 매 식후 30분에 복용한다. 외용과 내복을 병행하면 효과가 더 크다.

갯기름나물

생태

중국·일본·필리핀의 바닷가에 자생하는 상록다년초.

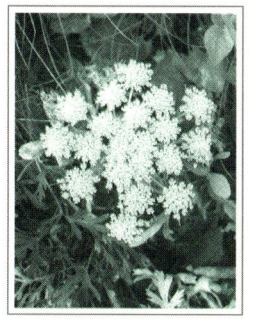

줄기의 높이는 50~100cm 정도 되고 어린 줄기는 청록색, 커지면 붉은 색으로 변한다. 잎은 청록색으로 두텁고 2~3번 3갈래로 갈라진 우상 복엽. 꽃은 7~9월에 피고, 백색 5개의 꽃잎의 작은 꽃을 큰 산형화서散形花序에 다수 피운다. 화서의 작은 꽃자루는 20~30개로 화서의 지름은 약 5~10cm. 총포편總苞片이 없고 피침형의 소총포편小總苞片이 몇 개 있다. 열매는 타원형이고 표면에 짧은 털이 있으며, 익으면 두 쪽으로 갈라져서 떨어진다.

약효와 사용 방법

- 감기·기침 – 뿌리 말린 것을 하루 양 5~8g으로 해서 물 400cc에 넣고 1/2 양이 될 때까지 달여 복용한다.
- 자양·강장 – 감기·기침을 멈추게 할 때와 같은 분량으로 뿌리를 달여 복용한다. 또, 잎을 다른 재료와 삶아서 먹는 것도 좋다.

소나무

생태

높이가 35m, 지름은 1.8m에 달하는 상록 교목으로서 가지가 퍼지고 윗부분의 수피가 적갈색 또는 흑갈색이며 동아는 적갈색이다. 잎은 2개씩 달리고 비틀리며 길이는 8~9cm, 나비는 1.5mm로서 밑부분에 아린芽鱗이 있고 2년 후에 떨어진다.

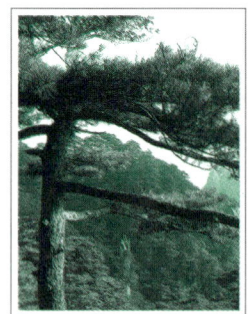

꽃은 일가화로서 웅화수雄花穗는 새 가지 밑부분에 달리며 길이는 1cm이며 자화수는 새 가지 끝에 달리고 길이는 6mm이다. 구과毬果는 길이가 45mm, 지름은 30mm로서 황갈색이고 실편은 70~100개이다. 종자는 길이가 5~6mm, 나비는 3mm로서 흑갈색이고 날개는 연한 갈색 바탕에 흔히 흑갈색 줄이 있다. 꽃은 5월에 피며 열매는 다음해 9월에 익는다.

용재수用材樹로서 솔잎 화분花粉 및 수피를 약용 또는 식용으로 한다. 밑부분에서 굵은 가지가 갈라지는 반송, 밋밋하게 곧추자라는 금강소나무 등 많은 종류가 있다.

약효와 사용 방법

- 혈관벽 강화 · 중풍 · 고혈압의 예방 – 갓 따온 적송엽赤松葉 350g을 잘 씻어 물기를 빼고 잘게 썰어서 정제 설탕 100g, 소주 1.8 *l* 와 함께 병에 넣어 3개월 정도 묵혀 두었다가, 행주로 걸러 적송엽주를 만든다. 1회 20cc, 하루 3회에 나누어 마시면 좋다.

지모

생태

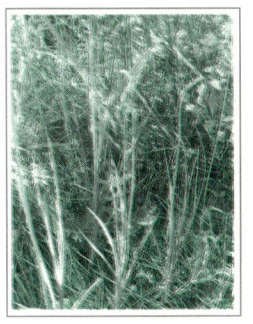

황해도 서흥에서 자라는 다년초로서 근경은 굵고 옆으로 벋으며 끝에서 잎이 총생叢生 한다. 잎은 길이가 20~70cm로서 끝이 실처럼 가늘며 밑부분이 서로 안기어 원줄기를 감싼다. 꽃은 6~7월에 피고 2~3개씩 수상穗狀 으로 모여 달리며 통筒 같고 길이는 7~8mm로서 윗부분이 6개로 갈라진다. 화경은 잎 속에서 나와 60~90cm 정도 자라며 포는 길게 뾰족해진다. 수술은 3개이며 안쪽 화피열편花被裂片 의 중앙에 붙어 있고 삭과는 길이가 12mm 정도로서 양끝이 좁고 3실이다. 각 실에는 흑색 종자가 1개씩 들어 있으며 종자에 3개의 날개가 있다. 근경을 약용으로 한다.

약효와 사용 방법

- 진정 · 이뇨 · 해열 — 한방 처방에 배합하여 사용한다. 계지 · 작약 · 지모탕계지, 작약 3.5g, 지모, 방풍, 마황, 생강 각 3g, 창출 4g, 감초 2g, 부자 1g을 관절 류머티즘 · 관절염 · 요통에 쓴다. 그 외에 백호탕白虎湯 등에도 사용한다.

여름밀감

생태

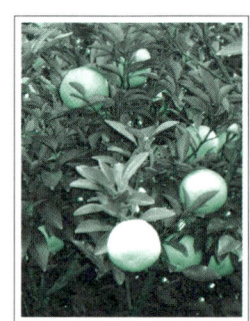

여름밀감의 백색꽃은 5월경에 피고, 열매는 그 해 가을에 익는데, 그대로 해를 넘겨 그 다음해 4~6월에 완전히 익는 것을 기다려 그때 출하된다.

산뜻한 신맛 때문에 널리 식용되고 있지만 요즘에는 주스나 마멀레이의 원료로서의 수요도 점차 늘어가고 있다. 껍질은 건조시켜서 생약으로 쓰고 쓴맛과 방향 성분을 이용해서 건위약으로 사용한다. 또, 수증기를 통한 증류 방법에 따라 껍질로부터 정유를 얻어내어 밀감유라는 이름으로 향료로 쓴다.

그 외에, 다 익기 전에 자연적으로 떨어진 미숙과는 구연산 제조의 원료가 된다. 과육에는 구연산, 유기산 외에 비타민 C와 B, 껍질에는 피부를 자극해서 혈행血行을 좋게 하는 정유를 함유하고 있고 이 안에 리모넨과 디실알데히드 등이 들어 있다.

약효와 사용 방법

- 약탕료 – 겨울에 추울 때 여름밀감을 욕탕에 넣고 목욕하면, 물이 쉽게 식지 않고, 겨울에 한하지 않고, 혈행血行을 원활하게 해주며 피로회복 등에도 좋은 효과가 있다.

후박나무

생태

울릉도 및 남쪽 섬에서 자라는 상록교목으로서 높이가 20m, 지름은 1m에 달한다. 잎은 호생互生하지만 가지 끝에 모여서 붙어 있는 것같이 보이며 우상羽狀의 맥이 있고 질이 두꺼우며 길이는 7~15cm, 나비는 3~7cm로서 꼬리처럼 길어진 점첨두漸尖頭의 끝이 둥글며 밑부분이 예저銳底이고 가장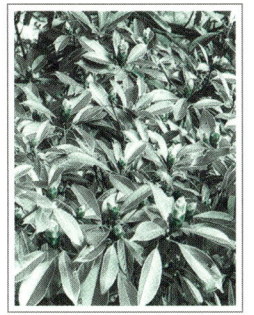
자리에 톱니가 없으며 양면에 털이 없고 표면은 녹색, 뒷면은 암록색이며 엽병은 길이가 2~3cm로서 굵다. 5~6월에 새 잎이 나올 때 털이 없는 원추화서가 액생하고 많은 황록색의 양성화가 달리며 소화경은 길이가 1cm 정도이고 화피열편花被裂片은 3개씩 2줄, 수술은 3개씩 4줄로 배열되며 안쪽의 3개는 꽃밥이 없고 암술은 1개이다. 열매는 다음해 7월에 흑자색으로 익으며 지름은 1.4cm 정도로서 둥글고 과경果梗은 적색이다. 수피를 후박피라 하여 천식 및 위장병에 사용하며 목재는 가구재로 사용한다. 잎이 도란형이고 길이가 6~8cm, 나비가 3.5~5cm인 것을 왕후박나무라고 하며 진도와 홍도에서 자란다.

약효와 사용 방법

- 기침 · 입덧 · 신경성 위염 - 반하후박탕半夏厚朴湯 : 반하 5g, 복령 5g, 후박 3g, 소엽 2g, 생강 3g을 하루 양으로 한다. 을 하루 3회, 식후 30분 정도에 복용한다. 기분이 좋지 않고, 목 식도 부위에 이물감異物感이 있으며, 심장이 빨리 뛰고 현기증이 있는 등의 증상을 동반할 때

에 좋다.
- 변비 — 단단한 체질로 배가 전반적으로 팽만해서 탄력이 있고 게다가 변비가 있는 사람에게 쓰는 한방 처방으로 소승기탕小承氣湯, 대황 2g, 기실 2g, 후박 3g을 하루 양으로 한다이 있다. 물 400cc에 기실, 후박을 넣고 1/2 양이 될 때까지 달이고 불을 끈다. 다시 대황을 넣고 1/2 양이 될 때까지 달이고 불에서 내린다. 이것을 하루 3회에 나누어 공복 시에 복용한다.

비파나무

생태

일본이 원산지인 상록소교목으로서 남부지방에 과수 또는 관상용으로 심고 있으며 높이가 10m에 달하고 어린 가지는 굵으며 연한 갈색 밀모로 덮여 있다. 잎은 호생互生하고 길이는 15~25cm, 나비는 3~5cm로서 표면에 털이 없으며 윤기가 있고 뒷면은 연한 갈색 밀모로 덮여 있으며 가장자리에 치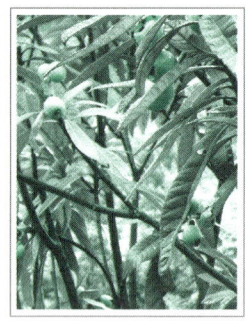아 상의 톱니가 드문드문 있고 엽병은 길이가 0~10mm이다.
꽃은 10~11월에 피며 지름은 1cm로서 백색이고 원추화서圓錐花序는 가지 끝에 달리며 연한 갈색털로 덮이고 꽃받침잎과 꽃잎은 각각 5개이다. 열매는 지름이 3~4cm로서 다음해 6월에 황색으로 익고 종자는 1~5개이며 흑갈색이고 심으면 곧 발아한다. 열매를 식용으로 한다.

약효와 사용 방법

- 기침・더위 먹은 데・위장병 — 잎 2장을 잘게 찢어 400cc의 물에 넣고 1/2 양이 될 때까지 달여 적당할 때 마신다.
- 피로회복・식욕증진 — 열매 1kg을 물로 씻어, 물기를 빼고 나서 소주 1.8 l 에 정제 설탕 150g을 넣고 담가, 3~6개월 후에 거르면 비파주가 된다. 하루 3회, 20cc씩 마신다.

긴강남차

생태

북아메리카가 원산지로서 식용으로 재배하며 높이가 1m에 달하고 잎은 우수 1회 우상복엽偶數 1回羽狀複葉으로서 2~4쌍의 소엽이 달리며 첫째 소엽 사이에 선체腺體가 있다. 꽃은 6~8월에 피며 황색이고 화경이 있으며 엽액에 1~2개씩 달린다.

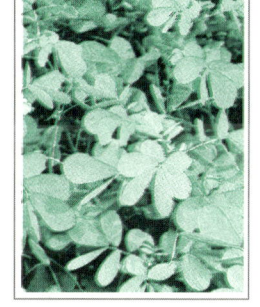

꽃받침잎은 5개이고 끝이 둔하고 가장자리에 털이 있으며 꽃잎도 5개로서 밑부분에 짧은 화과花瓜가 있다. 수술은 10개이며 길이가 일정하지 않고 윗부분의 3개는 꽃밥이 불완전하며 자방은 가늘며 길고 잔털이 있으며 위쪽으로 굽는다. 꼬투리는 길이가 15cm 정도로서 활처럼 굽고 녹색이며 네모진 종자가 1줄로 배열된다. 종자를 약용으로 하지만 보리차처럼 볶아서 차를 달이기도 한다.

약효와 사용 방법

- 변비 – 1회 5g을 달여서 복용한다.
- 고혈압 예방 · 건강증진 – 하루에 10g 정도를 토기병에 달여서 차 대신에 마시면 좋은데 같은 양의 의이인薏苡仁 :율무의 종자을 넣어서 마시면 건강차로서 좋다. 오랫동안 연용連用 하는 것이 필요하다. 결명자, 의이인은 함께 바짝 구워 말린 다음에 사용할 것.
- 신경통 · 류머티즘 – 결명자 · 방기 · 상백피桑白皮 : 뽕나무의 뿌리 각 12g을 섞어 달여서 복용.

소귀나무

생태

한라산 산록山麓에서 자라는 상록교목으로서 수피는 회색이며 오랫동안 갈라지지 않고 소지에 털이 약간 있다.

잎은 혁질革質이며 길이가 5~15cm로서 가장자리가 밋밋하거나 하반부에 톱니가 있으며 털이 없고 표면은 녹색, 뒷면은 연한 녹색이다. 꽃은 이가화로서 화피花被가 없으며 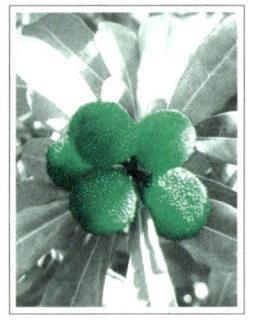 웅화수雄花穗는 길이가 3~4cm로서 각각 3~4개의 수술이 있는 많은 소포小苞로 구성된다. 자화수는 길이가 1~1.2cm로서 각 포苞에 1개의 암술이 있다. 자방은 1실이며 암술대는 2개이고 핵과는 둥글며 지름이 1~2cm로서 익으면 암적색으로 되고 사마귀 같은 돌기로 덮여 있다. 꽃은 4월에 피며 열매는 6~7월에 익는다.

외과피를 날것으로 먹고 수피는 염료染料로 사용한다.

약효와 사용 방법

- 타박상·염좌捻挫 – 건조한 나무껍질의 분말을 계란의 흰자위만으로 개어 환부에 직접 두껍게 바르고 위에서부터 천으로 눌러준다. 또, 이 분말에 태산초말太山椒末, 황백말黃柏末을 5:3:2의 비율로 섞어 계란 흰자위를 넣고 개어 같은 방법으로 사용해도 좋다.
- 하리이질 – 나무껍질을 1회 3g으로 해서 달여 내복한다. 물 200cc를 넣어서 1/2 양이 될 때까지 달여 공복 시에 마시면 좋다. 이것은 탄닌산을 얻는 작용에 따른 것이다.
- 입 안의 염증 – 양매피 3g을 달여, 그것으로 양치질하면 좋다.

돌외

생태

울릉도 및 남쪽 섬의 숲 가장자리에서 자라는 다년생 덩굴식물로서 마디에 백색털이 있고 이리저리 엉겨서 자라지만 덩굴손으로 기어올라가기도 한다.

잎은 호생互生하며 양면에 다세포로 된 백색 털이 있으나 곧 없어지고 소엽은 보통 5개이지만 3~7개인 것도 있으며 정소엽은 소엽병과 더불어 길이는 4~8cm, 나비는 2~3cm로서 끝이 뾰족하며 포면 맥 위에 잔털이 있고 가장자리에 톱니가 있다. 꽃은 8~9월에 피며

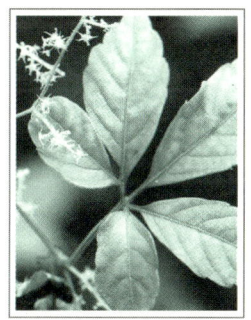

황록색이고 화서는 길이가 8~15cm이며 꽃받침열편이 극히 작고 화관은 5개로 갈라지며 열편은 길이가 3mm 정도로서 끝이 길게 뾰족해진다. 장과將果는 둥글며 지름은 6~8mm로서 흑록색으로 익고 상반부에 1개의 황선이 있으며 종자는 길이가 4mm정도이다.

약효와 사용 방법

- 기침 – 1회 3~5g을 물 400~600cc에 넣고 반량이 될 때까지 달여 복용한다.

가시오갈피

생태

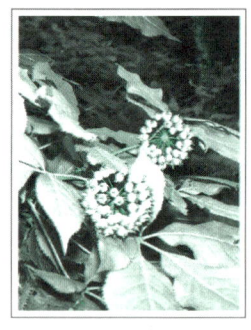

추풍령, 광릉 및 강원도 이북에서 자라는 낙엽수목으로서 높이가 2~3m이고 가지는 그리 갈라지지 않으며 전체에 가늘고 긴 가시가 밀생하고 암갈색이며 특히 엽병 밑에 가시가 많다. 잎은 호생하고 소엽은 3~5개이고 길이는 6~12cm, 나비는 2~4cm로서 표면은 군데군데 털이 있고 뒷면은 어릴 때는 맥 위에 갈색털이 있으며 가장자리에 뾰족한 복거치複鋸齒가 있고 엽병은 길이가 3~8cm로서 가시가 많다.

산형화서는 가지 끝에 1개씩 달리거나 또는 밑부분에서 갈라지며 꽃은 7월에 피고 자황색이 돌며 소화편은 길이가 1~2cm로서 털이 없고 갈라진 곳에만 밀모가 있다. 암술대는 길이가 1~1.8cm로서 완전히 합쳐지며 암술머리가 5개로 약간 갈라지고 열매는 둥글며 털이 없고 지름은 8~10mm로서 10월에 익는다. 소지에 가시가 거의 없고 잎과 화서가 보다 큰 것을 민가시오갈피라고 한다.

약효와 사용 방법

- 강장 · 피로회복 – 뿌리의 껍질을 1회 양 약 5g으로 해서 물 300~400cc에 넣고 반량이 될 때까지 달여서 복용한다.
- 건강약주 – 뿌리의 껍질 80g, 정제 설탕 150g을 35도의 소주에 담가 차고 어두운 곳에 두었다가 2~3개월 후에 걸러 1회 양 20~40cc를 한도로 해서 복용하면 좋다.

우뭇가사리

생태

석화채, 바닷속 모래나 들에 난다. 신선한 것은 홍자색으로서 연골질, 편평하며 가지의 나비는 0.5~2mm, 크기는 10~30cm가 된다. 가지는 옆으로 자른 단면이 마름모꼴이거나 타원형이고 아래서부터 촘촘하게 우상羽狀으로 나누어지며, 호생 또는 대생對生하고 거기에 작은 가지를 낸다.

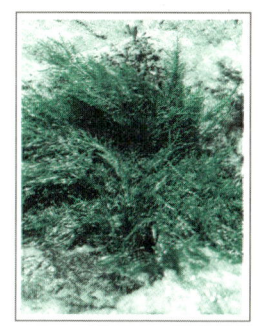

다당류의 아가로이스, 아가로펙틴 등이 함유되어 있으며 우무의 원료가 된다.

약효와 사용 방법

- 만성변비의 완하제緩下劑 배변을 원활하게 함로서 사용.

그 외에 세균배양기, 유연 오믈렛먹기 어려운 약을 싸서 먹게 하는 얇은 막, 연고, 좌약, 접골약의 의약품, 또는 원료 외에 식품 관계의 수요가 크다.

차풀

생태

냇가 근처의 양지에서 자라는 1년초로서 높이가 30~60cm이고 흔히 가지가 갈라지며 줄기에 안으로 꼬부라진 짧은 털이 있다. 잎은 호생하고 엽병이 있으며 길이는 3~8cm이다. 소엽은 30~70개이고 길이가 8~12cm, 나비는 2~3mm로서 가장자리에 털이 약간 있고 첫째 소엽은 바로 밑에 선腺이 있다. 탁엽托 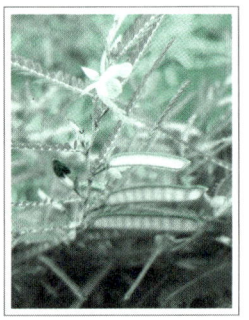 葉은 끝이 뾰족하고 길이가 5~7mm로서 밑부분에 맥이 있다. 꽃은 7~8월에 피며 길이는 6~7mm로서 황색이고 엽액葉腋에 1~2개씩 달리며 소화편 끝에 소포가 있다.

꽃받침열편은 꼬부라진 짧은 털이 있으며 길이는 5~6mm로서 꽃잎과 더불어 각각 5개이고 4개의 수술과 1개의 암술이 있으며 자방은 짧은 털이 있다. 열매는 편평한 타원형이고 겉에 털이 있으며 길이가 3~4cm, 나비는 5~6mm로서 2개로 갈라지고 종자는 흑색이며 윤기가 있고 편평하지만 약간 네모가 진다. 전체를 차대용으로 하며 이뇨제로도 사용한다.

약효와 사용 방법
- 이뇨 · 건강차 — 하루 양으로서 약 10g을 물 400~600cc에 넣고 펄펄 끓여서 차처럼 해서 마신다.

무궁화

생태

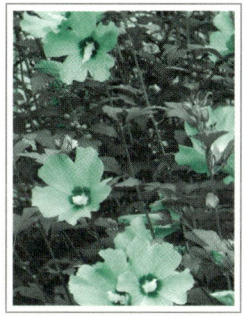

평남 및 강원도 이남에서 재식하는 낙엽수목으로서 여러 품종이 있으며 높이가 3m에 달하고 어린 가지에 털이 많으나 점차 없어진다. 잎은 호생互生하며 표면에 털이 없으며 기부에 3개의 큰 맥이 있고 뒷면 맥 위에 털이 있으며 가장자리에 둔한 또는 예리한 톱니가 있고 엽병은 길이가 5~15mm이다. 꽃은 8~9월에 피며 1개씩 달리고 짧은 화경花梗이 있으며 지름은 6~10cm로서 보통 분홍색 내부에 짙은 홍색이 돈다. 꽃받침잎은 성모가 있으며 외부에 꽃받침보다 짧은 선상線狀의 외액이 있고 꽃잎은 5개가 밑부분에서 서로 붙어 있고 많은 단체웅예가 있으며 암술대가 수술통 중앙부를 들고 나오고 암술머리가 5개이다. 열매는 5실이고 포배개열胞背開裂되어 5개로 갈라지며 10월에 익고 종자는 편평하며 긴 털이 있다. 꽃색에 따라 흰무궁화, 단심무궁화 등이 있고 꽃잎의 수에 따라 여러 품종으로 나뉜다.

약효와 사용 방법

- 수충水蟲 - 건조한 나무껍질을 잘게 썰어서 10g을 45도의 소주 200cc에 담가서 3~6개월 후에 달여서 환부에 바른다.
- 하리이질 - 건조한 꽃 1회 양 3~6g을 물 200cc에 넣고 달여 따뜻할 때 복용한다. 많이 만들어 놓지 말고 마실 때마다 1회 양을 달이는 것이 좋다.

딱총나무

생태

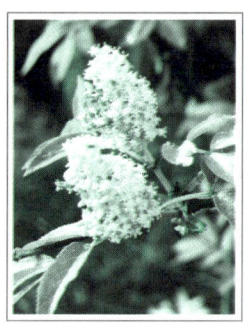

산골짜기 어느 정도 공중 습기가 있는 곳에서 자라는 낙엽수목으로서 높이가 3m에 달하고 줄기의 골 속이 암갈색이며 소지에 털이 없고 동아는 둔두鈍頭이다. 잎은 대생하며 2~3쌍의 소엽으로 구성되었고 소엽은 길이가 5~14cm로서 양면에 털이 없고 가장자리에 톱니가 뾰족하며 안으로 굽지 않는다.

화서는 짧은 원추화서로서 입상粒狀의 돌기가 있고 털이 없으며 꽃은 5월에 피고 화관은 황록색이 돌며 털이 없고 꽃밥은 황색이다. 열매는 둥글며 7월에 암홍색으로 익는다. 기본종은 화서에 입상의 돌기가 없으며 청딱총나무라고 한다.

약효와 사용 방법

- 발한 · 해열 · 부증 · 이뇨 - 건조한 꽃접골목화 5g을 하루 양으로

서 달여 마신다. 유럽에서는 예부터 서양 접골목 꽃을 발한 · 해열의 민간약으로서 사용해왔다. 부종 · 이뇨에 건조해서 잘게 썰은 가지잎을 10g, 하루 양으로 해서 달여 복용한다.
- 타박상 – 접골목 끝과 황백黃柏의 끝을 같은 양으로 섞어, 물을 넣고 풀처럼 갠 것을 면포에 5mm 정도의 두께로 발라, 환부에 붙이면 좋다. 열을 흡수해서 건조해지면 다른 면포로 다시 바꿔 붙인다.
- 신경통 · 류머티즘 – 접골목 목욕을 한다. 건조한 가지잎, 꽃 300g을 목면천에 넣어 이것을 냄비에 삶아서, 펄펄 끓으면 목면천째로 욕조에 넣고 목욕한다.

수염가래꽃

생태

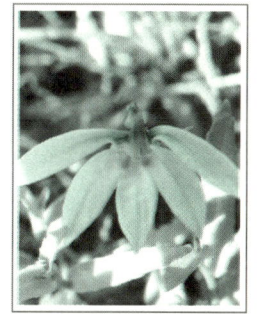

논둑이나 습지에서 자라는 다년초로서 높이가 3~15cm이고 옆으로 벋으며 군데군데에서 뿌리가 내리고 옆으로 선다. 잎은 호생하며 2줄로 배열되며 엽병이 없고 길이는 1~2cm, 나비는 2~4mm로서 가장자리에 둔한 톱니가 있다.

꽃은 5~8월에 피고 연한 자줏빛이 돌며 소화편은 길이가 1.5~3cm로서 한 가지에서 1~2개씩 액생하고 꽃이 필 때는 곧추서지만 꽃이 진 다음에는 처진다. 꽃받침은 끝이 5개로 갈라지며 화관은 길이가 1cm 정도로서 중앙까지 5개로 갈라지고 열편은 한쪽으로 치우쳐서 좌우 대칭으로 된다. 수술은 합쳐져서 암술을 둘러싸며 자방은 하위이고 꽃받침이 남아 있으며 암술대가 2개로 갈라지고 삭과는 길이가 5~7mm이며 종자는 적갈색이고 길이는 1/3mm 정도로서 미끄럽다. 민간에서 전초를 독충에 물렸을 때 사용하며 로벨린이 들어 있다.

약효와 사용 방법

- 이뇨 · 종기 · 부스럼 – 하루 2~5g을 물 300cc에 넣고 1/2 양이 되도록 달여 복용한다.

당아욱

생태

관상용으로 심었던 것 같으나 울릉도 바닷가에서 자라는 2년초로서 높이가 60~90cm이다. 잎은 호생하며 엽병이 길고 5~9개로 얕게 갈라지고 열편은 끝이 둔하며 가장자리에 잔 톱니가 있다. 5~6월경에 소화편이 있는 꽃이 엽액에 모여 달리며 밑에서부터 피어 올라가고 소포엽은 3개이며 각각 달린다.

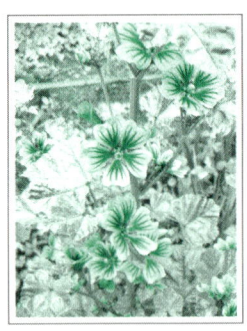

꽃받침은 녹색이고 5개로 갈라지며 꽃잎도 5개로서 수평으로 퍼지고 연한 자주색 바탕에 자줏빛이 도는 맥이 있다. 품종에 따라서 가지각색의 꽃이 피고 단체웅예는 꽃이 중앙부에서 서며 암술대는 실처럼 가늘고 많다. 심피는 윤상輪狀으로 배열되며 꽃받침으로 싸여 있다. 한명은 금규錦葵이다.

약효와 사용 방법

- 목이 아플 때 – 건조한 잎, 또는 꽃 10~15g을 물 200cc에 넣고 달여 1/2 양이 될 때까지 달여 이것으로 양치질한다.

석결명

생태

북아메리카 남부 멕시코 원산의 1년초로서 식용 식물로 재배하며 높이가 50~150cm이고 전체에 털이 없다. 잎은 호생하며 엽병이 길고 소엽은 3~6쌍이고 길이가 3.5~5cm로서 가장자리가 밋밋하고 끝이 뾰족하며 밑부분이 둥글고 엽병에 선체腺體가 있으며 탁엽托葉은 선형이고 떨어진다. 6~8월경에 엽액에서 화경이 나와 2~6개씩 꽃이 달리며 꽃받침잎은 5개로서 녹색이며 꽃잎도 5개로서 황색이고 윗부분의 것이 가장 크며 밑부분의 2개는 작다. 수술은 10개이고 길이가 같지 않으며 크고 작은 꽃밥이 있고 암술은 1개이며 자방에 털이 있다. 꼬투리는 길이가 10cm로서 양쪽으로 튀어나온다. 민간에서 잎을 뱀 또는 벌레 물린 데 사용하고 종자는 약용으로 한다.

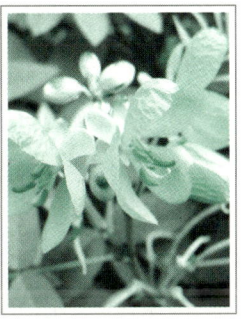

약효와 사용 방법

- 건위健胃 · 완하緩下:배변을 원활하게 – 석결명 10g을 하루 양으로 해서 달여 복용한다.

• 독충에게 물렸을 때 – 가려운 부분에 생잎의 즙을 바른다.

마름

생태

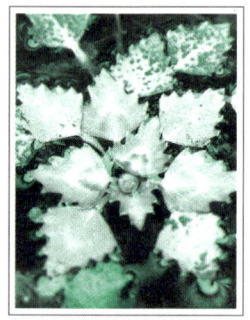

물 속에서 자라는 1년초로서 뿌리가 진흙 속에 있고 원줄기는 수면까지 자라며 끝에서 많은 잎이 사방으로 퍼져 수면을 덮고 물 속의 마디에서는 우상의 뿌리가 내린다.

잎은 윗가장자리에 불규칙한 톱니가 있고 길이는 2.5~5cm, 나비는 3~cm로서 표면에 윤기가 있으며 뒷면 맥 위에 털이 많고 엽병은 길이가 19~20cm로서 털이 있으며 굵어진 부분은 피침형이고 길이는 1~5cm이다. 꽃은 7~8월에 피며 지름은 1cm 정도로서 흰빛 또는 약간 붉은빛이 돌고 엽액에 달리며 화편은 짧고 위를 향하지만 열매가 커짐에 따라서 밑으로 굽으며 길이는 2~4cm이다.

꽃받침잎은 털이 있고 꽃잎 및 수술과 더불어 각각 4개이며 암술은 1개이다. 열매는 뼈대같이 딱딱하고 윗부분의 중앙부가 두드러지고 양 끝은 꽃받침잎이 변하여 가시처럼 되며 가시 끝 부근에 밑을 향한 가시가 있고 앞뒷면의 꽃받침잎이 퇴화된다. 엽경, 화경 및 꽃받침에 털이 없고 잎의 지름이 1~2cm인 것을 애기마름이라고 한다.

열매를 식용으로 한다.

약효와 사용 방법

- 자양 · 강장 · 소화촉진 – 종자를 생식하거나 데워서 먹는다.
- 위암 – 가시가 있는 열매를 부수어 달여서, 복용하면 좋다는 말이 있으나 믿기 어렵다.

회화나무

생태

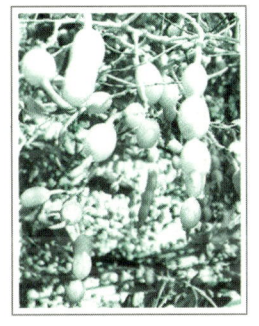

동네 근처에서 흔히 심고 있는 낙엽교목으로서 높이가 25m에 달하고 가지가 퍼지며 소지는 녹색이고 자르면 냄새가 난다.
잎은 호생하며 기수 우상복엽이고 소엽은 7~17개씩이며 길이는 2.5~5cm, 나비는 15~25mm로서 흔히 소탁엽小托葉이 있으며 표면은 녹색이고 뒷면은 회색으로서 잔 복모가 있으며 소엽병은 짧고 털이 있다. 원추화서는 정생하며 길이가 15~30cm로서 짧은 복모伏毛가 있고 꽃은 8월에 피며 길이가 12~15mm로서 황백색이다. 꽃받침은 길이가 3~4mm로서 복모가 있고 열편 끝에 짧은 털이 밀생하며 꼬투리는 염주형이고 길이는 5~8cm로서 약간 육질이며 열매는 10월에 익는다.
꽃을 괴화槐花, 열매를 괴실槐實이라고 하며 약용으로 한다. 목재의 빛깔에 따라 백괴, 두청괴 및 흑괴로 구별하기도 한다.

약효와 사용 방법

- 잇몸의 출혈, 입 안의 출혈 – 건조한 회화를 볶아서, 잘게 부수어, 분말로 하여 이것으로 환부에 바른다. 또 1회 5g을 물 200cc에 넣어서 1/2 양까지 달여 공복 시에 복용해도 좋다.

화살나무

생태

산야에서 자라는 낙엽수목으로서 높이가 3m에 달하며 가지가 퍼지고 소지에 2~4줄의 날개가 있다. 잎은 호생互生하며 엽병이 짧고 길이는 3~5cm로서 표면은 녹색이며 털이 없고 뒷면은 암록색으로서 털이 거의 없으며 가장자리에 예리한 잔 톱니가 있다.

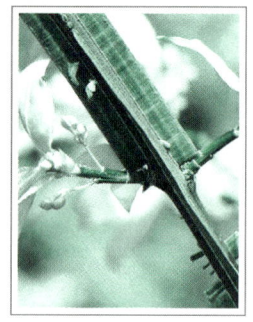

꽃은 5월에 피고 지름은 10mm로서 황록색이다. 꽃받침잎, 꽃잎 및 수술은 각각 4개이며 1~2실의 자방이 있고 2실인 것은 밑부분만이 붙어 있다. 열매는 10월에 적색으로 익으며 12월까지 나무에 달려 있고 종자는 황적색 종의로 싸여 있으며 백색이다. 가지에 날개가 없는 것을 회잎나무, 잎 뒷면에 털이 있는 것을 털화살나무, 회잎나무의 잎 뒷면에 털이 있는 것을 당회잎나무, 잎 뒷면 맥 위에 돌기가 있고 열매가 크며 끝이 뾰족하고 갈고리가 있는 것을 삼방회잎나무라고 한다. 잎은 식용, 열매는 살충용, 가지의 날개는 약용으로 한다.

약효와 사용 방법

- 가시를 빼었을 때 — 괴전鬼箭을 까맣게 태워서 밥알로 개어 환부에 바른다.
- 월경 불순 — 하루 양 15~20g을 물 400cc에 넣고 1/3 양이 되도록 달여 공복 시에 3회에 나누어 복용한다.

율무

생태

중국이 원산지이며 때로 재배하는 1년초로서 높이가 1~1.5m이고 곧추자라며 여러 대로 갈라진다. 잎은 호하고 나비는 2.5cm로서 가장자리가 거칠고 녹색이며 밑부분이 엽소로 된다. 꽃은 7월에 피고 엽액에서 길고 짧은 몇 개의 화수花穗가 나오며 밑부분의 자화수雌花穗는 딱딱한 엽초로 싸여 있고 3개의 암꽃이 들어 있으나 그중 1개만이 익는다.

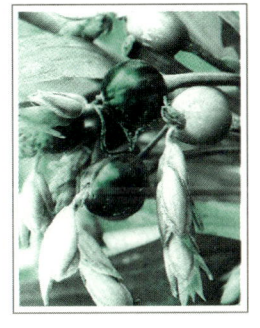

2개의 암술대는 길게 포苞 밖으로 나오며 포는 딱딱하고 길이는 1.2cm로서 흑갈색으로 익고 그 속에 1개의 영과穎果가 들어 있다. 웅화수雄花穗는 자화수를 뚫고 위로 나와 3cm 정도 자라며 1마디에 1~3개의 소수가 달린다. 각 소수에 꽃이 2개씩 달리지만 그중 1개는 대가 없고 수술은 각각 3개씩이다. 열매는 식용으로 하거나 이뇨·건위·진통 및 소염제로 사용하고 폐결핵에도 사용한다.

약효와 사용 방법

- 사마귀 제거와 피부미용 － 율무쌀 10~30g을 1일량으로 달여 차 대신으로 마신다.
- 혈압증 － 율무쌀 10g, 십약 十藥 20~30g을 달여서 차 대신으로 마신다. 이상의 두 가지는 효능이 확실한 민간 요법 등에서 시험해 보세요.

사철쑥

생태

냇가의 모래땅에서 자라는 다년초로서 높이가 30~100cm이며 밑부분의 목질이 발달하여 나무처럼 되고 가지가 많이 갈라지며 처음에는 견모 絹毛로 덮여 있고 꽃이 달리지 않은 가지 끝에 잎이 로제트형으로 달린다. 꽃이 피지 않는 가지 윗부분의 잎은 엽병이 길며 원줄기를 둘러싸고 길이는 1.5~3.8cm 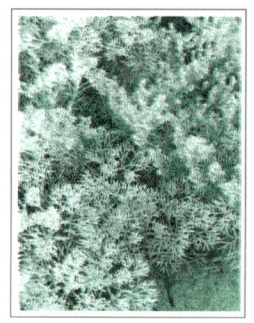 로서 2회 우상으로 갈라지며 열편 裂片은 실처럼 가늘고 보통 견으로 덮여 있다.

꽃이 피는 가지 중앙부의 잎은 길이가 1.5~9cm, 나비는 1~7cm로서 원줄기를 감싸며 2회 우상으로 갈라지고 위로 올라갈수록 작아진다. 꽃은 8~9월에 피며 길이와 지름이 각각 1.5~2mm로서 윗부분의 큰 원추화서에 달리며 화경은 길이가 1~2mm이다. 총포는 둥글고 털이 없으며 포는 3~4줄로 배열되었다. 암꽃은 6~12개이고 양성화는 2~7개이며 수과는 길이가 0.8mm 정도이다. 어린 순을 식용으로 하고 전초를 소염성 이뇨제로 사용하거나 황달에 사용한다.

약효와 사용 방법

- 황달 – 인진고탕茵蔯蒿湯으로 복용하면 효과적. 하루 분량 인진고 건조한 이삭꽃, 4g을 물 480cc에 넣고 물 480cc에서 반량이 될 때까지 달여 산치자 3g, 대황 1g을 넣고 다시 반량까지 바짝 달여 120cc가 되도록 한다. 이것을 하루에 3회 복용한다. 카타르성 황달의 초기에 복용한다. 갈증, 오줌량이 적은 사람, 변비에 자주 걸리는 사람의 두드러기, 구내염 등에 좋다.
- 피부 가려움증 – 인진고를 진하게 달인 즙으로 닦으면 좋다.

가지

생태

인도가 원산지라고 하며 열대에서 온대에 걸쳐 재배하고 있는 1년초이지만 열대 지방에서는 다년초로서 높이가 60~100cm이고 회색 털이 있다. 잎은 호생하며 엽병이 길고 길이는 15~35cm로서 끝이 뾰족하거나 둔하고 가장자리가 밋밋하지만 다소 피상으로 되며 좌우가 같지 않다. 꽃은 6~9월에 피고 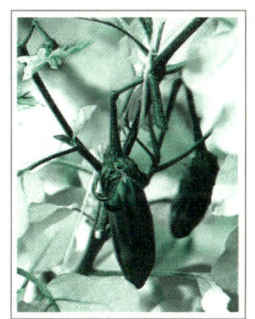 자주색이며 5개로 갈라지고 열편이 뾰족하다. 화관은 얕은 술잔 모양이며 지름은 3cm 정도로서 끝이 5개로 갈라져 수평으로 퍼지고 수술은 5개이며 꽃밥은 황색이다. 1개의 화경 중에서 밑부분의 것만이 성숙하지만 품종에 따라서는 여러 개가 모두 성숙하는 것도 있고 보통 흑자색이며 형태는 품종에 따라서 각각 다르다.

약효와 사용 방법

- 숙취 – 가지꽃·녹나무꽃 각 5g씩을 물 400cc에 넣어 반량이 되도록 달여 복용한다.
- 종기·부스럼 – 꼭지 10g을 물 600cc에 넣고 반량이 되도록 달여 그 즙으로 습포濕布 한다.
- 살갗이 튼 데 – 뿌리 10~20g을 물 600cc에 넣고 반량이 될 때까지 달여 그 즙을 탈지면에 적셔 환부에 댄다.
- 동상 – 줄기 10~20g을 물 600cc에 넣고 반량이 되도록 달인 즙으로 씻는다.

들쭉나무

생태

한라산과 강원도 이북에서 자라는 낙엽소수목으로서 높이가 1m에 달하고 가지는 갈색이며 어린 가지에 잔털이 있거나 없다. 잎은 호생하고 길이는 15~25mm, 나비는 10~20mm로서 양면에 털이 없고 표면은 녹색이며 뒷면은 녹자색이고 가장자리가 밋밋하다. 꽃은 5~6월에 피며 길이는 4mm로서

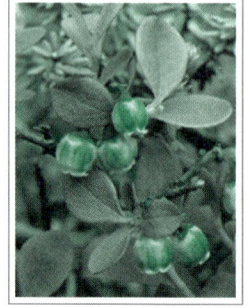

녹백색이고 전년가지 끝에 1~4개씩 달린다. 꽃받침은 5개로 갈라지고 열편은 삼각형이며 화관은 끝이 얕게 5개로 갈라지고 수술은 10개이며 수술대에 잔털이 있다. 열매는 지름이 6~7mm로서 8~9월에 자흑색으로 익으며 백분으로 덮여 있고 달며 신맛이 있다. 열매로 술을 만든다. 열매가 지름이 14mm로서 편구형인 것을 굵은들쭉, 열매가 길이는 13mm로서 긴 타원형인 것을 긴들쭉, 열매가 지름이 6~7mm로서 원형인 것을 산들쭉이라고 한다.

약효와 사용 방법

- **피로회복**건강 약주 – 열매 500g, 정제된 설탕 200g, 35도의 소주 1.8ℓ, 매화주梅酒용의 입이 넓은 병을 준비한다. 용기의 속에 열매를 상처가 나지 않도록 조심스럽게 넣고, 다음에 정제 설탕, 마지막으로 소주를 넣고 가볍게 뚜껑을 덮는다. 어둡고 찬 곳에 3~4개월간 두었다가 1회에 20~40cc를 한도로 마신다. 열매는 넣은 채로 두는 것이 좋다.

황벽나무

생태

높이가 10m에 달하는 낙엽교목으로서 가지는 굵으며 사방으로 퍼지고 수피는 연한 회색이며 코르크가 발달하여 깊이 갈라지고 내피는 황색이다. 잎은 대생하며 소엽은 5~13개이고 표면은 윤기가 있으며 뒷면은 백색이고 엽맥 기부에 털이 약간 있다.
원추화서는 잔털이 있으며 지름은 5~7cm이고 꽃은 이가화로서 6

월에 피며 길이는 6mm로서 소화경小花梗이 짧고 화피는 5~8개이다. 꽃받침열편은 짧으며 꽃잎은 길이가 4mm로서 수술대 밑부분과 더불어 내면에 별이 있고 자방은 5실이다. 열매는 둥글며 7월에 흑색으로 익고 겨울 동안 달려 있는 것이 많으며 5개의 종자가 들어 있다. 내피를 건위제로 사용하고 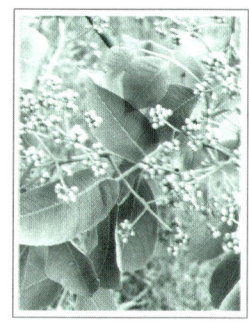 황벽이란 이름은 황색 내피에서 온 이름이다. 잎 뒷면에 융모絨毛가 있는 것을 털황벽, 소엽이 3~5개인 것을 섬황벽, 코르크층이 얇고 잎에 선모가 적은 것을 넓은잎황벽이라고 한다.

약효와 사용 방법

- 건위健胃·하리이질 – 황백의 분말을 1회 1g, 하루 3회 식후에 복용한다.
- 타박상 – 황백의 분말에 식초를 넣어 풀처럼 잘 개어, 환부에 직접 발라 가제를 덧대고, 마르면 바꿔 붙인다.

석류나무

생태

유럽 동남부에서 히말라야에 걸쳐 자라는 낙엽소교목으로서 주로 남부지방에서 심고 있으나 북부지방에서도 화분에 심어 관상용으로 하고 있으며 소지는 네모가 지고 털이 없으며 짧은 가지의 끝이 가시로 된다. 잎은 대생하고 길이가 2~8cm로서 양면에 털이 없다. 꽃은 양성으로서 5~6월에 피며 가지 끝의 짧은 화경 위에 1~5개씩 달리고 꽃받침은 통형筒形이며 육질이고 6개로 갈라지며 붉은 빛이 돌고 꽃잎도 6개로서 적색이며 기왓장처럼 포개진다. 수술은 많고 자방은 꽃받침통 기부에 붙어 있으며 상하 2단으로 되어 있고 윗단은 5~7실 아랫단은 3실이며 암술은 1개이다. 열매는 둥글고 끝에 꽃받침열편이 있으며 지름은 6~8cm로서 9~10월에 황색 또는 황홍색으로 익고 육질이며 흔히 외피가 불규칙하게 터져서 종자가 보인다.

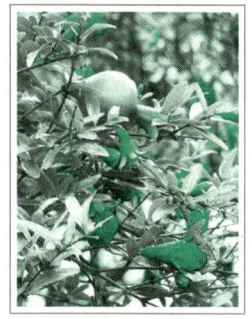

약효와 사용 방법

- 입 안의 진무름 · 염증 — 열매의 껍질 5~10g을 물 200cc에 넣고 펄펄 끓이고 나서 불을 끄고 식으면 이것으로 양치질한다.

창질경이

생태

유럽이 원산지인 다년초로서 널리 퍼져 있으며 근경은 굵고 육질이다. 잎은 곧추서고 양 끝이 좁으며 길이가 10~30cm로서 위를 향한 털이 있고 밑부분이 엽병으로 흐른다. 꽃은 8월에 피며 화편은 길이가 30~60cm로서 끝에 수상화서穗狀花序가 달리고 화서는 처음에는 둥글지만 자라면서 수상으로 된다. 화관은 백색이지만 자주색 꽃밥이 더욱 뚜렷하며 화수花穗 밑의 포는 모여서 총포처럼 되고 꽃받침잎과 포는 가장자리가 막질이고 주맥은 녹색이다. 암술대는 꽃 위로 1cm 정도 나오고 삭과는 1~2개의 종자가 들어 있으며 종자 앞쪽에 홈이 있다.

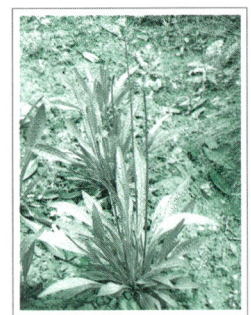

약효와 사용 방법

- 거담祛痰 – 하루 양으로서 뿌리 약 10g을 물 600cc에 넣고 반량이 될 때까지 달여 복용한다.
- 이뇨 – 잎을 건조한 것을 하루 양 5~15g으로 한다. 이것을 물 600cc에 넣고 반량이 되도록 달여 복용한다.
- 찰과상 – 베거나 찢어진 가벼운 상처에 생약을 갈아 으깬 즙을 바른다.

얼룩조릿대

생태

일본과 중국 등에 많이 야생하고 있는데, 가을에서 겨울에 걸쳐 잎의 주변이 하얗게 되면서 예쁘기 때문에 전국 각지에서 재배하고 있다. 조릿대류에 공통적으로 들어 있는 성분으로서 엽록소, 비타민 C, K, B_1, B_2, 칼슘 등이 많이 함유되어 있기 때문에 혈액의 약알칼리성화와 엽록소의 위염 치료에 대해서는 기대해도 좋다.

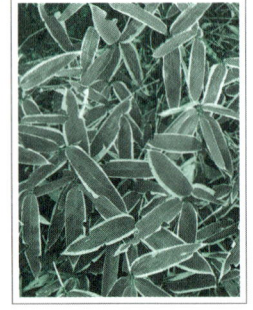

약효와 사용 방법

- 위가 체한 듯할 때 – 조릿대류라면 어느 것이라도 약효는 같기 때문에 가까운 주위에 있는 조릿대류를 이용하면 된다. 신선한 잎의 부드러운 부분을 따내어 믹서에 갈아 즙을 만들어 마신다. 신선한 잎을 1회 20~30g 가량 사용한다.

울금

생태

인도·인도차이나가 원산지로서 열대아시아·말레이지아·중국 남부에 재배되고 있는 새앙과의 다년생 풀이다. 뿌리줄기는 두텁고 크며 원뿌리 줄기에서 사이사이 뿌리줄기를 많이 내며, 노란색이다. 꽃잎은 백색, 가장자리는 담홍색으로 약간 물들어져 있다. 뿌리줄기의 노란색의 색소는 클쿠민 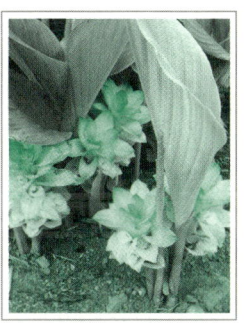 으로서 약 0.3%가 함유되어 있고 여기에 이담利痰작용이 있어서 담즙의 분비를 촉진시켜, 황달증상에 이용되고 있다.

약효와 사용 방법

- 건위健胃 – 하루에 6~10g을 물 400~600cc에 넣고 1/2 양이 될 때까지 달여 복용.
- 진통 – 1회 양 3~5g을 물 400cc에 넣고 1/2까지 달여 복용한다.
- 식품원료 – 카레 가루의 원료와 식품의 황색 염색료로서 쓰인다.

목형

생태

경상도 및 경기도에서 자라는 낙엽교목으로서 잎은 대생하며 5개 때로는 3개의 소엽으로 구성된 장상掌狀복엽이다.

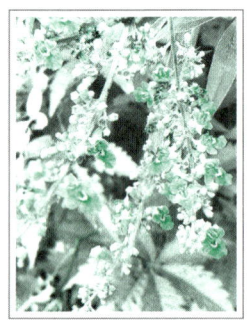

소엽은 길이가 2~8cm로서 뒷면에 잔털과 선점腺點이 있고 가장자리에 큰 톱니가 있거나 결각상缺刻狀이며 엽병은 길이가 3~4cm이다.

꽃은 7~9월에 피고 가지 끝이나 끝부분의 엽액에 달리며 꽃받침잎은 선점이 있고 끝이 뾰족하다. 화관은 표면에 털이 있으며 자주색이고 열매는 9~10월에 익는다. 줄기와 잎에 방향유가 있다.

소엽은 3~5개이고 가장자리에 톱니가 없거나 있고 뒷면에 짧은 털이 있는 것을 목형이라고 하며 중국산으로서 남부 지방에서 심고 있다.

약효와 사용 방법

- 감기 – 목형을 1회 4~12g, 물 300cc에 넣고 반량이 되도록 달여 복용한다.
- 더위 먹은 데에 따른 구토증 – 위와 같은 분량으로 달여 복용한다.

누리장나무

생태

강원도 및 황해도 이남의 산골이나 계곡 또는 바닷가에서 자라는 낙엽수목으로서 높이가 2m에 달하고 가지에 털이 없다. 잎은 대생하며 길이는 8~20cm, 나비는 5~10cm로서 표면은 녹색이며 털이 없지만 뒷면은 맥 위에 털이 있고 희미한 선점腺點이 산생散生하며 가장자리가 밋밋하거나 큰 톱니가 있고 엽병은 길이가 3~10cm로서 털이 있다.

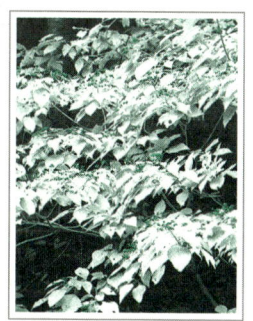

꽃은 8~9월에 피며 취산화서는 새 가지에서 정생하고 나비는 24cm이며 털이 있거나 없다. 꽃받침은 홍색이 돌고 5개로 깊게 갈라지며 열편은 난형 또는 긴 난형이고 화관은 지름이 3cm로서 5개로 갈라진다. 열매는 둥글며 지름은 6~8mm로서 10월에 벽색碧色으로 익고 적색의 꽃받침으로 싸여 있거나 나출裸出된다. 잎 뒷면에 갈색털이 밀생하는 것을 털누리장나무, 잎의 끝이 뾰족하며 화서가 짧고 꽃받침열편이 좁고 긴 것을 거문누리장나무라고 한다. 어린 순을 나물로 하고 꽃과 열매는 관상적 가치가 있다.

약효와 사용 방법

- 류머티즘 · 고혈압 · 하리이질 － 하루 양 10~15g을 물 400cc에 넣고 1/3 양이 될 때까지 달여 3회에 나누어 복용.
- 종기 · 부스럼 · 치질 － 15~20g을 물 400cc에 넣고 달여 그 달인 즙으로 환부를 닦는다.

개다래나무

생태

계곡에서 자라는 낙엽만경으로서 길이가 5m에 달하고 소지는 어릴 때 연한 갈색털이 있으며 간혹 가시같이 굳센 털이 있고 골 속은 백색이며 차 있다.

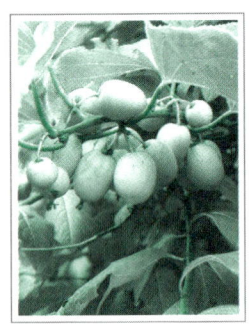

잎은 호생하고 막질이며 길이는 8~14cm, 나비는 3.5~8cm로서 표면 하반부 때로는 전체가 백색으로 되는 수도 있으며 뒷면은 연한 녹색이고 맥액脈掖에 연한 갈색털이 있으며 어릴 때는 양면 맥 위에도 연한 갈색털이 있고 가장자리에 잔 톱니가 있으며 엽병에 털이 있다. 꽃은 6월에 피고 지름은 1.5cm로서 백색이며 향기가 있고 화경은 길이는 3~6cm로서 연한 갈색털이 있다.

꽃받침잎은 넓은 난형이며 자방에 털이 없고 열매는 끝이 뾰족하고 길이가 2~3cm로서 9~10월에 황색으로 익는다. 열매와 경생엽은 고양이의 병을 고치는데 쓰이며 과육은 혓바닥을 찌르는 듯한 맛이 있고 달지 않다.

약효와 사용 방법

- 냉증 · 이뇨 · 강심 · 신경통 – 목천삼木天蔘 : 생약명 100g, 소주 720ml를 2~6개월 동안 담가 개다래주를 만든다. 천으로 거르고 나서 1회 양 15cc를 1일 아침저녁 2회 복용한다. 정제 설탕 50g을 첨가해도 좋다.

참가시나무

생태

울릉도 및 남쪽 섬에서 자라는 상록교목으로서 높이가 10m에 달하고 소지는 처음에는 털이 있으나 점차 없어진다. 잎은 호생하며 길이는 10~14cm로서 상반부에 예리한 톱니가 있고 양면에 처음에는 털이 있으며 특히 뒷면에 처음에는 융모絨毛가 있으나 모두 없어지고 10~12쌍의 측맥이 있다.

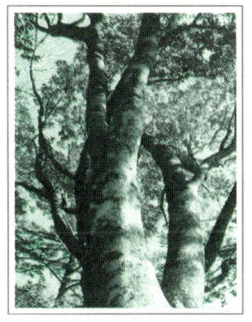

엽병은 길이가 1cm 정도이다. 꽃은 일가화로서 5월에 피고 웅화서 雄花序는 새 가지의 기부에서 밑으로 처지며 자화서는 새 가지의 엽액에서 3~4개의 꽃이 달린 수상화서 穗狀花序처럼 곧추선다. 수꽃은 3~4개의 화피열편과 4~6개의 수술이 있고 암꽃은 총포로 싸여 있으며 3개의 암술머리가 있다. 각두殼斗는 7~9개이고 곁에 밀모가 있으며 견과堅果는 길이가 18mm 정도로서 넓은 타원형이고 끝부분에 잔털이 있으며 10월에 짙은 갈색으로 익는다. 이와 비슷하지만 잎 뒷면이 보다 희고 톱니가 보다 예리한 것을 넓은잎참가시나무라고 하며 보길도 및 대흑산도에서 자란다.

약효와 사용 방법

- 요로결석尿路結石 – 잘게 썬 것 약 50~70g을 하루 양으로 해서 600~1000cc의 물에 넣고 1/3의 양이 되도록 달여 여러 차례에 나누어 복용한다. 다른 결석증에도 권장할 만한다.

매자기

생태

연못가에서 자라는 다년초로서 굵은 지하경이 벋으며 지름이 3~4cm의 괴경이 달린다. 화경은 높이가 80~150cm, 지름은 7~11mm로서 2~4개의 마디가 있다. 잎은 화경에 달리며 나비는 5~10mm로서 화경보다 길고 엽초는 때로 갈색이 돈다.

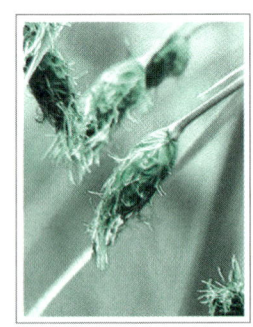

꽃은 7~10월에 피며 산방화서는 화경 끝에 달리고 지름은 3~8cm로서 3~8개의 가지가 자라며 가지는 길이가 7cm에 달하고 1~4개의 소수가 달린다. 포苞는 2개 정도이며 화서보다 길고 소수는 길이가 9~20mm로서 녹색이다. 인편鱗片은 넓은 타원형이고 길이가 6~8mm로서 표면에 짧은 털이 있으며 2개로 갈라진 끝에서 긴 까끄라기가 자란다. 수과瘦果는 길이가 3~3.5mm로서 면이 오목하며 암갈색이고 끝이 부리처럼 뾰족하다. 화피열편花被裂片은 6개로서 수과와 길이가 같거나 짧다.

약효와 사용 방법

- 통경通經 – 건조한 덩이줄기를 하루에 5~10g, 물 400cc에 넣고 1/2 양이 될 때까지 달여, 3회에 나누어 식전에 복용한다.
- 최유催乳 – 젖이 부족한 기미가 있을 때, 건조한 덩이줄기 20~50g을, 물 500cc에 넣고 반량이 되도록 달여 식지 않은 즙을 타월에 적셔 이것으로 유방을 닦는다.

계수나무

생태

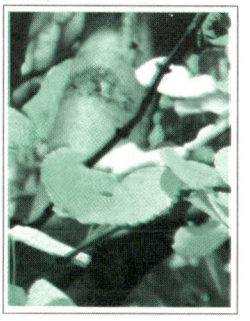

일본이 원산지인 낙엽교목으로서 원산지에서는 높이가 7m, 지름은 1.3m에 달하고 곧추자라지만 굵은 가지가 많이 갈라지며 짧은 가지가 있다. 잎은 대생對生하고 길이와 나비가 각각 3~7cm로서 끝이 다소 둔하고 표면은 녹색, 뒷면은 분백색이고 5~7개의 장상掌狀 맥이 있으며 가장자리에 둔한 톱니가 있다. 엽병은 길이가 2~2.5cm로서 붉은 빛이 돈다. 꽃은 이가화로서 5월경에 피고 잎보다 먼저 각 엽액에 1개씩 달리며 화피花被가 없고 소포가 있다. 수꽃은 많은 수술이 있으며 꽃밥은 길이가 3~4mm로서 선형이고 암꽃은 3~5개의 암술로 되며 암술머리는 실같이 가늘고 연한 홍색이다. 열매는 3~5개씩 달리며 길이는 15mm 정도이고 종자는 편평하며 한 쪽에 날개가 있고 날개와 더불어 길이가 5~6.5mm이다. 가을철의 단풍이 아름답고 개화기에 향기가 있어 관상용으로 심는다.

약효와 사용 방법

- 건위健胃 · 정장整腸 – 건조한 뿌리의 껍질육계의 분말을 하루에 0.3~1g, 2회에 나눠서 식전에 물로 복용한다.
- 감기 초기의 발한 · 해열 · 신경통 – 계지탕桂枝湯 : 육계 또는 계지, 작약, 대, 생강 각 4g, 감초 2g이 하루 양을 물 400cc에 넣고 달여, 식지 않도록 해서 하루 3회 복용한다. 육계는 대부분 한방 처방에 배합하여 사용하는 것으로서 위의 것은 그 사용법의 한 예이다.

계뇨등

생태

꼭두서니과의 다년생 덩굴풀. 해가 잘 비추는 산지의 기슭 등에서 다른 식물들과 달리 눈에 잘 띄지 않는 곳에서 번식한다.

꽃은 통상筒狀으로 가장자리 바깥쪽으로 말려 겉부분은 회백색, 안쪽은 홍자색으로 털이 많이 나 있고 합판화合瓣花이다. 잎은 끝이 뾰족한 긴 난형이고 대생對生한다.

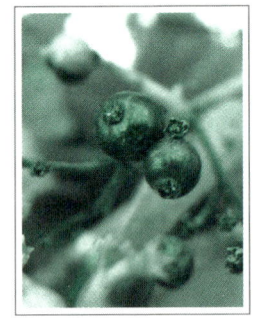

열매에서 지방산과 알데히드, 알부틴이 검출되었다. 줄기와 잎에서 나는 즙액은 악취가 나고 뿌리는 약재로 사용한다.

약효와 사용 방법

- 동상 – 생과일을 씻어서, 물기를 빼고 잘게 으깨어 열매 1개당 시판하는 핸드크림 5개 정도의 비율로 잘 개어, 환부에 바른다. 가제를 덧대어 가볍게 붕대로 감아 놓는데 아침저녁으로 2회 정도 갈아 준다.

개비름

생태

유럽의 식물이며 비탈진 빈 터에서 비교적 흔히 자라는 1년초로서 높이가 30~80cm이고 전체에 털이 없으며 기부에서 많은 가지가 갈라진다. 잎은 호생互生하고 엽병이 길며 녹색이지만 흔히 갈자색이 돌고 길이는 4~8cm, 나비는 2.5~4cm로 가장자리가 밋밋하다. 꽃은 양성으로서 6~7월에 피며 엽액葉腋과 원줄기 끝에 모여서 수상화서를 형성하고 전체적으로는 원추화서圓錐花序로 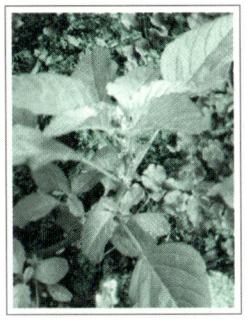 된다. 포는 작으며 꽃받침보다 짧고 녹색이며 3개로 갈라지고 열편은 길이가 1.5mm 정도로서 피침형이다. 수술은 3개이며 암술은 1개이고 포과는 둥글며 꽃받침보다 다소 길고 주름살이 없다. 어린 순을 나물로 하며 민간에서는 비름과 더불어 질병에 사용하지만 기계적인 효과를 기대하는 것 같다.

약효와 사용 방법

- 이뇨 – 건조한 것을 하루 양 5~10g으로 해서 물 600cc에 넣고 반량이 되도록 달여 복용한다.

갈대

생태

습지 또는 냇가에서 자라는 다년초로서 높이가 1~3m이고 근경은 길게 벋으면서 마디에 수염뿌리가 내리며 원줄기는 속이 비고 마디에 털이 있는 것도 있다. 잎은 끝이 길게 뾰족해지고 처지며 엽소는 원줄기를 둘러싸고 털이 있을 때도 있으며, 길이는 20~50cm, 나비는 2~4cm이다. 꽃은 9월에 피고 원추화서圓錐花序는 끝이 밑으로 처지며 길이가 15~40cm로서 자주색에서 자갈색으로 변하며 소수는 길이가 10~17mm로서 2~4개의 소화로 된다. 포영苞穎은 호영護穎보다 짧고 3맥이 있으며 첫째 소화는 수꽃이고 길이가 10~15mm로서 끝이 뾰족하며 기반의 털은 길이가 6~10mm이다. 양성소화의 호영은 안쪽으로 말려서 끝이 까끄라기처럼 되고 수술은 3개이며 꽃밥은 길이가 2mm 정도이다. 어린 순을 식용으로 하고 성숙한 원줄기는 자리를 만드는데 쓰이며 근경은 진토제로 사용한다.

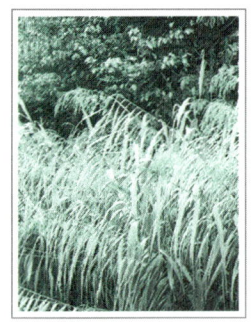

약효와 사용 방법

- 부종의 이뇨·구토를 멎게 할 때 — 잘 건조한 뿌리줄기를 1회에 5~10g, 물 200cc에 넣고 달여서 복용한다.

쉽사리

생태

습지 근처에서 군생하는 다년초로서 높이가 1m에 달하고 원줄기는 네모가 지며 녹색이지만 마디는 검은 빛이 돌고 백색털이 있으며 지하경은 백색이고 굵으며 옆으로 벋는 가지 끝에서 새순이 나온다. 잎은 대생하고 넓으며 옆으로 퍼지고 밑으로 좁아져서 날개가 있는 엽병처럼 되며 길이는 2~4cm, 나비는 1~2cm로서 양면에 털이 없고 가장자리에 톱니가 있다. 꽃은 7~8월에 피며 백색이고 엽액에 많이 모여 달리며 꽃받침은 길이가 3mm로서 5개로 갈라지고 끝이 뾰족하며 화관도 꽃받침과 길이가 비슷하다. 수술은 2개이고 암술대는 꽃 밖으로 나와 2개로 갈라지지만 꽃에 따라 수술과 암술의 상대적 길이가 다르다. 연한 부분을 나물로 하고 성숙한 것은 약용으로 한다.

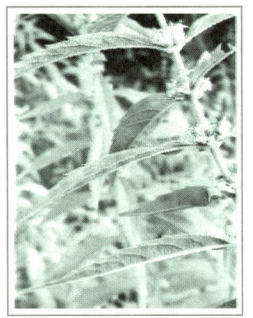

약효와 사용 방법

- 피의 순환을 좋게, 월경 불순 – 하루 양 10~15g을 물 400cc에 넣고 1/3 양이 될 때까지 달여 3회에 나누어 복용.

쥐꼬리망초

생태

남부지방의 산록山麓 이하에서 자라는 1년초로서 높이가 30cm에 달하며 밑부분이 굽고 윗부분이 곧추서며 마디가 굵고 원줄기는 녹색이다. 잎은 대생對生하고 길이는 2~4cm, 나비는 1~2cm로서 가장자리가 밋밋하며 엽병은 길이가 5~15mm이다.
꽃은 7~9월에 피고 연한 자홍색이며 화서花序는 원줄기 끝과 가지 끝에 달리고 길이는 2~5cm로서 녹색이며 포·소포 및 꽃받침열편은 거의 비슷하고 길이는 5~7mm로서 가장자리가 투명한 막질이고 중근中筋과 더불어 털이 있다.
화관은 길이는 7~8mm로서 꽃받침보다 길며 하순下脣은 3개로 갈라지고 백색 또는 연한 홍색 바탕에 자색 반점이 있으며 수술은 2개이다. 삭과는 꽃받침과 길이가 거의 비슷하고 2개로 갈라지며 종자는 4개로서 잔주름이 있다. 전초를 류머티즘에 사용한다.

약효와 사용 방법

- 요통 - 약탕藥湯으로 해서 전신 목욕한다. 건조한 전초를 가볍게 쥔 두 줌 정도의 양을 천 보자기에 넣고 큰 냄비에 삶아, 목욕 직전, 보자기째로 욕조에 넣는다.
- 해열·감기·기침·목의 통증 - 1회 5~15g을 물 300cc에 넣고 반량이 될 때까지 달여 복용한다.

털연리초

생태

원산 이북의 습지에서 자라는 덩굴성 다년초로서 길이가 40~80cm이고 양쪽에 날개가 있으나 없는 것도 있으며 어릴 때는 털이 있다. 잎은 호생하고 엽병이 짧으며 1~3쌍의 소엽으로 구성된 1회 우상복엽羽狀複葉이고 정소엽이 덩굴손으로 되어 갈라진다. 소엽은 길이가 3~5cm, 나비는 8~15mm로

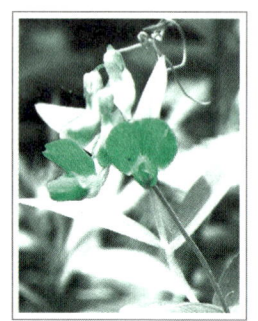

서 표면에 털이 없고 뒷면은 맥이 돌출하며 털이 있다. 탁엽托葉은 2

개로 갈라진다. 화서는 엽액에서 나오고 화편과 더불어 길이가 6~9cm로서 끝부분에 2~4개의 꽃이 옆을 향해 달리며 꽃은 5~6월에 피고 홍자색이다. 꼬투리는 길이가 4~5cm, 나비는 7~8mm로서 털이 있다.

약효와 사용 방법

- 이뇨 · 신장병 - 하루 양 약 10g을 물 600cc에 넣고 1/2이나 1/3 양까지 달여 복용한다.

여주

생태

열대아시아가 원산지. 곰에서는 길가에 들풀처럼 자생한다. 박과의 1년생 덩굴풀로서 줄기는 가늘고 길며, 꽃은 자웅동주, 여름부터 노란꽃 우상돌기羽狀突起가 많은 열매를 맺는다. 과즙 안에 아미노산의 시톨린, 종자에는 배당체配糖體의 모몰주사이드 A, B 외에 비신이라는 물질이 함유되어 있다.

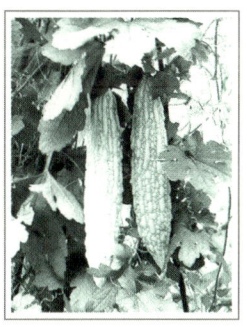

약효와 사용 방법

- 해열 · 해독 · 충혈에 따른 안질眼疾 · 하리이질 - 1회에 6~10g을 물 300cc에 넣고 1/3 양까지 달여 복용.

개연꽃

생태

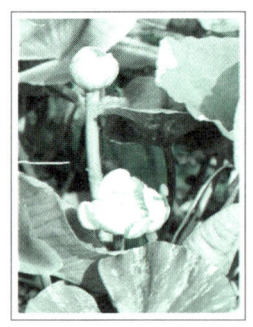

중부 이남의 얕은 물 속에서 자라는 다년초로서 근경은 굵고 옆으로 벋으며 굵은 해면海綿 같고 군데군데에 잎이 달렸던 자리가 있다. 잎은 근경 끝 부분에서 나오며 수중엽은 길고 좁으며 가장자리가 파상波狀이고 물 위의 잎은 밑부분이 실 같으며 길이는 20~30cm, 나비 7~12cm로서 가장자리가 밋밋하고 표면은 털이 없으나 뒷면은 어릴 때 털이 약간 있다. 긴 화경花梗이 8~9월에 물 위로 나와 황색꽃이 1개씩 달리며 꽃은 지름이 5cm이고 5개의 꽃받침잎은 길이는 2.5cm로서 꽃잎 같으며 꽃잎은 많고 밖으로 젖혀진다. 수술은 황색으로서 많으며 밖으로 굽고 자방은 넓은 난형이며 여러 방으로 되어 있고 암술머리는 방석처럼 퍼지며 가장자리에 톱니가 있다. 열매는 물 속에서는 초록색이고 익으면 물컹물컹해져서 종자가 나온다. 줄기와 잎을 강장 및 지혈제로 사용하거나 부인증에 사용한다.

약효와 사용 방법

- 월경 불순 등으로 기분이 좋지 않을 때 – 하루 양으로서 천골川骨 : 생약명 5~12g을 400cc의 물에 넣고 반량이 될 때까지 달여, 3회에 나누어 공복 시에 복용한다.
- 타박 – 천궁, 천골, 복속, 계지 각 3g, 감초 1.5g, 정자, 대황 각 1g을 400cc의 물에 넣고 달여 1일 3회 식전에 복용한다. 타박에 따른 부기와 통증에 좋다. 복속은 상수리나무의 껍질.

개구리밥

생태

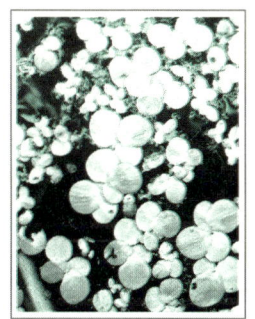

논이나 연못의 물 위에 떠서 사는 다년초로서 가을철에 모체에 생긴 둥근 동아는 물 속에 가라앉았다가 다음해에 다시 물 위에 떠올라 번식을 시작한다. 식물체는 잎처럼 생긴 길이가 5~8mm, 나비는 4~6mm로서 뒷면은 자줏빛이 돌고 5~11개의 장상맥이 있다. 뿌리는 길이가 3~5cm로서 뒷면 중앙에서 5~11개가 나오며 1개의 유관속維管束이 있고 끝에 근관이 있다. 뿌리가 나오는 옆에서 새로운 박이 생겨 번식한다. 꽃은 백색이며 7~8월에 피는 것이 간혹 있고 엽상체의 뒷면에서 생긴다. 2개의 수꽃과 1개의 암꽃이 1개의 포 안에서 생기며 수꽃은 1개의 수술로 되고 암꽃은 1개의 암술로 되며 화피가 없다. 전초를 강장·발한·이뇨 및 해독제로 사용한다.

약효와 사용 방법

- 이뇨 – 부기가 있고 오줌이 잘 나오지 않을 때에, 개구리밥·별꽃을 건조한 것을 같은 분량으로 달여 복용한다. 두 약초를 같이 1회 양 4~8g을 물 300cc에 넣고 반량이 될 때까지 달여 복용한다.
- 발한·해열 – 1회 양으로서 개구리밥을 건조한 것 4~8g을 물 300cc에 넣고 1/2 양이 될 때까지 달여 복용한다.

원추리

생태

관상용으로 심는 다년초로서 뿌리가 굵어지는 괴근이 있다. 잎은 길이가 60~80cm, 나비는 1.2~2.5cm로서 밑에서 2줄로 대생하고 끝이 둥글게 뒤로 젖혀지며 흰빛이 도는 녹색이다. 화경은 높이가 1m로서 끝에서 짧은 가지가 갈라지고 6~8개의 꽃이 총상으로 달리며 포는 길이가 2~8cm로서 윗부분의 것은 가장자리가 막질이다.

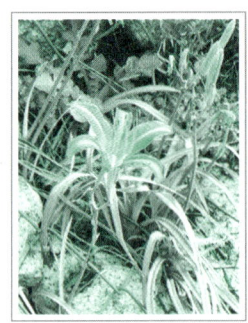

소화편은 길이가 1~2cm로서 밑부분이 화축花軸에 붙어 있으며 꽃은 등황색橙黃色이고 길이는 10~13cm이며 통부筒部는 길이가 1~2cm이다. 내화피는 나비가 3~3.5cm로서 가장자리가 막질이다. 수술은 6개이고 통부 위 끝에 달리며 꽃잎보다 짧고 꽃밥은 선형으로서 황색이다. 봄철에 어린 순을 나물로 하며 뿌리를 이뇨, 지혈 및 소염제로 사용한다.

약효와 사용 방법

- 이뇨 – 하루 양으로서 5~8g을 물 400~600cc에 넣고 1/2 양이 되도록 달여 복용한다.

뚱딴지

생태

북아메리카 원산의 다년초로서 높이가 1.5~3m이고 지하경 끝이 굵어져서 괴경이 발달하며 잎과 더불어 털이 있다. 밑부분의 잎은 대생하고 윗부분의 잎은 호생하며 끝이 뾰족하고 가장자리에 톱니가 있으며 기부에서 3맥이 발달하고 엽병에 날개가 있다.

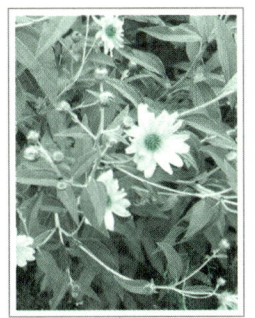

꽃은 9~10월에 피며 황색이고 윗부분에서 많은 가지가 갈라져서 끝에 두상화가 달리며 두상화는 지름이 8cm 정도로서 가장자리에 10개 이상의 설상화가 달린다. 처음에는 괴경을 식용으로 하기 위해 심었으나 지금은 인간 근처에서 야생상태로 자라며 때로는 사료작물로 심기도 한다. 일명 돼지감자라고도 한다.

약효와 사용 방법

- 과당제조果糖製造 - 당뇨병·약물 중독·알콜 중독 등에 수분과 열원熱源 보급을 목적으로 전문의가 과당 주사제로서 사용한다.

중대가리풀

생태

밭 근처에서 흔히 자라는 1년초로서 높이가 10cm에 달하고 옆으로 10~20cm 정도 벋으면서 뿌리가 내리며 가지가 갈라진다. 잎은 호

생하고 엽병이 없으며 주걱형 비슷하고 끝
이 둔하며 길이가 7~20mm로서 윗부분에
톱니가 약간 있고 뒷면에 선점이 있다. 꽃은
7~8월에 피며 엽액에 두화가 1개씩 달리고
화서는 지름이 3~4mm로서 녹색이지만 흔
히 갈색이 도는 자주색인 것도 있으며 화편
이 있거나 거의 없다. 화관은 녹색이며 수과

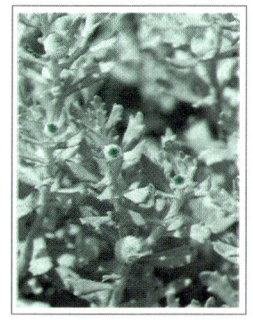

瘦果는 길이가 1.3mm 정도로서 가는 털과 5개의 능선이 있다. 전
초를 눈에 백태白苔가 끼었을 때 사용한다.

약효와 사용 방법

- 타박·치질 – 건조한 전초全草 약 10~20g을 물 약 600cc에 넣고 1/2 양이 되도록 달여 그 달인 즙으로 환부를 씻는다.

가래

생태

논밭에서 흔히 자라는 다년초로서 근경이 옆으로 벋으면서 번식한
다. 물 위에 나온 잎은 길이가 5~10cm, 나비는 1.5~4cm이고 엽병
은 길이가 6~10cm이지만 물의 깊이에 따라 길거나 짧다.
수중엽은 피침형이며 엽병이 길고 양 끝이 좁으며 가장자리의 세포
가 톱니처럼 도드라진다. 탁엽托葉은 길이가 3~4.5cm로서 얇은 막
질이고 썩기 쉬우며 꽃은 7~8월에 피고 수상화서穗狀花序에 달리며
황록색이다.

엽액에서 길이가 7cm 정도의 화편이 나와 많은 꽃이 수상으로 달린다. 화서는 길이가 2~5cm이고 대는 윗부분이 굵어지지 않는다. 화피는 4개로서 약격藥隔이 넓어진 것이며 수술은 4개이고 세로로 터지는 이포약二胞葯이 있으며 자방은 4개이다. 핵과는 길이가 3~3.5mm로서 뒷면에 능선이 있고 끝에 짧은 암술대가 달린다. 민간에서는 육류에 체했을 때 전초를 삶아서 마신다.

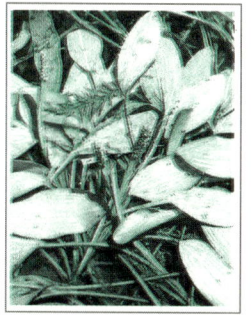

약효와 사용 방법

- 어패류로 인한 식중독 · 숙취 – 건조한 것 5~10g을 1회 양으로서 물 400cc에 넣고 반량이 될 때까지 달여 복용한다.
- 화상 – 생전초生全草를 갈아 으깨어 간장을 소량 넣고 점액 상태로 만든 것을 환부에 바른다.

노간주나무

생태

석회암 지대에서 잘 자라는 상록교목으로서 보통 높이가 8m, 지름은 20cm에 달하고 수관이 빗자루처럼 되어 수피가 세로로 얇게 갈라지고 2년지는 암갈색이다. 잎은 3개씩 윤생輪生하며 3개의 능선이 있고 길이가 12~20mm로서 표면에 좁은 백색홈이 있다. 꽃은 전년지의 엽액에 달리며 수꽃은 1~3개씩 피고 20개 내외의 인편鱗

片은 녹갈색이며 밑부분에 4~5개의 꽃밥이 달린다. 암꽃은 1개씩 피고 9개의 실편이 있으며 배주胚珠는 각각 3~4개이다 열매는 지름이 7~8mm이고 실편은 끝이 3개로 갈라지며 밑부분에 9개의 포가 있다. 종자는 3~4개씩이고 난형이며 길이는 6.5mm로서 갈색이고 지점脂點이 있다.

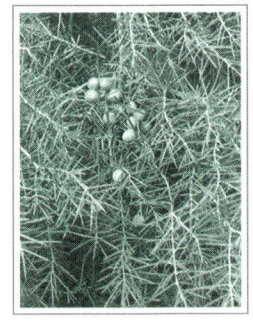

꽃은 5월에 피며 열매는 다음해 10월에 익는다. 해변노간주는 바닷가에서 자라고, 열매가 잎보다 짧은 두송과 열매가 잎보다 긴 곱향나무는 북부지방의 고산지대에서 자란다.

약효와 사용 방법

- 이뇨 · 발한 － 1회 2~4g을 물 200cc에 넣고 1/2 양이 될 때까지 달여 복용한다.

참나리

생태

산야에서 자라는 다년초로서 높이가 1~2m이며 흑자색이 돌고 흑자색 점이 있으며 어릴 때는 백색털로 덮인다. 인경은 지름이 5~8cm로서 둥글고 원줄기 밑에서 뿌리가 나온다. 잎은 호생하며 다닥다닥 달리고 길이는 5~18cm, 나비는 5~15mm로서 짙은 갈색의 주아珠芽가 엽액에 달린다. 꽃은 7~8월에 피고 가지 끝과 원줄기 끝에 4~20개가 밑을 향해 달린다.

화피열편花被裂片은 길이가 7~10cm로서 짙은 황적색 바탕에 흑자색 점이 산포散布하고 뒤로 말린다.

밀구蜜溝에 짧은 털이 있으며 6개의 수술과 암술이 꽃 밖으로 길게 나오고 암술대는 길며 꽃밥은 짙은 적갈색이다. 인경을 영양 및 강장제로 사용하고 민간에서는 진해제로 사용한다.

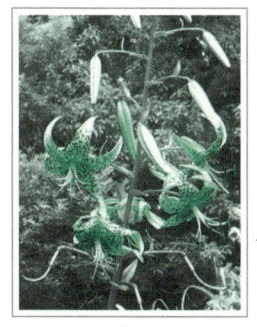

약효와 사용 방법

- 기침 · 해열 – 1회 양 4~10g을 물 300cc에 넣고 반량이 될 때까지 달여 복용한다.

천궁이

생태

중국산이 원산지인 다년초로서 흔히 재배하고 있으며 높이가 30~60cm이고 곧추자라며 가지가 갈라진다. 잎은 호생하고 2회우상복엽이며 근생엽은 엽병이 길고 경생엽은 위로 올라갈수록 점차 작아지며 밑부분이 엽소로 되어 원줄기를 감싸고 소엽小葉은 결각상缺刻狀의 톱니와 더불어 예리한 톱니가 있다. 꽃은 8월에 피며 가지 끝과 원줄기 끝에서 큰 산형화서가 발달

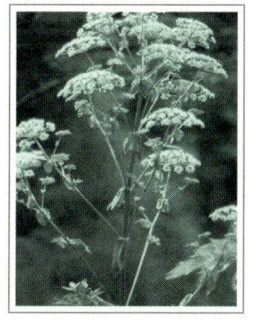

하고 꽃잎은 5개이며 안으로 꼬부라지고 백색이며 5개의 수술과 1개의 암술이 있다. 산경率梗은 10개 정도이고 소산경小率梗은 15개 정도이며 총포總苞와 소총포小總苞는 각각 5~6개로서 선형이고, 열매가 익지 않는다. 어린 순을 나물로 하고 뿌리를 진정·진통 및 강장제로 사용한다.

약효와 사용 방법

- 산후 출혈·치출혈痔出血·빈혈 — 궁귀교애탕芎歸膠艾湯을 마신다. 이것은 천궁川芎, 감초甘草, 애엽艾葉 각 3g, 당귀當歸, 작약芍藥 각 4g, 지황地黃 6g을 물 300cc에 넣고 달여 찌꺼기를 빼내고 아교阿膠 3g을 넣어서 가열한다. 아교가 녹으면, 하루 3회, 따뜻할 때 복용한다.

가을·겨울의 약초

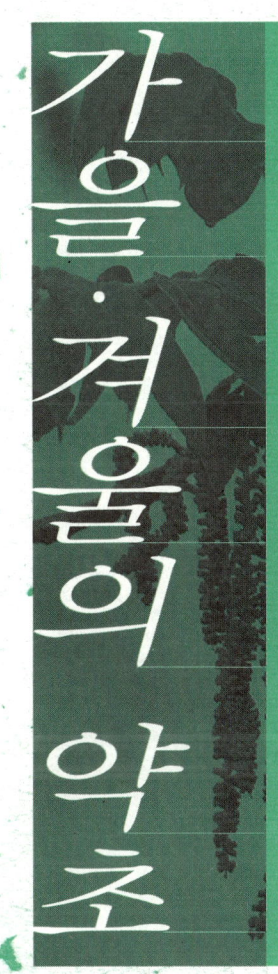

쓴풀

생태

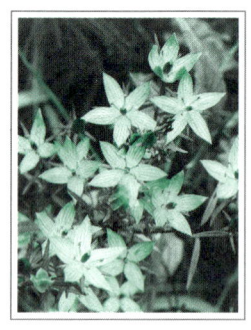

1년 내지 2년초로서 원줄기는 약간 네모가 지고 자줏빛이 돌며 자주쓴풀과 비슷하지만 전체에 털이 없고 선체腺體 주위의 털이 밋밋한 것이 다르다. 잎은 대생하며 엽병이 없고 길이는 1.5~3.5cm, 나비는 1~3mm로서 가장자리가 약간 뒤로 말린다.

꽃은 9~10월에 피고 자주색으로서 화편이 없으며 5수이고 원줄기 끝에 모여 달려 전체가 원추형으로 된다. 꽃받침잎은 꽃잎 길이의 1/2~2/3이며 꽃잎은 자주색 맥이 있으며 길이가 12~17mm로서 기부에 털로 덮여 있는 2개의 선체가 있다. 삭과는 화관보다 약간 길고 종자는 둥글고 밋밋하다. 줄기와 잎을 자주쓴풀처럼 약용으로 한다.

약효와 사용 방법

- 건위健胃 · 위 · 장의 통증 – 분말 1회 양 0.03~0.05g을, 식욕이 없을 때는 식전 30분 정도에 그 외에는 식후 바로, 오블렛(먹기 어려운 가루약 등을 싸는 얇은 막)에 싸지 말고 그대로 복용한다. 달여서 복용할 때에는 하루 양 0.3~1.5g을 먹는다. 위, 장이 아플 때에도 같은 방법으로.

- 원형 탈모증 – 분말이나 잘게 썬 당약當藥 15g을 소주 200cc에 담가 마개를 단단히 막아 햇빛이 안 들고 차가운 곳에 1~3개월 정도 두었다가, 하루 1회 손바닥에 담아 벗겨진 부분에 채워 넣듯이 해서 마사지 한다. 느긋하게 계속할 것.

빨리 머리가 나게 하려고 만들어 놓은 200cc를 전부 타월에 적셔 머리에 얹어서 이상하게 됐다는 이야기도 있으니 주의하기 바란다.

삽주

생태

높이가 30~100cm에 달하는 다년초로서 뿌리가 굵으며 마디가 있다. 근생엽과 밑부분의 잎은 꽃이 필 때 없어지고 경생엽은 길이가 8~11cm로서 표면에 윤기가 있고 뒷면에 흰빛이 돌며 가장자리에 짧은 비늘 같은 가시가 있고 3~5개로 갈라지며, 엽병은 길이가 3~8cm이다. 윗부분의 잎은 갈라지지 않고 엽병이 거의 없다.

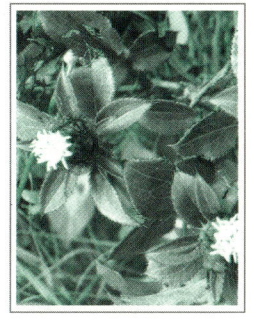

꽃은 이가화로서 7~10월에 피며 지름은 15~20mm로서 원줄기 끝에 달리고 포엽은 꽃과 길이가 같으며 2줄로 달리고 2회 우상羽狀으로 갈라진다. 총포는 종형이며 길이가 17mm, 나비는 12~14mm이고 포편은 7~8줄로 배열되며 외편은 타원형, 내편은 선형으로서 끝이 자주색이다. 양성소화의 화관은 길이는 10~12mm이고 암꽃의 화관은 길이가 9~11mm로서 모두 백색이다. 수과瘦果는 길며 털이 있고 관모는 길이가 8~9mm로서 갈색이 돈다. 이와 비슷하지만 엽병이 없는 것을 용원삽주라고 한다. 뿌리를 방향성 건위, 발한 및 이뇨제로 사용하고 어린 순을 나물로 한다.

약효와 사용 방법

- 건위健胃, 정장整腸 – 건조한 뿌리줄기 10g을 하루 양으로 해서 물 200cc로 반량이 되도록 달여 3회에 나누어 식전에 복용한다. 위 속에 물이 찬 것 같은 느낌이 들 때에 좋다.
- 신경질로 현기증과 동계動悸, 숨이 찰 때, 머리가 아플 때 – 복령茯苓 6g, 계지桂枝 4g, 감초 2g을 하루 양으로 섞어 영계출감탕을 400cc의 물에서 반량이 될 때까지 달여 공복 시에 복용한다.

칡

생태

각지의 산야에서 흔히 자라는 만경蔓莖식물로서 길게 자라지만 끝부분이 겨울 동안에 말라 죽으며 줄피에 갈색 또는 백색의 퍼진 털과 반곡모가 많다.

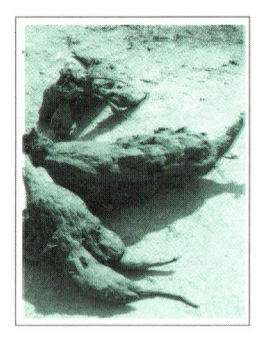

잎은 3출엽이고 소엽은 길이와 지름이 각각 10~15cm로서 털이 있고 가장자리가 밋밋하거나 얕게 3개로 갈라진다. 엽병은 길이가 10~20cm로서 털이 있으며 탁엽托葉은 중앙 부근에 붙어 있으며 길이는 15~20mm로서 떨어진다. 총상화서는 곧추서고 짧은 털이 있으며 길이는 10~25cm로서 짧은 화편이 있는 많은 꽃이 달리고 꽃은 8월에 피며 길이는 18~25mm로서 홍자색이다. 포는 선형이고 긴 털이 있으며 길이가 8~10mm, 나비는 1/4~1/3mm로서 곧 떨어지고 소포는 좁은 난형 또는 넓은 피침형이며 예두銳頭이고 꽃받침은 중열되며 밑의 열편이 통부筒部보다 1.5~2배 길다. 꼬투리는 넓은 선형이고 편평하며 길이는 4~9cm, 나비는 8~10mm로서 길고 굳은 퍼진 털이 있으며 열매는 9~10월에 익는다. 뿌리가 자라면 녹말을 저장하므로 갈분葛粉을 만들고 줄기는 새끼 대용으로 하며 껍질로는 갈포葛布를 만든다.

약효와 사용 방법

- 건강 음료 – 물로 씻은 생뿌리를 약 100g, 잘게 썰어서 믹서에 넣어 물을 더 넣고 잘게 부순 다음 위의 맑은 즙을 따로 다른 용기에 옮겨 이것을 1주일 분으로 해서, 아침저녁 2회, 식전에 마신다. 먹다 남긴 것을 냉장고에 넣어 보존할 것.
- 숙취 – 건조한 칡의 꽃葛花 3~5g을 300cc의 물로 달이다가 끓어 넘치면 불을 끄고 식으면 마신다.
- 감기 초기 – 칡탕으로 해서 펄펄 끓은 것을 마신다.

여랑화

생태

마타리과의 다년초로서 높이는 1m 가량 된다. 깃털 모양의 깊이 갈라진 겹잎이 마주난다. 7~8월에 종 모양의 노란꽃이 산방 꽃차례로 핌. 산과 들에 절로 나는데 어린 잎은 나물로 먹는다. 오레아놀산을 함유하고 있는 것 외에는 별다른 특징은 없다.

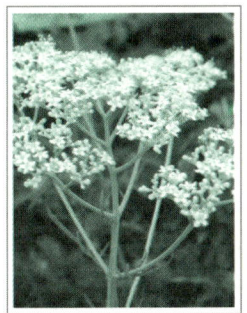

천문동

생태

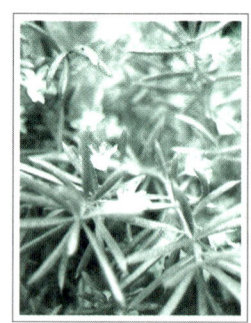

바닷가 근처에서 자라는 다년초로서 근경은 짧고 많은 뿌리가 사방으로 퍼지며 원줄기는 길이가 1~2m로서 덩굴성이고 가지가 가늘며 평활하다.

잎처럼 생긴 가지는 1~3개씩 총생하고 선형이며 끝이 뾰족하고 길이는 1~1.2cm, 나비는 1~1.2mm로서 활처럼 굽으며 윤기가 있다. 꽃은 5~6월에 피고 엽액에 1~3개씩 달리며 길이는 3mm 정도로서 연한 황색이고 소화편은 길이가 2~5mm로서 중앙부에 관절이 있으며 꽃잎과 길이가 거의 같다. 꽃잎은 6개이고 옆으로 퍼지며 6개의 수술은 꽃잎보다 짧다. 암술대는 3개로 갈라지며 열매는 백색이고 지름은 6mm정도로서 흑색 종자가 1개 들어 있다. 뿌리를 진해鎭咳, 이뇨 및 강장제로 사용하고 연한 줄기는 식용으로 한다.

약효와 사용 방법

- 강장 – 말린 뿌리를 입 넓은 병에 넣어 벌꿀을 잠길 듯 말 듯하게 될 때까지 붓는다. 최하 1~2개월 정도 방치한 후, 하루 2~3개 먹는다.
- 몸이 부을 때의 이뇨 – 천문동을 하루에 10~15g을 잘게 썰어서 물 200cc로 달여 하루 3회에 나누어 복용한다.
- 기침 – 먼저 천문동을 벌꿀에 담근 것 2~3개를 잘게 썰어 물 200cc에 넣고 달여 마신다.

땅두릅

생태

땅두릅은 야생이 대부분인데, 일반적으로 채소 가게의 앞에 나온 것은 섭씨 25도 정도의 온실에서 연화 재배한 것이다.
신선한 것의 껍질을 갈아, 적당한 크기로 잘라서 소량의 소금을 첨가한 물로 떫은 맛을 우려낸 다음에 식초물과 소금을 쳐서 날로 먹는 것이 최고.

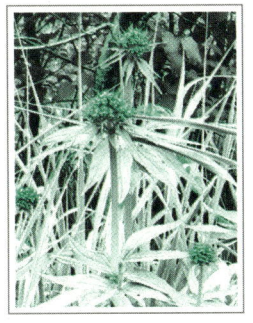

약효와 사용 방법

- 두통·현기증·치통 – 잘 건조한 뿌리줄기를 하루 15g, 물 400cc로 반량이 되도록 달여 하루 3회에 나누어 복용한다. 식전, 식후, 아무 때나 마셔도 좋다.

털머위

생태

전남·경남 및 울릉도의 바닷가, 숲 속에서 자라는 상록다년초로서 긴 엽병이 있는 잎이 뿌리에서 총생叢生한다. 잎은 길이가 4~15cm, 나비는 6~30cm로서 두껍고 윤기가 있으며 가장자리에 톱니가 있거나 밋밋하다. 꽃은 9~10월에 피고 화편은 길이가 30~75cm로서 곧추자라며 포가 있고 두화는 가지 끝에 1개씩 달려서 전체가 산방상으로 되며 지름은 4~6cm이고 황색이다. 포편은 길이가 12~15mm로서 1줄로 배열되며 연한 녹색이고 설상화는 길이 3~4cm, 나비는 6mm이다.

수과瘦果는 길이가 5~6.5mm이며 관모는 길이가 8~11mm로서 흑갈색이다. 엽병을 식용으로 하고 민간에서 잎을 생선 중독 또는 부스럼에 사용한다.

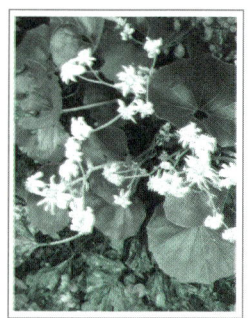

약효와 사용 방법

- 타박 · 종기 · 부스럼 등과 찰과상 – 잎을 깨끗한 프라이팬에 놓고 불에 올려 말랑말랑하게 되면 잘게 찢어 환부에 붙인다. 파란 액체가 나올 정도로 손으로 꽉 눌러 주면 좋다.
- 건위健胃 · 식중독 · 하리이질 – 건조한 뿌리줄기 10~20g을 400cc의 물로 약1/3 양까지 달여서 마신다.
- 생선 식중독 – 건조한 뿌리줄기 10~20g을 400cc의 물로 달여 복용. 또 파란 액체를 마셔도 효과적이다.

오이풀

생태

산야에서 흔히 자라는 다년초로서 높이가 30~150cm이고 근경이 옆으로 갈라져서 자라며 방추형으로 굵어지고 원줄기는 곧추자라며 윗부분에서 갈라지고 전체에 털이 없다. 잎은 엽병이 길며 소엽은

5~11개이며 길이는 2.5~5cm, 나비는 1~3.5cm로서 삼각형의 톱니가 있으며 소엽병은 길이가 6~30mm이고 밑부분에 흔히 소엽편이 있다. 근생엽은 호생하며 엽병이 짧고 작다. 꽃은 7~9월에 피며 검은 혈적색이고 수상화서는 긴 대가 있으며 길이는 1~2.5cm, 지름은 6~8mm로서 곧추서고

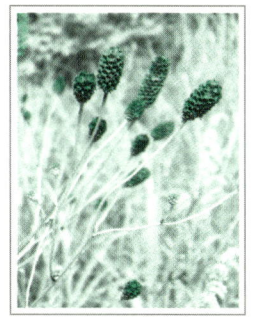

포는 넓은 타원형이며 소포는 피침형이고 가장자리에 털이 있다. 꽃받침잎은 4개이며 넓은 타원형이고 수술도 4개로서 꽃받침보다 짧으며 꽃밥은 흑갈색이다. 심피는 1개이고 수과瘦果는 사각형으로서 꽃받침으로 싸여 있다. 뿌리를 지혈제로서 각혈 및 월경과다에 사용한다.

약효와 사용 방법

- 하리이질를 멈추게 한다 – 건조한 뿌리줄기를 1회 양 1.5g~3g, 200cc의 물로 반량이 되도록 달여 복용.
- 지혈 – 외상에 따른 출혈에, 위와 같은 양으로 달인 즙으로 씻는다.
- 화상 – 위와 같은 방법으로 복용한다.

부추

생태

흔히 재배하는 다년초로서 인경鱗梗은 밑부분에 짧은 근경이 달리고 겉은 비늘 같은 잎이 마른 섬유纖維로 덮인다. 길이가 30~40cm의

편평한 화경이 나와 끝에 큰 산형화서가 달린다. 총포는 막질이며 꽃은 백색이고 지름은 6~7mm로서 화경이 길며 화피가 수평으로 퍼진다. 화피열편은 끝이 뾰족하며 6개이다. 수술도 6개이지만 화피보다 약간 짧고 꽃밥은 황색이다. 삭과는 3개로 포배개열胞背開裂되어 6개의 흑색 종자가 나온다.

전초에서 특이한 냄새가 난다. 인경을 건위, 정장整腸 및 화상 치료에 사용하고 연한 잎은 식용으로 한다.

약효와 사용 방법

- 강장 · 강정 · 하리이질 – 잎을 된장국에 띄우거나 된장 무침을 하거나 부추죽, 잡탕죽을 해서 먹으면 좋다.
- 요통 · 오줌이 자주 마려울 때 – 건조한 종자를 1회 양으로서 30~40개를 낟알 정도로 잘게 부수어, 물로 복용한다.

방아풀

생태

산야에서 자라는 다년초로서 높이가 50~100cm이고 네모진 능선에 밑을 향한 짧은 털이 있다. 잎은 대생하며 넓은 난형이고 끝이 뾰족하며 엽병의 윗부분으로 흘러 좁은 날개로 되고 길이가 6~15cm, 나비는 3.5~7cm로서 표면은 녹색이며 뒷면은 연한 색이고 맥 위에 잔털이 있으며 가장자리에 톱니가 있다. 꽃은 8~9월에 피고, 꽃받침은 길이가 3~4mm이고 열편은 삼각형이고 화관은 순형脣形이고 길이는 5~7mm로서 연한 자주색이며 분과는 편평한 타원형이고 윗부분에 점 같은 선이 있다. 어린 순을 나물로 하며 성숙한 것은 약용으로 한다.

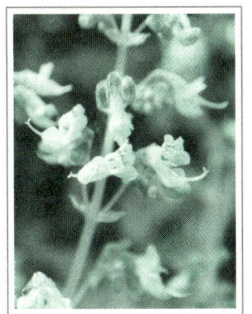

약효와 사용 방법

- 건위健胃 – 위의 상태가 나쁠 때라든가, 가벼운 통증이 있을 때, 식욕이 없을 때 등의 경우에 하루 양으로서 연령초 10g을 달여 마시든가, 분말을 1회 2g, 오믈렛약 등이 써서 먹기 어려울 때 싸는 얇은 막 등에 싸지 말고 쓴 채로 복용한다.

- 부종 때의 이뇨약 – 건조시킨 덩굴과 뿌리 5~10g을 1일량으로 200cc의 물에서 반량으로 달여 3회에 나누어서 복용한다. 또 가을에 채취한 건조시킨 열매 1회 양 3~6g을 물 200cc로 달여 복용, 생과실이면 1회 5개의 짠 즙을 그대로 마셔도 좋다.

자소 · 차조기

생태

중국 남부지방이 원산으로서 오래전에 중국으로부터 들어온 1년초의 재배식물이다. 잎은 6~9월에 채취해서 반날 정도 햇빛에 말린 다음 통풍이 좋은 곳에서 음지에 말린다. 종자는 10월쯤, 열매에 구멍을 내고 종자를 빼내어 음지에 말린다.

특히 틸리멘딘 잎보다 안트시안 색소의 시

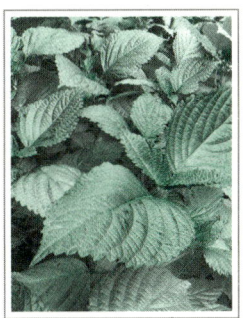

아니단, 안트시안 배당체 패리라닌이 유출된다. 향기 성분은 차조기유로서 페리라 알데히드 55%를 함유하고 있기 때문에 방부防腐 작용이 강하다. 또 페리라 알데히드로부터는 감미료의 차조기당이 생겨서 시판되지만 열과 침이 잘 분해되는 단점이 있어서 시장에서 사라졌다.

약효와 사용 방법

- 감기 – 잎도 종자도 같은 방법으로 복용하면 좋다. 하루 양 6~10g을 물 200cc로 반이 되도록 달여서 2~3회에 나누어 복용한다.
- 생선 중독 – 종자 1회 양 3~6g을 물로 복용하든가, 잘게 부순 건조한 잎을 찻숟갈 하나에 뜨거운 물을 부어 마신다.

추해당

생태

중국이 원산지로서 각지에 재배되고 있다. 봄에 전년의 알뿌리에서 발아한 것을 나누어 심는데, 주아珠芽를 심어도 곧바로 뿌리를 내린다. 줄기에 옥살산을 함유하여 신맛이 있어서 식용하지만 많이 먹으면 좋지 않다.
8~9월의 개화기에 줄기잎을 따내 그대로 물에 씻어 사용하는데 될 수 있는 한 줄기가 두꺼운 것이 좋다. 개화기의 전초 안에 살균작용을 하는 옥살산 1%가 함유되어 있고 신선한 잎은 0.2~0.3%를 함유한다.

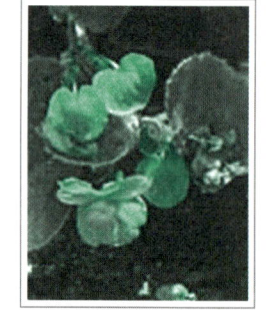

뿌리에는 사포닌과 유사한 물질을 포함한다.

약효와 사용 방법

- 피부병 · 백선으로 인한 가려움증 – 줄기잎을 자연 그대로 으깨어, 직접 환부에 바른다.

생강

생태

열대 아시아가 원산이지만 남부지방 각처에서 심고 있는 다년초로서 근경은 굵고 옆으로 자라며 육질이고 연한 황색으로서 맵고 향기가 있다. 각 마디에서 엽소로 형성된 가짜 줄기가 곧추자라 높이가 30~50cm에 달하며 윗부분에 잎이 2줄로 배열된다. 잎은 양 끝이 좁으며 밑부분이 긴 엽초로 된

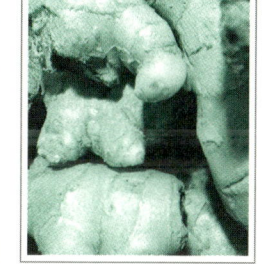

다. 우리나라에서는 꽃이 피지 않으나 원산지에서는 8월경에 엽초로 싸인 길이가 20cm 정도의 화경이 자라서 그 끝에 화수花穗가 달리며 꽃이 핀다. 꽃은 포엽 사이에서 나오고 꽃받침은 짧은 통 같으며 화관의 현부舷部가 3개로 갈라지고 열편은 끝이 뾰족하며 감황색이다. 헛수술이 변한 순판脣瓣은 밑부분 양쪽에 작은 열편이 있으며 자주색 바탕에 연한 황색 반점이 있다.

수술은 1개이고 꽃밥은 황색이며 자방은 하위이고 암술대는 실같이 가늘고 연한 자주색이고 암술머리는 방사형이다. 근경을 향미제로

사용하거나 약용으로 한다. 생강이란 한자명에서 온 이름이다.

약효와 사용 방법

- 기침 – 진피陳皮 5g, 묵은 생강을 자른 것 5g, 설탕 소량을 물 200cc로 달여 하루 3회에 나누어 복용한다.
- 입덧의 구토를 멎게 할 때 – 반하, 묵은 생강 각 6g, 복령 5g을 물 200cc로 달여, 하루 3회에 나누어 식전이나 식후에 복용한다.

식용국화

생태

약용국화라는 국화는 없고, 식용되는 국화를 약용으로 사용한다. 식용국화는 생것 그대로 보존할 수 없기 때문에 꽃잎을 쪄서 건조한 국화김[海苔]으로 해서 생산하고 있다. 국화가 약으로서 요통 관절염이나 류머티즘 같은 통증을 제거하고, 위장의 활동을 원활하게 하여 몸 전체의 상태를 조절한다는 효능을 갖고 있다고 여러 책에서 밝히고 있다.

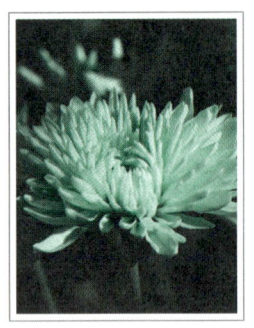

성분은 아데닌 · 콜린 · 아피게닌의 배당체 등을 함유하고 있다.

약효와 사용 방법

- 기침 – 건조한 국화 5~10g을 물 200cc에 달여, 2~3회에 나누어 공복 시에 복용한다. 설탕을 소량 넣어 마셔도 좋다.

우엉

생태

재배하고 있는 2년초로서 높이가 1.5m에 달하며 뿌리는 길이가 30~60cm 정도 곧추 들어가고 원산지가 뚜렷하지 않으나 중국에서는 예부터 심어 왔다고 한다.

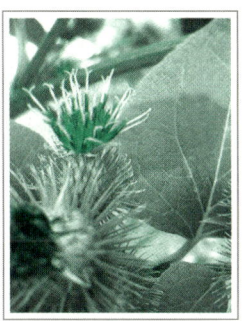

근생엽은 총생하며 엽병이 길고 표면은 겉은 녹색이며 뒷면은 백색털이 밀생하여 흰빛이 돌고 가장자리에 치아상齒牙狀의 톱니가 있다. 꽃은 7월에 피며 두화는 원줄기와 가지 끝에 산방상으로 달리고 포는 침형이고 끝이 갈고리 모양이다. 꽃은 통상화뿐이며 검은 자줏빛이 돌고 관모는 갈색이다.

뿌리를 식용으로 하며 유럽에서는 민간에서 이뇨 및 발한제로 사용하고 종자는 이뇨제로서 부기가 있을 때 사용하며 인후통 및 독충에 쏘였을 때 해독제로도 사용한다.

약효와 사용 방법

- 종기 · 목의 통증 · 부종 – 종자를 분말로 해서 하루 양 8g을 3회에 나누어 복용한다. 한방에서는 종자를 악실惡實:우엉의 생약명로 불리며 종기의 약으로 쓰고 있다. 달인 즙을 술잔으로 1잔 마시면, 종기의 하나의 입, 2잔으로 2개의 입이 열려서 치료된다고 하기도 하고 산기疝氣, 중풍의 묘약이라고도 불리워진다.

석산

생태

절에서 흔히 심고 때로는 민간에서도 심는 다년초로서 일본에서 들어왔다. 인경鱗莖은 넓은 타원형이고 지름이 2.5~3.5cm로서 외피가 흑색이다. 9~10월에 잎이 없어진 인경에서 화경이 나와 길이가 30~50cm정도 자라며 큰 꽃이 산형으로 달린다. 총포는 길이가 2~3cm로서 막질이며 소화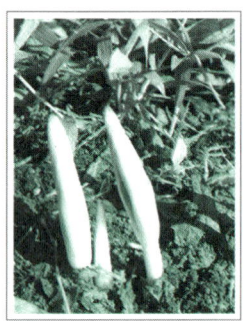
편은 길이가 6~15mm이다. 꽃은 적색이고 통부는 길이가 6~8mm이며 화피열편은 6개로서 도피침형이고 뒤로 말리며 길이가 4cm, 나비는 5~6mm로서 가장자리에 주름이 진다. 수술은 6개이고 길이는 7~8cm로서 꽃밖으로 훨씬 나오며 열매를 맺지 못하고 꽃이 스러진 다음 곁은 녹색 잎이 나온다.
잎은 길이가 30~40cm, 나비는 6~8mm로서 다음해 봄에 사라진다. 인경을 거담 및 구토제로 사용하며 알칼로이드를 제거하면 좋은 녹말이 얻어진다.

약효와 사용 방법

- 어깨 결림 – 질그릇의 강판으로 비늘 줄기 1개를 갈아서, 집게손가락 만큼의 분량을 취침 전, 양발의 장심掌心에 발라, 가볍게 붕대를 감아 준다. 독초이므로 절대 먹지 않도록 할 것.

시호

생태

산야에서 자라는 다년초로서 높이가 40~70cm이고 근경은 굵으며 극히 짧고 뿌리가 약간 굵어지며 원줄기는 털이 없고 윗부분에서 가지가 약간 갈라진다. 근생엽은 밑부분이 좁아져서 엽병처럼 되며 길이는 10~30cm이고 경생엽은 길이가 4~10cm, 나비는 5~15mm로서 평행한 맥이 있고 녹색이며 밑부분이 좁아져서 엽병처럼 원줄기에 달리고 끝이 뾰족하며 가장자리가 밋밋하고 털이 없다.

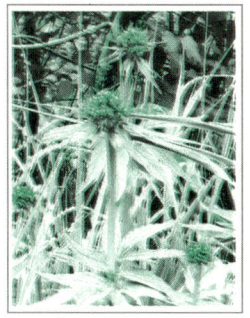

꽃은 8~9월에 피며 황색이고 원줄기 끝과 가지 끝의 복산형화서에 달리며 소산편은 2~7개이고 총포편總苞片은 길이가 10~15mm로서 선형 피침형이며 소산화서에 5~10개의 꽃이 달린다. 꽃잎은 5개로서 안쪽으로 굽으며 수술도 5개이고 자방은 하위이며 열매는 타원형이고 길이는 35mm로서 9~10월에 익는다. 뿌리는 말라리아의 치료제 및 기타 생약으로 사용하며 사포닌, 지방유 등이 들어 있다. 잎이 길고 선형이며 점첨두漸尖頭인 것을 참시호라고 한다.

약효와 사용 방법

- 식욕부진 · 위염 · 감기 · 중이염 등 − 소채호탕채호 7g, 반하 5g, 생강 4g, 황금, 대조 각 3g 인삼, 감초 각 2g을 하루 양으로 해서, 물 480cc에 넣고 반 정도의 양이 될 때 바짝 달여 일단 앙금찌꺼기을 걸러내고, 다시 120cc 까지 바짝 달여 3회에 나누어 복용한다.
- 고혈압 · 간장비대증 · 담석증 · 심장성 천식 등 − 대채호탕채호

6g, 반하, 생강 각 4g, 황금, 작약, 대조 각 3g, 대황 1g을 하루 양으로 해서 위와 같은 요령으로 달여 하루 3회 복용한다.

등골나무

생태

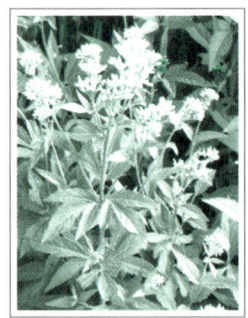

높이가 2m에 달하는 다년초로서 가지에 꼬부라진 털이 있고 원줄기에 자줏빛이 도는 점이 있다. 밑부분의 잎은 작으며 꽃이 필 때쯤 되면 없어지고 중앙부의 큰 잎은 대생하며 엽병이 짧고 끝이 뾰족하고 길이는 10~18cm, 나비는 3~8cm로서 산편은 가지 안쪽과 더불어 잔 돌기가 있고 10~20개의 소산편은 길이가 3~6cm로서 끝에 20~30개의 짙은 자주색 꽃이 산형으로 달리며 총포는 1~2개이고 소화편은 길이가 5~10mm이다.

열매는 타원형이며 편평하고 길이는 5mm이며 근肋 사이에 1~4개, 합생면에 4~6개의 유관이 있다. 밑부분에 길이 1~2mm의 비교적 규칙적인 뾰족한 톱니가 있으며 양면에 털이 있고 뒷면에 선점腺點이 있으며 엽맥은 6~7쌍으로서 위로 올라갈수록 길어지고 좁아진다.

꽃은 7~10월에 피며 원줄기 끝의 산방화서에 달리고 총포總苞는 길이가 5~6mm이고 소화는 5개씩이며 포린苞鱗은 2줄로 배열되고 바깥 것이 훨씬 짧으며 끝이 둥글다. 수과瘦果는 길이가 3mm 정도로서 원통형이고 선과 털이 있으며 화관은 길이가 4mm 정도로서 백색이다. 잎이 3개로 갈라지고 정열편은 크며 긴 타원형이지만 측열편이 작고 피침형인 것을 향등골나무라고 한다. 어린 순을 나물로 한다.

약효와 사용 방법

- 피부의 가려움증 − 건조시킨 전초 300~500g을 잘게 부수어 삼베 보자기에 넣어 냄비에 삶아 끓어 오르면 보자기째로 욕조에 넣고 목욕한다. 가려운 부분을 문지르면 효과적이다.
- 당뇨병의 예방과 치료 − 건조시킨 등골나무·연전초·비파잎·나무껍질 각 5g을 섞어 하루 양으로서 해서 물 400cc에 넣고 반 정도의 양이 되도록 달여, 하루 3회에 나누어 복용한다.

쥐참외

생태

우리나라·중국·일본 등에 분포되어 있다. 꽃은 한여름 밤에 피기 때문에 사람들 눈에 잘 띄지 않는다. 암수 다른 꽃으로서 암꽃은 잎이 달린 뿌리에서 나와 백색 5개 잎의 꽃을 피운다. 꽃잎의 가장자리는 섬세한 실처럼 갈라져 있다. 가을이 되면 타원형의 빨간 열매를 맺는데 이것이 큰 수목을 감 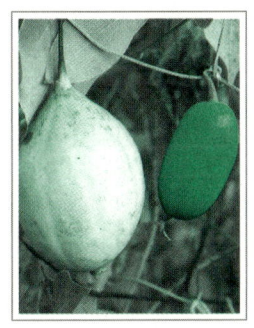 싸고 있기 때문에 사람 눈에 잘 띈다. 열매가 완전히 익는 초겨울이 되면 지나가던 사람들이 다 따먹고 만다.
쥐참외의 종자는 변형된 모습으로 갈색이고, 길이는 8mm, 나비는

6.5mm 정도인데 중앙에 이것을 감싸는 듯한 띠가 돌기해 있다.

약효와 사용 방법

- 동상 – 과즙, 과육을 환부에 바른다.
- 황달 · 이뇨 – 건조시킨 뿌리王瓜根 6~10g을 하루 양으로 해서 물 200cc에 넣고 달여, 하루 3회, 식전에 복용한다.
- 최유催乳 – 모유가 잘 나오게 하기 위해서는 건조한 종자王瓜子를 한 번에 1~3g, 물 200cc에 넣고 반 정도의 양이 되도록 달여 식후 30분에 복용한다.

노랑하늘타리

생태

흑산도 및 남쪽 섬에서 자라는 다년생 덩굴식물로 잎과 대생하는 덩굴손이 자라서 다른 물체에 잘 기어올라가고 고구마 같은 큰 뿌리가 있다. 잎은 호생하며 엽병이 길고 3~5개로 얕게 갈라지지만 밑부분의 잎은 깊게 갈라지며 길이와 너비가 각각 6~10cm로서 원줄기와 더불어 백색털이 있다.

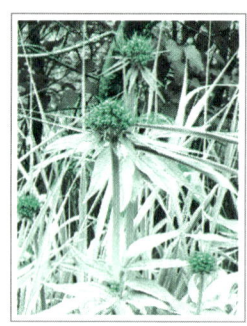

꽃은 이가화로 7~8월에 피고 수꽃은 길이가 10~20cm의 화서에 총상總狀으로 달리며 암꽃은 1개씩 달린다. 꽃받침통은 길이가 3cm 정도이고 화관은 5개로 갈라지며 각 열편이 실처럼 쪼개진다. 열매는 길이가 10cm로 황색으로 익으며 과병은 길이가 2~4.5cm이고 종자는 길이가 11~14mm 연한 흑갈색이다. 뿌리의 전분을 식용 또는 약용으로 하고 종자, 뿌리 및 과피는 하늘타리와 같이 사용한다.

약효와 사용 방법

- 해열 · 기침 – 건조시킨 뿌리 10~15g을 400cc의 물에 달여, 1일 3회에 나누어 복용한다.
- 이뇨 · 최유 모유를 잘 나오게 하는 것 – 건조한 종자 5~8g을 달여 복용한다.
- 땀띠 – 가을부터 초겨울에 걸쳐서 뿌리를 채취해 물로 씻은 다음 잘게 부수어 물을 넣고 믹서로 휘저어 섞어 섬유질을 빼내 이것을 수회 반복 하얗게 침전한 전분을 천에 걸러 햇빛에 말리면 분말이 생기는데 이것을 바르면 좋다.

오미자

생태

각지의 산골짜기, 특히 전석지에서 군총을 이루어 자라는 낙엽만경落葉蔓莖이다. 잎은 호생하며 길이가 7~10cm, 나비는 3~5cm로서 뒷면 맥 위를 제외하고는 털이 없고 가장자리에 작은 톱니가 있으며 엽병은 길이가 1.5~3cm이다. 꽃은 이가화로서 6~7월에 피고 지름은15mm로서 약간 붉은 빛이 도는 황백색이며 화피열편은 6~9개이고 길이는 5~10mm로서 난

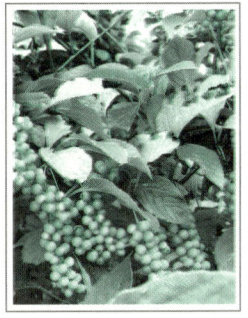

상 긴 타원형이고 수술은 5개이며 암술은 많다. 꽃이 핀 다음 화탁花托은 길이가 3~5cm로 자라서 열매가 수상으로 달린다. 열매는 8~9월에 홍색으로 익으며 길이가 6~12mm로서 1~2개의 종자가 들어 있다. 신맛이 강한 열매를 약용으로 한다. 잎 뒷면에 처음부터 털이 없는 것을 개오미자라고 하며, 처음에 털이 있다가 점차 없어지는 것과 구별하는 사람도 있다.

약효와 사용 방법

- 자양 · 강장 · 피로회복 − 오미자주를 마신다. 오미자 300g, 정제 설탕 300g을 소주 18ℓ에 담가 2개월 후에 거른다. 하루 30cc를 한도로 취침 전에 마신다.

월귤나무

생태

금강산 이북에서 자라는 상록소수목으로서 높이가 2~30cm이며 산하경과 잔털이 있다. 잎은 호생하고 혁질이며 길이는 1~3cm, 나비는 5~13mm로서 양면에 털이 없으며 표면은 짙은 녹색이고 윤기가 있으며 뒷면은 연한 녹색으로서 흑색점이 산재하고 가장자리가 밋밋하다.

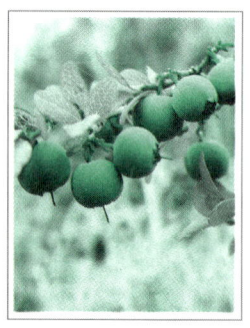

꽃은 5~6월에 피며 가지 윗부분의 엽액에서 나오는 총상화서에 2~3개씩 달리고 포와 소포가 있다. 화관은 종형이며 밑으로 처지고 길

이는 6~7mm로서 끝이 4개로 갈라지며 연한 홍색이고 수술은 10개이며 수술대에 털이 있다. 열매는 둥글고 지름은 8~10mm로서 8~9월에 적색으로 익으며 신맛이 강하다.

약효와 사용 방법

- 이뇨·요도 방부 - 요도가 아프거나 얼얼한 경우에 건조시킨 잎 10~15g을 하루 양으로 해서 물 300cc에 넣고 반 정도의 양이 되도록 달여 복용한다.
- 피로회복 - 월귤나무주를 마신다. 열매 500g, 정제 설탕 200g, 45도의 소주 1.8 l 를 꽉 채워 넣어, 3개월 이상 지나서 마신다. 취침 직전, 1회 30cc를 한도로 한다.

배초향

생태

햇볕이 잘 드는 전석지에서 자라는 다년초로서 높이가 40~100cm이고 윗부분에서 가지가 갈라지며 네모가 진다. 잎은 대생하고 끝이 뾰족하고 길이는 5~10cm, 나비는 3~7cm로서 표면에 털이 없고 뒷면에 약간의 털과 더불어 흰빛이 도는 것도 있으며 가장자리에 둔한 톱니가 있고 엽병의 길이는 1~4cm이다. 꽃은 순형으로서 7~9월에 피며 자주색이고 가지 끝과 원줄기 끝의 윤산화서에 달리며 화서는 길이가 5~15cm, 나비는

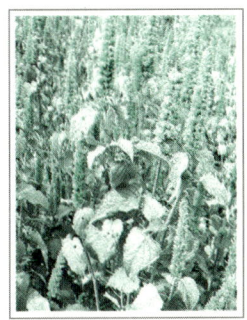

2cm이다. 꽃받침은 길이가 5~5mm로서 5개로 갈라지고 열편은 좁은 삼각형이며 꽃잎은 길이가 8~10mm로서 밑부분의 것이 길고 옆의 것에 톱니가 있으며 이강웅예二强雄蕊가 길게 밖으로 나오고 분과는 길이가 1.8mm로서 편평한 삼릉선이다. 연한 것을 나물로 하고 성숙한 것은 약용으로 한다.

약효와 사용 방법

- 두통 · 감기 · 건위健胃 － 건조시킨 전초全草 5~15g을 하루 양으로서 달여, 3회에 나누어 복용한다.

바위떡풀

생태

습한 바위 곁에 붙어서 자라는 다년초로서 근생 엽은 길이가 3~15cm, 나비는 4~20cm로서 가장자리가 말게 갈라지며 치아상의 톱니가 있고 털이 거의 없거나 굵은 털이 약간 있으며 엽병은 길이가 3~30cm로서 기부에 막질의 탁엽托葉이 있다. 화경은 높이가 5~35cm로서 털이 없는 것과 있는

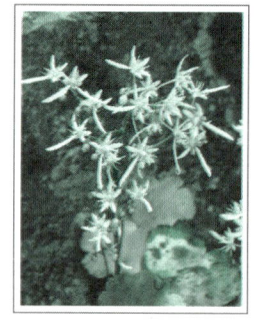

것이 있고 꽃은 백색이며 길이는 1~25cm의 원추상 화서에 달리고 소화편은 길이가 3~20mm로서 흔히 짧은 선모가 있다. 꽃받침잎은 5개이며 길이가 2~3mm이고 꽃잎은 5개로서 옆으로 퍼지며 백색 바탕에 붉은 빛이 돌고 위쪽의 3개는 길이가 3~4mm, 아래쪽의 2개

는 길이가 5~15mm로서 간혹 톱니가 있다.

수술은 길이가 4~7mm이며 암술대는 짧고 삭과는 길이가 4~6mm로서 난형이며 종자는 긴 방추형이고 길이는 0.8mm 정도이다. 잎 표면에 별이 약간 있는 것을 지리산바위떡풀, 엽병에 털이 많은 것을 털바위백풀이라고 하며 울릉도에서 자라고 모두 어린 순을 식용으로 한다.

약효와 사용 방법

- 부었을 때의 이뇨 – 잘 건조시킨 전초全草 5~10g을 하루 양으로 해서 물 400cc에 넣고 반 정도의 양이 되도록 달여, 하루 3회, 공복 시에 복용한다.

쐐기풀

생태

산골짜기 또는 숲 가장자리에서 자라는 다년초로서 한 군데에서 여러 대가 나와 곧추 자라며 높이가 40~80cm이고 잎과 더불어 자모刺毛가 있으며 원줄기는 녹색이고 세로로 능선이 있다. 잎은 대생하며 넓은 난형 또는 난상 원형이고 녹색이며 끝은 긴 예첨두銳尖頭이고 밑부분은 심장저心臟底이며 가장자리에 결각상缺刻狀의 복거치複鋸齒가 있고 길이는 5~12cm, 나비는 4~10cm로서 표면에 황색털이 드문드문 있으며 뒷면은 특

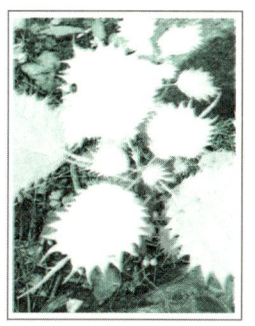

히 맥 위에 짧은 별이 있다. 엽병은 길이가 3~10cm로서 위를 향한 짧은 백색털이 있고 탁엽托葉은 반 이상 합쳐지며 연한 녹색으로서 넓은 난형이고 마디와 엽병 사이에서 대생한다. 꽃은 일가화로서 7~8월에 피며 화서는 원줄기 윗부분의 엽액에서 나오고 웅화서雄花序는 밑부분에, 자화서雌花序는 윗부분에 달리는 것이 보통이지만 웅화서 밑부분에 암꽃이 달리는 것도 있다. 꽃부분은 4삭이며 암꽃 안쪽의 2개가 꽃이 핀 다음 커져서 열매를 둘러싼다. 수과는 난형이고 편평하며 녹색이다. 한방에서 긴 담배풀의 대용으로 사용한다.

약효와 사용 방법

- 류머티즘·소아의 경련 − 건조시킨 것 1회 3~6g을 물 300cc에 넣고 1/3의 양이 되도록 달여서 복용한다.

황촉규

생태

중국산의 1년초로서 높이가 1~1.5m이고 털이 있으며 원줄기가 곧추자라고 가지가 없다. 잎은 호생하며 엽병이 길고 엽신은 5~9개로 깊게 갈라지며 열편은 윗부분에 톱니가 약간 있다.

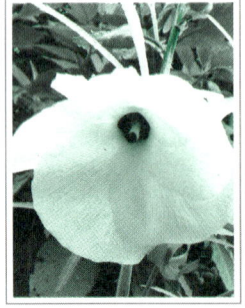

꽃은 8~9월에 피며 연한 황색이고 중심부는 흑자색이며 원줄기 끝에 총상總狀으로 달리고 밑부분의 것은 엽상포이지만 위로 올라갈수록 포가 작아진다. 꽃

밑에 있는 소포는 4~5개로서 넓은 피침형이며, 꽃받침과 더불어 나중에 떨어지고 꽃잎은 5개이며 많은 세로맥이 있으며 밑부분이 흑자색이고 수술은 단체이며 암술대는 5개로 갈라지고 흑자색이다. 삭과는 5개의 둔한 능선과 더불어 굳센 털이 있고 종자는 원숭이의 머리와 같은 모양이다.

뿌리에 점액이 많기 때문에 제지용 호료糊料로 사용하기 위해 재배한다.

약효와 사용 방법

기침·목이 아플 때 - 1회에 잘게 부순 건조시킨 뿌리 5g을 밥공기에 담아 끓는 물을 부어 소량의 설탕을 넣어 마신다.

잡싸리

생태

싸리와 풀싸리의 잡종이라고 생각되는 낙엽아수목으로서 높이가 1~2m이고 가지에 능선과 더불어 복모伏毛가 있으며 겨울 동안 지상부가 거의 말라 죽는다. 잎은 3출엽이고 소엽은 길이가 2~6cm로서 엽맥의 연장인 짧은 침상의 돌기가 있으며 표면은 녹색이며 뒷면은 연한 암록색으로서 복모가 약간 있다. 총상화서總狀花序는 액생 또는 정생하고 가지 끝에 원추화서圓錐花序를 형성하기도 하며 소화편은 길이가 1.5~2.5cm이다.

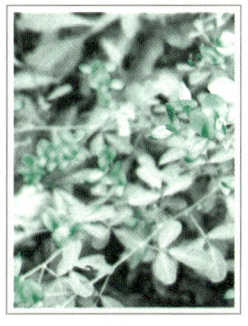

꽃받침통은 긴 털로 덮여 있고 중앙 이하까지 깊게 4개로 갈라지며 윗부분의 것이 다시 2개로 갈라지고 밑부분의 것이 가장 길다. 꼬투리는 털이 있으며 길이는 7~8mm, 나비는 4~5mm로서 긴 타원형이고 종자는 콩팥 비슷하며 길이가 3mm로서 갈색이다.

약효와 사용 방법

- 부인의 현기증 · 역상피가 거꾸로 올라가는 것 - 건조한 뿌리를 2~5g, 1회 양으로 해서 물 300cc에 넣고 1/2의 양이 되도록 달여, 1회에 복용한다.

담배풀

생태

우리나라 · 일본 · 중국에 분포하여 호생한다. 담배풀의 줄기 가지면에 접하는 곳에서부터 나오는 잎은 크고 주름이 있으며, 가장자리에는 얇은 거치가 있고, 보는 방향에 따라서는 담뱃잎과 비슷하다.

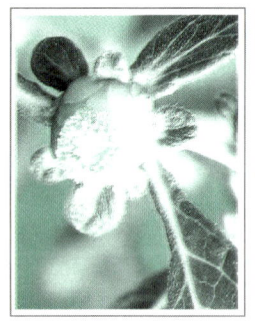

가을에 열매를 포함한 전초를 채취해서 줄기 · 잎을 적당한 길이로 잘라 음지에서 말린다. 열매 속에 칼페시아락론, 종자 속에 세릴 알코올이 함유되어 있고, 리놀산 · 올레인산 등의 지방산도 함유되어 있다.

약효와 사용 방법

- 뜸에 의한 화상 – 전초의 분말에 소량의 참기름을 넣고 되직하게 개어 연고상태로 환부에 바른다.

향유

생태

산야에서 비교적 흔히 자라는 1년초로서 높이가 30~60cm이고 원줄기는 사각형이며 털이 있고 곧추자라며 강한 향기가 있다. 잎은 대생하고 끝이 뾰족하고 길이는 3~10cm, 나비는 1~5cm로서 양면에 털이 있으며 가장자리에 톱니가 있고 엽병으로 흐르며 엽병은 길이가 0.5~2mm이다.

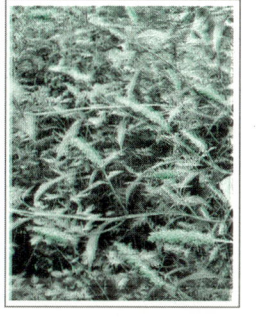

꽃은 8~9월에 피고 길이는 5~10cm, 지름은 7mm로서 홍자색이며 화수는 원줄기 끝과 가지 끝에 달리고 꽃이 한쪽으로 치우쳐서 빽빽하게 달리며 포는 둥근 부채 같고 꽃받침보다 길거나 같으며 때로는 자줏빛이 돈다. 꽃받침은 5개로 갈라지고 열편은 끝이 뾰족하며 털이 있고 화관은 길이가 5mm로서 4개로 갈라지며 털이 있다. 분과는 좁은 도란상으로 편평해지고 길이는 1mm 정도로서 물에 젖으면 점성이 있다. 해열 및 지혈제로 사용한다. 백색꽃이 피는 것을 흰 향유라고 한다.

약효와 사용 방법

- 감기의 발한·해열 – 깨끗한 기름에는 혈행血行을 원활하게 하고 발한을 촉진하는 작용이 있어서, 발한, 해열에 잘 건조시킨 전초를 하루 양 5~10g을 달여, 하루 3회에 나누어 복용한다.
- 이뇨 – 건조한 전초全草 5~15g을 하루 양으로서 달여 복용한다.

팔손이나무

생태

남해도와 거제도에서 자라는 상록수목으로서 관상자원이며 어릴 때는 잎 뒷면과 화서에 차갈색 면모綿毛가 있으나 잎의 것은 곧 없어지고 소지는 굵으며 털이 없다. 잎은 호생하고 7~9개로 갈라져서 장상掌狀으로 되며 기부는 지름이 20~40cm로서 다소 심장형이고 열편은 첨두尖頭이고 양면에 털이 없 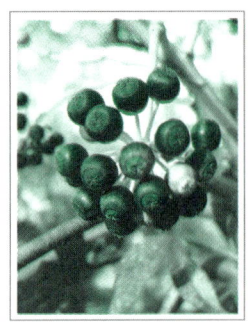 으며 표면은 짙은 녹색이고 윤기가 있으며 뒷면은 황록색이고 가장자리에 톱니가 있으며 엽병은 둥글고 길이가 30cm 이상으로서 털이 없다. 산형화서는 가지끝에 모여서 원추화서圓錐花序로 되며 길이는 20~40cm, 지름은 5~8cm이고 꽃은 지름이 5mm 정도로서 소화편과 더불어 백색이며 5수이고 화판은 도드라지며 열매가 달렸을 때는 지름이 3mm에 달하고 꽃받침열편이 뚜렷하지 않다. 암술대는 5개로서 길이는 1.5mm 정도이며 열매는 거의 둥글고 지름은 5mm 정도로서 다음해에 흑색으로 익는다.

약효와 사용 방법

- 류머티즘 – 건조한 잎 300~500g을 삼베보자기에 넣어 냄비에 넣고 끓어 오르면 입욕 직전에 욕조에 보자기째로 넣어 습기 있는 욕조에 들어간다.

며느리배꼽

생태

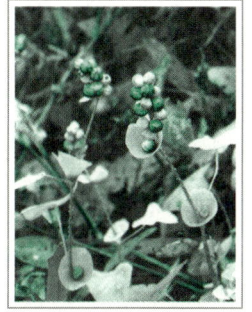

빈 터에서 흔히 자라는 1년생 덩굴식물로서 길이가 2m정도 벋으며 엽병과 더불어 밑으로 향한 가시가 있어 다른 물체에 잘 붙는다. 잎은 호생하고 긴 엽병이 잎 밑에서 약간 올라붙어 있어 배꼽이라는 이름이 생겼으며 삼각형이고 끝이 뾰족하며 밑부분이 절저截底 또는 얕은 심장저心臟底이고 가장자리가 파상波狀이며 표면은 녹색이고 뒷면은 흰빛이 돌며 맥 위에 밑을 향한 잔 가시가 있다. 탁엽托葉은 잎 같고 나팔 끝처럼 퍼진다. 꽃은 7~9월에 피며 가지 끝의 수상화서穗狀花序에 달리고 화서는 길이가 1~2cm로서 밑부분을 접시같이 생긴 엽상포가 받치고 있다.

꽃받침은 연한 녹색이 돌며 길이는 3~4mm로서 5개로 갈라지고 꽃잎은 없으며 수술은 8개로서 꽃받침보다 짧다. 자방은 둥글고 3개의 암술대가 있다. 수과瘦果는 난상구형이며 약간 세모지고 흑색이며 꽃받침으로 싸여 있어 장과처럼 보인다. 신맛이 있는 어린 잎을 생식하고 성숙한 잎은 약용으로 한다.

약효와 사용 방법

- 하리이질·이뇨·해열·종기 등의 해독 — 하루 양 12~20g을 물 400cc에 넣고 1/3의 양이 되도록 달여 3회에 나누어 복용한다. 종기·부스럼에는 달인 즙으로 환부를 씻어도 좋다.

수선

생태

지중해 연안이 원산지이고 관상용으로 재배하는 다년초로서 인경은 넓은 난형이며 껍질이 흑색이다. 잎은 늦가을에 자라기 시작하고 선형이며 길이는 20~40cm, 나비는 8~15mm로서 끝이 둔하고 녹백색이다. 꽃은 12~3월에 피며 포는 막질이며 길이는 5~6.5cm이고 꽃봉오리를 감싸며 화경 끝에 5~6개의 꽃이 옆을 향해 달린다. 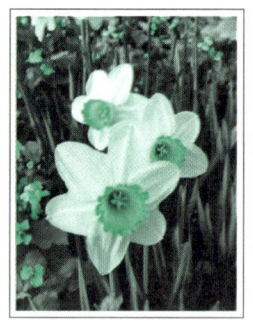 소화경은 길이가 4~8cm이고 화피열편花被裂片은 6개로서 둥글지만 끝이 뾰족하며 길이는 14~15mm이고 백색이며 부화관은 높이가 4mm로서 황색이다. 수술은 6개가 부화관 밑에 붙어 있고 수술대는 길이가 1mm이며 꽃밥은 길이가 3mm로서 자형으로 붙어 있다. 암술대는 부화관과 길이가 비슷하고 종자를 맺지 못하며 인경으로 번식한다.

약효와 사용 방법

- 종기 — 생비늘 줄기를 금속제 이외의 강판으로 갈아, 약수건으로

짜낸 즙에 소맥분을 조금씩 넣어가면서 크림처럼 개어서, 환부에 직접 발라 위부터 가제로 누른다.
- 어깨 결린 데 – 위와 같은 것을 환부에 바른다. 이것이 다 마르면 다른 것으로 다시 바르지만, 환부가 발갛게 충혈이 되면 중지한다.

남오미자

생태

남쪽 섬에서 자라는 상록만경으로서 길이가 3m, 지름은 1.5cm에 달하는 것이 있다. 잎은 혁질이고 호생하며 길이는 5~10cm, 나비는 3~5cm로서 점첨두예저漸尖頭銳底이며 작은 치아상齒牙狀의 톱니가 드문드문 있고 양면에 털이 없으며 표면에 윤기가 있고 뒷면에 유점이 있으며 엽병은 길이가 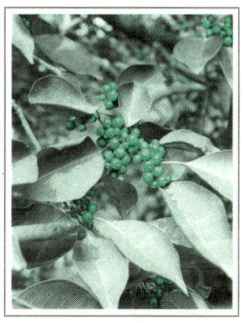 1~2cm이다. 꽃은 단성 또는 양성으로서 4~8월에 피고 연한 황백색이며 지름은 2cm이고 화편은 엽병보다 길며 꽃받침잎은 2~4개이고 꽃잎은 6~8개이며 암술과 수술이 많다. 화탁花托은 적색 장과가 밀착하여 둥글게 되고 지름은 2~3cm로서 적색이며 열매는 9월에 익는다. 껍질은 물에 삶아서 머리 감는 데 이용한다.

약효와 사용 방법

- 진해 · 강장 – 건조시켜 놓은 열매 1~2개약 5g를 물 200cc로 달인다. 열매가 질척질척 걸쭉하게 되면 불을 끄고 삼베로 걸러내고, 적

당량의 설탕을 넣어 재차 불에 올려 설탕이 녹으면 불에서 내려 식기 전에 복용한다. 이것은 하루의 분량이므로 2~3회에 나누어 식후 30분에 복용한다.

바디나물

생태

습지 근처에서 자라는 다년초로서 높이가 80~150cm이고 세로로 조선條線이 발달하며 근경이 짧고 뿌리가 굵다. 근생엽과 밑부분의 잎은 엽병이 길며 길이는 10~30cm로서 엽병 윗부분과 마디에 퍼진 털이 있다. 소엽은 3~5개이지만 다시 3~5개로 깊게 또는 전부 갈라져서 엽신이 흘러 날개 모양으로 되고 난형 또는 피침형이며 길이는 5~10cm, 나비는 2~4cm로서 결각상의 톱니와 예리한 톱니가 있고 엽병 밑부분이 엽초로 되어 원줄기를 둘러싼다. 윗부분의 잎은 작지만 엽병은 이에 비해 작지 않으며 도란형의 엽초로 되고 흔히 자줏빛이 돈다. 8~9월에 긴 화편 끝에서 복산형화서가 발달한다.

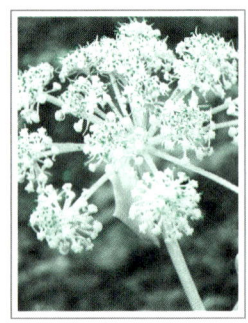

약효와 사용 방법

- 발한 · 해열 · 진해 · 거담祛痰 – 감기 걸렸을 때의 약으로, 초기에 복용하면 좋다. 건조시킨 뿌리를 하루 양 10~15g으로 해서 잘게 잘라서 물 300cc에 넣고 반 정도의 양이 될 때까지 달인다. 하루 3

회에 나누어 복용한다.

고추

생태

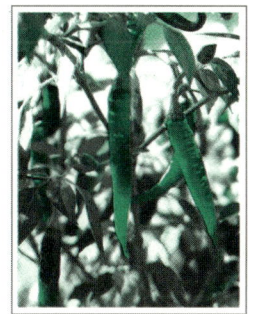

남아메리카가 원산지라고 하며 열대에서 온대까지 널리 재배하고 있는 1년초이지만 열대지방에서는 다년초로서 높이가 60m에 달하고 전체에 털이 약간 있다.

잎은 호생하며 엽병이 길고 양끝이 좁고 가장자리가 밋밋하다. 꽃은 여름철에 피며 백색이고 엽액에 1개씩 밑을 향해 달리며 꽃받침은 녹색이고 끝이 얕게 5개로 갈라지며 화관은 얕은 접시 모양이고 지름은 12~18mm로서 5개로 갈라진다. 수술은 5개가 중앙에 모여 달리며 꽃밥은 황색이고 열매는 수분이 적은 장과로서 길이가 5cm이지만 품종에 따라서 보다 큰 것도 있으며 적색으로 익는다. 열매를 신미제로 널리 사용하고 있으나 맵지 않은 것도 있고 관상용으로 발달된 것도 있다.

약효와 사용 방법

- 신경통 – 고추를 잘게 썰어, 그 전체 양의 4배 정도의 양에 45도 소주에 넣어 20~30일 정도 어둡고 찬 곳에 두었다가, 수건으로 걸러 고추정기를 만들어 아픈 부분에 바른다.
- 건위 – 위의 고추정기 한 컵에 몇 방울 떨어뜨려서 식전에 복용한다.

염교

생태

달래과에 딸린 다년생 풀이다. 중국이 원산지이며 지하 인경에 가늘고 긴 잎이 총생한다. 가을에 잎 사이에서 길이 3cm 가량의 꽃줄기가 나와 자줏빛 꽃을 피우고 산형화서이다. 인경鱗莖은 식용으로 한다.

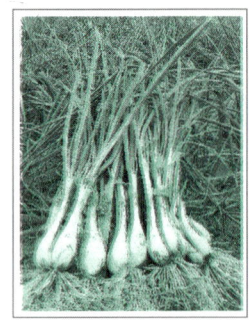

약효와 사용 방법

- 식욕촉진 – 생염교를 된장 등에 넣어 소량 먹는다.
- 복통 – 염교를 잘게 썰어서 건조한 것 5~10g을 물 300cc에 넣고 1/3의 양이 되도록 달여서 마신다.

관중

생태

그늘에서 자라는 다년초로서 굵고 곧은 뿌리줄기에서 잎이 윤생한다. 잎은 길이가 1m 내외, 나비는 25cm에 달하며 엽병은 엽신보다 훨씬 짧고 중축中軸과 더불어 인편鱗片이 밀생한다.

인편은 윤기가 있으며 황갈색 또는 흑갈색이고 밑부분의 것은 길이가 2cm 정도로서 가장자리 돌기가 있으나 위로 올라갈수록 점차 좁아지며 작아진다. 엽신은 도피침형으로서 2회 우상으로 깊게 갈라지고 우편羽片은 대가 없으며 나비는 1.5~2.5cm로서 거의 우상으로 전열되고 밑으로 갈수록 작아지며 간격이 넓어지고 곱슬털 같은 인편이 있다. 열편은 긴 타원형이며 원형 또는 둔두로서 가장자리에 둔한 톱니가 있고 엽맥은 표면에서 들어가며 측맥은 보통 2개로 갈라진다.

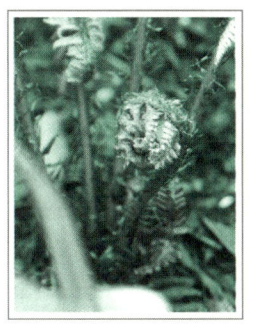

포막은 둥근 심장형이며 가장자리가 밋밋하다. 어린 잎을 식용으로 하고 근경으로는 면마綿馬 엑스를 만든다.

약효와 사용 방법

- 촌충 · 십이지장충 구제驅除 – 에테르 농축액을 복용한다. 구충작용은 강하지만 이 농축액에 따른 중독 증상은 시력 장애 · 혈뇨 · 경련 · 허탈 · 하리이질 등이 생기므로 반드시 의사의 지도로 사용할 것.

다시마 일엽초

생태

제주도 계곡의 바위 겉이나 노목의 원줄기 겉에 붙어서 자라는 다년초로서 근경이 옆으로 벋으며 잎이 약간 접근하여 나온다.
근경은 지름이 2~3mm로서 인편이 밀생하고 인편은 난상 삼각형으로서 윗부분이 꼬리처럼 급히 좁아지며 흑갈색이지만 가장자리가 좁고 연한 흑갈색이며 길이 1.5~2mm이다. 엽병은 길이가 1~2cm로서 밑부분에 인편이 있다. 엽신은 길이가 10~25cm, 나비는

1~3cm로서 피침형이고 밑에서부터 1/4 정도가 가장 넓으며 끝이 점점 좁아져서 뾰족해지고 밑부분은 예저銳底 또는 원저圓底이며 가장자리가 밋밋하거나 다소 파상波狀으로 되고 중축은 가늘며 맥이 뚜렷하다. 포자양군胞子襄群은 뒷면 윗부분에 2줄로 달리고 둥글며 포막은 없다.

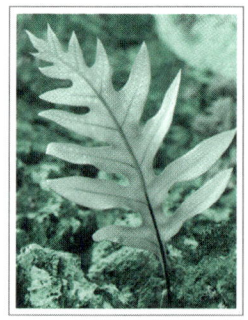

약효와 사용 방법

- 부종 – 이뇨약으로서의 작용이 있으므로 잘 건조한 전초全草 2~4g을 1회 양으로서 해서 달여 복용한다.
- 종기·부스럼 – 건조한 전초를 잘게 썰어서 병에 넣어, 잠길 듯 말 듯할 정도로 참기름을 넣어 1~2개월 지나면 그것을 환부에 바른다.

산초나물

생태

산야에서 흔히 자라는 낙엽수목으로서 높이가 3m에 달하고 소지에 가시가 있다. 소엽은 13~21개이고 끝이 좁아지고 밑부분이 예저이며 길이는 1.5~5cm로서 가장자리에 피상의 잔 톱니가 있고 엽축에 잔 가시가 있다. 꽃은 9월에 피며 지름은 3mm로서 연한 녹색이고 향기가 없으며 정생하는 길이가 5~10cm의 산방화서에 달리고 소화편에 마디가 있다. 꽃받침잎은 난상 원형이며 꽃잎은 길이가 2mm로서 피침형이고 안으로 꼬부라지며 수술은 꽃잎과 길이가 같고 곧추서기 때문에 밖으로 나오며 암술은 끝이 3개로 갈라진다. 열매는 녹갈색이고 길이는 4mm로서 흑색 종자가 들어 있다. 가시가 없는 것을 민산초, 가시의 길이가 2mm 이내이고 잎이 난형 또는 난상타원형인 것을 전주산초, 잎이 좁고 길이가 1cm 미만인 것을 좀산초라고 한다. 종자로 기름을 짜고 열매를 먹기도 한다.

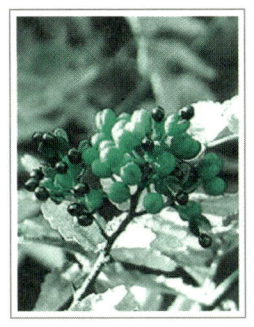

약효와 사용 방법

- 기침 – 열매의 1회 양 5g을 물 200cc에 넣고 1/2의 양이 되도록 달여 식기 전에 복용한다. 소량의 설탕을 넣어도 좋다.
- 타박상 – 건조한 잎을 될 수 있는 한 분말로 해서, 여기에 계란의 흰자위를 섞어 개어서 거기에 소량의 소맥분을 넣어서 크림 같은 형태로 하여 환부에 될 수 있는 한 두껍게 바른다. 위에 목면포木綿布 등을 덧대어 가볍게 눌러 준다. 환부 염증의 열이 빠져나가면, 약은 딱딱해지므로 새것으로 다시 바른다. 딱딱하게 된 약을 무리하게 떼어 내면 아프므로 미지근한 물로 닦듯이 하면 좋다.

팥

생태

중국에서 들어온 재배작물로서 높이가 30~50cm이고 곧추서거나 덩굴성이며 옆으로 퍼져 긴 털이 있다. 잎은 호생하고 긴 엽병 끝에

3개의 소엽이 달린다. 측소엽은 엽병이 길며 심장형이고 정소엽은 넓은 난형이며 때로는 얕게 3개로 갈라지고 길이가 6~10cm, 나비는 5~5cm로서 가장자리가 밋밋하며 끝이 뾰족하고 밑부분이 둥글다.

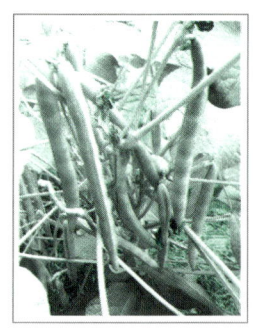

탁엽은 중앙부에 달리며 소탁엽小托葉은 밑으로 붙는다. 꽃은 8월에 피며 길이와 지름이 각각 1cm 정도로서 황색이다. 꽃받침은 끝이 얕게 갈라지며 자방은 꾸불꾸불하며 끝에 털이 있고 용골판은 꾸불꾸불하지만 꼬이지 않았다. 꼬투리는 원주형이고 털이 거의 없으며 길이는 6~10cm로서 6~10개의 종자가 들어 있고 종자는 품종에 따라 색이 여러 가지이다. phaseolin이 들어 있는 종자를 이뇨제로 사용하거나 각기脚氣에 사용한다.

약효와 사용 방법

- 각기脚氣 · 최유催乳 – 소금이나 설탕을 전혀 넣지 않고, 물만으로 끓인 팥죽은 각기에 좋다고 옛날부터 전해지고 있다. 또 모유를 잘 나오게 한다고 한다.
- 변비 · 숙취 – 위처럼 물로 끓인 팥죽을 먹으면 좋다.
- 소염 · 이뇨 – 적소두赤小豆 : 팥의 생약명 20~30g을 물 400cc에 넣고 달여서 반량이 되면 하루 3회, 공복 시에 복용한다. 부었을 때 의사에게 보이기 전에 민간 요법으로서 권장할 만하다.

배풍등

생태

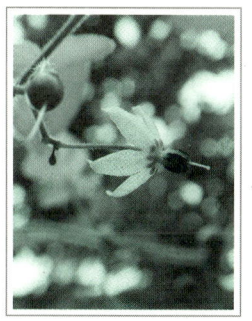

줄기의 기부만 월동하는 다년초로서 길이가 3m에 달하고 끝이 덩굴 같으며 줄기와 잎에 선상의 털이 있다. 잎은 호생하고 난형 또는 긴 타원형이며 첨두 심장저이고 길이는 3~8cm, 나비는 2~4cm로서 보통 기부에서 1~2쌍의 열편이 갈라진다. 화서는 잎과 대생하며 가지가 갈라져서 백색꽃이 피고 화경은 길이가 1~4cm이며 꽃받침에 둔한 톱니가 있고 화관은 수레바퀴 모양이며 5개로 깊게 갈라지고 열편은 피침형이다. 꽃밥은 길이가 3mm 정도로서 구멍으로 터지며 열매는 둥글고 지름은 8mm로서 적색으로 익는다. 줄기에 털이 없고 잎에 연모가 있으며 전혀 갈라지지 않은 것을 왕배풍등이라고 하며 제주도에서 자란다.

약효와 사용 방법

- 대상포진帶狀疱疹 – 열매째 전초小 草를 식초에 담갔던 것을 꺼내어 환부에 직접 대면 좋다. 내복용內服用으로는 하지 않는다.

석위

생태

바위 또는 노목 곁에 붙어서 자라는 상록다년초로서 뿌리줄기는 옆으로 길게 벋으며 지름은 3mm이고 적색 또는 자갈색 인편鱗片으로 덮인다. 인편은 선상線狀 피침형으로서 길이가 4mm 정도이며 밑부분은 흑갈색이지만 끝과 가장자리로 갈수록 연해져서 회갈색이 되고 가장자리에 털같은 돌기가 있다. 엽병은 길이가 10~26cm로서 딱딱하며 홈이 파지고 성상모가 있으나 밑부분이 근경에서 나와 인편으로 덮인 짧은 가지와 연결

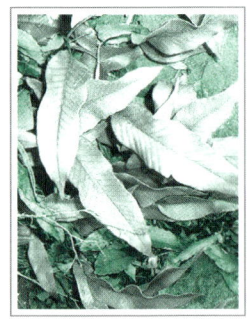

되며 인편은 길이가 7~8mm이다. 엽신은 넓은 피침형 또는 난상 피침형으로서 양 끝이 좁고 두꺼우며 표면은 짙은 녹색으로서 털이 없으나 뒷면은 갈색이 도는 성상모가 밀생하고 중근이 뚜렷하게 도드라진다. 포자양군胞子囊群은 뒷면 전체에 산재한다. 잎과 뿌리를 마질약瘧疾藥 및 이뇨제로 사용한다.

약효와 사용 방법

- 이뇨 — 하루 6~12g을 정량으로 하여 물 400cc에 넣고 1/3의 양이 될 때까지 달여 3회에 나누어 복용한다.

개산초

생태

전남 및 경상도에서 자라는 상록관목으로서 높이가 4m에 달하고 작은 가지에 털이 없으며 탁엽이 변한 편평한 가시가 있다.
잎은 호생하고 소엽은 3~7개이며 난형 또는 난상피침형이고 점첨두예저漸尖頭 銳底이며 길이는 3~12cm, 나비는 1~2.5cm로서 정소

엽頂小葉이 가장 크고 표면에 털이 없으며 뒷면 기부에 융모絨毛가 있거나 털이 없고 가장자리에 투명한 선점과 더불어 잔 톱니가 있다.

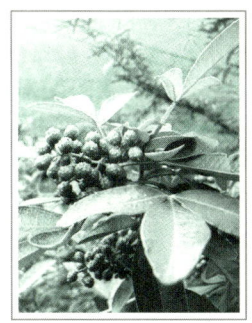

엽병과 엽축에 넓은 날개가 있으며 엽병은 길이가 1~3cm이다. 화서는 총상 또는 복총상화서이고 액생腋生하며 길이는 3~4cm로서 연한 황색의 소화가 달리고 꽃은 이가화로서 6월에 핀다. 심피는 붉은 빛이 돌며 길이는 5mm 정도로서 선점이 있고 열매는 9월에 익으며 종자는 흑색이다.

약효와 사용 방법

- 건위健胃·복통 – 5~10g을 1회 양으로 해서, 물 300cc에 넣고 1/3의 양이 되도록 달여 복용한다.

속새

생태

제주도와 강원도 이북의 숲 속 습지에서 자라는 상록다년초로서 높이가 30~60cm이다. 지하경은 옆으로 벋으며 지면 가까운 곳에서 여러 개로 갈라져 나오기 때문에 여러 줄기가 총생하는 것같이 보이고 짙은 녹색이며 가지가 없고 뚜렷한 마디와 마디 사이에는 10~18개의 능선이 있다. 퇴화된 비늘 같은 잎은 서로 붙어 마디 부분을 완전히 둘러싸서 엽초葉鞘로 되며 끝이 톱니 모양이고 각 능선과 교대로 달린다. 엽초 밑부분과 톱니에 갈색 또는 검은 빛이 돌며 톱니는 막질로서 길이가 3~6mm이고 윗부분이 떨어지며 엽초는 길이가 4~8mm이다.

포자양수는 원줄기 끝에 곧추달리고 원추형이며 끝이 뾰족하고 길이가 6~10mm로서 처음에는 녹갈색이지만 황색으로 된다. 원줄기의 능선에는 규산염硅酸鹽이 축적되어 딱딱하다.

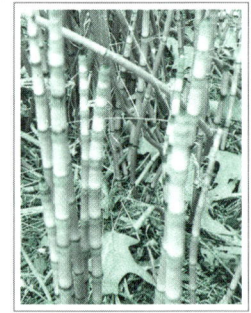

약효와 사용 방법

- 장출혈·치출혈痔出血의 지혈 — 하루 양 15~20g을 물 400cc에 넣고 1/2의 양이 되도록 달여 복용한다.
- 감기의 해열 — 1회 양 2~6g을 물 300cc로 1/2의 양이 되도록 달여 복용.

산들깨

생태

전라도·경상도 및 경기도에서 자라는 1년초로서 포가 뚜렷하게 큰 것이 비슷한 종류와 다르고 높이가 10~40cm이며 홍자색이 돌고 둔한 사각이 지며 백색털이 있고 특히 마디 부분에 많다.

잎은 대생하며 긴 난형이고 예두예저銳頭銳底이며 길이는 1~3cm, 나비는 7~17mm로서 가장자리에 톱니가 있고 햇볕이 쬐는 부분은 자주색으로 변하며 엽병은 길이가 3~10mm이다. 꽃은 7~8월에 피고 연한 홍자색이며 가지 끝과 원줄기 끝에 총상總狀이 달리고 포는 난형이며 길이는 3~6mm로서 열매가 익을 때의 꽃받침보다 짧지만 밑부분의 몇 개는 보다 긴 것도 있다. 꽃받침은 길이 3mm이지만 열매가 익을 때는 길이가 7~8mm로 되고 끝이 5개로 갈라지며 화관은 길이가 3mm로서 통부가 짧고 하순下脣이 약간 크다. 줄기가 크고 녹색이며 퍼진 털이 다소 밀생하고 성숙한 꽃받침의 길이가 6mm인 것을 푸른산들깨라고 한다.

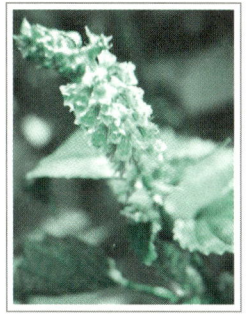

약효와 사용 방법

- 근육피로 – 시중에 판매되고 있는 산들깨를 구해서 아픈 곳에 바른다.

맨드라미

생태

관상용으로 심고 있는 1년초로서 높이가 90cm에 달하며 곧추자라고 털이 없으며 흔히 붉은 빛이 돈다. 잎은 호생하고 엽병이 길며 끝이 뾰족하고 길이는 5~10cm, 나비는 1~3cm로서 밑부분이 예저銳底이다.

꽃은 7~8월에 피고 화경이 편평한 맨드라미처럼 되어 대가 없는 잔꽃이 밀생하며 홍색·황색 및 백색이고 꽃받침이 5개로 갈라지며 열편은 길이가 5mm 정도로서 넓은 피침형이다. 수술은 5개로서 꽃받침보다 길고 수술대 밑이 서로 붙어 있으며 암술은 1개이고 긴 암술대가 있다.
열매는 난형으로서 꽃받침으로 싸여 있으며 끝에 암술대가 남아 있고 옆으로 갈라져서 뚜껑처럼 열리며 3~5개의 흑색 종자가 그 속에서 나온다. 꽃을 지사제로 사용한다.

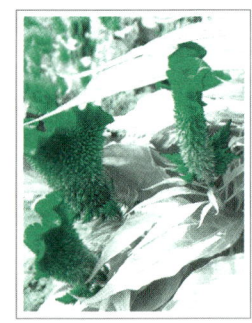

약효와 사용 방법

- 하리이질를 멎게 할 때 – 건조한 꽃을 분말로 해서 1회 양 4~8g을 그대로 공복 시에 물로 복용한다.

된장풀

생태

제주도에서 자라는 낙엽소관목으로서 높이가 1.5m에 달하호 전체에 털이 다소 있다. 잎은 엽병이 길며 호생하고 3개의 소엽으로 구성되며 정소엽은 소엽병이 길고 소염은 혁질이며 긴 타원상 피침형이고 양 끝이 좁으며 첨두예저이고 길이는 4.5~10cm로서 표면에 털이 없으며 뒷면 맥 위에 털이 있다.

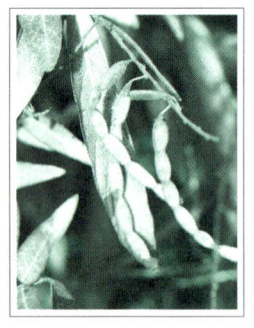

화서는 액생 또는 정생頂生하고 길이는 8~15cm이며 꽃은 6월에 피고 길이가 7mm로서 누런 빛이 도는 백색이며 꽃받침은 털이 있고 윗부분이 5개로 갈라지며 열편은 피침형 또는 능형이다.

꼬투리는 편평한 선형이고 길이는 5~7cm로서 4~6개의 마디로 되며 겉에 갈고리와 같은 털이 있어 옷에 잘 붙고 열매는 9월에 익는다. 경생엽莖生葉을 된장에 넣으면 구더기가 생기지 않기 때문에 된장풀이라고 한다.

약효와 사용 방법

- 산후産後의 복통 – 건조한 잎을 하루 양으로 해서 5~10g을 물 600cc에 넣고 1/2 양이 되도록 달여 3회에 나누어 복용한다.

흑오미자

생태

제주도에서 자라는 낙엽만경落葉蔓莖으로서 덩굴을 자르면 솔냄새가 약간 난다. 잎은 호생하며 가장자리가 밋밋하거나 얕은 치아상齒牙狀의 톱니가 있고, 난형 또는 넓은 타원형이며 예두원저이고 길이는 2~6cm, 나비는 3.5~5cm로서 양면에 털이 없으며 표면은 녹색이고 뒷면은 연한 녹색 또는 흰빛이 돌며 엽병은 길이가 1~4cm이다.

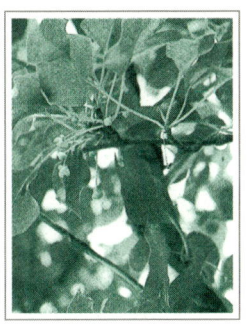

꽃은 이가화로서 액생하고 5~6월에 피며 지름은 15mm로서 황백색이고 화피열편花被裂片은 9~10개이며 암꽃과 수꽃에 많은 암술과

수술이 있고 암술이 자라 열매가 될 때는 화탁花托이 2~5cm로 길어져서 열매가 수상穗狀으로 달리며 밑으로 처진다. 과경果梗은 길이가 2~6cm이고 열매는 난형 또는 도란형이며 지름은 8~10mm로서 9월에 흑색으로 익고 종자는 표면에 돌기가 있으며 1~2개 들어 있다. 열매는 신맛이 적고 먹을 수 있다.

약효와 사용 방법

신경통의 약탕료 - 잘고 둥글게 썰은 것의 가볍게 한 줌 정도의 양을 삼베보자기에 넣어 냄비에 끓이다가 끓어오르면 입욕 직전에 욕조에 넣어서 목욕한다.

풀고사리

생태

남쪽 섬의 건조한 사면에서 자라는 상록초목으로서 근경이 옆으로 벋고 인편은 흑갈색으로서 피침형이며 가장자리에 털이 있다.
엽병은 원추형이고 굵으며 끝에 1쌍의 우편이 달린다. 우편은 2회 우상으로 깊게 갈라지고 길이는 50~100cm, 나비는 20~30cm로서 표면은 윤기가 있는 녹색이며 뒷면은 백색이고 떨어지기 쉬운 성상모星狀毛가 있다.

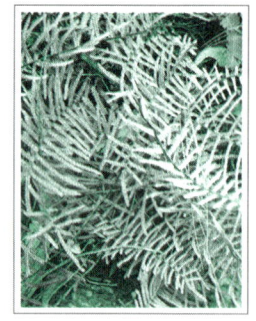

소우편小羽片은 좁은 피침형 또는 선형이며 길이는 10~15cm, 나비는 1.5~3cm로서 우상으로 깊게 갈라지고 수평으로 퍼진다. 열편은

긴 타원형이며 가장자리가 밋밋하고 끝이 둔두鈍頭 또는 원두圓頭이며 나비는 3mm이다. 포자는 4개씩 모여서 1줄로 배열되고 포막苞膜이 없으며 환대環帶가 옆으로 발달한다. 엽병 끝에 달린 눈에서 가지가 벋고 끝에 1쌍의 우편과 눈이 있으며 높이가 2m에 달하는 것이 있다.

약효와 사용 방법

- 이뇨 – 1회 4~8g을, 물 400cc에 넣고 1/2 양으로 달여 복용한다.

광나무

생태

전남 및 경남 이남에서 자라는 상록수목으로서 높이가 3~5m이며 가지는 회색이고 피목이 뚜렷하다. 잎은 대생하며 혁질이고 길이는 3~10cm, 나비는 2.5~4.5cm로서 뒷면에 뚜렷하지 않은 잔 점이 있고 가장자리가 밋밋하며 엽병은 길이가 5~12mm로서 엽맥과 더불어 적갈색이 돈다. 꽃은 7~8월에 피고 꽃받침잎은 가장자리가 밋밋하거나 피상이고 화관은 길이가 5~5mm이며 통부는 열편보다 약간 길거나 같고 뒤로 젖혀진다. 수술은 2개이며 열매는 길이가 7~10mm로서 10월에 자흑색으로

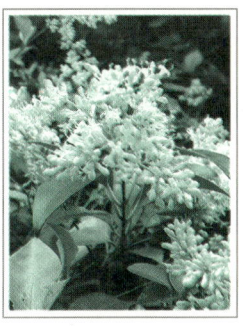

익으며 겨울에도 남아 있다. 가지에 잔털이 있고 잎이 촘촘하게 달리며 엽병이 짧고 화서는 중축에 짧은 털이 있으며 길이가 3~6cm인 것을 둥근잎광나무라고 한다.

약효와 사용 방법

- 강장·강정强精 — 여정자女貞子 : 생약명주를 마시면 좋다. 45도의 소주 1.8 *l* 에 여정자 200g, 정제 설탕 200g을 담가서 6개월 후에 걸러서 복용한다. 하루 3회, 1회 20cc씩 마신다.

밤나무

생태

평남과 함남 이남에서 자라며 높이가 15m, 지름은 1m로서 수피가 세로로 갈라지고 소지는 자줏빛이 도는 적갈색으로서 단모單毛 또는 성모가 있으나 없어진다.

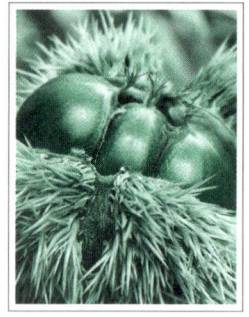

잎은 호생하며 측지에서는 2줄로 배열되고 길이는 10~20cm로서 피상의 톱니가 있고 측맥은 17~25쌍이며 끝이 침형이고 표면은 털이 없거나 맥 위에 털이 있으며 선점이 밀포한다. 엽병은 길이가 1~1.5cm로서 털이 있고 탁엽托葉이 있다. 꽃은 일가화로서 백색이며 새 가지 밑부분의 엽액에서 곧추자라는 꼬리 화서에 많이 달린다. 암꽃은 웅화서 밑부분에서 보통 3개씩 한 군데에 모여 달리고 포로 싸이며 열매는 9~10월에 익고 각두殼斗의 포침은 길이가 3cm로서 털이 거의 없거나 잔털이 있다. 견과堅果는 3개 또는 1개씩 들어 있으며 지름은 2.5~4cm로서 좌가 밑부분을 전부 차지하고 윗부분에 백색털이 있으며 차갈색으로 익는다. 과주가 짧고 내피가 잘 벗겨지지 않는다.

약효와 사용 방법

- 옻이 올랐을 때 – 잘 건조한 잎을 한 줌 정도의 양을 물 500cc에 넣고 달여 이 즙이 식으면 이것을 환부를 바른다. 건조한 잎이 없을 때에는 나무껍질이어도 좋고, 밤의 가시 돋친 껍질도 좋다. 밤껍질은 2개 정도 또 나무껍질은 밤껍질 양의 1~2배 정도의 양이 좋다.

영지

생태

북반구 온대지방에 넓게 분포한다. 매실·상수리나무·졸참나무 등의 활엽수가 마른 것 또는 살아 있는 나무의 줄기와 뿌리에 난다. 산傘은 신장형腎臟形으로 적갈색에서 자갈색까지 다양하고 윤기가 있다.

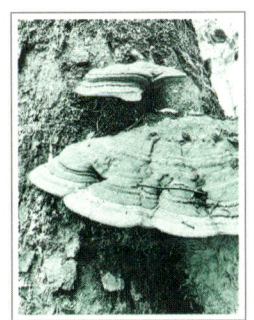

산傘의 표면은 황백색으로 무수히 많은 작은 구멍이 있고 이 구멍의 내벽에 다수의 단자포자單子胞子가 생긴다. 포자는 갈색의 난형으로 너무 작아서 육안으로는 보이지 않는다. 성분은 당질 톨루하로이스를 함유한다. 이것은 균류 공통 성분으로서 알려져 있고 비환성의 이당류이다. 스테로이드의 에르고스테롤도 함유한 균류 공통 성분으로 자외선에 따라 비타민 D_2로 변화한다.

약효와 사용 방법

- 간장 질환 · 갱년기 장애 - 하루 양 2.5~5g을 물 600cc에 넣고 1/2의 양이 되도록 달여 복용한다. 혈압 강하 · 항혈전증抗血栓症 · 항위궤양 · 항알레르기 이러한 병들에 좋다는 보고가 있다.

산토끼꽃

생태

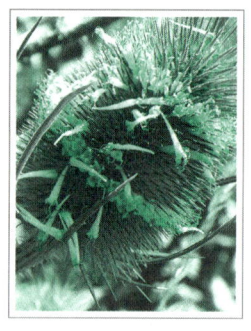

경북 및 강원도에서 자라는 2년초로서 높이가 1m 이상에 달하고 윗부분에 능선이 있으며 밑부분에 굵은 자모刺毛가 산생散生한다. 잎은 대생하고 밑부분의 것은 우상으로 갈라지며 엽병이 길고 날개가 있으며 열편은 긴 타원형 또는 사각상 난형이고 길이가 6~15cm로서 가장자리에 뾰족한 톱니가 있으며 밑부분의 우편이 작고 윗부분의 잎은 작으며 갈라지지 않고 엽병이 없다. 꽃은 8월에 피며 홍자색이고 긴 화경 끝의 두상화서頭狀花序에 달리며 화서는 길이가 2~3cm로서 밑부분에 길이 5~20mm의 선상포가 있다. 인편은 쐐기 모양이고 뒷면에 짧은 털이 있으며 길이는 5~8mm로서 끝에 굳센 털이 있고 길이가 4~7mm의 자침이 있으며 화관은 길이가 6~8mm로서 끝이 4개로 갈라지고 수술은 4

개이다. 수과瘦果는 길이가 6mm 정도로서 상반부에 털이 약간 있으며 8개의 능선이 있다.

약효와 사용 방법

- 요통 · 종기의 통증 — 하루 양으로 5~10g을 물 600cc에 넣고 1/2 양까지 달여 복용한다.

표고버섯

생태

우리나라 · 중국 · 일본을 비롯해 동남 아시아에 분포한다.

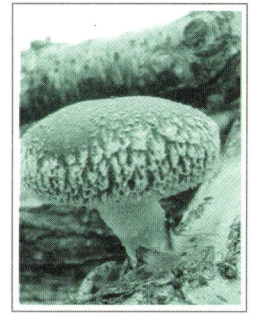

최근에는 인공 재배의 기술이 발달되어 농가에서 재배되고 있다. 천연으로는 졸참나무 · 뽕나무 · 모필잣밤나무 · 떡갈나무 등의 마른 가지에 봄과 가을 2회 발생한다. 표면은 적갈색에서 암갈색 등. 표면의 주름은 촘촘하며 흰색이다. 성분은 에르고스테롤 건조품에는 약 0.3% 외에 향기 성분은 함유화합물의 렌티오닌으로서 맛의 본체는 5′-과닐산나트륨이고 비타민 B_2는 말린 표고버섯 100g 중 1.7mg이 들어있다. 맛과 향기 모두 말린 표고버섯이 생것보다 높다.

약효와 사용 방법

- 숙취 — 표고버섯을 달여 마시면 술기가 빠지고, 어류의 독을 풀어

주며 규칙적으로 먹으면 위장이 좋아진다.
- 영양적으로 효과가 있는 식물성 건강 식품 – 단백질·지방·당질·섬유·회분·칼슘과 철·비타민 B_2 등 영양적으로 흠잡을 데가 없는 성분이 많아서 맛과 향도 좋다. 날것에도 건조한 것에도 기본적으로는 같은 성분이 함유되어 있기 때문에 건강식품으로 먹는 것은 보다 좋은 체질을 만드는데 아주 좋다.

먹구슬나무

생태

건조시킨 껍질은 촌충구제에 이용된다. 열매는 가을에 노랗게 익은 것을 채취해서 과육 부분을 생것 그대로 이용한다. 껍질에는 탄닌과 쓴맛의 말고신, 아스카롤 등을 포함해서 구연산과 사과산도 함유하고 있다. 열매는 지방유·탄닌·쓴맛의 말고신·포도당 등을 함유한다.

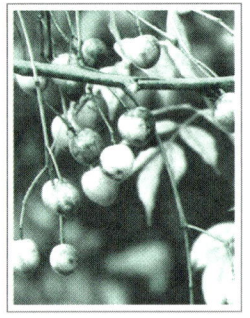

약효와 사용 방법

- 살갗 튼 데·동상 – 노랗게 익은 생열매의 과육 부분만 으깨, 환부에 바른다.
- 촌충구제 – 건조시킨 껍질 6~10g을 달여 하루 2회, 아침저녁으로 공복에 복용한다.

대싸리

생태

예부터 재배되어 온 것으로 보이고 옛 기록에 따르면 '방광의 열을 다스리고, 소변을 잘 보게 하며, 몸을 보補하고 정기를 얻게 하며, 오랫동안 복용하면 눈과 귀가 밝아지고, 몸을 가볍게 하고, 노老를 피하게 한다' 라고 쓰여 있다. 9월경에 작은 열매를 맺는데 30분 정도 삶아 자루에 옮겨 깨끗한 냇물에 담갔다가 비비면 과피가 벗겨져 흘러간다. 이때 남은 종자를 강판에 갈아 간장맛으로 먹으면 그 맛이 실로 좋다. 강장 효과가 있는 사포닌을 함유하고 있지만 확실한 조사는 되어 있지 않다.

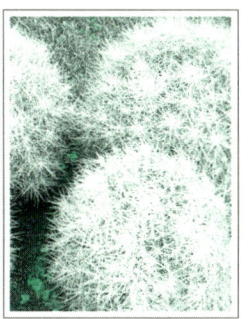

약효와 사용 방법

- 강장·이뇨 – 1회에 5~10g을 물 300cc에 넣고 1/2 양까지 달여 복용한다.

산초나무

생태

산야에서 흔히 자라는 낙엽수목으로서 높이가 3m에 달하고 소지에 가시가 있다. 소엽은 13~21개이고 길이 1.5~5cm로서 가장자리에 피상의 잔 톱니가 있고 엽축에 잔 가시가 있다. 꽃은 9월에 피며 지름은 3mm로서 연한 녹색이고 향기가 없으며 정생하는 길이가 5~10cm의 산방화서에 달리고 소화편에 마디가 있다. 꽃잎은 길이가 2mm로서 안으로 꼬부라지며 수술은 꽃잎과 길이가 같고 곧추서기 때문에 밖으로 나오며 암술은 끝이 3개로 갈라진다. 열매는 녹갈색이고 길이는 4mm로서 흑색 종자 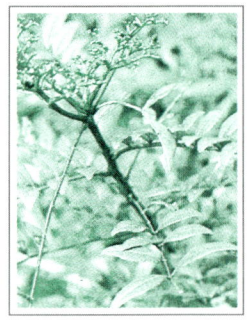 가 들어 있다. 가시가 없는 것을 민산초, 가시의 길이가 2mm 이내이고 잎의 난형 또는 난상 타원형인 것을 전주산초, 잎이 좁고 길이가 1cm 미만인 것을 좀산초라고 한다. 종자로 기름을 짜고 열매를 먹기도 한다.

약효와 사용 방법

- 건위健胃 · 위장 카타르 — 새끼손가락 끝 정도의 양약 2g의 열매껍질의 분말을 먹는다.
- 피부가 튼 데 — 열매껍질을 달인 즙을 환부에 바르면 좋다.
- 이뇨제 — 건조한 종자 15g을 400cc의 물에 넣고 2/3의 양이 될 때까지 바짝 달여 복용한다.

들깨

생태

동북 아시아가 원산지로 1년초로서 흔히 재배하고 있으며 높이가 60~90cm이고 사각이 지며 곧추자라고 긴 털이 있다.

잎은 대생하며 난상 원형이고 끝이 뾰족하며 밑부분이 원저 또는 넓은 예저鋭底이고 길이가 7~12cm, 나비는 5~8cm로서 가장자리에 둔한 톱니가 있으며 녹색이지만 때로는 뒷면에 자줏빛이 돈다.

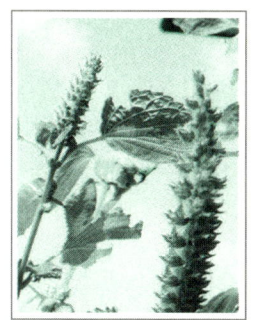

꽃은 6~9월에 피고 백색이며 가지 끝과 원줄기 끝의 총상화서에 달리고 꽃받침은 길이가 3~4mm로서 위쪽 것이 3개로 갈라지며 아래쪽 것은 보다 길고 2개로 갈라지며 긴털이 있고 화관은 길이가 4~5mm로서 하순이 약간 길다. 4개의 수술 중 2개가 길며 분과分果는 꽃받침 안에 들어 있고 둥글며 지름은 2mm 정도로서 겉에 그물무늬가 있다.

잎은 식용으로 하고 종자는 기름을 짜서 약용 또는 식용으로 하며 옻의 해독에 사용하기도 한다.

약효와 사용 방법

- 완선 · 백선 – 생잎의 즙을 직접 환부에 바르면 좋다.

야고

생태

한라산 남쪽 도로변 억새 틈에서 자라는 1년생 기생성 식물로서 줄기가 짧기 때문에 거의 지상으로 나타나지 않고 몇 개의 적갈색 인편鱗片이 호생한다. 꽃은 9월경에 피며 소화경은 길이가 10~20cm로서 털이 없고 끝에 1개의 꽃이 옆을 향해 달린다. 꽃받침은 선형船形

이며 한 쪽이 갈라지고 길이가 2~3cm로서 뒷면 윗쪽에 다소 능선이 있으며 화관은 통부가 길고 길이는 3~3.5cm로서 가장자리가 5개로 얕게 갈라져서 다소 순형으로 되며 다소 육질이다. 수술은 4개로서 통부에 붙어 있고 그중 2개가 길며 삭과는 난상 구형이고 길이는 1~1.5cm로서 1실이며 작은 종자가 많이 들어 있다.

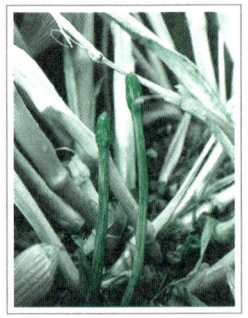

약효와 사용 방법

강장·목이 부어서 아플 때 - 15~20g을 400cc의 물에 넣고 1/3의 양이 될 때까지 달여 하루 2~3회에 나누어서 복용한다.

옥수수

생태

열대 아메리카가 원산지이며 주요한 작물의 하나인 1년초로서 높이가 1~3m이고 곧추자란다. 잎은 호생하며 길이가 1m 정도에 달하고 표면에 털이 있으며 윗부분이 뒤로 젖혀져서 처지고 밑부분이 엽소로 되어 원줄기를 감싸며 털이 없다. 꽃은 7~8월에 피고 수꽃은 원줄기 끝에 달리며 큰 원추형의 화서를 형성한다.

화서의 분지에는 각각 2개의 꽃이 달린 소수小數가 수상穗狀으로 달리고 수술이 각각 3개씩 있으며 포류苞類에 잔털이 있다. 자화수는 윗부분의 엽액에 달리고 많은 꽃이 화축에 정렬하며 각각 막질의 류와 1개의 자방이 있다. 암술대는 적갈색이고 화서를 둘러싸고 있는 포영 밖으로 나와 밑으로 처진다. 화서축花序軸은 길이가 20~30cm로 자라서 굵어지며 많은 유과가 달린다. 영과는 밑부분이 짧게 뾰족해지며 지름은 6mm 정도로서 보통 황색이지만 자줏빛이 도는 것 및 그 밖의 여러 가지가 있다. 마른 암술대를 이뇨제로 사용한다.

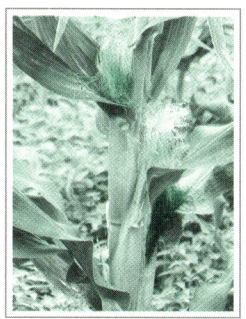

약효와 사용 방법

이뇨제로서 급성 신염 · 임신 시의 부기 - 하루 양으로서 남만모南蠻毛 : 옥수수의 생약명 8~10g을 달여서 내복한다.

무화과나무

생태

아시아 서부에서 지중해에 걸쳐 자생하며 전남 및 경남에서 심고 있는 낙엽수목으로서 높이가 2~4m이고 가지는 굵으며 갈색 또는 녹갈색이다. 잎은 호생하고 길이는 10~20cm로서 3~5개로 깊게 갈라지고 열편은 예두銳頭이며 톱니가 있고 표면은 거칠며 뒷면에 잔털이 있고 5맥이 있으며 엽병은 길이가 2~5cm이다. 경생엽에 상처를 내면 백색 유액이 나오고 봄

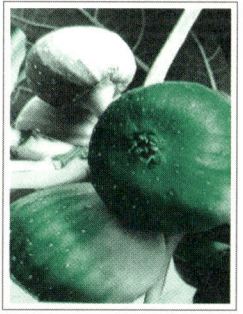

부터 여름에 걸쳐 엽액에서 주머니 같은 화서가 발달하며 그 속에 많은 소화小花가 들어 있다. 암꽃은 화피열편이 3개이고 자방과 암술대는 각각 1개이다. 열매는 길이가 5~8cm로서 8~10월에 흑자색 또는 황록색으로 익고 식용으로 하거나 잼을 만드는데 사용하며 민간에서 약으로도 사용한다.

약효와 사용 방법

혈압 강하 - 잘 건조한 잎 20g을 물 400cc에 넣고 반 정도의 양이 될 때까지 달여 하루 3회, 공복 시에 복용한다.

남천

생태

남부지방에서 관상용으로 재배하고 있는 상록관목으로서 높이가 3m에 달하고 잎은 혁질이며 3회 우상 복엽으로서 엽축에 마디가 있고 길이가 30~50cm이다.

꽃은 양성으로서 6~7월에 피고 가지 끝에서 나오는 원추화서에 달리며 꽃받침잎은 3수이고 화관은 백색이며 지름이 6mm이고 밀선蜜腺은 3~6개 수술은 6개이며 꽃밥은 황색이고 세로로 터진다. 자방은 1개이며 암술대는 짧고 암술머리는 장상掌狀이며 열매는 둥글고 10월에 적색으로 익는다. 열매와 줄기를 약용으로 한다.

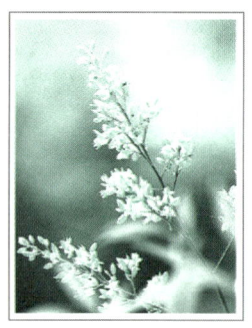

약효와 사용 방법

- 기침 – 건조한 열매를 하루에 5~10g을 달여 복용한다.
- 어린아이의 백일해 – 양을 줄여서 하루 3~5g으로 꿀과 물엿을 소량 넣으면 좋다. 남천의 열매는 약효가 강하기 때문에 양을 초과하지 않도록 주의할 것.

후추등

생태

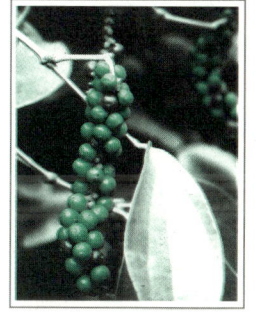

남쪽 섬에서 자라는 상록만경식물常綠蔓莖植物로서 길이가 4m이고 큰 것은 지름이 3cm이며 줄기는 종선縱線이 있고 가지가 많으며 마디가 환절環節로 되고 환절에서 뿌리가 내린다. 벋어가는 가지의 잎은 넓은 난형 또는 심장형이며 과피의 잎은 넓은 난형, 또는 넓은 피침형이고 길이는 3~10cm로서 점첨두원저漸尖頭圓底이며 표면은 짙은 녹색이고 뒷면은 연한 녹색으로서 2쌍의 맥이 있으며 엽병은 길이가 5~15mm이다.

꽃은 이가화로서 6~7월에 피고 웅화수雄花穗는 잎과 대생하며 길이는 2~10cm로서 방패 모양의 포가 있고 화피花被는 없다. 수술은 2~3개이며 꽃밥은 연한 황색이고 열매는 지름이 4~5mm로서 둥글며 가을에서 겨울 동안에 걸쳐 적색으로 익고 길이가 1~2cm의 과수果穗가 달린다.

약효와 사용 방법

- 요통 – 건조한 것을 약 100g, 목면으로 된 천에 넣어 욕조에 넣고 목욕하면 좋다.

여뀌

생태

습지 또는 시냇가에서 자라는 1년초로서 높이가 40~80cm이고 털이 없으며 가지가 많이 갈라진다. 잎은 엽병이 없고 호생하며 피침형이고 양 끝이 좁으며 가장자리가 밋밋하고 길이는 3~12cm, 나비는 1~3cm로서 표면에 털이 없으며 뒷면은 잔 선점이 밀생하고 녹색이며 씹으면 맵다.

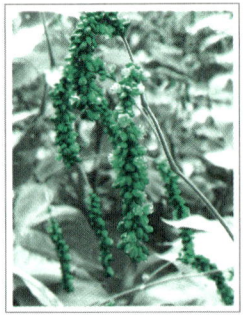

소상의 탁엽托葉은 막질膜質이고 가장자리에 길이 1~5mm의 털이 있으며 속에서 짧은 화서가 나오기도 한다. 꽃은 6~9월에 피고 수상화서穗狀花序는 길이가 5~10cm로서 밑으로 처지며 소포小苞는 가장자리에 짧은 털이 있다. 화피는 연한 녹색이고 끝이 약간 적색이며 선점이 있고 길이는 2.5~4mm로서 4~5개로 깊게 갈라진다. 꽃잎은 없으며 수술은 6개, 암술대는 2개이고 자방은 타원형이다. 수과는 흑색이며 편난형이고 잔 점이 있으며 길이는 2~3mm로서 꽃받침으로 싸여 있다.

약효와 사용 방법

- 독충에 물렸을 때 – 생잎을 소량의 소금으로 비벼서 환부에 문지르듯 바른다.
- 더위 먹었을 때 – 건조시킨 줄기 잎을 한 줌 정도, 물로 씻어서 적당한 온도가 되면 양발을 담근다. 내복內服은 하지 않는다.

개오동나무

생태

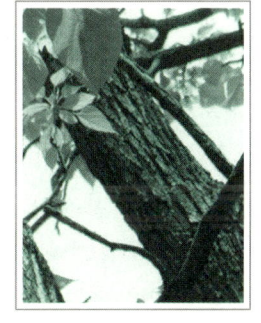

낙엽교목으로서 가지가 퍼지고 소지에 털이 없거나 간혹 잔털이 있다. 잎은 대생 또는 3윤생하며 넓은 난형이고 길이가 10~25cm로서 급한 점첨두漸尖頭이며 대개 3~5개로 갈라지고 각 열편은 넓으며 점첨두이고 끝이 길게 뾰족해지며 표면은 자줏빛이 도는 녹색이고 털이 없으며 뒷면은 연한 녹색으로서 맥 위에 잔털이 있거나 털이 없고 엽병은 길이가 6~14cm로서 자줏빛이 돈다. 꽃은 6월에 피며 지름은 25mm로서 황백색이고 양순兩脣이 있으며 양면 양쪽에 황색선과 자주색 점이 있다.

수술은 완전한 것이 2개, 꽃밥이 없는 것이 3개이고 기부에 자주색 반점이 있다. 삭과는 길이가 20~36mm, 지름은 5~8mm로서 10월에 익으면 종자는 양쪽에 털이 있고 길이가 3~4cm, 나비는 3mm 정도로서 갈색이다. 가지와 열매는 신장질환에 특효가 있다고 한다.

약효와 사용 방법

- 이뇨제로서 수종水腫과 부종 – 건조시킨 열매 10g을 하루 양으로서 달여 3회에 나누어 복용한다. 개오동은 이뇨제로서 그 효능이 뛰어나고 게다가 부작용이 전혀 없기 때문에 사용하면 좋다. 병원에서 제조하는 약 안에도 함유되어 있다.

귤

생태

제주도에서 재배하고 있는 일본산의 상록소교목으로서 높이가 5m에 달하고 가지에 가시가 없다. 잎은 호생하며 길이가 5~7cm로서 가장자리가 밋밋하거나 피상의 잔 톱니가 있고 엽병의 날개가 좁거나 없다.

꽃은 6월에 피며 백색이고 향기가 있으며 꽃받침잎과 꽃잎은 각각 5개이고 20개 정도의

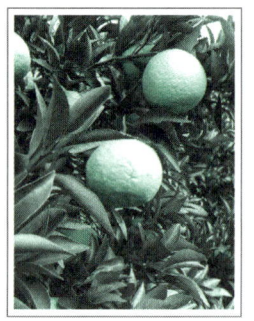

수술과 1개의 암술이 있다. 열매는 지름이 3~4cm로서 10월에 등황색 또는 황적색으로 익고 과피는 과육과 잘 떨어지며 중심부가 비어 있고 외피가 평활하며 윤기가 있다. 열매를 식용으로 한다.

이와 비슷하지만 잎이 타원형이고 넓은 예저 또는 원저이며 열매가 원형 또는 난형이고 중심부가 충실한 것을 당귤나무라고 하며 제주도에서 재배하고 있다.

약효와 사용 방법

- 기침을 멎게 · 감기 – 진피陳皮 5g, 설탕 소량에 뜨거운 물을 부어 뜨거울 때에 마신다.
- 건위健胃 – 진피陳皮 5g, 갈은 생강 · 설탕 소량에 뜨거운 물을 부어 뜨거울 때에 복용한다.

하수오

생태

중국에서 들어온 덩굴성 약용식물로서 오랫동안 재배된 바 있고 들로 퍼져나간 것도 있으며 전체에 털이 없고 뿌리는 땅 속으로 벋으면서 때때로 둥근 괴근을 형성한다. 잎은 호생하며 엽병이 있고 길이는 3~6cm, 나비는 2.5~4.5cm로서 끝이 뾰족하고 밑부분이 심장저이며 가장자리가 밋밋하고 탁엽托葉은 짧은 원통형이다. 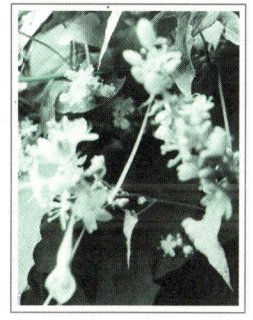 꽃은 8~9월에 피며 백색이고 가지 끝의 원추화서에 달리며 꽃받침은 5개로 깊게 갈라지고 길이는 1.5~2mm이지만 꽃이 핀 다음에는 길이가 5~6mm로 된다.

꽃잎은 없으며 수술은 8개이고 꽃받침보다 짧으며 자방은 난형이고 암술대는 3개이다. 수과는 3개의 날개가 있으며 꽃받침으로 싸이고 길이는 7~8mm이며 열매는 길이가 2.5mm 정도로서 세모진 난형이다. 둥근 괴근을 강정 · 강장 및 완화제綏和劑로 사용한다.

약효와 사용 방법

- 변비 · 정장整腸 - 잘 건조한 덩이줄기를 5~7g, 1회 양으로 해서 물로 씻어 복용한다. 또 한방 처방으로는 당귀음자에 배합되어 쓰인다.

주목

생태

높은 산에서 자라는 상록 교목으로서 높이가 17m, 지름이 1m에 달하고 정원수로 심으며 가지가 퍼지고 큰 가지와 줄기가 적갈색이다. 잎은 나선상으로 달리지만 옆으로 벋은 가지에서는 우상羽狀으로 보이며 선형이고 길이는 1.5~2cm, 나비는 3mm 정도로서 끝이 뾰족한 미철두微凸頭이며 넓은 예저銳底로서 표면은 짙은 녹색이고 뒷면에 2줄의 연한 황색줄이 있으 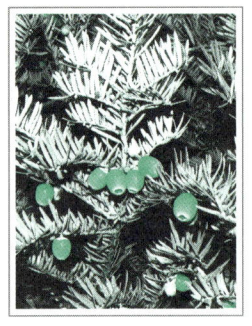 며 중근中肋이 양쪽으로 도드라지고 잎이 2~3년 만에 떨어진다.

꽃은 일가화로서 4월에 피며 수꽃은 6개의 인편으로 싸이고 8~10개의 수술과 8개의 꽃밥이 있으며 암꽃은 10개의 인편으로 싸이고 8~9월에 익으며 컵 같은 적색 종의種衣 안에 종자가 들어 있다. 잎의 나비가 3~4.5mm인 것을 회솔나무라고 하며 중부 이북과 울릉도에서 자라고, 원줄기가 옆으로 기며 가지에서 뿌리가 발달하여 눈잣나무처럼 되는 것을 설악눈주목이라고 한다.

약효와 사용 방법

- 이뇨·통경通經 - 잎을 건조한 것 3~6g을 1회 양으로 해서 물 300cc에 반 정도 양이 되도록 달여 복용한다.
- 당뇨병 - 잎을 건조한 것을 하루 양 5~20g으로 해서 물 400cc로 1/2의 양이 되도록 달여 2회에 나누어 복용한다.

측백나무

생태

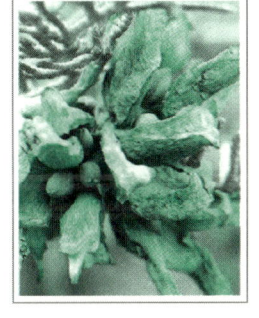

높이가 25m, 지름이 1m에 달하는 상록교목이지만 흔히 추목상이다. 수관은 불규칙하게 퍼지고 수피는 암갈색이며 세로로 갈라지고 큰 가지는 적갈색이며 소지는 녹색이고 수직 방향으로 발달한다.

잎은 비늘 모양이며 뾰족하고 중앙부의 것은 도란형, 옆의 것은 난형 또는 넓은 피침형으로서 백색점이 약간 있다. 수꽃은 전년 가지 끝에 1개 달리며 길이가 2~2.5mm로서 10개의 인편으로 구성되고 각각 2~4개의 꽃밥이 있으며 화편이 짧다. 암꽃은 구형이고 지름은 2mm로서 연한 자갈색이며 8개의 실편으로 구성되고 각 꽃에 6개의 배주胚珠가 있다. 구과毬果는 난형이며 길이는 15~20mm로서 8개의 실편이 교호交互로 대생하고 첫째 1쌍에는 종자가 없으며 둘째 것이 가장 크고 종자가 들어 있으며 포상의 돌기가 있다. 종자는 한 실편에 2~3개, 한 열매에 2~6개 들어 있고 첨두尖頭로서 길이는 5mm이고 흑갈색이다.

꽃은 4월에 피며 열매는 9월에 익는다. 밑에서 많은 가지가 나와 빗자루처럼 자라는 것을 천지백이라고 한다.

약효와 사용 방법

- 강장 — 백자인 柏子仁 : 생약명을 가볍게 볶아, 으깨어, 하루 양 5~12g을 3회에 나누어, 그대로 물로 복용한다. 또, 술과 함께 마셔도 좋다.
- 장출혈 · 하리이질 — 건조한 잎을 1회 5g으로 해서 달여 복용한다.

가막살나무

생태

황해도 및 강원도 이남에서 자라는 낙엽관목 落葉灌木으로서 높이가 3m에 달하고 어린 가지에 성모 星毛와 선점이 있다. 잎은 대생하며 아원형 亞圓形, 난상원형 또는 넓은 난형이고 갑자기 좁아진 점첨두 漸尖頭이며 원저 圓底 또는 아심장저이고 길이는 6~12cm로서 양면에 성모가 있으며 뒷면에 선점이

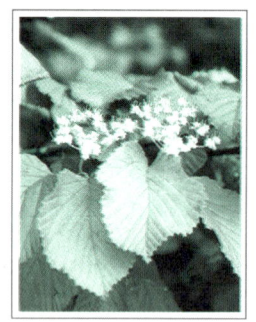

있고 톱니가 드문드문 있으며 엽병은 길이가 6~20mm이고 탁엽이 없다. 복산형화서는 밑부분에 1쌍의 잎이 달린 짧은 가지 끝에 달리며 지름은 8~12cm로서 성모와 선점이 있고 꽃은 5월에 피며 지름은 5~5mm이고 열편은 둥글며 화관에 성모가 있고 수술이 화관보다 길다. 열매는 넓은 난형이며 지름은 8mm로서 9월에 적색으로

익는다. 어린 가지와 화서에 지점脂點과 단모單毛는 있으나 성모가 없는 것을 털가막살나무라고 한다.

약효와 사용 방법
- 피로회복건강 약주 – 입이 넓은 병에 약 1/3 양의 열매를 넣어 정제 설탕을 기호에 맞게 넣어 35도의 소주를 병에 가득 부어, 2~3개월 간 차고 어두운 곳에 둔다. 열매는 그대로 두고 1회 20~40cc를 하루에 한 번 마신다. 이뇨작용이 있기 때문에 소변을 잘 볼 수 있다.

대추나무

생태

낙엽수목으로서 가지 끝과 잎 뒷면에 털이 약간 있고 소지는 한 군데에서 여러 개가 나오며 일부가 떨어진다. 잎은 호생하고 윤기가 있고 길이는 2~6cm, 나비는 1~2.5cm로서 가장자리에 둔한 톱니가 있으며 기부에서 3개의 큰 맥이 발달한다. 엽병은 길이가 1~5mm이고 탁엽托葉은 흔히 길이가 3cm의 가시로 변한다.

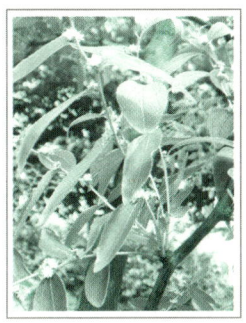

꽃은 양성으로서 5~6월에 피며 지름은 5~5mm이고 5수이며 연한 녹색이고 액생腋生 하는 취산화서에 2~3개씩 달리며 짧은 화편이 있다. 핵과核果는 길이가 1.5~2.5cm로서 9~10월에 적갈색 또는 암갈색으로 익는다. 열매는 먹을 수 있으나 과육이 적다. 이와 비슷하지만 키가 크고 탁엽이 변한 가시는 흔적뿐이며 열매는 길이가 2.5~3.5cm로서 타원형이고 과육이 많은 것을 대추, 외관상 대추와 다름없으나 종자에 인이 없는 것을 보은대추라고 한다.

약효와 사용 방법

- 자양·강장 – 대조주가 좋다. 45도의 소주 1.8ℓ에 대조 300g, 정제 설탕 150g을 담그는데 대조는 잘게 잘라서 병에 넣어 소주와 정제 설탕을 넣고 2개월 이상 차고 어두운 곳에 두었다가 천으로 거른다. 하루 30cc를 한도로 취침 직전에 복용하면 좋다.
- 위경련·자궁경련 등의 진통 – 감맥대조탕 대조 6g, 감초 5g, 소맥 20g을 물 240cc로 반량이 되도록 달여 하루 3회 복용한다. 이 외도 불면증과 밤에 잘 우는 소아에게 소량을 마시게 하면 효과가 있다.

귤나무

생태

우리나라의 제주도, 일본 등에 자생하는 상록수이다. 높이가 2~4m, 가지는 3능으로 녹색이며 가시는 길이가 2~20mm로 날카롭다. 잎은 협난형狹卵形, 가장자리는 뾰족하고 움푹 들어간 곳이 있다. 기부基部는 넓은 쐐기형, 길이는 3~8cm, 나비는 1.5~3.5cm. 엽병에 협狹한 날개가 있다. 꽃은 6월에 피고 백색꽃잎 5장에 향기가 있고 암꽃술이 20개이다. 열

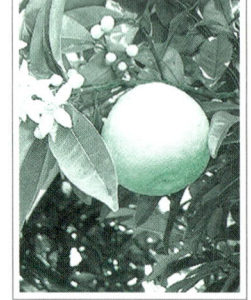

매는 지름이 2~2.8cm의 편구형扁球形으로서 노란색으로 익으며 과육은 쓴맛과 신맛이 있어 식용할 수 없다. 종자는 도란형. 신맛은 구연산이다.

약효와 사용 방법

- 식욕 증진 – 입이 넓은 병에 1/3 정도 과육果肉을 넣어 정제 설탕은 될 수 있는 한 약간 덜 넣어 소주로 채워서 귤나무주로서 약 20~40cc를 식전에 마신다.

굴참나무

생태

중부 이남, 특히 경상도 및 강원도에서 많이 자라는 낙엽교목으로서 높이는 25m, 지름은 1m이고 수피樹皮는 코르크가 두껍게 발달하여 깊이 갈라지며 소지에 약간 털이 있다. 잎은 호생하고 긴 타원형, 타원형 또는 긴 타원상 피침형이며 길이는 8~15cm로서 점첨두漸尖頭이고 아심장저亞心臟底 또는 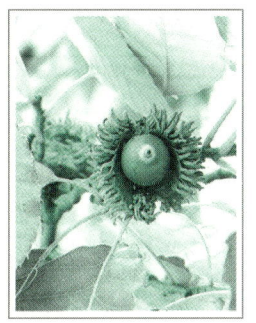 원저圓底이며 침상針狀의 예리한 톱니와 9~16쌍의 측맥이 있고 표면에 털이 없으며 엽병은 길이가 1~3cm이다. 상수리나무와 비슷하지만 잎 뒷면에 성모가 밀생하고 회백색이므로 구별할 수 있다.
꽃은 일가화로서 5월에 잎과 더불어 피며 웅화서雄花序는 새 가지 밑에서 처지고 자화서雌花序는 위에서 곧추서며 보통 1개씩 달린다.

수꽃은 3~5개의 화피열편花被裂片과 4~5개의 수술이 있고 암꽃은 총포로 싸이며 3개의 암술대가 있다. 견과堅果는 구형이고 뒤로 젖혀진 많은 긴 포린苞鱗으로 싸이며 다음해 10월에 익고 식용 및 약용으로 하거나 음료로 이용한다.

약효와 사용 방법

- 전분용 – 열매에 전분이 많기 때문에 원료로 쓰인다.

고욤나무

생태

경기도 이남에서 심고 있으나 야생에도 흔히 있으며 낙엽교목으로서 높이가 10mm에 달하고 소지에 회색털이 있으나 없어진다. 잎은 호생하며 타원형 또는 긴 타원형이고 급한 첨두尖頭이며 원저圓底 또는 넓은 예저 銳底이고 길이는 6~12cm, 나비는 5~7cm 로서 표면은 녹색이며 어릴 때는 털이 있으 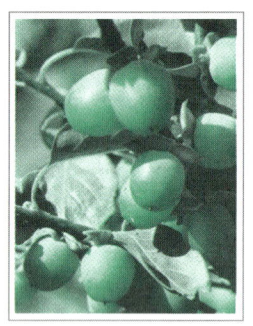 나 성숙함에 따라 엽액 이외의 것은 없어지고 뒷면은 회록색이며 맥 위에 굽은 털이 있고 가장자리에 톱니가 없으며 엽병은 길이가 8~12mm이다. 꽃은 이가화로서 6월에 피고 연한 녹색이며 새 가지 밑부분의 엽액에 달리고 수꽃은 2~3개씩 한 군데에 달리며 길이 5mm로서 16개의 수술이 있고 암꽃은 꽃밥이 없는 8개의 수술과 1개의 암술로 되며 길이는 8~10mm이다. 꽃받침잎은 삼각형이고 어릴 때 짧은 털이 있으며 화관은 종형이고 열매는 둥글며 지름은 1.5cm로서 10월에 황색에서 흑색으로 익는다. 열매의 외형에 따라 여러 가지 품종으로 나뉜다.

약효와 사용 방법
- 혈압 강하 – 술잔 1잔에 무 간 것을 섞어 공복 시에 하루 3회 복용한다.
- 식용 – 초겨울쯤 검은 빛이 도는 잘 익은 열매를 먹는다.

보리수나무

생태

평남 이남에서 자라는 낙엽관목으로서 높이가 3~4m이고 흔히 가시가 있으며 어린 가지는 은백색 또는 갈색이다. 잎은 호생하고 타원형 또는 난상卵狀의 긴 타원형이며 둔두鈍頭 또는 짧은 점첨두漸劣頭이고 원저 또는 넓은 예저銳底이며 길이는 3~7cm, 나비는 1~2.5cm로서 톱니가 없고 표면의 털이 곧 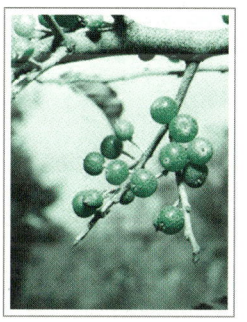 떨어지며 뒷면에 은백색 인모鱗毛가 밀생하고 엽병은 길이가 4~10mm이다. 꽃은 5~6월에 피며 백색에서 연한 황색으로 변하고 향기가 있으며 새 가지의 엽액에 1~7개가 산형으로 달린다. 꽃받침통은 길이가 12mm 정도로서 끝이 4개로 갈라지고 수술은 4개, 암술은 1개이며 암술대에 인모가 있다. 열매는 둥글고 지름은

6~8mm로서 인모로 덮여 있으며 10월에 적색으로 익고 먹을 수 있으며 소과경은 8~12mm이다. 잎 표면과 암술대의 털이 떨어지고 표면에 인모가 없는 것을 민보리수, 잎이 도피침형倒披針形이고 어릴 때 잎 표면에 성상星狀의 압모가 있는 것을 왕보리수, 열매는 길이가 7~8mm, 지름이 5mm인 것을 긴보리수라고 한다.

약효와 사용 방법

- 피로회복 – 물기를 뺀 열매를 1ℓ 용량의 입이 넓은 병에 반까지 넣고 정제 설탕 150g, 얇고 둥글게 자른 레몬 1개를 넣고, 35도의 소주를 병에 가득 붓는다. 이것을 차고 어두운 곳에 두고 2~3개월 후에 마신다. 1회 양은 20~40cc를 한도로 한다.

감탕나무

생태

해안의 따뜻한 곳에서 자생하는 상록고목, 자웅이주, 정원수로서 재배된다. 잎은 두껍고 긴 타원형으로 길이는 5~8cm, 가장자리는 둔하고 기부基部는 쐐기형으로 전체가 녹색이다. 표면은 짙은 녹색, 뒷면은 연한 녹색이다. 어린 나무에서 나오는 새잎은 잎 윗부분의 가장자리에 거치가 있다.

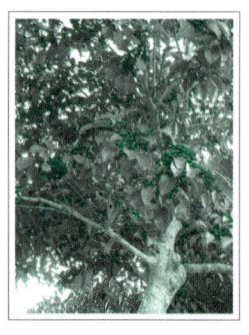

4~5월에 엽액에서 황록색의 소화小花를 낸다. 암꽃은 퇴화한 소형의 수꽃술 4개와 암꽃술 1개가 있다. 열매는 약 1cm 정도의 구형으

로 10~11월에 빨갛게 익는다.

약효와 사용 방법

- 고혈압 – 하루 양 5~10g을 물 600cc에 넣고 1/2 양이 될 때까지 달여 하루 몇 번에 걸쳐 복용한다.

왕가래나무

생태

중부 이북에서 자라는 낙엽교목으로서 높이가 20m에 달하며 수피는 세로로 갈라진다. 가지는 굵고 성글게 나오며 소지에 선모가 있다. 소엽은 7~17개이며 길이는 7~28cm, 나비는 10cm로서 예두銳頭이며 이그러진 아심장저이고 잔 톱니가 있으며 표면은 잔털이 있으나 점차 없어지고 뒷면은 털이 있거나 없으며 맥 위에 선모가 있다. 꽃은 일가화로서 화축에 털이 있고 웅화수는 길이가 10~20cm이며 수술은 12~14개이고 자화수에 4~10개의 꽃이 달린다.

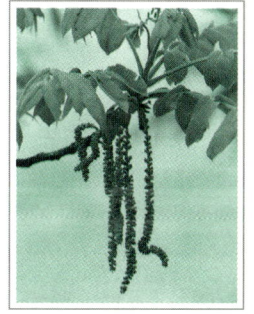

열매는 길이가 4~8cm로서 첨두尖頭이다. 외과피는 선모가 밀생하고 핵과는 난상원형이며 길이는 4~4.5cm로서 예첨두銳尖頭이고 내과피는 흑갈색이며 8개의 능각 사이는 요철凹凸이 매우 심하다.

꽃은 4월에 피고 열매는 9월에 익으며 식용으로 하고 목재는 용재, 껍질은 섬유로 사용한다. 열매가 긴 타원형이며 양끝이 좁고 능각이 다소 뚜렷하지 않은 것을 긴가래나무, 열매에 능선이 없는 것을 왕가래나무라고 한다.

약효와 사용 방법

- 강장 – 호두 열매를 먹는다. 딱딱한 껍질 속의 자엽子葉 부분을 먹지만 지방을 약 50% 함유하고 있기 때문에 영양가가 높다. 이 지방은 리놀산·리놀렌산·올레인산이 많기 때문에 혈액 중에 콜레스테롤을 없애 주는 역할을 한다.
- 피부병 – 가려움이 있는 기생성 피부염에는 덜 익은 열매 껍질을 금속이 아닌 강판에 갈아 으깨어 즙을 환부에 문지르듯 바른다.

무환자나무

생태

제주도·전라도 및 경상도의 절에서 심고 있는 낙엽교목으로서 높이가 20m에 달하고 가지는 털이 없으며 녹갈색이다. 잎은 호생하고 기수 1회 우상 복엽이며 소엽은 9~13개이고 긴 타원상 난형 또는 긴 타원상 피침형이며 점첨두예저이고 길이는 7~14cm, 나비는 3~4.5cm로서 양면에 털이 없으며 뒷면에 주름살이 많고 가장자리가 밋밋하여 끝이 둔하고 소엽병은 길이가 2~6mm이다.

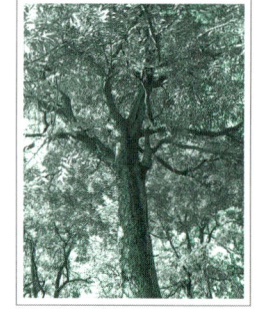

원추화서圓錐花序는 가지 끝에 달리며 길이는 20~30cm로서 짧은

털이 있고 꽃은 단성으로서 5월에 피며 지름은 4~5mm이고 적갈색이다.

꽃받침잎과 꽃잎은 각각 4~5개이며 수꽃에 8~10개의 수술이 있고 암꽃에 1개의 암술이 있으며 꽃잎 뒷면과 수술대 하반부에 털이 있다. 열매는 둥글고 기부基部의 한 쪽에 발달하지 않은 심피心皮가 반상盤狀으로 달리며 지름은 2cm 정도로서 10월에 익고 털이 없으며 황갈색이 돌고 흑색 종자가 1개 들어 있다.

약효와 사용 방법

- 세제 – 열매 껍질을 부수어 물과 함께 천에 넣어 비비면 거품이 생기는데 이것으로 더러움이 빠진다.

차나무

생태

전라도 및 경상도에서 심고 있는 상록관목으로서 가지가 많이 갈라지고 일 년 가지는 갈색이며 잔털이 있고 이 년 가지는 회갈색이며 털이 없다. 잎은 호생하고 피침형 긴 타원형 또는 긴 타원형이며 둔두예저鈍頭銳底이고 약간 내곡하는 둔한 톱니가 있으며 길이는 2~15cm, 나비는 2~5cm로서 양면에 털이 없고 표면은 녹색이며 엽맥이 들어가고 뒷면은 회록색으로서 맥이 튀어나오며 엽병은 길이가 2~7mm이다. 꽃은 10~11월에 피고 지름은 3~5cm로서 백색이며 향기가 있고 1~3개가 액생하거나 또는 가지 끝에 달리며 화경花梗은 길이가 15mm로서 밑으로 꼬부라지고 위 끝이 비대해진다.

많은 수술은 밑부분이 합쳐져서 통같이 되며 수술대는 길이가 5~10mm로서 백색이고 꽃밥은 황색이며 자방은 상위이고 3실이며 3개의 암술대가 있고 백색털이 밀생한다. 열매는 편구형扁球形이며 지름은 2cm로서 3~4개의 둔한 능각이 있고 다음해 가을에 차갈색으로 익으며 목질화되어 포배개열胞背開裂되고 종자는 둥글며 외피가 굳다. 어린 잎은 차로 이용한다.

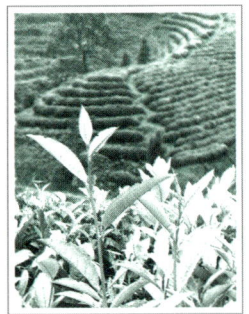

약효와 사용 방법

- 감기 · 두통 — 녹차 15g, 진피귤의 껍질 20g, 산숙 3~5개 이상을 물 400cc에 넣고 1/2 양이 되도록 달여 뜨거울 때 한 번에 마신다.
- 하리이질 — 녹차의 분말, 건조한 생강 분말을 똑같은 양으로 혼합해서 1회 양 3~6g을 끓인 물로 복용한다.

구기자나무

생태

부락 근처의 둑이나 냇가에서 자라는 낙엽수목으로서 진도는 이것의 재배지로 유명하다. 원줄기는 비스듬하게 자라면서 끝이 밑으로 처지지만, 다른 물체에 기대어 자란 것은 높이가 4m에 달하고 가지에 가시가 흔히 있으나 없는 것도 있으며 작은 가지는 황암색이고 털이 없다. 잎은 호생하지만 여러 개가 총생하며 길이는 3~8cm로서 양면에 털이 없으며 가장자리가 밋밋하고 엽병은 길이가 1cm 정도로서 털이 없다.

꽃은 6~9월에 피며 1~4개씩 액생하고 소화편은 길이가 3~8mm이며 꽃받침은 3~5개로 갈라지고 열편 끝이 뾰족하며 화관은 자줏빛이 돌고 길이 1cm 정도로서 5개로 갈라진다. 5개의 수술과 1개의 암술이 있으며 수술대는 길고 털이 있으며 열매는 길이가 1.5~2.5cm로서 8~10월에 익는다. 열매를 구기자, 껍질을 지골피라고 하여 약용으로 하며 어린 순은 나물로 하거나 차를 만든다.

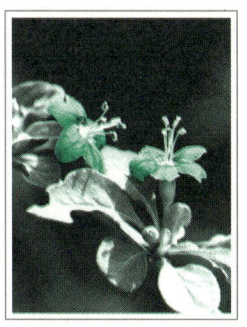

약효와 사용 방법

- 피로회복 – 구기자주가 좋다. 구기자 열매 200g에 정제 설탕 200g을 첨가해 소주 1.8ℓ에 약 2개월간 담가 두었다가 매일 와인 잔에 1잔 정도 마시면 좋다.
- 소염・이뇨 – 구기자 뿌리의 껍질지골피을 원료로 하는 한방약 청심연자음淸心蓮子飮 : 지골피, 황기 각 2g, 감초 1.5g, 인삼, 차전자, 연육, 맥문동, 복령 각 4g을 달여 복용한다.
- 고혈압 – 건조한 구기자 잎 5~10g을 달여서 복용한다.

좀꿩의 다리

생태

산야에서 흔히 자라는 다년초로서 높이가 40~120cm이고 털이 없으며 원줄기에 보통 능선이 있다 잎은 호생하고 2~3회 3출엽으로서 우상羽狀으로 갈라지며 엽병은 짧거나 없고 탁엽托葉에 톱니가 있으며 밑부분에 소탁엽 小托葉이 있다.

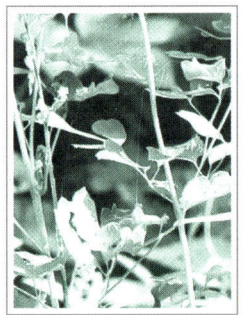

소엽은 길이가 1~3cm, 나비는 8~20mm로서 끝이 2~3개로 갈라지며 뒷면은 분백색이 돈다. 7~8월에 황록색 꽃이 큰 원추화서에 달리며 꽃받침잎은 3~4개로서 꽃잎 같고 빨리 떨어지며 3맥이 있고 긴 타원형이며 꽃잎이 없고 수술은 많으며 수술대 끝에 길이 2mm의 꽃밥이 달리고 암술은 2~6개이다.

수과는 도란형이며 길이가 3mm로서 8개의 능선이 있다. 어린 순은 묵나물로 한다. 소과편의 길이가 10~35mm인 것을 긴 꼭지좀꿩의다리라고 한다.

약효와 사용 방법

- 건위健胃 – 복통·하리이질의 기미가 있을 때, 과식으로 위장의 상태가 나쁠 때, 건조한 전초를 분말로 해서 1회 0.5g을 물로 복용.

용담

생태

산지에서 자라는 다년초로서 높이가 20~60cm이고 4개의 가는 줄이 있으며 근경이 짧고 굵은 수염뿌리가 있다. 잎은 대생하며 엽병이 없고 피침형이며 길이는 4~8cm, 나비는 1~3cm로서 3맥이 있으며 표면은 녹색이고 뒷면은 연한 녹색이며 가장자리는 밋밋하지만 피상으로 된다. 꽃은 8~10월에 피고 길이가 4.5~5cm로서 자주색이며 화편이 없고 윗부분의 엽액과 끝에 달리며 포는 좁은 피침형이다. 꽃받침통은 길이가 12~18mm이고 열편이 고르지 않으며 통부보다 길거나 짧고 화관은 종형이며 가장자리가 5개로 갈라지고 열편 사이에 부편이 있고 수술은 5개로서 화관통에 붙어 있고 1개의 암술이 있다. 삭과는 시든 화관과 꽃받침이 달려 있으며 대가 있고 종자는 넓은 피침형으로서 양 끝에 날개가 있다. 뿌리를 건위제로 사용한다.

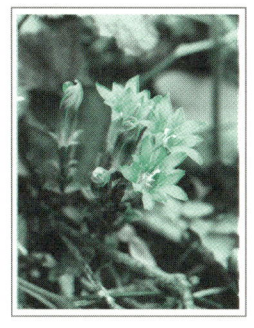

약효와 사용 방법

- 건위健胃 – 뿌리를 분말로 해서 오믈렛먹기 어려운 약을 싸서 먹는 얇은 막 싸지 말고 식후 바로 0.5g 정도를 복용한다.

참마

생태

산지에서 자라는 다년성 덩굴식물로 육질의 뿌리가 있다. 잎은 대생하지만 간혹 호생하는 것도 있으며 엽병이 길고 길이는 5~10cm, 나비는 2~5cm로서 끝이 뾰족하고 녹색이며 털이 없고 엽액에서 주아珠芽가 발달한다.

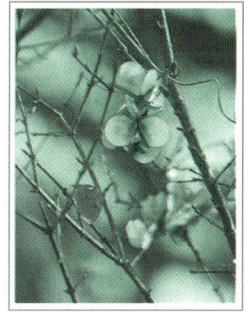

꽃은 이가화로서 6~7월에 피며 엽액에서 나오는 1~3개의 수상화서 穗狀花序에 달린다. 웅화서는 곧추자라고 자화서는 밑으로 처지며 백색꽃이 달리고 수꽃에는 6개씩의 수술과 화피열편 및 1개의 암술 흔적이 있으며 암꽃에는 6개의 화피열편과 1개의 3실 자방이 있다. 삭과는 3개의 날개가 있고 종자도 막질의 날개가 있다. 뿌리를 식용으로 하거나 강장 및 지사제로 사용한다.

약효와 사용 방법

- 자양·강장 — 산약주를 마신다. 건조한 뿌리山藥 200g을 잘게 으깨어 정제 설탕 150g과 함께 소주 1.8ℓ에 담가, 2~3개월 후 여과한다. 하루 1회 300cc를 취침 전에 마시면 좋다.

목화

생태

섬유작물로 재배하고 있는 1년초로서 동아시아가 원산지로 보고 있으며 원줄기는 높이가 60cm에 달하고 곧추서며 가지가 다소 갈라진다. 잎은 호생하며 엽병이 길고 3~5개로 갈라지며 열편 끝이 뾰족하고 탁엽은 삼각상 피침형으로서 엽병 및 소화경과 더불어 털이 있다. 꽃은 8~9월에 피며 액생하는 소화경 끝에 1개씩 달리고 꽃 밑에 엽상의 소포가 3개 있으며 삼각상 난형으로서 자줏빛이 돌고 날카로운 톱니가 있다. 꽃받침잎은 술잔 같

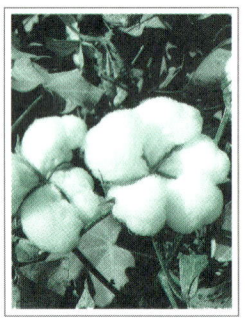

으며 녹색 잔 점이 있고 작으며 꽃잎은 5개가 복와상覆瓦狀으로 나열되고 연한 황색 바탕에 밑부분이 흑적색이며 수술은 많고 단체이다. 삭과는 포로 싸여 있으며 난상원형이고 익으면 3개로 갈라진다. 종자는 덮고 있는 털을 떼어 솜으로 사용하며 종자로 기름을 짠다.

약효와 사용 방법

- 최유催乳 – 모유를 잘 나오게 한다. 5g을 물 600cc에 넣고 반량이 되도록 달여 복용한다.

알꽈리

생태

중부 이남의 나무 그늘에서 자라는 다년초로서 높이가 60~90cm이고 다소 우상羽狀으로 갈라지며 털이 거의 없다. 잎은 호생互生하고 긴 타원형 또는 타원형이며 양 끝이 좁고 밑부분이 갑자기 좁아져서 짧은 엽병의 날개로 되며 길이는 8~18cm, 나비는 4~10cm로서 가장자리가 밋밋하거나 희미한 파상波狀의 톱니가 있다.

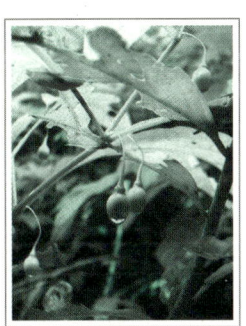

꽃은 7~8월에 피고 연한 황색이며 엽액에 1~5개씩 달리고 소화경은 열매가 익을 때쯤 되면 윗부분이 굵어지며 밑으로 굽고 길이는 1.5~2.5cm이다. 꽃받침잎은 위의 가장자리가 수평적이며 털이 없고 낮으며 화관은 지름이 8mm 정도로서 5개로 얕게 갈라지고 열편

은 피침상 삼각형이며 끝이 뾰족하고 젖혀진다. 열매는 둥글며 지름은 7~10mm로서 나출裸出 되고 적색으로 익는다.

약효와 사용 방법

• 종기 · 부스럼 등 – 식초에 담갔던 것을 짜내어 환부에 댄다. 떨어지지 않도록 막는다.

들깨풀

생태

들에서 흔히 자라는 1년초로서 높이가 20~60cm이고 둔한 사각형이며 흔히 자줏빛이 돈다. 잎은 대생하고 난상피침형 또는 긴 타원형이며 둔두鈍頭이고 예저銳底 또는 원저이며 길이는 2~4cm, 나비는 1~2.5cm로서 표면에 잔털이 있고 뒷면 맥 위에 짧은 털이 있으며 가장자리에 낮은 톱니가 있고

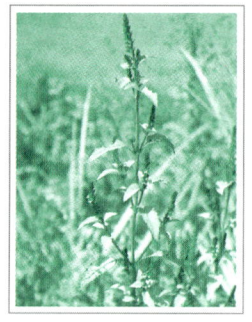

엽병은 길이가 1~2cm이다 꽃은 8~9월에 피며 연한 자주색이고 가지 끝에 수상穗狀으로 달리며 포는 길이는 2.5~3mm로서 피침형이고 소화경과 길이가 비슷하다.
꽃받침은 꽃이 필 때는 길이가 2~3mm이지만 열매가 익을 때쯤 되면 길이가 4mm에 달하며 위쪽은 3개, 아래쪽은 2개로 갈라지고 열편 끝이 뾰족하다. 화관은 길이가 3~4mm로서 2개로 갈라지며 상순上脣은 중앙부가 약간 파지고 하순下脣이 3개로 갈라지며 중앙 열

편이 가장 크고 수술은 4개로서 그중 2개가 길다. 분과는 4개가 꽃받침으로 싸여 있으며 도란형이고 지름은 1mm 이내로서 그물 같은 무늬가 있다. 민간에서 전초를 삶거나 찧어 습종 濕腫에 사용한다.

약효와 사용 방법

- 요통 – 약탕 재료로서 욕조에 건조시킨 것 20~50g을 삼베보자기에 넣고 목욕한다.

질경이택사

생태

연못가와 습지에서 자라는 다년초로서 근경은 짧으며 수염뿌리가 돋는다. 잎은 모두 뿌리에서 나오고 길이는 30cm 내외의 엽병이 있으며 엽신은 길이가 5~10cm, 나비는 2~6cm이고 5~7맥이 있으며 예두원저이고 밑으로 흐르지 않으며 양면에 털이 없다.

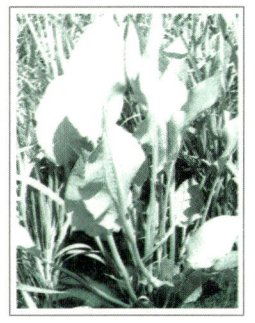

화경은 길이가 60~90cm이고 잎 사이에서 나오며 가지가 윤생하고 소화편은 가지에서 윤생하며 길이는 10~15mm로서 7~8월에 백색꽃이 핀다.

가지 밑에는 포가 있고 꽃받침잎과 꽃잎은 각각 3개이고 꽃잎은 백색이고 적자색이 돌며 밑부분이 황색이다. 수술은 6개이고 꽃밥은 황록색이며 화분 花粉은 황색이다. 수과는 편평하며 길이는 2mm 정도로서 뒷면에 2개의 홈이 깊이 파진다. 괴근을 이뇨제로 사용하거나 수종水腫 및 마질痲疾에 사용한다.

약효와 사용 방법

- 황사탕況瀉湯 – 황사 7.5g, 창출 5g을 서로 섞은 것을 하루 양으로 해서 달여 복용한다. 두통, 현기증이 날 때, 소변을 잘못 볼 때, 위하수증胃下垂症, 위 무력증에 복용한다.
- 오령산五笭散 – 황사 5g, 저령, 복령, 창출 각 4.5g, 계지 3g을 섞은 것을 하루 양으로 해서 달여 복용. 갈증이 날 때, 소변을 잘못 볼 때, 숙취, 차 멀미, 장 카타르, 위 무력증에 좋다. 그 외에 복령황사탕·팔미환·당귀작·약산·저령탕 등에도 이용한다.

고란초

생태

강원도 이남의 그늘진 바위들이나 낭떠러지에서 자라는 상록다년초로서 근경은 비교적 길게 벋으며 갈색 인편鱗片으로 덮이고 인편은 선상 피침형으로서 가장자리에 불규칙한 톱니가 있다. 잎은 단엽單葉이며 긴 타원상 피침형 또는 피침형으로서 끝이 뾰족한 것이 많지만 잘 자란 것은 2~3개로 갈라진다.

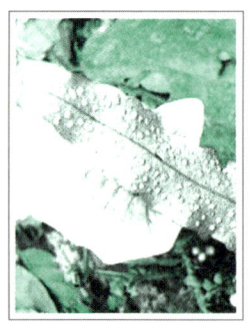

잎이 3개로 갈라질 때는 중앙부의 것이 가장 크고 길이 5~15cm, 나비 2~3cm로서 표면은 녹색이며 뒷면은 다소 흰빛이 돌고 주맥과 측맥이 뚜렷하게 나타나며 가장자리가 약간 두꺼워져서 검은 빛이 돌

고 측맥 사이가 들어가기 때문에 파상波狀으로 되며 측열편은 짧고 작다. 엽병은 길이 5~25m로서 털이 없으며 딱딱하고 윤기가 있다. 포자 양군은 둥글며 측맥 사이의 중앙에 1개씩 달리고 주맥 양쪽에 1줄로 나열되며 황색으로 익고 포막苞膜은 없다. 전초를 석위와 더불어 마질약痲疾藥으로 사용한다.

약효와 사용 방법

- 이뇨 · 해열 · 해독 — 하루 양 8~20g을 물 400cc에 넣고 1/3의 양이 되도록 달여 3회에 나누어 복용한다.

이고들빼기

생태

건조한 곳에서 자라는 1년 내지 2년초로서 높이가 30~70cm이고 흔히 자줏빛이 돌며 가지가 퍼진다. 근생엽은 꽃이 필 때 스러지고 경생엽은 호생하며 주걱형이고 끝이 둔하며 길이는 6~11cm, 나비는 3~7cm로서 양면에 털이 없고 가장자리에 불규칙한 치아상의 톱니가 있으며 밑부분이 다소 원줄기를 감싸는 듯하다.

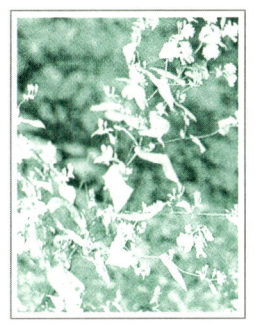

꽃은 8~9월에 피고 지름은 1.5cm로서 가지 끝과 원줄기 끝에 산형 비슷하게 달리며 꽃이 필 때는 곧추서지만 핀 다음에는 처지고 화경은 길이는 7~8mm이며 포엽苞葉은 2~3개이다. 총포總苞는 좁은 통

형이고 길이는 7mm, 지름은 2~3mm이며 외포편外苞片은 길이가 0.5mm 정도이고 내포편內苞片은 8개로서 길이가 거의 같으며 암록색이다. 소화小花는 13~15개이고 화관은 길이가 9mm, 나비는 2.5mm로서 황색이며 통부는 길이가 2.5mm 정도이고 털이 있다. 수과는 갈색 또는 흑색이며 길이는 3.5~3.8mm로서 12개의 능선이 있고 관모는 길이가 3.5mm 정도이며 백색이다. 잎이 우상으로 갈라지는 것을 강화이고들빼기라고 한다. 어린 순은 나물로 한다.

약효와 사용 방법

- 종기 · 부스럼 – 잘 건조한 두화頭花에 참기름이 찰 듯 말 듯할 정도로 담가 이 기름을 직접 종기에 바른다.

감나무

생태

경기도 이남에서 과수로 재배하고 있는 낙엽교목으로서 높이가 14m에 달하고 소지에 갈색털이 있다. 잎은 호생하며 혁질이고 길이는 7~17cm, 나비는 4~10cm로서 톱니가 없고 엽병은 길이가 5~15mm로서 털이 있다. 꽃은 양성 또는 단성으로서 5~6월에 피며 황백색이고 엽액에 달리며 꽃받침과 화관 겉면에 잔털이 밀생하고 길이는 18mm, 지름은 15mm이며 꽃받침잎은 길이가 10mm, 나비는 12mm이다. 수꽃은 길이가 1cm로서 16개의 수술이 있으나 양성화에는 4~16개의 수술이 있고 암꽃의 암술은 길이가 15~18mm이며 암술대는 털이 있고 길게 갈라지며 자방은 8실이다.

열매는 지름이 4~8cm로서 10월에 황홍색으로 익는다. 과육에 반점이 생기는 단감과 이것이 없는 떫은 감으로 구별하지만 익으면 모두 달고 열매의 외형에 따라 여러 가지 품종으로 나뉜다.

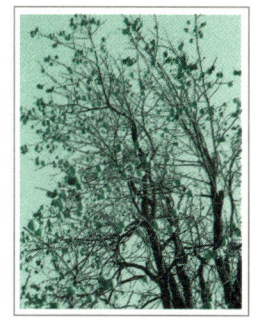

약효와 사용 방법

- 혈압 강하 – 술잔 한 잔에 무 갈은 것을 섞어서 공복 시에 1일 3회 복용. 또 건조시킨 잎을 1일 20g, 달여서 차 대신에 마시면 좋다.
- 딸꾹질 – 감꼭지 5g에 묵은 생강을 같은 양을 넣어서 물 200cc에 달여서 마신다.

개사철쑥

생태

냇가의 모래땅에서 자라는 2년초로서 높이가 40~150cm이고 털이 없으며 가지가 많다. 근생엽과 밑부분의 잎은 꽃이 필 때 스러지고 긴 타원형이며 길이가 9~15cm, 나비는 3.5~5.5cm로서 2회 우상으로 갈라지고 열편은 긴 타원형으로서 옆으로 퍼지며 중축 윗부분이 빗살처럼 되고 제2차 열편은 나비가 1.5~2mm로서 끝이 뾰족한 치아상齒牙狀의 톱니가 있으며 중앙부의 잎 길이가 6cm로서 긴 타원형이고 2회 우상으로 깊게 갈라지며 제1차 열편은 드문드문 달리고 소열편은 나비가 보통 0.5mm 정도로서 결각상의 톱니가 있다. 꽃은 7~9월에 피며 길이는 3.5~4mm, 지름은 5~6mm로서 반구형이고 가지 끝과 원줄기 끝에 한쪽으로 치우쳐 있는 총상화서에 달리며 화경은 길이가 2~6mm이다. 총포편은 둥글고 포편은 3줄로 배열되며 긴 타원형으로서 외편은 약간 짧고 중편과 내편은 길이가 같으며 뒷면이 녹색이고 잔 점이 있으며 가장자리가 건막질乾膜質이다. 암꽃의 화관은 길이가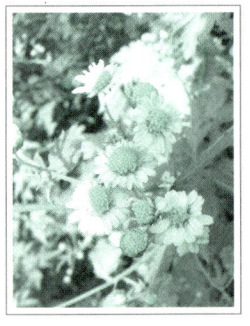
1.5mm 정도이고 양성화의 화경은 길이가 1.8mm 정도이며 수과는 길이가 1mm 정도로서 긴 타원형이고 털이 없다. 어린 순은 나물로 하고 선병질腺病質 및 허약자虛弱者에 사용한다.

약효와 사용 방법

- 해열 – 건조한 잎을 1회 양 3~5g으로 해서 뜨거운 물을 부어서 식기 전에 복용한다.
- 개선疥癬 – 생줄기잎을 비벼 즙을 환부에 바르든가, 건조한 것 약 50~100g을 보자기에 싸서 약용료로서 욕조에 넣고 목욕한다.

고비

생태

산복山腹 이하의 숲 가장자리 또는 냇가 근처에서 자라는 다년초로서 주먹 같은 근경에서 여러 대가 나와서 높이가 60~100cm 정도 자란다. 어린 잎은 용수철처럼 풀리면서 자라며 적색 바탕에 백색 선모腺毛로 덮여 있고 엽병은 주맥과 더불어 윤기가 있으며 처음에는 적갈색 털로 덮여 있지만 곧 없어진다. 잎은 2회 우상복엽이고 우편은 길이가 20~30cm로서 첫째 것이 가장 길다. 소우편小羽片은 옆으로 퍼지며 피침형, 넓은 피침형 또는 긴 타원상 피침형이고 길이가 5~10cm, 나비는 1~2.5cm로서 예두銳頭 또는 둔두이며 가장자리에 잔 톱니가 있고 밑부분은 둥글거나 일그러지며 엽병葉柄이 없다. 성숙한 잎은 윤기가 있고 털이 없으며 2개씩 갈라진 측맥은 주맥과 50°내외의 각을 형성한다. 생식엽生殖葉은 영양엽榮養葉보다 일찍 나와서 일찍 스러지고 소우편은 매우 좁아져 선형으로 되며 포자양이 밀착한다. 연한 엽병을 삶아서 말렸다가 식용으로 한다.

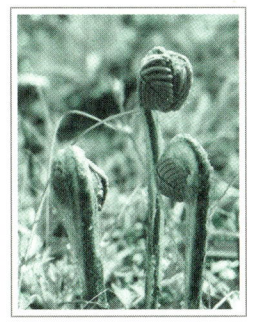

약효와 사용 방법

- 최유催乳 – 말린 고비로 끓인 된장국을 먹으면 좋다고 하는 민간요법이 있다.
- 빈혈·이뇨 – 1회 양으로서 지상부의 건조한 것 5~10g을 물 300cc에 넣고 1/2 양까지 달여 복용한다.

고사리삼

생태

햇볕이 잘 드는 숲 속 기름진 곳이나 산골짝 냇물 가까운 풀밭에서 자라는 다년초로서 전체에 털이 없고 잎은 두꺼우며 윤기가 있다.

굵은 육질의 뿌리는 사방으로 퍼지고 1개의 잎이 나와 2개로 갈라져서 나엽裸葉과 실엽實葉으로 된다. 나엽은 엽병이 길며 3개로 갈라지고 다시 2~3회 깊게 갈라지며 가장자리에 톱니가 있고 엽신은 길이가 5~10cm로서 삼각형 또는 오각형이며 양쪽 밑 우편에 긴 엽병이 있다. 소우편小羽片은 긴 난형 또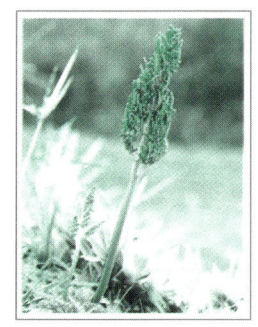
는 난형이고 우편 바깥쪽 밑의 소우편이 가장 크며 각 열편은 넓은 타원형 또는 넓은 난형으로서 끝이 둥글고 나비는 2~3mm이며 가장자리에 잔 톱니가 있다. 포자엽胞子葉은 나엽보다 훨씬 길고 윗부분이 잘게 갈라져서 각 가지에 좁쌀 같은 포자양胞子囊이 달리며 9~11월에 익는다. 전초를 약용으로 한다.

약효와 사용 방법

- 복통·하리이질 – 전초를 잘 건조한 것 1회 양을 약 10g으로 해서 물 600cc에 넣고 1/2의 양이 되도록 달여 복용.

유자나무

생태

전남에서 재배하고 있는 중국산의 상록수목으로서 높이가 4m에 달하며 가지에 길고 뾰족한 가시가 있다. 잎은 호생하고 위로 올라갈수록 좁아지다가 끝이 다소 오목해지며 밑부분이 둔저鈍底이고 가장자리에 둔한 톱니가 있으며 엽병에 넓은 날개가 있다. 꽃은 엽액에 1개씩 달리고 때로는 밑으로 처지며 꽃받침잎과 꽃잎은 각각 5개이고 20개 정도의 수술은 5체 또는 밑부분에서 통상으로 합쳐지며 화관이 있다. 열매의 외피는 울퉁불퉁하며 황색으로 익으면 지름이 4~7cm로 되고 향기가 있는 외피와 신맛이 강한 내부가 잘 떨어지며 중심부가 비어 있고 추위에 강하다. 열매는 조미료로 사용하고 미숙과는 탱자의 대용품으로서 약용으로 한다.

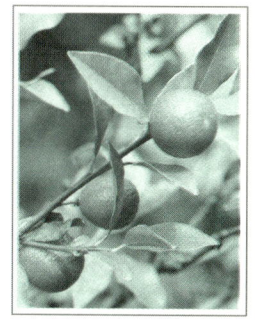

약효와 사용 방법

- 피로회복 · 신경통 · 류머티즘 등 – 유자탕을 만든다. 11월의 동지에 유자탕이 들어가지만 이것은 유자의 정유 피넨, 시트랄 등의 피부 자극에 보다 혈행을 원활하게 하고 추워서 굳는 몸을 깨우는 역할을 한다. 특히 신경통 · 류머티즘에는 효과가 크기 때문에 동지에만 한정 짓지 말고 유자가 있는 한 유자탕을 이용하면 좋다.
- 피로회복 · 중풍예방 – 유자 4개 정제 설탕 300g, 소주 1.8*l*로 유자탕을 만들어 3개월 후 걸러서 1회 양 15~20cc로 하루 3회 마신다.

섬공작고사리

생태

한라산 남쪽 산 속의 바위틈에서 자라는 상록초목으로서 근경은 짧고 엽병 밑부분과 더불어 흑갈색이 도는 선형인편線形鱗片으로 덮인다. 엽병은 길이가 8~15cm로서 자갈색 또는 적갈색이며 윤기가 있고 엽신은 길이가 10~20cm로서 2~3회 우상으로 갈라진다. 소엽은 도삼각형이며 엽병이 있고 밑부분이 예저銳底이며 양쪽 가장자리가 밋밋하지만 윗가장자리에 불규칙한 톱니가 있고 털이 없으며 맥이 부채꼴로 퍼진다. 포자양군은 각 소엽에 1개씩 달리고 윗가장자리의 오목한 곳에 달리며 원형圓形 또는 신장형腎臟形이다. 잎가장자리는 뒤로 말려서 포막처럼 된다.

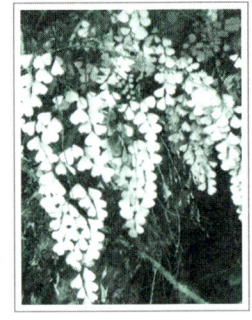

약효와 사용 방법

- 통경通經 · 거담祛痰 · 이뇨 – 하루 양 6~10g을 물 400cc에 넣고 1/3의 양이 되도록 달여 3회에 나누어 복용한다.

줄

생태

연못이나 냇가에서 군락을 형성하는 다년초로서 진흙 속에서 굵고 짧은 근경과 벋는 줄기가 옆으로 벋으면서 총생한다. 잎은 길이가 50~100cm, 나비는 2~3cm로서 밑부분이 엽초로 되며 엽초는 둥글과 부들같으며 엽설葉舌은 백색이고 긴 삼각형으로서 끝이 뾰족하다. 화경은 높이가 1~2m로서 8~9월에 길이가 30~50cm의 큰 원추화서圓錐花序가 발달하며 가지는 반윤생半輪生하고 갈라지는 곳에 털이 있다. 자소수雌小穗는 윗부분에 달리며 선상 피침형이고 1개의 암꽃으로 되며 연한 황록색으로서 끝에 긴 까끄라기가 있고 호영과

내영內穎의 2개로 되며 까끄라기는 길이가 2~3cm이다. 웅소수雄小穗는 밑부분에 달리고 연한 자줏빛이 돌며 6mm 정도로서 좁은 피침형이고 끝이 뾰족하지만 까끄라기가 없으며 호영, 내영 및 6개의 수술로 된다.

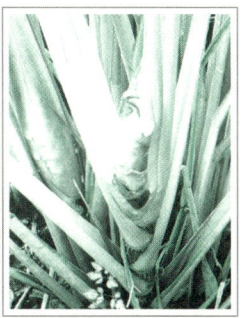

약효와 사용 방법

- 이뇨 - 건조한 뿌리 또는 뿌리줄기를, 하루 양으로서 5~10g, 물 600cc로 1/2 양까지 달여서 복용한다.

비자나무

생태

높이가 25m, 지름이 2m에 달하는 상록교목으로서 가지가 사방으로 퍼지며 수피는 암갈색이고 노목의 것은 얕게 갈라져서 떨어진다. 잎은 길이가 25mm, 나비는 3mm이며 우상羽狀으로 배열되고 혁질이며 털이 없고 표면은 짙은 녹색, 뒷면은 갈색이지만 중근中肋과 가장자리는 녹색이며 중륵이 뒷면에만 나타난다. 엽병은 길이가 3mm이고 6~7년 만에 떨어진다. 꽃은 이가화로서 4월에 피며 수꽃은 10개 내외의 갈색포가 있고 길이는 10mm로서 한 화편에 10여 개의 꽃이 달린다. 암꽃은 한 군데에 2~3개씩 달리고 5~6개의 녹색 포로 싸인 불규칙한 난형으로서

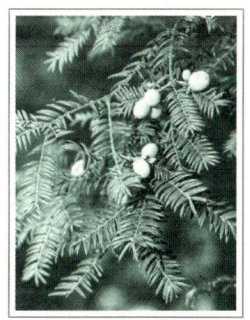

길이가 6mm 정도이다. 열매는 다음해 9~10월에 익으며 대가 없고 길이는 25~28mm, 나비는 20mm, 두께는 3mm 정도이며 육질의 종의로 싸여 있다. 종자는 양 끝이 좁고 타원형이며 길이가 23mm, 지름이 12mm로서 차갈색이고 점질이 딱딱하며 내피는 적갈색이고 약용 또는 식용으로 한다. 용림수 또는 관상수이다.

약효와 사용 방법

- 야뇨夜尿 - 열매를 분말로 해서 3~5재 정도까지 되면 1회에 0.2~0.6g을 하루 3회 내복하든가 생과일 1~2개를 익혀 먹는다.
- 십이지장충 구제 - 공복 시에, 건조한 열매를 성인은 1회 3~5g 분말로 해서 복용한다. 하루 한 번으로 좋다.

만년석송

생태

한라산·지리산·설악산 및 북부지방의 높은 산 숲 속에서 자라는 상록다년초로서 원줄기는 땅 속 깊이 옆으로 뻗고 적갈색이며 좁은 비늘 같은 잎이 드문드문 달린다.

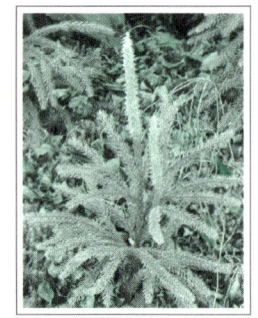

군데군데에서 곧추자라는 가지가 나와서 높이가 15~30cm로 되고 밑부분에는 작은 가지가 없으며 윗부분에는 작은 가지가 비스듬히 퍼져 마치 나무 모양같이 된다. 소지는 길이가 3~7cm이고 잎과 더불어 지름은 4~7mm이다. 잎은 총생叢生하며 선형線形 또는 넓은 선형이고 길이는 3~4mm, 나비는 0.5~0.7mm로서 녹색이며 위로 비스듬히 퍼지고 윗부분은 흔히 안쪽으로 오그라들며 끝이 짧은 가시처럼 된다. 포자양수胞子襄穗는 소지 끝에 1개씩 달리고 대가 없으며 원추형으로서 길이는 2~5cm, 지름은 5mm이다. 포자엽은 난상신장형이고 끝이 매우 뾰족하며 가장자리는 투명한 막질로서 파상이다. 모양은 햇볕이 잘 쬐는 숲 가장자리에서 자라는 것과 그늘 밑에서 자라는 것에 따라 차이가 있다.

약효와 사용 방법

- 갈증이 날 때 · 이뇨를 촉진할 때 − 잘 건조한 지상부地上部의 몸체를 채취해, 하루 양 8~15g을 물 400cc에 넣고 1/3의 양의 되도록 달여 3회에 나누어 복용한다.

식나무

생태

울릉도와 외연도外煙島 이남에서 자라는 상록관목으로서 높이가 3m에 달하고 작은 가지는 녹색이며 굵고 털이 없으며 윤기가 있다. 잎은 호생하고 타원상 난형 또는 타원상 피침형이며 예두銳頭 또는 점첨두이고 넓은 예저銳底이며 길이는 5~20cm, 나비는 2~10cm로서 양면에 털이 없고 표면은 윤기가 있으며 가장자리에 치아상의 톱니가 있고 엽병은 길이가 2~5cm로서 표면에 얇은 홈이 있다. 원추화서는 가지 끝에 달리며 꽃은 이가화로서 3~4월에 피고 지름은 8mm이며 4개이다. 수꽃은 길이가 5~10cm의 원추화서에 달리며

화축에 털이 있으며 암꽃은 길이가 5~5cm
의 화서에 달리고 꽃잎은 난형이며 길이는
2mm이고 자방은 타원형으로서 털이 있다.
열매는 타원형이며 길이는 1.5~2cm로서
10월에 적색으로 익고 겨울 동안에 가지에
달려 있다.

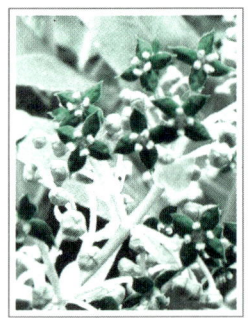

약효와 사용 방법

- 화상 · 종기 · 부스럼 · 동상 – 생잎을 금망金網에 얹어서, 약한 불
에 구우면, 잎이 부드럽고 연하게 되면서 색이 검게 변한다. 이것을
타지 않게 하면서 꺼내어 환부에 얹어 가볍게 붕대로 눌러 준다.

털진득찰

생태

진득찰과 같이 자라지만 남부지방과 바닷가
에서 보다 왕성하게 자라고 높이가 1m에 달
하며 원줄기와 잎에 털이 많고 가지는 진득
찰과 같이 갈라진다. 잎은 대생하며 중앙부
의 잎은 난형 또는 난상 삼각형이고 끝이 뾰
족하며 밑부분이 절저截底, 원저圓底 또는
예저이고 길이는 7.5~19cm, 나비는

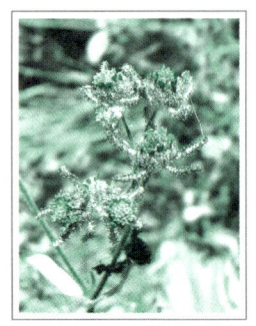

6.5~18cm로서 양면 특히 뒷면 맥 위에 털이 밀생하며 기부에 3개
의 큰 맥이 있고 가장자리에 불규칙한 톱니가 있으며 엽병은 길이가

6~12cm로서 윗부분이 엽신으로 흘러 날개처럼 된다. 꽃은 8~9월
에 피고 가지 끝과 원줄기 끝에 달려서 전체가 산방상으로 되며 화경
은 길이가 15~35mm로서 대가 있는 선모腺毛가 밀생한다. 총포편
總苞片은 5개이고 길이는 10~12mm로서 길이가 거의 같으며, 선형
線形이고 윗부분 이외에는 선모가 있다. 설상화는 1줄이며 암꽃이
고 길이가 3.5mm로서 끝이 2~3개로 갈라지며 통상화는 양성으로
서 모두 열매를 맺는다. 수과는 도란형이고 약간 굽으며 4개의 능각
이 있고 길이는 2.5~3.5mm로서 털이 없다. 한방에서 전초를 진득
찰과 더불어 약용으로 한다.

약효와 사용 방법

- 종기 · 부스럼 - 하루 양으로서 약 5~10g을 물 400~600cc에 넣
 고 1/2의 양이 되도록 달여 복용한다.

조릿대풀

생태

남쪽 섬의 숲 속에서 자라는 다년초로서 총생하며 높이가 40~80cm
이고 근경은 목질이며 사방으로 퍼진 수염뿌리에 황백색의 괴근塊根
이 달린다. 잎은 화경의 중앙 이하에 5~6개가 2줄로 달리고 편평하
며 길이는 10~30cm, 나비는 2~5cm로서 밑부분이 둥글고 갑자기
좁아져서 엽병으로 되어 엽소에 붙으며 밝은 녹색이다. 엽초는 털이
없거나 윗부분에만 털이 있고 엽설葉舌은 짧다. 꽃은 8~10월에 피
며 원추화서는 길이가 20~30cm이고 가지는 1~2개씩 옆으로 퍼지

며 소수는 한 쪽에만 달린다. 소수는 길이가 7~8mm로서 털이 약간 있는 것도 있고 밑부분에 속모가 있다. 첫째 호영護穎은 길이가 3.5mm 정도이며 둘째 포영은 길이 4mm 정도이고 첫째 포영苞穎은 길이가 6mm 정도로서 짧은 까끄라기가 5맥脈이 있다. 윗부분의 호영은 퇴화되어 영穎만 남으며 모두 까끄라기가 있고 까끄라기에는 밑을 향한 잔 돌기가 있다. 내영內穎은 호영과 길이가 비슷하며 2개의 능선이 있고 수술은 2개이다.

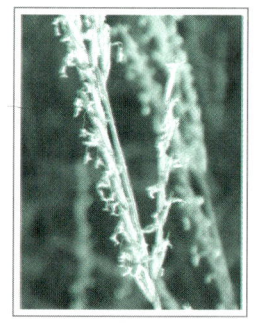

약효와 사용 방법
- 이뇨 – 하루 양 5~10g을 물 600cc로 1/2의 양까지 달여 복용한다.
- 당뇨병 예방 – 위와 같은 분량으로 복용.

실고사리

생태
전라도와 경상도 이남의 산록에서 자라는 덩굴식물로서 근경은 지하에서 옆으로 벋으며 지름은 2~3mm이고 겉에는 엽병 밑부분과 더불어 흑색털이 있다. 잎은 엽병이 원줄기처럼 되어 다른 물체를 감아 올라가면서 길이가 2m 내외로 자라며 잎처럼 보이는 우편羽片이 호생한다. 우편은 처음 1쌍의 소우편이 갈라지면 생장이 중지되고 끝에 눈이 생기므로 우상羽狀으로 갈라지는 것같이 보인다. 소우편은 3출상이며 2~3회 우상으로 갈라지고 열편 가장자리에 톱니가 있다. 특히, 정열편은 길게 자라며 뒷면 가장자리에 포자양군이 달리고 포자낭군이 많이 달리는 열편은 특히 잘게 갈라지기도 한다. 포막苞膜의 가장자리는 불규칙한 톱니처럼 된다. 포자를 한약방에서 마질약痲疾藥으로 사용한다.

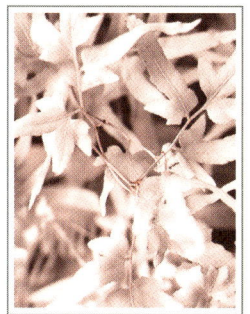

약효와 사용 방법

- 이뇨 – 해금사海金砂 : 생약명의 하루 양 8~15g을 물 300cc에 넣고 반량이 되도록 달여 3회에 나누어 복용한다.

청미래 덩굴

생태

덩굴성 수목으로서 뿌리가 굵고 꾸불꾸불 옆으로 벋는다. 원줄기는 마디에서 이리저리 굽으며 길이가 3m 정도로서 갈고리 같은 가시가 있다. 잎은 호생하고 윤기가 있으며 길이는 3~12cm, 나비는 2~10cm로서 두껍고 둥글거나 넓은 타원형이며 끝이 갑자기 뾰족해지고 가장자리가 밋밋하고 기부에서 5~7 맥이 나오며 다시 그물맥으로 된다. 엽병은 길이가 7~20mm이고 탁엽托葉은 덩굴손으로 된다. 꽃은 이가화로서 5월에 피며 황록색이고 산형화서는 엽액에 달리며 화편은 길이가 15~30mm, 소화편은 길이가 1cm 정도이다. 화피열편은 6개로서 긴 타원형이고 뒤로 말리며 6개의 수술과 1개의 암술이 있고 자방은 3실이며 끝이 3개로 갈라진다. 열매는 둥글고

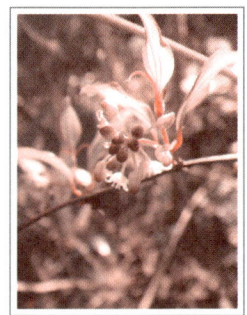

지름은 1cm 정도로서 9~10월에 적색으로 익으면 명감 또는 망개라고 한다. 종자는 황갈색이며 5개 정도이다. 뿌리는 약용으로 하고 열매는 생식하며 어린 순은 나물로 한다.

줄기가 곧고 가지가 많으며 높이는 20~50cm이고 잎은 길이가 1~5cm, 나비는 7~43mm이며 밑부분에서 5맥이 나오는 것을 좀청미래라고 한다.

약효와 사용 방법

- 종기·부스럼·여드름 등 – 건조시킨 뿌리줄기 10~15g을 하루 양으로 해서 물 200cc에 넣고 반량으로 달여, 3회에 나누어 공복 시에 복용한다.
- 부종·부었을 때의 이뇨 – 위와 같은 분량으로 하루 3회, 공복 시에 복용하면 좋다.

탱자나무

생태

경기도 이남에서 자라는 낙엽수목으로서 높이가 3m에 달하고 가지는 약간 편평하며 녹색이고 길이가 3~5cm의 굳센 가시가 호생한다. 잎은 호생하며 3출엽으로서 엽병에 날개가 약간 있고 소엽은 혁질이며 길이는 3~6cm로서 가장자리에 둔한 톱니가 있으며 엽병은 길이가 25mm이다. 꽃은 5월에 피고 백색이며 정생 또는 액생하고

1개 또는 2개씩 달리며 꽃받침잎과 꽃잎은 5
개가 이생離生하고 수술은 많으며 자방에 밀
모가 있다. 열매는 둥글고 지름은 3cm로서
향기가 좋으나 먹을 수 없으며 9월에 익고
종자는 긴 타원형으로 길이는 1~1.3cm이
다. 열매를 약용으로 하며 묘목은 귤나무의
대목臺木으로 사용하고 성목은 남부지방에
서 산울타리로 환영받고 있다.

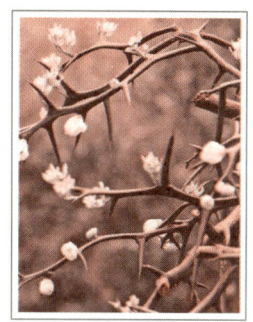

약효와 사용 방법

• 건위健胃 – 건조한 열매를 10g, 하루 양으로 해서 물 400cc에 넣
어 반 정도의 양이 될 때까지 달여 하루 3회, 식전에 복용하면 좋다.
이질의 기미가 있을 때에도 좋지만 위가 체한 듯한 경우에도 좋다.
또, 갈증이 심할 경우에도 효과적이다. 건위에는 다음과 같은 방법
도 효과적이다. 탱자나무주를 만드는데, 건조한 생열매 5개분을 소
주 500cc에 3개월 정도 담가 두었다가 걸러서 복용한다. 한 회
10~20cc를 한도로 하루 3회 식전 30분 정도에 복용한다. 이것은
쓴맛을 내는 것이기 때문에 설탕을 넣지 않는다.

목서 금목서

생태

중국산의 상록대관목으로서 가지에 털이 없고 연한 회갈색이다. 잎
은 대생하며 긴 타원형 또는 긴 타원상 넓은 피침형이고 예첨두 예저

이며 길이는 7~12cm, 나비는 2.5~4cm로서 가장자리에 잔 톱니가 있거나 거의 밋밋하고 표면은 짙은 녹색이며 중근이 요입凹入되고 털이 없으며 뒷면은 연한 녹색이고 측맥이 어느 정도 뚜렷하게 도드라지며 엽병은 길이가 7~15mm이다. 꽃은 이가화로서 지름은 5mm 정도이고 황백색이며 엽액에 모여 달리고 길이 7~10mm의 소화경이 있다. 꽃받침은 녹색이며 4개로 갈라지고 화관도 4개로 깊게 갈라지며 열편은 타원형 원두圓頭이고 2개의 수술과 1개의 암술이 있다 등황색 꽃이 피는 것을 금목서라고 한다.

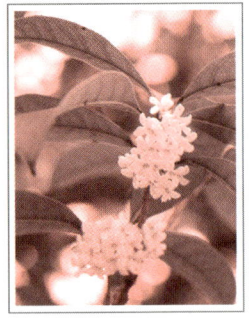

약효와 사용 방법

- 치통 – 1회 양을 작은 숟갈로 2~3 숟가락을 차를 거르는 차조리에 넣어, 뜨거운 물을 부어 복용한다. 양치질도 좋다.

모과나무

생태

과수 또는 관상용으로 재식하고 있는 낙엽교목으로서 높이가 10m에 달하며 소지에 가시가 없고 어릴 때는 털이 있으며 이 년지는 자갈색으로서 윤기가 있다. 잎은 호생하고 양 끝이 좁고 가장자리에 뾰족한 잔 톱니가 있으며 어린 잎은 선형이고 뒷면에 털이 있으나 점차 없어지며 탁엽托葉은 피침형이고 가장자리에 선모腺毛가 있다.

꽃은 5월에 피며 지름은 2.5~3cm로서 연한 홍색이고 1개씩 달리며 꽃받침잎은 선상腺 狀의 톱니가 있으며 안쪽에 백색 면모綿毛가 있고 표면에 털이 없다. 꽃잎은 밑부분 끝에 잔털이 있고 수술은 길이가 7~8mm로서 털이 없으며 꽃밥은 황색이다. 열매는 원형 또는 타원형이고 지름은 8~15cm로서 목질이 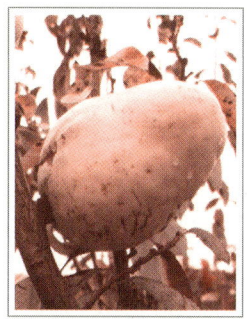 발달하며 9월에 황색으로 익고 향기가 좋으나 과육은 시며 굳다. 우리나라에서 자라고 있는 것 중 가장 큰 것은 경기도 시흥군 서면 소하리에 있는 것으로서 지상부의 둘레가 3m이고 높이가 12.3m이며 지상 1.2m에서 8개로 갈라져 있다.

약효와 사용 방법

- 기침 — 건조한 열매를 하루 양 5~10g에 물 200cc와 설탕 소량을 넣고 1/2의 양이 되도록 달여 3회에 나누어 내복한다.
- 피로회복 — 익힌 것도 익히기 전의 것도 좋다. 생과일 1kg을 둥글게 잘라 정제 설탕 200g을 넣고 소주 1.8 l 에 담가 반년 이상 묵힌다. 한 번에 30cc 정도로 하루에 두 번 마신다.

레몬

생태

히말라야 서부 인도가 원산지인 상록수로서 높이가 6~7m의 소목이다. 뿌리에서부터 줄기를 많이 낸다. 잎은 두꺼운 난상타원형으로서 호생互生하고 엽병에는 날개가 나지 않는다. 백색 아랫부분의 외측은 담홍자색이다. 향기가 강하고 즙이 많다. 이탈리아·스페인·포르투갈·브라질 등이 주산지이다. 껍질에 d-레모닌·시트랄·시트로네랄·초산 게라니올·텔피네올 등을 함유하고 과즙 속에는 구연산·비타민 C를 함유한다.

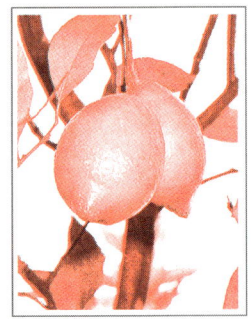

약효와 사용 방법

- 방향성 건위제 - 레몬즙을 짜내어 물로 희석시켜 마신다. 레몬 1개의 약 1/6 양의 즙을 복용한다.

물대

생태

남쪽 바닷가 근처에서 심고 있는 다년초로서 높이가 2~4m이고 털이 없다. 잎은 길이가 50~70cm, 나비는 2~5cm로서 백록색이며 엽설은 절두截頭이고 길이가 1~2mm로서 가장자리에 털이 있다. 화수는 원추형이며 곧추서고 길이는 30~70cm로서 다소 적자색이 돌며 가지가 깔깔하고 소수는 3~5개의 꽃으로 피며 길이는 8~12mm이다. 포영苞穎은 길이가 같다. 3맥이 있으며 중근은 없고 호영은 피침형이며 길이는 7~10mm로

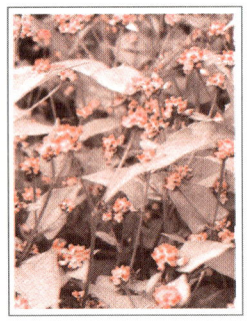

서 3~5맥 이외에 짧은 소맥小脈이 있고 뒷면 밑부분에 긴 털이 있으며 2개로 갈라진 사이에서 길이 1~3mm의 까끄라기가 곧추서고 기반의 양쪽 윗부분에 털이 있다. 내영은 호영 길이의 1/2~2/3이다. 원산지에서는 바닷가 모래땅에서 자란다.

약효와 사용 방법

- 이뇨 – 하루 양 5~10g을 물 600cc에 넣고 1/2의 양이 될 때까지 달여 복용.

고마리

생태

뜰이나 물가에서 자라는 덩굴성 1년초로서 길이가 1m에 달하고 줄기는 능선을 따라 역자逆刺가 달리며 털이 없다. 잎은 엽병葉柄이 있으나 윗부분의 것은 엽병이 없고 창검 같으며 길이는 4~7cm, 나비는 3~7cm이다. 중심 열편은 난형이고 끝이 뾰족하며 측열편은 서로 비슷하게 옆으로 퍼지고 밑부분

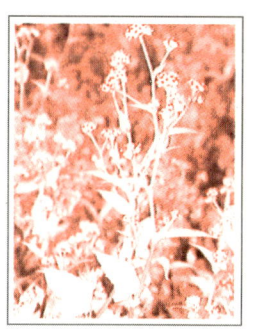

이 심장저心臟底이며 짙은 녹색이고 털이 약간 있으며 윤기가 없다. 엽병은 흔히 날개가 있고 뒷면 맥 위와 더불어 진역자가 있으며 엽초는 길이가 5~8mm로서 가장자리에 짧은 털과 더불어 흔히 소엽 같은 것이 달리기도 한다. 꽃은 8~9월에 피고 가지 끝에 10~20개씩 뭉쳐서 달리며 화경에 짧은 털과 대가 있는 선모腺毛가 있다.

소화경은 매우 짧고 꽃잎은 없으며 꽃받침은 5개로 갈라지고 길이는 5~5mm로서 백색 바탕에 끝에 붉은 빛이 도는 것과 흰빛이 도는 것이 있다. 수술은 8개이며 꽃받침보다 짧고 자방은 난형이며 암술대는 3개이다. 수과는 세모진 난형이고 황갈색이며 길이는 3mm 정도로서 윤기가 없고 꽃받침으로 싸여 있다. 줄기와 잎을 지혈제로 사용한다.

약효와 사용 방법

- 찰과상의 지혈 – 생줄기잎, 또는 잎을 짓이겨 나온 즙을 환부에 바른다.

마가목

생태

전남・제주도 및 강원도에서 자라는 낙엽소교목으로서 높이가 6~8m이고 소지와 동아에 털이 없으며 동아에 점성粘性이 있다. 잎은 호생하고 우상복엽羽狀複葉이며 소엽은 9~13개이고 피침형, 넓은 피침형 또는 타원상 피침형이며 긴 점첨두漸尖頭이고 예저이며 길이는 2.5~5cm로서 양면에 털이 없고 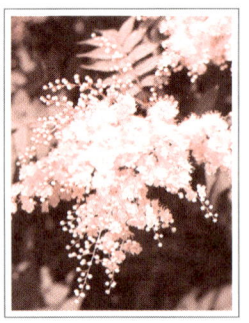 표면은 녹색이며 윤기가 없고 뒷면은 연한 녹색이며 가장자리에 길고 뾰족한 복거치複鋸齒 또는 단거치單鋸齒가 있고 탁엽이 일찍 떨어진다.

복산방화서는 지름이 8~12cm로서 털이 없으며 꽃은 지름이 8~10mm로서 백색이고 암술대는 3개이며 이과梨果는 둥글고 적색으로 익으며 지름은 5~8mm이다. 소엽이 길이가 9cm, 나비는 1.8cm이고 뒷면 중근中肋에 백색털이 있는 것을 잔털마가목, 잎 뒷면에 성긴 털이 있는 것을 왕털마가목, 화서, 꽃받침통 및 잎 뒷면, 특히 중륵에 길고 가는 갈색털이 있는 것을 녹마가목이라고 한다.

약효와 사용 방법

- 개선疥癬 · 땀띠 – 1회 양으로 약 10g을 물 600~800cc로 1/3의 양이 되도록 달여, 그 달인 즙으로 환부를 씻는다.

묏대추

생태

열매는 내과피핵의 부분이 발달해서 중과피 과육가 작기 때문에 일반 대추처럼 먹지 못한다. 신맛이 강하고 핵은 딱딱하고 크기 때문에 부수어서 반으로 자르면 가운데에서 편평하고 둥근 종자가 나온다. 가을에 열매를 채취해 내과피핵를 두드려 갈라서 종자를 빼내어 햇빛에 말린다.

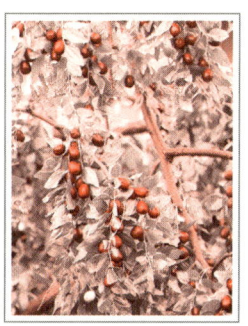

약효와 사용 방법

- 불면 · 신경쇠약 – 산조인주酸棗仁酒. 산조인 100g, 정제 설탕

150g, 45도의 소주 720㎖를 병에 넣고 나서 2개월 이상 두었다가 거른다. 남은 산조인은 버리지 말고 생산조인 50g을 추가해서 정제 설탕 150g, 45도의 소주 720㎖를 넣고 첫 번과 같은 방법으로 2개월 이상 두었다가 거르면 된다. 3~4회째의 이용은 무리다. 취침 직전에 20cc를 복용하면 좋다. 불면증의 약은 합성 의약품이 많고 각기 부작용이 많지만 이것은 안전하다.

뚝갈

생태

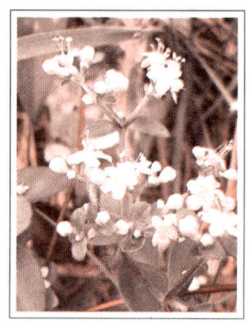

양지에서 자라는 다년초로서 높이가 1m에 달하고 백색털이 많으며 밑에서 벋는 가지가 지하 또는 지상으로 자라면서 번식한다. 잎은 호생하고 단순하거나 우상羽狀으로 갈라지며 길이는 3~15cm로서 양면에 백색털이 드문드문 있고 표면은 짙은 녹색이며 뒷면은 흰빛이 돌고 가장자리에 톱니가 있으며 밑부분의 것은 엽병이 있으나 위로 올라가면서 없어진다.

꽃은 7~8월에 피고 백색이며 가지 끝과 원줄기 끝에 산방상으로 달리고 화서분지花序分枝에는 원줄기의 하반부와 더불어 퍼진 또는 밑을 향한 백색털이 있다. 화관은 지름이 4mm로서 5개로 갈라지며 통부가 짧고 4개의 수술과 1개의 암술이 있으며 자방은 하위이고 3실로서 그중 1실만이 열매를 맺는다. 열매는 도란형이며 길이는 2~3mm로서 뒷면이 둥글고 날개는 원심형이며 길이와 나비가 각각

5~6mm이다. 어린 순은 나물로 한다.

약효와 사용 방법

- 종기 · 부스럼의 해독 – 하루 양 5~10g을 물 600cc에 넣고 1/2의 양이 되도록 달여 복용한다.

II. 그림으로 보는
증상별 자가진단 및 처방 조견표

증상의 자가 진단

질문 1. 체력은 아주 좋고 근육은 튼튼합니까?　　　　　(　　점)
질문 2. 언제나 힘이 넘쳐서 의기 충천해 있습니까?　　　(　　점)
질문 3. 어깨가 약간 치켜 올라간 편입니까?　　　　　　(　　점)
질문 4. 목이 굵습니까?　　　　　　　　　　　　　　　(　　점)
질문 5. 손가락은 굵습니까?　　　　　　　　　　　　　(　　점)
질문 6. 얼굴은 항상 홍조를 띠고 기름이 흐릅니까?　　　(　　점)
질문 7. 눈은 초롱초롱해서 힘이 있습니까?　　　　　　(　　점)
질문 8. 목소리는 굵고 큽니까?　　　　　　　　　　　　(　　점)
질문 9. 걸음걸이는 얌전하지 않고 활기차고 씩씩합니까?　(　　점)
질문 10. 위장은 튼튼합니까?　　　　　　　　　　　　　(　　점)
질문 11. 변비에 자주 걸립니까?　　　　　　　　　　　　(　　점)
질문 12. 설사제를 쓰면 복통없이 확실해 해결되어
　　　　 기분이 상쾌합니까?　　　　　　　　　　　　(　　점)
질문 13. 차가운 것을 좋아합니까?　　　　　　　　　　　(　　점)
질문 14. 쓴 음식도 잘 먹습니까?　　　　　　　　　　　 (　　점)
질문 15. 피로가 금방 풀립니까?　　　　　　　　　　　　(　　점)
질문 16. 복부를 누르면 탄력이 있고 두껍게 느껴집니까?　(　　점)
질문 17. 배꼽은 깊고 큽니까?　　　　　　　　　　　　　(　　점)
질문 18. 동작은 민첩합니까?　　　　　　　　　　　　　(　　점)
질문 19. 머리에 윤기가 흐릅니까?　　　　　　　　　　　(　　점)
질문 20. 맥박은 정확히 충실하게 뛰고 있습니까?　　　　(　　점)
질문 21. 턱이 튀어나온 각진 얼굴형입니까?　　　　　　(　　점)
질문 22. 쉽게 흥분합니까?　　　　　　　　　　　　　　(　　점)
질문 23. 화를 잘 냅니까?　　　　　　　　　　　　　　　(　　점)
질문 24. 식욕이 왕성합니까?　　　　　　　　　　　　　(　　점)

질문 25. 목이 마를 때 곧바로 수분을 섭취합니까?   (점)
질문 26. 보통때도 땀을 잘 안 흘립니까?   (점)
질문 27. 감기 등의 급성 질환에 걸렸을 때 입 안과
         혀가 건조합니까?   (점)
질문 28. 손톱은 핑크빛이 납니까?   (점)
질문 29. 피부가 아주 매끄럽고 좋아 윤기가 있습니까?   (점)
질문 30. 병에 잘 안 걸리고 걸려도 곧 낫습니까?   (점)

■ 당신의 증證의 판정법

이상의 30문항의 합계점을 내세요. 그 점수에 따라서 다음처럼 판정이 됩니다.

  101점 이상 …… 실증
  51~100점 사이 …… 허실간증
  50점 이하 …… 허증

이제 당신이 어떤 증證의 사람인지 아셨습니까? 이것을 가지고 자신의 체질에 맞는 한방 처방을 하는 겁니다.

■ 처방 조견표를 보는 방법

- 처방 조견표의 처방명 난에 음영이 처리된 것은 잘 사용되는 처방으로서 색이 진한 것은 사용되는 빈도가 높은 것을 나타내는 것입니다.
- 조견표 가운데 표기된 기호는 각 증상에 따른 다음을 표시한 것입니다.

 ● …… 나타나는 빈도가 높고 처방을 선택하는 데 결정적인 증상
 ○ …… 일반적으로 잘 나타나기 쉬운 증상
 △ …… 사람에 따라서 나타나거나 나타나지 않는 증상
 × …… 이 증상이 있을 때에는 이 처방은 사용하지 않는다.

만성간염

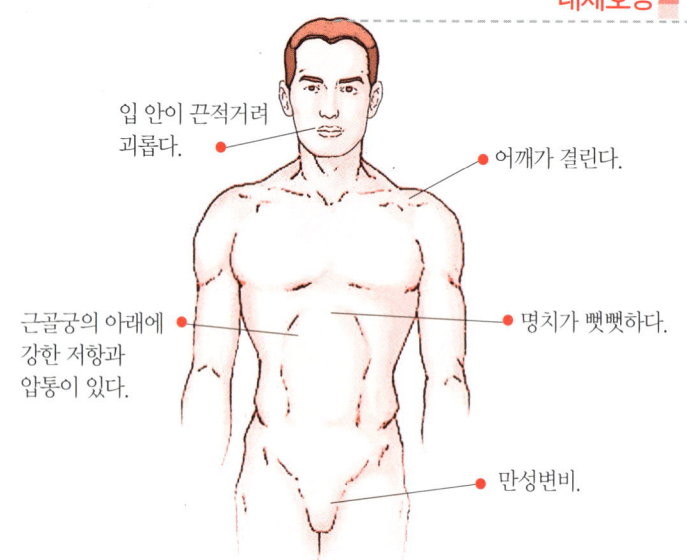

대채호탕

체격이 딱 벌어졌다

- 입 안이 끈적거려 괴롭다.
- 어깨가 결린다.
- 근골궁의 아래에 강한 저항과 압통이 있다.
- 명치가 뻣뻣하다.
- 만성변비.

소채호탕

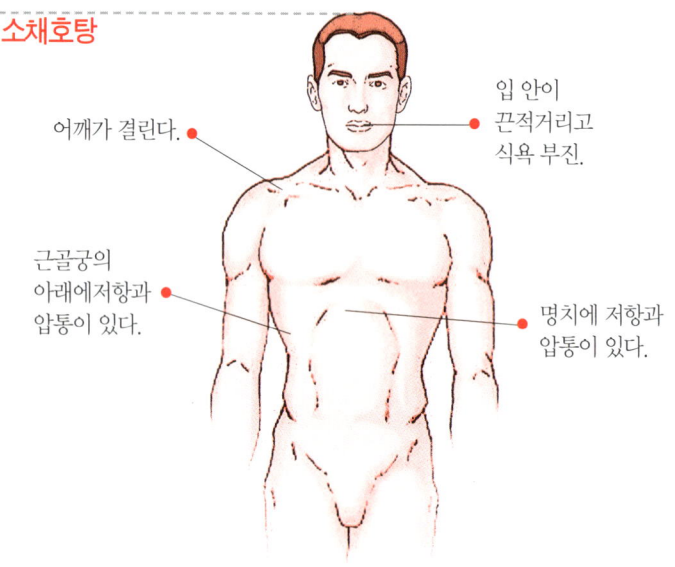

- 어깨가 결린다.
- 입 안이 끈적거리고 식욕 부진.
- 근골궁의 아래에 저항과 압통이 있다.
- 명치에 저항과 압통이 있다.

채호계지탕

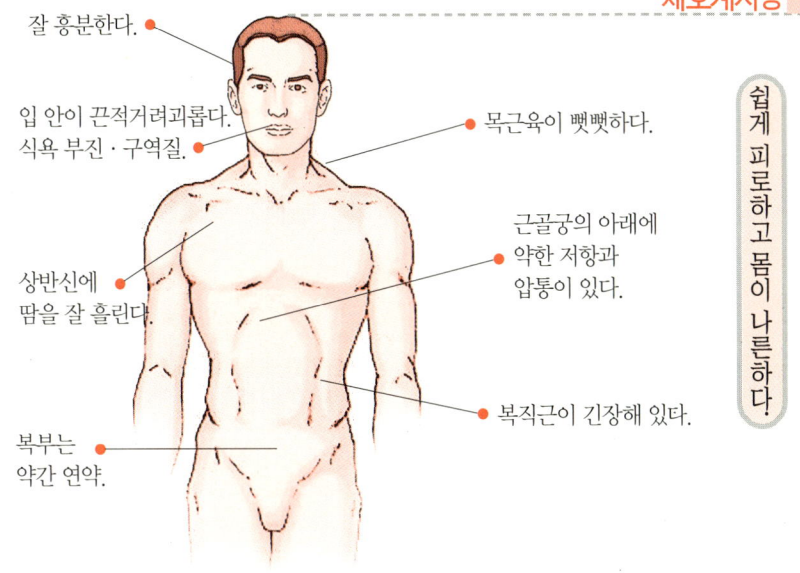

- 잘 흥분한다.
- 입 안이 끈적거려괴롭다. 식욕 부진·구역질.
- 목근육이 뻣뻣하다.
- 근골궁의 아래에 약한 저항과 압통이 있다.
- 상반신에 땀을 잘 흘린다.
- 복직근이 긴장해 있다.
- 복부는 약간 연약.

쉽게 피로하고 몸이 나른하다.

채호계지건강탕

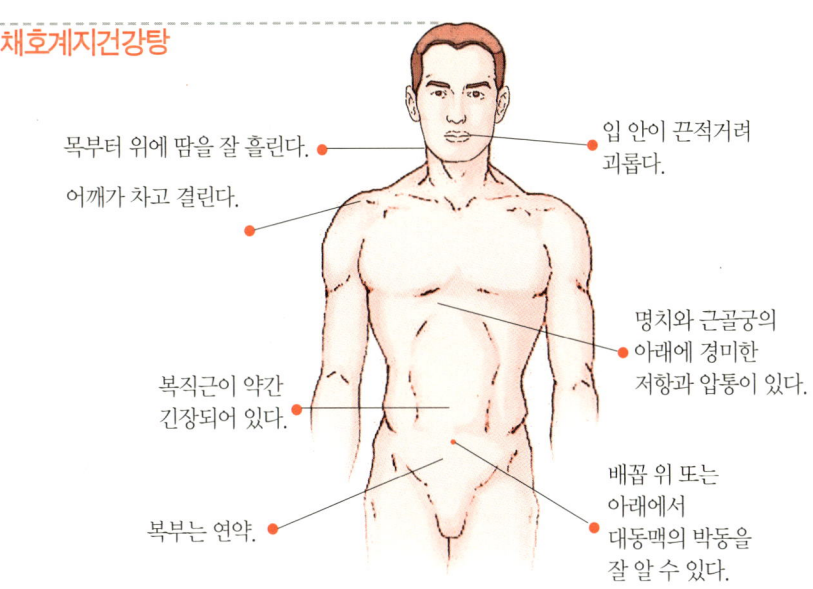

- 목부터 위에 땀을 잘 흘린다.
- 어깨가 차고 결린다.
- 입 안이 끈적거려 괴롭다.
- 명치와 근골궁의 아래에 경미한 저항과 압통이 있다.
- 복직근이 약간 긴장되어 있다.
- 복부는 연약.
- 배꼽 위 또는 아래에서 대동맥의 박동을 잘 알 수 있다.

만성간염(慢性肝炎)에 잘 이용되는 처방 조견표

처방명		대채호탕	소채호탕	인진고탕	인진오령산	채호계지탕	사역산	채호계지건강탕	보중익기탕	십전대보탕	인삼탕	평간유기산	건강인삼반하환료
허 실		실 증				허실간증			허 증				
자각증상	만성변비	●		●									
	설사가 잦다						○		●		●		
	오줌량이 적다			●	●		○	△	○				
	식욕 부진	△	△			○		○	●	○	●	●	●
	불면증 경향이 있다			△				○	○	△		○	
	땀을 잘 흘린다			○	○			○					
	상반신에 땀을 잘 흘린다					●			●				
	목 위쪽에서 땀이 난다							●					
	잘 때 땀을 흘린다							○	○				
	안색이 나쁘다(빈혈기)								●	●	●		
	피부가 건조하다								●				
	황달				△	○							
	쉬 피로하다·나른하다	△	△			○	○	●	●	●	○		

	처방명	대채호탕	소채호탕	인진고탕	인진오령탕	채호계지탕	사역산	채호계지건강탕	보중익기탕	십전대보탕	인삼탕	평간유기산	건강인삼반하환료
	허 실	실 증				허실간증			허 증				
자각증상	잘 흥분한다					●		△					
	어깨가 결린다	●	○			○	●	△					
	기침·가래	△	○			△	○	△	△				
	입·목이 마른다			●	●			○		△	△		
	입 안이 끈적거려 괴롭다	●	●			●	●	●					
	연한 물거품 같은 침이 고인다								●		●		
	구역질·구토	△	△	△			△				○		●
	심장이 울렁거린다				△				●				
	명치가 막힌 듯한 느낌	○	△	●	○	○					○		○
	배가 팽팽하다	△		●		△							
	찬것이 먹고 싶다			●									
	손발이 차다						●				○		
	감정이 불안정							○	○			●	

갱년기 장애 · 혈도증

체격이 딱 벌어졌다

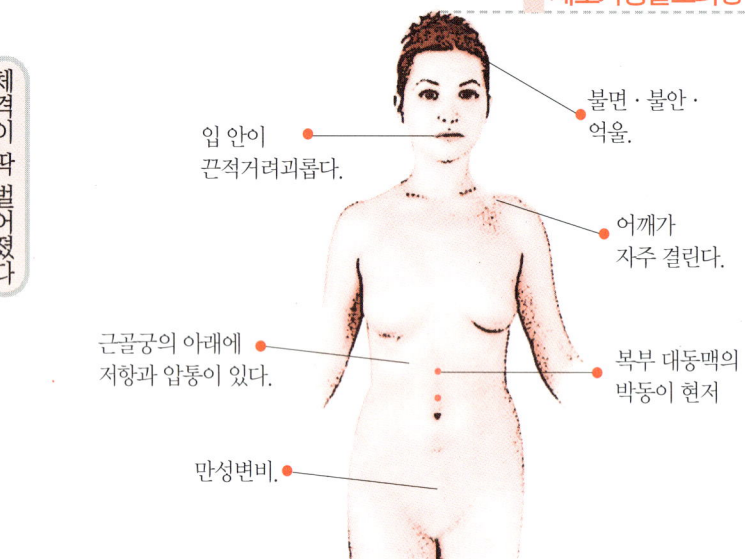

■ 채호가용골모려탕

- 불면 · 불안 · 억울.
- 입 안이 끈적거려괴롭다.
- 어깨가 자주 결린다.
- 근골궁의 아래에 저항과 압통이 있다.
- 복부 대동맥의 박동이 현저
- 만성변비.

■ 계지복령환

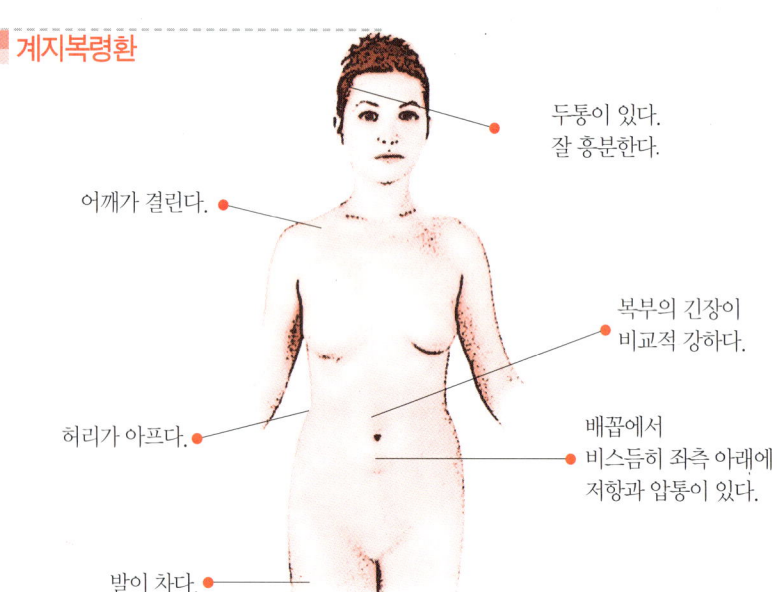

- 두통이 있다. 잘 흥분한다.
- 어깨가 결린다.
- 복부의 긴장이 비교적 강하다.
- 허리가 아프다.
- 배꼽에서 비스듬히 좌측 아래에 저항과 압통이 있다.
- 발이 차다.

가미소요산

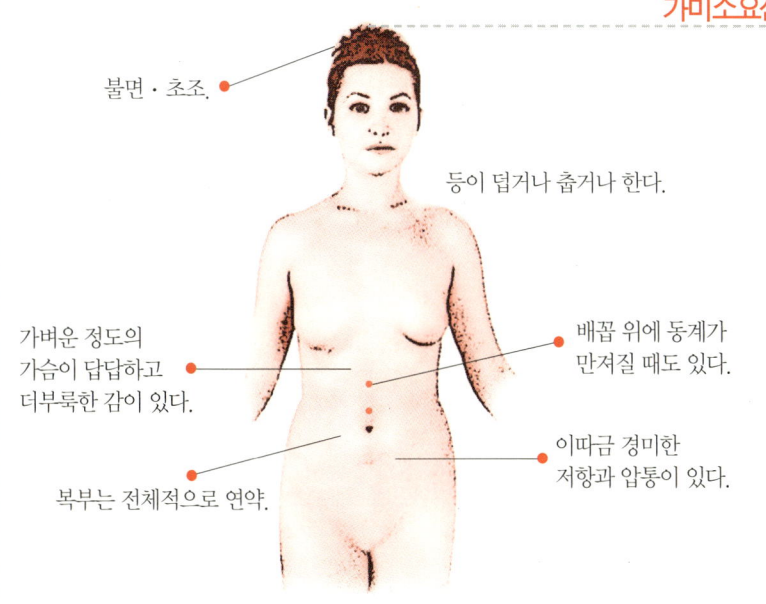

- 불면·초조.
- 등이 덥거나 춥거나 한다.
- 가벼운 정도의 가슴이 답답하고 더부룩한 감이 있다.
- 배꼽 위에 동계가 만져질 때도 있다.
- 복부는 전체적으로 연약.
- 이따금 경미한 저항과 압통이 있다.

계지가용골모려탕

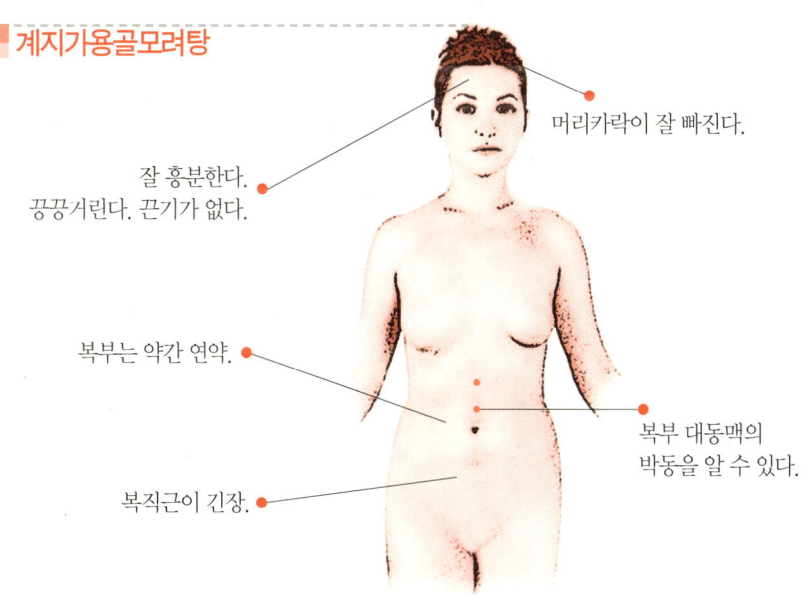

- 잘 흥분한다. 끙끙거린다. 끈기가 없다.
- 머리카락이 잘 빠진다.
- 복부는 약간 연약.
- 복부 대동맥의 박동을 알 수 있다.
- 복직근이 긴장.

각 증상의 자가 진단

갱년기 장애 · 혈도증에 잘 이용되는 처방 조견표

처방명	채호가용골모려탕	도핵승기탕	계지복령환	여신산	삼황사심탕	가미소요산	억간산가진피반하	채호계지탕	감맥대조탕	반하후박탕	계지가용골모려탕	당귀작약산
	허실	실		증		허실간증			허	증		
자각증상 - 만성변비	●	●		○	●	△						
자각증상 - 식욕 부진						○		○	△	△		
자각증상 - 불면 경향	●				●	○			○	○	○	
자각증상 - 꿈을 자주 꾼다	●					○				△	○	
자각증상 - 두통이 있다		○	△	○	△	○		△				△
자각증상 - 땀을 잘 흘린다	○	△						●		○		
자각증상 - 안색이 나쁘다												●
자각증상 - 얼굴이 붉다		●			○							
자각증상 - 쉽게 피로하다	○		△			○		○	△	○	○	△
자각증상 - 잘 흥분한다		●	○	●	○	●		●			●	
자각증상 - 머리가 무겁다				△	○	△				△	○	○
자각증상 - 현기증				△	●		△		△			○
자각증상 - 어깨가 결린다	○	○	●		△	○	○	○			○	○

처방명	채호가용골모려탕	도핵승기탕	계지복령환	여신산	삼황사심탕	가미소요산	억간산가진피반하	채호계지탕	감맥대조탕	반하후박탕	계지가용골모려탕	당귀작약산
허 실	실 증					허실간증				허 증		
목에 뭔가 걸린 듯한 느낌	○					△				●	○	
입 안이 끈적거려 괴롭다	●							●				
구역질·구토							△		○			
심장이 울렁거린다	●	△	△	○		○				△	●	○
명치가 막힌 듯한 느낌			○		●	△		○				
복통이 있다			○					△				○
허리가 아프다			○									△
허리와 손발이 차다		●	△			△				△	○	●
등이 더웠다가 추웠다가 한다	△					●						
월경이상		●	●	○		●						●
초조	●		△	○	●	●	●		●		●	
기분이 가라앉는다						●				○	○	
사소한 일에 걱정을 한다	●					●		●	●	●		

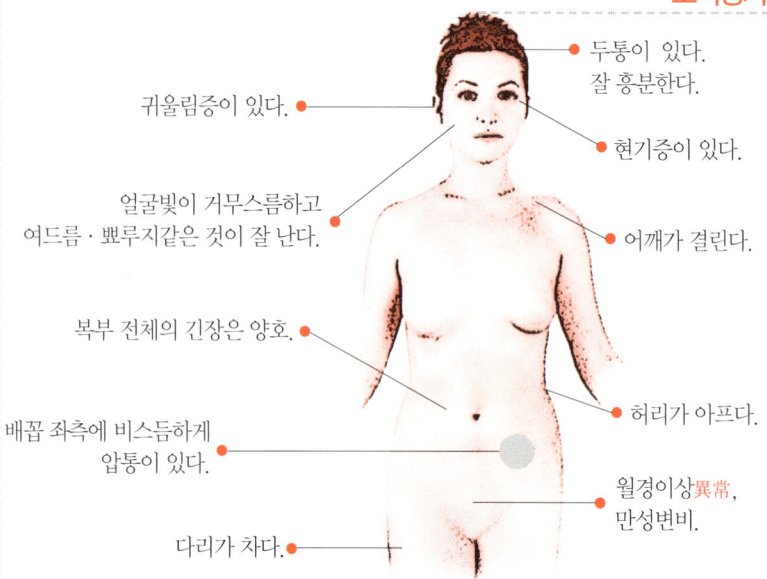

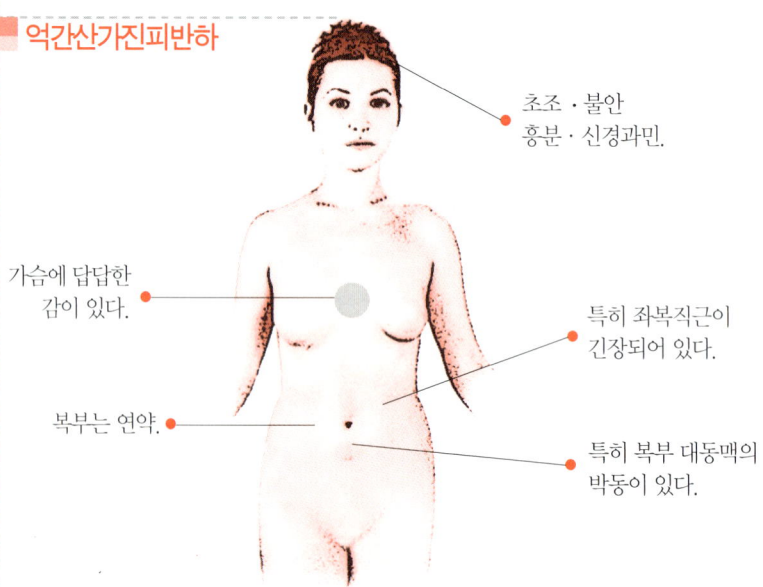

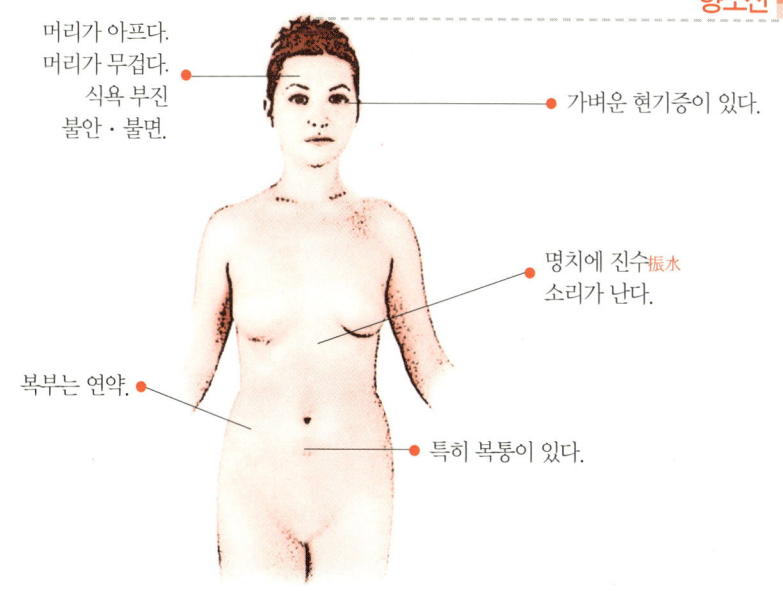

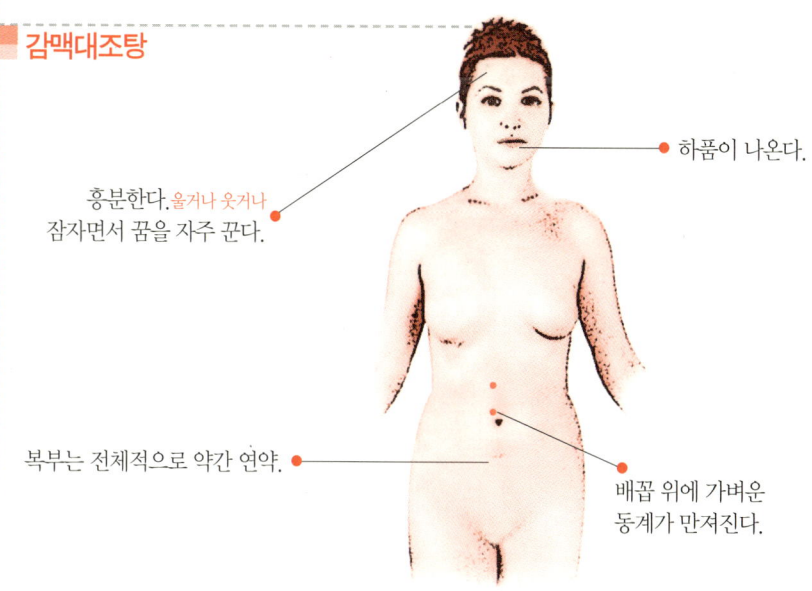

자율신경 실조증(自律神經失調症)에 잘 이용되는 처방 조건표

처방명	채호가용골모려탕	여신산	도핵승기탕	가미소요산	억간산가진피반하	향소산	절충음	채호계지탕	감맥대조탕	계지가용골모려탕	반하후박탕	가미귀비탕
허실	실증			허실간증					허증			
자각증상												
만성변비	●	○	●	△								
식욕 부진				○		●		○	△		○	○
불면 경향	●			○					○	○	△	●
꿈을 자주 꾼다	●			○						○		●
두통·머리가 무겁다		○	○	○		○		△		○	△	
땀을 잘 흘린다	○		△					●		○		△
안색이 나쁘다												●
쉽게 피로하다	○			○				○	△	○	○	●
쉽게 흥분한다		●	●	●				●		●		
현기증		●			△		○	△				
어깨가 결린다		○		○	○	○		○		○		
목에 뭔가 걸린 듯한 느낌	○				△					○	●	
입 안이 끈적거려 괴로움	●							●				

처방명	채호가용골모려탕	여신산	도핵승기탕	가미소요산	억간산가진피반하	향소산	절충음	채호계지탕	감맥대조탕	계지가용골모려탕	반하후박탕	가미귀비탕
	허 실	실 증		허 실 간 증					허 증			
구역질·구토					△		△			○		
위장이 약하다						●						△
심장이 울렁거린다	●	○	△	○						●	△	○
명치가 꽉 막힌 듯한 느낌				△		●		○				
손발이 차다			●	△			○			○	△	
등이 더웠다가 추웠다가 한다	△			●								
월경이상		○		●	●		●					
초조·불안	●	○		●	●				●	●	△	●
기분이 가라앉는다				●			●		●	○	○	
사소한 일에 걱정이 됨	●			●	●				●	●	●	●
이유도 없이 울고 화난다						○			●	●		
불안감이 있다		○							●	●		
끈기가 없다				△								●

각 증상의 자가 진단

기관지천식

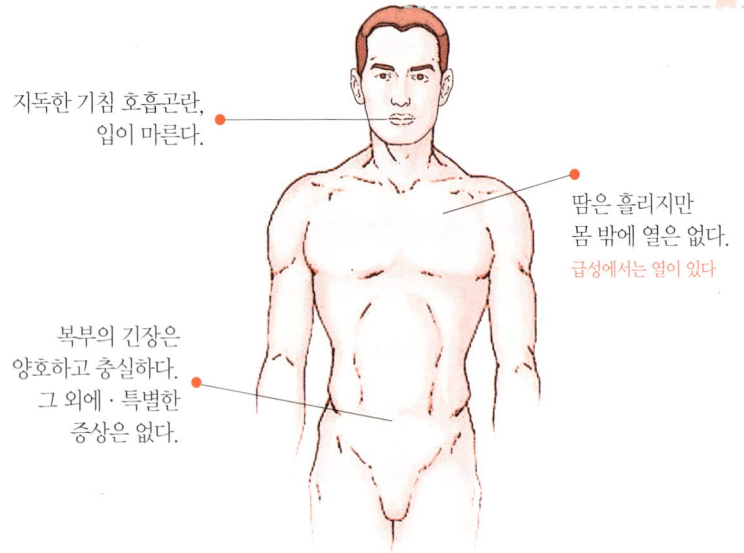

마행감석탕

- 지독한 기침 호흡곤란, 입이 마른다.
- 땀은 흘리지만 몸 밖에 열은 없다.
  급성에서는 열이 있다
- 복부의 긴장은 양호하고 충실하다. 그 외에·특별한 증상은 없다.

채박탕

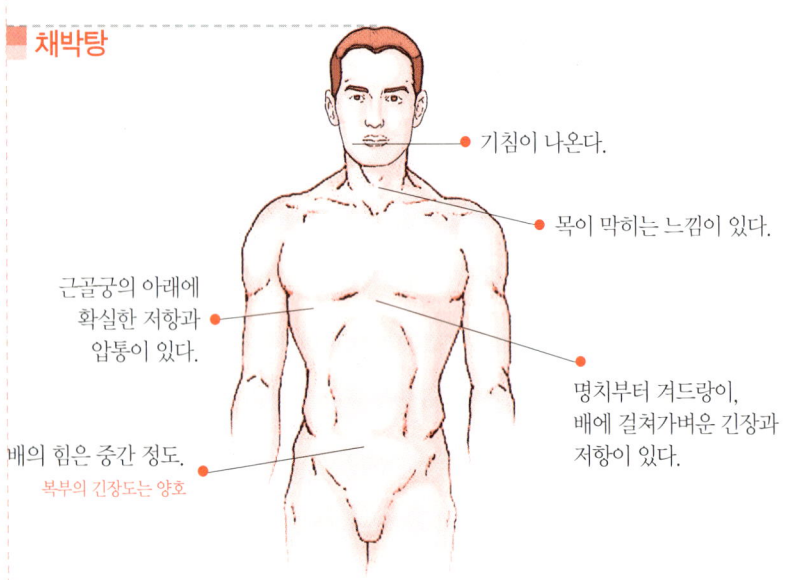

- 기침이 나온다.
- 목이 막히는 느낌이 있다.
- 근골궁의 아래에 확실한 저항과 압통이 있다.
- 명치부터 겨드랑이, 배에 걸쳐가벼운 긴장과 저항이 있다.
- 배의 힘은 중간 정도.
  복부의 긴장도는 양호

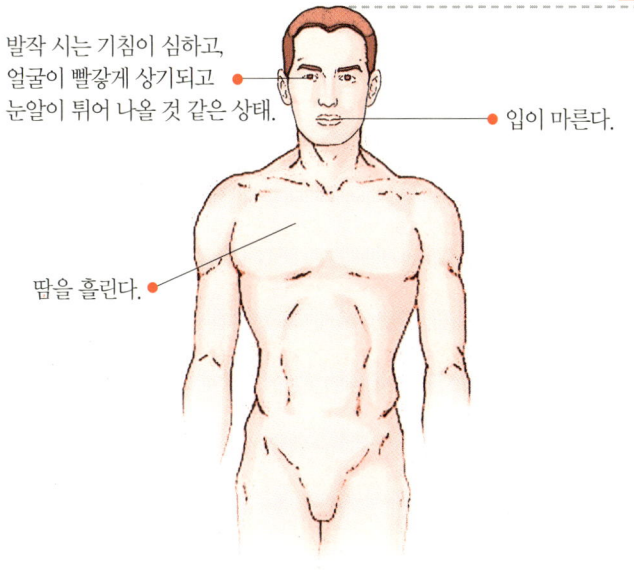

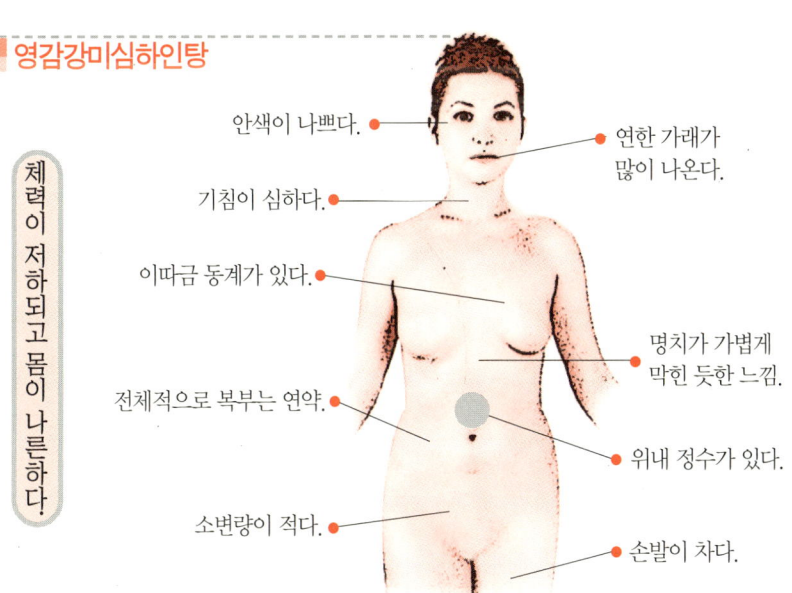

기관지천식(氣管支喘息)에 잘 이용되는 처방 조견표

처방명	마행감석탕	소채호탕	채박탕	신비탕	오호탕	소청용탕	월비가반하탕	감초마황탕	맥문동탕	반하후박탕	영감강미신하인탕	마황부자세신탕
	허 실	실 증				허 실 간 증			허		증	
자각증상												
소변량이 적다						△	○	△		△	○	
두통·머리가 무겁다					△	△				△		●
식욕 부진		△	△							○		
땀을 잘 흘린다	●				●	△	○	△				
안색이 나쁘다											●	●
붓는다	△					△		△		○		
몸이 나른하다		△	○			○					●	●
쉬 피로하다		△	○			○			○			
어깨결림, 목과 등이 뻣뻣하다		○				△						
재채기·콧물·코막힘						●						○
목이 쉰다									△			
목·입이 마른다	●				●			○	△			
입 안이 끈적거려 괴롭다		●	●									

처방명		마행감석탕	소채호탕	채박탕	신비탕	오호탕	소청용탕	월비가반하탕	감초마황탕	맥문동탕	반하후박탕	영감강미신하인탕	마황부자세신탕
허 실		실 증					허실간증			허 증			
자각증상	구역질·구토		△					●					
	심장이 울렁거린다			△		○					△		
	숨이 차다					△						●	
	기분이 가라앉는다		●	○									
	목에 뭔가 걸린 듯한 느낌		●										
	목구멍이 떨떠름하다									●			
	호흡곤란	○	○	○	●	●	○	●	●	●		○	○
	기침이 심하다	●	○	○	●	●			●			●	●
	묽은 가래가 많이 나온다						●					●	●
	짙은 가래가 많이 나온다									●			
	위내 정수						●				△	○	

감기증후군

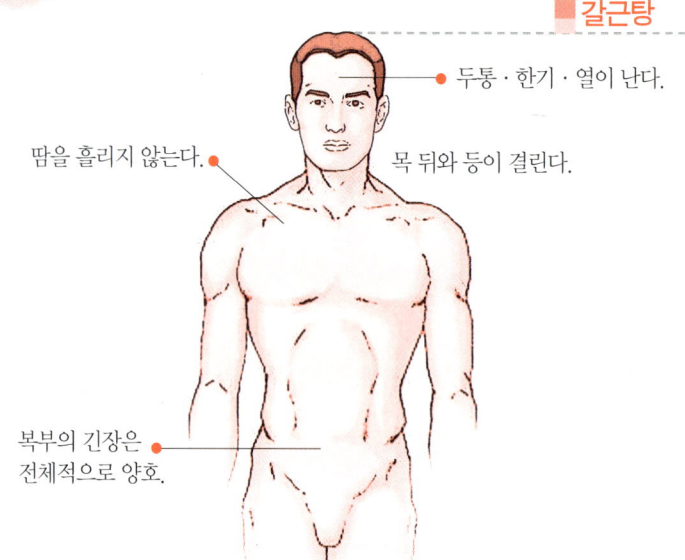

소청용탕

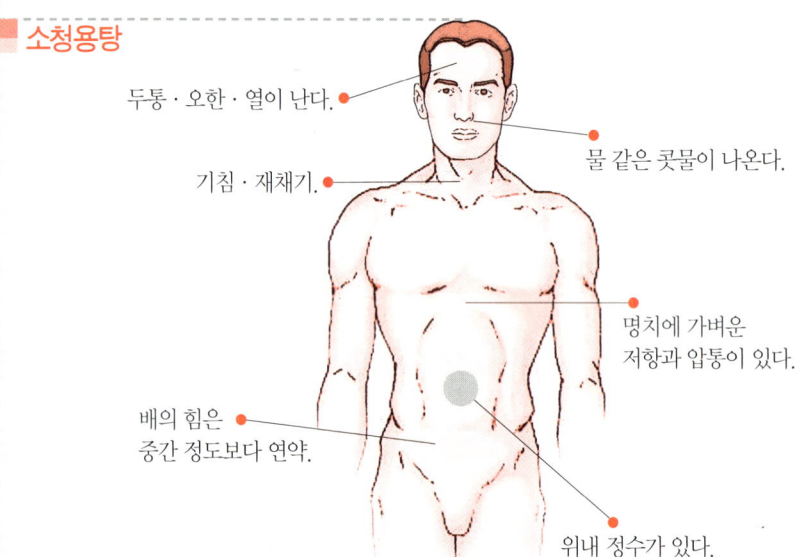

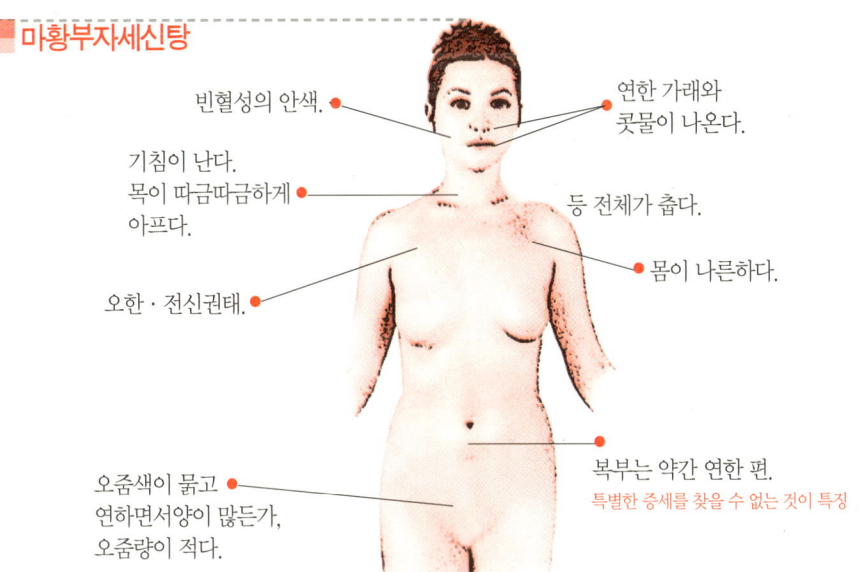

계지탕

- 두통·한기 열이 난다.
- 땀을 흘리는 경향이 있다.
- 복부는 약간 연약
  특별한 증세를 찾을 수 없는 것이 특징.

병후 등에 체력이 저하되고 있다. 보통때부터 몸이 허약하다.

마황부자세신탕

- 빈혈성의 안색.
- 연한 가래와 콧물이 나온다.
- 기침이 난다. 목이 따끔따끔하게 아프다.
- 등 전체가 춥다.
- 몸이 나른하다.
- 오한·전신권태.
- 오줌색이 묽고 연하면서양이 많든가, 오줌량이 적다.
- 복부는 약간 연한 편.
  특별한 증세를 찾을 수 없는 것이 특징

각 증상의 자가 진단

감기증후군에 잘 이용되는 처방 조건표

처방명	마황탕	갈근탕	소채호탕	마행감석탕	백호가인삼탕	계지이마황일탕	계지마황각반탕	계지이월비일탕	승마갈근탕	소청용탕	계지탕	마황부자세신탕
허 실	실 증					허 실 간 증					허 증	
식욕 부진				△								
두통·오한·발열	●	●		○	○	●	●	●	●	●	●	●
땀을 잘 흘린다	×	×		●	●	●	○	○		△	●	
안색이 나쁘다												●
얼굴이 발갛다						○	○					
몸이 나른하다	△	○	△							○	○	○
쉽게 피로하다			△							○		
얼굴이 따끔따끔하다											●	
뼈마디가 아프다	●											
어깨·목·등이 결린다	△	●	○							●		

자각증상

처방명	마황탕	갈근탕	소채호탕	마행감석탕	백호가인삼탕	계지이마황일탕	계지마황각반탕	계지이월비일탕	승마갈근탕	소청용탕	계지탕	마황부자세신탕
허 실	실 증					허실간증					허증	
재채기·콧물·코막힘	○	△								○		○
목이 따끔따끔 아프다						○	●	●				●
기침이 나온다	△	△	○	●		○	○	○		●		●
묽은 가래가 많이 나온다										●		○
입·목이 마른다				●	●							
입 안이 끈적거려 괴롭다			●									
구역질·구토			△							△		
명치가 막힌 듯한 느낌			△		○							
위내 정수										●		
코가 맹맹하다											●	

급성 · 만성위염

계지가작약대황탕

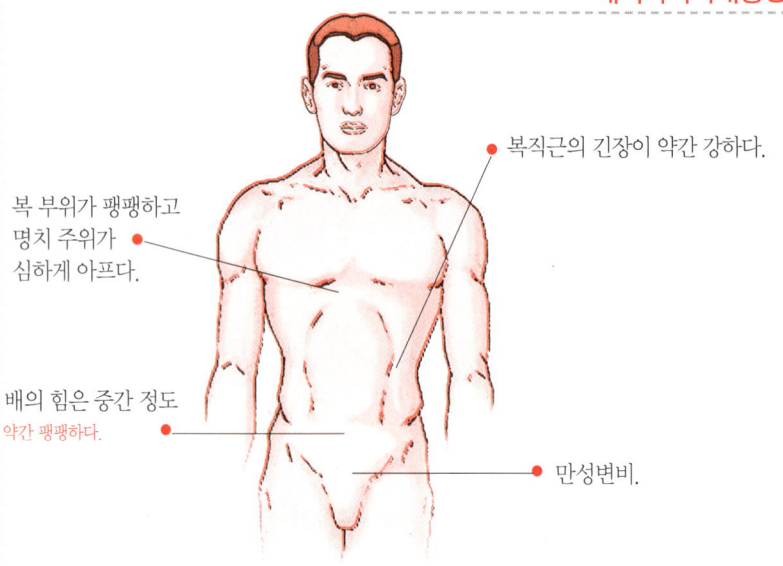

평위산

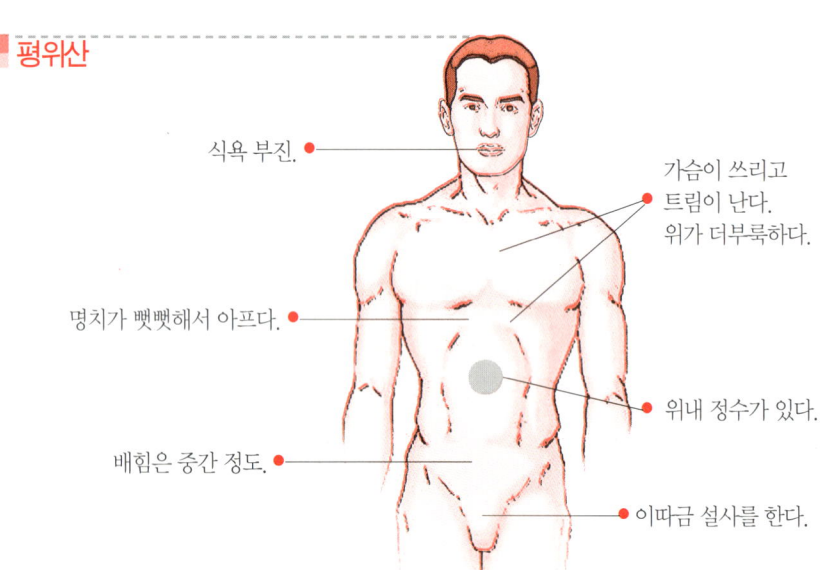

반하사심탕

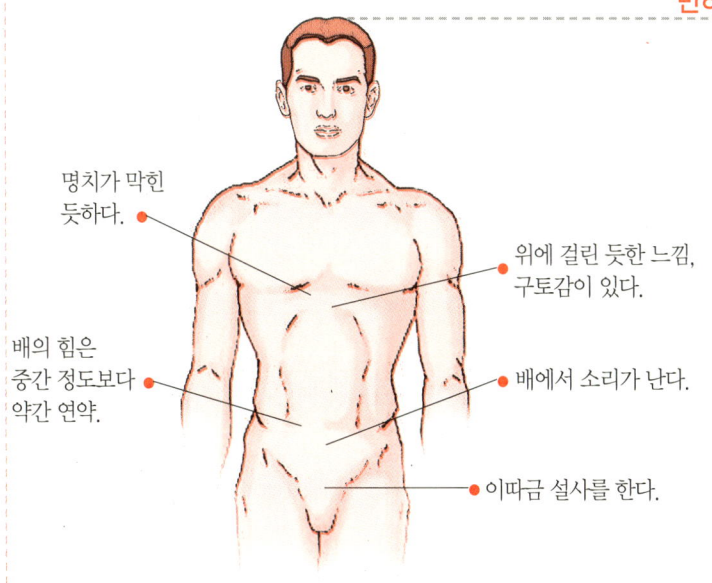

- 명치가 막힌 듯하다.
- 위에 걸린 듯한 느낌, 구토감이 있다.
- 배의 힘은 중간 정도보다 약간 연약.
- 배에서 소리가 난다.
- 이따금 설사를 한다.

안중산

냉증

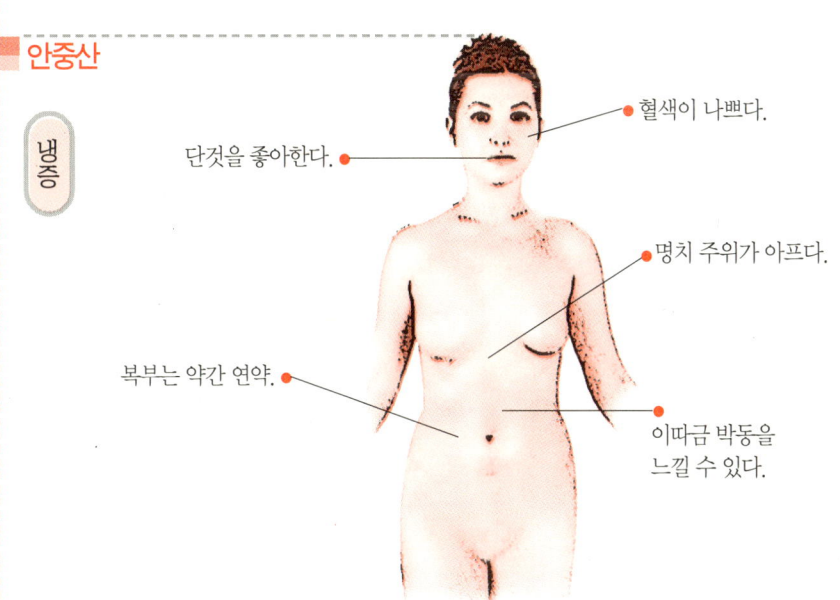

- 혈색이 나쁘다.
- 단것을 좋아한다.
- 명치 주위가 아프다.
- 복부는 약간 연약.
- 이따금 박동을 느낄 수 있다.

급성(急性)·만성위염(慢性胃炎)에 잘 이용되는 처방 조견표

처방명	계지가작약대황탕	평위산	반하사심탕	생강사심탕	감초사심탕	안중산	육군자탕	반하백출천마탕	인삼탕	소건중탕	사군자탕	계지가작약탕
허 / 실	실증	간증				허 증						
만성변비	●									△		△
설사가 잦다		△	○	○					●	△	△	△
설사가 심하다					●							
오줌량이 적다												
식욕 부진		●	●	○	●	●	●	●	●	○	●	
식사 후에 졸린다								●			○	
불면증의 경향이 있다					●							
두통이 있다							○					
현기증							△					
안색이 나쁘다						△	○	○	●	●	●	
입·목이 마른다									△	○		
연한 침이 고인다									●			

처방명	계지가작약대황탕	평위산	반하사심탕	생강사심탕	감초사심탕	안중산	육군자탕	반하백출천마탕	인삼탕	소건중탕	사군자탕	계지가작약탕
허 실	실증	간증				허				증		
자각증상												
구역질 · 구토			●	△	△		△	△	○			
가슴이 쓰리고 트림 · 속이 트릿하다		●	○	●	△	○	△		○			
심장이 울렁거린다							●		●			
명치가 막힌 듯한 느낌		●	●	●		○	●	●	○			
명치가 아프다	○	○	○			●			○			○
복통이 있다	○			○	△		○			●		
위가 아프다	●	○	○	○		●	○	○		●	○	●
배가 팽팽해서 괴롭다	●					●					○	●
복명이 있다			●	●	●	△						
위내 정수		△					●	△	△		△	
손발이 차다			△				○	○	○			
감정이 불안정					○		○				○	

알레르기성 피부염

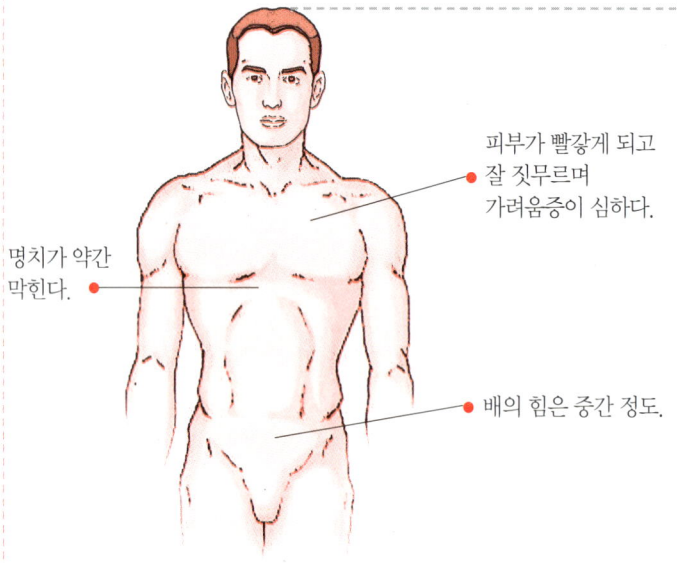

십미패독탕

- 피부가 빨갛게 되고 잘 짓무르며 가려움증이 심하다.
- 명치가 약간 막힌다.
- 배의 힘은 중간 정도.

월비가출부탕

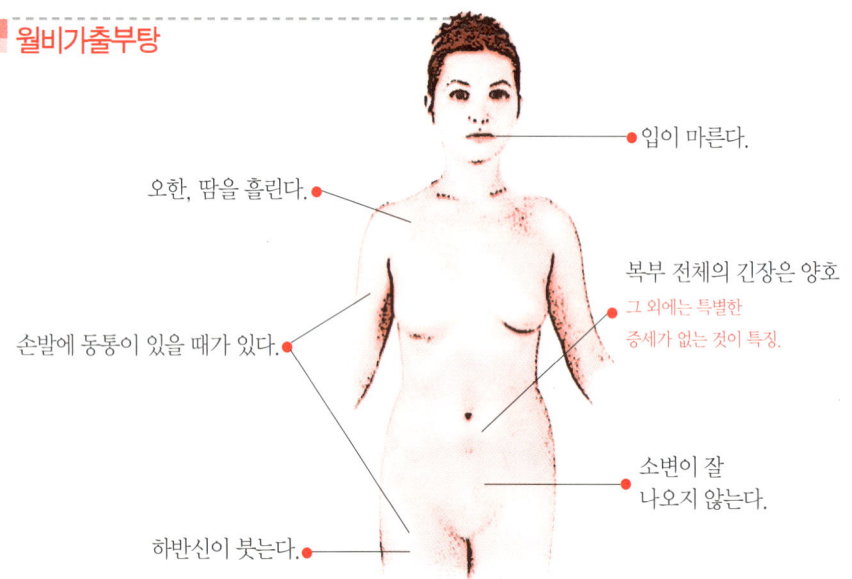

- 입이 마른다.
- 오한, 땀을 흘린다.
- 복부 전체의 긴장은 양호 그 외에는 특별한 증세가 없는 것이 특징.
- 손발에 동통이 있을 때가 있다.
- 소변이 잘 나오지 않는다.
- 하반신이 붓는다.

온청음

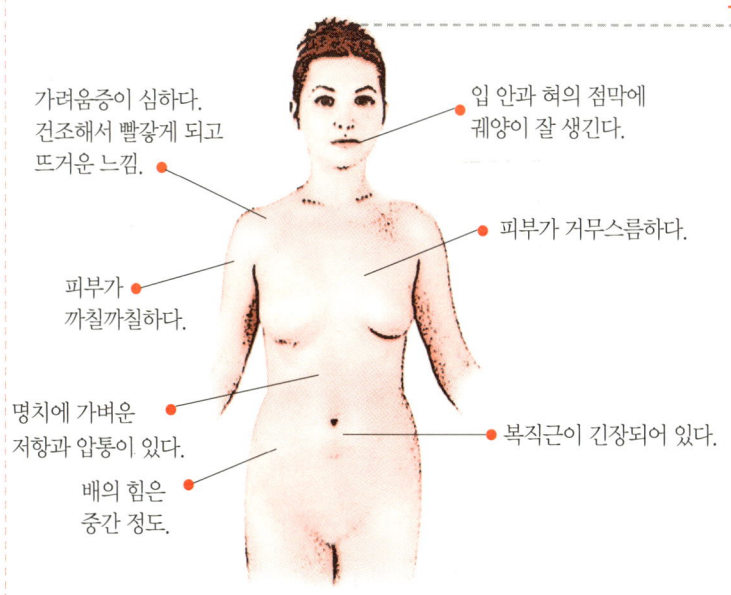

- 가려움증이 심하다. 건조해서 빨갛게 되고 뜨거운 느낌.
- 입 안과 혀의 점막에 궤양이 잘 생긴다.
- 피부가 까칠까칠하다.
- 피부가 거무스름하다.
- 명치에 가벼운 저항과 압통이 있다.
- 복직근이 긴장되어 있다.
- 배의 힘은 중간 정도.

당귀음자

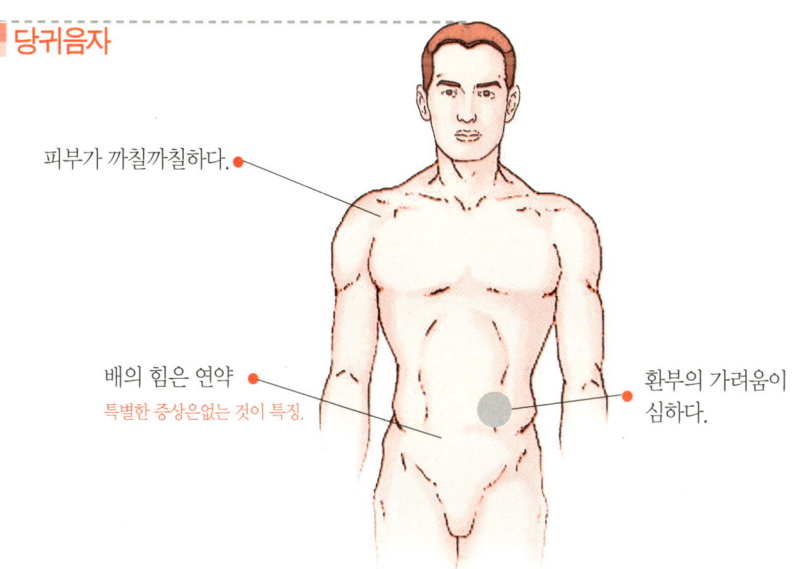

- 피부가 까칠까칠하다.
- 배의 힘은 연약
  특별한 증상은 없는 것이 특징.
- 환부의 가려움이 심하다.

■ 알레르기성 피부염에 잘 이용되는 처방 조견표

처방명	갈근탕	십미패독탕	소풍산	치두창일방	월비가출탕	월비가출부탕	온청음	형개연교탕	승마갈근탕	황련해독탕	당귀음자	계지가황기탕
	허 실	실 증			허 실 간 증						허 증	
자각증상 만성변비				●								
소변 나오는 것이 좋지 않다					●	○						○
불면증의 경향이 있다									○	○		
두통이 있다	●					○			●	○		
땀을 잘 흘린다	×				○	○						●
발바닥에 땀이 난다								●				
쉽게 피로하다							○					○
피부가 거칠다		△				○	●				△	
얼굴이 거무스름하다							●					
피부가 푸르스름하다							●					
출혈기가 있다							○			○		
빈혈기가 있다							○					
입·목이 마른다			○		○	○						

처방명	갈근탕	십미패독탕	소풍산	치두창일방	월비가출탕	월비가출부탕	온청음	형개연교탕	승마갈근탕	황련해독탕	당귀음자	계지가황기탕
	허 실	실 증			허 실 간 증						허 증	
잘 흥분한다							○			○		○
손발이 차다						○					△	
월경이상							○					
초조·불안							○			●		
명치가 막힌 듯한 느낌							●			●		
잘 짓무른다		●	○	○				●				●
가려움증이 심하다		●	●	○			○	○		△	●	
환부에 통증이 있다		○	○	○								
수포가 있다		○	○		△			△				
진물이 많다		△	●	○	△	△	△					●
여름이 되면 잘 악화된다		●										
발진이 있다									●	△		
습진이 잘 생긴다												

각 증상의 자가진단

냉증

도핵승기탕

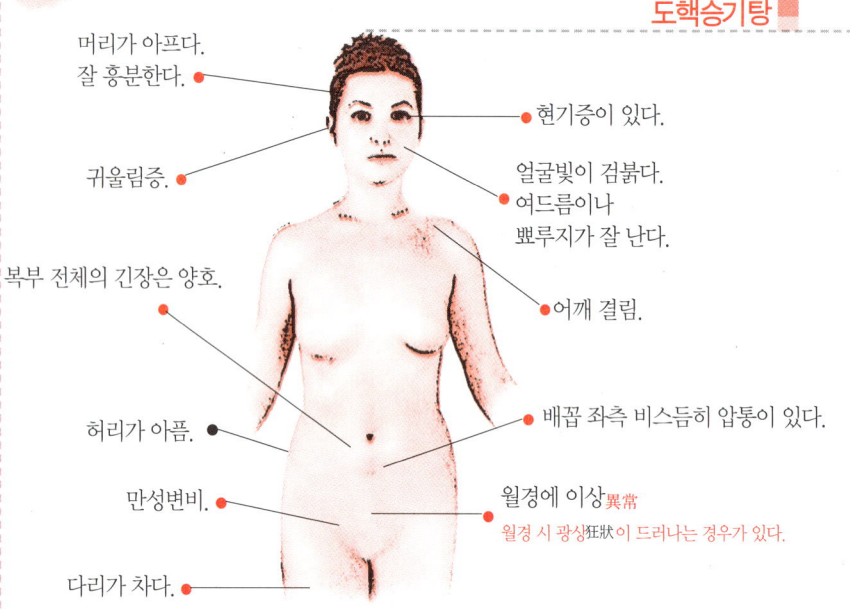

- 머리가 아프다. 잘 흥분한다.
- 귀울림증.
- 복부 전체의 긴장은 양호.
- 허리가 아픔.
- 만성변비.
- 다리가 차다.
- 현기증이 있다.
- 얼굴빛이 검붉다. 여드름이나 뾰루지가 잘 난다.
- 어깨 결림.
- 배꼽 좌측 비스듬히 압통이 있다.
- 월경에 이상異常
- 월경 시 광상狂狀이 드러나는 경우가 있다.

영강출감탕

전신에 권태감이 있다

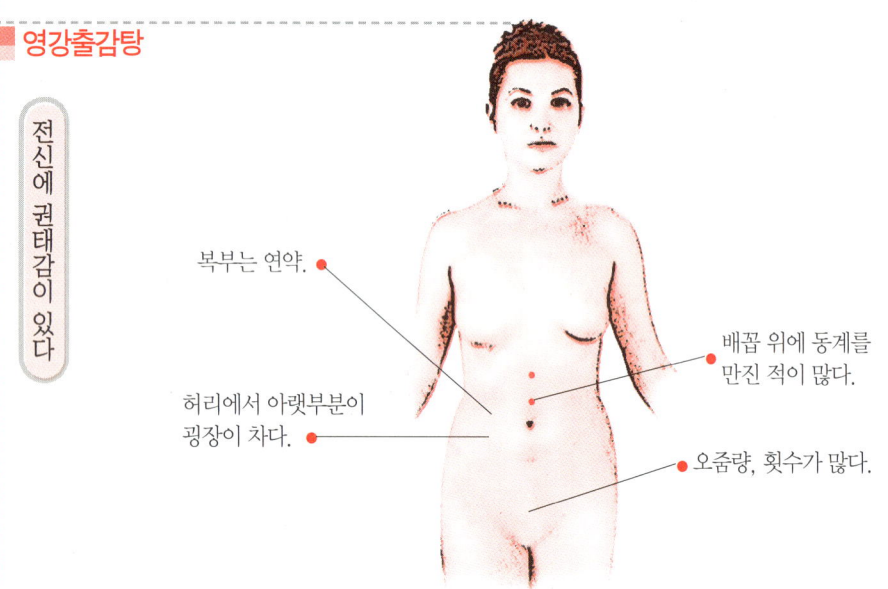

- 복부는 연약.
- 허리에서 아랫부분이 굉장이 차다.
- 배꼽 위에 동계를 만진 적이 많다.
- 오줌량, 횟수가 많다.

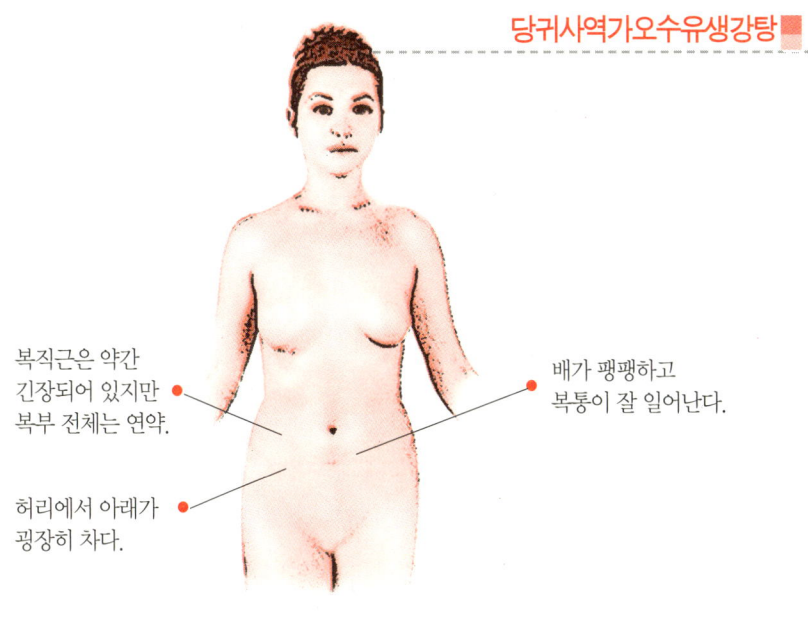

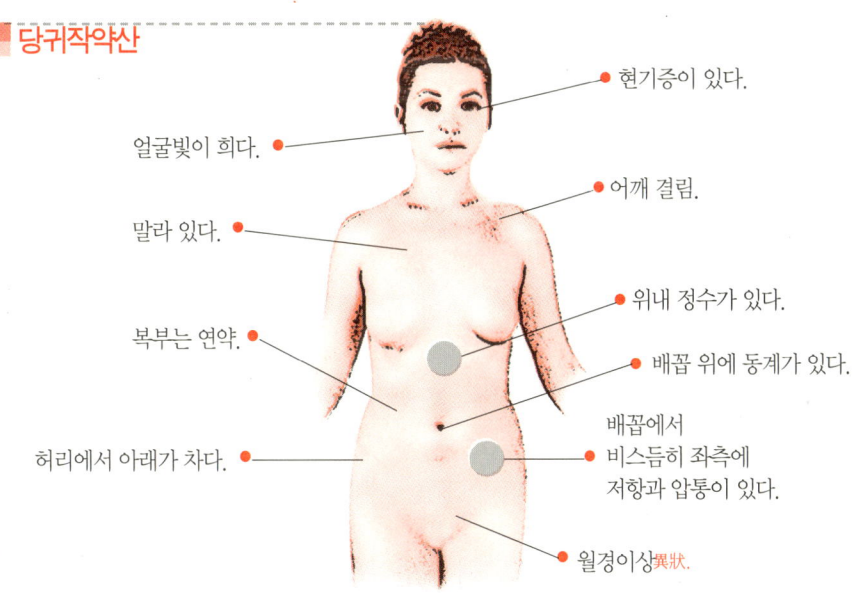

냉증(冷症)에 잘 이용되는 처방 조견표

처방명		도핵승기탕	계지복령환	가미소요산	영강출감탕	오적산	반하백출천마탕	당귀서역가오수유생강탕	당귀작약산	오수유탕	온경탕	진무탕	사역탕
허 실		실증	간증			허 증							
자각증상	만성변비	●		△									
	설사가 잦다											●	●
	식욕 부진			○		○	●	○		●		△	○
	불면증의 경향이 있다							△					
	두통·머리가 무겁다	○	△	○		○	○		○	●		○	
	추위를 심하게 탄다					○							●
	안색이 나쁘다					●	○		●	●		○	
	쉽게 피곤하다											●	
	잘 흥분한다	●	○	○		○	○		△				
	현기증			△	●		△		○			●	
	어깨가 결린다	○	●	○					○				
	귀 울림증	○	△						△				
	입·목이 마른다			△								○	

처방명	도핵승기탕	계지복령환	가미소요산	영강출감탕	오적산	반하백출천마탕	당귀서역가오수유생강탕	당귀작약산	오수유탕	온경탕	진무탕	사역탕
허실	실증	실증	간증	간증	간증	허증	허증	허증	허증	허증	허증	허증
구역질·구토					○	△						
심장이 울렁거림	△	△	○			●		○		○		
명치가 막힌 듯한 느낌				△		●			○			
복통이 있다		○			○	△	△	○		●	○	
허리가 아프다		○						△				
등이 더웠다가 추웠다가 한다			●									
월경이상	●	●	●					●		●		
초조·불안		△	●				○					
기분이 가라앉는다			●				○					
허리가 차다	△			●	●				○		○	
손발이 차다	●	△	△	○		○	●	●	●		●	●
발이 몹시 차다				△	●		●		○			
위내 정수						△		○	△		△	

알레르기성 비염

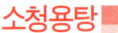

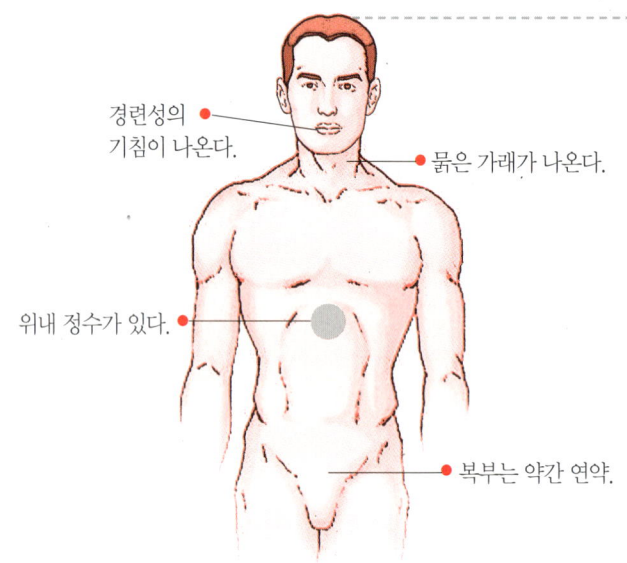

- 경련성의 기침이 나온다.
- 묽은 가래가 나온다.
- 위내 정수가 있다.
- 복부는 약간 연약.

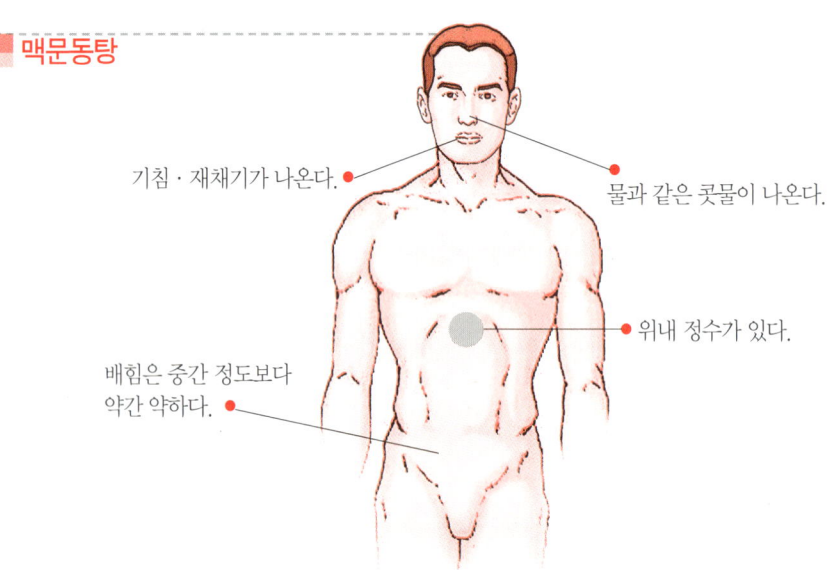

- 기침·재채기가 나온다.
- 물과 같은 콧물이 나온다.
- 위내 정수가 있다.
- 배힘은 중간 정도보다 약간 약하다.

알레르기성 비염에 잘 이용되는 처방 조견표

처방명	갈근탕	마황탕	소채호탕	신이청폐탕	십미패독탕	소청용탕	채호계지탕	형개연교탕	채호계지건강탕	맥문동탕	마황부자세신탕	소건중탕
허실	실	실	실	증			허실간증			허	증	
식욕부진			△				○		○			○
불면증의 경향이 있다				△					○			
두통, 머리가 무겁다	●	●		○		○	△				●	
오한 · 발열	△	●				○					●	
오한과 발열이 교차하여 일어난다				○			○		○			
땀을 잘 흘린다	×	×			△							
잘 때 땀을 흘린다									○			
목 위쪽에 땀이 난다									●			
상반신에 땀이 난다							●					
얼굴색이 나쁘다											●	●
잘 짓무른다						●		●				
몸이 나른하다	△	△	△								●	●
쉽게 피로하다				△			○		●	○		●

처방명	갈근탕	마황탕	소채호탕	신이청폐탕	십미패독탕	소청용탕	채호계지탕	형개연교탕	채호계지건강탕	맥문동탕	마황부자세신탕	소건중탕
	허실	실 증				허실간증			허 증			
자각증상												
쉽게 흥분한다							●		△	○		
어깨가 결린다								○	△			
목과 등이 결린다	●	△	○	○		△			△			
재채기·콧물·코막힘	●	○	○	●	○	●	○	●	○	●	●	○
목구멍이 떨떠름하다										●		
기침이 나온다		△	○			△	△		△	●	△	
묽은 가래가 많이 나온다						△			△	○		
짙은 가래가 많이 나온다										●		
입·목이 마른다									○	○		○
입 안이 끈적거려 괴롭다		●					●		●			
명치가 막힌 듯한 느낌			△		△		○					
위내 정수						●						

위·십이지장궤양

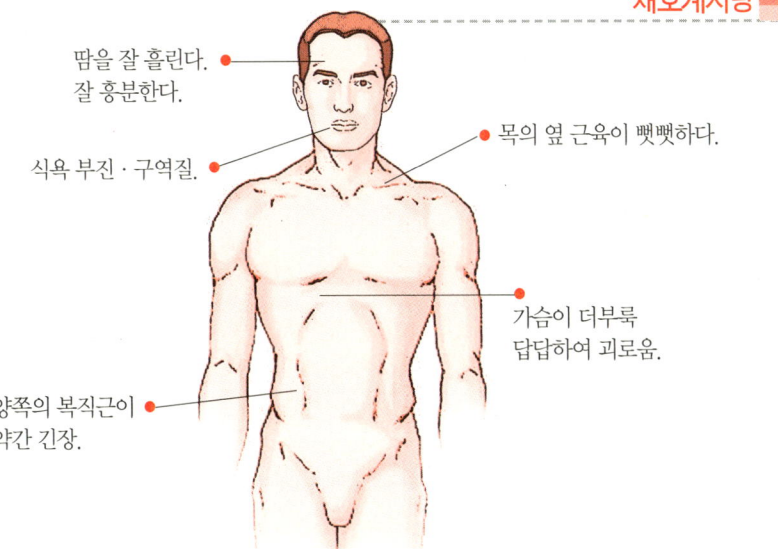

채호계지탕

- 땀을 잘 흘린다. 잘 흥분한다.
- 식욕 부진·구역질.
- 목의 옆 근육이 뻣뻣하다.
- 가슴이 더부룩 답답하여 괴로움.
- 양쪽의 복직근이 약간 긴장.

소건중탕

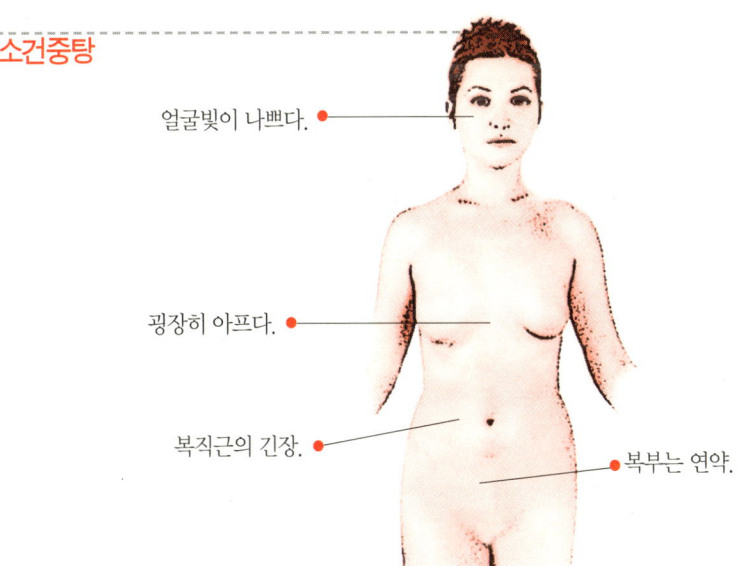

- 얼굴빛이 나쁘다.
- 굉장히 아프다.
- 복직근의 긴장.
- 복부는 연약.

위·십이지장궤양胃·十二指腸潰瘍에 잘 이용되는 처방 조견표

처방명	삼황사심탕	도핵승기탕	채호계지탕	반하사심탕	안중산	복령택사탕	육군자탕	생강사심탕	소건중탕	십전대보탕	사군자탕
허·실	실 증		간증	허 증							
자각증상											
만성변비	●	●									
설사가 잦다				●				●		△	△
식욕 부진			O	●	●	O	●	O	O	O	●
불면증 경향이 있다	●							△			
안색이 나쁘다			O		△		O		●	●	●
몸이 나른하고 쉽게 피로하다			O		△		O		●	●	O
잘 흥분한다	O	●	●			△					
어깨가 결림	△	O			△						
증상											
입 안이 끈적거려 괴로움			●								
구역질·구토			△	●	△	●	△	△			O
위에서 신물이 올라온다					●			●			
심장이 울렁거림		△				●			●		
명치가 아프다			△	O	●	●			●		O
명치가 막힌 듯한 느낌	●		O	●	●	●	●	●			O
복통이 있다			△		O		O	△	●	△	
손발이 차다		●		△			O	O			
초조하다	●						O				O

위하수·위무력증

영계출감탕

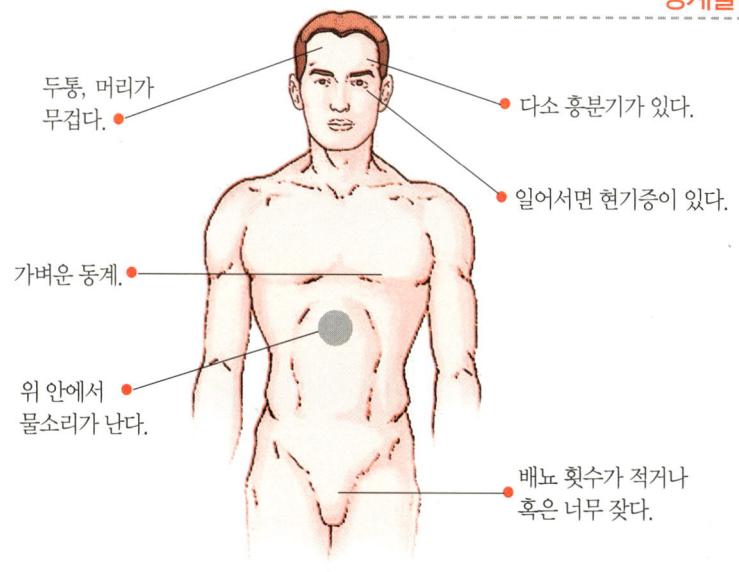

- 두통, 머리가 무겁다.
- 다소 흥분기가 있다.
- 일어서면 현기증이 있다.
- 가벼운 동계.
- 위 안에서 물소리가 난다.
- 배뇨 횟수가 적거나 혹은 너무 잦다.

대건중탕

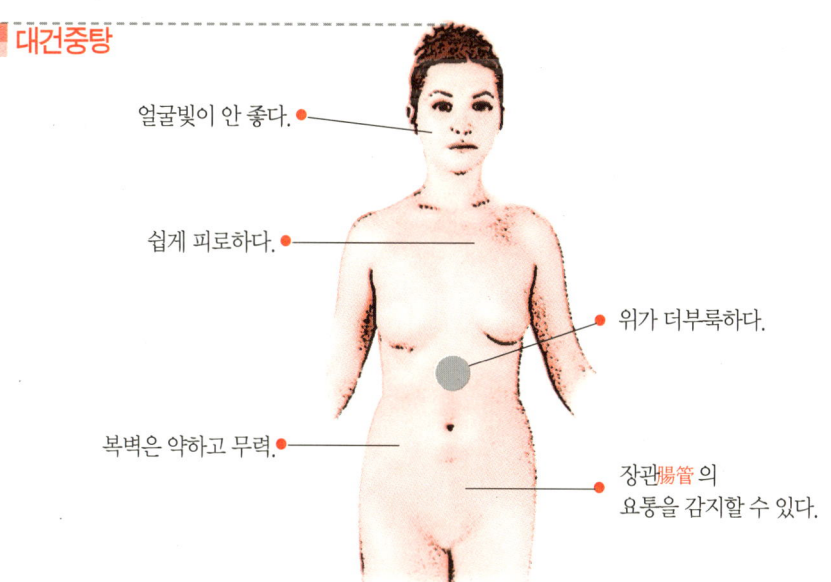

- 얼굴빛이 안 좋다.
- 쉽게 피로하다.
- 위가 더부룩하다.
- 복벽은 약하고 무력.
- 장관腸管의 요통을 감지할 수 있다.

위하수(胃下垂)·위무력증에 잘 이용되는 처방 조견표

처방명	평위산	영계출감탕	육군자탕	복령황사탕	반하백출천마탕	인삼탕	대건중탕	복령산	오수유탕	건강인삼반하환	진무탕
허·실	실	간증	허					증			
자각증상											
설사가 잦다	△					●					●
식욕 부진	●		●	○	●	●		○	●	●	△
두통이 있다		○			○				●		
얼굴빛이 안 좋다			○		●	●			●		○
몸이 나른하고 쉽게 피곤하다			○		○	○	●				●
목이 마른다				●		△					○
구역질·구토			△	○	△	○		●	△	●	
위가 더부룩하다	●				●	○		●			
심장이 울렁거려 두근거림·숨이 참		○			●	●		△			○
명치가 아프다	○				●	○					
명치가 막힌 듯한 느낌	●		●			○	△	●	○	○	
위내 정수	△	●	●		△	△			○	△	△
복통				○		△			○		○
손발이 차다		△	○		○	○	△		●		●
감정이 불안정		○	○				○				
걸을 때 어찔어찔하다					△						●

식욕부진

평위산

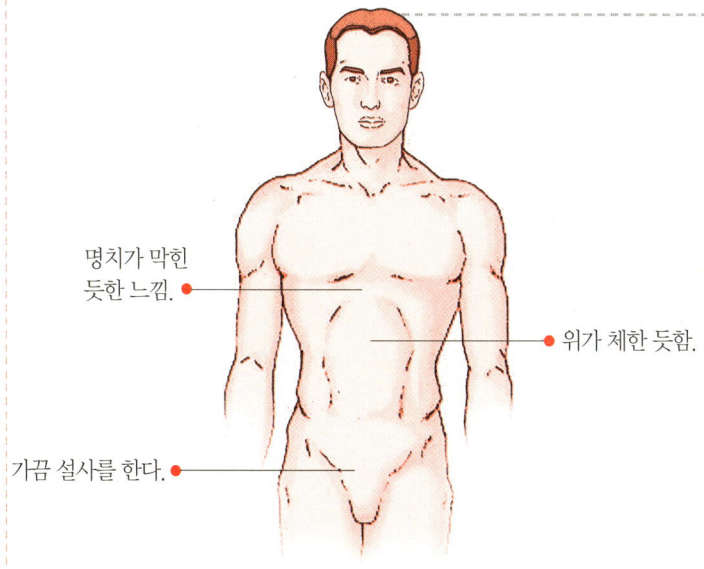

- 명치가 막힌 듯한 느낌.
- 위가 체한 듯함.
- 가끔 설사를 한다.

반하사심탕

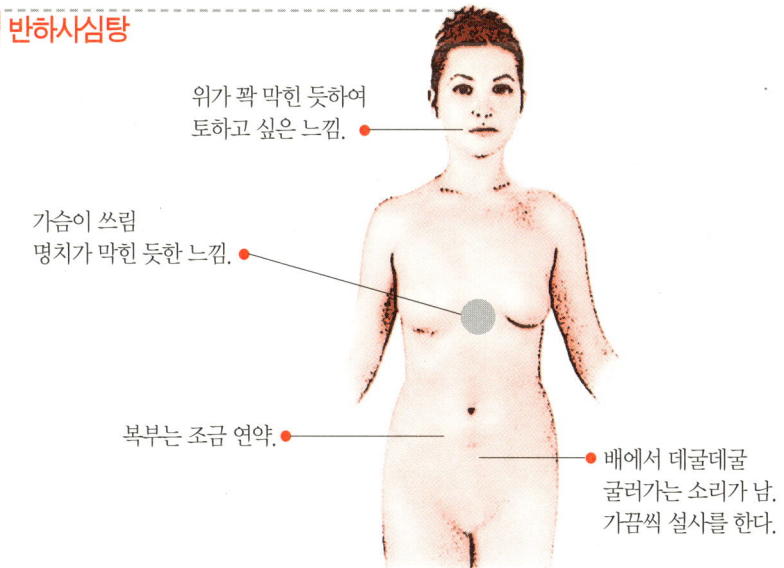

- 위가 꽉 막힌 듯하여 토하고 싶은 느낌.
- 가슴이 쓰림 명치가 막힌 듯한 느낌.
- 복부는 조금 연약.
- 배에서 데굴데굴 굴러가는 소리가 남. 가끔씩 설사를 한다.

각 증상의 자가진단

식욕부진에 잘 이용되는 처방 조견표

처방명		대채호탕	소채호탕	평위산	반하사심탕	생강사심탕	소건중탕	육군자탕	복령음	인삼탕	청서익기탕	억간부비산
허 실		실	증	간증	허					증		
자각증상	배에서 소리가 난다			△	△	●						
	설사가 잦다			△	○	○	△			●	●	
	오줌량이 적다								●			
	가슴이 쓰리다					●		△				●
	땀을 잘 흘린다										●	
	안색이 나쁘다						●	○		●		
	몸이 나른하다		△				●				●	○
	쉽게 피로하다		△				●	○		○	●	
증상	어깨가 결린다	●	○									
	입·목이 마른다						○			△	○	
	입 안이 끈적거려 괴롭다	●	●									
	거품 같은 침이 고인다									●		
	구역질 또는 구토	△	△		●	△		△	●	○		
	위가 체한 듯하다			●		○			○	○		
	명치가 막힌 것 같은 느낌	○	△	●	●	●		●	●	○		
	손발이 차다			△	△		○	○	○	○		

구역질 · 구토

소반하가복령탕

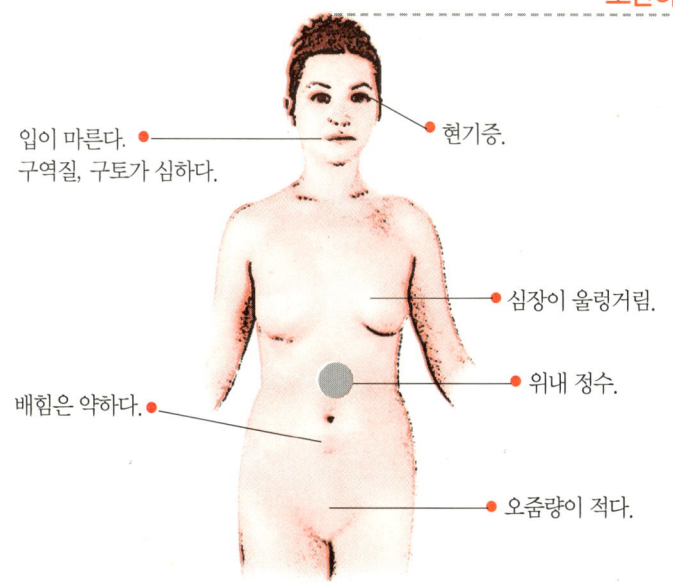

- 입이 마른다.
- 구역질, 구토가 심하다.
- 현기증.
- 심장이 울렁거림.
- 위내 정수.
- 배힘은 약하다.
- 오줌량이 적다.

인삼탕

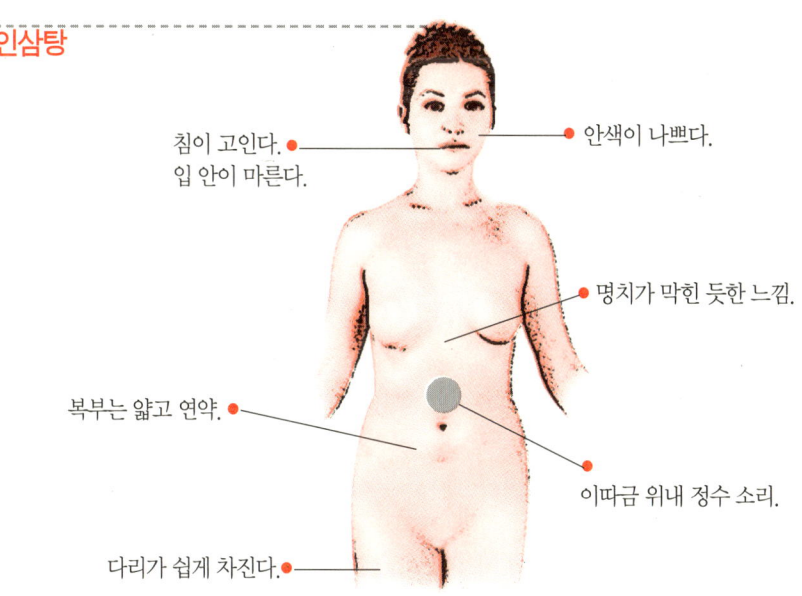

- 침이 고인다.
- 입 안이 마른다.
- 안색이 나쁘다.
- 명치가 막힌 듯한 느낌.
- 복부는 얇고 연약.
- 이따금 위내 정수 소리.
- 다리가 쉽게 차진다.

각 증상의 자가 진단

구역질·구토에 잘 이용되는 처방 조건표

처방명	대채호탕	갈근가반하탕	조위승기탕	갈근황련황금탕	소채호탕	오령산	소반하가복령탕	반하사심탕	오수유탕	인삼탕	건강인삼반하환
	허 실		실 증			간 증		허 증			
자각증상 설사가 잦다			O	△		O		O		●	
오줌량이 적다						●	△				
식욕 부진			O		O	△	△	O	O	●	●
두통이 있다		O		△		O	△		●		
안색이 나쁘다										●	
몸이 나른하고 쉽게 피곤하다					O		△	△		O	
목과 등이 결린다	●	●		●							
현기증이 있다							O				
목이 마른다						●				△	
연한 침이 나온다										●	
상 심장이 울렁거린다						△	O				
명치가 막힌 듯한 느낌	O				△			●		O	O
위가 체한 듯하다										O	
구토가 심하다						●	●			△	●
위내 정수가 있다						△	△			△	
손발이 차다									●	O	

설사·소화불량

갈근황련황금탕

- 이따금 열이 난다.
- 목 뒤가 결린다.
- 위가 더부룩하여 토하고 싶은 느낌
- 한기.
- 설사가 심하다.

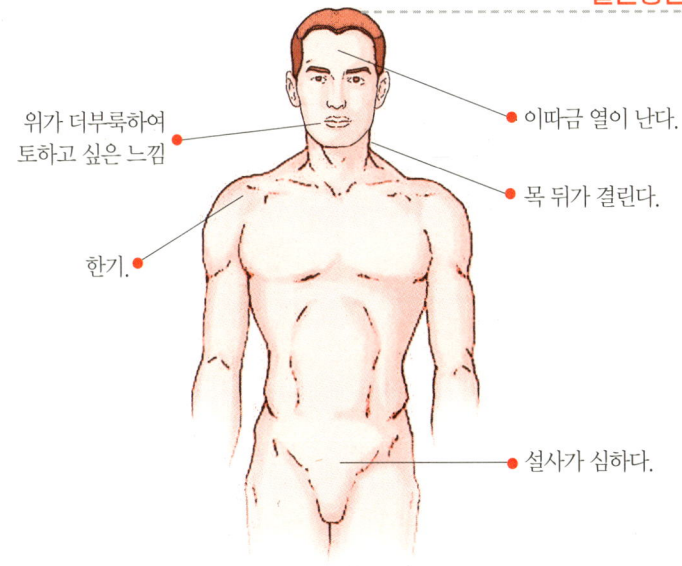

생강사심탕

- 위가 막힌 것 같아 토할 것 같은 느낌.
- 가슴이 쓰림.
- 명치에 가벼운 저항이 있다.
- 복부 약간 연약.
- 배에서 데굴데굴 굴러가는 소리가 남. 설사가 심하다.

각 증상의 자가진단

그림으로 보는 증상별 자가진단 및 처방 조견표 · **635**

■ 설사·소화불량에 잘 이용되는 처방 조견표

처방명	갈근황련황금탕	황금탕	오령산	반하사심탕	생강사심탕	감초사심탕	위풍탕	청서익기탕	계지인삼탕	진무탕	사역탕
허 실	실	증	간증		허			증			
설사가 심하다	●	●					●	○			●
만성적인 설사				△	○		●	○		○	
오줌량이 적다			●								
식욕 부진							○	●	○		
두통이 있다			○					●			
열이 난다	●	●	△					●			
오한이 난다	●	○						●			●
땀을 잘 흘린다	○		●	·				●			
입·목이 마른다			●					○	○		
구역질·구토	○		●	△	△	△		△			
가슴이 쓰리다					●	△					
복통이 있다		○			●	●	○		○		
배에서 소리가 난다				●	●	●	●		○		
명치가 막힌 듯한 느낌	○	○		○				○			
명치에 저항이 있다	○	○	○	○	●	○		●			
손발이 차다				△				○		●	●

과민성 대장 증후군

계지가작약대황탕

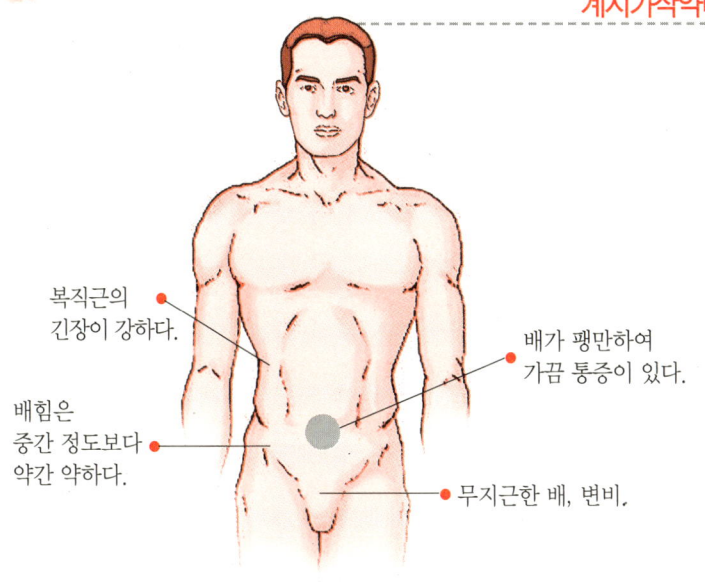

- 복직근의 긴장이 강하다.
- 배힘은 중간 정도보다 약간 약하다.
- 배가 팽만하여 가끔 통증이 있다.
- 무지근한 배, 변비.

진무탕

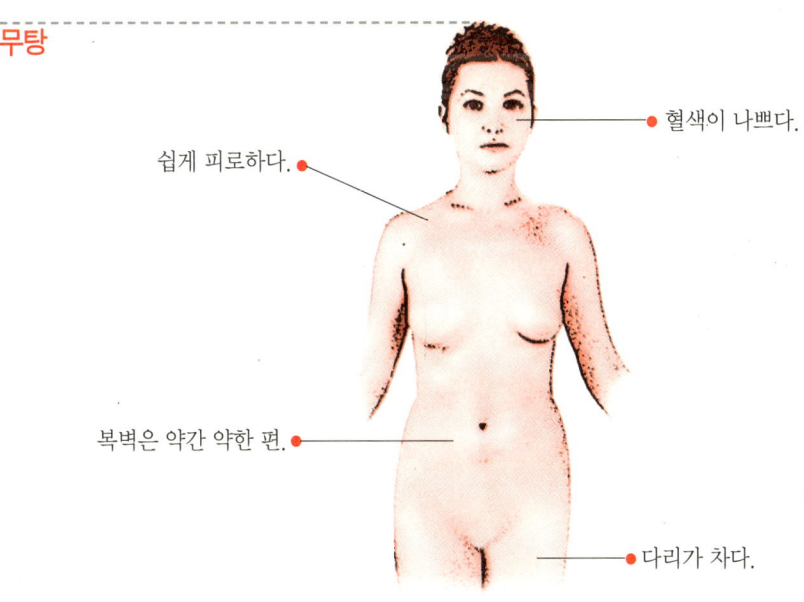

- 쉽게 피로하다.
- 혈색이 나쁘다.
- 복벽은 약간 약한 편.
- 다리가 차다.

각 증상의 자가 진단

과민성 대장 증후군(過敏性大腸症候群)에 잘 이용되는 처방 조견표

처방명	계지가작약대황탕	반하사심탕	안중산	계지가작약탕	계지인삼탕	사군자탕	인삼탕	대건중탕	진무탕	사역탕	위풍탕
허실	실증	허 증									
설사가 잦다		O	O	△	O	△	●	O	●	O	●
심한 설사를 한다								△	△	●	
식욕 부진		●	●		●	●	△	△	O		
오한					O					●	O
안색이 나쁘다			△			●	●	O	O		O
몸이 나른하다			△			O	O	△	●		
쉽게 피로하다			△			O	O	O	●		
연한 침이 고인다					O		●				
구역질·구토		●			O						
언제나 배가 팽팽하다	●			●							
위가 아프다			●					O			
명치가 막힌 듯한 느낌		●	O					O			
명치가 아프다	O	O		O							
복통이 있다	O			O	O			O			O
배에서 소리가 난다		●	△						△	O	
손발이 차다		△			O		O	O	●	●	

자각증상

급성·만성장염

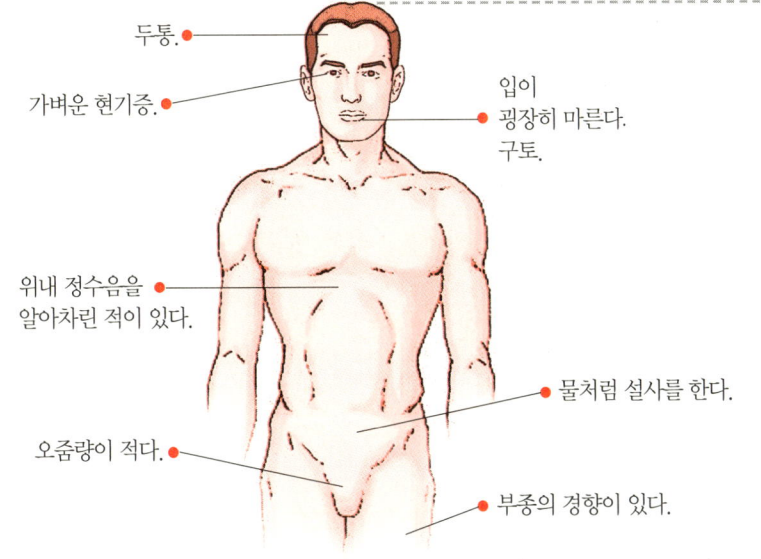

오령산
- 두통.
- 가벼운 현기증.
- 입이 굉장히 마른다.
- 구토.
- 위내 정수음을 알아차린 적이 있다.
- 물처럼 설사를 한다.
- 오줌량이 적다.
- 부종의 경향이 있다.

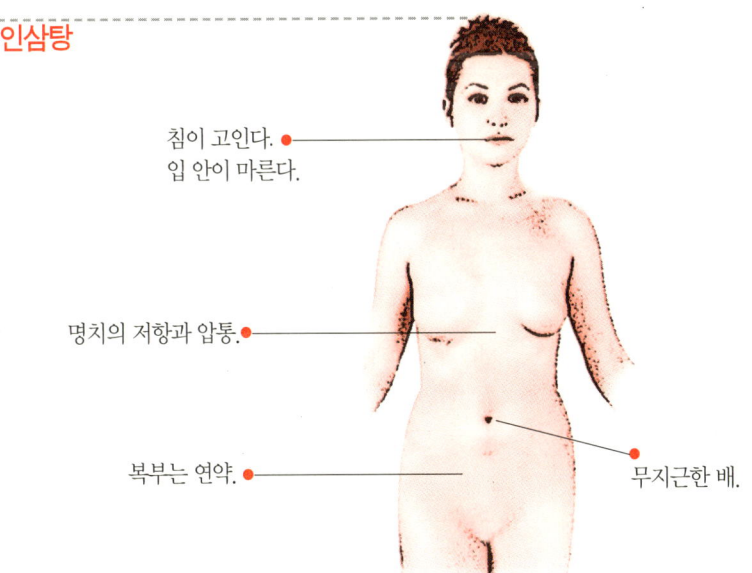

인삼탕
- 침이 고인다.
- 입 안이 마른다.
- 명치의 저항과 압통.
- 복부는 연약.
- 무지근한 배.

급성·만성장염에 잘 이용되는 처방 조견표

	처방명	갈근탕	계지가작약대황탕	오령산	위령탕	반하사심탕	감초사심탕	생강사심탕	인삼탕	계지인삼탕	진무탕	사역탕
	허 실	실증		간증		허			증			
자각증상	잦은 설사		△		●	○	○	○	●	○	●	○
	설사가 심하다						●				△	●
	식욕 부진			△		●	●		●		△	○
	두통이 있다	●		○					○			
	안색이 안 좋다								●		○	
	몸이 나른하다									○	●	
	쉽게 피로하다								○		●	
	명치가 아프다		○			△	△	△				
	현기증이 있다										●	
	목과 어깨·등이 뻣뻣하다	●				△						
상	입·목이 마른다			●	●				△		○	
	구역질 또는 구토			●	●	●	△	△	○	△		
	명치가 막힌 듯한 느낌				●	●		●	○			
	복통이 있다		○		●		△	△			○	
	배에서 소리가 난다					●	●	●			○	
	손발이 차다					△			○	○	●	●

변비

대황감초탕

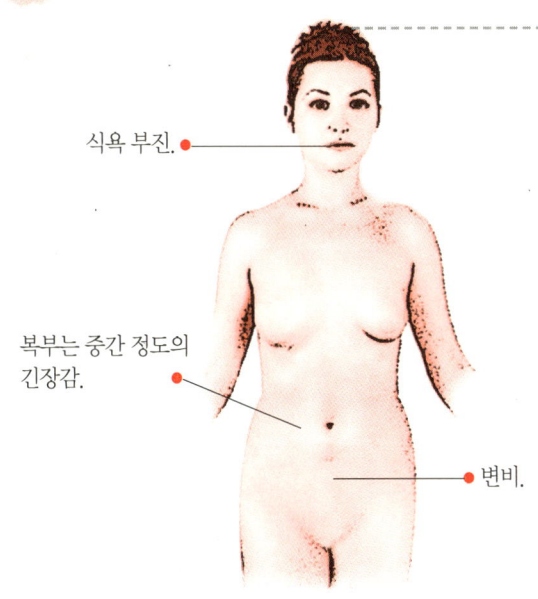

- 식욕 부진.
- 복부는 중간 정도의 긴장감.
- 변비.

윤장탕

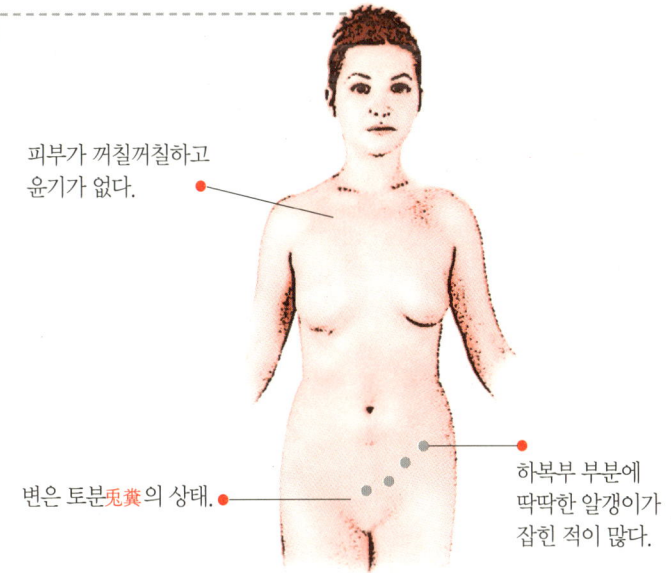

- 피부가 꺼칠꺼칠하고 윤기가 없다.
- 변은 토분兎糞의 상태.
- 하복부 부분에 딱딱한 알갱이가 잡힌 적이 많다.

각 증상의 자가진단

변비에 잘 이용되는 처방 조견표

처방명	삼황사심탕	대채호탕	조위승기탕	대황모단피탕	계지가작약대황탕	대황부자탕	마자인환	가미소요산	대황감초탕	윤장탕	팔미지황환
허실	실 증	실 증	실 증	실 증	허 실 간 증	허 실 간 증	허 실 간 증	허 실 간 증	허 실 간 증	허 증	허 증
자각증상											
변비가 특히 심하다			●								
딱딱하고 통통한 변便							●			●	
빈뇨·다뇨							●				○
배뇨통·진뇨감 등				△							○
밤에 오줌이 마렵다											●
각증											
식욕 부진								○	●	△	
불면 경향	●							○			
피부가 거칠다							●			●	
증상											
쉽게 흥분한다	○							●			
어깨가 결린다	△	●						○			
명치가 막힌 듯한 느낌	●	○						△			
상											
복통이 있다				△	○	●					
배가 팽팽하다			△	○	●						
손발이 차다						●	○	△	'		
월경이상				○				●			
초조·불안	●							●			

담석증 · 담낭염

양기탕

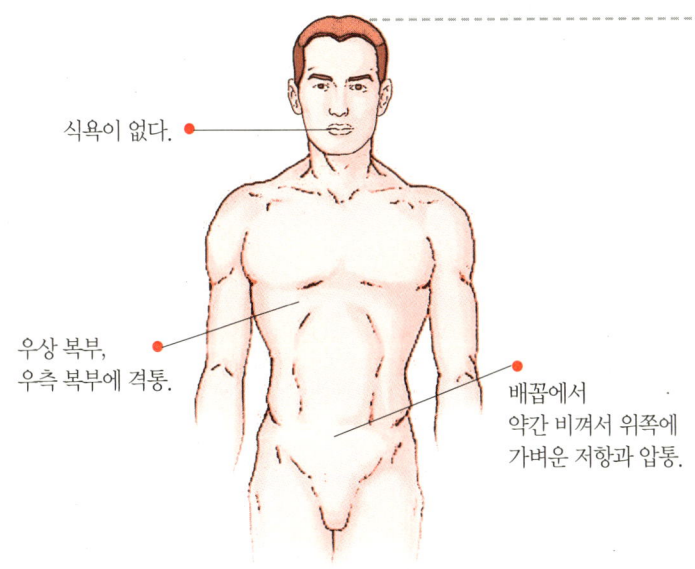

- 식욕이 없다.
- 우상 복부, 우측 복부에 격통.
- 배꼽에서 약간 비껴서 위쪽에 가벼운 저항과 압통.

채호계지건강탕

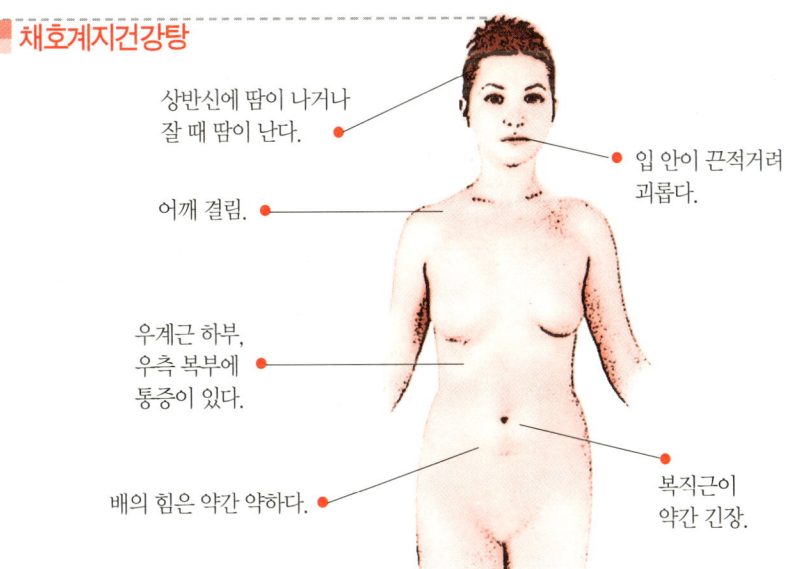

- 상반신에 땀이 나거나 잘 때 땀이 난다.
- 어깨 결림.
- 우계근 하부, 우측 복부에 통증이 있다.
- 배의 힘은 약간 약하다.
- 입 안이 끈적거려 괴롭다.
- 복직근이 약간 긴장.

담석증膽石症 · 담낭염에 잘 이용되는 처방 조견표

처방명	대채호탕	소채호탕	인진고탕	채호계지탕	사역산	양기탕	채호계지건강탕	해노산	인삼탕
허실	실 증			허실간증			허 증		
오줌량이 적다			●		○		○		
식욕 부진		△		○		△	○	○	●
불면의 경향이 있다			△				○	△	
상반신에 땀을 흘린다			○	●			●		
쉽게 피로하다		△		○	○		●	○	○
몸이 나른하다		△			○		●		
쉽게 흥분한다				●		△			
어깨가 결린다	●	○		○	●		△		
기침을 한다	△	○		△	○		△		
입 안이 끈적거려 괴롭다	●	●		●	●		●		●
명치가 막힌 듯한 느낌	○	△	●	○				△	○
근골궁 아래에 저항·압통이 있다	●	●		○	●		○	△	
명치의 주위가 아프다	△			△				○	○
복통이 있다					△	○		●	
좌상복부·옆부분의 극통	△	△		○	△	●	△	●	
손·발이 차다					●			△	○

심장이 울렁거림 · 숨이 참

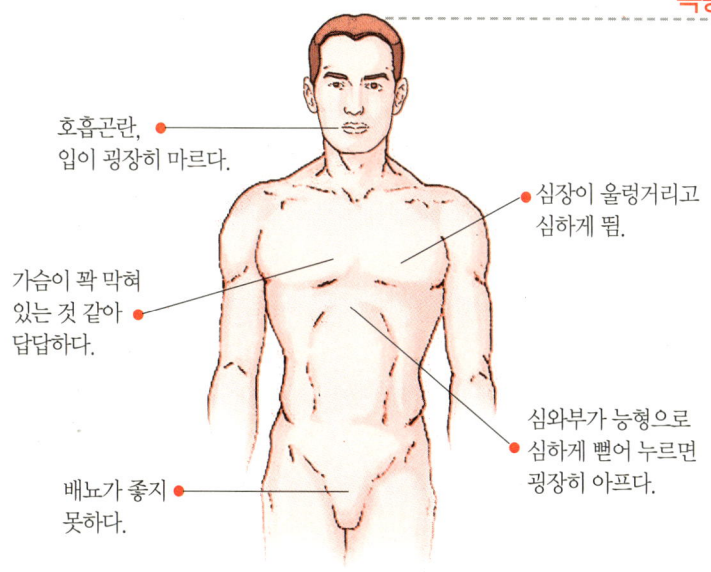

목방기탕

- 호흡곤란, 입이 굉장히 마르다.
- 심장이 울렁거리고 심하게 뜀.
- 가슴이 꽉 막혀 있는 것 같아 답답하다.
- 심와부가 능형으로 심하게 뻗어 누르면 굉장히 아프다.
- 배뇨가 좋지 못하다.

계지가용골모려탕

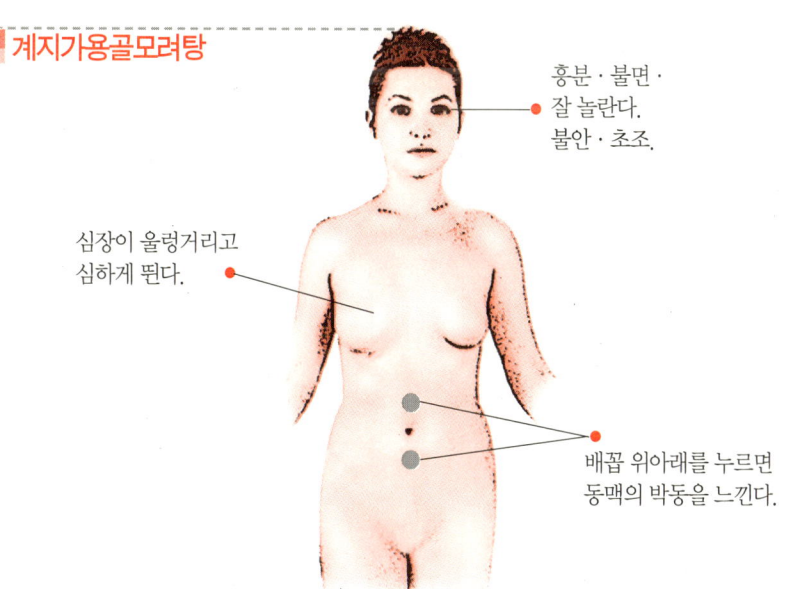

- 흥분 · 불면 · 잘 놀란다. 불안 · 초조.
- 심장이 울렁거리고 심하게 뛴다.
- 배꼽 위아래를 누르면 동맥의 박동을 느낀다.

■ 심장이 울렁거리고 숨이 찰 때 잘 이용되는 처방 조견표

처방명		채호가용골모려탕	목방기탕	대채호탕	소채호탕	계지감초탕	증손목방기탕	감초마황탕	복령행인감초탕	계지가용골모려탕	반하후박탕	복령감초탕
	허 실	실 증				허 실 간 증				허 증		
자각증상	만성변비	●		●								
	배뇨가 안 좋다	●	●				●		○		△	○
	식욕 부진				△						○	
	불면의 경향이 있다	●								○	△	
	꿈을 자주 꾼다	●								○		
	두통·머리가 무겁다									○	△	
	쉽게 피로하다	△			△				○	○	○	
	쉽게 흥분한다						○			●		
	어깨가 결린다	○		●	○					○		
	목이 막힌 듯한 느낌	○								○	●	
	목이 마른다		●				○					
	입 안이 끈적해서 괴로움	●		●	●							
	명치가 막힌 듯한 느낌			○	△				●			
	초조·불안	●								●	○	
	심장이 울렁거리고 빨리 뛴다	●	●			●	●		○	●	○	
	호흡 곤란		●	○	○			●				●

고혈압

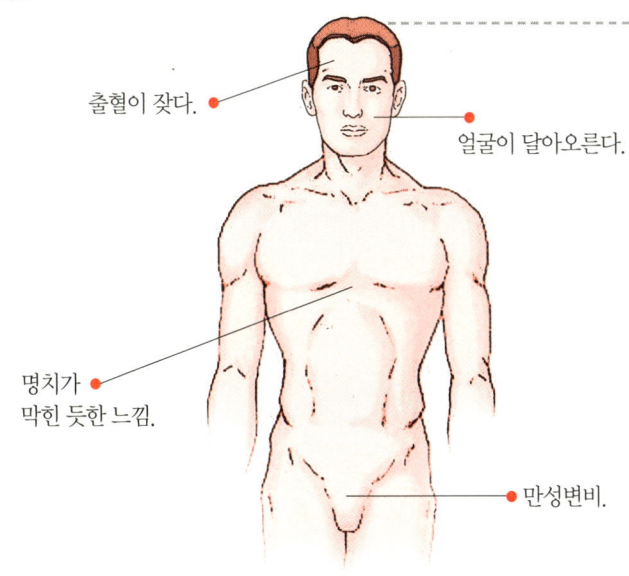

삼황사심탕

- 출혈이 잦다.
- 얼굴이 달아오른다.
- 명치가 막힌 듯한 느낌.
- 만성변비.

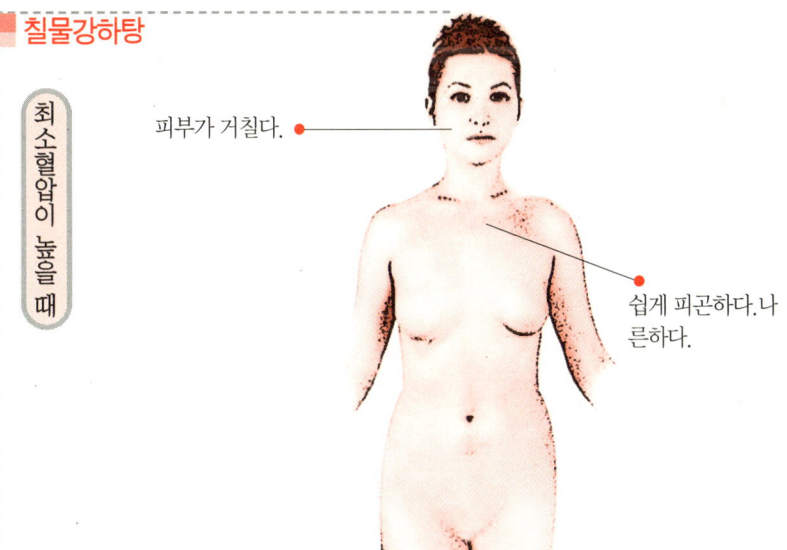

칠물강하탕

최소혈압이 높을 때

- 피부가 거칠다.
- 쉽게 피곤하다. 나른하다.

각 증상의 자가진단

고혈압에 잘 이용되는 처방 조건표

	처방명	삼황사심탕	대채호탕	채호가용골모려탕	방풍통성산	황연해독산	칠물강하탕	조등산	온청음	팔미지황환	진무탕
	허 실	실 증				허 실 간 증				허 증	
자각증상	만성변비	●	●	●	●						
	밤에 오줌이 마렵다							○		●	
	불면증의 경향이 있다	●		●	○	○		●			
	두통이 있다	△			△	○		●			
	피부의 거침					○	●				
	몸이 나른하다					●					●
	쉽게 피로하다			○	○		●		○		
	쉽게 흥분한다	○			○	○			○		
	출혈이 잦다	○				○					
상	어깨가 결린다	△	●	○	○		△	○			
	입 안이 끈적거려 괴롭다		●	●							
	심장이 울렁거린다			●	△	○		△			○
	명치가 막힌 듯한 느낌	●	○			●			○		
	손발이 차다										●
	초조·불안	●		●	○	●		○	○		

저혈압

영계출감탕

- 머리가 무겁다.
- 갑자기 일어섰을 때 현기증이 있다.
- 움직이면 위 근처에 물소리가 난다.
- 심장이 울렁거리고 빨리 뛴다.

진무탕

- 현기증.
- 나른하다. 쉽게 피로하다.
- 설사가 잦다.
- 손발이 차다.

각 증상의 자가 진단

■ 저혈압에 잘 이용되는 처방 조견표

처방명	영계출감탕	반하백출천마탕	당귀작약산	팔미지황환	보중익기탕	진무탕
	허 실	간 증		허	증	
자각증상 설사가 잦다						●
밤에 오줌이 마렵다				●		
식욕 부진		●			○	△
먹고 나면 곧 졸립다		●				
안색이 좋지 않다		○	●		○	○
몸이 나른하다						●
쉽게 피로하다		○	△	○	●	●
머리가 무겁다	○		○			○
현기증		△	○			●
갑자기 일어났을 때 어지러움	●					
앉아 있으면 어질어질하는 현기증						●
동계·숨이 차다	○	●	○		○	○
명치가 꽉 막힌 듯한 느낌		●				
손발이 차다	△	○	●	○		●
월경이상			●			

빈혈

십전대보탕

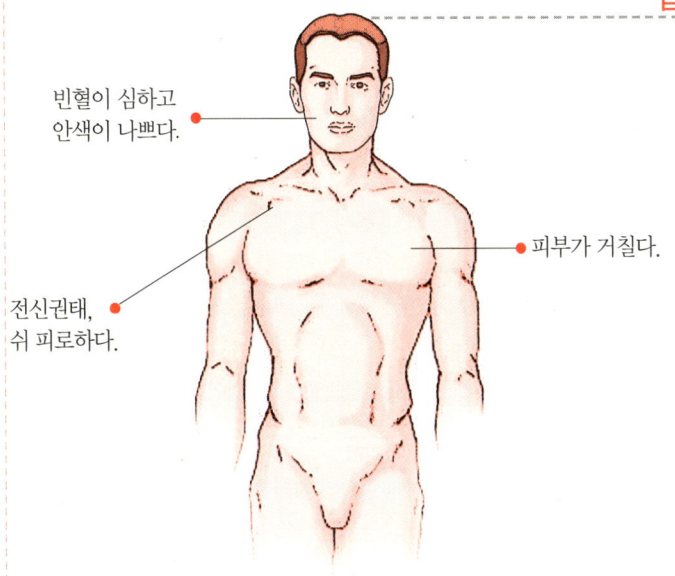

- 빈혈이 심하고 안색이 나쁘다.
- 피부가 거칠다.
- 전신권태, 쉬 피로하다.

사군자탕

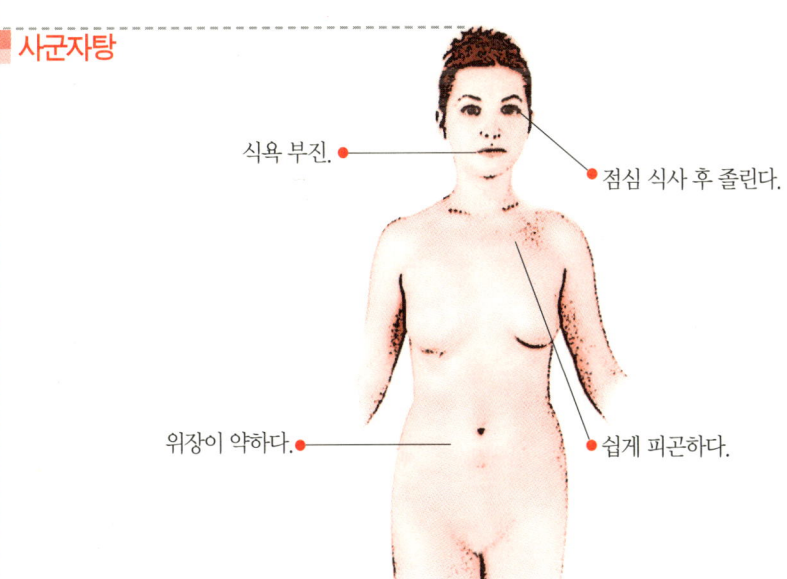

- 식욕 부진.
- 점심 식사 후 졸린다.
- 위장이 약하다.
- 쉽게 피곤하다.

각 증상의 자가진단

빈혈에 잘 이용되는 처방 조견표

처방명	영계출감탕	자감초탕	십전대보탕	가미귀비탕	당귀작약산	사군자탕	궁귀교애탕	소건중탕	사역가인삼탕
	허	실	간증	허			증		
자각증상 - 식욕 부진			○	○		●		○	○
자각증상 - 불면증의 경향			△	●					
자각증상 - 안색이 안 좋다			●	●	●	○	○	●	●
자각증상 - 피부가 거칠다			●						
자각증상 - 쉽게 피로하고 몸이 나른하다		●	●	●	△	○	○	●	
자각증상 - 쉽게 흥분한다	○	●							
증상 - 출혈이 잦다							●		
증상 - 현기증·일어났을 때의 어지러움증	●					○	△		
증상 - 심장이 울렁거림	○	○		○	○			●	
증상 - 복통			○		○		△	●	
증상 - 손발이 차다	△				●		△	○	●
증상 - 월경이상					●		△		
증상 - 초조·불안·차분하지 못함	△			●					
증상 - 끈기가 없다				●		○			

동맥경화

방풍통성산

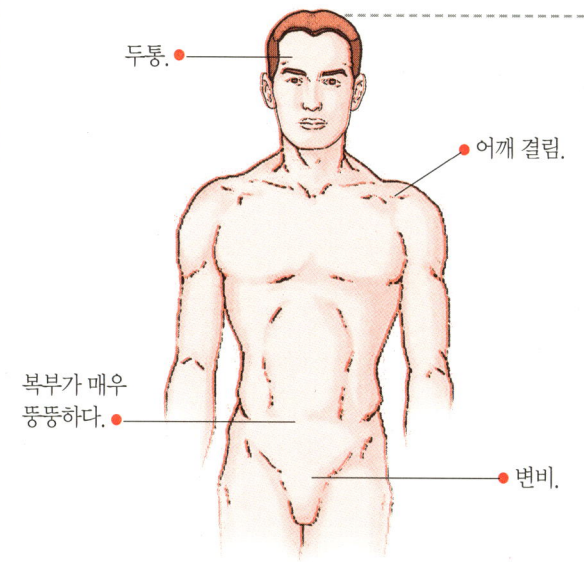

- 두통.
- 어깨 결림.
- 복부가 매우 뚱뚱하다.
- 변비.

조등산

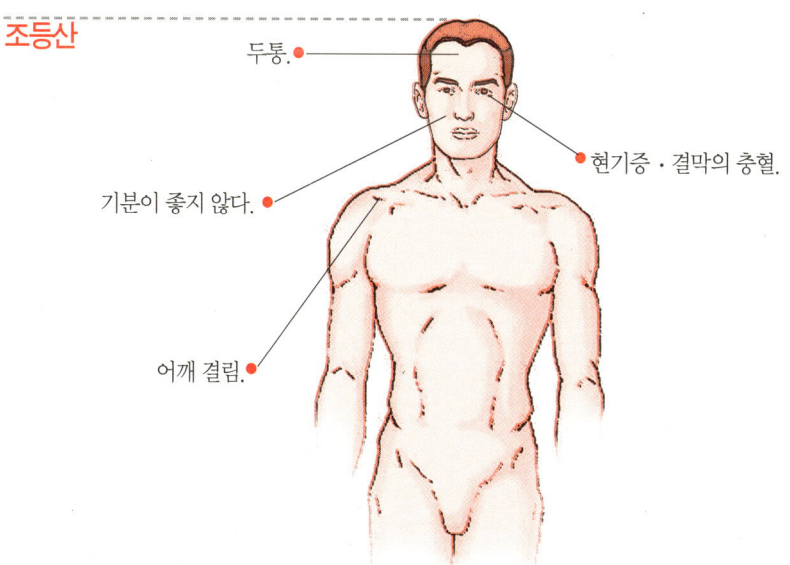

- 두통.
- 현기증 · 결막의 충혈.
- 기분이 좋지 않다.
- 어깨 결림.

동맥경화 動脈硬化에 잘 이용되는 처방 조견표

	처방명	삼황사심탕	방풍통성산	채호가용골모려탕	도핵승기탕	조등산	계지가용골모려탕	당귀작약산
		허 실	실	증		허실간증	허	증
자각증상	만성변비	●	●	●	●			
	불면증 경향이 있다	●	○	●		○	○	
	두통이 있다	△	△		○	●		
	기상시의 두통·머리가 무겁다					●		
	복부의 피하지방이 두껍다		●					
	쉽게 피로하다		○	○			○	△
	쉽게 흥분한다	○	○		●		●	
	어깨가 결린다	△	○	○	○	○	○	○
	귀울림증이 있다	△	△		○	○		△
	심장이 울렁거린다			△	●	△	●	○
	손발이 차다				●		○	●
	월경이상				●			●
	초조·불안	●	○	●		○	●	
	기분이 울적하다					●	●	
	사소한 일에 걱정이 된다			●			●	

협심증 · 심근경색

괄려해백백주탕

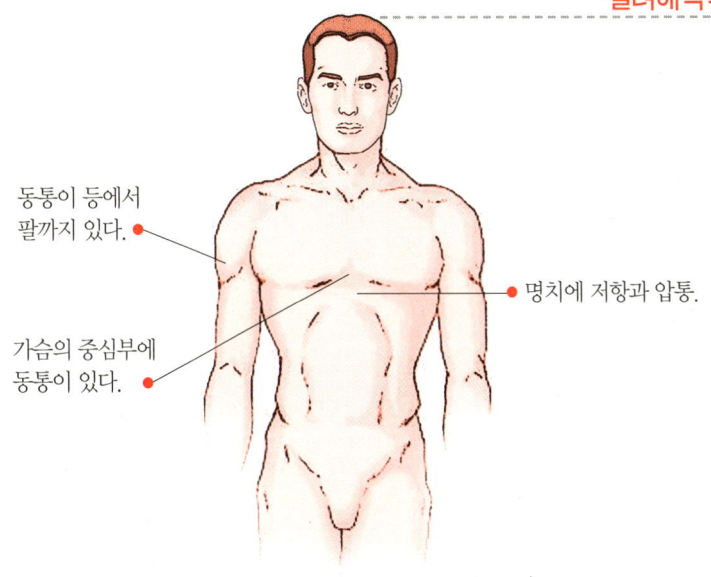

- 동통이 등에서 팔까지 있다.
- 가슴의 중심부에 동통이 있다.
- 명치에 저항과 압통.

당귀탕

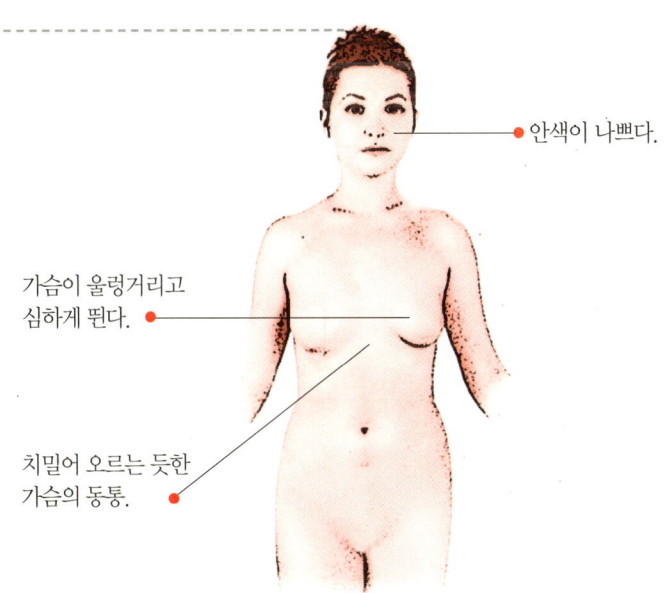

- 안색이 나쁘다.
- 가슴이 울렁거리고 심하게 뛴다.
- 치밀어 오르는 듯한 가슴의 동통.

각 증상의 자가진단

■ 협심증 · 심근경색에 잘 이용되는 처방 조건표

처방명		목방기탕	소함흉탕	괄려해백백주탕	괄려해백반하탕	증손목방기탕	영계감조탕	복령행인감초탕	계지인삼탕	당귀탕
		허 실	실 증	허 실 간 증				허 증		
자각증상	오줌량이 적다	●				●	○	○		
	두통 · 머리가 무겁다								●	
	안색이 나쁘다									●
	목이 마른다	●				○				
	명치가 막힌 듯한 느낌	●	●				△	●		
	가슴이 울렁거리고 심하게 뛴다	●		○	○	●	●	○		●
	숨이 차다	●		○	○			●		
	호흡 곤란	●		○	○					
	가슴이 아프다	●	○			●	△	●		●
	가슴 중앙부가 아프다	●	●	●	●	●				●
	가슴의 통증이 등과 어깨까지 이른다			●	●					●
	가슴이 꽉 눌리는 느낌	●		●	●	●		●		●
	가슴에 무언가가 치밀어 오른다						●			●
	구역질 · 구토				●					

심장신경증

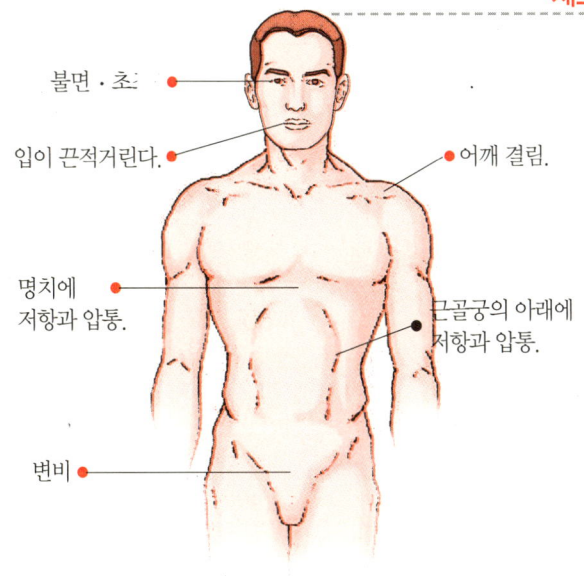

채호가용골모려탕

- 불면 · 초조.
- 입이 끈적거린다.
- 어깨 결림.
- 명치에 저항과 압통.
- 늑골궁의 아래에 저항과 압통.
- 변비.

계지가용골모려탕

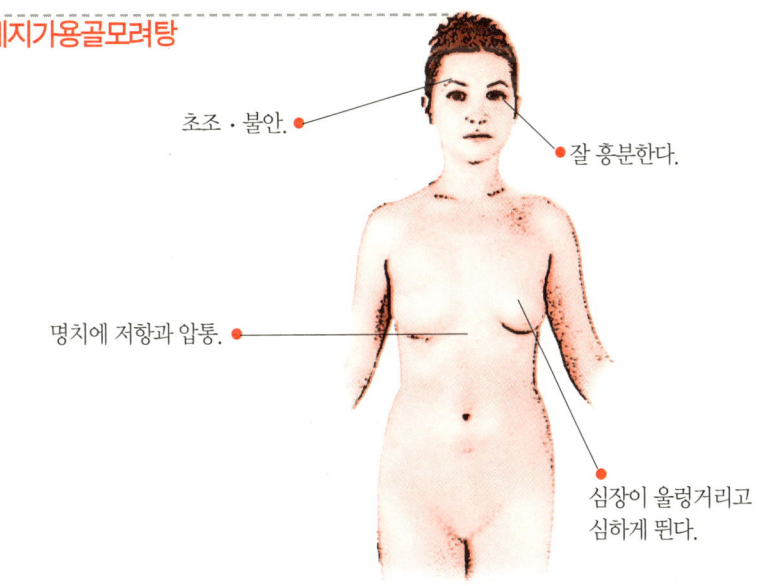

- 초조 · 불안.
- 잘 흥분한다.
- 명치에 저항과 압통.
- 심장이 울렁거리고 심하게 뛴다.

심장신경증에 잘 이용되는 처방 조견표

처방명	목방기탕	대채호탕	소채호탕	채호가용골모려탕	황련해독탕	영계출감탕	영계감조탕	반하후박탕	계지가용골모려탕
허 실	실 증				허 실 간 증			허 증	
자각증상									
만성변비		●		●					
오줌량이 적다	●			○		○	○	△	
불면경향				●	○			△	○
꿈을 자주 꾼다				●					○
쉽게 흥분한다					○	○			●
어깨가 결린다		●	○	○					○
목에 뭔가 걸린 듯한 느낌				○				●	○
입 안이 끈적거려 괴롭다		●	●	●					
명치가 막힌 듯한 느낌	●	○	△		●		△		
초조·불안				●	●	△			●
기분이 가라앉는다							△	○	●
사사로운 일에 걱정이 된다				●				○	●
심장이 울렁거리고 심하게 뜀	●			●	○	○	●	△	●
가슴이 아프다	●	△					△		
가슴 주위가 아프다	●			△					

뇌졸중의 후유증

속명탕

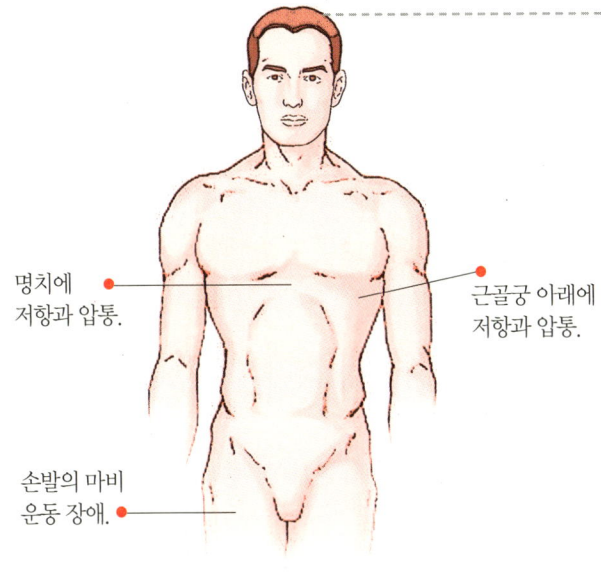

- 명치에 저항과 압통.
- 근골궁 아래에 저항과 압통.
- 손발의 마비 운동 장애.

소경활혈탕

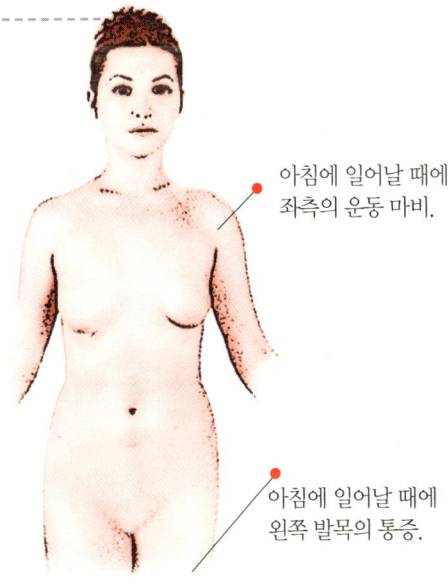

- 아침에 일어날 때에 좌측의 운동 마비.
- 아침에 일어날 때에 왼쪽 발목의 통증.

각 증상의 자가 진단

■ 뇌졸중의 후유증에 잘 이용되는 처방 조견표

처방명		삼황사심탕	대채호탕	채호가용골모려탕	억간산	황련해독탕	속명탕	영계출감탕	계지가출부탕	팔미지황환	소경활혈탕	진무탕
허 실		실 증			허 실 간 증					허 증		
자각증상	만성변비	●	●	●								
	불면 경향	●		●			○					
	쉽게 피로하다			○							○	●
	쉽게 흥분한다	○			○	○	○	●				
	어깨결림	△	●	○								
	입 안이 끈적끈적하여 괴롭다		●	●								
	심장이 울렁거린다			●		○		○				○
	명치가 막힌 듯한 느낌	●	○			●						
	손발이 차다								△	○	○	●
	초조 · 불안	●		●	●	●						
증상	관절의 붓기 · 통증										●	
	손발의 지각 마비						●		●	○	●	
	손발의 운동 마비						●	○	●	△	●	
	보행 곤란						●	○	●	○	●	

기관지염

마행감석탕

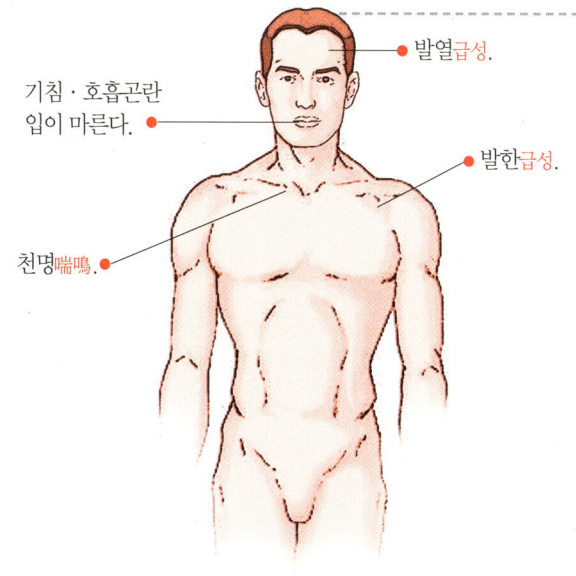

- 발열급성.
- 기침·호흡곤란 입이 마른다.
- 발한급성.
- 천명喘鳴.

마황부자세신탕

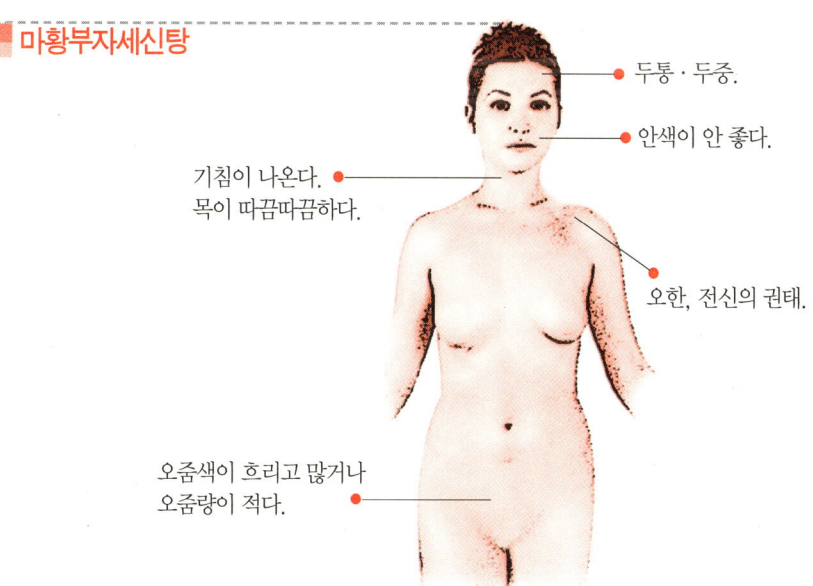

- 두통·두중.
- 안색이 안 좋다.
- 기침이 나온다. 목이 따끔따끔하다.
- 오한, 전신의 권태.
- 오줌색이 흐리고 많거나 오줌량이 적다.

기관지염에 잘 이용되는 처방 조견표

	처방명	마행감석탕	월비가반하탕	채박탕	소청용탕	계지마황각반탕	계지이월비일탕	채호계지탕	계지가후박행인탕	맥문동탕	죽엽석고탕	영감강미신하인탕	마황부자세신탕
	허 / 실	실 증	실 증	실 증	허 실 간 증	허 실 간 증	허 실 간 증	허 실 간 증	허 증	허 증	허 증	허 증	허 증
자각증상	배뇨가 좋지 않다				○	△						○	
	식욕 부진			△				○					
	두통·머리가 무겁다				○	●	●	△					●
	오한·발열	○				●	●	●					●
	땀을 잘 흘린다	●	○		△	○		●	○				
	몸이 나른하다				●	○						●	●
	쉽게 피곤하다				●	○		○	○				
	안색이 나쁘다											●	●
	어깨 결림·목과 등이 뻣뻣하다				△			○					
	목이 따끔따끔하다					●	●						●
	기침이 나온다	●	●		●	○	○		●	●	●	●	
	묽은 가래가 많이 나온다				●							●	○
	진한 가래가 많이 나온다									●	○		
	입·목이 마른다	●	○					○			△	●	
	입이 끈적거려 괴롭다			●				●					

기침·가래

마황탕

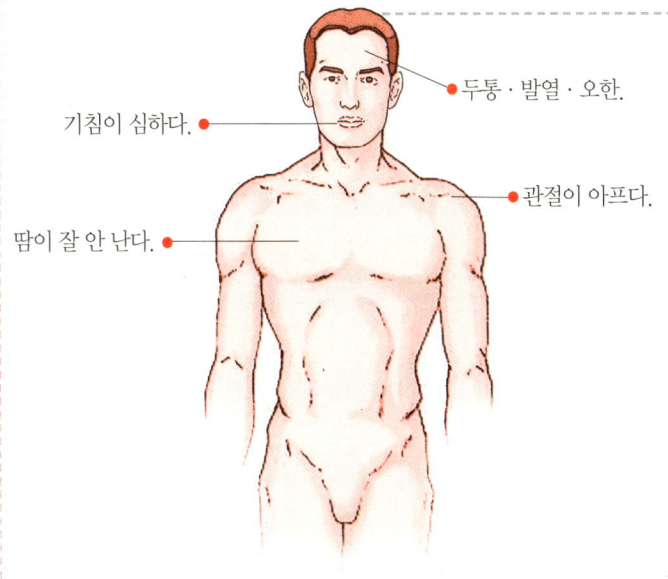

- 두통 · 발열 · 오한.
- 기침이 심하다.
- 관절이 아프다.
- 땀이 잘 안 난다.

맥문동탕

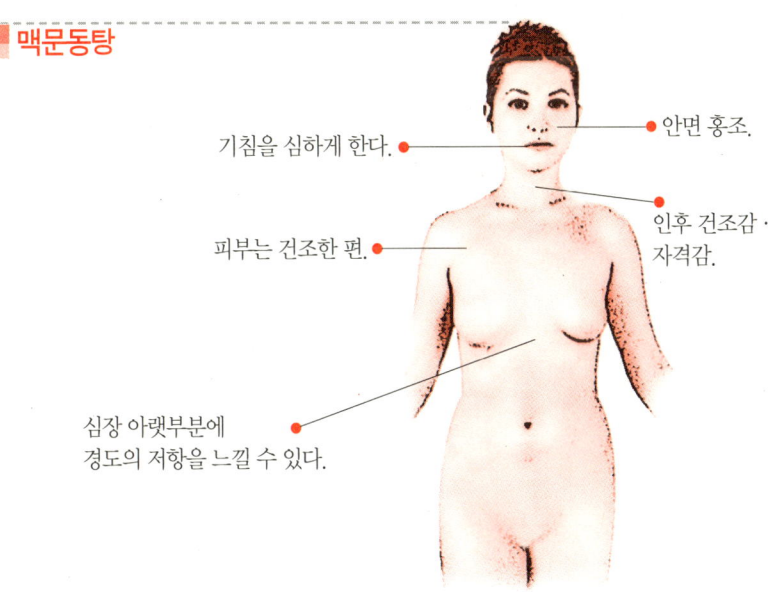

- 기침을 심하게 한다.
- 안면 홍조.
- 인후 건조감 · 자격감.
- 피부는 건조한 편.
- 심장 아랫부분에 경도의 저항을 느낄 수 있다.

기침·가래에 잘 이용되는 처방 조견표

처방명	마황탕	마행감석탕	소채호탕	계지이월비일탕	소청룡탕	월비가반하탕	계지가후박행인탕	마황부자세신탕	맥문동탕	청폐탕	죽엽석고탕
	허 실			실 증		허 실 간 증			허 증		
자각증상 — 배뇨가 안 좋다					△	○					
식욕 부진			△								
두통·머리가 무겁다	○			●	○			●			
오한·발열	●	○		●	●			●			
땀을 잘 흘린다		●		○	△	○	○				
몸이 나른하다	○		●		○			●			
쉽게 피로하다			●		○					○	
안색이 안 좋다								●			
어깨결림·목과 등이 뻣뻣하다	△				△						
증상 — 목이 따끔따끔하다			●					●		○	
기침이 난다	△	●	○	○	●	●	●	●	●	●	●
묽은 가래가 많이 나온다					●			○			
진한 가래가 많이 나온다		●							●	●	○
입·목이 마른다				○		○			△		●
입 안이 끈적거려 괴롭다		●									

두통

조등산

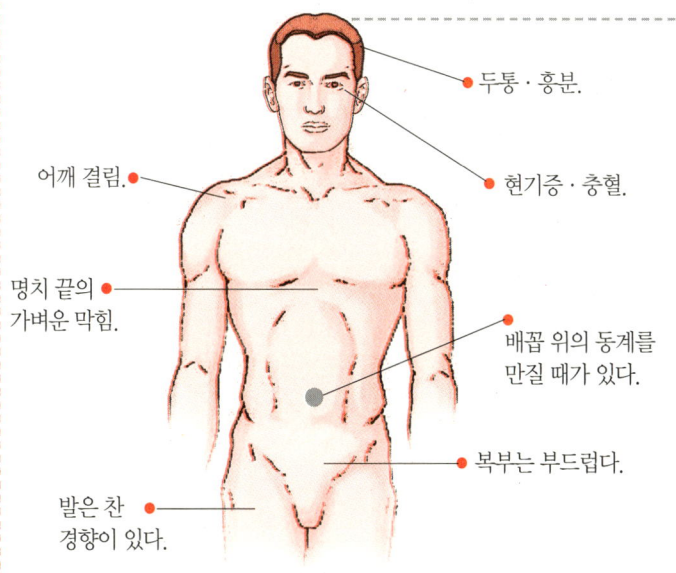

- 두통·흥분.
- 현기증·충혈.
- 어깨 결림.
- 명치 끝의 가벼운 막힘.
- 배꼽 위의 동계를 만질 때가 있다.
- 복부는 부드럽다.
- 발은 찬 경향이 있다.

계지인삼탕

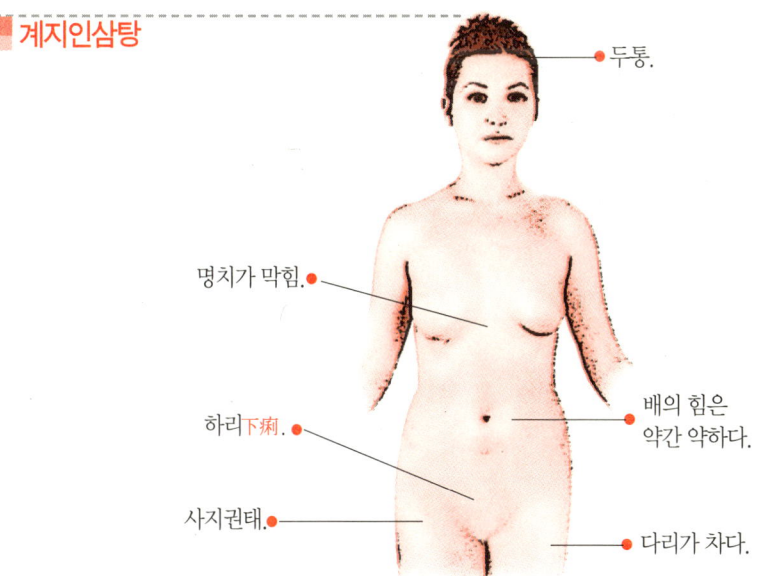

- 두통.
- 명치가 막힘.
- 하리下痢.
- 배의 힘은 약간 약하다.
- 사지권태.
- 다리가 차다.

각 증상의 자가진단

두통에 잘 이용되는 처방 조건표

처방명	갈근탕	도핵승기탕	오령산	조등산	가미소요산	삼물황금탕	영계출감탕	계지인삼탕	반하백출천마탕	오적산	당귀서역가오수유생강탕	오수유탕
	허　실	실증	허　실　간　증					허　　증				
오줌에 얼룩이 있다			●				△	○				
식욕 부진			△		○		△		●	○	○	●
발작적인 지독한 두통	○	●	●		○	●	●	●	●	○	●	●
땀을 잘 흘린다	×	△	●					○				
안색이 나쁘다(빈혈기)									○	●		●
몸이 나른하다	△				○			○				
쉽게 피곤하다					○					○	○	
쉽게 흥분한다		●			●		○	○		●		
어깨가 결린다	△	○		○	○							
구역질 또는 구토			○						△	△		○
심장이 울렁거린다		△	△	△	○		○		○			
명치가 막힌 듯한 느낌					△				●			○
복통이 있다									△	○	△	○
손발이 차다		●			△			△	○	●	●	●
월경이상		●			●							
감정의 불안정		△		○	●		○				○	

불면증

감맥대조탕

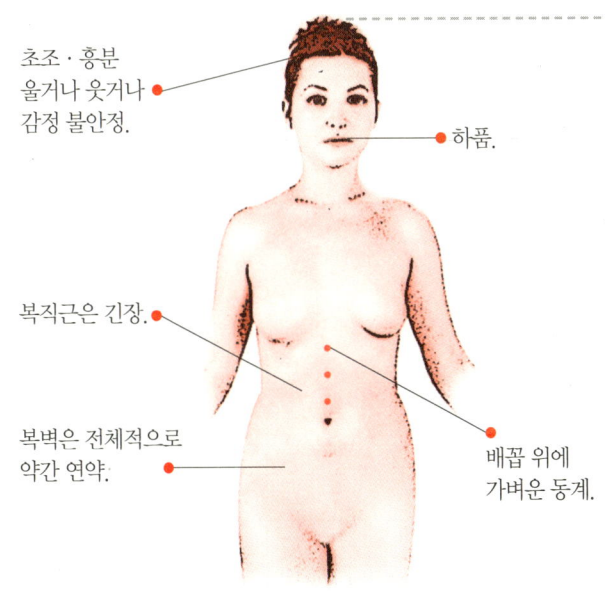

- 초조·흥분 울거나 웃거나 감정 불안정.
- 하품.
- 복직근은 긴장.
- 배꼽 위에 가벼운 동계.
- 복벽은 전체적으로 약간 연약.

산조인탕

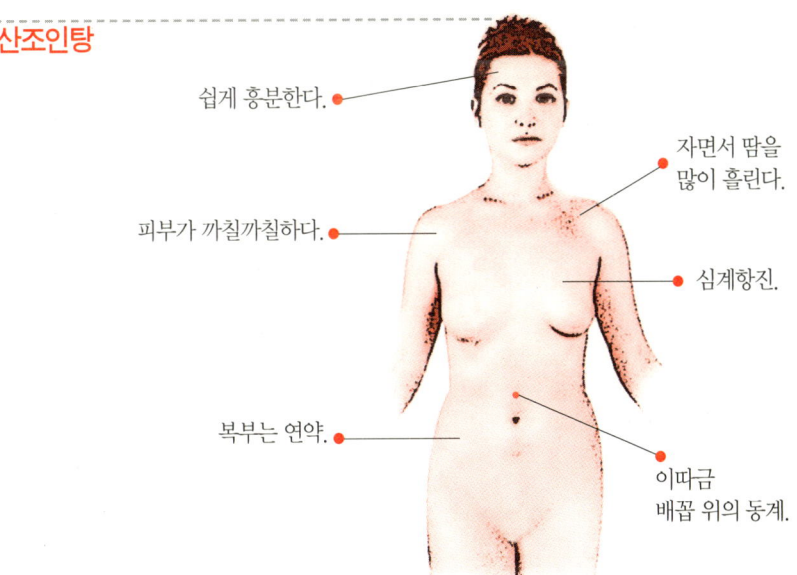

- 쉽게 흥분한다.
- 자면서 땀을 많이 흘린다.
- 피부가 까칠까칠하다.
- 심계항진.
- 복부는 연약.
- 이따금 배꼽 위의 동계.

불면증에 잘 이용되는 처방 조견표

처방명	채호가용골모려탕	삼황사심탕	황련해독탕	가미소요산	감맥대조탕	저령탕	계지가용골모려탕	감초사심탕	채호계지건강탕	죽여온담탕	산조인탕	가미귀비탕
	허 / 실		실증		허실간증				허 증			
자각증상												
만성변비	●	●			△							
배뇨 횟수가 적다	○					●						
땀을 잘 흘린다	○						○		●			
밤에 잘 때 땀을 흘린다									○		○	△
안색이 안 좋다(빈혈기미)			○								○	●
쉽게 흥분한다		○	○	●			●	△				
두통·머리가 무겁다		△	○	○			○			○		
입·목이 마른다					△	●			○	○		
심장이 울렁거린다	●		○	○			●			●		○
명치가 꽉 막힌 듯한 느낌		●	●	△								
사소한 일이 걱정이 된다	●			●	●		●	△	●			●
초조·불안	●	●	●	●				●	△	●		●
보통때부터 불면 경향이 있다	●	●	○	○	○	●	●	●			●	●
잠이 잘 안온다	○	●			○		○			●		
밤중에 눈이 떠지면 다시 잠들지 못한다	○			△							●	●
꿈을 자주 꾼다	●			△						●	●	●

부정수소 · 억울증

향소산

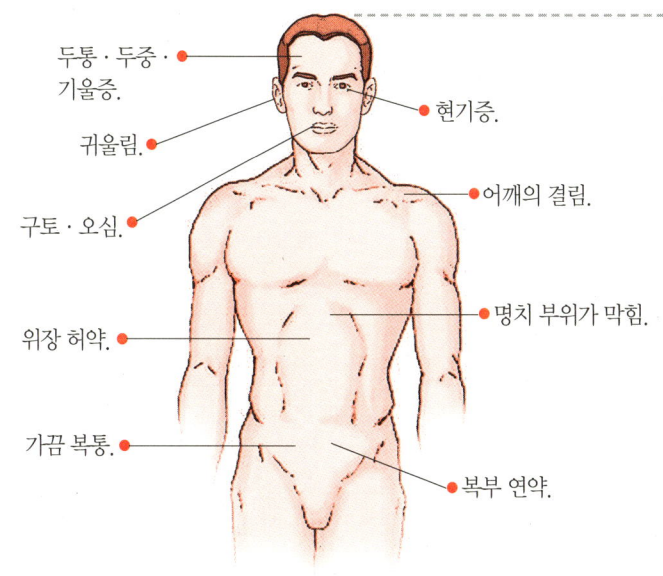

- 두통 · 두중 · 기울증.
- 귀울림.
- 구토 · 오심.
- 위장 허약.
- 가끔 복통.
- 현기증.
- 어깨의 결림.
- 명치 부위가 막힘.
- 복부 연약.

귀비탕

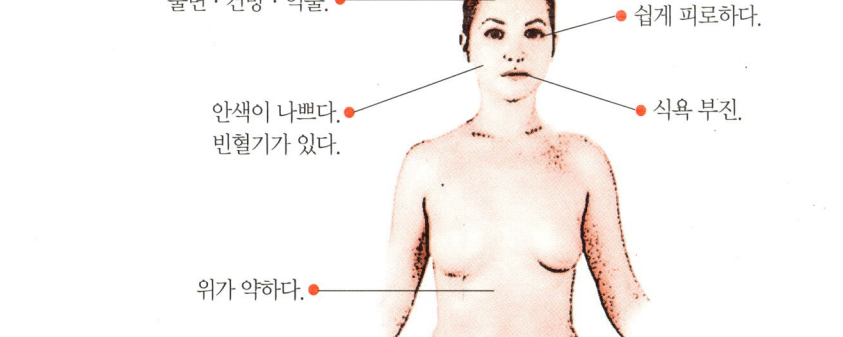

- 불면 · 건망 · 억울.
- 안색이 나쁘다. 빈혈기가 있다.
- 위가 약하다.
- 출혈 경향 하혈부정출혈.
- 쉽게 피로하다.
- 식욕 부진.
- 복벽이 대체로 약하다.
- 변통 불순.
- 손발이 차다.

각 증상의 자가 진단

부정수소(愁訴)·억울증에 잘 이용되는 처방 조견표

		처방명	채호가용골모려탕	대채호탕	분심기산	반하후박탕	여신산	향소산	채호계지건강탕	계지가용골모려탕	죽여온담탕	산조인탕	귀비탕	감맥대조탕
		허실	실증		허실간증				허증					
자		만성변비	●	○										
		땀을 잘 흘린다							●					
		쉽게 피로하다						○	●		●	○	○	
		쉽게 흥분한다					●			●				
		현기증					●							
각		어깨 결림	△					●						
		귀울림증이 있다	△					○						
		목에 뭔가 걸려 있는 듯한 느낌	△			●								
증		아침에 일어날 때 입 안이 끈적끈적하여 괴롭다	○	○					●					
상		사소한 일에 걱정을 한다	○				○			○		○	●	○
		초조해한다	●		○		○			○				
		기분이 가라앉는다	○	○	○	○	○	●	●	○	○	○	○	○
		슬프다	○	○	○	○	○	○	○	○	○	○	○	●
		수면 장애	●		○					○				○
		꿈을 잘 꾼다	●								○			
		건망증이 있다	●										○	

신경증 · 히스테리

채호가용골모려탕

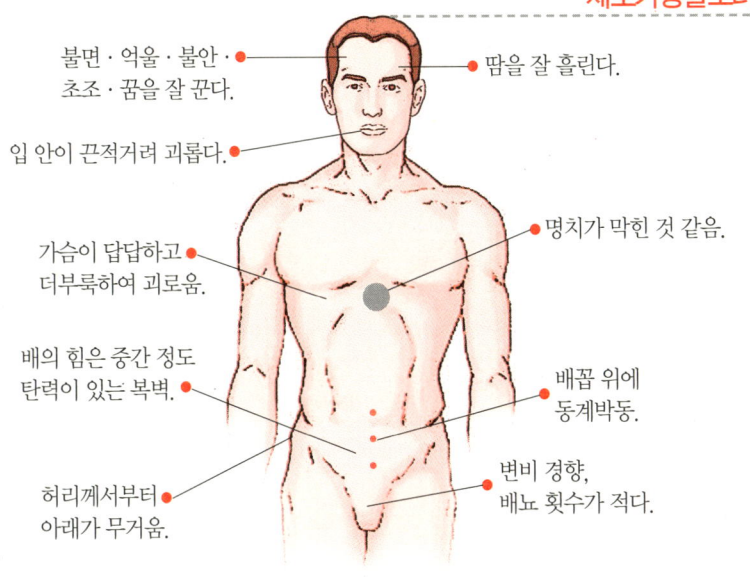

- 불면 · 억울 · 불안 · 초조 · 꿈을 잘 꾼다.
- 입 안이 끈적거려 괴롭다.
- 가슴이 답답하고 더부룩하여 괴로움.
- 배의 힘은 중간 정도 탄력이 있는 복벽.
- 허리께서부터 아래가 무거움.
- 땀을 잘 흘린다.
- 명치가 막힌 것 같음.
- 배꼽 위에 동계박동.
- 변비 경향, 배뇨 횟수가 적다.

가미소요산

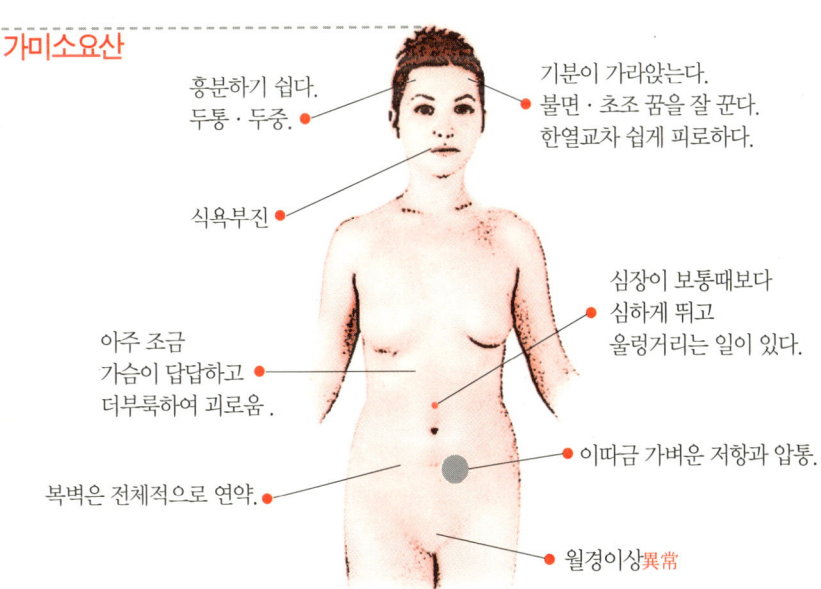

- 흥분하기 쉽다. 두통 · 두중.
- 식욕부진
- 아주 조금 가슴이 답답하고 더부룩하여 괴로움.
- 복벽은 전체적으로 연약.
- 기분이 가라앉는다. 불면 · 초조 꿈을 잘 꾼다. 한열교차 쉽게 피로하다.
- 심장이 보통때보다 심하게 뛰고 울렁거리는 일이 있다.
- 이따금 가벼운 저항과 압통.
- 월경이상異常

각 증상의 자가진단

신경증·히스테리에 잘 이용되는 처방 조견표

처방명	채호가용골모려탕	채박탕	가미소요산	사역산	억간산가진피반하	영계감조탕	향소산	감맥대조탕	감초사심탕	계지가용골모려탕	반하후박탕	가미귀비탕
허 ─ 실	실증		허실간증					허증				
설사가 잦다			○				○	●	●			
배뇨 횟수가 적다	○		○	○							△	
식욕 부진		△	○			△	●	△	●		○	○
불면 경향이 있다	●		○					○	●	○	△	●
두통·머리가 무겁다	●		○				○			○	△	
쉽게 피로하다	○	●	○					△		○	○	
땀을 잘 흘린다		●								●		
갑자기 일어서면 어지럽다. 현기증		△	△				○					
어깨 결림	○		○	●	○					○	●	
목에 뭐가 걸린 듯한 느낌	○	●	△							○		
입 안이 끈적거려 괴롭다	●	●		●								
심장이 울렁거린다	●	△	○			△	●			●		○
명치가 막힌 듯한 느낌		△				△						
사소한 일에 걱정을 함	●		●		●			●	△	●		●
초조·불안	●		●		●			●	△	●		●
기분이 가라앉는다			●	●			●			●	○	

자각증상

방광염 · 요도염

용담사간탕

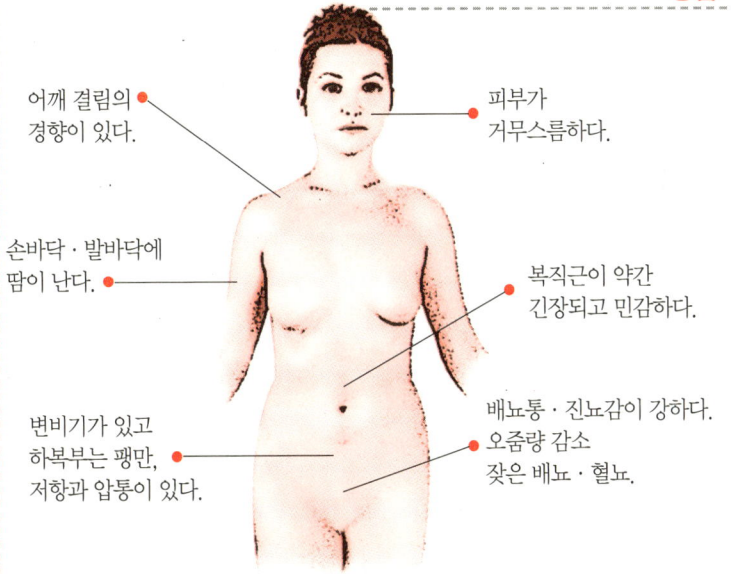

- 어깨 결림의 경향이 있다.
- 피부가 거무스름하다.
- 손바닥 · 발바닥에 땀이 난다.
- 복직근이 약간 긴장되고 민감하다.
- 변비기가 있고 하복부는 팽만, 저항과 압통이 있다.
- 배뇨통 · 진뇨감이 강하다. 오줌량 감소 잦은 배뇨 · 혈뇨.

저령탕

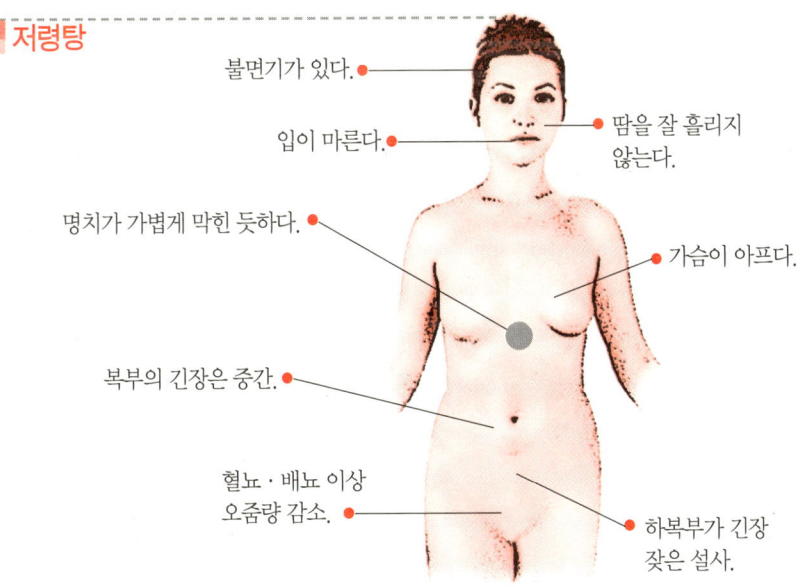

- 불면기가 있다.
- 땀을 잘 흘리지 않는다.
- 입이 마른다.
- 명치가 가볍게 막힌 듯하다.
- 가슴이 아프다.
- 복부의 긴장은 중간.
- 혈뇨 · 배뇨 이상 오줌량 감소.
- 하복부가 긴장 잦은 설사.

각 증상의 자가 진단

방광염·요도염에 잘 이용되는 처방 조견표

처방명	용담사간탕	도핵승기탕	대황모단피탕	저령탕	오림산	청심연자산	오령산	팔미지황환
허실	실 증			허 실 간 증				허증
만성변비	○	●	●					
잦은 설사				○	△		○	
잦은 배뇨						●		○
요의가 잦다	○				●			
오줌량이 적다	●			●	●		●	
배뇨통·잔뇨감·오줌이 혼탁함	●	●	●	●	●	●	○	○
혈뇨	○	●	●	●	●	△		
밤에 오줌이 마려움								●
불면 경향이 있다				●		○		
땀을 잘 흘린다		△		×			●	
얼굴빛이 검붉고 기름기가 번질거린다		●						
피부가 거무스름하다	●							
입·목이 마른다				●			●	○
손발이 차다		●						
다리가 붓는다				△				○
월경이상		●	○					

만성신염 · 네프로제 증후군

소채호탕

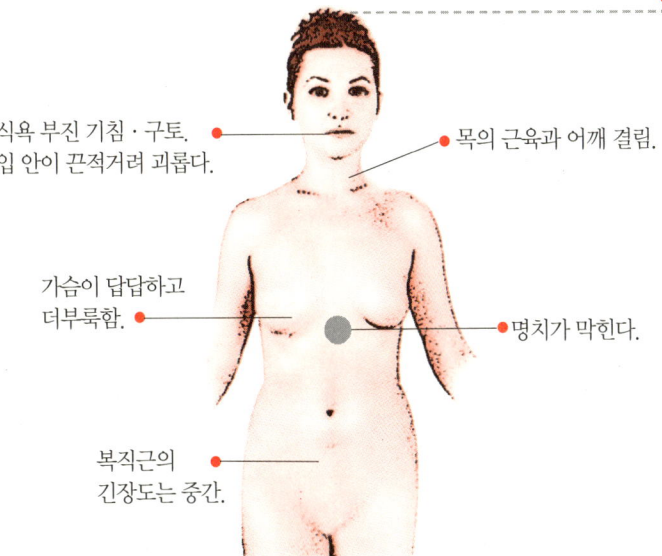

- 식욕 부진 기침 · 구토. 입 안이 끈적거려 괴롭다.
- 목의 근육과 어깨 결림.
- 가슴이 답답하고 더부룩함.
- 명치가 막힌다.
- 복직근의 긴장도는 중간.

채호계지건강탕

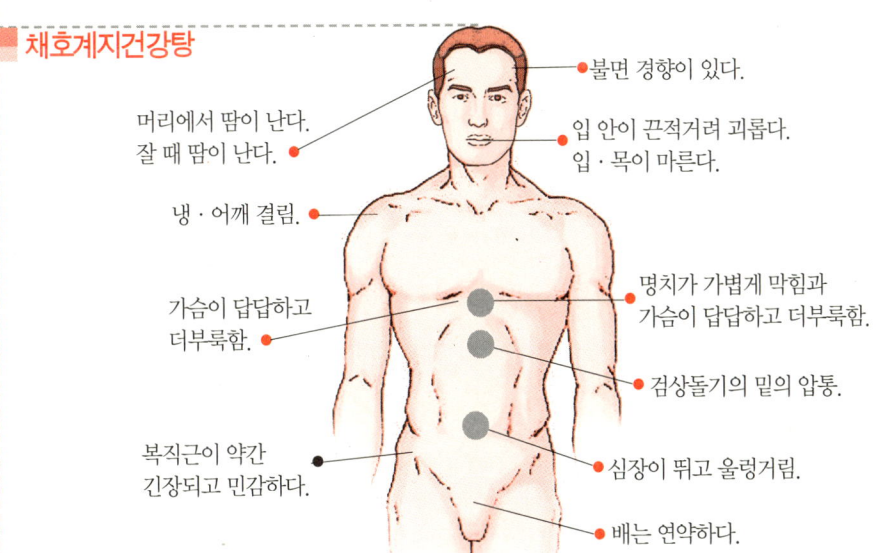

- 머리에서 땀이 난다. 잘 때 땀이 난다.
- 불면 경향이 있다.
- 입 안이 끈적거려 괴롭다. 입 · 목이 마른다.
- 냉 · 어깨 결림.
- 가슴이 답답하고 더부룩함.
- 명치가 가볍게 막힘과 가슴이 답답하고 더부룩함.
- 검상돌기의 밑의 압통.
- 복직근이 약간 긴장되고 민감하다.
- 심장이 뛰고 울렁거림.
- 배는 연약하다.

만성 신염 · 네프로제 증후군에 잘 이용되는 처방 조건표

처방명	소채호탕	대채호탕	목방기탕	분소탕	소청용탕	오령산	채호계지탕	저령탕	채호계지건강탕	방기황기탕	우차신기환
	허 실		실 증		허 실 간 증				허 증		
자각증상											
잦은 설사						O		O			
오줌량이 적다			●	●	△	●		●	△	O	●
두통·머리가 무겁다						O	O	△			
땀을 잘 흘린다					△	●	●		●	●	
쉽게 피로하다	△			O	O		O		●	O	●
붓기가 있다			O	●	△		O		△	O	△
쉽게 흥분한다							●		△		
현기증								△			
증상											
어깨가 결림	O	●					O		△		
기침이 나온다	O	△	△		●		△		△		
입·목이 마른다			●			●		●	O		●
입 안이 끈적거려 괴롭다	●	●					●		●		
구역질·구토	△					O	△				
심장이 울렁거리고 뛴다			●				△				
명치가 막힌듯한 느낌	△	O	●						O		
배가 팽팽하다		△		●						O	

부종

분소탕

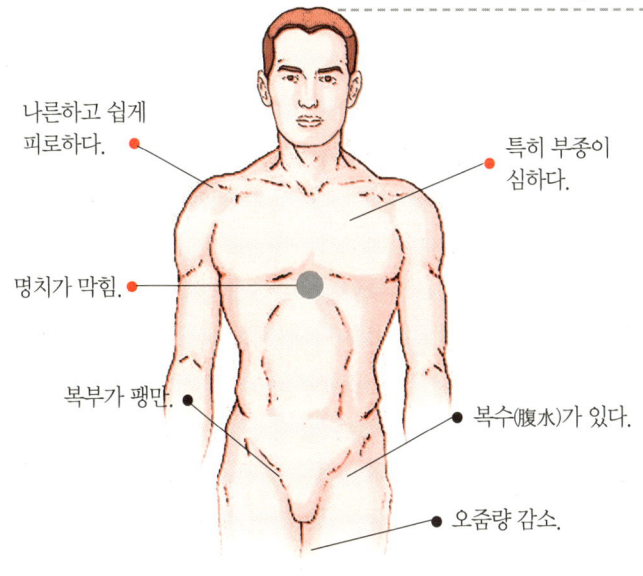

- 나른하고 쉽게 피로하다.
- 특히 부종이 심하다.
- 명치가 막힘.
- 복부가 팽만.
- 복수(腹水)가 있다.
- 오줌량 감소.

오령산

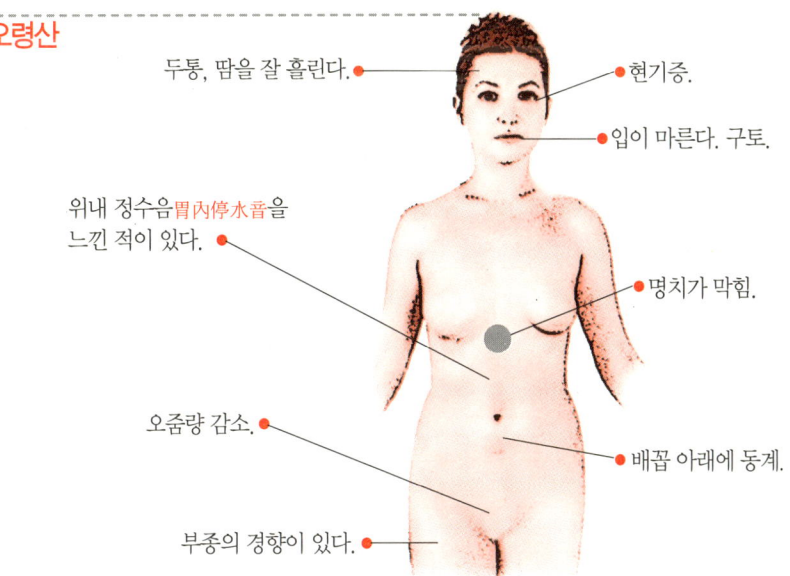

- 두통, 땀을 잘 흘린다.
- 현기증.
- 입이 마른다. 구토.
- 위내 정수음 胃內停水音을 느낀 적이 있다.
- 명치가 막힘.
- 오줌량 감소.
- 배꼽 아래에 동계.
- 부종의 경향이 있다.

각 증상의 자가진단

부종에 잘 이용되는 처방 조견표

	처방명	분소탕	목방기탕	방풍통성산	인진고탕	월비가출탕	소청용탕	인진오령산	오령산	방기황기탕	우차신기환	영감강미신하인탕	팔미지황환
		허 실			실 증			허 실 간 증			허 증		
자각증상	만성변비			●	●								
	잦은 배뇨·양이 많다										●		○
	오줌량이 적다	●	●			●	●	△	●	●	○	●	○
	밤에 오줌이 마렵다										○		●
	두통이 있다			△		○	○		○				
	땀을 잘 흘린다				○	○	○	△	○	●	●		
	몸이 나른하다, 쉽게 피로하다	○		○			○			○	●	●	○
	기침이 나온다		△	○			●					●	
	묽은 가래가 나온다						●					●	
	입·목이 마르다		●	△	●	○		●	●		●		○
	심장이 울렁거린다		●	△	△				△				
	명치가 막힌 듯하다·팽팽하다		●		●			○					
	허리에서부터 하체의 탈력감·무거움									●	●		○
	손발이 차다										○		○
	특히 심한 부종	○	△	△	△	△	△	△	○				
	상반신이 붓는다								△	●		●	

빈뇨

청심연자음

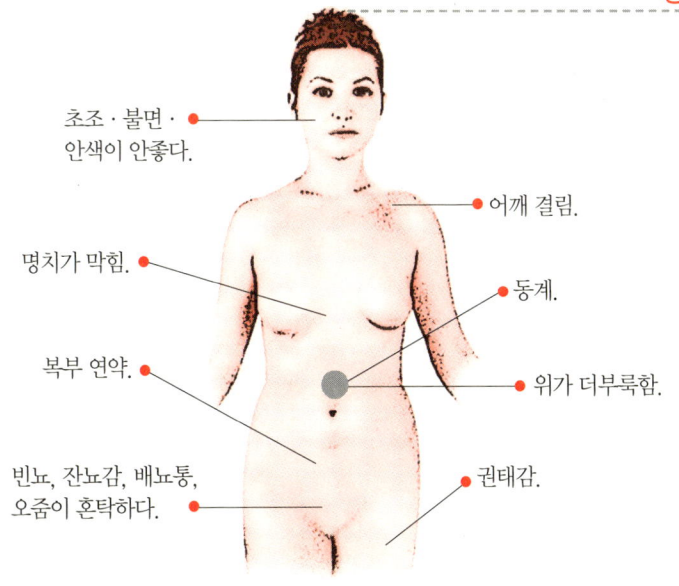

- 초조·불면·안색이 안좋다.
- 어깨 결림.
- 명치가 막힘.
- 동계.
- 복부 연약.
- 위가 더부룩함.
- 빈뇨, 잔뇨감, 배뇨통, 오줌이 혼탁하다.
- 권태감.

영강출감탕

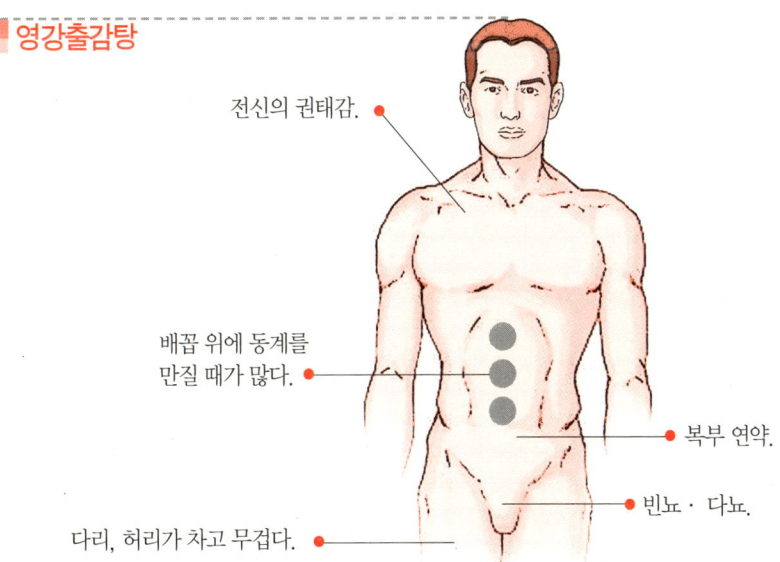

- 전신의 권태감.
- 배꼽 위에 동계를 만질 때가 많다.
- 복부 연약.
- 빈뇨·다뇨.
- 다리, 허리가 차고 무겁다.

각 증상의 자가진단

■ 빈뇨에 잘 이용되는 처방 조견표

처방명	용담사간탕	계지복령환	백호가인삼탕	저령탕	청심연자음	오림산	오령산	영감출감탕	저령탕합사물탕	우차신기환	팔미지황환	육미환
구분	허·실	실증	실증	허실간증	허실간증	허실간증	허실간증	허증	허증	허증	허증	허증
다뇨			●					●			○	○
빈뇨			●		●			●	●	●	○	○
오줌량이 적다	●		●			●	●		●	●	△	
배뇨통·잔뇨감·오줌이 혼탁하다	○		●	●	●	●			●		○	△
혈뇨			△	○		●						
밤에 오줌이 마렵다										○	●	●
불면 경향이 있다				●	○							△
땀을 잘 흘린다			●	×			●					
쉽게 피로하다										●	○	○
어깨가 결린다	○	●			○							
입·목이 마른다			●	●			●			●	○	△
허리가 아프다		○									○	○
허리에서부터 하체의 탈력감					△					●	○	●
손발이 차다		△						○		●	○	
다리가 붓는다				△			○			△	○	△
월경이상		●							△			

(자각증상)

치질

을자탕

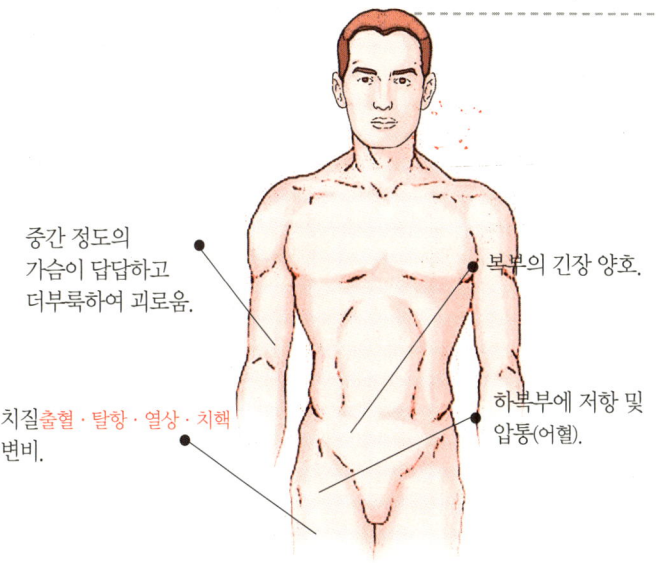

- 중간 정도의 가슴이 답답하고 더부룩하여 괴로움.
- 복부의 긴장 양호.
- 하복부에 저항 및 압통(어혈).
- 치질출혈 · 탈항 · 열상 · 치핵 변비.

궁귀진애탕

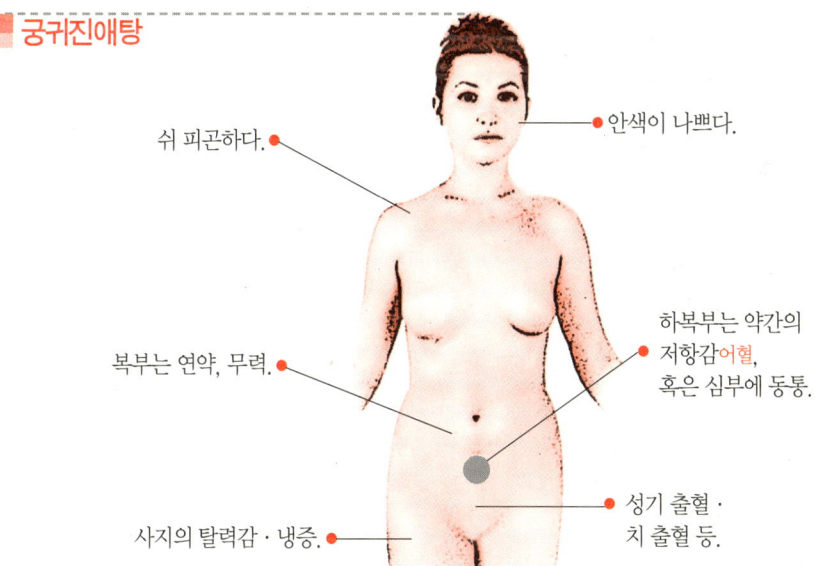

- 쉬 피곤하다.
- 안색이 나쁘다.
- 복부는 연약, 무력.
- 하복부는 약간의 저항감 어혈, 혹은 심부에 동통.
- 사지의 탈력감 · 냉증.
- 성기 출혈 · 치 출혈 등.

■ 치질에 잘 이용되는 처방 조건표

		처방명	계지복령환	을자탕	삼황사심탕	마행감석탕	대황모단피탕	황련해독탕	감초탕 (망우탕)	작약감초탕	궁귀진애탕	당귀작약산	십전대보탕	자운고
			허실	실증				허실간증			허증			
자		만성변비		●	●		●							열항으로 인한 통증은 외용한다
		불면증의 경향이 있다			●			○					△	
		두통·머리가 무겁다	△		△			○				○		
		안색이 나쁘다(빈혈 기미)						○			○	●	●	
		피부가 거칠다											●	
각		쉽게 흥분된다	○		○			○						
		쉽게 피곤하다									○	△	●	
		현기증			△			△			△	○	△	
증		어깨 결림	●		△							○		
		심장이 울렁거린다	△					○				○		
		명치가 막힌 듯한 느낌			●			●						
상		복통이 있다	○								△	○	△	
		손발이 차다	△								△	●		
		월경이상	●					○			△	●		
		항문 통증	●	●	○	○	○		●	●	○	○	○	
		출혈이 있다	△	△	●	●	○	○				●	●	

요통

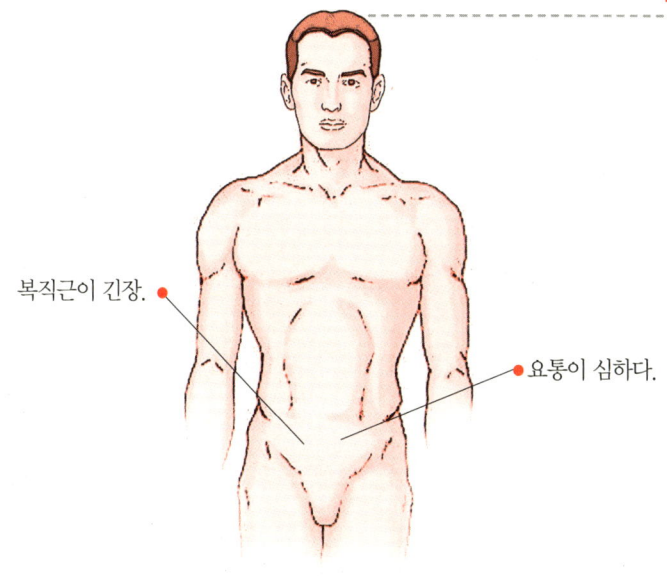

작약감초탕
- 복직근이 긴장.
- 요통이 심하다.

계지가출부탕

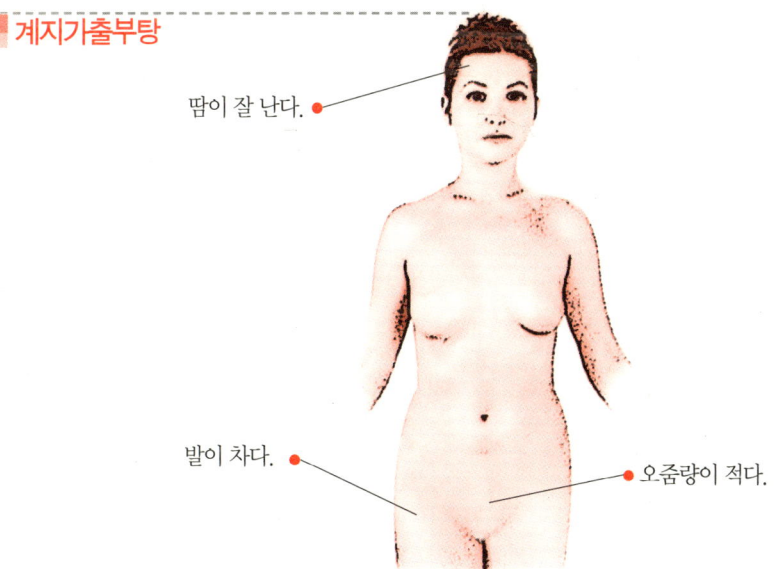

- 땀이 잘 난다.
- 발이 차다.
- 오줌량이 적다.

요통에 잘 이용되는 처방 조견표

처방명	계지복령환	통도산	도핵승기탕	작약감초탕	계강조초황신부탕	계지가출부탕	오적산	영강출감탕	소경활혈탕	팔미지황환	우차신기환
허실 구분	허실	실증	실증	허실간증	허실간증	허실간증	허증	허증	허증	허증	허증
자각증상											
만성변비		●	●								
오줌이 자주 마렵다·양이 많다										○	●
오줌량이 적다		○				△					●
밤에 화장실을 자주 간다										●	○
쉽게 피곤하다							○			○	●
쉽게 흥분한다	○	●	●				●				
어깨 결림	●		○							○	●
목의 갈증											
요통이 심하다	○	○	○	●	●	●	○	○	●	○	○
허리가 무겁다								●			
하반신의 탈력감										○	●
허리가 차고 아프다						●	●				
손발이 차다						○	●	△			△
월경이상	●		●								

신경통

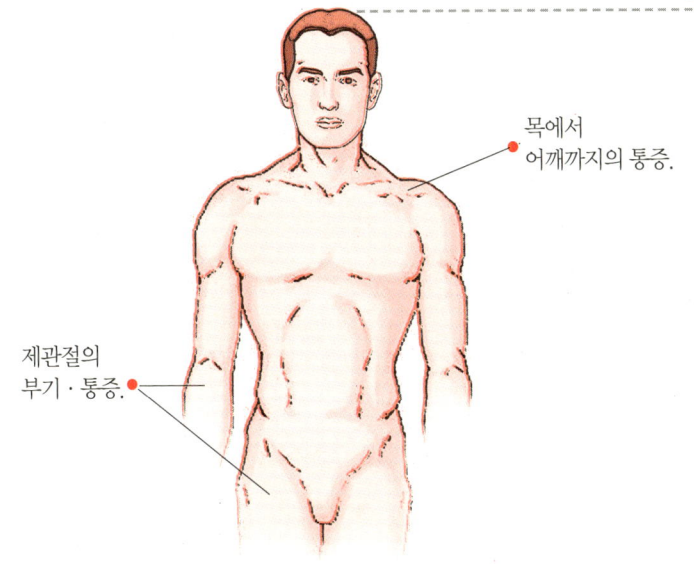

이출탕

- 목에서 어깨까지의 통증.
- 제관절의 부기·통증.

오적산

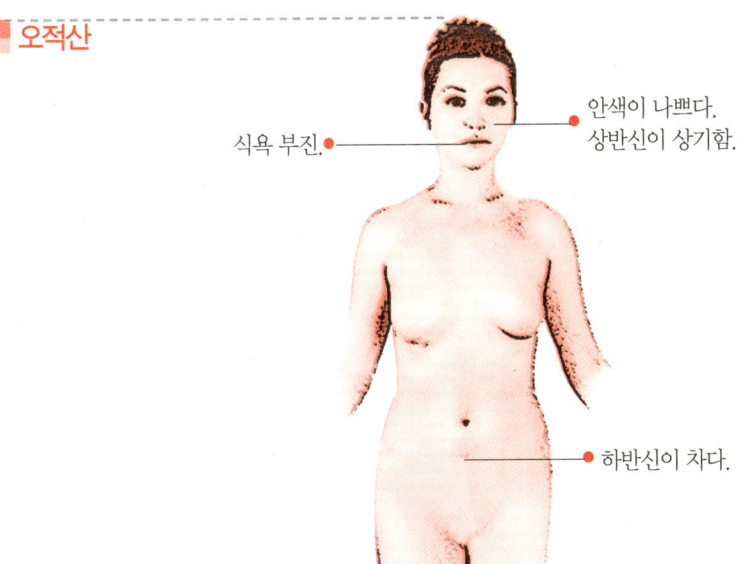

- 식욕 부진.
- 안색이 나쁘다. 상반신이 상기함.
- 하반신이 차다.

신경통에 잘 이용되는 처방 조견표

	처방명	갈근탕	소함흉탕	도핵승기탕	이출탕	작약감초탕	계지가출부탕	오적산	계지가부자탕	소경설혈탕	팔미지황환	복령사역탕
		허 실		실 증		허실간증		허 증				
자각증상	만성변비			●								
	오줌량이 적다				△		△		●		●	
	식욕 부진							●				
	두통이 있다	●		△				○	○			
	땀을 잘 흘린다	×		△			●		●			
	안색이 나쁘다							●				○
	쉽게 흥분한다			●				●	●			
	명치가 막힌 듯한 느낌		●									
	가슴 주위가 아프다		●									
	하반신이 차다							●				○
	손발이 차다		●			○		○			○	○
	월경이상		●									
	제관절의 부기·통증				○		○			○	●	
	사지의 동통·경직·마비	○	○			●	●	○	○		○	○

관절류머티즘

마행의감탕

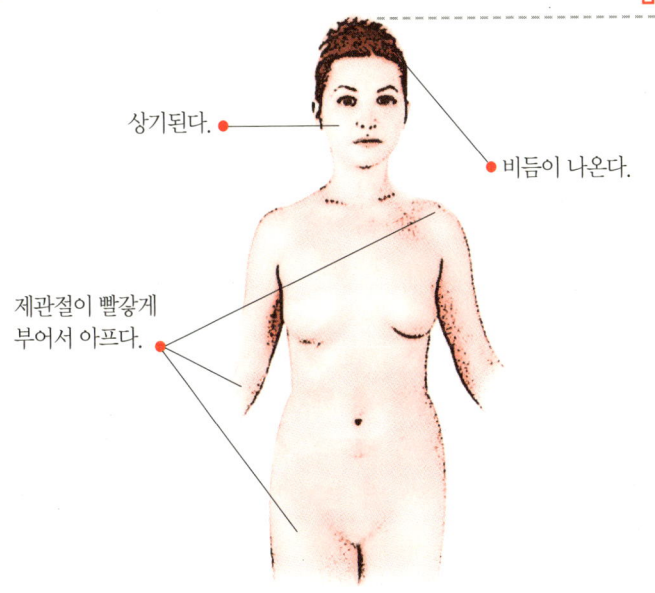

- 상기된다.
- 비듬이 나온다.
- 제관절이 빨갛게 부어서 아프다.

사역탕

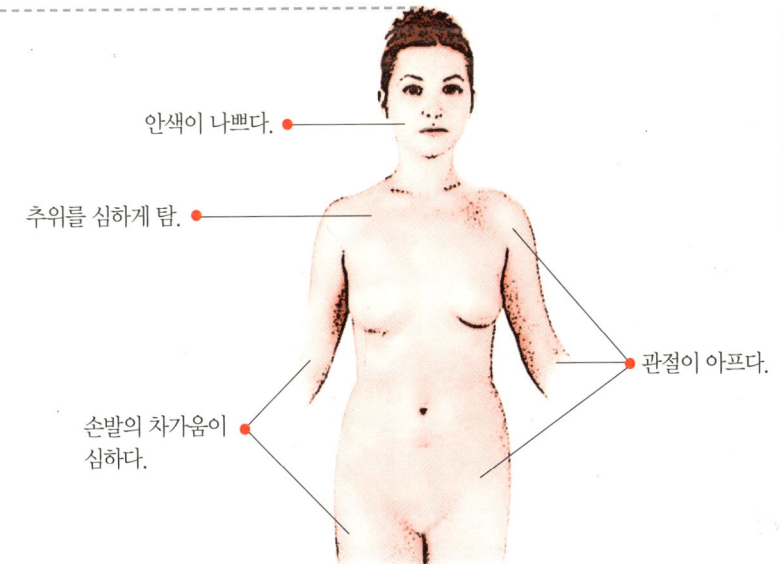

- 안색이 나쁘다.
- 추위를 심하게 탐.
- 손발의 차가움이 심하다.
- 관절이 아프다.

각 증상의 자가진단

관절 류머티즘에 잘 이용되는 처방 조견표

		처방명	마황가출탕	계지이월비일탕	마행의감탕	의이인탕	작약감초탕	계지가출부탕	오적산	계지가부자탕	소경활혈탕	방기황기탕	사역탕
		허 실	실증	허실간증				허 증					
자각증상		두통·머리가 무겁다	●	●					○	○			
		발열·오한	●	●					○	○			
		땀을 잘 흘린다	×	○				●		●		●	
		안색이 나쁘다							●				●
		가슴이 아프다	●										
		허리가 무겁다										●	
		손발이 차다						○		●			●
		하반신이 차다							●				
		손발의 근육에 쥐가 잘 난다							●				
상		관절의 부기		○	●	●					●	●	
		관절의 통증	●	●	●	●	●	●	○		○	●	●
		통증이 아주 심하다	○	○	○		●	○		○	●	●	○
		무릎관절의 부기·통증										●	
		사지의 동통·경직·마비	○	○	○	○	○	●	○	○	○	○	○

어깨 결림·견비통

계지이월비일탕

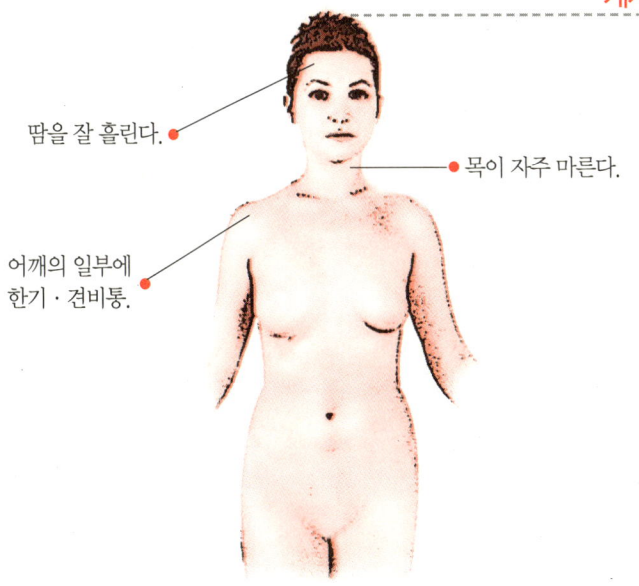

- 땀을 잘 흘린다.
- 어깨의 일부에 한기·견비통.
- 목이 자주 마른다.

당귀작약산

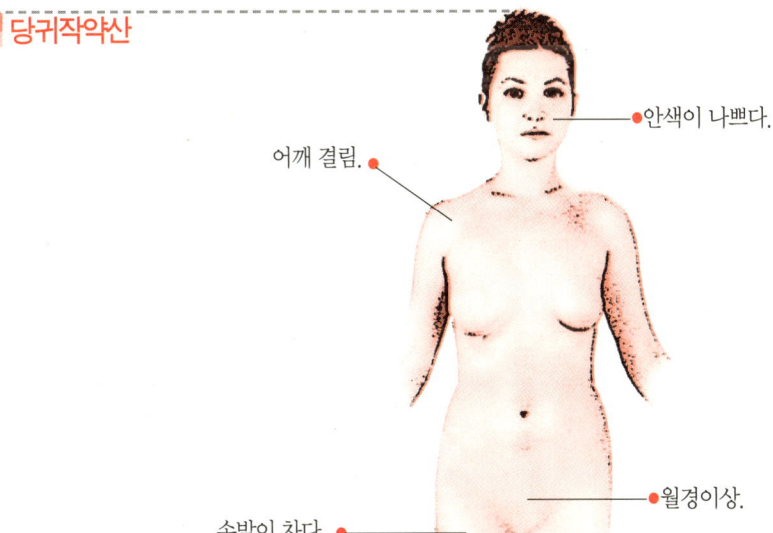

- 어깨 결림.
- 손발이 차다.
- 안색이 나쁘다.
- 월경이상.

각 증상의 자가진단

어깨 결림·견비통에 잘 이용되는 처방 조건표

처방명	대채호탕	갈근탕	계지복령환	계지이월비일탕	월비가출탕	이출탕	마행의감탕	의이인탕	오적산	당귀작약산	계지가부자탕
	허 실		실증	허 실 간 증					허 증		
자각증상											
오줌량이 적다					●						●
두통이 있다		○		○	○				○		△
땀을 잘 흘린다		×		△	○						●
안색이 안 좋다									●	●	
얼굴이 달아오른다			○						●		
피부가 거칠다							●				
오후가 되면 상기된다							●				
증상											
목과 등이 뻐근하다		●									
어깨가 아픔		○		○	○	●	○	○	○		○
어깨가 결림	●	○	●							○	
명치가 막힌 듯한 느낌	●								○		
손발이 차가워진다			△							●	○
관절의 부기					○		●	●			○
관절의 통증		●			●	●	●	●			○
월경이상			●							●	

타박·편타성 장애

통도산

타박 부위가 부어 아프다!

- 땀이 잘 난다.
- 명치·배꼽 아래에 저항과 압통.
- 변비·오줌이 잘 나오지 않는다.

계지거계가복령출탕

- 땀이 잘 안 난다.
- 목 뒤가 결린다.
- 명치가 꽉 막힌 듯한 느낌.
- 배뇨가 좋지 않다.

각 증상의 자가 진단

타박·편타성 장애에 잘 이용되는 처방 조건표

처방명	갈근탕	삼황사심탕	계지복령환	통도산	도핵승기탕	계지이월비일가출부탕	치타박일방	황연해독탕	계지거계가복령출탕
	허 실	실 증				허 실 간 증			허증
자각증상 만성변비		●		●	●				
배뇨 횟수가 적다				○		○			●
두통·머리가 무겁다	●	△	△		○			○	
땀이 잘 안 난다	●								●
쉽게 흥분된다		○	○	●	●			○	
머리에 피가 오르는 느낌		●						●	
어깨 결림		△	●		○				
목과 등이 뻐근함	●								●
명치가 꽉 막힌 듯한 느낌		●		●				●	○
월경이상			●		●				
초조해한다		●						●	
관절의 붓기·통증				○	○	●	○		
타박에 따른 부기·통증		○	○	○	○	○	●	○	○
통증이 심하다		○	●	●	●	△	○		

약초 색인표

[ㄱ]

이름	페이지
가락지나물	39 • 257
가래	163 • 472
가막살나무	202 • 544
가시오갈피	142 • 436
가지	150 • 449
가회톱	100 • 364
갈대	158 • 463
감나무	213 • 564
감탕나무	205 • 550
개구리밥	161 • 469
개꽈리	115 • 389
개나리	60 • 293
개다래나무	155 • 458
개맨드라미	132 • 417
개머루	133 • 420
개비름	157 • 462
개사철쑥	213 • 565
개산초	188 • 518
개양귀비	118 • 394
개연꽃	160 • 468
개오동나무	200 • 539
갯기름나물	137 • 427
까마귀머루	135 • 424
거지덩굴	81 • 328
개뇨등	157 • 462
계수나무	156 • 461
고란초	212 • 562
고마리	222 • 583
고비	214 • 566
고사리	31 • 242
고사리삼	214 • 567
고삼	26 • 234
고욤나무	204 • 548
고추	184 • 511
고추나무	70 • 310
고추나물	116 • 391
고추냉이	32 • 244
골풀	124 • 404
관중	185 • 512
광나무	192 • 525
괭이밥	77 • 323
꼭두서니	95 • 356
꽈리	104 • 373
구기자나무	208 • 554
굴거리나무	48 • 272
굴참나무	204 • 547
귀룽나무	117 • 392
꿀풀	23 • 228
꿩의 비름	113 • 386

귤 ·················· 200 • 540
귤나무 ·············· 203 • 546
금작화 ··············· 25 • 231
금창초 ··············· 30 • 240
기린초 ··············· 70 • 311
긴강남차 ············ 140 • 433

[ㄴ]

나팔꽃 ··············· 88 • 343
나팔나리 ············ 129 • 412
남오미자 ············ 183 • 509
남천 ················ 198 • 536
납가새 ·············· 128 • 410
납매 ················· 58 • 289
냉이 ················· 22 • 227
노간주나무 ········· 163 • 473
노랑하늘타리 ······ 176 • 496
노루발풀 ············ 104 • 372
녹나무 ··············· 75 • 320
누리장나무 ········· 154 • 457
능소화 ··············· 40 • 259

[ㄷ]

다시마 일엽초 ····· 185 • 513
다알리아 ············ 130 • 415

대싸리 ·············· 195 • 531
대추나무 ············ 203 • 545
대황 ················· 60 • 292
달래 ················ 103 • 370
닭의장풀 ············· 95 • 355
담배풀 ·············· 180 • 504
당아욱 ·············· 146 • 442
댕댕이덩굴 ·········· 86 • 338
딱총나무 ············ 145 • 440
땅두릅 ·············· 169 • 483
더덕 ················ 123 • 403
떡쑥 ················· 28 • 237
도꼬마리 ············· 88 • 342
도라지 ··············· 90 • 345
돌가시나무 ········· 117 • 393
돌외 ················ 141 • 435
동백나무 ············· 73 • 316
동아 ················ 112 • 384
된장풀 ·············· 190 • 522
두루미냉이 ·········· 44 • 266
두릅나무 ············· 54 • 282
둥글레 ··············· 36 • 252
뚱딴지 ·············· 162 • 471
들깨 ················ 196 • 532
들깨풀 ·············· 211 • 560
들쭉나무 ············ 150 • 450
등골나무 ············ 175 • 494

등나무 ·················· 67 • 304
띠 ························· 28 • 237
뚜깔 ····················· 224 • 586

[ㄹ]

레몬 ····················· 221 • 581

[ㅁ]

마가목 ·················· 223 • 584
마늘 ····················· 114 • 387
마디풀 ·················· 116 • 391
마르멜로 ················ 63 • 296
마름 ····················· 147 • 444
마취목 ·················· 53 • 280
만년석송 ··············· 217 • 572
만년콩 ·················· 110 • 382
매자 ····················· 35 • 250
매자기 ·················· 156 • 460
매화 ····················· 45 • 267
맥문동 ·················· 130 • 414
맨드라미 ··············· 190 • 521
머위 ····················· 27 • 235
먹구슬나무 ············ 194 • 530
메밀 ····················· 102 • 368
며느리배꼽 ············ 182 • 507

명아주 ·················· 113 • 385
명자나무 ··············· 54 • 281
모과나무 ··············· 221 • 580
모란 ····················· 51 • 276
묏대추 ·················· 223 • 585
목련 ····················· 56 • 285
목서 ····················· 220 • 579
목향 ····················· 127 • 410
목형 ····················· 154 • 456
목화 ····················· 210 • 558
무궁화 ·················· 145 • 439
무 ························· 52 • 278
무청 ····················· 43 • 265
무화과나무 ············ 197 • 535
무환자나무 ············ 206 • 552
물대 ····················· 222 • 592
물레나물 ··············· 31 • 243
미나리 ·················· 105 • 375
미나리냉이 ············ 38 • 255
미역취 ·················· 119 • 395
민들레 ·················· 66 • 303

[ㅂ]

바늘꽃 ·················· 134 • 421
바디나물 ··············· 183 • 510
바위떡풀 ··············· 178 • 500

박하	83 · 332
반하	85 · 337
밤나무	192 · 526
방기	86 · 339
방아풀	171 · 486
배초향	178 · 499
배풍등	187 · 517
백목련	68 · 307
백작약	72 · 313
뱀도랏	136 · 425
뱀딸기	74 · 317
뱀무	120 · 398
번행초	122 · 401
범부채	123 · 402
범의귀	82 · 330
벚나무	73 · 315
별꽃	25 · 232
병꽃나무	57 · 287
보리수나무	205 · 549
복숭아	75 · 319
봉선화	114 · 388
부처꽃	96 · 358
부추	171 · 485
붓꽃	67 · 305
비자나무	216 · 571
비파나무	139 · 432

[ㅅ]

사과	62 · 295
사철나무	103 · 371
사철쑥	149 · 448
산나리	133 · 419
산들깨	189 · 520
산마늘	41 · 261
산뽕나무	46 · 269
산사나무	55 · 284
산수유나무	46 · 268
산앵두나무	63 · 297
산자고	42 · 263
산초나무	195 · 531
산초나물	186 · 514
산토끼꽃	193 · 528
삼백초	121 · 399
살구	47 · 270
삽주	167 · 479
상사화	124 · 405
상산	56 · 286
상수리나무	69 · 309
새삼 · 토사	118 · 394
생강	173 · 489
석결명	147 · 443
석곡	53 · 279
석남	61 · 294
석류나무	151 · 452

석산	174 • 492
석위	188 • 518
석창포	66 • 302
선밀나물	41 • 262
섬공작고사리	215 • 569
소귀나무	140 • 434
소나무	137 • 428
소엽맥문동	71 • 311
소철	135 • 423
소태나무	76 • 321
속새	189 • 519
쇠뜨기	33 • 246
쇠비름	91 • 347
쐐기풀	179 • 501
수국	23 • 228
수박	106 • 376
수선	182 • 508
수세미오이	81 • 327
수송나물	102 • 369
수염가래꽃	146 • 441
수영	43 • 265
순비기나무	94 • 353
순채 · 순나물	115 • 390
술패랭이꽃	84 • 334
쉽사리	158 • 464
쑥	93 • 350
쓴풀	166 • 478
씀바귀	34 • 248
시호	175 • 493
식나무	217 • 573
식용국화	173 • 490
실고사리	219 • 576

[ㅇ]

아몬드	49 • 274
아주까리	126 • 408
아카시아	69 • 308
알꽈리	210 • 559
애기닥나무	52 • 277
애기똥풀	26 • 233
앵두나무	62 • 294
야고	196 • 533
약난초	27 • 236
양모밀	80 • 326
얼레지	29 • 239
얼룩조릿대	152 • 454
여뀌	199 • 538
여랑화	168 • 481
여름밀감	138 • 430
여주	160 • 467
연꽃	93 • 352
연령초	74 • 318
염교	184 • 512

염주	98・361	은행나무	65・300
영지	193・527	이고들빼기	212・563
예덕나무	136・426	이질풀	89・344
오동나무	64・298	익모초	134・422
오리나무 더부살이	99・363	인동덩굴	87・340
오미자	177・497	일일초	126・408
오수유	121・399		
오이	100・365		
오이풀	170・484	**[ㅈ]**	
옥수수	197・534	자두나무	48・273
왕가래나무	206・551	자리공	125・406
왕귤나무	59・291	자목련	76・322
왕머루	132・418	자소・차조기	172・487
왕원추리	120・397	자운영	40・260
왜젓가락나물	59・290	작두콩	127・409
왜현호색	29・238	작약	50・275
용담	209・556	잔대	92・348
우뭇가사리	143・437	잡싸리	180・503
우엉	174・491	전동싸리	129・413
울금	153・455	절국대	107・379
원추리	161・470	접시꽃	122・400
월계수	57・287	제비꽃	37・253
월귤나무	177・498	조름나물	35・250
유자나무	215・568	조릿대풀	218・575
율무	149・447	족도리	24・229
으름난초	125・407	좀꿩의 다리	208・555
으름덩굴	30・241	좀현호색	72・314

종려나무	49 • 274
쪽	96 • 357
주목	201 • 543
줄	216 • 570
중대가리풀	162 • 471
쥐꼬리망초	159 • 465
쥐똥나무	65 • 301
쥐방울덩굴	101 • 366
쥐엄나무	42 • 264
쥐오줌풀	22 • 226
쥐참외	176 • 495
지모	138 • 429
지치	108 • 380
진황정	38 • 256
질경이	85 • 335
질경이택사	211 • 561
짚신나물	87 • 341
찔레나무	77 • 324

[ㅊ]

차나무	207 • 553
차풀	144 • 438
참가시나무	155 • 459
참깨	83 • 331
참나리	164 • 474
참마	209 • 557
참외	98 • 361
참으아리	94 • 354
창질경이	152 • 453
창포	32 • 245
천궁이	164 • 475
천마	82 • 329
천문동	169 • 482
청미래 덩굴	219 • 577
청사조	105 • 374
초종용	107 • 378
추해당	172 • 488
측백나무	202 • 543
치자나무	47 • 271
칠엽수	68 • 306
칡	168 • 480

[ㅋ]

콩	131 • 416
카밀레	36 • 251
컴프리	33 • 247
큰꽃으아리	24 • 230
큰달맞이꽃	131 • 417

[ㅌ]

탱알	119 • 396

탱자나무 ·················· 220 • 578
털머위 ····················· 170 • 483
털여뀌 ······················· 91 • 346
털연리초 ·················· 159 • 466
털진득찰 ·················· 218 • 574

[ㅍ]

파 ···························· 97 • 360
파리풀 ······················· 97 • 359
파초 ························ 106 • 377
팔손이나무 ··············· 181 • 506
팥 ···························· 186 • 515
표고버섯 ·················· 194 • 529
풀고사리 ·················· 191 • 524
풀명자나무 ················· 55 • 283
피막이풀 ···················· 34 • 249

[ㅎ]

하수오 ···················· 201 • 541
하얀꽃 연령초 ············ 39 • 258
한련초 ···················· 128 • 411
해당화 ······················ 92 • 349
해바라기 ···················· 80 • 326
향부자 ······················ 84 • 333
향유 ························ 181 • 505
호박 ························ 101 • 367
호프 ·························· 99 • 362
화살나무 ·················· 148 • 446
황금 ························ 109 • 381
황매화나무 ················· 71 • 312
황벽나무 ·················· 151 • 451
황새냉이 ···················· 37 • 254
황촉규 ···················· 179 • 502
회화나무 ·················· 148 • 445
후박나무 ···················· 58 • 431
후박나무 ·················· 139 • 288
후추등 ···················· 198 • 537
후피향나무 ················· 64 • 299
흑오미자 ·················· 191 • 523
흰털냉초 ·················· 111 • 383

산야초 한방 대백과

- 초판 1쇄 인쇄 2013년 9월 10일
- 초판 1쇄 발행 2013년 9월 20일

- 엮은곳   한국익생양술연구회
- 펴낸곳   아이템북스
- 펴낸이   박 효 완

- 디자인   김 영 숙
- 마케팅   정서윤

- 등록   2001. 8. 7. 제2-3387호
- 주소   서울 마포구 서교동 444-15

※ 잘못된 책은 교환해 드립니다.